89,- KV 1.10.F

PERSÖNLICH ZUGEEIGNET
BEHRING INSTITUT
BEHRINGWERKE AG
Kontor Dortmund

Klinik und Therapie der Vergiftungen

Von

Sven Moeschlin

5. neubearbeitete und erweiterte Auflage

110 Abbildungen, 10 Tabellen

1972

Georg Thieme Verlag Stuttgart

Prof. Dr. med. Dr. h. c. SVEN MOESCHLIN

a. o. Professor für innere Medizin
Universität Basel,
Chefarzt der Medizinischen Klinik des Bürgerspitals Solothurn (Schweiz)

1. Auflage 1952	2. Auflage 1956	1. polnische Auflage 1961
1. italienische Auflage 1954	3. Auflage 1959	4. Auflage 1965
1. spanische Auflage 1954	3 Auflage (Nachdruck) 1961	1. englische Auflage 1965

Diejenigen Bezeichnungen, die eingetragene Warenzeichen sind, wurden durch Hinzufügen eines ® kenntlich gemacht, jedoch nur insoweit, als dem Verfasser das Bestehen eines Warenzeichenschutzes mitgeteilt worden ist. Aus der Bezeichnung einer Ware mit dem für sie eingetragenen Warenzeichen kann nicht geschlossen werden, daß die Bezeichnung ein freier Warenname ist, auch wenn der Vermerk ® nicht angebracht worden ist.

Alle Rechte, insbesondere das Recht der Vervielfältigung und Verbreitung sowie der Übersetzung, vorbehalten. Kein Teil des Werkes darf in irgendeiner Form (durch Photokopie, Mikrofilm oder ein anderes Verfahren) ohne schriftliche Genehmigung des Verlages reproduziert oder unter Verwendung elektronischer Systeme verarbeitet, vervielfältigt oder verbreitet werden.

© Georg Thieme Verlag, Stuttgart 1952, 1972 – Printed in Germany – Satz und Druck: H. Laupp jr, Tübingen

ISBN 3 13 **37840** 5 6

Vorwort zur 5. Auflage

Nach langer Vorarbeit freut es mich, daß endlich die 5. Auflage fertiggestellt werden konnte. Das frühere Werk wurde bisher in 4 Fremdsprachen übersetzt. Die klinische Toxikologie hat sich mit Riesenschritten weiterentwickelt. Es wird immer schwieriger, von einem so großen Gebiet das Wesentliche zusammenzufassen, ohne den Rahmen des Buches zu überschreiten. Das ganze Buch wurde dieses Mal sehr weitgehend umgearbeitet, so daß praktisch eine Neufassung vorliegt. Zahlreiche Kapitel mußten völlig umgeschrieben werden, so z. B. das wichtige Schlafmittelkapitel, die Abschnitte über die heute so aktuellen Suchtmittel, die Herbizide, Fungizide und die Thymoleptika und Thymeretika usw. Mehrere hundert neue Arbeiten wurden berücksichtigt und zahlreiche eigene klinische Beobachtungen eingebaut. Das Hauptgewicht wurde wie schon früher auf die *klinische Darstellung* und die *therapeutischen Maßnahmen* gelegt. Ein Vergiftungsbuch kann, wie auch mein Freund MATTHEW hervorhebt, heute nur von einem Kliniker geschrieben werden, der täglich mit solchen Vergiftungen in Kontakt kommt.

Die Kenntnis der Vergiftungen wird heute – in einem Zeitalter, in dem die Zahl der Vergiftungen jährlich mehr und mehr ansteigt – auch für Studenten und junge Ärzte immer wichtiger, da gerade bei diesen Fällen oft nur das rasche ärztliche Eingreifen wesentlich und lebensrettend ist.

Möge diese weitgehend neugefaßte 5. Auflage diesen Zweck noch besser erfüllen. Allen, die mir bei der Abfassung geholfen haben, spreche ich meinen herzlichen Dank für ihre Mithilfe aus. Es sind neben meinen Oberärzten und Assistenten einmal die zahlreichen Autoren, welche mir ihre Neuveröffentlichungen zur Verfügung stellten.

Frl. LUTZ, Frl. LÜTHI und Frl. KEUSCH danke ich für ihre Mithilfe bei der Abfassung des Manuskriptes und der Korrekturen, den Herren Dr. KISSLING, Dr. HAGMANN und Dr. RÜEFLI für ihre besonders wertvolle Mitarbeit bei der Durchsicht des Textes und der mühevollen Erstellung der Sachverzeichnisse.

Besonders herzlichen Dank schulde ich wiederum meinem Verleger Dr. med. h. c. Günther HAUFF und seinem ganzen Mitarbeiterstab für die sorgfältige Drucklegung und Ausstattung des Buches.

Solothurn im Dezember 1971

SVEN MOESCHLIN

Vorwort zur 1. Auflage

Die ungeheure Entwicklung der chemischen Industrie in den letzten 20 Jahren bedingte das Auftauchen sehr zahlreicher neuer giftiger Substanzen im Gewerbe, in der Industrie und auch im Arzneimittelschatz. Dadurch haben in der inneren Medizin unter den verschiedenen Krankheitsgruppen die Vergiftungen eine immer größere Bedeutung erlangt.
Die Niederschrift dieses Buches wurde aus dem Wunsche heraus begonnen, dem praktischen Arzt, dem Kliniker und dem Studenten ein Buch über das Wesentliche des klinischen Bildes und der Behandlung der wichtigsten Vergiftungen an die Hand zu geben. Die bisher von ausgezeichneten Kennern dieses Spezialgebietes vorliegenden Werke sind entweder durch die großen Fortschritte der medizinischen Forschung der letzten Jahre überholt worden, oder sie berücksichtigen, wenn von Arbeitsmedizinern oder Gerichtsmedizinern geschrieben, nur gewisse Spezialgebiete der Toxikologie, und die für den Praktiker und Kliniker so wichtigen Vergiftungen durch pharmakologische Mittel fehlen darin zum Teil vollkommen. Ursprünglich dachte ich, als ich vor 4 Jahren mit der Niederschrift begann, nur an eine erweiterte Form meiner Vorlesungen, doch sah ich bald, daß ich damit die heute bestehende Lücke eines von klinischer Seite verfaßten modernen Vergiftungsbuches nicht ausfüllen konnte. Die Arbeit wuchs so über den Rahmen hinaus, den ich mir anfänglich gesteckt hatte.
Bei der Niederschrift habe ich mich in erster Linie auf die in den letzten 14 Jahren an der Züricher Klinik selbst beobachteten Vergiftungsfälle und die dabei gesammelten Erfahrungen gestützt. Das Hauptgewicht wurde dabei auf die Darstellung des klinischen Bildes und die Therapie gelegt. Dort, wo mir persönliche Beobachtungen und Erfahrungen fehlten, habe ich mich auf einen oder mehrere gute Kenner der betreffenden Vergiftungen bezogen. Die Literatur konnte in dem Rahmen dieses Buches nur insoweit berücksichtigt werden, als sie größere Sammelarbeiten oder einzelne wichtige neue Probleme der einzelnen Vergiftungsformen betrifft.

Die beruflichen Hauterkrankungen sind nur gestreift worden; für nähere Einzelheiten sei auf die Handbücher der Dermatologie verwiesen. Berufskrankheiten, die nicht in das eigentliche Gebiet der Toxikologie gehören, wie die Staublungenerkrankungen (Silikose, Asbestose usw.), sind nicht behandelt worden, da sie bereits in den Handbüchern der inneren Medizin und der Gewerbemedizin ausführlich dargestellt sind. Allergische Erkrankungen wurden nur erwähnt, wenn sie durch die betreffenden chemischen Stoffe sehr häufig ausgelöst werden.
Für die eingehende Besprechung von qualitativen Nachweismethoden, die hier nur insofern besprochen wurden, als sie für die klinische Diagnose von Wichtigkeit sind, sei auf die Handbücher der Gerichtsmedizin verwiesen. Die Abbildungen wurden, um das Buch nicht allzusehr zu verteuern, möglichst reduziert und zur Hauptsache auf die wichtigeren Vergiftungen beschränkt. Einige heute immer häufiger werdende Vergiftungen, wie die Kohlenoxyd-, Thallium-, Barbitursäurevergiftung u.a., sind absichtlich ausführlicher behandelt worden.
Wenn mir bei der Darstellung einzelne Unterlassungen und Fehler unterlaufen sind, was bei der Fülle und ständigen Entwicklung des Stoffes kaum zu vermeiden ist, so bin ich für Hinweise und evtl. Zustellung von Sonderdrucken, auch von nachträglich erscheinenden neuen Arbeiten, sehr dankbar.
Zum Schlusse möchte ich meinem Chef, Herrn Prof. W. LÖFFLER, für sein ständiges Interesse und die volle Unterstützung, die er dieser Arbeit zuteil werden ließ, meinen herzlichen Dank aussprechen. Besonderen Dank schulde ich auch zahlreichen Kollegen, die mich in Spezialfragen beraten oder mir interessante Fälle zur Verfügung gestellt haben. Prof. SCHWARZ und Dr. WEHRLI vom gerichtsmedizinischen und Prof. VON MEYENBURG vom pathologischen Institut der Universität Zürich bin ich für zahlreiche Untersuchungen und Protokolle und Prof. SCHINZ vom Röntgeninstitut für die Röntgenbilder unserer Fälle dankbar. Die Privatdozenten-Stiftung der Universität Zürich hat mir in

großzügiger Weise geholfen, und der Verleger hat keine Mühe gescheut, um dem Buch die beste Gestaltung zu geben, wofür ich ihm hier besonders danken möchte.

Ob mir die gesteckte Aufgabe einer Darstellung der Vergiftungen von klinischer Seite aus gelungen ist, möge die Zukunft entscheiden.

Zürich, den 1. August 1951

SVEN MOESCHLIN

Vorwort zur 4. Auflage

Diese Auflage ist wiederum weitgehend umgearbeitet worden. Zahlreiche neue Substanzen wurden aufgenommen, verschiedene Abschnitte neu geschrieben und zusätzliche Kapitel eingefügt, wie z.B. auf vielseitigen Wunsch der Abschnitt über die „Behandlung der häufigen Komplikationen der Vergiftungen", ferner die heute so wesentlich gewordenen Neuroplegika und Psychosedativa (Tranquilizer), sowie der Abschnitt über die Plastik-Substanzen, um nur einige der wesentlichsten zu nennen.

Die Bearbeitung der heute auf allen Gebieten so rasch anwachsenden Literatur wurde mir wiederum durch die sehr zahlreichen Zustellungen von Separatabdrucken wesentlich erleichtert, wofür ich allen Kollegen auch in Zukunft dankbar bin. Die Literatur wurde im wesentlichen bis zum 1. Juni 1963 berücksichtigt. Neben der spanischen und der italienischen Übersetzung ist inzwischen auch eine polnische Übersetzung herausgekommen, und gleichzeitig mit der jetzigen 4. Auflage erscheint nun auch in den USA eine englische Ausgabe.

Meinen besten Dank spreche ich wiederum Frau M. VON VIGIER-BALMER für ihre sehr wertvolle Mitarbeit bei der Erstellung des Manuskriptes und bei der Durchführung der Korrekturen aus. Kollege V. HAEGI und Kollege U. KISSLING danke ich ebenfalls für ihre Mithilfe beim Lesen der Korrekturen und meinem lieben Mitarbeiter R. OECHSLIN für die Abfassung des Elektrolytkapitels.

Ganz besonderen Dank schulde ich meinem Verleger GÜNTHER HAUFF für die sorgfältige Drucklegung und Ausstattung des Buches.

Solothurn, im Herbst 1963

SVEN MOESCHLIN

Inhaltsverzeichnis

Vorworte III

Häufigkeit und Verteilung der Vergiftungen . 1

Allgemeine Grundsätze für die Therapie der Vergiftungen 4

Wichtigste therapeutische Mittel zur Bekämpfung von Vergiftungen für den Praxiskoffer des Arztes 10

Weitere wichtige Mittel für Spitäler und Kliniken 13

Die Behandlung von einigen bei Vergiftungen häufigen Komplikationen 15

MAK-Tabellen 27

Vergiftungen durch anorganische Stoffe . 35

Metalle 36

   Blei 36
      Giftaufnahme, Vergiftungsquellen 36
      Giftwirkung, Ausscheidung/Entgiftung, Speicherung 38
      Vergiftungserscheinungen 41
      Therapie 50
      Organische Bleiverbindungen („Bleibenzin", Bleistereate) 54
   Thallium 56
      Symptomatologie 57
      Therapie 69
   Quecksilber 72
      Akute Hg-Vergiftung 75
      Chronische Hg-Vergiftung 79
      Vergiftungen durch Alkyl-Hg-Verbindungen oder Phenyl-Hg-Verbindungen . . 81
      Vergiftungen durch Hg-Diuretika . . . 81
      Kalomel-Krankheit 82
   Wismut 84
   Gold 84
   Platin 88
   Silber 89
   Zinn 89
   Kadmium 90
   Zink 94

   Kupfer 95
      Kupferfieber 96
      Kupfersulfat 96
   Kobalt 97
   Nickel 98
      Nickeltetrakarbonyl 98
   Eisen 100
      Ferroverbindungen 100
      Ferriverbindungen 101
      Eisenpentakarbonyl 101
      Neue eisenentgiftende Substanzen . . . 102
   Mangan 104
      Kaliumpermanganat 106
   Uranium 107
   Radioaktive Substanzen 108
   Molybdän 109
   Chrom 109
   Osmium 112
   Wolfram 113
   Vanadium 113
   Leichtmetalle (Aluminium, Magnesium) . . 114
   Beryllium 114
   Seltene Erden 116

Alkali-Metalle und Erdalkali-Metalle . . . 117

   Kalzium und Strontium 117
   Barium 117
      Bariumpolysulfid (Neopol®) 118
   Lithium 118
   Kalium 119
   Seifen 120
   Detergentien, Tenside 121

Metalloide 123

   Arsen 123
      Akute Vergiftung 124
      Chronische Vergiftung 125
      Arsen-Wasserstoff 130
   Antimon 133
   Selenium und Tellurium 134

VIII Inhaltsverzeichnis

Übrige anorganische Gifte	137
Phosphor	137
Phosphorwasserstoff	139
Phosphine	139
Phosphortrichlorid und andere Halogenide	139
Phosphoroxychlorid	140
Phosphorsesquisulfid	140
Natriumhexametaphosphat	140
Anorganische Stickstoffverbindungen	141
Ammoniak und Ammoniumhydroxyd	141
Ammoniumkarbonat	141
Ammoniumchlorid	142
Ammoniumsulfid	142
Stickstoff-Wasserstoffsäure	142
Hydrazin, Methyl- und Dimethylhydrazin	143
Quaternäre Ammoniumverbindungen	143
Stickstoff-Oxyde: Stickoxydul, Nitrose Gase	143
Nitrite und Nitrate	147
Stickstofftrichlorid	149
Anorganische Schwefelverbindungen	150
Schwefel	150
Schwefelwasserstoff	150
Schwefeldioxyd	151
Natriumsulfit, Schwefeltrioxyd, Schwefelchlorür	153
Dimethylsulfat	153
Sauerstoff	155
Ozon	155
Wasserstoffperoxyd	156
Silizium	156
Magnesiumsilikat (Talk)	156
Bor (Borsäure, Borax)	156
Borane	157
Halogene und ihre anorganischen Verbindungen	159
Fluor	159
Akute Vergiftung	159
Chronische Vergiftung	164
Chlor	164
Chlordioxyd	166
Kalziumchlorid	166
Kaliumchlorat	166
Kaliumperchlorat	167
Natriumchlorat	167
Natrium-, Kalium- und Kalziumhypochlorit	167
Brom	167
Jod	169
Jodoform, Jodopyrin	169
Jod-Kontrastmittel	170
Laugen	171
Säuren (Salz-, Schwefel-, Salpetersäure)	173
Vergiftungen durch organische Verbindungen	175
Spezielle organische Verbindungen	176
Kohlenoxyd	176
Akute CO-Vergiftung	180
Chronische CO-Vergiftung	193
Kohlendioxyd (CO_2)	196
Schwefelkohlenstoff	196
Zyanwasserstoff (Blausäure)	199
Aliphatische Thiozyanate	201
Azetonitril	202
Azeton-Zyan-Hydrin	202
Isozyanate	202
Zyanchlorid	203
Vinylzyanid	203
Zyklon	203
Kalziumzyanamid (Kalkstickstoff)	203
Alkohole	205
Methanol (Methylalkohol)	205
Äthanol (Äthylalkohol)	208
Brennspiritus, Industriesprit, Schellack	214
Thiuram	214
Weitere Alkohole	215
Organische Säuren	216
Ameisensäure	216
Oxalsäure und Oxalate	218
Essig-, Zitronen-, Milch-, Tartar-, Trichloressigsäure	220
Essigsäureester (Äthylazetat, Butylazetat, Amylazetat)	221
Urethan	221
Glykole und Glykolderivate	222
Dioxan	223
Tetrahydrofuran	223
Äthylenoxyd, Propylenoxyd	224
Glyzerin	224
Triazetin	224
Aldehyde	225
Formaldehyd, Formalin	225
Hexamethylentetramin	225
Azetaldehyd, Paraldehyd, Akrolein, Metaldehyd	226
Tetramethylendisulfotetramin, Glyzidaldehyd	227
Ketone	228
Azeton, Butanon, Pentanon	228
Keten	228
Äther	229
Aliphatische Kohlenwasserstoffe	230
Benzin, Petrol, Rohöl, Heizöl	230
Karzinogene Petroleumdestillate	233
Azetylen und Methylazetylen	233

Halogen-Kohlenwasserstoffe (nicht zyklische) 233
Gesättigte 234
Methanderivate 234
   Methylbromid 234
   Allyldibromid 235
   Methylchlorid 236
   Dichlordifluormethan (Freon) 237
   Methyljodid 237
   Dichlormethan 237
   Trichlormethan 237
   Tetrachlorkohlenstoff 238
   Dimethylnitrosamin 243
Äthanderivate 243
   Chloräthyl 243
   Bromäthyl 243
   Dichloraethan 244
   Dibromaethan 244
   Trichloraethan 244
   Tetrachloraethan 244
   Tetrabromaethan 245
   Halothan (Fluothan ®) 245
   Beta-Dimethylaminoäthylchlorid . . . 246
   Diäthylaminoäthylchlorid 246
   Alpha- und Beta-Dichlordiäthyläther . . 246
Ungesättigte 247
Äthylenderivate 247
   Dichloräthylen 247
   Trichloräthylen 247
   Tetrachloräthylen 249
   Aethylenchlorhydrin 250
   Dichlorhydrin 250
   Chloropren (Chlorbutadien) 251
Nitro-Kohlenwasserstoffe (nicht zyklische) . 252
   Diazomethan 252
   Tetranitromethan 252
   Akrylnitril (Ventox und Verwandte) . . 252
   Akrylamid 253
   Nitropropan 253
   Trimethyltrinitroamin 253
   Nitroglykol 254

Aromatische Kohlenwasserstoffe 255

Benzol 255
Toluol, Xylol, Styrol, Butyltoluol 269
Naphthalin 269
Naphthol 270
Tetrahydronaphthalin (Tetralin) und Dekahydronaphthalin (Dekalin) 271
Anthrazen und seine Derivate 271
Fluoren 271
„Smog", toxischer Rauch-Nebel 271
Phenole 274
   Monophenole 274
      Karbolsäure, Kresol und Lysol 274
      Chlorokresolum, Dichloroxylenolum (Sagrotan ®) 275
      Hydrochinon 275
      Resorzin 276
      Pyrogallol 276
      Chrysarobin 276
      Phthalsäureester 276
      Phthalsäureanhydrid 276
   Höhere Phenole 276
      Triorthokresyl-Phosphat (TOP) . . . 276

Nitro- und Aminoderivate aromatischer Kohlenwasserstoffe 279
Nitroderivate 280
   Nitrobenzol 280
   Chlornitrobenzol 283
   Dinitrobenzol 283
   Trinitrotoluol 284
   Dinitrophenol und Dinitrokresol . . . 285
   Dinitronaphthol (Martiusgelb) 287
   Trinitrophenol (Pikrinsäure) 288
Aminoderivate 288
   Anilin 288
   Anilinderivate 290
      Tetranitromethylanilin (Tetryl ®) . . 290
      Chloranilin, Nitroanilin, Toluidin, Xylidin, Phenylhydrazin, Anisidin, Benzidin 290
      Toluylendiamin 290
      Phenylendiamin 291
      Phenylaminopyrazol, Gentianaviolett 291
      Methylviolett (Tintenstift) 291
      Methylenblau 291
      Buttergelb 292
      Trypanblau und Evansblau, Phenolrot 292
Sulfonamide und Derivate 292
   Azetazolamid (Diamox ®) 294
   Salidiuretika (Chlorothiazid-Derivate) . 294
   Antidiabetika (Karbutamid, Tolbutamid, Chlorpropamid) 295
   Salazopyrin ®, Dichlorsulfonamid-Benzoesäure, Chloramin ® 296
   Diaminodiphenylsulfone, Thiosemikarbazone 296
Zyklische Stickstoffverbindungen 297
   Pyridin, Aminopyridin 297
   Nikotinsäure 297
   Isonikotinsäurehydrazid (INH) 298
   Piperazin (Diäthylendiamin) 299

Analgetika und Antipyretika 300

Salizylsäure und Aspirin 300
Paraaminosalizylsäure (PAS) 302
Antifebrin (Azetanilid) 302
Phenacetin 302
Dulcin (Phenetolkarbamid) 316
Saccharin (Benzoesäuresulfimid), Natriumzyklamat 316

Aminophenazon, Dimethylaminoantipyrin (Pyramidon®) 316
Natrium novaminsulfonicum (Novalgin®, Baralgin®) 319
Phenylbutazon (Butazolidin®) 319
Pethidinum und analoge Hypnoanalgetika 320
Methadonum (Polamidon®) 321
Dextromoramidum (Palfium® etc.) . . . 322
Phenylchinolinkarbonsäure (Atophan®) . 322

Plastik-Resine (Kunstharz) 323

Aromatische Halogen-Kohlenwasserstoffe . . 326

Chlorierte Benzole 326
Monochlorbenzol 326
Ortho- und Paradichlorbenzol 326
Hexachlorbenzol 326
Pentachlorphenol 327
Para-Toluolsulfochlorid (Asplit®) 327
Polychlorierte Naphthaline und Biphenyle PCB 327

Schlafmittel 331

Akute Vergiftung 331
Therapie 338
Schlafmittelsucht und chronische Vergiftung 342
Sensibilisierung durch Schlafmittel 344

Thyreostatika 346

Insektizide 347

Chlorierte Kohlenwasserstoffe 347
Dichlordiphenyltrichloräthan (DDT) usw. 350
Cholinesterase-Blocker 354
Tabelle der wichtigsten Verbindungen . . 356
Insektizide aus Pflanzen 363

Herbizide 363

Fungizide 365

Die wichtigsten chemischen Kampfstoffe . . . 366

Phosgen 366
Haut- und schleimhautschädigende Kampfstoffe 367
Trilone (organische Phosphorsäureester) . . 369
Organische Fluorverbindungen 370
Akonitasehemmer 372
Psychokampfstoffe 373

Vitamine 374

Vitamin A 374
Vitamin B_1 (Aneurin) 375

Vitamin D 375
Vitamin-K-Ersatzpräparate (Synkavit®) . . 377

Hormone 377

Insulin 377
ACTH, Cortison und Derivate 378
Thyroxin und analoge Stoffe 378
Dihydrotachysterolum (AT 10 R, Calcamin®) 378
Methyltestosteron 378
Ovulationshemmer 379

Pflanzengifte und ihre Derivate 380

Opium und Morphinum 380
Akute Vergiftung und Kombinationsvergiftungen 380
Chronischer Morphinismus und Heroinsucht 382
Codeinum, Dihydrocodeinum (Paracodin®), Hydrocodonum (Dicodid®), Thebaconum (Acedicon®) 383
Darvon® 383
Apomorphin 383
Halluzinogene 384
Haschisch („Marihuana") 384
LSD (Lysergsäurediäthylamid) 385
Rivea corymbosa („morning glory seeds") 386
STP 386
Kokain 387
Kokainschock 387
Akute Kokainvergiftung 388
Chronische Kokainvergiftung 389
Procain (Novocain®) und Derivate 390
Panthesin®, Pantocain®, Percain®, Anästhesin® 391
Procainamid (Pronestyl®) 391
Atropingruppe und analoge Stoffe 391
Atropin (Hyoszyamin) 392
Homatropin, Bellergal® 393
Antiparkinsonmittel 393
Scopolamin (Hyoszin) 394
Buphanin 394
Solanin 394
Rauschbeere, Moorbere, Trunkelbeere (Vaccinium uliginosum) 395
Primidonum (Hydantoin® usw.) und seine Derivate 395
Verschiedene Vagusreizstoffe 397
Nikotin 397
Zytisin: Laburnum anagyroides et alpinum (Goldregen) 399
Pilocarpin, Physostigmin (Eserin®), Prostigmin und Azetylcholin, Arekolin . . 400
Chinin und Chinidin 400

Primaquinum, Plasmochin, Chloroquin (Resochin®) usw. 402

Emetin und Ipecacuana 403

Colchizin (Herbstzeitlose) und Derivate (Colcemid®). 403

Aconitum nappelus (Eisenhut), Delphinium 405

Gelsemin 406

Veratrin (Sabadill) 406

Strychnin 406

Coniin (Schierling und Hundspetersilie) . . 408

Curare und andere Tonolytika der quergestreiften Muskulatur 408

Cicutoxin (Wasserschierling), Buxin und Coriamyrtin, Pikrotoxin 409

Taxin (Taxus baccata, Eibe) 409

Wurmmittel 410
   Wurmfarn (Aspidium, Dryopteris Filix mas) 410
   Chenopodium 410
   Santonin 410
   Punica granatum (Granatwurzelrinde) . . 410

Herzglykoside 411
   Digitalis, Strophanthin, Scilla-Präparate . 411
   Convallaria majalis (Maiglöckchen) . . . 412
   Convallaria polygonatum (gemeine Weißwurz, Salomonssiegel) 412
   Gratiola officinalis (Gottesgnadenkraut) . 412
   Helleborus viridis (Nieswurz) und Helleborus niger (Christrose) 412
   Actaea spicata (Christophskraut) 412

Gruppe der ätherischen Öle 413
   Kampfer 413
   Menthol 413
   Terpentinöl und Ledol (Ledum pallustre) 413
   Eukalyptus und Zedernöl, Juniperus sabinae (Sadebaum) 414
   Juniperus communis (Wacholder) . . . 415
   Bryonia alba (schwarzbeerige Zaunrübe) und Bryonia dioica (rotbeerige Zaunrübe) 415
   Ilex aquifolium (Stechpalme) 415
   Euphorbia cyparissias (Wolfsmilch) . . . 415
   Pulegon und Myristicin 415
   Safran (Krokus sativus) 415
   Apiol (Petersilienkampfer) 416
   Bucheckern, Buchnüsse (Phagus silvatica) 416
   Arnika (Arnica montana) 416
   Asarum europaeum (Haselwurz) 416
   Rhus toxicodendron (Giftefeu, Giftsumach) 417
   Thuja occidentalis orientalis (Lebensbaum) 417
   Artemisia absinthium (Wermut) 417

Übrige Pflanzengifte und Derivate 418
   Koloquinten (Colocynthin) 418

Rizin (Ricinus communis) 418
Chelidonium majus (Schöllkraut) 418
Abrin (Abrus precatorius) 418
Aleurites fordii (Licht- oder Kerzennußbaum) 419
Phasin (grüne Bohnen) 419
Alloe 419
Robinia, Pseudo-Acacia (falsche Akazie) . 419
Oleum crotonis (Krotonöl) 419
Podophyllin (Podophyllum peltatum) . . 420
Spindelbaum, Pfaffenhütchen (Evonymus europaea) 420
Aesculus hippocastanum (Roßkastanie) . 420
Arum maculatum (Aronstab) 421
Dieffenbachia sequine („stummes Rohr") 421
Ligustrum vulgare (Liguster, Rainweide) . 421
Iris lutea (Wasserschwertlilie) 421
Narcissus pseudonarcissus (Osterglocken) und Narcissus poeticus (weiße Narzisse) 421
Ranunculus (Hahnenfuß), Ranunculaceae 421
Caltha palustris (Sumpfdotterblume) . . 422
Lonicera xylosteum (gemeine Heckenkirsche) 422
Daphne mezereum (Seidelbast) 422
Pastinaca sativa (Pastinak) 422
Liquiritia (Lakritzen-Süßholz) 423
Saponine 423
   Agrostemma githago (Kornrade) . . . 423
   Paris quadrifolia (Einbeere) 423

Analeptika und andere Stimulantien 424

Koffein, Theobromin, Theophyllin, Aminophyllin 424

Lobelin (Lobelia), Nicaethamidum (Coramin®) 424

Ephedrin und Adrenalin 425
   Isoprenalin 425
   Levarterenol 425

Weckamine: Amphaetaminum, Metamphaetaminum und Derivate 426
   Doping 426
   Pulmonaler Hochdruck 426
   Khat (Catha edulis) 428

Yohimbin 428

Thymoleptika und Thymeretika 429
   MAO-Blocker, Tofranil®, Insidon®, Laroxyl®, Noveril®, Notrilen® 429

Antihistaminika 433

Antihypertensiva 434

Ganglienblocker und Sympathikusblocker . 434
Phthalazinpp.: Apresolin®, Nepresol® . . 434
Rauwolfia (Raupina®, Reserpin®, Serpasil® etc.) 434
Phenothiazin 435

Inhaltsverzeichnis

Neuroleptika, Tranquillantia, Muskelrelaxantia ... 435

    Chlorpromacinum und seine Derivate ... 435
    Perphenacinum (Trilafon®) ... 438
    Thioridacinum (Melleril®) und Derivate ... 440
    Chlorprothixenum (Taractan® „Roche") ... 440
    Meprobamatum ... 440
    Chlordiazepoxydum (Librium®), Diazepam (Valium®) ... 440
    Muskelrelaxantien ... 441

Antikoagulantien ... 442

    Dicumarolum ... 442

Antibiotika ... 443

    Chloramphenicol (Chloromycetin®) ... 443
    Thiamphenicol (Urfamycine®) ... 444

Nahrungsmittelvergiftungen ... 446

    Vergiftungen durch „verdorbene Nahrungsmittel" ... 446
    „Margarine-Vergiftung", „Ölvergiftung" ... 447
    Vergiftungen durch Nahrungsmittelzusätze ... 447

Pilze ... 448

    Vergiftung durch sekundäres Auftreten von Giftstoffen in eßbaren Pilzen ... 448
    Vergiftungen durch Pilze mit rasch einsetzender Wirkung ... 449
        Giftpilze mit nur lokaler Reizwirkung auf den Magen-Darm-Kanal ... 449
        Riesenrötling (Entoloma lividum) ... 449
        Getigerter Ritterling (Tricholoma partinum) ... 449
        Karbol-Egerlin (Agaricus xanthoderma) ... 449
        Scharfe Täublinge (Russulaarten) ... 450
        Scharfe Milchlinge (Lactariusarten) ... 450
        Gelbfleckende Champignons (Psalliota xanthoderma) ... 450
        Falscher Hallimasch (Hypholoma fasciculare) ... 450
        Satansröhrling (Boletus satanas) ... 450
        Grüner Becherling (Plicaria coronaria) ... 450
        Kartoffelbovist (Scleroderma vulgare) ... 450
        Giftpilze mit reiner Muskarinwirkung („Muskarin-Syndrom") ... 450
        Rübenstichiger Rißpilz (Inocybe napipes) ... 450
        Kegelig geschweifter Rißpilz (Inocybe fastigiata) ... 450
        Ziegelroter Rißpilz (Inocybe patouillardi Bresedola) ... 450
        Dünnfleischiger Champignons ... 450
        Weißer Feldtrichterling (Clitocybe dealbata) ... 450
        Bachtrichterling (Cl. rivulosa) ... 450
    Vergiftungen durch Fliegen- oder Pantherpilz („Pantherina-Syndrom") ... 451
    Amanita muscaria und pantherina ... 451
    Vergiftungen durch den bedingt giftigen Faltentintling (Coprinus atramentarius) ... 452
    Pilzvergiftungen mit einer Inkubationszeit von 5 – 12 – 24 Stunden ... 452
    Knollenblätterpilzvergiftung (Amanita phalloides, virosa et verna) („Phalloides-Syndrom") ... 453
    Lorchelvergiftung ... 461
    Cordinarius orellanus ... 462

Mutterkorn (Secale cornutum) ... 462

    Gynergen-Sucht ... 464
    Methysergid (Deseril®) ... 464
    „Brotvergiftung" ... 464

Vergiftungen durch andere Nahrungsmittel ... 465

    Lathyrismus (Lathyrus satirus) ... 465
    Favismus (Vicia fava) ... 465
    Temulin (Lolcharten): Lolium linicoeum, temulentum ... 466
    Botulismus (Clostridium botulinum) ... 466
    Weitere Bakteriengifte (Tuberkulin, Diphtherietoxin) ... 472

Tiergifte ... 473

    Cantharidin (Lytta vesicatoria) ... 473
    Bienen-, Wespen- (Vespa), Hornissen- (Vespa crabro) und Hummelgifte ... 474
    Spinnenbisse (Latrodectus mactans, Latrodectus hasseltii) ... 476
    Skorpione ... 476
    Quallen, Muscheln, Schnecken und Giftfische ... 477
    Giftschlangen ... 478

Leitsymptome der Vergiftungen ... 483

Sachregister ... 512

Häufigkeit und Verteilung der Vergiftungen

Die Anzahl der Vergiftungen ist heute in allen zivilisierten Ländern noch im Steigen begriffen. In England erreichen sie bei den „General Hospitals" ca. 10% der Krankenhausaufnahmen (1), in Mitteleuropa in den internen Kliniken ca. 3,5–4,5%, so z.B. auf unserer Klinik (Medizinische Klinik, Bürgerspital, Solothurn) in den Jahren 1955–1966 im Durchschnitt 3,9% (s. auch Lit. 2 u. 3).

Die Gesamtzahl der Vergiftungen liegt aber wesentlich höher und läßt sich statistisch nicht genau erfassen, da viele Fälle gar nicht ins Krankenhaus gelangen und draußen vom Hausarzt behandelt werden.

Die Ursachen für das beängstigende Ansteigen der Vergiftungen sind verschiedenartiger Natur.

1. *Die Verschiebung der Suizide von den brutalen Methoden auf die mehr „angenehmen" durch Einnahme von Schlafmitteln und Sedativa.*
2. *Die starke Zunahme der „Haushaltgifte"* infolge der Entwicklung sehr zahlreicher neuer chemischer Mittel; ferner durch die sorglose Aufbewahrung von *Medikamenten.*
3. *Die sehr ausgeprägte Zunahme der akzidentellen Vergiftungen bei Kleinkindern* (1–4 jährige) durch die fehlende Überwachung oder Unachtsamkeit der Mutter („Haushaltgifte" und Medikamente).

Auf Grund dieser Tatsachen überwiegen in der Praxis und in allgemeinen Spitälern und Kinderkliniken heute die *akzidentellen Kindervergiftungen;* an den *intern medizinischen Kliniken* und Notfallzentren der großen Spitäler mehr die *suizidalen Vergiftungen* der Erwachsenen. Dabei bleibt die Gesamtzahl der Suizidfälle in den meisten Ländern annähernd konstant, so hielt sie sich z.B. in der Schweiz seit Anfang dieses Jahrhunderts um 2% der Gesamttodesfälle (4). Auf einen klinisch beobachteten Suizidtodesfall entfallen ungefähr 20 Suizidversuche.

Von den Suizidfällen betreffen 64%, d.h. rund $^2/_3$, Frauen. Schwere tödliche suizidale Vergiftungen sind aber unter den Männern häufiger, während die Vergiftungen bei Frauen in vielen Fällen einen mehr demonstrativen Charakter haben. ANDEREGGEN (2) fand unter den tödlichen Suizidfällen im Kanton Genf ebenfalls 70% Männer und 30% Frauen, während das Verhältnis der Suizidversuche sich gerade umgekehrt verhielt.

Mordversuche mit Giften wurden von uns nur selten beobachtet: Schlafmittel, Mäusegifte (Thalliumsulfat, Dicumarolpräparate), Metaldehyd, Kohlenoxyd und Insektengifte (Alkylphosphate).

Akzidentelle Vergiftungen

Das beunruhigende *Ansteigen* namentlich der *akzidentellen Vergiftungen der Kinder* ist auf die Umstellung unseres heutigen Haushaltes auf die Verwendung zahlreicher chemischer Mittel und auch auf den steigenden Konsum und die zunehmende Vorratshaltung von pharmazeutischen Mitteln in jeder Familie zurückzuführen. Die akzidentellen Vergiftungsfälle betreffen vor allem Kleinkinder. Bei den 1- bis 3jährigen werden in den USA 43% aller tödlichen Unfälle durch Vergiftungen verursacht (5), und von 100000 Kindern im Alter von 1 bis 5 Jahren sterben jährlich 2,6 Kinder an akzidentellen Vergiftungen! Diese Verhältnisse treffen auch für Europa zu (England: (6); Schweden: (7); Deutschland: (8); Schweiz: eigene Beobachtungen). In den USA (9) figurieren Aspirin und Barbiturate an erster Stelle, in Schweden (7) der Tabak, dann folgen Waschmittel, Reinigungs- und Insektenmittel (10), Medikamente, Pflanzen usw.

Die meisten Vergiftungen ereignen sich bei Kindern (5) in der *Küche* (34%), im *Schlafzimmer* (27%), im *Badezimmer* (15%) und Waschküche. Akzidentelle Vergiftungen durch Überdosierung von Medikamenten stellen dagegen eine große Seltenheit dar.

Über die wesentlichsten, heute im Vordergrund stehenden Gifte und ihre eventuell *tödliche Dosis bei Kleinkindern* geben Tab. 1 und 2 Auskunft. Im folgenden lassen wir noch eine Liste der an und für sich seltenen Pflanzenvergiftungen

Häufigkeit und Verteilung der Vergiftungen

(Tab. 3) folgen, die auch fast ausschließlich wieder Kinder betreffen, und die wir in absteigender Linie nach dem von uns beobachteten Häufigkeitsgrad aufführen.

So sollten die Kinder von den Ärzten und Lehrern immer wieder vor der Gefährlichkeit der Goldregen- und Akazienfrüchte gewarnt werden, von denen für ein Kleinkind schon einige Samen tödlich wirken können. Speziell muß man auch immer wieder vor den gefährlichen schönen roten Früchten des Maiglöckchens warnen. Sehr gefährlich sind auch die leuchtend schwarzen Beeren des Ligusters und die z.Z. der Heuernte in großen Fruchtkapseln eventuell herumliegenden Samenkörner der Herbstzeitlose.

Prophylaxe der akzidentellen Vergiftungen

Beim Betrachten dieser Tabellen hat sich vielleicht mancher Familienvater gesagt, daß auch bei ihm zu Hause das eine oder andere gefährliche Mittel frei herumsteht oder relativ leicht erreichbar in irgendeinem Kasten verstaut ist. Man kann hier nie vorsichtig genug sein, und man muß auch als Arzt bei seinen Patienten immer wieder darauf hinweisen, daß man gefährliche Medikamente und Haushaltmittel nicht einfach sorglos herumliegen läßt. Besonders gefährlich ist das Aufbewahren von Laugen, Säuren, Reinigungsmitteln (Petrol, Benzin, Terpentin, Fleckenwasser usw.) oder gar von Insektenmitteln in Bier-, Wein- oder Limonadeflaschen, wie dies leider so häufig geschieht. Dies kann auch bei Erwachsenen zu schweren, eventuell lebensgefährlichen Vergiftungen führen, wie wir dies leider immer wieder zu sehen bekommen. Besonders vorsichtig muß man mit süßen Hustensirupen sein, die Sedativa oder Codein enthalten *(Sedulon®-Sirup; Expectal®* etc.), die bei der Naschhaftigkeit der Kinder gerade in Ärztefamilien immer wieder zu schweren Vergiftungen geführt haben. Die pharmazeutische Industrie sollte gefährliche Mittel, wenn immer möglich, in den für Kleinkinder schwer zu öffnenden *Metall-Schiebeschachteln*

Tabelle 1. *Haushaltgifte*

	Eventuelle tödliche Dosis für Kleinkinder (1–3jährig)
1. Laugen und Säuren	1–2 Kfl.
2. Schädlingsmittel:	
Parathiongruppe (E 605 u.a.)	einige Tropfen
DDT (durch Lösungsmittel!)	
od. Hexachlorzyklohexan	2–3 Kfl.
Nikotin-Lösung	3–4 Tropfen
Mäuse- und Rattengifte:	
Thalliumsulfat	einige Körner
3. Petroleum, Benzin (Möbelpolituren), Terpentin, Fleckenwasser (zum Teil Tetrachlorkohlenstoff)	2–3 Kfl.
4. Metaldehyd (Meta, Trockenspiritus, Schneckenmittel)	½ Tbl.
5. Weichmacher (Vel usw.)	1–2 Kfl.
6. Tabak (Zigaretten, Zigarren)	1 Stück

Tabelle 2. *Häufigste gefährliche Hausmedikamente*

	Eventuelle tödliche Dosis für Kleinkinder (1–3jährig)
1. Barbiturate, Sedativa, Antihistaminika, Antiepileptika	1–2 Tbl.
2. Hustenmittel (Sedulon, Codein usw.)	1 Flasche
3. Antipyretika und Analgetika: Salizyl, Aspirin	2–3 Tbl.
4. Pyramidon	3jähr.: 3 g
5. Bor, Borsäure (Waschpulver)	Sglg.: 2 g Klkd.: 5–6 g
6. Thymoleptika	2–3 Tbl.
7. Antihypertensiva	2–3 Tbl.
8. Fe-Präparate	1½jähr.: 5 g

Tabelle 3. *Die häufigsten lebensgefährlichen Pflanzen für Kleinkinder*

1. Goldregen, Robinie (falsche Akazie): vor allem die Früchte.
2. Stechapfel (Datura stramonium), Tollkirsche (Atropa belladonna), Nachtschatten (Solanum nigrum, Solanum dulcamara): vor allem die Früchte.
3. Eisenhut (Aconitum) und Rittersporn (Delphinium): Blätter und Samen.
4. Fingerhut (Digitalis) und Maiglöckchen (Convallaria): Herz-Glykoside.
5. Eibe (Taxus bacc.): Nadeln. Rainweide (Liguster): Früchte. Pfaffenhütchen bzw. Europ. Spindelbaum (Evonymus europ.): Früchte.
6. Herbstzeitlose (Colchicum autumnale): Samen.
7. Grüne Bohnen (Phaseolus vulg.) und speziell Feuerbohnen (Phas. coccineus).
8. Knollenblätterpilz (Amanita).
9. Lorchel (Helvella).

abgeben und es auch absolut vermeiden, eventuell toxische Arzneimittel durch *Dragierung mit Zucker* besonders schmackhaft zu machen. So haben gerade in den USA gezuckerte und *farbig leuchtende,* anziehende Aspirin-Dragées zu vielen tödlichen Vergiftungen bei Kindern geführt! Als Arzt hüte man sich auch davor, einem depressiv veranlagten Patienten gefährliche Schlafmittel wie *Phenobarbital, Veronal* oder seinen ebenso gefährlichen Abkömmling *Dial®* zu verschreiben, die, wenn sie der Patient für einen Suizid-Versuch zusammenspart, gefährlich werden können, während die sich rasch abbauenden modernen Präparate viel harmloser sind. Eine Ausnahme bildet das Glutethimid *(Doriden®),* das bei Einnahme größerer Mengen zu eventuell tödlichen Vergiftungen führen kann.

Besonders hervortretende Vergiftungen

Klinisch stehen heute die *Schlafmittel und Sedativa* mit ca. *50% noch immer an erster Stelle* (ANDEREGGEN 52% (2)). Hierauf folgen in unserem Krankengut (Abb. 1) die *Analgetika-* und die *Kohlenoxydvergiftungen,* und erst viel später kommen alle übrigen Vergiftungen. Von den akzidentellen Intoxikationen entfällt die Hälfte (12%) auf das Kohlenoxyd, womit diese Vergiftung unter den akzidentellen Intoxikationen noch immer an erster Stelle steht. In allen Städten mit dem entgifteten Leuchtgas (siehe unten) oder mit Erdgas haben aber CO-Vergiftungen stark abgenommen. Bei Kindern stehen die Haushaltgifte und Medikamente im Vordergrund.

Zu fordern wäre eine strengere Handhabung der Rezepturpflicht für alle Sedativa, wobei auch die Abgabe von Einzeltabletten ohne Rezept streng verboten werden sollte. So konnte ich mich selbst davon überzeugen, daß es mit guten Worten ohne weiteres möglich war, durch den Rundgang von einer Apotheke zur anderen innerhalb von 2 Stunden eine lebensgefährliche Menge von Barbituraten zusammenzubringen.

Die *Leuchtgasvergiftungen,* die sowohl in suizidaler als akzidenteller Hinsicht noch immer erschreckend zahlreich sind, lassen andererseits die Forderung nach einer *Entgiftung des Leuchtgases,* d. h. nach einer starken Herabsetzung des CO-Gehaltes, die sich heute technisch durch das Verfahren der Fischer-Tropsch-Synthese (Firma „Lurgi", Frankfurt a. M.) ohne weiteres durchführen läßt (siehe CO-Kap.), als *eine der wichtigsten hygienischen Maßnahmen erkennen, die heute überall durchgeführt werden sollte.* Es ist ganz einfach nicht mehr zu verantworten, daß wir ein solches Gift in Millionen von Haushaltungen leiten, wenn es tatsächlich mit etwas Mehrkosten für den Staat möglich wäre, das gleiche Gas in entgiftetem Zustande abzugeben. Es ist zu hoffen, daß dieses Problem in allen Großstädten bald gelöst wird.

Besonders hervorzuheben ist ferner in der Schweiz und auch in Deutschland die *starke Zunahme der Thalliumvergiftungen durch Mäuse- und Rattengifte,* die gelegentlich auch in krimineller Absicht verwendet werden und damit an die frühere Stelle des Arsens getreten sind. Hier sollte endlich von den Behörden energisch durchgegriffen werden. Das beste wäre ein Verbot aller hierzu verwendeten Thalliumpräparate, da man heute z. B. in den *Szilla- und Dikumarolpräparaten* über für den Menschen relativ harmlose, für Mäuse und Ratten aber hochtoxische Stoffe verfügt, welche die Thalliumpräparate ersetzen könnten.

In den letzten Jahren ergibt sich durch die enorme Zunahme der *Pflanzenschutzmittel* (Insektizide, Fungizide usw.) eine ständig an Bedeutung gewinnende weitere Ursache für akzidentelle, suizidale und evtl. sogar kriminelle (Parathion) Vergiftungen. Für den Arzt ist es oft schwierig, an

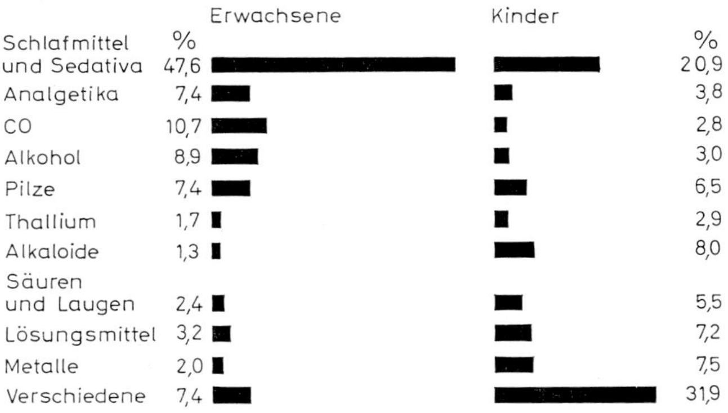

	Erwachsene %	Kinder %
Schlafmittel und Sedativa	47,6	20,9
Analgetika	7,4	3,8
CO	10,7	2,8
Alkohol	8,9	3,0
Pilze	7,4	6,5
Thallium	1,7	2,9
Alkaloide	1,3	8,0
Säuren und Laugen	2,4	5,5
Lösungsmittel	3,2	7,2
Metalle	2,0	7,5
Verschiedene	7,4	31,9

Abb. 1. Verteilung der akuten Vergiftungsfälle in gemischt städt.-ländlichen Verhältnissen (Solothurn: 1955–1966).

Hand der Firmenbezeichnung auf den verantwortlichen Giftstoff zu schließen. Eine telephonische Erkundigung bei einer der heute zahlreichen *Giftauskunftsstellen* (in der *Schweiz:* Zürich, Tel. 051/32 66 66; in *Deutschland:* Berlin, Tel. 0311/304 87 97; Bonn, Tel. 02221/22 42 41; Hamburg, Tel. 0411/638 53 45) kann in solchen Fällen wertvolle Aufschlüsse geben.

Pilzvergiftungen: Erschreckend hoch waren während der Kriegsjahre die Pilzvergiftungen, und es würde sich vielleicht empfehlen, in solchen Krisenzeiten neben besonderen Aufklärungskursen auch zahlreiche kostenlose Kontrollstellen einzurichten, bei denen die Pilze geprüft werden könnten. Die Mehrzahl der lebensgefährlichen Pilzvergiftungen kommen in Europa durch die *Amanita* zustande; die Aufklärung über diesen gefährlichen Pilz und seine Verwandten in Schulen und Fortbildungskursen ist daher immer wieder durchzuführen.

Alkoholvergiftung: Die Alkoholvergiftungen sind in unserer Statistik nur insofern berücksichtigt worden, als es sich um typische, schwere akute Vergiftungen (24 in 5 Jahren) oder schwere chronische Vergiftungen handelte (35 in 5 Jahren). Die Zahl der Alkoholvergiftungen ist gerade in der Schweiz noch außerordentlich hoch. Eine nicht genau erfaßbare, aber sicher recht beträchtliche Zahl unserer Myodegeneratio-Patienten sowie der Großteil der Leberzirrhosen sind in der Schweiz auf den übermäßigen Genuß alkoholischer Getränke zurückzuführen. Es ist zu hoffen, daß hier Sport, Aufklärung und das Erscheinen von guten alkoholfreien Getränken allmählich eine Besserung bringen.

Mortalität: Die Mortalität der *klinisch behandelten Vergiftungen* beträgt rd. 5%. Am gefährlichsten sind heute die *Alkylphosphat-*, die *Metaldehyd-*, die *Pilz-* und die *Thalliumvergiftungen*, während die Mortalität der übrigen Gruppen, verglichen mit der Gesamtzahl der eingelieferten Vergiftungsfälle (CO und Barbitursäuren), dank der heute möglichen energischen Therapie relativ klein ist.

Auf nähere Einzelheiten soll bei der Besprechung der einzelnen Vergiftungen eingegangen werden.

Literatur

1. MATTHEW, H., A.A.H. LAWSON: Quart. J. Med., New Series 35 (1966) 539
2. ANDEREGGEN, PH.: Rev. méd. Suisse rom. (1948) 257
3. JOHNSON, G., E. VOGT: Nord. méd. (1950) 1013
4. SCHWARZ, F.: „Probleme des Selbstmordes". Huber, Bern 1946, und Präv. Med. (1956) 153
5. JACOBZINER, H.: J. Amer. med. Ass. 162 (1956) 454
6. CRAIG, s. WECHSELBERG
7. KARLSSON, B.: Nord. méd. 53 (1955) 894
8. WECHSELBERG, K., K.R. BUNGE: Wschr. Kinderheilk. 108 (1960) 272
9. PRESS, E.: Arch. environm. Hlth. 13 (1966) 525–530
10. TUNGER, A.: Kinderärztl. Praxis 22 (1954) 346

Allgemeine Grundsätze für die Therapie der Vergiftungen

Die Behandlung der Vergiftungen verfolgt im allgemeinen drei Hauptgrundsätze:

1. Sofortige Elimination des Giftes aus dem Körper,
2. Rasche Neutralisation des Giftes (Antidotum),
3. Symptomatische Behandlung der Giftwirkung.

Bei allen Vergiftungen soll man ferner immer darauf bedacht sein, evtl. Material (Tablettenreste, Ampullen, die erste Portion des Magenspülwassers usw.), das die Identifizierung des Giftes gestattet, sicherzustellen. Dies kann sowohl für die weitere Behandlung als für die gerichtsmedizinische Abklärung des Falles von großer Wichtigkeit sein.

Wohl bei keiner anderen Erkrankung ist der Zeitfaktor so wichtig wie bei der Behandlung einer Vergiftung! Rasches und zielbewußtes Handeln ist hier oft ausschlaggebend für die Rettung des Patienten. *Dem Arzt draußen in der Praxis fällt meist die Hauptrolle zu, denn in manchen Fällen ist bis zur Einlieferung ins Krankenhaus schon zu viel kostbare Zeit verlorengegangen,* so daß die inzwischen erfolgte weitgehende Resorption und eingetretene Giftwirkung manchmal nur noch schwer oder überhaupt nicht mehr beeinflußt werden kann. In den meisten Fällen wird der Arzt heute *telephonisch* über das Vergiftungsereignis benachrichtigt. So kann er durch klare Weisungen an die Familienangehörigen schon am Telephon kostbare Zeit zur Einschränkung der Giftresorption gewinnen.

Bewahren Sie deshalb am Telephon absolute Ruhe und stellen Sie die folgenden 4 Kardinalfragen:

1. *Was hat der Betreffende eingenommen?*
2. *Wieviel?*
3. *Wann?*
4. *Was für Symptome zeigt er?*

Je nach den im Vordergrund stehenden Symptomen wird man sich zuerst der Giftelimination oder -neutralisation, oder bei bedrohlichen Erscheinungen von seiten des Kreislaufs, des Zentralnervensystems (Koma, Krämpfe) usw.

zuerst der symptomatischen Behandlung zuwenden.
Je nach der Eintrittspforte und der chemischen Natur des Giftes variieren auch die Prinzipien, nach denen die Behandlung erfolgt.
Die *Neutralisation* des Giftes kann einerseits durch physikalische Adsorption, z.B. an Tierkohle, oder anderseits durch chemische Neutralisation, z.B. durch Umwandlung in eine unlösliche Verbindung, erreicht werden. Das letztere Vorgehen wird unter anderem bei der Entgiftung gewisser Schwermetallionen durch Überführung in unlösliche Sulfide mit H_2S oder bei anderen Stoffen durch Aufspaltung oder Absättigung der giftig wirkenden aktiven chemischen Gruppen erreicht. In gewissen Fällen ist es möglich, auf pharmakologischem Wege durch ein Gegengift die eigentliche Giftwirkung aufzuheben. Ein typisches Beispiel hierfür ist die Anwendung des Atropins bei der Muscarinvergiftung.
Die Elimination des Giftes sowie die symptomatische Behandlung der Giftwirkung variieren je nach der Aufnahmeart des Giftes und sollen hier nur kurz gestreift werden.

a) **Vergiftungen durch enterale Aufnahme der Giftstoffe:** Diese Gruppe steht heute unter den klinischen Vergiftungsfällen im Vordergrund. Meistens erfolgt die Aufnahme peroral, sei es absichtlich oder versehentlich, in seltenen Fällen auch rektal oder vaginal. Bei der Mehrzahl der akzidentellen Vergiftungen handelt es sich um Kinder.

α) **Orale Giftaufnahme:** Die sofortige Entleerung des Magens ist immer noch die wichtigste Maßnahme; sie sollte so früh wie möglich durchgeführt werden. *Hier kann die telephonisch gegebene Weisung, den Patienten sofort wiederholt heißes Kochsalzwasser trinken zu lassen* (nicht bei Bewußtlosen!), *nie schaden, sie wird häufig dem Patienten sogar das Leben retten.* Prinzipiell stehen uns für die Entleerung des Magens 4 Methoden zur Verfügung:

1. **Trinken von heißer Kochsalzlösung:**
   Die hypertonische heiße NaCl-Lösung bewirkt einerseits eine starke Reizung der Magenschleimhaut und führt so zum Erbrechen. Auf der andern Seite kommt es durch den starken Reiz gleichzeitig zum Verschluß des Pylorus, so daß evtl. im Magen noch vorhandenes Gift nicht in den Darm gelangt.
   Gegenindikationen: Die Kochsalzmethode soll bei *Benzin-* und *Petrolvergiftungen nicht angewendet werden,* ferner auch *nicht bei Säure- und Laugenvergiftungen!* Bei *Neuroplegika* muß man im Falle, daß kein Erbrechen eintritt (starke Dämpfung des Brechzentrums) sofort die Magenspülung anschließen. Bei Kleinkindern stößt die Prozedur der Einnahme der heißen Kochsalzlösung evtl. auf Schwierigkeiten, auch hier kann man aber in zahlreichen Fällen durch Zuklemmen der Nase und forciertes Offenhalten des Mundes durch Hineindrücken der Wangenschleimhaut zum Ziel gelangen!
   Technik: Man läßt den Patienten wiederholt und, wenn nötig, zwangsweise ein Glas sehr warmes, aber nicht zu heißes Wasser trinken, dem man drei gehäufte Teelöffel Salz beigegeben hat. Muß er darauf nicht spontan erbrechen, so reizt man die Hinterwand des Rachens mit einem Löffelstiel, bis die erbrochene Flüssigkeit klar zurückkommt. Die eigentliche Magenspülung mit dem Magenschlauch, die für den Arzt immer noch die Methode der Wahl ist, kann dadurch oft vermieden oder durch die vorherige Maßnahme unterstützt werden.

Wenn der Patient, wie bei vielen stark reizenden Giften, schon spontan an Erbrechen leidet, so verabreiche man wiederholt große Mengen warmen Wassers. Wird dieses nicht sofort wieder erbrochen, so reize man noch zusätzlich die Rachenhinterwand (Teelöffel).

2. **Sirupus Ipecacuanhae:**
   Ipecacuanha sollte nur mit Vorsicht verwendet werden und *nur bei Kleinkindern*. Befinden sich diese schon in einem Schock, so kann durch den toxischen Effekt dieses Mittels die Giftwirkung verstärkt werden. Beim Erwachsenen ist die Wirkung des Ipecacuanha nach unseren Erfahrungen sehr unzuverlässig. Dosis für 2- bis 3jährige Kinder (ohne Schock): 15–20 ml; anschließend gibt man reichliche Mengen Wasser zu trinken. Wenn kein Erbrechen eintritt evtl. Wiederholung nach $1/2$ Stunde, kommt es auch dann nicht zum Erbrechen, dann unbedingt *Magenspülung*.

3. **Apomorphin:**
   Viel besser ist für die Erwachsenen und größeren Kinder das Apomorphin, das heute zufolge der zur Verfügung stehenden Morphinantagonisten ein harmloses und sehr effektives Mittel geworden ist. Kontraindiziert ist seine Anwendung beim Vorliegen eines Schocks und bei bewußtlosen Patienten. Gerade draußen in der Praxis ist heute das Apomorphin häufig der viel umständlicheren Magenspülung vorzuziehen. In der Klinik wird man je nach der Natur des Giftes und dem Allgemeinzustand des Patienten das Apomorphin oder die Magenspülung wäh-

len. Dosierung bei Erwachsenen: 1,5 mg/ 10 kg Körpergewicht intramuskulär; bei Kleinkindern von 1–2 Jahren 1–2 mg als Totaldosis. Bei Säuglingen nicht zu verwenden. Gewöhnlich führt es prompt zum Erbrechen, und hierauf wird ein Morphinantagonist, z.B. *Levallorphan (Lorfan® 0,02 mg/ kg)* oder N-allylnormorphin (= *Nalorphine®, Lethidrone® 0,1 mg/kg)* verabreicht, um die Brechwirkung aufzuheben und den eventuellen depressorischen Effekt auf die Respiration zu kompensieren.

Kontraindikation: Apomorphin ist kontraindiziert bei komatösen Patienten oder bei Patienten mit herabgesetzter Respiration, ferner bei allen ätzenden Stoffen. *Löst das Apomorphin kein Erbrechen aus, so muß sofort die Magenspülung angeschlossen werden* (z.B. Neuroplegika-Vergiftung!).

4. **Magenspülung:** In den letzten Jahren ist sehr viel gegen die Magenspülung geschrieben und agitiert worden (CLEMMESEN (1)). Sicher zu Unrecht, denn auch heute noch stellt diese Methode, wenn sie sachgemäß und sorgfältig durchgeführt wird, nach unseren Erfahrungen und denjenigen anderer Autoren (ARENA (2) u. Mitarb., MATTHEW (3), BALZEREIT (4) u. Mitarb., 1966) eine ausgezeichnete Maßnahme dar, wenn sie innerhalb der ersten 3–4 Stunden nach der Gifteinnahme durchgeführt werden kann. Sie hat ferner den Vorteil, daß sie mit der Verabreichung absorbierender und neutralisierender Substanzen kombiniert werden kann.

Kontraindikationen sind:
1. *Korrosionsgifte wie Laugen und Säuren* (Perforationsgefahr). Hier ist das reichliche sofortige Trinken von 2–3 Litern Wasser besser als die Einnahme von Milch.
2. *Strychnin* (Gefahr der Konvulsionen).

Vor der Publikation der „Cooperative Kerosene Study(5)" betrachtete man auch die Benzin- und Petrolvergiftungen als eine Kontraindikation, doch die Ergebnisse dieser Studie zeigen, daß die Gefahr der Pneumonie durch diese Methode nicht erhöht wird. MATTHEW (persönl. Mitteilung) glaubt aber wie wir selbst, daß die Magenspülung in diesen Fällen kontraindiziert ist.

Durchführung der Magenspülung: Die Technik ist allgemein bekannt. Wichtig ist, nach Einführung des Schlauches *zuerst zu aspirieren* (50–100 ml Spritze) und erst nach Entleerung des Magens mit den Spülungen zu beginnen. Bei komatösen Patienten wird die Magenaspiration und -spülung in der bekannten seitlichen Trendelenburg-Position bei Tieflagerung des Kopfes durchgeführt. Hierbei soll der Kopf über den Operationstisch herunterhängen, das Gesicht nach unten gewendet, um eine Aspiration zu vermeiden. *Im Spital wird bei komatösen Patienten zuerst ein Trachealtubus mit aufblasbarem Ballon eingeführt,* um die Luftröhre völlig abzudichten. Werden diese Vorsichtsmaßnahmen beachtet, so stellt die Magenspülung auch heute noch eine ausgezeichnete und oft lebensrettende Maßnahme dar. *Man ist gerade bei Suizidfällen oft erstaunt über die großen Mengen von Tablettenresten, die man aus dem Magen zu eliminieren vermag!*

Unter keinen Umständen verwende man zu schmale Magen-Plastikschläuche. *Bei Erwachsenen sollen sie ca. 1 cm Durchmesser aufweisen, bei Kindern ungefähr den gleichen Durchmesser wie eine Duodenalsonde (10–12 F).* Als *Spülflüssigkeit* verwendet man beim Erwachsenen lauwarmes Wasser, *beim Kleinkinde physiologische NaCl-Lösung,* um eine Überhydrierung zu vermeiden. Bei Kleinkindern werden *pro Spülung nicht mehr als 50 ml eingeführt, bei Erwachsenen nicht mehr als 150–200 ml.* Diese Prozedur wird solange wiederholt, bis die Spülflüssigkeit klar zurückkommt. Der erste aspirierte Mageninhalt und die erste Spülflüssigkeit sollten für allfällig nötige chemische Untersuchungen über die Giftnatur aufgehoben werden. Zum Schluß flößt man durch den Magenschlauch beim Erwachsenen 30 g *Carbo medicinalis* als Adsorbens und 30 g *Natriumsulfat* als Abführmittel ein, beim Kleinkinde entsprechend weniger. Vorsicht beim Zurückziehen des Magenschlauches, er muß dann immer zuerst abgeklemmt werden, um eine Aspiration durch evtl. ausfließende Flüssigkeit zu vermeiden!

Die aktivierte Kohle ist bei sehr vielen peroralen Vergiftungen eines der wichtigsten therapeutischen Mittel und kann auf alle Fälle nie schaden. Sie vermag durch ihre große Oberfläche sehr große Mengen Giftstoffe zu adsorbieren und auszuschalten. So bindet 1 g der „Carbo medicinalis Merck" 850 mg Sublimat, 580 mg Strychnin oder 40 bis 45 Phenol!

Bei gewissen *Alkaloiden* und einigen wenigen anderen auf oxydativem Wege zerstörbaren Giften ist im Anschluß an die gewöhnliche Magenspülung mit Wasser und Tierkohle noch eine Spülung mit 300 ml einer 1promilligen *Kaliumpermanganat-Lösung* (bei Kindern $^1/_2$promillig!) zu empfehlen, wobei zum Schluß 60 ml der gleichen Lösung durch den Schlauch eingeflößt und im Magen belassen werden!

Ausdrücklich muß man die Angehörigen schon am Telephon vor der unüberlegten Verabreichung von Milch, Öl oder Rizinus warnen! Eine solche Maßnahme kann, wo es sich um fettlösliche Mittel (*Meta*, ferner alle *organischen Lösungsmittel* wie Petrol, Benzin, Trichloräthylen [= „Tri"], Fleckenwasser usw.) handelt, die Resorption des Giftes stark beschleunigen und dadurch *lebensgefährlich* wirken. *Lebensrettend kann bei den fettlöslichen Mitteln die Gabe des in jeder Drogerie erhältlichen unverdaubaren Paraffinöls[1] (150–200 ml, Kinder 3 ml/kg) wirken,* das diese Gifte löst, an sich reißt und dadurch der weiteren Resorption im Darm entzieht.

Handelt es sich um eine *eingenommene Säure* (am häufigsten Essigessenzen, Salz-, Salpeter- oder Schwefelsäure) oder um eine *Lauge* (am häufigsten Natron- oder Kalilauge, oder das ebenfalls alkalische Eau de Javel), so gebe man am Telefon die Weisung (sofern der Patient nicht bewußtlos ist), *sofort reichlich Wasser* trinken zu lassen. Die rasche Verdünnung ist viel wesentlicher als eine Neutralisation! Meistens erbricht der Patient dann auch spontan.

Als *Abführmittel* ist das *Natriumsulfat* in einer Dosis von 20 bis 30 g dem nicht ganz ungefährlichen Magnesiumsulfat vorzuziehen. An Stelle des Natriumsulfats kann auch das etwas drastischer wirkende Rizinusöl verwendet werden, doch dürfen dann auf keinen Fall fettlösliche Gifte, wie z.B. gewisse Kohlenwasserstoffe usw., vorliegen, da sonst die Resorption der betreffenden Gifte noch beschleunigt wird! Klinisch hat sich uns für alle Fälle, bei denen eine rasche abführende Wirkung erzielt werden soll, die Kombination des durch den Magenschlauch verabfolgten Natriumsulfats (30 g) *zusammen mit 100–200 ml Paraffinöl* (das die fettlöslichen Substanzen löst und durch seine Unresorbierbarkeit die Resorption stark herabsetzt!) mit ein bis evtl. zwei s.c. verabreichten *Prostigmin*-Ampullen sehr bewährt. In gewissen Fällen empfiehlt es sich, neben der Kohle auch *gebrannte Magnesia* (Magnesia usta) zu verabreichen, die neben der absorbierenden auch eine leicht abführende Wirkung hat. Die Anwendung von *Bolus alba kommt praktisch nur bei Alkaloiden in Betracht,* da es nur bei alkalischen Stoffen wirksam ist.

Je nach dem vorliegenden Gift ist im Anschluß an die Spülung, gleichzeitig mit der Kohle und dem Natriumsulfat, sofern ein solches existiert, ein Antidotum durch den Magenschlauch zu verabreichen. Näheres siehe bei den einzelnen Vergiftungen.

Einläufe: Ein- bis zweimal täglich ein Einlauf, am besten mit Zusatz eines Abführmittels, um alle im Dickdarm evtl. noch befindlichen Giftreste zu entfernen.

Verabreichung großer Flüssigkeitsmengen: sie ist auf p.o. und enteralem Wege bei vielen Vergiftungen sehr wichtig, um eine möglichst *rasche Ausscheidung* des Giftes durch die Nieren zu erzielen und auch um die evtl. toxische Wirkung auf den Magendarmtrakt (*Säuren* und *Laugen!*), sowie bei renalen Giften auf die Nieren durch die *Verdünnung des Giftes* herabzusetzen.

Beschleunigung der Ausscheidung des Giftes

Neben der bekannten Anwendung eines Abführmittels kommen in der Klinik vor allem zur Beschleunigung der Ausscheidung bereits resorbierter Gifte einige sehr gute Methoden zur Anwendung, die lebensrettend sein können und wofür die Mittel heute auf allen Intensivpflegestationen bereitstehen sollten und die hier nur in ihren Prinzipien angedeutet werden können.

Beschleunigung der Ausscheidung: Diese ist vor allem wesentlich und evtl. lebensrettend bei Schlafmitteln, Sedativa (Neuroplegika), Bor, Brom, Salizyl usw. und in Frühfällen von Amanita.

1. *Forcierte Diurese* — Mannitol, Sorbitol / Urea / Furosemid (Lasix®)
2. *Peritonealdialyse*
3. *Hämodialyse* = künstliche Niere

Übersicht der dialysierbaren Gifte
(die wesentlichsten sind *kursiv* gedruckt)

Abgeändert und ergänzt nach S. LOCKET: Proc. roy. Soc. Med. 63 (1970) 427.

Alkohol
Amanita phalloides, verna etc. (Frühfälle)
Amphetamin (forcierte *saure* Diurese)
Anilin
Arsen
Aethylenglykol

Barbiturate (forcierte *alkalische* Diurese)
Blei (mit Penicillamin, d.h. Chelatbildnern)
Borsäure
Bromide

---
[1] Paraffinum liquidum.

Chinin, Chinidin (forcierte *saure* Diurese!)
Chloralhydrat
Chlorate
Chloride (NaCl bei Kleinkindern)
Chromsäure
Citrate
Cyclophosphamid

Dichloräthan
Dichromat (Kalium)
Dichlorphenazon
DNOC

Eisen (mit Desferal®, d.h. Chelatbildnern)
Ergotamin
Ethchlorrynol (Placidyl®)
Ethinamat (Valmid®)
Eukalyptusöl

Fluoride
5-Fluorouracil

Gallamin triethiodid
Gluthethimide (Doriden®)

Isoniazid (INH)

Jodide

Lithium

Meprobamat
Methaqualon (Melsedin®, Toquilone)
Methotrexat
Methyprylon (Noludar®)
Monoamino-oxydase-Hemmer (Pargylin®, Niamid®, Nardil® etc.)

Orphenadrin (Disipal®)

Paracetamol
Paraldehyd
Phenacetin
Phenergan u. Derivate
Phenformin
Phenytoin (Epanutin®)
Primidon (Mysoline®)

Salizylate (Aspirin, Methylsalizylat)
Strontium

Tetrachlorkohlenstoff (Carbontetrachlorid)
Thiocyanat (Kaliumsalz)

(Nicht dialysierbar sind Imipramin (Tofranil®) und die meisten übrigen Thymoleptika!)

Forcierte Diurese: Die *Mannitol-Diurese* (8), die wir mit der *Furosemid* (Lasix®)-Methode kombinieren, hat sich uns als eine der einfachsten und gerade bei Vergiftungen durch Schlafmittel, sowie Sedativa und Neuroplegika hochwirksames Vorgehen bewährt, um die Ausscheidung dieser Stoffe zu forcieren. *Voraussetzungen* sind ein guter Kreislauf und das Fehlen eines Schockes!

Technik: Man infundiert 100 g Mannitol als 20%ige Lösung in 500 ml. Bei gutem Kreislauf können 500 ml innerhalb 90 Minuten verabreicht werden. Wenn eine gute Diurese zustande kommt (max. bis zu 2 l pro Stunde) kann die Diurese durch weitere Verabreichung von erneut 40 g Mannitol als 20%ige Lösung, d.h. von 200 ml, während den nächsten 2 Stunden aufrecht erhalten werden. Bei Urämiegefahr oder unsicherer Nierenfunktion ersetzt man das Mannitol durch das als Kalorienträger wirkende *Sorbitol*. Am besten kombiniert man nach unseren Erfahrungen die Mannitol-Diurese mit der Verabreichung des stark diuretisch wirkenden Furosemids (Lasix®), d.h. gleich zu Anfang 2 Ampullen Lasix® intravenös und Wiederholung nach 2 Stunden. In diesem Fall ist die Überwachung des Kaliums besonders wichtig und es muß dann zusätzlich Kalium infundiert werden.

Trispuffer: Bei Schlafmitteln und Neuroplegika sehr wesentlich, siehe dort.

Kalium- und Natriumersatz: Je nach den 2-stündlich zu kontrollierenden Serumwerten.

Flüssigkeitszufuhr: Die durch die provozierte Diurese verlorene Flüssigkeit muß fortlaufend i.v. ersetzt werden. Stammlösung $1/2$ phys. NaCl + $1/2$ phys. Glukose, dazu je nach Bedarf *Kaliumersatz!* und evtl. andere Elektrolyte.

Peritonealdialyse: Diese Maßnahme kann bei vielen Giften lebensrettend wirken. Einmal dadurch, daß durch die Dialyse die Konzentration des Giftes im Blute und Gewebe rasch abfällt, z.B.: *Acidum salicylicum* und seine Derivate, *Barbitursäuren* und gewisse *Sedativa, Neuroplegika* und viele andere dialysierbare Substanzen, wie auch bei der Pilzvergiftung durch *Amanita*-Arten (siehe in den einzelnen Kapiteln). Die Technik ist unten S. 23 modifiziert nach den Angaben von MAXWELL (6a) und MERRILL (6b) aufgeführt. Diese Methoden erweisen sich aber auch bei vielen Vergiftungen, die mit einer schweren Nierenschädigung einhergehen, evtl. als lebensrettend (z.B. *tubuläre Nephrosen*), um damit die gefährliche Zeitspanne bis zum Wiedereinsetzen der Nierenfunktion zu überbrücken (Sublimatniere etc.). Die *Peritonealdialyse* kann im Gegensatz zur Hämodialyse auch bei drohendem *Blutdruckabfall* noch durchgeführt werden.

Hämodialyse: Auch diese Methode kann sehr gutes leisten, sie benötigt aber eine längere Vorbereitung und bringt den Nachteil der Heparinisierung mit sich.

Exchange Transfusion: Metaldehyd (Meta®) In gewissen Fällen (z.B. beim Arsenwasserstoff,

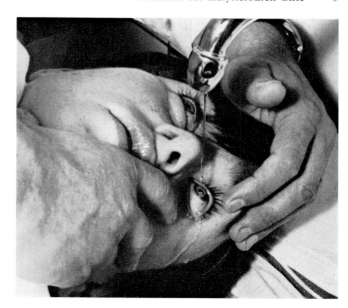

Abb. 2. *Sofortige Spülung des Auges* während 10 Min. unter dem schwach laufenden Wasserstrahl bei gespreizten Lidern ist bei auf die Augen gelangten Giften (Spritzer) die beste Maßnahme, um eine Hornhautschädigung oder eine Vergiftung durch konjunktivale Resorption zu verhüten.

beim Nitrobenzol u. a.) gelingt es, auch durch ausgiebige Aderlässe und nachherige Transfusionen einen großen Teil des Giftes oder des zerstörten oder geschädigten Hämoglobins aus dem Kreislauf zu eliminieren, was speziell bei Blutgiften lebensrettend sein kann.

β) **Konjunktivale oder korneale Aufnahme.** Auch hier können Spritzer hochtoxischer Gifte (Parathion) eventuell *lebensgefährlich* werden! Reizende Stoffe *(ungelöschter Kalk, Laugen, Säuren)* können zu schweren *Hornhautschädigungen* führen. Die beste Maßnahme ist die sofortige Spülung von Auge und Konjunktivalsack unter dem nächsten Wasserhahn, wobei eine Person den Kopf hält und die andere sorgfältig die Lider spreizt, den Wasserstrahl ohne großen Druck direkt einfließen läßt und so das Auge 10 Min. lang spült (Abb. 2). Dies ist sowohl bei Säuren, wie auch bei Laugen und beim gefährlichen Chlorkalk die beste Maßnahme. Auf keinen Fall soll man, wie dies bei Chemikern und Laboranten immer wieder geschieht, bei Säureverätzungen nachträglich noch Lauge ins Auge schütten oder umgekehrt, da man damit regelmäßig mehr schadet als nützt. Nach der Spülung Eintropfen von *sterilem Paraffinöl* und *Novesin®-Augentropfen* („Wander"), um den Schmerz zu bekämpfen, und sofortige Überweisung des Patienten an den Augenarzt.

γ) **Aufnahme durch die Haut:** Hierfür kommen vor allem *fettlösliche Gifte* (Benzol, Kohlenwasserstoffe, Parathion u. a. Alkylphosphate usw.) und auch Anilinkörper, halogenierte Kohlenwasserstoffe (z. B. Methylchlorid und -bromid), Nitrobenzole, Phenole usw. in Frage. *Die Gefahr der perkutanen Resorption wird sehr häufig unterschätzt!* Therapeutisch ist neben der prophylaktischen Anwendung von Schutzhandschuhen usw. vor allem die möglichst rasche Entfernung der giftgetränkten Kleider und des Giftes von der Haut wichtig. Kräftige Reinigung der Haut mit Seife und Bürste oder mit 50proz. Alkohol bei alkohollöslichen Giften. Bei Säuren und Laugen sind auch hier ausgedehnte Waschungen der Haut unter dem laufenden Wasser vorzuziehen, da sonst durch die Wärmeentwicklung Verbrennungen auftreten können. Dazu kommt die oben geschilderte Therapie zur Neutralisation und Elimination des resorbierten Giftstoffes.

δ) **Subkutane oder intramuskuläre Giftaufnahme:** (Bei der sehr seltenen versehentlichen Überdosierung oder Verwechslung von Medikamenten oder bei *suizidaler* Injektion, wie sie eigentlich nur bei Ärzten, Schwestern und dem übrigen Hilfspersonal der Spitäler vorkommt.) Hier ordnet man die sofortige *Umschnürung (zentralwärts von der Stichstelle)* der betreffenden Gliedmaße und das *Auflegen von Eisbeuteln an,* ferner umspritzt man die Stelle mit 0,5 *mg in 20 ml physiolog. NaCl-Lösung verdünnter Adrenalinlösung,* um die Resorption möglichst hinauszuzögern. Ruhigstellung durch Gipsschiene. Der eintreffende Arzt wird in Frühfällen und bei sehr gefährlichen Giften, dort wo sich dies technisch und anatomisch durchführen läßt, eventuell die *Exzision der Giftdepots* durchführen.

b) **Vergiftungen durch Inhalation giftiger Dämpfe, Nebel und Gase:** Diese Vergiftungsformen kommen heute vor allem noch in der Industrie und im Gewerbe vor. Gewisse Stoffe üben eine direkte Wirkung auf die Schleimhäute der Atemwege aus, z.B. Nitrose-Gase, Cl usw. Andere Gifte entfalten ihre Giftwirkung erst nach dem Eindringen in den Organismus, wie CO, HCN, Kohlenwasserstoffe usw. Die wichtigsten Maßnahmen sind hier: sofortige Entfernung des Vergifteten aus der gefährdeten Zone unter Berücksichtigung der nötigen Vorsichtsmaßnahmen (Gasmaske, evtl. Anseilen, Beachtung der evtl. Explosionsgefahr usw.), absolute Ruhe des Patienten durch günstige Lagerung, Zufuhr von Wärme und evtl. die Verabreichung von Sauerstoff und Analeptika. Im weiteren muß für die, je nach der Natur des Giftstoffes, sehr unterschiedliche Therapie auf die speziellen Ausführungen bei den einzelnen Vergiftungen verwiesen werden.

Warnen muß man das Publikum immer wieder vor dem unüberlegten Einflößen von Kaffee oder Alkohol bei diesen meist bewußtlosen Patienten. Bei eigentlichen Lungengiften (Stickoxyde, Cl, Phosgen, Nickeltetrakarbonyl usw.) ist die Bekämpfung des gefährlichen Lungenödems wesentlich, d.h. Verabreichung eines rasch wirkenden Prednisolonpräparates (z.B. 250 mg intravenös) plus hypertonische Traubenzuckerlösung (60 ml einer 40%igen Lösung) und O_2-Therapie.

Wichtigste therapeutische Mittel zur Bekämpfung von Vergiftungen für den Praxiskoffer des Arztes

Allgemeine Mittel

Magenschlauch mit Trichter aus Plastik: Zur Durchführung der Magenspülung. Bei Erwachsenen ca. 1 cm im Durchmesser, bei Kindern vom gleichen Durchmesser wie eine Duodenalsonde (10–12 F).

Emetika

Apomorphin-Ampullen: à 0,01 g als Brechmittel zur s.c. Injektion. *Dosierung:* Bei *Erwachsenen* 1 mg/10 kg, d.h. also 5–10 mg Totaldosis i.m.; bei *Kindern* von 1–2 Jahren je nach Status nicht mehr als 0,5–2 mg Totaldosis s.c. Heute im Zeitalter der Morphin-Antagonisten harmlos. *Kontraindikationen: Nie bei Bewußtlosen oder bei Patienten im Schock! Nie bei Säuglingen!* Sobald der Patient den Magen durch Erbrechen entleert hat, wird der Antagonist verabreicht: *Levallorphan* (Lorfan®) 0,02 mg/kg i.m. oder *N-allylnormorphin* (Nalorphine®, Lethidrone®) 0,1 mg/kg, wodurch der Brechreiz unterbunden und auch der evtl. atemdepressorische Effekt aufgehoben wird.

Adsorptiva

Carbo medicinalis Merck: Als am stärksten wirkendes Adsorptivum (Dosis 3 bis 4 Eßlöffel), s. Näheres unter *Antidota*.
Magnesia Usta: Als Adsorptivum für gewisse Vergiftungen und als Neutralisationsmittel 20 bis 30 g bei Säurevergiftungen.
Bolus alba: Als Adsorbens bei Alkaloiden (Dosis 30 g).
Paraffinöl (Paraffinum liquidum): Sehr wichtiges Mittel zur p.o. Verabreichung bei fettlöslichen Giften (chlorierte Kohlenwasserstoffe, Petrol, Benzin, Tri, Meta usw.), bei denen Rizinus und Milch streng kontraindiziert sind. Dosis beim Erwachsenen 150–200 ml, beim Kind 3 ml/kg, bei Bewußtlosen durch Magenschlauch am Schluß eingeben. Löst diese Gifte und entzieht sie der Resorption im Darm, da sie größtenteils in diesem unresorbierbaren Mittel gelöst wieder aus dem Darm ausgeschieden werden.
Paraffinum liquid. steril.: Fläschchen mit einem Tropfer zum Eintropfen in die Konjunktiva bei Verletzungen der Konjunktiva und Kornea nach dem Ausspülen mit Wasser.

Laxativa

Natriumsulfat (Glaubersalz): Als salinisches Abführmittel. Bei Erwachsenen Dosis 20–30 g, bei Kindern 1 g pro Altersjahr. Das Magnesiumsulfat ist zu gefährlich und sollte nicht mehr verwendet werden.
Oleum Ricini: Kontraindiziert bei fettlöslichen Mitteln! (also nie bei Metaldehyd, flüssigen Kohlenwasserstoffen, Parathionderivaten etc.!) Dosierung: Erwachsene 2–3 Eßlöffel, Kinder 1–2 Teelöffel.
Neostigminum bromatum (Prostigmin® „Roche"): Amp. à 0,5 mg. 2 Amp. i.m. zur Darmentleerung, wenn andere Mittel unwirksam (z.B. bei Tl.-sulfat-Vergiftungen).

Sedativa

Chlorpromazin (*Largactil®, Megaphen®*): Als ausgezeichnetes Sedativum. Dosis 25 mg p.o. oder i.m., evtl. Wiederholung bis zu 75–150 mg total in 24 Stunden.
Phenobarbital: In Ampullen à 0,2–0,5 g i.m. oder i.v. bei Krämpfen oder schwerer Exzitation.
Thiopentalum solubile: Pp.: Pentothal-Sodium® („Abbott"), Trapanal® („Promonta"). Als Sedativum der Barbiturreihe gegen Krämpfe. Langsame i.v. Injektion 0,1–0,15 g in 15 Sekunden, nach einer Minute evtl. kleine Menge nachspritzen bis maximal 0,25 g.
Diazepam (*Valium®*): In Ampullen à 10 mg zur i.v. und i.m. Injektion bei Exzitation und bei Krämpfen.

Stimulantia

Cropropamid (Prethcamid) = *Micoren®* („Geigy"), Amp. à 0,25 g und als stärker wirkendes Analeptikum *Metaraminol* = *Aramine®* („Merck-Sharp"), (1 Amp. 1%ig à 1 ml = 10 mg; Stechamp. à 10 ml), kann i.m. und in kleinerer Dosis 2(–5) mg auch i.v. verabreicht werden.
Noradrenalin (*Arterenol®, Novadral®*): Heute unsere stärkste Waffe zur Bekämpfung eines schweren Blutdruckabfalls (Schock). *Dosierung:* Als i.v. Tropfinfusion 4–10 mg Noradrenalin in 300 ml 5%ige Laevulose bis zu einer maximalen Dosis von evtl. 20 mg unter fortlaufender Kontrolle des Blutdrucks! Sobald der Blutdruck 100–120 erreicht, ist die Tropfenzahl so einzustellen, daß der systolische BD. zwischen 90–120 variiert. Wenn kein genügender Effekt, so kann neben der Kombination mit *Hydrocortison* (150 mg) auch die Kombination mit *Methylphenidat* = *Ritalin®* (25 mg pro dosi i.v.) versucht werden, das die Wirkung stark potenziert. Nähere Angaben siehe Schock-Kapitel.
Angiotensin: (*Hypertensin®* „Ciba"): Gleicht in Wirkung und Stärke dem natürlichen Angiotonin, im Handel als *Hypertensin®* („Ciba") in Trockenampullen zu 0,5 mg u. 2,5 mg erhältlich. Darf nur in physiologischer NaCl-, Glukose- oder Tyrodelösung gelöst werden, nie in Blut, Plasma oder Serum, da es darin zerstört wird. Soll manchmal noch stärker wirken als das Noradrenalin, nach unseren eigenen Erfahrungen ist aber das Noradrenalin bei sehr schweren Fällen wirksamer.
Dosierung: Als Dauertropfinfusion z.B. 0,5 mg/ 250 ml (d.h. 2γ/ml). Im Durchschnitt benötigen Erwachsene zwischen 1–20 γ/min, d.h. in der Regel 3–10 γ/min.

Herzmittel

Herzglykoside: *Strophanthin®* oder *Strophosid®*, $1/8$–$1/4$ mg pro dosi; Digitoxin oder Digoxin 0,2–0,4 mg pro dosi, etc., langsam i.v.
Glukoselösung (40–60%): In Ampullen zur i.v. Injektion bei Lungenödem, 40–60 ml pro dosi. Evtl. Wiederholung.

Antidota

1. Carbo medicinalis Merck: Kann bei allen Vergiftungen als Antidot gegeben werden. Es muß aber, um seine Wirkung zu behalten, *unter Luftabschluß aufbewahrt* werden (mit Klebestreifen verschlossene Metallbüchse!). Durch die Untersuchungen von HENSCHLER und KREUTZER (7) hat es sich gezeigt, daß das auch von uns früher aus der amerikanischen und kanadischen Literatur übernommene, immer wieder empfohlene Universalantidot (Antidotum universale) der Tierkohle deutlich unterlegen ist. Diese Mischung von Kohle mit Magnesiumoxyd und Tanninsäure sollte also nicht mehr verwendet werden!

2. Antidotum metallorum Sauter®: (Firma „Sauter AG", Genf). Ein stabilisiertes H_2S-Präparat zur peroralen Therapie von gewissen Metallvergiftungen (Thallium!). Dosis: 50 ml durch Magenschlauch, später 1. Woche täglich 25 ml; 2. Woche alle 2 Tage 25 ml p.o. Vorsicht bei Kleinkindern, da diese für H_2S speziell empfindlich sind, d.h. nicht über 1 ml/kg Körpergewicht. Bei Kindern unter 5 Jahren verboten.

3. BAL: = *Dimercaprol B.A.L®.* „Boots"). Zur intramuskulären Injektion bei gewissen Metallvergiftungen; in Deutschland als *Sulfactin®* „Hamburg" im Handel, bei As, Au, Bi, Cr, Hg, Ni (aber kontraindiziert bei Cd, Fe, Pb, Se, Tl, Ur, Vd). *Dosierung:* 3 mg/kg alle 4 Std., dann wieder stündlich. Näheres siehe As-Vergiftung.

4. Kaliumpermanganat-Lösung 1:1000 (1:2000 für Kinder): Als Oxydationsmittel zur Magenspülung bei allen Alkaloiden im Anschluß an die vorausgegangene Spülung mit Wasser und Tierkohle. Für die Spülung 300 ml verwenden und zum Schluß 60 ml der Lösung als Depot durch den Schlauch eingeben und belassen. (Flaschen à 1 Liter, im Dunkeln längere Zeit haltbar.)

5. Natriumthiosulfat ($Na_2S_2O_3$): Ampullen à 10 ml einer 10proz. Lösung zur i.v. Injektion (Dosis pro Injektion 10 ml).

6. Thioninlösung (*Helthion®* oder *Katalysin®*): 0,2proz. Ampullen zur i.v. und i.m. Injektion bei CO-Vergiftungen und gewissen methämoglobinbildenden Giften (Dosis 10 ml i.v. + 10 ml i.m.). Noch besser reduzierend (Hämiglobin → Hämoglobin) wirkt die Injektion von *Toluidinblau* (10 mg/kg, z.B. 20 ml einer 4proz. Lösung i.v.).

7. N-Allylnormorphin-hydrochlorid (*Nalorphine®, Nalline®, Lethidrone®* usw.): Das Mittel der Wahl bei Mo-Vergiftungen, sowie Intoxikationen der Dolantin- und Methadongruppe. Ampullen à 2 ml mit 5 mg/ml. *Dosierung:* i.v. 5–10 mg, evtl. alle 5–10 Min. bis zu total 50 mg und evtl. mehr.

8. Levallorphan (*Lorfan®*): Gleiche Wirkung. *Dosierung:* 0,02 mg/kg. (Stechamp. à 5 ml mit 5 mg, d.h. also bei Erwachsenen pro dosi 1–1,5 ml i.v.

9. Amiphenazol (*Daptazole®, Daptazile®*): Bei Mo-Vergiftungen weniger wirksam als 8, aber sehr günstig zur Kombination mit allen Morphinderivaten (und auch den synthetischen Analogen wie Pethidin usw.) *um die depressorische Wirkung auf das Atemzentrum herabzusetzen!* Dosis $^1/_3$ der entsprechenden Morphindosis in Milligrammen (also z.B. bei 20 mg Morphin kombinieren mit 7 mg Daptazole). So darf bei starken Schmerzen ohne weiteres die 2–3fache Mo-Dosis ohne Gefahr verabreicht werden.

10. Calcium-dinatrium-äthylendiamin-tetraazetat (CaNa$_2$-EDTA): (Übersicht siehe: Arch. Ind. Hyg. occup. Med. 7, (1953) 137.) Die Säure, die in diesem Produkt enthalten ist, entspricht den in der Industrie als *Versene®, Sequestrene®, Nullapon®* bezeichneten Produkten. *Als Antidot für Schwermetallvergiftungen* findet vor allem das Kalziumnatriumsalz oder das Kalziumchelat Verwendung. Es hat die Eigenschaft, als Ionen-Austauscher zu wirken, wobei das Kalzium durch die Schwermetallionen ersetzt wird. Diese Verbindung ist dann viel stabiler, so bildet sich z.B. mit Pb das lösliche Pb-chelat, d.h. ein Ringsystem, in dem aber das Pb in nicht ionisierter, d.h. also nicht toxischer Form vorhanden ist, und durch die Niere ausgeschieden wird. Die Ausscheidung der Schwermetallionen kann auf diese Weise bis auf das 25–40fache der Norm gesteigert werden. (Stabile Verbindung bildet es mit Cr, Cu, Fe, Hg, Pb, Pu.)

Präparate: Calcium-Hausmann®.

Dosierung: Cave i.v. nicht über 20 mg/kg Körpergewicht, per os 30 mg/kg des *Versenats* (nicht des Kalziums!) pro die. Dauer: 3 Tage Therapie, 3 Tage Pause, total 5–10 Serien, näheres über die evtl. toxischen Nebenwirkungen siehe Therapie der Bleivergiftung (S. 50).

11. Atropinum sulfuricum: Ampullen mit 1promill. Lösung zur i.v. Injektion bei Alkylphosphat-Vergiftungen. Dosis pro Injektion 2 mg und Wiederholung nach 10–15 Min. (Näheres siehe Kap. über Alkylphosphate).

12. Obidoxin-chlorid = *Toxogonin®* (E. Merck, Darmstadt): Ein Dichlorid des Bis-(4-hydroxyiminomethyl-pyridinum-(1)-methyl)-äthers. Ampullen à 250 mg/ml als am besten wirkendes Antidot bei *Cholinesterasegiften* (Alkylphosphat-Insektizide der Parathiongruppe). *Dosierung:* 250 mg i.v. und bei Nachlassen der Wirkung (ca. nach 1–2 Std.) evtl. mehrfach wiederholen. Immer mit *Atropinum sulfur.* kombinieren, s. S. 360.

13. Desferrioxamin (*Desferal®* „Ciba", Basel): Ampullen à 500 mg zur i.v., i.m. und evtl. oralen Verabreichung bei akuten Eisenvergiftungen. Bindet und entgiftet das Eisen in einer nierengängigen Form. Näheres siehe Eisenvergiftung. S. 102.

14. Calcium-gluconicum-Ampullen: à 20 ml einer 10proz. Lösung i.v. zur wirksamen Bekämpfung zahlreicher Gifte (Oxalsäure u.a.) und als zellmembranenabdichtendes Mittel bei gewissen Lungen- und Zellgiften und allergischen Reaktionen.

15. Hydrocortison: Bei schweren *Schockzuständen* 200–300 mg i.v. evtl. zusammen mit Plasma und Noradrenalin oder 50–150 mg *Prednisolonsuccinat* (*Meticortelon solub.®, Soludacortin®*, oder *-phthalat* (*Ultracorten-H®*) usw. i.v. oder i.m.

16. D-Penicillamin (Dimethylcystein): Ein Antidot für die Behandlung der *Cu*- und *Pb*-Vergiftung (s. Seite 51). In Deutschland unter dem Namen *Metallkaptase®* „Heyl", Berlin 37, Firma Dista Prod. Ltd., Liverpool (Vertretung: Pharmacolor, Basel). Kaps. à 150 mg, Preis ca. 1 Fr. pro Kapsel! *Dosierung:* 300 mg oral 3× tgl. vor dem Essen an 4 Wochentagen zusammen mit täglich 300 mg Pyridoxin, 1 Woche Pause pro Monat. Näheres über toxische Nebenwirkungen etc. (Nephrose, Exanthema!) s. S. 51.

17. **Natrium nitrosum = Natriumnitrit:** 3% Lösung in Ampullen zur i. v. Injektion.
Amylum nitrosum: *Amylnitrit-*Amp. zur Inhalation à 0,1 g } bei Zyan-Vergiftungen.
(z. B. Amylnitrit-Brechampullen der Firma „Dr. Thilo", Mainz/Dtschl.).

18. **Acidum ascorbicum** (Vit. C) Amp. à 5 ml = 1,0 g (*Redoxon forte®, Cebion fortissimum®*) als Antidot bei *Methämoglobin-Vergiftungen* i. v.

19. **Pyrostigmini bromidum** (*Mestinon®*): Amp. à 1 ml = 1 mg; s. c., i. m. und langsam i. v. bei *Atropin-, Tollkirschen-* und *Schierlingsvergiftung*.

20. **Monoazetin (Glyzerilmonoazetat):** Ein Antidot gegen das gefährliche *Fluorazetat* (und andere Fluorkarbonverbindungen), das als Rhodentizid verwendet wird und beim Menschen zu schweren Krämpfen führt (s. dort). Im Handel von der Firma Siegfried, Zofingen (Schweiz), in Stechampullen à 20 ml erhältlich. In der Schweiz ist es in allen Kantonsspitälern vorrätig. *Dosierung:* 0,5 ml/kg Körpergewicht unverdünnt i. m. alle $^1/_2$–1 Std. während einiger Stunden, dann weiter je nach den klinischen Symptomen in niedrigerer Dosierung.

21. **„Fullers Earth"®:** Antidot für Paraquat s. S. 364.

Weitere wichtige Mittel für Spitäler und Kliniken

Sauerstoff: Zur Bekämpfung asphyktischer Zustände.
Sauerstoff mit 5% CO_2-Zusatz: Nur bei der CO-Vergiftung wichtig zur rascheren Elimination des CO.
Ausrüstung zur endotrachealen künstlichen Beatmung (Respirator, Intubations- und Tracheotomiebesteck), bei Asphyxien (CO, Schlafmittel, narkotische Gifte usw.).
Plasma (evtl. Trockenplasma): zur Schockbekämpfung, z. B. 2 Teile Trockenplasma in nur 1 Teil Wasser lösen, total 500 ml.
Dextran: Am besten das schwedische Präparat *Macrodex®* zur i. v. Infusion bei Schock, wenn kein Plasma zur Hand ist.
Natriumbikarbonat-Lösung: $^1/_6$molar zur Bekämpfung von Azidosen.
Kaliumlaktat-Ampullen: ca. 50proz., zur Behandlung von Hypokaliämien als Zusatz zu den Infusionen (z. B. Amp. à 10 ml (= 20 mval/l Kalium der „Laboratorien Hausmann A. G.", Schweiz).

Laevulose-Infusions-Lösung 5proz.: Zur Infusion und Therapie zahlreicher Vergiftungen (*Laevosan®*).

Spezielle Präparate bei schweren Leberschädigungen

a) *Hydrocortison* s. o.
b) *Neomycin:* Zur Sterilisierung des Darmes und dadurch zur Verhinderung der gefährlichen Bildung von Ammoniak im Darm, welcher von der geschädigten Leber nicht mehr entgiftet werden kann, und zur Ammoniakvergiftung führt. Dosis täglich 3 g oral.
Präparate: z. B. *Intest-Steril®* („Wild").

Drägersches Gasspürgerät: Auf dieses praktische, kleine diagnostische Gerät (s. Abb. 3), das auf dem Prinzip von chemischen Teströhrchen (durch die man die vom Patienten gewonnene Ausatmungsluft bläst) beruht, möchte ich speziell für die in Kliniken und Spitälern oder größeren Industriezentren tätigen Ärzte hinweisen. Es hat sich uns für die rasche Erkennung folgender Gase und Dämpfe sehr bewährt:

Alkohol   Blausäure
Ammoniak   Chlorgas
Benzol   Kohlenmonoxyd (CO)

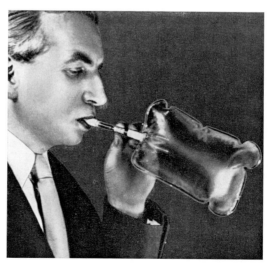

Abb. 3. *Dräger-Gasspürgerät.* Die Ausatmungsluft wird durch das aufgesteckte, mit einem chemischen Indikator gefüllte Teströhrchen in den Plastiksack geblasen, wobei sich dasselbe je nach der Konzentration des vorhandenen Gases verfärbt. Bei komatösen Patienten wird durch Kompression des Thorax die Ausatmungsluft (durch das angesetzte Mundstück) im Plastiksack aufgefangen und erst nachher durch das Teströhrchen geblasen. Für die einzelnen Gase und Dämpfe sind verschiedene Teströhrchen vorhanden.

gasförmige Kohlenwasserstoffe
Nitrosegase
Hg-Dämpfe
Phosgen
Schwefeldioxyd (SO_2)
Schwefelwasserstoff (H_2S)
Schwefelkohlenstoff (CS_2)
Trichloräthylen (C_2HCl_3)

Bei Bewußtlosen fängt man die durch Thorax-Kompression (bei zugehaltener Nase) gewonnene Ausatmungsluft durch ein Mundstück in einem Plastikballon auf und kann anschließend den Inhalt durch das betreffende Teströhrchen blasen.

Literatur

1 CLEMMESEN, C.: Ther. Umsch. 22 (1965) 170
2 ARENA, Jay. M.: Poisoning, Chemistry, Symptoms, Treatments. Thomas Springfield 1963
3 MATTHEW, H., T. F. MACKINTOSH, S. L. TOMPSETT, J. C. CAMERON: Brit. med. J. 1966/I, 1333–1337
4 BALZEREIT, F., W. ARNOLD: Dtsch. med. Wschr. 91 (1966) 485
5 COOPERATIVE KEROSENE STUDY: Pediatrics 29 (1962) 648 Zitiert nach PRESS, E.: Arch. environm. Hlth 13 (1966) 525–530
6a MAXWELL, M. H., u. MITARB.: J. Amer. Ass. 170 1(959) 917
6b MERRILL, J. P.: New Engl. J. Med. 267 (1962) 1060
7 HENSCHLER, D., P. KREUTZER: Dtsch. med. Wschr. 91 (1966) 2241

Die Behandlung von einigen bei Vergiftungen häufigen Komplikationen

Schock

Die Symptome sind allgemein bekannt, so daß ich hier nicht darauf eingehe. Wichtig ist in allen solchen Fällen die fortlaufende Kontrolle von Temperatur, Puls, Respiration und Blutdruck. Sehr wichtig sind auch die Bestimmungen des Hämatokrits, des Hämoglobins, des Natriums, des Kaliums, der Alkalireserve und des zentralen Venendruckes (ZVD), sowie eine Elektrokardiogrammkontrolle. Die Bestimmung des Hämatokrits und des Gesamteiweißes ist vor allem für die differentialdiagnostisch wichtige Unterscheidung zwischen einem durch Blutverlust bedingten *hypovolämischen Schock,* einem *Schock* durch *Vasomotorenkollaps* oder einem *kardialen Kollaps* von erster Dringlichkeit. Hiervon hängt die Indikation oder Kontraindikation zur Flüssigkeitszufuhr weitgehend ab.

Die Erfassung des bei Vergiftungen so häufigen hypovolämischen Schocks auf Grund eines *schweren Plasmaverlustes* kann nur durch die gleichzeitige Kontrolle des Hämatokrits, der Bestimmung des ZVD und Kontrolle des Gesamteiweißes erfaßt werden. Er ist dadurch gekennzeichnet, daß der Hämatokrit ansteigt und daß gleichzeitig der ZVD und das Gesamteiweiß abfallen. Er spricht auf die alleinige Zufuhr von Pressorsubstanz, wie Noradrenalin usw., nicht an, sondern es muß hier gleichzeitig unbedingt Plasma zugeführt werden (schwere Säurevergiftungen, Schlafmittelvergiftungen, usw.). Fehlt dieses, so verabreicht man z. B. *Macrodex®*.

Therapie:

Sofortige Einführung einer Infusionsnadel (Braunüle, Intracath), evtl. Venenfreilegung, wenn anders nicht mehr möglich, und Einlegen eines Polyäthylenkatheters. In der Klinik Einführen eines Subklaviakatheters (Intracath).

Hypovolämischer Schock durch größeren Blutverlust

Dieser kann bei Vergiftungen vorkommen, wenn sich z. B. eine schwere Verletzung mit einer Vergiftung kombiniert (Explosionsunglücke, usw.). Er ist hauptsächlich klinisch dadurch zu erkennen, daß die Hämatokritwerte und das Plasmaeiweiß deutlich abfallen. Häufig ist auch die Blutungsquelle zu erkennen. Hier hilft therapeutisch am besten die *Bluttransfusion von 300–400 ml i.v.,* in schweren Fällen eventuell bis zu 1500 bis 20000 ml. Regulation je nach ZVD.

Hypovolämischer Schock durch Plasmaverlust

Diese Form ist bei Vergiftungen eine der häufigsten. Der Hämatokrit steigt an, während das Plasmaeiweiß abfällt. Hier muß vor allem Plasma infundiert werden. Diese Form spricht auf die Pressorsubstanz ohne Plasmazufuhr im allgemeinen nicht an.

Plasma: Eventuell 2 Teile Trockenplasma gelöst in nur 1 Teil Wasser, total 500 ml, oder frische Plasmakonserven bis zur Stabilisierung des Blutdruckes und des ZVD.

Vasodilatorischer Schock

Weniger Flüssigkeit (nicht über 500 ml). Hier sind die Vasokonstriktoren Angiotensin = *Hypertensin®* und *Noradrenalin* die wichtigsten Hilfsmittel (s. u.). Tieflagerung des Oberkörpers.

1. Noradrenalin-Dosierung: Am besten als Tropfinfusion, in leichten Fällen 5–10 mg/250 ml, in isotonischer Laevulose- oder physiol. Glukose- oder NaCl-Lösung. In schweren Fällen 20 mg, in extremen Fällen sogar bis 40 mg/250 ml. Es darf nicht zuviel Flüssigkeit zugeführt werden, und die Konzentration sollte so eingestellt werden, daß die Tropfenzahl nicht über 30–50 Tropfen pro Minute beträgt. Dieser Lösung dürfen ohne weiteres Antibiotika, Kortikosteroide, Vitamine und Herzglykoside beigefügt werden. Wegen der Thrombosierungsgefahr empfiehlt es sich, pro 250 ml 5000 E Heparin zuzusetzen.

Die Infusion muß absolut sicher i. v. erfolgen, sonst kommt es zu schweren ischämisch bedingten Nekrosen. (Bei Hypertensin allein besteht diese Gefahr der Nekrose nicht.) Sofortige Infiltration der ischämischen Stellen mit *Regitin®* 5–10 mg in 5–10 ml *Xylocain®* 1–2 proz., wodurch der Spasmus der Gefäße etvl. überwunden wird. Bei sehr unruhigen Patienten setzt man das *Regitin®* direkt der Infusionslösung zu (1), da

dadurch der blutdrucksteigernde Effekt nicht beeinflußt wird.
Die Wirkung des Noradrenalins kann in verzweifelten Fällen noch durch Zusatz von Methylphenidat = *Ritalin*® „Ciba" 25 mg i.v., deutlich potenziert werden (2).

2. **Angiotensin = Hypertensin II** (ein Oktapeptid): Gleicht in Wirkung und Stärke dem natürlichen Angiotonin, im Handel als *Hypertensin*® „Ciba" = Trockenampullen zu 0,25 u. 0,5 mg erhältlich. (Darf nur in physiologischer NaCl-, Glukose- oder Tyrodelösung gelöst werden, nie in Blut, Plasma oder Serum, da es darin zerstört wird. Soll manchmal noch stärker wirken als das Noradrenalin, nach unseren eigenen Erfahrungen ist aber das Noradrenalin bei sehr schweren Fällen wirksamer.)
Dosierung: Als *Dauer-Tropfinfusion* (3), z.B. 0,5 mg/250 ml (d.h. 2 γ/ml). Im Durchschnitt benötigen Erwachsene zwischen 1–20 γ/min., d.h. in der Regel 3–10 γ/min.

3. **Kombinierte Verabreichung von Noradrenalin plus Hypertensin** in der gleichen Tropfinfusion: Diese Methode hat sich bei uns klinisch am besten bewährt, wobei man z.B. auf je 10 mg Noradrenalin 2,5–5 mg Hypertensin gibt.
Regelmäßige Blutdruckkontrolle: Die Manschette bleibt am andern Arm liegen, und der Druck wird anfänglich alle 3 Min., später alle 10–15 Min. gemessen und notiert.
Bei früher normotonen Patienten ist der systolische Druck auf rund 100 zu halten, bei früher hypertonen Patienten um 120. Man vermeide auf jeden Fall eine Überstimulation: der Druck sollte aber auch auf keinen Fall unter 70 abfallen, da sonst die Nierendurchblutung sistiert und eine Schockniere (tubuläre Schädigung) mit all ihren Folgeerscheinungen auftritt. Bei eintretender Besserung darf die Dosis nur ganz allmählich abgebaut werden.

4. **Bekämpfung des sekundären Addisonismus:** Am besten *Hydrocortison,* in schweren Fällen direkt in die Infusionslösung 200–300 mg, in leichten Fällen 100–150 mg; um eine rasche Wirkung zu erzielen, gibt man davon die Hälfte sofort direkt i.v. Verwendbar ist auch *Prednisolonsuccinat (Solu-Dacortin*®*)* oder -phthalat *(Ultracorten-H*®*)* total 75 bis maximal 125 mg, die rasch wirksam sind, nicht aber Prednisolonacetat, das nur allmählich innerhalb 24–48 Std. zur vollen Wirkung kommt.
Schmerzbekämpfung: Bei starken Schmerzen, z.B. Verbrennungen, Vergiftungen, Unfällen usw., sehr wesentlich, da sonst der Schock verstärkt wird, z.B. mit *Pethidinum hydrochloricum (Dolantin*® usw.).

5. **Flüssigkeitszufuhr:** Je nach dem Verhalten des zentralen Venendrucks der Hämatokritwerte, sowie je nach dem Ausmaß evtl. vorausgegangener Blutverluste, 2–3 Liter in 24 Std. Von Vorteil ist es, eine 5%ige Laevulose- mit einer physiologischen NaCl-Lösung aa zu kombinieren. Bei Nachlassen des Schocks sollte wegen der Gefahr des Lungenödems nicht über 2 Liter in 24 Std. i.v. verabreicht werden, aber subkutan kann dazu noch 1 Liter zusätzlich infundiert werden, wenn die Diurese gut ist.

6. **Richtige Lagerung:** In der Regel flach mit Tieflagerung des Kopfes zur Verbesserung der Hirndurchblutung. Bei bewußtlosen Patienten die bekannte Seitenlage, um mögliche Aspirationen zu verhindern (4).

7. **Kontrolle der Luftwege:** Evtl. Absaugen, Intubation.

8. **Sauerstoff:** Ist in kleinen Mengen bei fast allen Schockzuständen indiziert, als O_2-Brille oder durch Nasenkatheter. Nicht Überdosieren, 3 l/min genügen meistens.

9. **Abschirmung durch Antibiotika:** Für die hier erhöhte Infektionsgefahr genügt meistens Penicillin 3 Mio. E plus ein Streptomycinpräparat, 1 g pro die.

10. **Kontrolle der Elektrolyte:** Na, K, Cl und die Alkalireserve bestimmen und evtl. Behandlung einer Azidose mit Natriumbikarbonatlösung $1/6$ molar. Wichtig vor allem bei gleichzeitigem Bestehen von Verbrennungen, Vergiftungen, schweren Infekten usw.

11. **Bekämpfung der Hypo- und Hyperthermie:** Eine Hyperthermie ist meistens ein prognostisch schlechtes Zeichen und weist im allgemeinen auf eine schwere zentrale Schädigung hin. Die Behandlung ist nur selten erfolgreich. Näheres siehe im Abschnitt Hibernation.

12. **Bekämpfung eines evtl. Lungenödems** (siehe S. 18 und 19).

13. **Apnoe:** Wenn im Verlauf des Schocks die Atmung immer schlechter wird, so versucht man zuerst Prethcamid = *Micoren*® „Geigy" 1 Ampulle = 1,5 ml langsam i.v. In schweren Fällen evtl. bis zu 5(–10) ml. Führt diese Maßnahme nicht zum Ziel, so kann man noch das *Daptazole*® „Nicholas" in der Dosis von 25–150 mg versuchen. Hilft auch dieses Mittel nicht, so geht man besser auf künstliche Beatmung über.

14. **Blasenkatheterismus:** Bei bewußtlosen Patienten zwei- bis dreimaliger Katheterismus unter sterilen Kautelen innerhalb der ersten 24 Stunden. Dauert die Bewußtlosigkeit länger, so empfiehlt sich das Einlegen eines Dauerkatheters, zusätzlich antibiotische Abschirmung.

15. **Herzglykoside:** Je nach Bedarf. Im allge-

meinen sind bei Schockzuständen nur kleine Dosen nötig.

16. Cave Dekubitus: Ein solcher tritt bei schweren Schockwirkungen sehr rasch auf. Man achte auf eine entsprechende Lagerung: Schaumgummimatratze, Luftringe, Fersenringe, usw.

Kardiogener Schock:

Hier ist die Flüssigkeitszufuhr meistens kontraindiziert, da sonst nur eine weitere Belastung des Herzens auftritt. Wichtig ist vor allem die Behandlung mit Herzglykosiden.

Hyperthermie

Schwere Hyperthermien mit zentraler Regulationsstörung sieht man bei Enzephalitis, Poliomyelitis, CO- und Schlafmittelvergiftung, Hirntumor usw., ferner bei ausgesprochenen Krampfzuständen (Tetanus, Metavergiftung) durch die dabei auftretende Wärmestauung; dann auch bei Hitzschlag durch die exzessive Temperatursteigerung, wenn bei Temperaturen von über 42° irreversible Hirnschädigungen auftreten; ferner bei schwersten Schock- und Kollapsfällen. Bei diesen Zuständen ist eine *Hibernation* indiziert.

Sie sollte immer in Zusammenarbeit mit dem Narkosearzt, der allein über die nötige Erfahrung verfügt, durchgeführt und überwacht werden.

Durchführung

Physikalische Maßnahmen

a) Entfernen aller wärmestauenden Bettstücke. Der Patient wird nur mit einem einfachen Leinentuch bedeckt.
b) In leichteren Fällen genügen kalte Wickel, um die unteren Extremitäten geschlagen und alle 5 Minuten erneuert.
c) In schwereren Fällen *Eisgummibeutel,* paarweise links und rechts in die Leisten und Ellbeugen aufgelegt, um die hier oberflächlich verlaufenden Arterien und Venen zu kühlen.

Die Unterkühlung soll bis auf 30° C und evtl. noch darunter erfolgen. Hierbei werden die gesamten Verbrennungsvorgänge im Organismus herabgesetzt und der Energie- und Sauerstoffverbrauch erheblich vermindert.

Schockbehandlung

Ausgleich des Mißverhältnisses zwischen dem zu großen Gefäßvolumen und dem relativ verminderten Gefäßinhalt durch *Blut- und Plasmaersatz* sowie durch peripher angreifende Vasokonstriktoren (wenn nötig Noradrenalin, Angiotensin). Näheres siehe obiges Kap., (siehe S. 15–17).

Technische Maßnahmen

a) Freihalten der Atemwege durch Intubation (Tracheotomie) und genügende Sauerstoffzufuhr, häufiges Absaugen, um die tiefer gelegenen Atemwege freizuhalten. Wenn nötig evtl. Beatmung mit dem Hand- oder Poliomatbeatmungsapparat.
b) Anlegen einer zuverlässigen Tropfinfusion, evtl. Subklaviakatheter oder durch Venenfreilegung.
c) Einführen eines Dauerkatheters.
d) Rektalthermometer.

Pharm. Hibernation (Modifikation nach Laborit) Damit bezweckt man, die Regulationsstörung durch peripherganglionär wirkende Medikamente zu blockieren, die vorwiegend am vegetativen System angreifen. Am gebräuchlichsten ist heute der folgende „Cocktail": 1 Amp. Promethazin (*Phenergan®*) = 2 ml (50 mg); 2 Amp. Chlorpromazin (*Largactil®*, *Megaphen®*) = 4 ml (100 mg); 1 Amp. Pethidinum hydrochloricum (*Dolantin®*) = 1 ml (50 mg).

In gewissen Fällen verwendet man an Stelle von Chlorpromazin das Reserpin (z.B. *Serpasil®*), das nicht zu Tachykardien führt, die beim Chlorpromazin recht häufig sind. Bei sehr unruhigen Patienten und beim gleichzeitigen Vorliegen von Krämpfen ist aber evtl. Chlorpromazin vorzuziehen.

1 Amp. Promethazin (*Phenergan®*) = 2 ml (50 mg); 1 Amp. Reserpin (*Serpasil®*) = 1 ml (1 mg); 1 Amp. Pethidinum hydrochloricum *(Dolantin®)* = 1 ml (50 mg).

Dieser Cocktail muß sehr individuell dosiert werden, je nach Verhalten von Temperatur, Atmung und Puls. Die meisten Fälle benötigen ca. alle 2–5 Std. 1 ml dieser Mischung i.v. in den Tropfer der Tropfinfusion. Zur Abschirmung gegen hypostatische Pneumonien tgl. 3 Mio. Penicillin und 1 g Streptomycin i.m.

Prognose

Die Prognose dieser Fälle ist immer sehr ernst und die Mortalität sehr hoch.

Respiratorische Insuffizienz
(siehe Nachtrag S. 33)

Lungenödem

Das Lungenödem stellt eine häufige Komplikation zahlreicher Vergiftungen dar. Es bestehen prinzipiell drei Möglichkeiten seiner Pathogenese:

A. Das **toxisch oder entzündlich bedingte Lungenödem**, z.B. durch chemische Schädigung von Lungenreizgiften ist am häufigsten.
Seltener sind bei den Vergiftungen die folgenden beiden Formen:
B. **Zentral bedingtes Lungenödem**, z.B. bei CO-Vergiftungen oder bei andern zentral ausgelösten Formen (Alkylphosphat-Vergiftung). Nicht so selten sind in den Schlußstadien einer schweren Vergiftung die Lungenödeme durch
C. **Versagen des linken Ventrikels,** bei noch erhaltener Herzkraft des rechten Ventrikels.

Maßnahmen beim chemischen Lungenödem

Ist nach der Inhalation eines Lungengiftes das Auftreten eines chemischen Lungenödems zu befürchten, so muß der Patient genau überwacht und der Blutdruck und die Respiration $1/2$stündlich oder stündlich kontrolliert werden.

Prophylaxe des Lungenödems

1. *Kortikosteroidinjektion:* Sofortige Injektion von 250–300 mg *Prednisolonsuccinat oder -phthalat (Meticortelon solubile®, Soludacortin®, Ultracorten H®),* kann nach eigenen experimentellen Erfahrungen das Auftreten eines chemischen Lungenödems verhindern und stellt eine der besten heute bekannten Maßnahmen dar.
Am 2. Tag gebe man noch 50–75 mg und baue dann langsam ab.
2. *Absolute Ruhe,* auch bei scheinbar leichteren Vergiftungen. Völliges Verbot von Weiterarbeiten, Gehen, Radfahren usw., da dadurch ein evtl. später auftretendes Lungenödem viel schwerer wird.
3. *Wärme,* aber keine Flüssigkeitszufuhr!
4. *Prophylaktische Injektionen von Ca-Glukonat* 20 ml einer 20%igen Lösung langsam i.v., in schweren Fällen alle 1–2 Std. zu wiederholen.
5. *Abschirmung gegen Superinfekte: Penicillin* 3 Mio. E i.m. plus *Streptothenat®* 2 g i.m.

Therapie des Lungenödems

1. *Hochlagern des Oberkörpers:* Halbsitzende Stellung, Tieflagern der Beine oder Herabhängen der Unterschenkel.
2. *Preßdruckatmung:* Wirkt durch Erhöhung des Intrathorakaldruckes dem Ödem entgegen. Zum Beispiel Ausatmen mit zusammengepreßten Lippen durch ein Zigarettenmundstück oder gegen den Widerstand eines Spirometers (5).
3. *Absaugen des Sekrets.*
4. *Sauerstoffzufuhr:* Sehr wichtig, z.B. mit O_2-Brille oder irgendeinem der gebräuchlichen Systeme. In der Praxis eignen sich hierfür die kleinen O_2-Bomben, die man leicht im Auto mitführen kann, ausgezeichnet. Hier darf bis zu 80% O_2 gegeben werden, nicht mehr als 6 Liter pro Minute. Dabei aber Absaugen der Ödemflüssigkeit nicht vergessen.
Die O_2-Zufuhr muß so dosiert werden, daß nach Möglichkeit die Zyanose des Patienten verschwindet.
Kombination von O_2 mit Helium (1:4) (6) ist bei der Kombination eines Lungenödems mit Bronchialasthma indiziert, da das Helium den Atemwiderstand stark erniedrigt und ungiftig ist.
5. *Hypertonische Glukoselösung* 40%, 60 ml i.v.
6. *Furosemid (Lasix®):* Sofort 2 Ampullen i.v. zur Na-Ausschwemmung und Herabsetzung der zirkulierenden H_2O-Menge.
7. *Unblutiger Aderlaß* kann evtl. ebenfalls eine deutliche Besserung bringen. Man erzeugt durch Anlegen von Blutdruckmanschette und Stauriemen proximal an drei Extremitäten während ca. 15 Min. eine venöse Stase, doch keine völlige Ischämie, und bewirkt dadurch die Entziehung von ca. 600–700 ml Blut dem zentralen Kreislauf. Wird die Stauung erneut angelegt, sollte jedesmal eine andere Extremität nicht abgebunden werden.
8. *Aderlaß* von 300–400 ml. Wirkt in vielen Fällen ausgezeichnet, kann aber, sofern die obigen Maßnahmen schon genügen, weggelassen werden. Schon die Entnahme von 250 ml Blut bewirkt einen Abfall des Lungendrucks um 50 mm (7). Vorsicht bei schwerer zerebraler Sklerose, keine zu großen Aderlässe wegen der Gefahr einer Enzephalomalazie.
9. *Herabsetzung der Schaumbildung:* Experimentell wurden gute Resultate mit der Anwendung von „Methylpolysiloxane" erzielt. Präparate: (XEC 151 „Dow Corning Corp.", Midland, Mich. USA), in einer Verdünnung von 1:10 mit Wasser als Aerosol verabreicht.

Alkohollösungen (30–40%) haben wahrscheinlich einen weniger guten Effekt und wirken mehr durch zentrale Dämpfung.
10. *Bei Herzinsuffizienz-Zeichen: Strophosid®* $1/8$ mg i.v. Ist der Patient schon digitalisiert, so ist die Injektion von *Cedilanid®* (0,4–0,8 mg) vorzuziehen. Erweist sich die injizierte Dosis als ungenügend, so kann die Injektion nach 15–30 Min. wiederholt werden.

Zentralbedingtes Lungenödem

1. Siehe die oben unter 1–8 erwähnten Maßnahmen, wobei der *hypertonischen Zuckerlösung* wohl die Hauptwirkung zukommt.
2. *Theophyllinpräparate:* 10 ml i.v. (0,25–0,3 g) wirken hier evtl. günstig durch Verbesserung der Gehirndurchblutung (Spasmus). Oder *Eupaverin®* (Merck, Darmstadt) 0,06–0,15 g.
3. *Hypophysin®* „Hoechst" oder *Pituglandol®* 3–4 Vögtlin E langsam i.v.
4. *Ca-Glukonat* 20%, 20 ml langsam i.v., hat hier u.U. eine günstige Wirkung.
5. *Streng kontraindiziert* sind hier alle Morphiumpräparate wegen der Gefahr einer Lähmung des Atemzentrums (Cheyne-Stokessche Atmung).

Lungenödem durch Versagen des linken Ventrikels

Gleiche Maßnahmen wie unter chemischem Lungenödem, aber kein Cortison, zusätzlich Mo-Präparate.

Störungen des Elektrolyt- und Wasserhaushaltes*

Richtlinien zur Infusionstherapie

So spektakulär der Erfolg der Infusionstherapie sein kann, so verhängnisvoll wirkt sie sich bei falscher Anwendung aus.
Ohne eingehende Kenntnis der Anamnese, des klinischen Bildes und der Laborbefunde bedeutet jeder Eingriff in den Flüssigkeitshaushalt des Organismus eine Gefährdung des Patienten. Leider lassen sich die Störungen, die meist komplexer Natur sind, nicht in einfache Schemata pressen oder durch einfache Faustregeln beheben.
So können die im folgenden beschriebenen Therapievorschläge nur Richtlinien geben.

Umrechnungsformeln:

$$\text{mg\% in mval/l} = \frac{\text{mg\%} \cdot \text{Valenz} \cdot 10}{\text{Molekulargewicht in mg}}$$

$$\text{mval/l in mg\%} = \frac{\text{mval/l} \cdot \text{Molekulargew. in mg}}{\text{Valenz} \cdot 10}$$

Gase:

$$\text{Vol\% in mval/l} = \frac{\text{Vol\%}}{2{,}2}$$

Deckung der normalen Bedürfnisse (8):

1. *Extrarenal* (Haut und Lungen)

Säugling: 1000 ml/m²/24 Stunden
Kleinkind: 800 ml/m²/24 Stunden
Schulkind: 600 ml/m²/24 Stunden
Erwachsene: 4–500 ml/m²/24 Stunden

Diese Zahlen variieren je nach den Begleitumständen sehr stark (Fieber, Tachypnoe usw.).

2. *Renale Bedürfnisse:*

Bei normalen Nierenfunktionen genügen bei Erwachsenen 20–40 ml, bei Kindern 70 ml Wasser zur Schlackenausscheidung von 100 metabolisierten Kalorien.

Durchschnittlicher Bedarf an Na und K bei elektrolytfreier Ernährung:

Na: 100 mval/l
K: 50–70 mval/l

Bei Säuglingen entspricht das minimale Erhaltungsbedürfnis je 1 mval/l Na, K, Cl pro kg Körpergewicht/24 Stunden.

Minimaler Kalorienbedarf:

Durch die tägliche Verabreichung von annähernd 1000 Kalorien wird der Zellabbau auf ein Minimum reduziert. Bei einer Zufuhr von 1000 Kalorien nimmt das Körpergewicht täglich um 500 g ab. Eine Gewichtszunahme bedeutet unter diesen Umständen immer eine Wasserretention.

---

* Meinem früheren klinischen Mitarbeiter, Dr. Robert Oechslin, bin ich für die Ausarbeitung des Abschnittes Elektrolytstörungen sehr dankbar.

Spezielle Formen

Wasserintoxikation (hypotone Hyperhydratation)

Diese Störung entsteht bei übermäßiger Zufuhr von Wasser, sei es peroral, parenteral oder rektal, vor allem während der antidiuretischen postoperativen Phase, sowie nach schweren Vergiftungen und vor allem bei anurischen Patienten. Wesentlich ist in vielen Fällen das Einlegen eines Kavakatheters (zentraler Venendruck = ZVD).
Pathogenese: Normalerweise wird eine gesteigerte Wasserzufuhr durch eine gesteigerte Diurese ausgeglichen. Versagt aber dieser Mechanismus, so kommt es zu einer massiven Wasserretention und zu einer Hypotonie der gesamten Körperflüssigkeit = globale Hyperhydratation.
Klinik: Gewichtszunahme, Verwirrtheitszustand, Konvulsionen, Koma, ZVD erhöht!
Labor: Na, Hämatokrit (= HCT), Gesamt-Eiweiß erniedrigt und Serumosmolarität vermindert.

Therapie In unkomplizierten Fällen genügt eine sofortige Einschränkung der Flüssigkeitszufuhr. Saluretika-Therapie sofern nötig.
Bei schweren Zustandsbildern Testinfusion von 300 ml 3%iger NaCl-Lösung, welche je nach dem klinischen Bild wiederholt werden kann.

Na-Überschuß (hypertone Hyperhydratation)

Diese Veränderung bedingt durch Zufuhr oder Retention von mehr Kochsalz als Wasser, z.B. übermäßige Zufuhr hypertonischer Kochsalzlösungen, Infusionen von physiologischen NaCl-Lösungen bei vorbestehendem Wassermangel oder großen extrarenalen Wasserverlusten, Wassereinschränkungen bei ödematösen Patienten ohne Reduktion der Kochsalzaufnahme, usw.
Pathogenese: Durch Zufuhr oder Retention von mehr Na als Wasser kommt es zu einer Erhöhung der Osmolarität im extrazellulären Raum. Durch das osmotische Gefälle strömt intrazelluläres Wasser in den extrazellulären Raum ab und führt deshalb zu einer Volumenzunahme desselben. Es entsteht damit eine intrazelluläre Exsikkose.
Klinik: Gewichtszunahme, Durst, Fieber, Oligurie, Unruhe, Verwirrung, Koma.
Labor: Hämatokrit normal oder erniedrigt, Elektrolyte vor allem Na erhöht, Osmolarität erhöht, Zentralvenendruck erniedrigt oder subnormal.

Therapie Vorsichtige *Zufuhr 5%iger Glukose-Lösung*, da der extrazelluläre Raum nicht vermindert ist und deshalb die Gefahr eines Lungenödems besteht. Aldosteron-Antagonisten, z.B. 2×1 Ampulle *Metyraponum* (*Metopiron®*) i.v.

Wassermangel

Kommt vor bei:

a) *Verlust von vorwiegend oder ausschließlich Wasser:* z.B. bei exzessivem Schwitzen (da der Schweiß gegenüber dem Plasma hypoton ist) bei gesteigerten pulmonalen Wasserverlusten, bei chronischen Durchfällen und bei Isosthenurie (besonders gefährdet sind deshalb in heißem Klima Patienten mit chron. Pyelonephritis, Prostatiker) usw.

b) *Ungenügende Wasserzufuhr:* Besonders bei der Behandlung komatöser Patienten muß immer eine genaue Flüssigkeitsbilanz durchgeführt werden. Vor allem bei der Sondenernährung mit kalorienreichen Nahrungsgemischen kann eine osmotische Diurese provoziert und damit ein weiterer Wasserverlust bewirkt werden. In der ersten Phase tritt hier deshalb das alarmierende Symptom der Oligurie nicht auf.
Pathogenese: Globale Reduktion sämtlicher Flüssigkeitsräume des Organismus, wobei vor allem der intrazelluläre Raum entsprechend seiner Größe betroffen ist.
Klinik: Gewichtsabnahme, Durst, Fieber, Unruhe, Verwirrtheit, Koma, Oligurie und ZVD erniedrigt.
Labor: Hämatokrit erhöht (da aber durch die Erhöhung der Osmolarität das Volumen der Erythrozyten abnimmt, kein direktes Maß für die Exsikkose). Na, Cl, Gesamteiweiß, Serumosmolarität erhöht.

Therapie Die *Wasserzufuhr* muß in akuten Fällen rasch, in chronischen Fällen einschleichend durchgeführt werden. Am besten verwendet man 5%ige Glukoselösungen. Faustregel:

Effektiver Gesamtwassergehalt =

$$\frac{Na \cdot GW}{gem.\ Na}$$

Na = normal Serum Na
GW = normaler Gesamtwassergehalt (60% des KG)
gem. Na = gemessenes Serum Na

Flüssigkeitsdefizit = normaler Gesamtwassergehalt minus effektiver Gesamtwassergehalt.
Da ja vor allem der intrazelluläre Raum betroffen ist, ist der Natriumgehalt des Plasmas kein ab-

solutes Maß für die Exsikkose, besonders wenn zusätzlich eine Retention harnpflichtiger Substanzen oder Hyperglykämie besteht.

Akuter Salzwasserverlust (isotone Dehydratation)

Entsteht vor allem bei raschen exzessiven Verlusten von Darmsekreten, z.B. Dysenterien, Cholera, Kolitiden, Darmfisteln usw., welche in ihrer Zusammensetzung der extrazellulären Flüssigkeit ähnlich sind. Bei Durchfällen ist der Na-Verlust proportional zum Wasserverlust. Die Na-Konzentration beträgt meist 100 mval/Liter. Der normale Stuhl ist praktisch Na-frei.
Pathogenese: In der ersten Phase kommt es zu einer akuten Verminderung des extrazellulären Raumes. Wegen des isotonischen Flüssigkeitsverlustes entsteht kein osmotisches Gefälle zwischen ICR und ECR*, so daß keine kompensatorische Wasserverschiebung stattfindet.
Es kann deshalb nur eine Erhöhung des HCT nachgewiesen werden, während die Elektrolyte zunächst keine wesentlichen Veränderungen zeigen.
In der zweiten Phase versucht der Organismus durch Bildung von endogenem Na-freiem Wasser aus dem Abbau vor allem von Fett die Hypovolämie auszugleichen. Es kommt damit zu einer Senkung des Na, K, Gesamteiweiß und der Osmolarität im Blut. Als Gegenregulation tritt eine Einschränkung der Urinausscheidung ein.
Klinik: In der akuten Phase steht das Kreislaufversagen (Hypovolämie) im Vordergrund. Durstgefühl wechselnd, nicht obligat, Oligurie bis Anurie. Gewichtsabnahme.
Labor: Hämatokrit erhöht, Na, K, Gesamteiweiß und Osmolarität zuerst normal, dann vermindert.
Therapie Je nach dem Grundleiden bestehen zusätzliche Störungen wie metabolische Alkalose und Hypokaliämien bei Erbrechen usw., die selbstverständlich bei der Behandlung berücksichtigt werden müssen.
1. **Flüssigkeitsersatz:** namentlich in den *akuten Phasen,* vor allem bei *Schockzuständen,* muß für einen sofortigen Ersatz der verlorenen Flüssigkeitsmenge gesorgt werden.
Faustregel (9):

Prozentualer Hämatokrit-Anstieg × errechneter extrazellulärer Raum.

2. **Plasmazufuhr:** Da in der Regel auch Plasma verlorengeht und bei der Rehydratation eine Hypoproteinämie auftreten kann, müssen zusätzlich Plasmainfusionen, evtl. Dextrane (*Macrodex®*) gegeben werden.

Akuter Plasmaverlust

Dieser tritt bei Störungen der Kapillardurchlässigkeit (Pankreatitiden), selten bei Schlafmittelvergiftungen (10) und schweren toxischen Magen-Darm-Schädigungen (Hg, Cl_2, usw.), Ileus und bei Plasmaverlust nach außen (Verbrennungen) auf.
Pathogenese: Durch den Verlust an Plasma kommt es zu einer plötzlichen Hypovolämie und damit zum Kreislaufversagen.
Klinik: Das Kreislaufversagen steht ganz im Vordergrund.
Labor: Als wichtigstes Merkmal Diskordanz zwischen dem erhöhten Hämatokrit und normalem bis vermindertem Gesamteiweiß.
Therapie *Sofortiger Plasmaersatz* bis zur Stabilisierung des Kreislaufes. In der Regel benötigt der Organismus große Mengen. Es besteht die Gefahr, daß unterdosiert wird.

Metabolische Alkalose

Eine solche tritt bei exzessiven Verlusten von saurem Magensaft, bei Hypokaliämien, durch Überkorrekturen von azidotischen Zuständen usw. auf.
Pathogenese: Durch den Verlust von H^+-Ionen oder Basenzufuhr kommt es zu einer pH-Erhöhung im Blut nur dann, wenn der Regulationsmechanismus der Lungen (Hypoventilation) und der Nieren versagt (kompensatorische Bikarbonatausscheidung).
Klinik: Meist nur Zeichen der Hypokaliämie.
Labor: pH-Erhöhung, Erhöhung der Alkalireserve. Na meistens, K und Cl immer erniedrigt.
Therapie Meist genügt die *i.v. Zufuhr von physiologischer Kochsalzlösung* kombiniert mit KCl. *Nur in schweren Fällen* sollen 50–100 mval/l NH_4Cl in 5% *Glukose* gegeben werden.

Metabolische Azidose

Diese tritt bei Nierenversagen, diabetischer Entgleisung, Schockzuständen, Hunger, massivem Verlust von alkalischen Darmsekreten usw., ferner bei exzessiver Säurezufuhr auf. Bei Salizyl-Vergiftungen liegen besondere Verhältnisse vor (siehe dort).
Pathogenese: Die Anhäufung von Säuren und entsprechende Erhöhung der H^+-Ionenkonzentra-

---
* ICR = Intrazellulärraum
ECR = Extrazellulärraum

tion führt zu einer Verminderung des Bikarbonatgehaltes im Blut und damit zu einer Senkung des pH. Umgekehrt kann ein übermäßiger Verlust an Basen und Bikarbonat die gleiche Entgleisung bewirken. Durch Hyperventilation sucht der Organismus der Azidose entgegenzuwirken.

Klinik: Außer der vertieften Atmung (Kussmaul-Typ) und eventuellen Zeichen der Hyperkaliämie Symptome spärlich.

Labor: pH tief. Standardbikarbonat (Alkalireserve) vermindert, Kalium meist erhöht, Natrium meist im Bereich der Norm.

Therapie Bei schweren Azidosen Infusion von $1/6$ molarer Natriumbikarbonat- oder -Laktatlösung, unter fortlaufender Kontrolle des Standardbikarbonates. Dem Bikarbonat soll unbedingt der Vorzug gegeben werden, da bei Azidose das Laktat unter Umständen nicht metabolisiert wird (11). In leichten Fällen sind Mischinfusionen (2 Teile 5%ige Glukose und 1 Teil Natriumbikarbonat) besonders bei Kindern vorzuziehen. Bei Säuglingen und Kindern besteht vor allem die Gefahr der Überkorrektur. Erreicht die Alkalireserve 16–17 mval/l, so sollte die Alkalinisierung sistiert werden.

Anurie und Oligurie (Urinmenge unter 300 ml)

Kommt vor bei Crush-Nieren, Transfusionszwischenfällen, akuter Glomerulonephritis, sowie toxischen Nierenschädigungen (CCl_4, Amanita, Oxalsäure usw.).

Klinik: Es entwickelt sich rasch eine Urämie mit Hyperkaliämie, vor allem bei fieberhaften Zuständen. Bei totaler Anurie tägliche Rest-N-Zunahme ca 30 mg% je Liter.

Therapie Richtet sich selbstverständlich primär nach dem Grundleiden.

1. **Bei Schocknieren:** Hier muß zuerst das Kreislaufversagen beherrscht werden.
2. **Tägliche Flüssigkeitszufuhr:** 500 ml für die Perspiratio insensibilis plus tägliche Urinausscheidung. In allen Fällen muß eine *genaue Flüssigkeitsbilanz* und vor allem eine *Gewichtskontrolle* durchgeführt werden. Jede Gewichtszunahme bedeutet eine Wasserretention. Der früher so beliebte *Wasserstoß ist streng kontraindiziert,* da die Patienten an einer Hyperhydrierung sterben können. Eventuell kann ein Testversuch mit Mannitol durchgeführt werden (12).
3. **Genügende Kalorienzufuhr:** Um dem Katabolismus entgegenzuwirken (Kohlenhydrate oder Fette). Bei Infusionen von 40% Glukose muß ein Kavakatheter verwendet werden
4. **Bekämpfung der Hyperkaliämie,** siehe unten.
5. **Peritonealdialyse oder Hämodialyse** (s. dort).

Hypokaliämische Zustände (Kaliummangel)

Solche entwickeln sich bei Erbrechen, Durchfällen, Einwirkung korrosiver Gifte, schweren Leberfunktionsstörungen (Amanita, Phosphor), in der Rehydratationsphase nach Exsikkose, Saluretika-Abusus oder -Vergiftung, und während der Polyurie nach akutem Nierenversagen. Der Kaliumverlust bei Durchfällen geht nicht proportional zum Wasserverlust. Er kann bei kleinem Stuhlvolumen bis 60 mval/l/24 Std. betragen. Maximale Ausscheidungsmenge: selten über 100 mval/l/24 Std.

Es handelt sich dabei nie um eine isolierte Störung, sondern es können daneben andere, schwere Veränderungen des Elektrolythaushaltes bestehen, meist eine metabolische Alkalose.

Klinik: Apathie, Verwirrtheitszustand bis Koma, Schwäche bis vollständige Lähmung der Extremitätenmuskulatur und Areflexie. Ileus und Nierenversagen mit Isosthenurie und Azotämie. Überempfindlichkeit auf Digitalis.

Labor: Kalium vermindert, Na normal bis leicht vermindert. Meist besteht zusätzlich eine metab. Alkalose mit Erhöhung des pH und des Bikarbonatgehaltes.

EKG: Gegensinnige TU-Anomalien, schließlich TU-Verschmelzungswelle und ST-Senkung.

Therapie Die *Kaliumzufuhr* muß sich ganz nach der Nierenfunktion richten. Bei schweren Hypokaliämien können die Kaliumverluste bis maximal 1000 mval/l betragen. (Gesamtgehalt des Organismus an K: 3200–3500 mval/l.) Namentlich in den *Frühstadien,* in denen die Serumwerte nicht die intrazellulären Verhältnisse widerspiegeln, kann man sich nicht immer auf die Serum-Kaliumwerte verlassen. Hier sind oft die oben angeführten *klinischen Symptome der Hypokaliämie ausschlaggebend.*

Dosierung:

1. **Mittlere Fälle**

a) *Erwachsene: Innerhalb 24 Stunden können bis 160 mval gegeben werden,* wobei die Infusionsgeschwindigkeit nicht über 20 mval/l/Std. betragen sollte.

b) *Kinder* und *Säuglinge:* 3–4 mval/kg Körpergewicht Kalium innerhalb 24 Stunden.

c) Zusätzliche evtl. prophylaktische *Aldactone*®-Thp.

2. Sehr schwere Fälle
Hier können nach CLEMENTSEN (13) bis 375 mval/l K innerhalb von $5^{1}/_{2}$ Stunden gegeben werden. Die Riesendosis wird in 2 Litern 5%iger Glukose mit 40 E Insulin i.v. zugeführt. Bei dieser heroischen Therapie muß aber der Patient sehr genau überwacht werden (EKG-Kontrollen, wiederholte Bestimmungen des K-Spiegels und der K-Ausscheidung im Urin).

Hyperkaliämische Zustände (Kaliumüberschuß)

Solche entstehen vor allem bei Nierenversagen oder exogener übermäßiger Kaliumzufuhr (i.v. Kaliumzufuhr bei starker Funktionseinschränkung der Nieren), ferner bei eigentlichen exogenen Kaliumvergiftungen. Auch hier handelt es sich nicht um eine isolierte Störung.
Klinik: Im Vordergrund stehen kardiale Symptome wie Bradykardie, Arrhythmien, häufig auch Blutdruckerhöhung. Selten können auch Paresen der Extremitätenmuskulatur auftreten. Der Tod tritt meist nach Kammerflimmern ein.
EKG: Zeltförmige Zuspitzung und Erhöhung von T, Amplitudenabnahme von P, AV-Block 1.–2. Grades, QRS-Verlängerung und diphasische Deformierung der Kammerkomplexe, Verschwinden der P-Zacken, Arrhythmien, Absterbe- und Stauchungskomplexe der Kammer und Herzstillstand (14).
Die QRS-Verbreiterung ist ein unbedingtes Alarmzeichen und bedeutet, daß der Patient in unmittelbarer Lebensgefahr steht.

Therapie

1. Als sofortige Maßnahme Injektionen von 20% *Calciumgluconat* oder *molarer Natriumlaktat-Lösung* (bis 150 mval) i.v. Diese Therapie kann später dann mit Infusionen von 10% *Fruktose* kombiniert werden. Es kann aber auch damit nur eine kurzfristige Besserung eintreten.
2. *Dialyse:* Für alle schweren Fälle, bei denen die Möglichkeit besteht, daß es sich um eine reversible Störung handelt. Deshalb sollten solche Patienten sofort in eine Klinik zur Dialyse eingewiesen werden.
3. *Resonium A® („Wintrobe") Kationenaustauscher:* Wenn keine unmittelbare Gefährdung besteht, ist dies das Mittel der Wahl. Dosierung 3mal 15 g täglich per os oder rektal (nicht parenteral!). Provokation von Durchfällen mit Sorbitlösung kann die Kaliumausscheidung verstärken. *Durchführung:* Es werden 40 ml 70% Sorbitol alle 2 Stunden oral oder durch Magensonde gegeben, bis Durchfälle auftreten. Anschließend werden diese Gaben wiederholt, bis 1 Liter flüssiger Stuhl/24 Std. ausgeschieden wird.
4. *K-freie Diät:* Diese ist für alle Fälle selbstverständlich.

Technik der Peritonealdialyse

In der Behandlung des akuten Nierenversagens, insbesondere der toxischen Anurie, ist die Peritonealdialyse eine äußerst wirksame und einfache Methode geworden, so daß wir uns im folgenden mit der Beschreibung der genauen Technik dieser Behandlungsart befassen wollen.

Durchführung der Dialyse

Prinzip: Durch einen eingeführten Katheter werden 2 Liter Dialyseflüssigkeit in die Bauchhöhle instilliert und nach bestimmter Verweildauer wieder abgelassen.
Material: Die Dialyselösungen werden heute kommerziell hergestellt. Es sind Elektrolyt-Glukoselösungen mit festgelegtem pH, steril, kaliumfrei, von bestimmter Osmolarität und werden in praktischen, flexiblen Beutelsystemen von 2 Liter Inhalt (mit Kapazität von ca. 3 Liter zur Aufnahme überschießender Rückflußmengen) geliefert. Ein extralanger am Beutel angeschweißter und steril verpackter Infusionsschlauch wird mitgeliefert.

Handelsformen der Dialyselösungen für die Schweiz:

Dialyselösung Bichsel für Peritonealdialyse. Dr. G.Bichsel, Interlaken, Peritonealdialyselösung Hausmann 1 und 2, Laboratorien Hausmann St. Gallen.
Die Standardlösungen sind leicht hyperosmolar, was eine leicht negative Flüssigkeitsbilanz zur Folge hat. Dieser Effekt kann durch Zugabe von Glukose (45 g pro Liter, entspricht der Dialyselösung 2 Hausmann) wesentlich verstärkt werden. Eine genaue Flüssigkeitsbilanz, wegen der Gefahr eines Kreislaufkollapses, ist in diesem Falle ganz besonders wichtig.
Katheter: Wir verwenden heute neben andern handelsüblichen Modellen fast ausschließlich den amerikanischen Dialysekatheter „Trocath". Dies ist eine Kombination von Stilett und Katheter. Das Stilett befindet sich im Katheter selbst und die scharf geschliffene Spitze ragt um einige

Millimeter vor. Nach einer kleinen Stichinzision unter Lokalanästhesie unterhalb des Nabels wird der „Trocath" zusammen mit dem Katheter durch die Bauchdecke in die Bauchhöhle eingeführt. Man erreicht damit ein leichtes Einführen in der gefäßarmen Mittellinie, die Haut und das darunterliegende Gewebe schmiegen sich dem Katheter gut an, was wiederum das Ausrinnen der Flüssigkeit neben dem Katheter und die Gefahr einer Infektion des Peritoneums vermindert. Ein Katheterwechsel mit neuem Einstich läßt sich leicht wiederholen.

Ferner sind bereitzustellen:

Glukose 40%ig
Kaliumchlorid 10%ig
Liquemin®
Terravenös®
Skalpell, Hautklammern
Lokalanästhetika
Analgetika
Sedativa

Allgemeine Grundsätze

Alle Autoren sind sich darin einig, daß unkooperative Patienten von einer Peritonealdialyse auszuschließen sind. Das gilt in vermehrtem Maße für die Langzeitdialyse mit dem Scribner-Shunt (Hämodialyse), wobei noch andere Gesichtspunkte mit in Diskussion stehen (Alter, Beruf, Arbeitsfähigkeit während und nach der Dialyse etc.). Die Peritonealdialyse eignet sich nicht für die Langzeitdialyse, kann aber ohne weiteres 6- bis 8mal wiederholt werden.
Peritoneale Verwachsungen können den Wirkungsgrad der Dialyse stark herabsetzen. Bei Verdacht sollte der Katheter an einer Stelle eingeführt werden, wo keine Narben sind.
Peritonitis ist nach einzelnen Autoren ebenfalls keine Kontraindikation. Tritt eine Peritonitis im Verlaufe einer Dialyse auf, soll im Sinne einer Peritonealwäsche mit zusätzlichen Antibiotika weiter dialysiert werden.
Indikation zur Dialyse: Die Dialyse muß sofort beim Erkennen eines akuten Nierenversagens einsetzen. Bei chronischen Nierenleiden ist die Indikation zum Beginn der Dialyse schwierig zu stellen. COTTIER (15) sagt, daß im Interesse einer prophylaktischen Dialyse der Rest-N bei akuter Anurie nach Möglichkeit nicht über 120–150 mg ansteigen sollte. Andererseits bestimmen klinische Kriterien (Grad der Azidose, Atmung, Kreislauf, Zustand des Sensoriums) die Indikation zum Dialysebeginn. Der einzige Faktor, der optimale Therapiebedingungen garantiert, ist der frühzeitige Einsatz der Dialyse, noch bevor der *Allgemeinzustand des Patienten* durch eine Urämie oder deren Komplikationen weitgehend geschädigt wird.

Praktisches Vorgehen

Vorbereitung des Patienten:

Aus eigener Erfahrung wissen wir, wie wichtig es ist, daß der Patient sorgfältig über die durchzuführende Therapie orientiert wird, damit er sich positiv dazu einstellt.
Sedativa oder Analgetika vor Einführen des Katheters erleichtern diesen ersten Schritt (*Librium®*, *Largactil®*, *Megaphen®*, *Valium®*).
Die Blase muß entleert sein. Patient ist in Rückenlage. Rasur der Bauchdecken, steriles Abdecken und Desinfektion.
Lokalanästhesie an der Inzisionsstelle inkl. Peritoneum! Dabei geht man im oberen Drittel der Linie Nabel–Symphyse, median oder leicht paramedian ein (gefäßarm, Patient kann sich bequemer mobil halten).
Kleine Stichinzision der Haut, so daß der „Trocath" knapp durchgeht.
Unter Husten oder Pressen wird der „Trocath" durch die Bauchdecken vorgetrieben. Die Spitze wird zum Os pubis gerichtet.
Nach dem Durchstoßen des Peritoneums hält man das Stilett fest, das sich im Katheter befindet und mit seiner geschliffenen Spitze den Weg gebohrt hat, und schiebt den Katheter allein weiter vor.
Der Katheter wird mit Heftpflaster oder einer Hautnaht fixiert.
Anschluß des Verbindungsstückes zwischen Katheter und Schlauch der Dialyselösung (in dieses Verbindungsstück ist eine Abklemmvorrichtung eingebaut, es garantiert gleichzeitig eine ideale Führung des Schlauchsystems waagrecht unter der Decke).
Anschluß des extralangen Schlauches des aufgehängten und auf ca. 40° vorgewärmten Dialysebeutels.
Die 2 Liter Lösung sollten innerhalb 10–20 Min. in die Bauchhöhle einlaufen.
Nach einer Verweildauer von 10–30 Min. wird der Dialyselösungsbeutel vom Ständer auf die unter dem Bett liegende Federwaage gelegt. An der Federwaage kann die zurückgeflossene Menge der Dialyseflüssigkeit direkt abgelesen werden.
Nach vollständigem Rückfluß (und wenn erwünscht, nach Rückfluß einer genügend großen überschießenden Rückflußmenge) wird am Ver-

bindungsstück der nächste aufgehängte Dialyselösungssack angeschlossen. Der Rückfluß sollte nach 20–30 Min. beendet sein.

Die Dauer einer ganzen Dialyse beträgt im Durchschnitt etwa 12–30 Std. Ein einzelner Wechsel sollte mindestens 1 Std. und höchstens 2 Std. betragen. Somit braucht man pro Dialyse etwa 30–40 Liter Flüssigkeit.

Sind mehrere Dialysen nötig oder muß mit einer chronischen Dialyse gerechnet werden, versucht man, die Dialyse auf 3× wöchentlich über ca. 9–12 Std. zu reduzieren. Das Vorgehen richtet sich vor allem nach Grad der Nierenleistung (Flüssigkeits-Retention, Harnstoff und Kreatinin im Serum).

Verschiedene Autoren empfehlen, daß am Schluß der Dialyse der Katheter entfernt und für weitere Dialysen immer ein neuer implantiert werden soll. Wir belassen ihn so lange wie möglich. Bei längerer Unterbrechung verschließt man das kleine Zwischenstück mit einer Klemme oder steriler Gummikappe, legt es mit einem sterilen Tuch um den Katheter und fixiert mit Heftpflaster vor der Bauchwand. Vorher aber führen wir ein Antibiotikum, welches im Schlauch liegen bleibt, ein.

Nimmt man den Katheter heraus, so wird die Inzisionsstelle mit einer Hautklammer verschlossen. Die Dialyselösungen enthalten folgende Zusätze:

Liquemin®: Im 1. Beutel 1 ml, in den folgenden nur bei Fibringerinnsel oder bei hämorrhagischer Dialyselösung je 0,1 ml pro Beutel.

Terravenös®: In die ersten 5 Beutel je 1 ml (100 mg). Weitere Antibiotika-Zusätze erst, wenn anhand einer bakteriellen Kontrolle (Keimzählung) ein wesentlicher Infekt festgestellt ist.

Kaliumchlorid: Stellt sich ein tiefer oder normaler Serum-Kalium-Wert ein, wird Kaliumchlorid (2–4 mval/l) zugesetzt.

Kontrollen: Ein genaues Kontrollblatt ist zu führen mit Flüssigkeitsbilanzen, Gewicht vor und nach Dialyse, Zusätze und Zeitpunkte der Wechsel, Blutdruck, Puls, Temperatur und andere Beobachtungen (z.B. Bauchumfang).

Blutkontrollen: Vor und nach Dialyse, Hb, Gesamteiweiß, Harnstoff, Natrium, Kalium, Chlorid, Alkalireserve, Serumkreatinin.

Alle 12 Stunden: Serumkalium, Blutzucker (besonders bei Glukosezusätzen, 50% der Glukose werden resorbiert).

Übrige Maßnahmen: Gute physische und psychische Betreuung des Patienten ist unerläßlich. Der Kranke soll möglichst mobil gehalten werden. Wir halten es so, daß nach ca. 6–10 Std. eine kurze Unterbrechung der Dialyse gemacht wird, damit der Patient aufstehen kann, einige Schritte herumgeht, Wasser löst und evtl. am Tisch ißt.

Diät: Diät insofern, als man die Eiweißzufuhr einschränkt (30–40 g/die) kaliumfreie und salzarme Kost (d.h. 2 g) verabreicht. Daneben aber wird man sich mit einer *kalorienreichen* Wunschkost dem Patienten anpassen, z.B. fleischfreie Kost (vegetarische Kost) mit einem Ei/die (ungefähr 30 g Eiweiß). Dazwischen kann man die besonders kalorienreichen *Urämie-Pralines* verabreichen: (100 g Butter, 100 g Puderzucker, 50 g Schokoladenpulver, umrühren, schwingen und tiefkühlen, dann die Dragées abstechen, macht zusammen 1475 Kalorien. Die Pralines müssen eiskalt aus dem Kühlschrank gegessen werden.) Leiden die Patienten an Appetitlosigkeit oder Magen-Darm-Beschwerden mit Brechreiz, muß eventuell eine Sondenernährung erwogen werden. In Frage kommt dann noch der Kava-Katheter mit Infusionen von 20–40%iger Glukoselösung.

Flüssigkeit: Soll zwischen den Dialysen eingeschränkt sein. Als Regel gilt 300–500 ml plus ausgeschiedene Flüssigkeitsmenge pro 24 Std.

Medikamente: Behandlung der Hypertonie, Infekte etc. Die Medikamente sind entsprechend der Nierenfunktion einzuschränken (während der Dialyse werden aber auch Medikamente rascher ausgeschieden). Zur Sedation am besten Diazepam (*Valium®*).

Komplikationen und Nachteile

Rasche *Verschlechterung des Allgemeinzustandes* unter der Dialyse ist ein deletäres Zeichen (irreversible Schädigung durch Urämie, starke Belastung durch die Dialyse, Eiweißverlust etc.). Ein junger Patient mit schwerer toxischer Anurie (Schlafmittel-Intoxikation) ertrug die Dialyse aus *emotionellen* Faktoren nicht, er riß den Katheter heraus.

Eiweißverlust: Er ist unter der Peritonealdialyse beträchtlich und nimmt im Verlaufe der Dialysen zu (10–50 g/24 Std.).

Heftige *Schmerzen* können besonders beim Einfließen der Spüllösung die Durchführung der Behandlung beeinträchtigen (besonders bei psychisch labilen Patienten). Sie sind nach H. G. PAULI u. Mitarb. (16) und andern Autoren (17) bedingt durch Distension der Bauchdecken, intestinale Spasmen bzw. retroperitoneale Reflexe auf Grund der Katheterposition und physikalisch-chemische Irritation durch die verwendete Flüssigkeit. Diese Beschwerden lassen sich meist, wenn nicht spontan, so durch Anästhetika (5–10 mg 1% oder 2%iges Procain für die Dialyselösung) beheben, evtl. kann man weniger Flüssigkeit einlaufen lassen oder man muß den Katheter neu plazieren.

Mechanische Komplikationen

Perforationen eines intraabdominellen Organs werden beschrieben (Aorta, Darm, Blase, Leber), sie sollen vor allem bei intestinalen Verwachsungen häufiger sein (17).
Hämorrhagien sahen wir keine, außer einer gelegentlichen, vorübergehenden, leichten hämorrhagischen Anfärbung des Dialysates.
Ein- und Ausflußbehinderungen: Bedingt durch Gerinnsel im Schlauch oder Katheter, oder durch ungünstige Lage des Katheters. Lagewechsel des Patienten selber oder des Katheters, vorsichtiges Spülen oder Neuimplantation können diese Übel leicht beheben. Bei definitiver Katheterposition (vollständiger und rascher Rückfluß) schneiden wir das zu lange Katheterende bis auf ca. 3 cm über der Inzisionsstelle zurück (bessere Manipulation, Beweglichkeit des Patienten etc.).
Durchsickern von Flüssigkeit mit Bauchdecken- und Skrotal-Ödemen sahen wir seit der Einführung des „Trocath" nicht mehr.

Metabolische Komplikationen

Hypovolämie bei stark hyperosmotischen Lösungen. Diese Komplikation kann vermieden werden durch Kontrolle der Flüssigkeitsbilanz und des Blutdruckes.
Hypervolämie mit nachfolgendem Lungenödem versucht man durch Erreichen einer negativen Flüssigkeitsbilanz mit hyperosmolarer Dialyselösung zu korrigieren. GUTMAN (18) beschreibt reaktive Hypoglykämien nach stark hyperosmolaren Glukosedialysen (Blutzuckerkontrollen während und nach Dialyse!).
Elektrolytstörungen: Kontrolle der Elektrolyte wie oben angegeben.
Unmöglichkeit, das Laktat zu metabolisieren. Bei schweren Leberkrankheiten kann evtl. das Laktat (Dialyselösung) nicht zu Bikarbonat metabolisiert werden, und dann wird die Azidose nicht korrigiert. Behandlung mit i. v. Bikarbonat oder Dialyselösung, die Azetat anstatt Laktat enthält.
Eiweißverlust: Bei starker Hypoproteinämie mit Ödemen evtl. Bluttransfusionen und Plasmainfusionen.

Entzündliche Komplikationen

Eine reine Irritation, verursacht durch den Katheter, kommt häufig vor. Klinische Manifestation von Temperatur, Ileus und Peritonitis zeigt nicht unbedingt eine bakterielle Kontamination an. In einem solchen Fall sind aber immer Kulturen (Keimzählungen) vorzunehmen. Handelt es sich tatsächlich um eine bakterielle Peritonitis, führt man eine gut funktionierende Dialyse weiter und behandelt unter Beigabe entsprechender Antibiotika. Auch Ileuserscheinungen behandelt man am besten durch Weiterführung der Dialyse.

Forcierte alkalische und saure Diurese (s. Nachtrag S. 34).

Literatur

1 ZUCKER, G., u. MITARB.: Circulation 20 (1959) 789
2 IVEY, E.P.: J. Amer. med. Ass. 167 (1958) 2071
3 KIPFER, K.: Cardiologica 34 (1959) 131
4 HOSSLI, G.: Praxis 44 (1955) 189
5 RIECKER, G.: Internist 1 (1960) 32
6 BICKERMANN, H.A., u. MITARB.: J. Bull. N.Y. Acad. Med. 26 (1955) 410
7 SARNOFF, ST., u. MITARB.: Circulation 6 (1952) 63
8 GAUTIER, E.: Päd. Fortbildungskurs, Bd. 3/4 (1962) 31–34
9 MOORE, F.D.: Schweiz. med. Wschr. 88 (1958) 1092, 1115, 1137
10 FRICK, P., F. REUTTER, H.K. VON RECHENBERG: Schweiz. med. Wschr. 92 (1962) 1061
11 SCHWARTZ, W.B., W.C. WATERS: Amer. Med. 32 (1962) 831
12 BARRY, K.G.: J. Amer. med. Ass. 179 (1962) 510
13 CLEMENTSEN, H.J.: Lancet 175/II (1962)
14 HOLZMANN, M.: Klinische Elektrokardiographie, Thieme, Stuttgart 1961
15 COTTIER, P.: Schweiz. med. Wschr. 96 (1966) 237
16 PAULI, H.G., u. MITARB.: Med. Neuheiten, Monatsschrift, Hausmann AG 5 (1966)
17 SEYMOUR, R., u. MITARB.: Amer. J. med. Sci. 252 (1966) 505
18 GUTMAN, R.A.: Lancet 7485 (1967) 295
19 MATTHEW, H., A.A.H. LAWSON: Treatment of common poisoning. 2nd ed., E. & S. Livingstone Edinburgh and London (1970), 18, 33.

Die maximale Arbeitsplatz-Konzentration schädlicher Gase, Dämpfe und Staube (MAK)

Bei den hier aufgeführten Vergiftungen haben wir überall, wo es wichtig erschien, die „MAC"-Werte (= „Maximum Allowable Concentration") oder auf deutsch „MAK" nach dem Vorschlag von OETTEL (1) (= „Maximale Arbeitsplatz-Konzentration"), dessen Definition wir hier mit Dank wiedergeben, zugefügt.
Es handelt sich hierbei um die *maximal zulässige*

Konzentration eines Gases, Dampfes oder Staubes, die an einem Arbeitsplatz bei täglicher achtstündiger Inhalation ohne irgendwelche gesundheitliche Nachteile, d. h. auch *bei jahrelanger Exposition,* vertragen wird.
Bei Gasen und Dämpfen wird der Wert angegeben in ppm, d. h. parts pro million (bei 25° C und 760 mm Hg), oder übersetzt: ml Gas oder Dampf je m³ Luft (wobei man sich gleich merken kann, daß 1000 ppm 0,1% entsprechen). Gibt man den Wert, wie es häufig geschieht, in mg/l an, so muß man berücksichtigen, daß 1 Mol zwar bei 0° und 760 mm Barometerstand 22,4 Liter einnimmt, bei 25° aber 24,45 Liter. Es ist also praktischer, bei ml/m³ (ppm-Werte) zu bleiben, zumal man sich außerdem unter 9 mg Kohlensäure viel weniger vorstellen kann als unter 5000 ppm = 0,5%.
Die nachstehend angegebenen Zahlen lassen sich nicht mit exakten Meßmethoden ermitteln, sondern stellen Erfahrungswerte aus der Industrie und aus Tierversuchen dar. Sie müssen deshalb laufend dem neuesten Stand der Erkenntnisse angepaßt und berichtigt werden. Die hier angegebene Tabelle entspricht dem Stande von 1970. Dort wo andere Werte aufgeführt wurden, sind die betreffenden Autoren erwähnt, auf deren Angaben sich die MAK-Zahlen beziehen (Literaturangaben siehe die einzelnen Kapitel). Um Irrtümer auszuschließen, sei ausdrücklich darauf hingewiesen, daß die Tabelle die Konzentrationen angibt, die bei täglicher achtstündiger Arbeitszeit weder eine Schädigung der Gesundheit noch eine Beeinträchtigung des Wohlbefindens bewirken. Die MAK-Zahlen gestatten keinen Schluß auf die Gefahren höherer Konzentrationen bei kurzfristiger Einwirkung.

Literatur

1 ÖTTEL, H.: Berufsgenossenschaft 21 (1954) 47

Zu empfehlende MAK-Werte aufgrund angloamerikanischer, deutscher und russischer Angaben. (Siehe auch provisorische Werte auf Seite 32)

		ppm[1]) = ml Gas (Dampf) pro m³ Luft	ca. mg pro m³ Luft
Acetaldehyd	$CH_3 \cdot CHO$	200	360
Aceton	$CH_3 \cdot CO \cdot CH_3$	1000	2400
Acetonitril	CH_3CN	40	70
Acetylentetrabromid	$CHBr_2 \cdot CHBr_2$	1	14
Acrolein	$CH_2{:}CH \cdot CHO$	0.1	0.25
Acryläthylester (cave Haut)	$CH_2{:}CH \cdot CO_2 \cdot C_2H_5$	25	100
Acrylmethylester (cave Haut)	$CH_2{:}CH \cdot CO_2 \cdot CH_3$	10	35
Acrylnitril (cave Haut)	$CH_2{:}CH \cdot CN$	20	45
Äthylacetat	$CH_3 \cdot COOC_2H_5$	400	1400
Äthyläther	$C_2H_5 \cdot O \cdot C_2H_5$	400	1200
Äthylalkohol	$C_2H_5 \cdot OH$	1000	1900
Äthylamin	$C_2H_5 \cdot NH_2$	10	18
Äthylbenzol	$C_6H_5 \cdot C_2H_5$	100	435
Äthylbromid	$C_2H_5 \cdot Br$	200	890
Äthylchlorid	$C_2H_5 \cdot Cl$	1000	2600
Äthylenchlorhydrin (cave Haut)	$CH_2Cl \cdot CH_2 \cdot OH$	5	16
Äthylendiamin	$H_2N \cdot CH_2 \cdot CH_2 \cdot NH_2$	10	25
Äthylenimin (cave Haut)	$\underline{CH_2 \cdot CH_2 \cdot NH}$	0.5	1
Äthylenoxyd	$\underline{CH_2 \cdot CH_2 \cdot O}$ (Jacobsen)	50	90
Äthylformiat	$HCOOC_2H_5$	100	300
Äthylglykoldinitrat	—	0,2	0,1
Äthylsilikat	$(C_2H_5)_4 \cdot SiO_4$	100	850
Allylalkohol (cave Haut)	$CH_2{:}CH \cdot CH_2 \cdot OH$	2	5
Allylchlorid	$CH_2{:}CH \cdot CH_2 \cdot Cl$	1	3
Allylpropyldisulfid	$CH_2{:}CH \cdot CH_2 \cdot S \cdot S \cdot C_3H_7$	2	12
Ammoniak	NH_3	50	35
Amylacetat (Isoamylacetat)	$CH_3COO(CH_2)_4CH_3$	100	525
Amylalkohol (Isoamylalkohol)	$(CH_3)_2 \cdot CH \cdot CH_2 \cdot CH_2 \cdot OH$	100	360
Anilin (cave Haut)	$C_6H_5NH_2$	5	19

Zu empfehlende MAK-Werte (Fortsetzung)

		ppm[1]) = ml Gas (Dampf) pro m³ Luft	ca. mg pro m³ Luft
Antimonwasserstoff (Stibin)	SbH_3	0,1	0,5
Arsenwasserstoff	AsH_3	0,05	0,2
Benzin (= Gasolin)	(Kohlenwasserstoffe, leicht flüchtige) (Moeschlin)	200	800
Benzin (= Gasolin)	(Kohlenwasserstoffe, leicht flüchtige) (USA)	500	2000
Benzol	C_6H_6	10	32
Benzylchlorid	$C_6H_5 \cdot CH_2Cl$	1	5
Bortrifluorid	BF_3	1	3
Brom	Br_2	0,1	0,7
Bromwasserstoff	HBr	5	17
Butadien	$CH_2\!:\!CH \cdot CH\!:\!CH$	1000	2200
n-Butanol (= Butylalkohol)	$CH_3(CH_2)_2CH_2OH$	100	300
Butanon 2 (Methyläthylketon)	$CH_3 \cdot CO \cdot C_2H_5$	200	590
Butylacetat	$CH_3COO(CH_2)_3CH_3$	200	950
Butylamin	$CH_3(CH_2)_2 \cdot CH_2 \cdot NH_2$	5	15
tert.-Butyltoluol (para)	$(CH_3)_3 \cdot C \cdot C_6H_4 \cdot CH_3$	10	60
Butylcellosolv	$HO \cdot CH_2 \cdot CH_2 \cdot O \cdot C_4H_9$	50	240
Cellosolv-Acetat	$CH_3 \cdot COO \cdot CH_2 \cdot CH_2 \cdot O \cdot C_2H_5$	100	540
Chinon	$O\!:\!C \cdot C_6H_4 \cdot C\!:\!O$	0,1	0,4
Chlor	Cl_2	0,5	1,5
Chlorbenzol	C_6H_5Cl	75	350
2-Chlorbutadien (Chloropren)	$CH_2\!:\!CCl \cdot CH\!:\!CH_2$	25	90
Chlordioxyd	ClO_2	0,1	0,3
Chloroform	$CHCl_3$	50	240
1-Chlor-1-nitropropan	$C_3H_6 \cdot NO_2 \cdot Cl$	20	100
Chlorpikrin	$CCl_3 \cdot NO_2$	0,1	0,7
Chlortrifluorid	ClF_3	0,1	0,4
Chlorwasserstoff	HCl	5	7
Cyanwasserstoff (cave Haut)	HCN	10	11
Cyclohexan	C_6H_{12}	300	1050
Cyclohexanol	$C_6H_{11}OH$	50	200
Cyclohexanon	$CO(CH_2)_4CH_2$	50	200
Cyclohexen	$CH_2CH_2CH_2CH_2CH\!:\!CH$	300	1015
Cyclopropan	$CH_2 \cdot CH_2 \cdot CH_2$	400	690
Decaboran (cave Haut)	$B_{10}H_{14}$	0,05	0,3
Diacetonalkohol	$(CH_3)_2C(OH) \cdot CH_2 \cdot CO \cdot CH_3$	50	240
Diäthyläther	$C_2H_5 \cdot O \cdot C_2H_5$	400	1200
Diäthylamin	$(C_2H_5)_2NH$	25	75
Diboran	B_2H_6	0,1	0,1
Dibromäthan 1,2	$CH_2Br \cdot CH_2Br$	25	190
Dibromdifluormethan	CBr_2F_2	100	860
Dichloräthan 1,1	$CH_3 \cdot CHCl$	100	400
Dichloräthan 1,2	$CH_2Cl \cdot CH_2Cl$	100	400
Dichloräthyläther	$C_2H_4Cl \cdot O \cdot C_2H_4Cl$	15	90
Dichloräthylen 1,2	$CHCl\!:\!CHCl$	200	790
o-Dichlorbenzol	$C_6H_4Cl_2$	50	300
p-Dichlorbenzol	$C_6H_4Cl_2$	75	450
Dichlordifluormethan	CCl_2F_2	1000	4950
Dichlormethan	CH_2Cl_2	500	1750
Dichlormonofluormethan	$CHFCl_2$	1000	4200
1,1 Dichlor-1-nitroäthan	$C_2H_3 \cdot NO_2 \cdot Cl_2$	10	60

Die maximale Arbeitsplatz-Konzentration schädlicher Gase, Dämpfe und Staube (MAK)

Zu empfehlende MAK-Werte (Fortsetzung)		ppm[1]) = ml Gas (Dampf) pro m³ Luft	ca. mg pro m³ Luft
Dichlorpropan 1,2	$CH_2Cl \cdot CHCl \cdot CH_3$	75	350
Dichlortetrafluoräthan	$CF_2Cl \cdot CF_2Cl$	1000	7000
Diisobutylketon	$((CH_3)_2 \cdot CH \cdot CH_2)_2 \cdot CO$	50	290
Dimethylanilin	$C_6H_5 \cdot N(CH_3)_2$	5	25
Dimethylformamid	$HCON(CH_3)_2$	20	60
Dimethylhydrazin (cave Haut)	$(CH_3)_2N \cdot NH_2$	0,5	1
Dimethylsulfat (cave Haut)	$(CH_3)_2SO_4$	1	5
Dioxan	$OCH_2CH_2OCH_2CH_2$	100	360
Dipropylenglycolmethyläther	$(CH_3 \cdot CH(OCH_3)CH_2)_2O$	100	600
Essigsäure	CH_3COOH	25	65
Essigsäureanhydrid	$(CH_3CO)_2O$	5	20
Fluor	F_2	0,1	0,2
Fluortrichlormethan	$CFCl_3$	1000	5600
Fluorwasserstoff	HF	3	2
Formaldehyd	$HCHO$	5	6
Furfurol	$O \cdot CH{:}CH \cdot CH{:}C \cdot CHO$	5	20
Furfurylalkohol	$O \cdot CH{:}CH \cdot CH{:}C \cdot CH_2OH$	50	200
Glykolmonoäthyläther (= Cellosolv)	$HO \cdot CH_2 \cdot CH_2 \cdot O \cdot C_2H_5$	200	740
Glykolmonomethyläther (= Methylcellosolv)	$HO \cdot CH_2 \cdot CH_2 \cdot O \cdot CH_3$	25	80
Heptan	$CH_3(CH_2)_5CH_3$	500	2000
Hexan	$CH_3(CH_2)_4CH_3$	500	1800
Hydrazin (cave Haut)	$H_2N \cdot NH_2$	1	1,3
Isoamylalkohol	$(CH_3)_2CH \cdot CH_2 \cdot CH_2OH$	100	360
Isophoron	$CO \cdot CH{:}C(CH_3) \cdot CH_2 \cdot C(CH_3)_2 \cdot CH_2$	25	140
Isopropylalkohol	$CH_3 \cdot CHOH \cdot CH$	400	980
Isopropyläther	$(CH_3)_2CH \cdot O \cdot CH(CH_3)_2$	500	2100
Isopropylamin	$(CH_3)_2CH \cdot NH_2$	5	12
Isozyanat (arg. Isocyansäureester)	$R \cdot NCO$	0,01	0,03
Jod	J_2	0,1	1
Kohlendioxyd	CO_2	5000	9000
Kohlenoxyd	CO (Moeschlin)	50	55
Kohlenoxyd	CO (USA)	100	110
Kresol (alle Isomeren) (cave Haut)	$CH_3 \cdot C_6H_4 \cdot OH$	5	22
Mesityloxyd	$(CH_3)_2C{:}CH \cdot CO \cdot CH_3$	25	100
Methanol	CH_3OH	200	260
Methylacetat	CH_3COOCH_3	200	610
Methylacetylen	$CH_3 \cdot C{:}CH$	1000	1650
Methylal (Formal)	$CH_2(OCH_3)_2$	1000	3100
Methylbromid (cave Haut)	CH_3Br	20	80
Methylbutanon	$CH_3 \cdot CO \cdot CH(CH_3)_2$	100	410
Methylbutylketon (= Hexanon)	$CH_3 \cdot CO(CH_2)_3CH_3$	100	410
Methylcellosolv	$HO \cdot CH_2 \cdot CH_2 \cdot O \cdot CH_3$	25	80
Methylcellosolvacetat	$CH_3COO \cdot CH_2 \cdot CH_2 \cdot O \cdot CH_3$	25	120
Methylchlorid	CH_3Cl	50	105
Methylcyclohexan	$CH_3C_6J_{11}$	500	2000
Methylcyclohexanol	$CH_3C_6H_{10}OH$	100	470

Zu empfehlende MAK-Werte (Fortsetzung)

		ppm[1]) = ml Gas (Dampf) pro m³ Luft	ca. mg pro m³ Luft
Methylcyclohexanon	$COCH(CH_3)CH_2CH_2CH_2CH_2$	100	460
Methylformiat	$HCOOCH_3$	100	250
Methyl-isobutylcarbinol	$(CH_3)_3 \cdot C \cdot CH(OH)CH_3$	25	100
Methyl-isobutylketon (= Hexon)	$CH_3 \cdot CO \cdot CH_2 \cdot CH(CH_3)_2$	100	400
α-Methyl-styrol	$C_6H_5 \cdot C(CH_3):CH_2$	100	480
Monobromtrifluormethan	$CBrF_3$	1000	6100
Monomethylanilin (cave Haut)	$C_6H_5 \cdot NH \cdot CH_3$	2	9
Naphtha (Kohlenteer)	–	200	800
Naphtha (Petroleum)	–	500	2000
Nickelcarbonyl	$Ni(CO)_4$	0,001	0,007
Nitroäthan	$C_2H_5NO_2$	100	310
p-Nitroanilin (cave Haut)	$O_2N \cdot C_6H_4 \cdot NH_2$	1	6
Nitrobenzol (cave Haut)	$C_6H_5NO_2$	1	5
Nitroglycerin	$C_3H_5(ONO_2)_3$	0,2	1
Nitromethan	CH_3NO_2	100	250
2-Nitropropan	$CH_3 \cdot CH(NO_2)CH_3$	25	90
Nitrotoluol (cave Haut)	$CH_3 \cdot C_6H_4 \cdot NO_2$	5	30
Octan	$CH_3(CH_2)_6CH_3$	500	2350
Ozon	O_3	0,1	0,2
Pentan	$CH_3(CH_2)_3CH_3$	1000	2950
Pentanon	$CH_3 \cdot CO \cdot (CH_2)_2CH_3$	200	700
Phenol (cave Haut)	C_6H_5OH	5	19
Phenylhydrazin (cave Haut)	$C_6H_5 \cdot NH \cdot NH_2$	5	22
Phosgen	$COCl_2$	0,1	0,4
Phosphortrichlorid	PCl_3	0,5	3
Phosphorwasserstoff	PH_3 (USA)	0,05	0,07
Propylacetat	$CH_3CO \cdot OC_3H_7$	200	840
Propylenimin (cave Haut)	$HN \cdot CH_2 \cdot CHCH_2$	2	5
Propylenoxyd	$OCH_2 \cdot CHCH_3$	100	240
Pyridin	C_5H_5N	5	15
Salpetersäure	HNO_3	10	25
Selenwasserstoff	H_2Se	0,05	0,2
Schwefelchlorür	S_2Cl_2	1	6
Schwefeldioxyd	SO_2	5	13
Schwefelhexafluorid	SF_6	1000	6000
Schwefelkohlenstoff	CS_2	20	60
Schwefelmonochlorid	SCl	1	6
Schwefelpentafluorid	SF_5	0,025	0,25
Schwefelwasserstoff	H_2S	10	15
Stickoxyde (außer N_2O)	NO, N_2O_3, NO_2 etc.	5	9
„Stoddard" solvent (Lösungsmittel)	Kohlenwasserstoffe	500	2900
Styrol (monomer)	$C_6H_5 \cdot CH:CH_2$	100	420
Terpentin	–	100	560
Tetrachloräthan 1,1, 2,2 (cave Haut)	$CHCl_2 \cdot CHCl_2$	1	7
Tetrachloräthylen (Perchloräthylen)	$CCl_2:CCl_2$	100	670
Tetrachlorkohlenstoff (cave Haut)	CCl_4	10	65
Tetrahydrofuran	$OCH_2(CH_2)_2 \cdot CH_2$	200	590
Tetranitromethan	$C(NO_2)_4$	1	8
o-Toluidin (cave Haut)	$CH_3C_6H_4NH_2$	5	22
Toluol (cave Haut)	$C_6H_5CH_3$	200	750

Die maximale Arbeitsplatz-Konzentration schädlicher Gase, Dämpfe und Staube (MAK)

Zu empfehlende MAK-Werte (Fortsetzung)		ppm[1]) = ml Gas (Dampf) pro m³ Luft	ca. mg pro m³ Luft
Toluol-2,4-diisocyanat	$CH_3 \cdot C_6H_3(NCO)_2$	0,02[2])	0,14[2])
Triäthylamin	$(C_2H_5)_3N$	25	100
Trichloräthan 1,1,1 (Methylchloroform)	$CCl_3 \cdot CH_3$	200	1080
Trichloräthylen (Ahlmark)	$CCl_2:CHCl$	30	160
Trichlormethan, s. Chloroform			
Vinylchlorid	$CH_2:CHCl$	500	1300
Vinyltoluol	$CH_3 \cdot C_6H_4 \cdot CH:CH_2$	100	480
Wasserstoffsuperoxyd, 90%	H_2O_2	1	1,4
Xylol	$CH_3C_6H_4CH_3$	200	870
Xylidin (cave Haut)	$(CH_3)_2C_6H_3 \cdot NH_2$	5	25

[1]) Bezogen auf 25°C und 760 mm Hg.
[2]) Schützt wahrscheinlich gegen spezif. Sensibilisierung, aber nicht bei schon erfolgter Sensibilisierung!

Für die Ausarbeitung der chemischen Formeln sind wir Herrn Dr. R. BURKARD, Kantonschemiker, Solothurn, sehr zu Dank verpflichtet.

Toxische Staube und Aerosole (in mg pro m³ Luft)

Aldrin (cave Haut)	0,25
Amm. sulfamate	15
Antimon	0,5
ANTU (α-Naphtyl-thioharnstoff)	0,3
Arsen	0,5
Barium	0,5
Beryllium	0,002
Blei (Moeschlin)	0,1
Blei (USA)	0,2
Bleiarsenat	0,15
Bleitetraäthyl	0,005
Cadmiumoxyd-Dämpfe	0,1
Ca-arsenat	0,5
Chlordan	0,5
Chlordiphenyl (cave Haut) je nach Cl-Gehalt	0,5–1
Chloriertes Diphenyloxyd	0,5
Chromsäure und Chromate (cave Haut)	0,1
Cyanide (als CN) (cave Haut)	5
2,4-D (2,4-Dichlorophenoxyessigsäure)	10
DDT (Dichlordiphenyltrichloräthan)	1
Dieldrin (cave Haut)	0,25
Dinitrobenzol (cave Haut)	1
Dinitroorthokresol (cave Haut)	0,2
Dinitrotoluol (cave Haut)	1,5
Eisenoxyddämpfe	15
Eisenvanadiumstaub	1
EPN (O-äthyl-O-p-nitrophenylbenzolthiophosphonat)	0,5
Fluoride	2,5
Hydrochinon	2
Lindan (γ-Hexachlorcyclohexan)	0,5
Lithiumhydrid	0,025
Magnesiumoxyddämpfe	15
Malathion (cave Haut)	15
Mangan	5
Methoxychlor	15
Molybdän-Verb., lösl.	5
Molybdän-Verb., unlösl.	15
Na-fluoracetat (cave Haut)	0,05
NaOH	2
Nikotin (cave Haut)	0,5
Parathion (cave Haut)	0,1
Pentachlornaphthalin (cave Haut)	0,5
Pentachlorphenol (cave Haut)	0,5
Phosphor, gelber	0,1
Phosphorpentachlorid	1
Phosphorpentasulfid	1

Die Behandlung von einigen bei Vergiftungen häufigen Komplikationen

Phosphorsäure	1
Pikrinsäure (cave Haut)	0,1
Pyrethrum	5
Quecksilber-Verb., organ.	0,01
Quecksilber	0,05
Rotenon	5
Selenium-Verb. (und Se)	0,1
Schwefelsäure	1
Strychnin	0,15
TEDP (Tetraäthyl-dithiopyrophosphate (cave Haut)	0,2
TEPP (Tetraäthylpyrophosphat (cave Haut)	0,05
Tellurium	0,1
Tetryl (2,4,6-Trinitrophenylmethylnitramin) (cave Haut)	1,5
Thallium-Verb., lösl.	0,1
Thiuram	5
Titaniumdioxyd	15
Toxaphen (chlorierte Camphene) 60%	0,5
Trichlornaphthalin (cave Haut)	5
Trinitrotoluol (cave Haut)	1,5
Uranium, lösl. Verb.	0,05
Uranium, unlösl. Verb.	0,25
Vanadium (V_2O_5-Staub)	0,5
Vanadium-Rauch	0,1
Warfarin (Cumarin-Derivat)	0,1
Yttrium (und seine anorgan. Verbdg.)	5
Zinkoxyddämpfe	5
Zirkon-Verb. (als Zr)	5

Mineralische Staube (in MPP pro m^3 = Millionen Partikel pro m^3 Luft)

Aluminiumoxyd	1785
Asbest	179
Staub ohne freies Silikat	1785
Glimmer (unter 5% freies Silikat)	714
Portlandzement	1785
Talk	714
Silikat hoch (über 50% freies SiO_2)	179
Silikat mittel (5–50% freies SiO_2)	714
Silikat tief (unter 50% freies SiO_2)	1785
Siliziumkarbid	1785
Seifenstein (unter 5% freies SiO_2)	714

Provisorische MAK-Werte (nach verschiedenen Autoren zusammengestellt, z. T. auf Grund exper. Untersuchungen).

		ppm	ungef. mg/m³
Acetonitril	$CH_3 \cdot CN$	40	70
Äthanolamin	$NH_2CH_2CH_2OH$	0,5	1
Äthylmercaptan	C_2H_5SH	0,5	1
Allylglycidäther (AGE)	$(CH_2:CH \cdot CH_2)O(CH_2 \cdot CH \cdot CH_2O)$	10	45
Boroxyd	B_2O_3		15
Butylchromat (tertiäres)	$((CH_3)_3CO)_2CrO_2$	(als CrO_3)	0,1
n-Butyl-glycidäther (BGE)	$CH_3(CH_2)_2 \cdot CH_2O(CH_2 \cdot CH \cdot CH_2O)$	50	270
Butyl-mercaptan	$CH_3 \cdot (CH_2)_2 \cdot CH_2 \cdot SH$	0,5	1,5
Chloracetaldehyd	$ClCH_2 \cdot CHO$	1	3
Chlorbrommethan	$ClBrCH_2$	200	1050
DDVP (0,0-Dimethyl-2,2-dichlorodivinylphosphat)	$(CH_3O)_2PO \cdot O \cdot CH:CCl_2$	–	1
Diglycidäther (DGE)	$(OCH_2 \cdot CH \cdot CH_2)_2O$	0,5	2,8
Dimethylazetamid	$CH_3CON(CH_3)_2$	10	35
Endrin (isomeres Dieldrin)	$C_{12}H_8OCl_6$	–	0,1
1,2-Epoxypropan	$OCH_2 \cdot CH \cdot CH_3$	50	150
Glycid	$O \cdot CH_2 \cdot CH \cdot CH_2 \cdot OH$	50	150

Die maximale Arbeitsplatz-Konzentration schädlicher Gase, Dämpfe und Staube (MAK)

Zu empfehlende MAK-Werte (Fortsetzung)		ppm	ungef. mg/m³
Heptachlor	$C_{10}H_5Cl_7$		0,25
sek. Hexylacetat	$CH_3 \cdot CO_2 \cdot C_6H_{13}$	50	300
Isopropylglycidäther (IGE)	$(CH_3)_2 \cdot CH \cdot O \cdot CH_2 \cdot \underline{CH \cdot CH_2O}$	50	240
Keten	$(C_nH_{2n+1})_2C:C:O$	0,5	0,9
Methylmercaptan	$CH_3 \cdot SH$	50	100
Methylstyrol	$C_6H_5 \cdot C(CH_3):CH_2$	100	480
1-Nitropropan	$CH_3 \cdot CH_2 \cdot CH_2 \cdot NO_2$	25	90
Paradichlorbenzol	$C_6H_4Cl_2$	75	450
Pentaboran	B_5H_9	0,005!	0,01
Perchlormethylmercaptan	$CCl_3 \cdot SH$	0,1	0,8
Phenylglycidäther (PGE)	$C_6H_5 \cdot O \cdot CH_2 \cdot \underline{CH \cdot CH_2O}$	50	310
Phosdrin (2-Carbomethoxy-1-methylvinyldimethylphosphat)	$(CH_3O)_2PO \cdot O \cdot C(CH_3):CH \cdot COOCH_3$		0,1
n-Propylnitrat	$CH_3 \cdot CH_2 \cdot CH_2 \cdot NO_3$	25	110
Systox	$(C_2H_5O)_2PS \cdot O \cdot CH_2 \cdot CH_2 \cdot S \cdot C_2H_5$		0,2
Teflonzersetzungsprodukte (wie F)			0,05
Triäthylamin	$N(C_2H_5)_3$	25	100
1,2,3-Trichlorpropan	$CH_2Cl \cdot CHCl \cdot CH_2Cl$	50	300
Trichlortrifluoräthan	$CClF_2:CCl_2F$	1000	7600
Triorthokresylphosphat (cave Haut)	$(CH_3 \cdot C_6H_4)_3PO_4$		0,1
Triphenylphosphat	$(C_6H_5)_3PO_4$		3

Respiratorische Insuffizienz

Eine solche kann bei sehr vielen Vergiftungen vorkommen. Am häufigsten begegnen wir ihr bei Intoxikationen von *Sedativa*. Das wichtigste ist die Freihaltung der Atemwege, und der Patient sollte deshalb, solange er bewußtlos ist, immer in Seitenlage gelagert werden, da sonst immer die Gefahr der Aspiration von Sekret oder von Erbrochenem besteht.

Man kann auch nicht genügend immer wieder darauf hinweisen, daß komatöse Patienten auch in dieser Seitenlage transportiert werden müssen, was leider vom Personal der Ambulanz bei Vergiftungsfällen immer wieder vernachlässigt wird. In Zweifelsfällen lege man immer einen endotrachealen Tubus ein, sofern der Hustenreflex fehlt. Die respiratorische Funktion wird z.B. mit dem einfachen Spirometer von Wright kontrolliert. Sinkt das Minutenvolumen unter 4 Liter ab, so muß man eine ausgesprochene respiratorische Störung annehmen, und auf alle Fälle *arterielles Blut* entnehmen, um den *pH*, das PCO_2, das *Standardbikarbonat*, den *Basenexzeß* und das PO_2 zu bestimmen. Ist das PO_2 reduziert, aber über 60 mm Hg, und liegt das PCO_2 zwischen 40–50 mm Hg, so muß unbedingt mit einer *Sauerstofftherapie* begonnen werden, anfänglich 4 Liter/Min. Die Blutgaswerte müssen nach einer halben Stunde wiederholt und je nach dem Verlauf muß die Zufuhr von O_2 weiter reguliert werden. Eine *respiratorische Insuffizienz* liegt dann vor, wenn das PO_2 unter 60 mm Hg abfällt, oder dann, wenn das PCO_2 über 50 mm Hg ansteigt. In solchen Fällen beginnt man am besten mit einer künstlichen Beatmung mit dem *Ruben-*

Beutel. Tritt nach 30 Min. keine Besserung ein, so schließt man den Patienten an einen der gebräuchlicheren Respiratoren an.

Stimulantien für das Atemzentrum (z.B. 1 Amp. = 2 ml *Micoren*® oder *Coramin*®) *sollten nur in Extremfällen verabreicht werden,* können dann aber lebensrettend wirken, bis die übrigen Methoden (Respirator) angewendet werden können.

Die *Tracheotomie* ist vor allem dann indiziert, wenn der Patient in den Lungenwegen große Mengen Flüssigkeit produziert (schwere Bronchialverätzung, vorausgegangene Aspiration, Vorliegen von Fisteln etc.). Indiziert ist sie auch dann, wenn der endotracheale Tubus nach 48 Std. nicht entfernt werden kann.

Das wesentlichste beim Vorliegen einer respiratorischen Insuffizienz ist die kontinuierliche Überwachung in einer *Intensivstation* und die gute Zusammenarbeit mit dem *Anästhesisten*.

Forcierte alkalische Diurese
(siehe Schlafmittelvergiftung S. 340)

Forcierte saure Diurese

Im Gegensatz zu der forcierten *alkalischen* osmotischen Diurese bei Barbiturat-Vergiftungen (siehe Beschreibung im Schlafmittelkapitel) ist die forcierte saure Diurese vor allem bei der Behandlung der schweren *Amphetamin-,* sowie für die *Chinin-* und *Chinidin*-Vergiftungen indiziert (19)*.

Technische Durchführung

1. *Einlegen eines Katheters*
2. *Intravenöse Infusion* von folgenden Lösungen in Rotation:

a) 500 ml 5%ige Lävulose + 1,5 g Ammoniumchlorid.

b) 500 ml 5%ige Lävulose.

c) 500 ml 0,9% NaCl.

Diese Infusionen werden in der ersten Stunde in der hier angegebenen Reihenfolge (a, b) als total 1 Liter verabreicht und dann 500 ml pro weitere Stunde. Je nach dem Verhalten des Kreislaufs, der Elektrolyte und der erzielten Ausscheidung muß das hier angegebene Schema von MATTHEW (19)* für den einzelnen Fall korrigiert werden.

Die Elektrolyte müssen stündlich überwacht werden, ebenso sollte der Urin-pH jede Stunde kontrolliert werden. Liegt er noch über 7,0 so muß erneut 1,5 g Ammoniumchlorid zu der nächsten Flasche hinzugegeben werden. Die Diurese wird solange weitergeführt, bis sich der Zustand des Patienten genügend gebessert hat.

* Siehe S. 26.

VERGIFTUNGEN DURCH ANORGANISCHE STOFFE

Metalle

Blei (Pb)

Die Bleivergiftung hat noch immer eine große praktische Bedeutung, und trotz aller Vorsichtsmaßnahmen kommt es in Betrieben, die mit Blei zu tun haben und wo man sich über die Gefährdung der Arbeiter völlig im klaren ist, auch heute immer wieder zu einzelnen Vergiftungen. In den USA sind Vergiftungen bei Kindern auch heute durch Abkratzen und Verschlucken von Bleiweiß keine Seltenheit, während diese Form in Europa praktisch verschwunden ist (1).

Giftaufnahme: Die meisten und schwersten Vergiftungen entstehen bei Inhalation des Bleis oder seiner Verbindungen in fein verteilter Form, d. h. in Staub- oder Dampfform. Erkrankungen durch orale Aufnahme gehören mit Ausnahme der Kinder zur großen Seltenheit, da hier das aufgenommene Blei größtenteils wieder durch den Stuhl (2) ausgeschieden wird. Während für die orale Aufnahme eine MAK (= maximale Arbeitsplatz-Konzentration) von 1 mg angenommen wird, beträgt die Toleranzgrenze für das durch Inhalation aufgenommene Blei nur $1/10$ hievon, d. h. 100 μg Pb/m³ Luft. Die Russen haben auf Grund experimenteller Untersuchungen über die Koproporphyrin-Ausscheidung (3) und anderer Studien sogar $1/10$ dieses MAK-Wertes gewählt, nämlich 10 $\mu g/m^3$ Luft. Der in USA und England gewählte Wert von 200 $\mu g/m^3$ liegt unserer Auffassung nach sicher zu hoch. Die Resorption durch die Haut kommt praktisch nur für das *Bleitetraäthyl* in Frage. Bei der Aufnahme durch den Darm wird nach den Untersuchungen von Aub (2) der größte Teil des Bleis wieder durch die Faeces ausgeschieden, da ein großer Teil durch die Leber abgefangen wird und mit der Galle wieder in den Darm gelangt. Vergiftungserscheinungen entstehen bei oraler Aufnahme daher relativ langsam, bei massiver Inhalation jedoch relativ rasch.

Alkoholismus erhöht die Gefahr des Auftretens einer Pb-Vergiftung bei gleicher Exposition auf das Sechsfache gegenüber der Norm. Ein wesentlicher Faktor für die Selektion der Arbeiter in Pb-Betrieben!

Vergiftungsquellen: Bei der seltenen Vergiftung durch metallisches Blei sind es vor allem die Pb-Oxyde, die sich als grauer Belag auf dem Metall bilden, die für die Vergiftung verantwortlich sind. Weit gefährlicher sind aber namentlich die Pb-Verbindungen. *Die Giftigkeit hängt hier in erster Linie von der Feinheit der Verteilung, in zweiter Linie von der Löslichkeit ab.* So ist z.B. das relativ ungiftige Pb-Sulfid („Bleiglanz") im Magensaft nur sehr schwer löslich, während das gut lösliche Pb-Karbonat und Pb-Sulfat sehr giftig sind. Eine häufige Quelle für Vergiftungen ist vor allem die *Mennige* (Pb_3O_4), die auch heute als Rostschutzfarbe noch immer vielfach im Gebrauch ist. Sie kann nicht nur beim Mischen und Verstreichen der Farbe zu Vergiftungen führen, sondern auch beim Abbürsten oder Abkratzen alter Farbreste. Eine Hauptgefahr bildet heute die Einatmung des verdampfenden Bleis beim Zerschneiden mit Schweißbrennern von Brücken-, Schiff- oder Alteisen, die mit Mennige bestrichen waren, wobei zahlreiche Vergiftungen auch beim Arbeiten im Freien vorkommen (nach 2–3 Wochen). Das Pb verdampft schon merklich, sobald es sich verflüssigt (325° Celsius). Eine häufige Ursache ist ferner die sog. Bleiglätte (PbO). Außer den giftigen Oxyden und Salzen (Pb-Karbonat, Pb-Azetat, Pb-Sulfat, Pb-Chlorid) werden heute auch organische giftige Pb-Verbindungen verwendet: das bekannteste ist das *Pb-Tetraäthyl*, ferner das *Blei-Stereat*, die wir gesondert besprechen werden.

Das als Motortreibstoff in den USA und in Europa verwendete „Bleibenzin" enthält als Antiklopfmittel einen Zusatz von *Bleitetraäthyl* zusammen mit organischen Halogenverbindungen in Form des sogenannten „*Ethylfluids*" (Motorbleibenzin 0,4–0,6 $^0/_{00}$, Flugbenzin 1,2–1,5 $^0/_{00}$ $Pb[C_2H_5]_4$). Damit kommen wir beim Normalbenzin auf 425 mg Pb/l und bei den Supertreibstoffen sogar auf 530 mg Pb/l! Das Pb-Tetraäthyl geht bei der Verbrennung im Motor in PbO_2 über, das sich durch die zugesetzte Halogenverbindung in flüchtige Pb-Halogenide umwandelt, ein kleiner Teil in $Pb(SO_4)_2$ und durch den heutigen Zusatz von o-Trikresylphosphat (ICA) neuerdings auch ein kleiner Teil in Pb-Phosphat.

Diese Bleiverbindungen werden nach Högger (4) zu 17%, nach Jecklin (5) aber zu 52–76% mit den Auspuffgasen in fein vernebelter Form ausgestoßen, der Rest verbleibt in den Motoren und im Schmieröl. Eine starke Anhäufung von Blei findet sich ferner im Staub, der sich *unter dem Chassis* der Fahrzeuge festsetzt. Praktisch sind aber bis heute, z. B. in der Schweiz, im Autogewerbe keine solchen Vergiftungen aufgetreten, und auch der Bleispiegel dieser Arbeiter zeigte keine wesentliche Erhöhung, wie eine Untersuchung der Eidg. Bleibenzin-Kommission im Zeitraum von 1947–1960 ergab (s. „Mitteilungen aus dem Gebiet der Lebensmitteluntersuchung und Hygiene", 1961, Heft 3, 1–116). Dies ist wohl einerseits darauf zurückzuführen, daß diese Bleiverbindungen, mit den Ölrückständen vermengt, ziemlich fest haften und keine Staubentwicklung geben, und andererseits durch das Abwaschen mit Wasser auf ungefährliche Weise entfernt werden können.

Eine andere Frage ist es, ob der auf die Straße und die Umgebung ausgestoßene feinste Bleistaub für den Straßenbenützer und Anwohner mit der Zeit nicht gesundheitlich schädlich wirken kann. Wenn auch bis jetzt (4) keine gefährlichen Konzentrationen ($0,6–1,5\,^0/_{00}$) im Straßenstaub festgestellt werden können, so werden die Werte sicher noch weiter ansteigen. Auch die Tatsache, daß die Blutbleiwerte der Bevölkerung im Ruhrgebiet deutlich ansteigen (6), läßt erkennen, daß die weitere Entwicklung sorgfältig überwacht werden muß.

Jecklin (5) fand für die Basler Straßen z. B. durchschnittlich einen Gehalt von $5–7\,\mu g$ Pb/m³ Luft. Bersin (7) hat auf Grund dieser Werte für die Schweiz die folgenden interessanten Berechnungen angestellt: Bei normaler Arbeit werden nach Bersin (7) bei $5\,\mu g/m^3$ und einer Ventilationsgröße von 5 Litern Luft pro Minute in 8 Stunden durchschnittlich nur $12\,\mu g$ Blei aufgenommen. *Bei starker körperlicher Belastung, bei der die Ventilation um das 20fache ansteigen kann, würden wir aber in 8 Stunden schon $240\,\mu g$ aufnehmen* und damit die Toleranzgrenze überschreiten. Eine gewisse Gefahr der vermehrten Bleiaufnahme durch solche Abgase ist also auch heute schon, z. B. für Velofahrer, auf Straßen mit starkem Motorfahrzeugverkehr gegeben. Die weitere Entwicklung muß auf alle Fälle auch in Zukunft genau überwacht werden, denn es ist vielleicht nicht ganz harmlos, wenn heute schon auf gewissen Großstadtstraßen der USA bis $30–40\,\mu g$ Pb pro m³ Luft festgestellt werden, also die 6–8fache der bisher in schweizerischen Städten ermittelten Konzentration. Auf alle Fälle sollten die betreffenden Erdölfirmen durch eine intensive Forschung alles daransetzen, um ein ungiftiges Antiklopfmittel herauszufinden.

Eine noch ungelöste Frage stellen die durch die modernen Riesen-Jets (Jumbo etc.), die in sehr großen Höhen fliegen, ausgestoßenen Bleimengen dar. Durch die große Entfernung von der Erde scheinen die Pb-Partikel in der Stratosphäre in schwebendem Zustande weiter um die Erde zu kreisen und sich dort anzureichern. Es wäre möglich, daß daraus mit der Zeit eine Entladung des Allan-Gürtels resultieren könnte. Die Folge wäre eine starke *Zunahme der eindringenden korpuskulären Sonnenstrahlung* und stärkere Sonneneinstrahlung. Dies könnte zu wesentlichen Veränderungen unserer Umweltbedingungen führen. Aus diesem Grunde wollte man anfänglich den weiteren Bau dieser Riesen-Jets in den USA verbieten.

In der *Akkumulatoren-, Keramik-* (8) und *Metallindustrie* sind heute Vergiftungen bei guter Prophylaxe und periodischen Kontrollen der Arbeiter selten geworden. Auch bei den Malern sind durch die weitgehende Verwendung bleiweißfreier Farben und durch die Aufklärung über die bestehenden Gefahren die Bleiintoxikationen stark zurückgegangen. Vergiftungen kommen hier vor allem noch beim Abschleifen von bleiweißgestrichenen Flächen, z. B. mit elektrischen Schleifapparaten, durch Inhalation des bleihaltigen Staubes in Frage. In den USA, wo das Bleiweiß zum Anstreichen der Holzhäuser sehr viel gebraucht wird, kommen immer wieder Vergiftungsfälle bei Kindern vor, die durch Abkratzen und Ablecken der Farbe erkranken, während solche Vergiftungen bei uns nicht gesehen werden. In England (9) wurden Intoxikationen von Arbeitern, die mit der Reinigung von sog. „Creosotpitch" beheizten Boilern beschäftigt waren, beobachtet. Die Asche dieses Heizabfallproduktes aus der Gasindustrie enthält bis zu 5% Pb. Die heutigen Töpfereiglasuren sind ungefährlich (unlösliche Bleiborosilikate), früher kam es aber durch in den Glasuren vorhandene Pb-oxyd-Reste beim Einwirken von Säuren (Salatessig, Wein) zu Vergiftungen (8, 10).

Eine Anzahl von schweren Vergiftungen kam in der Schweiz in den letzten Jahren völlig unerwartet durch die plastische submuköse Ausfüllung von operierten Kieferhöhlen mit „Porzellankugeln", die sich nachträglich als bleiglashaltig erwiesen, zustande. Siehe Abb. 5.

Vergiftungen durch Einnahme von Pb zur Herbeiführung eines Aborts sind in unserer Gegend selten. Pb-Vergiftungen durch Geschosse (Schrotkugeln) kommen relativ selten vor; sie können aber evtl. bei einer starken Zersplitterung der Geschosse, manchmal auch nach einer evtl. jahrelangen Latenzzeit, auftreten. Besonders gefährdet sind Patienten mit Steckschüssen, die im Knochenmarksraum liegen, oder die in eine mit Synovia erfüllte Gelenkshöhle hineinragen (Fettgehalt!) und dort ständig abgeschliffen werden (11), z.B. Schrotschuß in den Fuß, wie im folgenden Falle:

Fall 1. H. H., 44j., Arzt (KG Nr. 422/122 [1962]).
P. A.: o. B. **J. L.:** Im Mai 1960 während einer Mittelmeerreise auf einem Dampfer erhält er anläßlich eines Tontaubenschießens einen Schrotschuß aus $1/2$ m Distanz in den linken Fuß mit Zertrümmerung des Metatarsale I–III. Es gelingt operativ, einen Teil der kleinen Bleikugeln zu exzidieren, aber es blieben auf Grund des Röntgenbildes sehr zahlreiche Bleisplitter und Kügelchen zurück, z.T. sicher intraartikulär.
Im September erstmals *Kopfschmerzen,* Müdigkeit und *Bauchkoliken!* Obstipation. Im Dezember generalisierte *Muskelschmerzen* und fibrilläre Zuckungen. Bleigehalt im Blut im Januar 1961: 23, März 1961: 65 und im April 1961: 140 γ%! Am 10. Mai 1961 werden weitere 60 Schrotkugeln, die zum Teil intraartikulär lagen, entfernt. Im Juni 1961 ist der Bleiwert auf 20 γ% abgefallen. Eine klinische Durchuntersuchung auf unserer Klinik im Februar 1962 ergab keine pathologischen Befunde und normale Bleiwerte. Deltalävulinsäure im Urin nicht erhöht. Koproporphyrin nicht erhöht. Die operative Entfernung der intraartikulär liegenden Stücke hat hier also zu einer völligen Remission geführt.

Giftwirkung: Es ist heute wahrscheinlich, daß die Giftwirkung des Pb-Atoms, ähnlich wie bei anderen Metallen, vor allem auf seiner Einlagerung in verschiedene Zellfermente beruht. Das Pb bindet sich hier zum Teil an die Sulfhydrilgruppen der Eiweißkomponenten der Enzyme oder inaktiviert vielleicht durch Verdrängung anderer Metallionen die betreffenden Fermente. Ein wesentlicher Mechanismus scheint dabei der Störung des normalen Porphyrinstoffwechsels (Koproporphyrin III in Urin und Stuhl) zuzukommen. Sehr wahrscheinlich handelt es sich dabei um eine Störung im Porphyrinaufbau und nicht um einen gestörten Porphyrinabbau. So konnte SCHMID (12) nachweisen, daß bei der experimentellen Pb-Vergiftung das Koproporphyrin III direkt in den Erythroblasten gebildet wird, so daß im UV-Mikroskop die Erythroblasten deutlich aufleuchten; dagegen fehlt es in den reifen Erythrozyten. Das Blei führt, soweit sich dies heute überblicken läßt, vor allem auf zwei Wegen zu einer Blockierung des Protoporphyrins (12a). Einmal in der *Blockierung*

der Aminolävulinsäure-Dehydrase (DALS), wodurch diese Substanz im Urin vermehrt ausgeschieden wird (13), da der Zusammenschluß von 2 Molekülen DALS verhindert wird. Zweitens zu einer Blockierung zwischen dem *Phyriaporphyrinogen III* und dem *Koproporphyrinogen III*, doch ist dieser Mechanismus weniger wichtig (12a). Nach zahlreichen Untersuchungen (14) ist der Nachweis einer erhöhten δ-Aminolävulinsäure im Urin (bis maximal 150 mg in 24 Std.!) heute auch eines der besten Mittel zur Kontrolle von bleigefährdeten Arbeitern, da die Werte noch vor dem Ansteigen der Pb-Werte und vor der Zunahme der Koproporphyrin-III-Werte im Urin ansteigen (Normalwert im Urin: 0,29 mg/100 ml). Erhöht sind die Werte aber auch bei anderen Porphyrin-Stoffwechsel-Erkrankungen, nicht aber bei andern Metallvergiftungen. Möglicherweise ist dieser pathologische Porphyrinstoffwechsel wiederum teilweise für das Zustandekommen der nervösen Störungen verantwortlich. Genaueres über den Mechanismus der Nerven- oder eventuellen Muskelschädigung ist auch heute noch nicht bekannt. Möglicherweise spielt beim Zustandekommen der Paresen auch eine Störung des Phosphor-Kreatinin-Stoffwechsels eine gewisse Rolle (15).
Die toxische Einwirkung betrifft dabei vor allem die folgenden Systeme:

Toxische Einwirkungen des Bleis

1. *Hämatotoxisch* (Koproporphyrin III)
2. *Neurotoxisch*
   a) *Peripheres motorisches Neuron (Strecker)*
   b) *Zentral (Encephalopathia)*

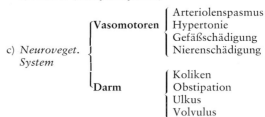

Ausscheidung und Entgiftung: Das aufgenommene Pb zirkuliert zuerst im Blut und wird dann zum kleineren Teil durch den Urin und durch die Schweißdrüsen (16), zum größeren Teil durch den Dickdarm mit dem Stuhl ausgeschieden. Vermag der Organismus das Blei nicht fortlaufend auszuscheiden, so erfolgt eine Ablagerung im Knochen, worauf wir unten zurückkommen. Eine vermehrte Bleiausscheidung im Stuhl ist noch keineswegs beweisend für eine Bleivergiftung. Wichtiger sind die Werte im Urin. Siehe auch Abb. 4.

Gefährlich für den Organismus ist nur das ionisiert in Lösung befindliche Blei. Das erste Ziel der Behandlung ist deshalb die rasche Überführung des Bleis in eine nicht ionisierte Form, was heute durch die Umwandlung des Bleis in das sehr gut lösliche, aber nicht ionisierte Pb-Komplexsalz mit Natriumzitrat (17) oder mit Penicillamin (siehe Therapie-Kapitel) gelingt.

Blei-Urinwerte: Wichtiger als die Ausscheidung im Stuhl ist für die Beurteilung der Patienten die Pb-Ausscheidung im Urin. Als normal kann man hier in nicht bleiexponierten Gegenden bei der Verwendung von bleifreiem Glas (Pyrex) Werte von bis zu 8 γ%, d.h. von 0,08 mg/l Urin erhalten. Auch 15 γ% sind noch kaum beweisend, vor allem wenn bis kurz vorher noch Bleikontakt bestand. Bei eigentlichen Vergiftungen liegen die Werte meistens zwischen 15–30 γ%, evtl. noch höher, d.h. 0,15–0,30 mg/l = 150 bis 300 γ pro Liter (Amer. Publ. Health Assoc.).

Speicherung: Wesentlich für die Kenntnis der Bleivergiftung ist die evtl. jahrelange Speicherung des Bleis im Knochen. Hier finden sich 92 bis 95% des im Körper gespeicherten Bleis (18), während die Leber und Niere nur 0,1–0,4% im Retikuloendothel speichern können, siehe auch experimentelle Untersuchungen (19), und das Großhirn auch bei der „Encephalopathia saturnina" praktisch kein Blei (20), das Kleinhirn unter 0,5% (21) enthält. Aus diesen Depots kann das Blei bei Fieberzuständen, ferner bei Störungen im Kalziumphosphorstoffwechsel (Kalziummangel, erhöhter Kalziumverbrauch) wieder ins Blut ausgeschwemmt werden und evtl. noch nach Jahren zu einem Rückfall führen. Bei Kindern fand man als *Normalwerte* 0,02 mg Blei pro 3 g Aschensubstanz, bei älteren Leuten aber bis zu 0,1 mg (22). WEINIG und BÖRNER (23) fanden 1–3 mg% in der Femurasche von Erwachsenen.

Pb-Depots: Beim Vorliegen latenter Pb-Depots – die aber an und für sich noch keineswegs das Vorliegen einer Bleivergiftung bedeuten! – lassen sich diese nach Bestimmung der Ausgangswerte durch eine dreitägige Injektionsbehandlung mit CaNa$_2$-EDTA, täglich 20 mg/kg KG i.v. (Durchführung und Dosierung siehe Therapie-Kapitel), und die hierauf erfolgende Kontrolle der Serum- und Urin-Pb-Werte am 2. und 4. Tage nachweisen. Steigen die Zahlen deutlich an (manchmal bis auf das 10- bis 40fache) (24), so sind sicher latente Pb-Depots in den Knochen vorhanden. Die Ausscheidung beginnt 10 Std. nach der Infusion. Ein Ansteigen auf 800 μg pro Liter zeigt das Vorhandensein von möglicherweise

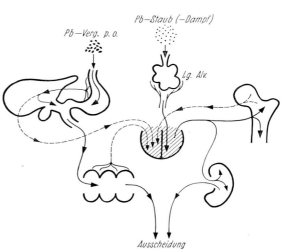

Abb. 4. Bleiaufnahme und -ausscheidung

gefährlichen Bleidepots an. Bei akuten Vergiftungen wurden dabei im Urin innerhalb 24 Std. total 2,1–18 mg, in chronischen Fällen 1,2–1,8 mg und bei *nicht exponierten Personen* 0,2–1 mg im Urin ausgeschieden (7).

Sehr gut und einfacher ist die Mobilisationsprobe mittels *Penicillamin* (25) tgl. 450 mg während 3 Tagen oral. Neben dem Initialwert wird die Pb-Ausscheidung im Urin am 2., 3. und 4. Tag bestimmt. Der mobilisierende Effekt ist hier eher noch stärker ausgeprägt.

Personen mit latenten Pb-Depots brauchen nicht krank zu sein, sie sind aber gegenüber jeder erneuten erhöhten Pb-Zufuhr von außen besonders empfindlich. Da sie durch die starke Anhäufung von Blei in ihrer Knochensubstanz und dem erhöhten Pb-Blutspiegel eine gesteigerte Aufnahme nicht durch eine rasche, vermehrte Ausscheidung und Ablagerung zu kompensieren vermögen, können sie dann scheinbar plötzlich an den Zeichen einer akuten Pb-Vergiftung erkranken. Solche Pb-Depots können auch wie folgt nachgewiesen werden:

Knochenmarksbleispiegel: WESTERMAN u. Mitarb. (25a) haben den Pb-Gehalt in Knochenmarksbiopsien des Beckenkamms (WESTERMAN-JENSEN-Biopsienadel) untersucht und mit demjenigen des Serumspiegels verglichen. Das Punktat besteht aus ca. 25% Knochensubstanz und 75% Mark. Das erklärt die Tatsache, daß sie bei stark bleiexponierten Arbeitern, die keine Vergiftungssymptome und normale oder nur wenig erhöhte Blutwerte aufwiesen, schon deutlich erhöhte Pb-Werte im Knochenmark fanden. Als *Normalwerte* geben die Autoren 0,5–3,9 mg pro 100 g, also 0,5–3,9 γ% an. Bei Pb-Arbeitern waren die Werte deutlich erhöht, d. h. 4,2–35 γ% und wiesen somit auf das Vorliegen von latenten Pb-Depots hin. Bei manifesten Pb-Vergiftungen zeigten die Werte im Blut und Knochenmark wenig Unterschiede. Unter der Therapie (EDTA) fielen die Werte im Blut rasch, im Knochenmark aber nur sehr langsam ab und bedurften oft mehr als 18 Monate bis zur Normalisierung! – *Diese neue Methode stellt also eine wertvolle Bereicherung zur Erfassung des latenten Pb-Depots im Knochen dar.* Zugleich erlaubt sie eine genauere *Kontrolle der therapeutischen Maßnahmen* als die Bestimmung der Serumbleiwerte. Bei Kindern läßt sich die Pb-Exposition durch die Bestimmung des Pb-Gehaltes der Haare gut ermitteln.

Serumspiegel: Der normale Bleigehalt des Blutserums (bei Verwendung bleifreier Spritzen, Nadeln und Glasbehälter!) schwankt zwischen 5–30 γ%. Subjektive Vergiftungserscheinungen treten erst bei ca. 40 γ% in Erscheinung, d. h. Appetitlosigkeit, Müdigkeit und Schwindel. Bleiarbeiter können sich aber weitgehend an einen so hohen Bleigehalt gewöhnen, und Vergiftungserscheinungen treten hier gewöhnlich erst bei 60–80 γ% auf (21). Vorübergehendes Ansteigen über 40–60 γ% ist bei mit Blei in Kontakt kommenden Personen häufig, langdauernde Anstiege über 60 γ% bedeuten aber in den meisten Fällen eine Gefährdung, siehe auch (6).

In schweren Fällen kann es zu extrem hohen Blutspiegeln kommen, die dann aber immer auf eine artefizielle Bleizufuhr verdächtig sind, d. h. durch orale Einnahme, wenn nicht eine massive Inhalation, oder in seltenen Fällen sogar eine Implantation von löslichen Pb-Verbindungen vorliegt, wie in dem folgenden interessanten Fall (Fall 2):

Fall 2. K. O., 32 J., Wehrmann (EMV, V, 399, 122)

Arbeitsanamnese: Seit 1947 Arbeit in Garagen zuerst als Handlanger, dann Chauffeur-Mechaniker. Seit 1949 auf Flugplatz tätig als Chauffeur-Mechaniker, wobei der Explorand den Unterhalt und die Reinigung von Jeep-Stationswagen besorgte (Vergaserreinigungen, Entrußen des Motors und Chassisreinigungen). Im Militärdienst (WK) vom 28. August bis 18. September 1954 als Jeepfahrer tätig, wobei mehrmals Chassis und Motoren gereinigt werden mußten.

Jetziges Leiden: Bis zum WK 1954 (28. August bis 18. September) beschwerdefrei. In der letzten WK-Woche Bauchkoliken, zeitweise Übelkeit und Obstipation. Nach dem Dienst wechselnde Oberbauchbeschwerden. Untersuchung in einer Poliklinik vom 19. bis 29. Oktober. Diagnose: „spastische Obstipation". Am 20. Dezember 1954 letzte Kontrolle, Patient beschwerdefrei. Mitte Januar 1955 erneut häufige Oberbauchkrämpfe. Abklärung (Dr. Brändli, Aarau) ergab: hypochrome Anämie von 60% mit basophil punktierten Erythrozyten, Bilirubin erhöht auf 1,6 mg%, Harnstoff auf 66 mg%. Röntgenologisch Gastroduodenojejunitis. Einweisung auf die Medizinische Klinik des Kantonsspitals Aarau (Prof. A. Alder) (3. März bis 19. August 1955) als Pb-Vergiftung.

Befund: Hypochrome Anämie von 58% bei 3,18 Millionen Erythrozyten, reichlich basophil Punktierte. *Bleispiegel im Blut* stark erhöht: 311 γ%, im Urin 5 γ%, Koproporphyrine Typus III im Urin und Stuhl positiv, Harnstoff erhöht auf 71 mg%. Unter der Therapie mit Natrium citricum 20 g täglich per os sinkt der Bleispiegel bis zum 9. Juli 1955 auf 200 und bis zum 24. September 1955 auf 120 γ% ab. Dann Überweisung in das EMS Novaggio (Chefarzt: Dr. Schwarz) vom 12. September bis 9. November 1955. Behandlung mit Calcium-EDTA (= Calciumäthylendiamintetraacetat) 200 mg pro dosi in total 15 Laevosan-Infusionen. Bleiwerte sinken von 90 γ% (7. Oktober 1955) auf 46 γ% (8. November 1955) ab, Hb steigt von 49 auf 84% an. Bleiwert im Urin (5. Oktober 1955) 3,9 γ%. Überweisung des Patienten auf die Medizinische Klinik des Bürgerspitals Solothurn zur Begutachtung (21. bis 26. November 1955).

Befund: Völlig beschwerdefrei. Leicht angedeuteter Bleisaum. Leichte Radialisschwäche in beiden Unterarmen, mäßige Muskelatrophie des linken Thenars. Übrige Organe normal. Blutbefunde: Hb 13,4 g% (= 86%), 4,3 Mio. Erythrozyten, basophil Punktierte 24⁰/₀₀, Reticulocyten 21⁰/₀₀, Serumeisen erhöht auf 225 γ%. Serumbleiwert 47 γ%. Harnbleiwert 3,9 γ%, Koproporphyrin III im Urin +. Uroporphyrin negativ. Urea 29 mg%, Bilirubin 0,95 mg%. *Sternalpunktat:* Erythropoese leicht vermehrt, zahlreiche Erythroblasten mit kleinen Nebenkernen und basophiler Punktierung bei vermehrten basophilen Formen. EKG bis auf pos. U-Wellen normal. Bei der Begutachtung wird eine Haftung von 50% EMV und 50% SUVA vorgeschlagen. Dezember 1955 wieder voll gearbeitet. Januar 1956 während 1–2 Tagen leichte Bauchkoliken.

Kontrolluntersuchung vom 20. bis 23. Februar 1956: Bleiwert im Blut 96 γ%, Urin-Koproporphyrin Typus III negativ. Bleiwert im Urin 6,2 γ%. Therapie: Für 4 Wochen Natrium citricum 3mal 5 g per os.

Kontrolluntersuchung vom 9. bis 12. Juli 1956: Muskelatrophie des linken Thenars und Radialisschwäche jetzt beidseitig völlig verschwunden. Bleisaum an der Gingiva noch angedeutet. *Bleiwert* im Blut 71 γ%, im Urin: 10,4 γ%, *Koproporphyrin III* wiederum positiv. Leichte hypochrome Anämie, Hb 10,6 g% (68%), Erythrozyten 3,4 Millionen, basophil Punktierte 22⁰/₀₀, Reticulocyten 54⁰/₀₀, *Serumeisen* 210 γ%.

Therapie: Für 3 Wochen Natrium citricum 3mal 5 g täglich oral, anschließend 3 Wochen 2 g Calcium-EDTA (= Calcium Hausmann) täglich oral.

Kontrolluntersuchung vom 28. Januar bis 2. Februar

1957: Bleisaum an der Gingiva nur noch an 1 Zahn angedeutet. *Bleiwert* im Blut 64, im Urin 5,3 γ%. *Koproporphyrin III* positiv (93 γ%). Hb 13,6 g% (88%), basophil Punktierte 10°/$_{00}$. *Serumeisen* 205 γ%. Rest-N 32 mg%, Bilirubin 1,66 und 0,95 mg%. Eine hämolytische Komponente konnte ausgeschlossen werden: Coombs-Test und Kälteagglutinine negativ. *Blutbleiwert der Ehefrau* (als Umgebungsuntersuchung) am 20. März 1957: 10 γ%, normal. Eine zusätzliche Vergiftung durch Leitungswasser oder Nahrungsmittel kann damit ausgeschlossen werden.

Durch die Erkrankung noch anderer Patienten wird man schließlich darauf aufmerksam, daß der Pat. sich 1954 einer Kieferplastik unterzog, wobei ihm „Porzellanperlen" (die sich bei näherer Untersuchung als bleiglashaltig erwiesen) submukös implantiert wurden!

Epikrise: In dem obigen Falle nahm man zuerst eine berufliche Exposition an. Die sehr schwere und hartnäckige Vergiftung ging aber auf eine operative Implantation von bleihaltigen „Porzellankugeln" zurück (Kieferplastik). – Dies erklärt auch die extrem hohen Blei-Serumwerte. Die Erkrankung wurde aber trotz der Konsultation zahlreicher Ärzte erst ein halbes Jahr später erkannt. Unter der Behandlung mit Natrium citricum und CaNa$_2$-EDTA gehen die Bleiwerte bis zum November 1955 im Blut von 311 γ% auf 47 γ%, im Urin von 5 γ% auf 3,9 γ% zurück. Die Anämie, die Streckerschwäche und die Nierenschädigungen sowie die Koproporphyrin-III-Ausscheidung verschwinden nur langsam. Nach einer 11-monatigen Arbeitsunfähigkeit kann im Dezember 1955 die Arbeit wieder aufgenommen werden; es dauert aber weitere 2 Jahre, bis alle Symptome verschwinden.

Der Fall zeigt außerdem, wie die Diagnose einer solchen Vergiftung auch in Spitälern oft lange Zeit verkannt wird, und es darf heute angenommen werden, daß wohl eine große Anzahl von Pb-Vergiftungen gar nicht aufgedeckt werden. Die tatsächliche Zahl der vorkommenden Vergiftungen liegt wahrscheinlich wesentlich höher als die Zahl der gemeldeten Fälle. Oft wird diese Krankheit auch unter der Diagnose einer Ulkus-Anämie verkannt.

Nachweis: Für den Nachweis des Bleis sind sehr zahlreiche Methoden ausgearbeitet worden. Bei unseren Fällen stützten wir uns auf die von ROSENMUND (26) entwickelte Methode, mit welcher das Blei schon in 5 ml Blut auf photoelektrischem Wege bestimmt werden kann. Von CORNISH und SHIELS (27) ist eine einfache Blut-Mikromethode (9 Tropfen) angegeben worden. Für die Mikroanalyse des Bleis im Urin ist eine spezielle Methode (28) entwickelt worden. Eine *polarographische Methode* (29) hat sich durch

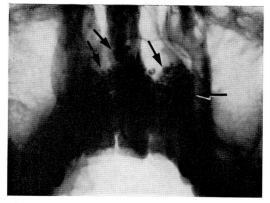

Abb. 5. Schwerste *Bleivergiftung* bei 47j. Frau durch Sinus-Plastik mit „Porzellan"-Perlen, die sich bei der Untersuchung als *Bleiglasperlen* erwiesen. In der Röntgenaufnahme sind die Perlen als dunkle Schatten mit hellen Zentren zu erkennen.

ihre hohe Spezifität und Empfindlichkeit in Westeuropa weitgehend durchgesetzt.

Bestimmung der Delta-Aminolävulinsäure-Dehydrase in den Erythrozyten: Dieses Enzym ist unentbehrlich zum Aufbau des Haem-Eisen-Moleküls. Bei seiner Inaktivierung durch das Pb kommt es zu vermehrtem Anfall von Delta-Lävulinsäure und zu den unten beschriebenen morphologischen Störungen der Erythropoese. Neuerdings hat es sich gezeigt, daß die Bestimmung dieses Enzyms in den Erythrozyten einen besseren Parameter, namentlich für leichtere Bleiexpositionen, abgibt als die Bestimmung des Blutbleigehaltes. Es besteht dabei eine negative Korrelation zwischen dem Blutbleigehalt und dem Logarithmus des Delta-Aminolävulinsäure-Dehydrase-Gehalts der Erythrozyten (29 a). Bei Kindern ergibt diese Bestimmung frühere Anhaltspunkte für eine Bleiexposition (29 b). In Zukunft sollte diese Methode vermehrt herangezogen werden.

Vergiftungserscheinungen

a) *Akute Vergiftung:* Akute Vergiftungen sind sehr selten, da größere Mengen Blei durch die Magen-Darm-Schleimhäute nur langsam und schlecht resorbiert werden (z.B. Abtreibungsversuche mit „Bleiwasser"). Dagegen kann die Einatmung größerer Mengen feinverteilter Verbindungen evtl. schon nach einigen Tagen, oder nach 1 bis mehreren Wochen zu tödlichen subakuten Vergiftungen führen. FÜHNER (30) hat einen Fall mitgeteilt, der durch die Einatmung von Bleidämpfen während einer *zweitägigen* ungeschützten Arbeit mit der Spritzpistole auftrat, und der innerhalb 4 Tagen ad exitum kam. Die Symptome dieser seltenen akuten Vergiftung waren: „süßlichmetallischer Geschmack, Speichelfluß, Erbrechen, Darmkoliken, Stuhl- und Harnverhaltung, beginnende Blutschädigung und Kollaps mit Blutdruckabfall und Untertemperaturen". KARPATHIN (31) sah eine akute Vergiftung durch Einnahme von 7 g Pb-Azetat, wobei es 19 Stunden später zu Erbrechen, vorübergehender Proteinurie, Extensorenschwäche mit Flexionshaltung der Finger, Gelenkschmerzen und Parästhesien und späterer Anämie kam.

b) *Chronische Vergiftung:* In der folgenden Tabelle 1 sind die an Hand unserer 70 Fälle beobachteten Symptome nach ihrer Häufigkeit aufgeführt.

Die ersten Vergiftungserscheinungen sind gewöhnlich Kopfschmerzen, Appetitlosigkeit, Müdigkeit, Nervosität, Tremor und Obstipation. Später kommt es evtl. zum Auftreten sehr schmerzhafter Bleikoliken, die oft mehrere Stunden anhalten und sich in Intervallen mehrmals täglich wiederholen können. Im Gegensatz zum Peritonealschmerz wird hier der Schmerz durch Druck auf das Abdomen häufig vermindert. Wie BAADER (32) und LACHNIT (22) mit Recht hervorheben, kommen aber auch Fälle mit deutlichem Druckschmerz vor. Meistens bleibt dagegen der Puls relativ bradykard. Die Stuhlverhaltung kann 10 Tage und mehr anhalten. Bei diesen typischen Fällen findet man häufig neben ausgeprägtem Tremor schon eine deutliche Streckerschwäche, vor allem im Radialisgebiet, eventuell aber auch in den unteren Extremitäten. Subjektiv klagen die Patienten vor allem über Müdigkeit und rasche Ermüdbarkeit beim Gehen. Im Urin findet sich in diesem Zeitpunkt regelmäßig eine vermehrte Ausscheidung des ätherlöslichen Koproporphyrins.

Anämie: Die *Anämie* kann zu Beginn fehlen, ist aber in ausgesprochenen Fällen meistens vorhanden, wobei die Hämoglobinwerte gewöhnlich zwischen 9–13 g% schwanken und der Färbeindex meistens deutlich erhöht ist (33). Im Blutausstrich besteht in schweren Fällen auch eine *Polychromasie* und Steigerung der *Retikulozytenwerte* bis auf 30–45$^0/_{00}$, und in ca. $^1/_3$, vor allem in den subakuten Fällen, lassen sich im Ausstrich vermehrte *basophil punktierte Erythro-*

Tabelle 1. *Klinische Symptome der chronischen Pb-Vergiftung* (nach Häufigkeit)

Subjektiv:
- Schwächegefühl
- Appetitlosigkeit
- Müdigkeit
- Nervosität
- Tremor
- Übelkeit
- Abmagerung
- Kopfschmerzen
- Magen-Darm-Symptome
  - Obstipation
  - Magenbeschwerden
  - Koliken
- Streckerschwäche
- Impotenz, Amenorrhöe

Objektiv:
- Blässe (enge Arteriolen); Gewichtsabnahme
- Erhöhte Ausscheidung von Delta-amino-Lävulinsäure
- Porphyrinurie (Koproporphyrin III)
- Obstipation
- *Blut*
  - erhöhter Pb-Spiegel
  - Serumbilirubin und Serumeisen evtl. leicht erhöht
  - Anämie (basophil punktierte Erythrozyten)
- *Knochenmark*
  - basophil punktierte Erythroblasten
  - zweikernige Erythroblasten
  - evtl. gesteigerte Erythropoese
- Bleisaum
- Streckerschwäche
- Tremor

zyten (Abb. 6) nachweisen, wobei die Werte für die Betrachtung von nach Manson oder May-Grünwald gefärbten Ausstrichen und bei Auszählung von mindestens 10000 Zellen normalerweise unter $0,5^0/_{00}$, bei mit Blei in Kontakt kommenden Personen aber zwischen $1-10^0/_{00}$ liegen können. Für praktische Zwecke kann man sich merken, daß in der Ölimmersion ca. 50 Gesichtsfelder 10000 Erythrozyten entsprechen. Findet man also pro 50 Felder 10–50 oder sogar 100 basophil Punktierte, so sind die Werte sicher erhöht.

Eine Vermehrung dieser basophil Punktierten beweist aber noch keineswegs eine Pb-Vergiftung, wenn andere Vergiftungserscheinungen fehlen! Werte zwischen $10-20^0/_{00}$ bei Bleiarbeitern sind aber immer ein ernstes Warnungszeichen (34).

Bei der Betrachtung im Dunkelfeld sind die basophil punktierten Zellen bei Methylenblaufärbung als helle Gebilde mit einem leuchtenden Ring auf dunklem Grunde viel besser zu erkennen. Werte von über $2^0/_{00}$ sind mit dieser Methode als pathologisch zu betrachten (35). In schweren Fällen fand ich daneben auch eine deutliche leichte Vergröberung der Neutrophilen-Granula, dagegen kommt der Vermehrung der Lymphozyten nach unseren Fällen keine besondere Bedeutung zu, da heute die Lymphozytenwerte überhaupt schon normalerweise relativ hoch liegen. Die *basophile Punktierung* mehrerer Erythrozyten ist keineswegs pathognomonisch für die Bleivergiftung, man findet sie auch bei schweren Anämien und auch bei Zink-, Silber-, Sublimat-, Gold-, Anilin-, Phenylhydrazin- und Benzolvergiftungen und nach den Untersuchungen von NAEGELI (36) auch nach der Verabreichung von Jodkali. DUSTIN (37) konnte zeigen, daß die basophile Punktierung chemisch einem Ribonukleoproteid entspricht. Neben den basophilen Erythrozyten und Erythroblasten kommt es auch unabhängig davon zum Auftreten von „Siderozyten" (38), d.h. eisenhaltige, eine positive Berlinerblau-Reaktion gebende Erythroblasten, wie man diese auch bei andern hämolytischen Anämien vorfindet. Die normalen Werte betragen 0,5–0,8% Siderozyten. Bei der Bleivergiftung können sie sehr stark erhöht sein. Dieses Moment deutet darauf hin, daß hier der Einbau des Ferritins in das Hämoglobin-Molekül gestört ist (siehe Abb. 7 u. 8).

Die Anämie beruht also einerseits auf einem gestörten Eiseneinbau und Hämoglobinaufbau, andererseits auf einem erhöhten Erythrozytenzerfall, wobei die basophil punktierten Erythrozyten von der Milz eliminiert werden. McFAD-

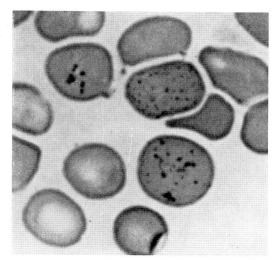

Abb. 6. Basophil punktierte Erythrozyten bei Bleivergiftung (May-Grünwald-Färbung). Vergr. 1:1400.

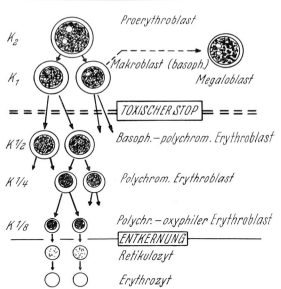

Abb. 7. *Erythropoese-Modell nach Weicker*: Eine toxische Hemmung oder Beeinflussung der normalen Entwicklung erfolgt auf Grund unserer Beobachtungen fast regelmäßig beim Übergang vom K_1- zum $K_{1/2}$-Stadium, d.h. bei der Entwicklung vom basophilen Makroblasten zum polychromatischen $K_{1/2}$-Erythroblasten.
Durch das Blei wird hier der normale Einbau des Ferritins in das Hb-Molekül gestört (38a), es kommt nun zum Auftreten von basophil punktierten Erythroblasten, d.h. zu sogenannten eisenhaltigen Sideroblasten.

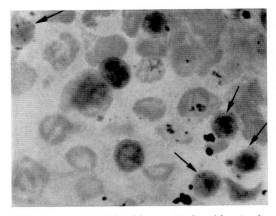

Abb. 8. *Typische Sideroblasten* (Berlinerblau-Reaktion und Kernechtrot) bei schwerer Bleivergiftung, daneben auch reichlich Erythrozyten mit Eisenniederschlägen, sogenannte *Siderozyten*.

ZEAN und DAVIS (39) konnten experimentell zeigen, daß nach Milzentfernung die basophil Punktierten ansteigen, die Anämie aber fehlt oder nur schwach ausgeprägt ist. Durch den gesteigerten Erythrozytenabbau kommt es evtl. zu einem leichten *Anstieg des Serumbilirubins* und Serumeisens (40), manchmal auch zu einem Subikterus (Skleren). Interessanterweise ergeben ferrokinetische Untersuchungen eine enorm beschleunigte Plasmaclearance bei verzögerter Hämoglobinsynthese. *Thalassämiepatienten* weisen eine besonders ausgeprägte Empfindlichkeit gegenüber dem Pb auf. Bei Kindern kann man elektrophoretisch eine rasch wandernde Hämoglobinfraktion („fast-Hämoglobin, Hb-Pb") nachweisen, die nach dem Abheilen der Vergiftung wieder verschwindet.

Knochenmark: Hier findet man eine grobe basophile Punktierung der Erythroblasten, neben einer evtl. deutlich vorhandenen *Karyorrhexis* der Erythroblastenkerne. Charakteristisch ist das Auftreten von Nebenkernen, wahrscheinlich durch eine toxisch bedingte *Chromosomenabsprengung* bei der Mitose dieser Zellen. Diese Veränderungen sind in Abb. 9 und 10 festgehalten. Das Sternalpunktat bildet also in solchen Fällen eine wertvolle Ergänzung der übrigen Untersuchungen. Bei schweren Vergiftungen, wie in dem Falle der Abb. 11, kann es sogar zum Auftreten einer stark gesteigerten *Erythropoese* mit Linksverschiebung, d. h. *Zunahme der basophilen jungen Formen,* und dem evtl. Auftreten von *großen pathologischen Makroblasten* kommen (siehe Abb. 10 und 11) (41), (42).

Coombs-Test: Interessant ist ferner, daß in einigen akuten Fällen auch der Coombs-Test (43) positiv ausfällt. Dies ließ sich auch tierexperimentell reproduzieren (44). SUTHERLAND (43) konnte dabei den Nachweis erbringen, daß sich dieser Coombs-Test auf die bei der Blutsenkung in der obersten Schicht absetzenden Retikulozyten beschränkt. Es scheinen also vor allem die jüngsten Formen geschädigt zu werden.
Wahrscheinlich handelt es sich dabei um eine Membranschädigung, die evtl. mit der Absorption gewisser Eiweißsubstanzen (z. B. Komplementstufen) aus dem Serum einhergeht und so zum positiven Coombs-Test führt. Eine durch das Blei induzierte Autoantikörperbildung ist kaum wahrscheinlich.

Nachweis des Koproporphyrins III: Im *Urin* kann dieses ätherlösliche Porphyrin sehr einfach durch folgende Methode nachgewiesen werden: 20 ml Urin werden mit 2 Tropfen Eisessig versetzt und dann mit 2 ml Äther überschichtet und während $^1/_2$ Minute kräftig durchgeschüttelt. Der sich nachher wieder als klare Oberschicht absetzende Äther zeigt nun im Dunkeln im UV-Licht (z. B. eine kleine Philipslampe mit dem Woodschen Filter) eine deutliche, je nach der Quantität mehr oder weniger intensive rote Fluoreszenz (45), im Gegensatz zum Verhalten des ätherunlöslichen Uroporphyrins der genuinen Porphyrie, wo diese Probe negativ ausfällt. Bei der Routineuntersuchung von Pb-Arbeitern oder für den Nachweis kleiner Mengen verwen-

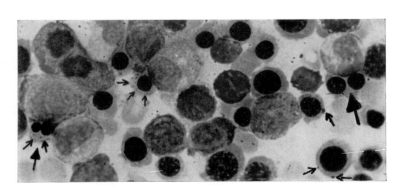

Abb. 9. *Sternalpunktat bei schwerer Bleivergiftung.* Typische Vermehrung der Erythroblasten mit reichlich basophil punktierten Erythroblasten (→) und Erythroblasten mit Nebenkernen oder 2 Kernen (→).

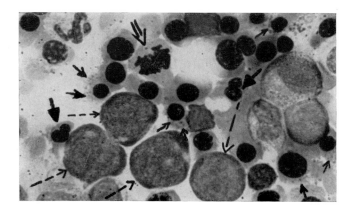

Abb. 10. *Sternalmark bei Bleivergiftung.* Zeigt als Detail die verklumpten Mitosen (⇒) und die großen pathologischen basophilen Erythroblasten und Makroblasten (→) im Sinne der typischen Linksverschiebung der Erythropoese (Zunahme der unreifen, basophilen Formen).

det man am besten das „Corning Co (USA) Filter No. 5113", das nur das entscheidende Band 405 durchläßt und das störende Band 365 (grüne Fluoreszenzen) absorbiert (persönliche Mitteilung von C. Watson). Auf diese Weise können die beiden evtl. sehr ähnlichen Krankheitsbilder rasch auseinandergehalten werden. Eine deutliche rötliche Fluoreszenz ist, sofern das klinische Bild damit übereinstimmt und andere Ursachen für einen stark gesteigerten Blutzerfall (Perniziosa, hämolytischer Ikterus) ausgeschlossen werden können, beweisend für das Vorliegen der Pb-Vergiftung. Gleichzeitig fällt auch die Urobilinogenreaktion stark positiv aus (Burgunderrot), wie bei der genuinen Porphyrie. Wichtig ist es, frischen Urin zu verwenden, oder den Urin im Dunkeln aufzubewahren, da die vermehrten Koproporphyrin-Vorstufen im Licht innerhalb 2 Stunden größtenteils zersetzt werden (46).

Beim *quantitativen Nachweis* (mit HCl angesäuertem Ätherextrakt) sind Werte bis $8\gamma\%$ noch normal. Bei Bleiarbeitern sind die Grenzwerte für die Porphyrinausscheidung auf 70 bis $80\gamma\%$, d. h. 0,70–0,80 mg/l anzusetzen (47), (48). Arbeiter mit darüberliegenden Werten weisen fast immer schon deutliche Anämien auf und sind sicher als *bleigefährdet* zu betrachten!

Bleisaum: Der typische „*Bleisaum*" ist in den meisten schweren Vergiftungsfällen am Zahnfleischrand als graubläuliches Band von 1–2 mm Breite nachweisbar. Je sorgfältiger aber die Mundpflege, desto bescheidener ist sein Ausmaß. Am dorsalen Zahnfleischrand ist er häufiger vorhanden oder stärker ausgeprägt. Bei Kindern fehlt er meistens. Das im Speichel ausgeschiedene Blei wird durch das H_2S, welches von den in den Zahntaschen anwesenden Bakterien gebildet wird, als schwarzes Bleisulfid ausgefällt. Ein kleines Stück Probeexzision in Lokalanästhesie läßt unter dem Mikroskop die schwarzen amorphen Bleimassen leicht erkennen. Der Wismutsaum fällt durch seine mehr schwarze, der Quecksilbersaum durch die mehr bläuliche und der Antimon- und Arsensaum durch die mehr violette Farbe auf. Dangl (49) verwendet zur

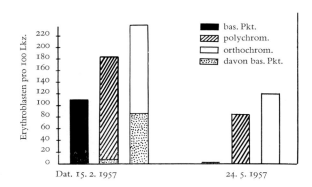

Abb. 11. *Verhalten der Erythropoese bei Bleivergiftung* vor und nach der Behandlung. Links: vor der Behandlung starke Vermehrung der Erythropoese mit sehr viel unreifen Formen und reichlich basophil punktierten, polychromatischen und orthochromatischen Erythroblasten. Nach der Behandlung (rechts) normale Verteilung mit Verschwinden der basophil punktierten Erythroblasten und Rückbildung der vorher gesteigerten Erythropoese.

Abgrenzung des Bleisaumes von nichtmetallischen Niederschlägen die Betrachtung im Ultraviolettlicht (Woodfilter), wobei der Zahnstein intensiv rot fluoresziert, der Blei- und Wismutsaum aber schwarz bleibt. Seltener sind schwärzliche Bleisulfid-Einlagerungen in der Zunge und Wangenschleimhaut (32).

Ob die Paradentosen bei Bleivergifteten häufiger sind, ist heute noch nicht gesichert, obschon gewisse Beobachtungen (50) in diesem Sinne sprechen.

Gefäßsystem: Eine gelblichgraue Blässe der Haut, das sog. „*Bleikolorit*", ist in schweren Fällen meistens vorhanden und beruht nicht nur auf der Anämie, sondern zum Teil auf der bei dieser Erkrankung bestehenden spastischen Kontraktur der Arteriolen und Kapillaren. Diese Spasmen können an den Gefäßen der Netzhaut evtl. gut erkannt werden und führen hier gelegentlich zu vorübergehenden Erblindungen. SONKIN (53) hat auf ein diagnostisch wichtiges Zeichen, d. h. auf Pigmentablagerungen im Augenhintergrund, die zirkulär um die Papille des N. opticus angeordnet sind, hingewiesen.

Als Folge dieser Kontraktur der Arteriolen kann der *Blutdruck* während der eigentlichen subakuten Vergiftung leicht gesteigert sein (siehe unseren unten wiedergegebenen Fall). Nach den Untersuchungen von BELKNAP (51) u. a. scheint aber die *Arteriosklerose* unter den mit Blei in Kontakt kommenden Arbeitern nicht häufiger zu sein als bei anderen Arbeitern. Von den gleichen Autoren wird heute auch die Existenz der früher vielfach erwähnten „*Bleischrumpfniere*" und der Pb-Koronarsklerose abgelehnt. In dem unten aufgeführten Falle (Fall 2, Abb. 12) kam es gleichzeitig mit den schweren Bleivergiftungsschüben und der Porphyrie auch zum Auftreten von *anginösen Herzbeschwerden* mit reversiblen negativen T-Wellen im EKG infolge der Koronarspasmen. VÖGTLIN (52) u. Mitarb. sahen einen Myokardinfarkt nach einer subakuten Bleivergiftung bei einem 37jähr. Mann. Sorgfältige Untersuchungen der Belegschaften von Akkumulatorenfabriken in England (51a) ergaben eine deutliche Häufung der zerebrovaskulären Todesfälle bei Pb-exponierten Arbeitern.

Uns persönlich scheint es doch fraglich, ob man in Anbetracht der bei der Pb-Vergiftung sichergestellten Gefäßspasmen jeden Einfluß des Bleis auf die Entwicklung sklerotischer Gefäßveränderungen einfach ablehnen kann. *Auf Grund von Einzelbeobachtungen sind wir der Ansicht, daß zum mindesten ein Teilfaktor bei sicher nachgewiesenen, schweren Vergiftungen nicht abgelehnt werden kann* (s. a. HAMILTON (54)). Auch die schönen experimentellen Untersuchungen von COTTIER (55) u. Mitarb., die bei Ratten durch eine bestimmte optimale Pb-Dosis Hypertonien und Mediahypertrophien der Arteriolen hervorrufen konnten, sprechen in diesem Sinne.

Blei-Nephropathie: Wahrscheinlich ist es vor allem diese sekundäre Hypertonie, die zum Auftreten der Nierenschädigung führen kann. Geradezu bewiesen (56) wurde ihr Vorkommen durch das traurige Massenexperiment in Jugoslawien, wo in einem Dorf durch einen mit Blei ausgegossenen defekten Mühlstein allein aus 12 Familien 44 Personen an einer Bleischrumpfniere verstarben. – Es ist leider anzunehmen, daß auch die 37 vorher an einem chronischen Nierenleiden in diesem Dorf verstorbenen Leute wahrscheinlich an einer Bleivergiftung zugrunde gegangen waren. CHAPMAN (56a) fand unter 385 Pb-Vergiftungen in 22% Albuminurie und in 5,4% eine Nephrosklerose, auch daraus geht deutlich das viel häufigere Vorkommen von Nierenschädigungen bei Pb-Vergiftungen als beim Normalen hervor. Der unten wiedergegebene Fall 2 (Abb. 12) zeigt eindeutig, wie parallel mit der akuten Bleivergiftung in gewissen Fällen, trotz noch normaler Nierenfunktion (anfänglich normaler Konzentrations- und Verdünnungsversuch), eine Blutdruck- und Rest-N-Steigerung in Erscheinung treten und schließlich nach Jahren das typische Bild einer arteriolosklerotischen Schrumpfniere entstehen kann. EMMERSON (55a) untersuchte 15 Patienten mit chronischer Nephropathie und verglich sie mit 14 chronischen Nephropathien anderer Ursache. Hierbei zeigten die Pb-Fälle einen deutlich höheren Plasma-Uratspiegel, während die Plasma-Phosphat-Konzentrationen ungefähr gleich ausfielen. Die Pb-Nephropathien zeigten gegenüber den Kontrollfällen eine *signifikant verminderte Urat-Clearance*.

Magen-Duodenum-Ulzera: Wahrscheinlich sind solche Gefäßspasmen in Kombination mit einer Hyperazidität auch die Ursache für die bereits oben erwähnten, nicht seltenen Magen- und Duodenalulzera bei Pb-Vergiftungen (57–59,54). So sahen wir selbst unter 70 Vergiftungen 2 Fälle. Beide Male war zuerst die Pb-Vergiftung dem Untersucher entgangen, da die nicht sehr starken Koliken und die Anämie gut zum Bilde des Ulkus paßten. *Man denke daher beim Ulkus immer an die Möglichkeit einer eventuellen Bleivergiftung.* Hyperazidität konnte bei der Mehrzahl unserer Vergiftungsfälle festgestellt werden.

Volvulus BERGER und LUNDBERG (60) berichten

über 5 Fälle, in denen es auf Grund einer sicheren chronischen Bleivergiftung mit abdominalen Kolikanfällen zum Auftreten eines typischen Volvulus kam. Selbst haben wir diese Komplikation nie gesehen.
Genitalorgane: Häufig sind bei Männern *Potenzstörungen,* ferner Sterilität durch Schädigung der Spermiogenese (61) und bei Frauen das Auftreten eines *Abortes* durch Schädigungen des Chorionepithels (54) oder der Frucht selbst.
Nervensystem: Als erstes Symptom der beginnenden *Schädigung der motorischen Nervenbahnen* ist gewöhnlich eine *typische Streckerschwäche* der Hand nachzuweisen. Dieses Symptom fehlt aber in Initialfällen. In schweren Fällen kann es schließlich zu einer evtl. beidseitigen *Radialislähmung* kommen. Schreitet die Schädigung der Nerven weiter, so kommt es zu Streckerlähmungen des Unterarmes, des Oberarmes und evtl. auch der unteren Extremitäten. Im allgemeinen erkrankt die am stärksten gebrauchte Gliedmaße früher und ausgeprägter. Typisch für die Bleivergiftung ist die schmerzlose, motorische Polyneuritis ohne alle sensorischen Störungen im Gegensatz zur schmerzhaften Polyneuritis des Thalliums und Arsens. HERMANN (62) beschreibt eine vielleicht durch Blei hervorgerufene *myatrophische Lateral-*

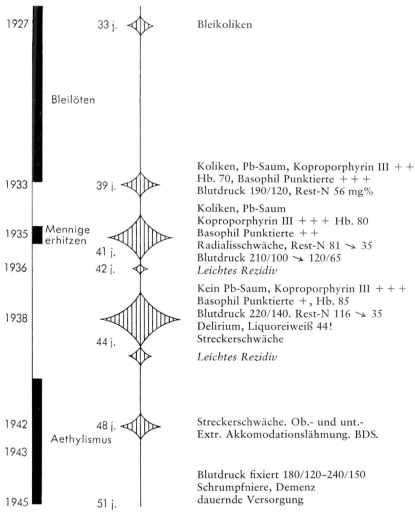

Abb. 12. *Graphische Darstellung des klinischen Verlaufs einer chronischen Bleivergiftung* bei einem während 18 Jahren klinisch kontrollierten Fall. Die Vergiftung verlief typisch schubweise, jedesmal mit starker Koproporphyrin-III-Ausscheidung und vorübergehender Blutdruck- und Rest-N-Steigerung. Später Übergang in fixierten Hochdruck und Schrumpfniere.

sklerose mit Pleozytose und Eiweißvermehrung im Liquor. Das Auftreten einer *multiplen Sklerose* bei zwei Brüdern, die mit Blei zu tun hatten (63), ist wohl eher als ein zufälliges Zusammentreffen zu bewerten.

Encephalopathia saturnina des Erwachsenen: Im Gehirn kann das Blei zu schweren zerebralen Störungen führen. Das Bild kann je nach Beteiligung verschiedener Hirnteile stark variieren. Am häufigsten ist zu Beginn eine ausgesprochene Schlaflosigkeit trotz großer Müdigkeit verbunden mit starken Kopfschmerzen, Schwindel und schlechter Merkfähigkeit. Dann kommt es zu Muskeltremor und -zuckungen; auch Blickkrämpfe wie bei gewissen Enzephalitiden können auftreten. In schweren Fällen entwickeln sich epileptiforme Krämpfe und psychische Alterationen, wie deliriöse Aufregungszustände und Depressionen, die evtl. eine Internierung nötig machen. Der Bleigehalt des Liquors ist in den Frühstadien solcher Fälle ebenfalls vermehrt, doch lagen die Werte in unseren Fällen unter denjenigen des Blutes. STRAUBE (20) hat auch experimentell hohe Liquorwerte, aber im Gehirn selbst gar kein Blei gefunden. Diese zerebrale Form kann schwere dauernde Schädigungen zurücklassen.

Pb-Encephalopathia bei Kindern: Das kindliche Gehirn ist besonders empfindlich (64). Zu Vergiftungsfällen kommt es eigentlich ausschließlich noch in den USA durch die Einnahme von abgekratzter Bleifarbe, wobei fast nur Kinder zwischen 1–5 Jahren befallen werden, und die Mehrzahl auf das 2. Lebensjahr entfällt. Bei Kindern sind die Prodrome oft sehr uncharakteristisch und bestehen in evtl. leichten Bauchschmerzen, Verlust des Appetits und in einer vermehrten Unruhe und gesteigerten Irritabilität, Verstopfung und gelegentlichem Erbrechen. *Typisch sind plötzliche zerebrale schwere Krämpfe bei Kindern, die vorher nie Krampferscheinungen zeigten.* Der Bleisaum fehlt bei Kindern meistens, dagegen findet man hier typische sklerotische Querstreifen in den Knochen-Metaphysen (65, 66 u.a.), die sogenannten „Bleilinien" oder „Bleibänder". Sie beruhen auf toxischen Schädigungen der Epiphysenwachstumszone (analog der Vitamin-D-Vergiftung) und wandern mit fortschreitendem Wachstum des Knochens allmählich gegen die Diaphyse.

Nachstehend wollen wir noch einen typischen Fall (W. K.) eines Schlossers wiedergeben, bei dem die schwere Vergiftung in Schüben verlief und mit einer starken Porphyrie, Enzephalopathie und schließlich auch terminalen Schrumpfnieren einherging (Abb. 12). Besonders interessant ist hier die bei jedem Schub auftretende Blutdrucksteigerung mit Rest-N-Steigerung bei anfänglich noch intakter Nierenfunktion. Besonders hervorzuheben ist auch die Tatsache wiederholter typischer Bleivergiftungsschübe, trotz Fehlens eines neuen Bleikontaktes während 2 Jahren (1936–1938). Es zeigt dies eindeutig, daß nach schweren Bleivergiftungen, im Gegensatz zu der Auffassung von JOHNSTONE (67), durch die Mobilisierung der alten Bleidepots Rezidive mit allen typischen Symptomen der akuten Bleivergiftung auftreten können.

Fall 2. W. K., geb. 1894, Schlosser (KG 96/44, 1942) (siehe auch Abb. 12)

P. A.: o. B. J. L.: 1927–1928 Löten von Bleileitungen, damals erstmals Bleikoliken. 1931 auf der Chirurgischen Klinik, wo die Differentialdiagnose Ureterstein, Pankreatitis, Invagination erwogen wurde.
1933 Aufnahme in die *Medizinische Klinik:* Weitere schwere Koliken. Die Anfälle beginnen meist vormittags sehr plötzlich zwischen 9–11 Uhr in Form sehr heftiger, nach beiden Seiten ausstrahlender Krämpfe, wobei er die Knie an den Leib anziehen muß und die Fäuste in den Leib preßt. Zeitweiliges Erbrechen, nachher kalter Schweiß, hochgradige Blässe und grobschlägiger Tremor, Abgeschlagenheit, Verstopfung. *Deutlicher Bleisaum.* Normochrome Anämie von 11,5g%, 41 °/$_{00}$ Retikulozyten, zahlreiche grob basophil punktierte Erytr., Anisozytose, Polychromasie. *Blutdruck leicht erhöht 190/120, Rest-N 56 mg%. Blutdruck sinkt in wenigen Tagen zur Norm, ebenso der Rest-N und die erhöhten Bilirubinwerte.* Hämatoporphyrin III im Urin + +. Deutliche Streckerschwäche. Nierenfunktion: Verdünnung 1008, Konzentration 1021. Nach 6 Wochen keine Paresen mehr nachweisbar, 9 kg Gewichtszunahme, Entlassung.
1935: Mit Mennige vorgestrichene Eisenteile warm genietet, wobei Pb verdampfte. Erneute Hospitalisation wegen *Koliken. Deutlicher Bleisaum,* Schwäche der Handstrecker, Anämie 13g%, Erythrozyten 3,4 Mill., F. I. 1,17, Reti. 53°/$_{00}$, basophile Punktierung, Urin dunkelt nach, Hämatoporphyrin + + +, *erhöhter Rest-N von 81, der rasch wieder auf 35 absinkt. Vorübergehende Hypertonie von 210/100 bis 200/125, die nach 6 Tagen auf 120/65 zurückgeht.* Anazidität des Magensaftes. Urinbleigehalt an der oberen Grenze: 30 Gamma%.
1936: Leichtes Rezidiv. Blutdruck jetzt nicht erhöht: 140/80–120/80.
März 1938: Häufige Koliken, hatte wissentlich keinen neuen Bleikontakt. Hb 13,5g%, Ec 3,3, F.I. 1,27, Reti. 44°/$_{00}$, basophil Punktierte +, Rest-N 66 mg%, Xanthoprotein 37, Blutdruck 180/100, SR 13 mm, Hämatoporphyrin III + + +, Eiweiß 0,7°/$_{00}$. Während des Klinikaufenthaltes *plötzlich schweres Delirium, welches 3 Tage anhält, heftiger Tobsuchtsanfall.* LP.: Druck 220 im Liegen, Gesamteiweiß erhöht auf 44, Globuline vermehrt, Zel-

len $^4/_3$, Liquorkurve: leichte Meningealzacke. Blutdruck erhöht auf 220/140, erhöhter Rest-N 116 mg%, Normalisierung nach 10 Tagen. Im Urin massenhaft granulierte Zylinder. Paresen der Radialisgruppe vor allem rechts. Mitte April wieder beschwerdefrei entlassen.
September 1938: Rezidiv, gleiche Veränderungen wie oben, klinische Behandlung während 12 Tagen. Bleigehalt im Stuhl nicht erhöht: 17 Gamma%; im Blut normal: 25 Gamma%.
Oktober 1938: Erneuter Krampfanfall und Einweisung. Ec 4,1 Mill., F. I. 0,96, basophil Punktierte 13°/₀₀, Retikulozyten 75°/₀₀. Urobilinogen noch negativ, kein Nachdunkeln des Urins. Hämatoporphyrin erst in Spuren. Blutbleigehalt an der oberen Grenze: 30γ%. In den folgenden Tagen gehen die basophil Punktierten und die Retikulozyten zurück, der F. I. nimmt zu, das rote Blutbild wird makrozytär, das weiße Blutbild zeigt eine Linksverschiebung. Sternalmark myelozytär verschoben mit massenhaft basophil punktierten Ec. Urobilinogenreaktion wird jetzt +, Urin dunkelt nach, Hämatoporphyrin III + + +, Rest-N steigt auf 75 mg%, Blutdruck auf 196/130. Eiweiß im Urin vorübergehend +, ebenso vorübergehende Zylindrurie. Im EKG Negativwerden der vorher pos. T-Zacken, 2 und 3 Tage dauernde, doppelseitige, vollständige Akkomodationslähmung. Innerhalb 10 Tagen normalisieren sich alle pathologischen Befunde, doch verbleibt eine ziemlich starke Streckerschwäche in Armen und Beinen. Entlassung: 3. Dez. 38 in beschwerdefreiem Zustand.
Februar 1942: Wieder mit Streckerschwäche beider Hände auf der Klinik, keine Sensibilitätsstörungen. Serumbleispiegel an der oberen Grenze: 39 Gamma%, im Stuhl nicht erhöht: 12 Gamma%. *Blutbild:* Hb. 90, Ec 3,9, F. I. 1,15, Reti. 7½°/₀₀, basophil Punktierte nur ganz vereinzelt. Hatte seit 1938 keinen Bleikontakt mehr, hat sich aber zu einem ziemlich schweren Äthyliker entwickelt, so daß die Radialisschädigung evtl. durch den Alkoholismus verstärkt wurde. Blutdruck (48j.) 185/115, bei Entlassung 165/110. Verdünnung bis 1002, in 4 Stunden 1200 von 1500 ausgeschieden, konzentriert bis 1021.
1943–1945 zunehmendes Ansteigen des Blutdruckes bis auf 180/120–240/150, allmähliche Entwicklung einer arteriosklerotischen Schrumpfniere. Erhält eine Rente von 50%. 1945 apoplektischer Insult und jetzt 100% Rente. 1945 in der medizinischen Poliklinik (Prof. Dr. Rossier), Verdünnung bis 1003, Konzentration bis 1019, Rest-N 32 mg%. 1945 in unserer Klinik mit schwerer arteriosklerotischer Demenz (51j.), *Rest-N jetzt 42,2 mg%*, Blutdruck 225/140, Eiweißspuren, Sediment o. B., Porphyrine negativ, muß wegen der Demenz in einer psychiatrischen Anstalt interniert werden.

Karzinogene Wirkung?: Beim Menschen konnten bisher keine Anhaltspunkte für einen solchen Zusammenhang gefunden werden (s. die Untersuchungen an Pb-Arbeitern von DINGWALL-FORDYCE (51a)).

Diagnose: Die sichere Diagnose gründet sich in allen Fällen auf den *Nachweis des Bleikontaktes, die Feststellung der Bleiaufnahme* (Nachweis eines erhöhten Bleispiegels im Serum und Urin) und den Nachweis einiger *Kardinalsymptome*, von denen die Porphyrinurie, die vermehrte Ausscheidung von D-Lävulinsäure, die Blut- und Knochenmarksveränderungen, die Obstipation mit evtl. Koliken, sowie die Hautblässe und Streckerschwäche, die wichtigsten sind. Schwieriger ist die Diagnose bei Kleinkindern, s.o. im Abschnitt Enzephalopathie. (Herabgesetzter Gehalt an Delta-Lävulinsäure-Dehydrase in den Erythrozyten!, s.o.).

Differentialdiagnose: Bei der Differentialdiagnose ist vor allem an die *genuine Porphyrie* zu denken, die sich aber durch das ätherunlösliche *Uroporphyrin* (im Gegensatz zum ätherlöslichen Koproporphyrin III der Pb-Vergiftung!) leicht ausschließen läßt. Die in der ersten Phase ähnliche *Thalliumvergiftung* (abdominale Krämpfe, Obstipation) ist durch die schmerzhafte Polyneuritis und den später auftretenden Haarausfall gut abzugrenzen. In einem Falle mit einer schweren, schmerzhaften Polyneuritis und Enzephalopathie, wo der Haarausfall fehlte, und die Untersuchung deutlich erhöhte Blutserumbleiwerte ergab, zeigte es sich nachher, daß gleichzeitig eine kriminelle kombinierte Vergiftung mit Bleiwasser und Thallium vorlag. Eine *schmerzhafte Polyneuritis gehört also nie zum Bilde der reinen Bleivergiftung!* Die abdominalen Koliken lassen anfänglich evtl. einen Nieren- oder Gallenstein, ferner ein perforiertes Ulkus, eine akute Pankreatitis, einen Mesenterialinfarkt, einen Ileus oder einen Herzinfarkt vermuten. Gewöhnlich bringt bei der Bleivergiftung Druck auf das Abdomen eher Linderung, während abdominale Affektionen deutlichen Peritonismus oder starke Druckempfindlichkeit aufweisen. Dieses Symptom darf aber nicht den Ausschlag geben, sondern es muß immer das Gesamtbild berücksichtigt werden.
Sehr wichtig ist es auch, daß man sich bei einem „Bleiarbeiter" nicht von vornherein mit der Diagnose einer Bleikolik zufrieden gibt; so können gerade in Fabrikbetrieben akute Appendizitiden usw. übersehen werden! In Zweifelsfällen ist besser die Probelaparotomie durchzuführen.

Pathologische Anatomie: Bei einer manifesten Bleivergiftung findet man in den Leber- und Nierenzellen histologisch sogenannte *Einschlußkörperchen* (68, 69), die jedoch auch bei Bismuth-, Eisen- und Aluminiumaufnahme vorkommen und sich wie die Tuberkelbazillen durch ihre *Säurefestigkeit bei der*

Ziehl-Neelsen-Färbung auszeichnen. Dadurch und durch den Nachweis größerer Bleimengen im Skelett kann evtl. die Diagnose verifiziert werden. Charakteristisch ist auch ein hoher Pb-Wert in der *Leber*. Über 0,15 mg% sind pathologisch, bei tödlichen Fällen findet man evtl. 1 mg% und darüber (69a). Die arteriosklerotischen Veränderungen und die Nephrosklerose können im Zusammenhang mit einer chronischen Pb-Vergiftung stehen, wenn die andern Symptome und Befunde die Diagnose bestätigen. Beweisend sind auch die Pb-Werte in den Knochen.

Prophylaxe: Bei einer sorgfältigen Überwachung der gefährdeten Betriebe sollten heute Pb-Vergiftungen überhaupt nicht mehr vorkommen. Regelmäßige halbjährliche Kontrolle aller Arbeiter inklusive Pb-Bestimmung in Blut und Urin, Blutbild und Untersuchung des Urins auf D-Lävulinsäure. Am wichtigsten ist die *Vermeidung der Einatmung von Pb-Staub und Bleinebel* durch sehr gute Abzugsvorrichtungen, wenn nötig durch Benutzung von Masken oder Frischluftgeräten. Wesentlich ist auch das Ersetzen von staubförmigen Bleiverbindungen durch körnige Präparate (Keramik), wo dies irgendwie möglich ist (69b). Peinliche Sauberkeit und gründliches, häufiges Waschen der Hände und des Gesichts vor jeder Mahlzeit ist unumgänglich. Eine weitere Quelle für die Aufnahme ist auch das Rauchen während der Arbeit, wobei an dem feuchten Mundstück der Zigarette recht viel Blei von den schmutzigen Händen kleben bleiben kann und dann in den Mund gelangt. Die prophylaktische Verabreichung von Milch hat nach der Ansicht namhafter Toxikologen (Lit. s. BAADER 70) keinen Sinn, vielleicht wird durch ihren Fettgehalt die enterale Pb-Aufnahme sogar begünstigt! Vor allem aber wiegt sie den Arbeiter in ein Gefühl der falschen Sicherheit, so daß er evtl. die grundlegenden Prinzipien der Sauberkeit mißachtet. Hat jemand einmal eine Bleivergiftung durchgemacht, so ist er gegenüber Blei nachher viel empfindlicher, und es kann bei Wiederaufnahme der gefährdenden Arbeit leicht zu Rückfällen kommen. Wenn möglich ist also in solchen Fällen der Arbeitsplatz zu wechseln, andernfalls sollte unbedingt eine intermittierende prophylaktische Behandlung mit Natriumzitrat (je 3 Wochen täglich 10–15 g alle 2 Monate) durchgeführt werden, die sich uns in zahlreichen immer wieder rezidivierenden Fällen sehr bewährt hat. $CaNa_2$-EDTA wird vom Darmkanal schlecht resorbiert (71), fängt aber doch das Pb im Magen-Darm-Kanal und auch einen Teil des resorbierten Bleis ab. Dosierung oral 2 g täglich für eine Woche, dann 3 Wochen Pause. *D-Penicillamin* scheint sich für die Prophylaxe sehr gut zu eignen (72). Die empfohlene prophylaktische Dosis beträgt 0,3 g D-Penicillamin vor jeder Hauptmahlzeit während 4 Tagen pro Woche und 3 Wochen pro Monat. Dazu gebe man, um einem Pyridoxinmangel vorzubeugen, 3mal pro Woche je 0,25 g Pyridoxin.

Therapie

Akute Pb-Vergiftung

(z. B. durch Einnahme von Bleiwasser oder Bleiessig):
Sofortige Magenspülung mit einer 3proz. Natriumsulfatlösung unter Zusatz von reichlich Tierkohle zur Überführung des löslichen Bleis in das schwer lösliche Sulfat und Adsorption an die Tierkohle. Dann sofort D-Penicillamin-Therapie, s. unten.

Chronische Vergiftung

Die wichtigsten Prinzipien der Therapie sind im folgenden Schema zusammengefaßt:

Therapeutische Prinzipien bei der Pb-Vergiftung

A. *Spezif. Therapie:*
- *Überführung des ionisierten Pb → in den nicht ionisierten Pb-Komplex* ($CaNa_2$-EDTA, Natriumzitrat oder D-Penicillamin)
- *Ausscheidungs-Steigerung* ($CaNa_2$-EDTA oder D-Penicillamin)
- *Ablagerung im Knochen* (gewöhnliches Ca-gluconat oder Ca-bromat)

B. *Sympt. Therapie:*
- *Spasmolytika* (Papaverin 3× 0,1; Extr. Belladonnae 3× 0,05 g; Hyoscinbutylbromid 3× 0,02 g)
- *Sedativa* (Chlorpromazin *Largactil®*, Megaphen® 25–50 mg, Ca-bromat 10%, 20 ml i. v.)
- *Aufbaustoffe für Neuron* { B_1, B_{12}; Cystin (3× 1 Kaffeelöffel Hefe) }
- *Darmentleerung* (Na-Sulfat 15 g)

Spezifische Therapie

1. $CaNa_2$-EDTA: Die Behandlung ist durch die 1953 erfolgte Einführung des Calcium-Versenats*) (= „Calcium-EDTA" = Kalzium-Dinatrium-Äthylendiamintetraazetat) ferner

---

*) (In der Schweiz *Calc. Hausmann®*.)

durch das D-Penicillamin in optimaler Weise gelöst worden.

Es handelt sich um einen Ionenaustauscher, in dem das Kalzium durch Schwermetallionen ersetzt werden kann. Diese Metallverbindung des Versenats ist stabiler und wird als gut lösliches Bleiversenat durch die Nieren ausgeschieden. Die Pb-Ausscheidung kann so innert 2–3 Tagen auf das 20–40fache gesteigert werden (73 u. a.). Als Tagesdosis wurde von mehreren Autoren 2–4 g i. v. angegeben. *In dieser Dosierung ist aber die Behandlung sicher zu gefährlich*, wir selbst erlebten mit dieser Dosierung einen Todesfall und sahen konsiliarisch vier weitere Todesfälle (40), weitere Literatur siehe BRUGSCH (74). Siehe auch Abb. 13.
Zusammen mit AMPORT (75) konnten wir experimentell nachweisen, daß das $CaNa_2$-EDTA vor allem für eine vorgeschädigte Niere (wie dies bei Bleivergifteten häufig der Fall ist) von erhöhter Toxizität ist.

Auf Grund unserer seit diesem Ereignis durchgeführten klinischen Versuche (76) kamen wir zu einer wesentlich niedrigeren Dosierung, die sich therapeutisch noch immer als sehr wirksam erweist (siehe auch die positiven Erfolge anderer Autoren mit kleinen Dosen (77, 78, 79)), aber keine toxischen Nebenerscheinungen mehr erkennen läßt. ANDREWS (80) weist auf das evtl. Auftreten einer α-Amino-Azidurie als Zeichen der proximalen Tubulusschädigung hin, die er in zwei Fällen nach der $CaNa_2$-EDTA-Therapie sah. Es sollte also in Zukunft vor, während und nach der Therapie auf dieses Zeichen geachtet, und beim Auftreten das Intervall verlängert oder sogar das Mittel abgesetzt werden. Wir lassen hier das auf Grund dieser Untersuchungen abgeänderte *Dosierungsschema* folgen:

$CaNa_2$-EDTA (Ca-Versenat), Ionenaustauscher

(1 Amp. Calc. Hausmann forte = 2,4 g Versenat! = 250 mg Ca)

1. *Dosierung:*   a) i. v.: nicht über 20 mg Versenat pro kg Körpergewicht! (z. B. 60 kg Pat. = 1,2 g = $^1/_2$ Amp. in 500 ml 5%iger Glukose- oder Lävulose-Tropfinfusion).

   b) p. o.: Erwachsene 2 g pro die erlaubt, Kinder 30 mg/kg Körpergewicht pro die.

2. *Dauer:*   3 Tage Therapie, 3 Tage Pause, dann Wiederholung je nach klin. Bild 5–10 Serien.

3. *Urin-Kontrolle:*   bei + + Albumin sofort sistieren!
   bei vorbestehendem Nierenschaden Vorsicht (!) $^1/_2$ Dosis.

Die *orale Verabreichung von Ca-EDTA* ist heute *nicht* mehr indiziert. SELANDER (81) konnte zeigen, daß die i. v. Verabreichung von Ca-EDTA die größte Pb-Ausscheidung im Urin auslöst, dann folgen i. v. oder oral verabreichtes *Penicillamin*. Diese drei Methoden haben auch einen sehr günstigen Effekt auf die Verminderung der D-Aminolävulinsäure-Ausscheidung. Die orale Gabe von bis zu 4 g Ca-EDTA tgl. ergab aber eine viel geringere Wirksamkeit als die anderen 3 Verabreichungsarten. Oral hat das Ca-EDTA also höchstens prophylaktisch noch einen Sinn (s. o.).

2. D-Penicillamin = Dimethylcystein: Die Wirksamkeit beruht auch hier auf der Anwesenheit von Sulfhydrylgruppen, und es ist heute ebenfalls ein sehr gutes Mittel zur Behandlung der chronischen Pb-Vergiftung. Der einzige Nachteil dieses bei der Cu-Vergiftung (Morbus Wilson!) schon seit über einem Jahrzehnt gebrauchten Antidots, ist die bei längerem Gebrauch evtl. in Erscheinung tretende Sensibilisierung (Fieber, Exanthem etc.). Diese kann für kürzere Zeit evtl. durch die zusätzliche Gabe von Prednison, 15–20 mg tgl., bekämpft werden. Viel gefährlicher aber ist die zum Glück selten auftretende *toxische Nephrose*, die sogar tödlich verlaufen kann (82). Auch hier muß also wie beim Ca-EDTA der Urin periodisch auf Eiweiß untersucht werden und beim evtl. Auftreten einer Albuminurie sollte die Medikation sofort abgesetzt werden. Das gemischte DL-Penicillamin sollte nicht mehr verwendet werden.
Dosierung (82) *bei der akuten Vergiftung:* 0,3 g p. o. 3 × tgl. vor dem Essen während 4 aufeinanderfolgenden Tagen der Woche, und während 3 Wochen des Monats zusammen mit je 250 mg Pyridoxin 1 × tgl. an den Behandlungstagen.
Dosierung für die Prophylaxe: s. S. 50.

BAL ist bei der Pb-Vergiftung kontraindiziert! Der in vitro hergestellte BAL-Pb-Komplex erweist sich i. v. injiziert als ebenso toxisch wie das Blei (83). Eigene Tierversuche zeigten eine höhere Sterblichkeitsrate bei der experimentellen und BAL behandelten Pb-Vergiftung beim Meerschweinchen (84). Auch klinisch scheint die Toxizität des Bleis durch die Gabe von BAL erhöht zu werden (83).

3. Natriumzitrat: Durch das Natriumzitrat wird Blei in eine lösliche dreiwertige Komplexverbindung übergeführt, in der das Blei aber in nicht ionisierter, und damit ungiftiger Form vorhanden ist (85). Leider wird die Pb-Ausscheidung

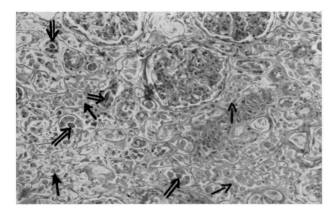

Abb. 13. Schwere nekrotisierende Nephrose bei tödlicher CaNa$_2$-EDTA-Schädigung. Die Tubulus-Epithelien zeigen meistens keine Färbung mehr (→); daneben auch hyaline Zylinder (⇒) und toxische Veränderungen der Glomerulusschlingen.

dadurch im Urin nicht gesteigert (86), aber das Entscheidende ist ja klinisch nicht die Ausscheidung, sondern die Entgiftung des im Serum und den übrigen Organen vorhandenen ionisierten Bleis.

Dosierung: 4mal 5 g Natriumzitrat täglich mit etwas Sirup während 1–2 Monaten. Die gleiche Behandlung hat sich uns auch prophylaktisch in der Dosierung von täglich 10–15 g während 4 Wochen alle 2–3 Monate bei besonders gefährdeten Arbeitern bewährt.

Symptomatische Therapie

a) *Spasmolytika und Sedativa:* Die Koliken werden nach unseren Erfahrungen am besten mit *Chlorpromazin (Largactil®, Megaphen®)* 50 mg i.m. 1–2× tgl.; Papaverin 3× 0,1 g, Extract. *Belladonnae* 3× 0,05 g bekämpft. Günstig wirkt auch Hyoscinbutylbromid 0,02 g mit Novaminsulfon 2,5 g i.v. 1–3× tgl. (z.B. als *Buscopan compos.®*). Keine Morphiate! Im Anfall Ca-Bromat 10%ig, 20 ml i.v. und heiße Wickel.

b) *Aufbaustoffe: Vitamin B$_{12}$:* FRANK u. Mitarb. (87) haben gezeigt, daß die wiederholte i.m. Injektion von 30 γ die Porphyrinurie zum Verschwinden bringen kann. Es empfiehlt sich, in schweren Fällen auch Vitamin B$_{12}$ zu injizieren. HESSE und FLÖTER (88) empfehlen auf Grund von Tierversuchen, in denen sie mit der sechsfachen tödlichen Dosis bleiweißvergiftete Kaninchen durchbringen konnten, die tägliche s.c.-*Verabreichung von 15 mg Folinsäure.*

c) *Cystin:* Es ist möglich, daß dem Cystin (89), ähnlich wie beim Thallium, auch beim Pb eine entgiftende Funktion zukommt. In schweren Fällen empfiehlt sich daher die zusätzliche Verabreichung von Hefe, täglich 3 × 1 Kaffeelöffel.

d) *Abführmittel:* Da das Blei teilweise durch den Dickdarm ausgeschieden wird, ist eine regelmäßige Darmentleerung sehr wichtig. Am besten eignet sich hierfür das *Natriumsulfat* (15–20 g täglich). In den ersten Tagen evtl. 1 Amp. *Prostigmin* i.m.

Spezielle Formen

Bleilähmung: Therapie wie oben, dazu noch täglich Vitamin B$_1$ 40 mg (2 Ampullen *Benerva forte®*) i.m. (besser als i.v., da langsamer ausgeschieden), und 3mal 1 mg Strychnin s.c. täglich, außerdem Behandlung mit Solbädern, Massage und Galvanisation wie bei anderen motorischen Neuritiden. Bei ausgesprochenen Lähmungen Anlegen von Schienen, um Kontrakturen vorzubeugen. Die Lähmungen bilden sich in der Regel immer zurück, die Rekonvaleszenz kann aber in fortgeschrittenen Fällen einige Monate dauern.

Encephalopathia saturnina: Entgiftende Therapie mit CaNa$_2$-EDTA oder D-Penicillamin, daneben Sedativa wie Chlorpromazin 25–50 mg pro dosi, pro die 100–150 mg, Phenobarbital 0,2–0,4 g, Chloralhydrat, Brom usw. Bei schweren Anfällen evtl. *Aprobarbital* wie *Somnifen®* i.v. In Anbetracht der oben schon angeführten Tatsache, daß sich nur im Liquor, nicht aber im Gehirn Blei nachweisen läßt, würden wir in solchen Fällen auch *häufige Lumbalpunktionen* empfehlen, um das schon in den Liquor diffundierte Pb möglichst zu entfernen. Bei Kindern ist der Liquordruck oft außerordentlich erhöht, so daß die Lumbal- oder Subokzipitalpunktion durch die Entlastung schon eine deutliche Besserung bringt. Die Rekonvaleszenz ist langdauernd, und es bleiben häufig Dauerschädigungen zurück. Bei schweren manischen Aufregungszuständen und Depressionen ist eine Internierung in einer psychiatrischen Anstalt nicht zu umgehen.

Literatur

1 MELLINS, R. B., C. D. JENKINS: J. Amer. med. Ass. 158 (1955) 15
2 AUB, J. C.: 1. J. Amer. med. Ass. 104 (1935) 87. – 2. Lead poisoning in the individual Oxford Medicine, Vol. 4, Chapt. XVIII B, Oxford University Press, New York 1931
3 GUSIEW, M. J.: Gig. i Sanit., Moskau 22 (1957) 21–25
4 HÖGGER, D.: Z. Unfallmed. Berufskr. 1957 150
5 JECKLIN, L.: Schweiz. med. Wschr. 85 (1955) 686
6 PORTHEINE, F., H. ZIMMERMANN: Klin. Wschr. 33 (1955) 474
7 BERSIN, TH.: Vortrag Hannover, 17. April 1957; Med. Neuheiten 63 (1957) 53
8 GUERDJIKOFF, C.: Z. Unfallmed. Berufskr. (1958) 85
9 SHERWOOD, R. J., J. BEDFORD: Arch. ind. Health 92 (1956) 14
10 BERITIC, T., J. FALISEVAC: Arch. Tox. 16 (1956) 8
11 RAGETH, S.: Diss. der Univ. Zürich 1953
12 SCHMID, R., C. WATSON: (University School of Medicine Minneapolis, USA), pers. Mitteilung
12a KREIMER-BIRNBAUM, M., M. GRINSTEIN: Biochim. biophys. Acta 111 (1965) 110–123
12b KOPITO L., u. Mitarb.: New Engl. J. Med. 276 (1967) 949–953
13 HEILMEYER, L.: Internist I 229 (1960)
14 HAEGER-ARONSEN, B.: Scand. J. clin. Lab. Invest. 12 Suppl. 47 (1960) 1–127
15 TURNER, J. W. A.: Lancet 1955 I 661
16 SHIELS, D. O., u. Mitarb.: M. J. Aust. 1 (1954) 30; Aust. Ann. Med. 3 (1954) 225; Arch. ind. Health 13 (1956) 489
17 KETY, S. S., T. V. LETONOFF: Amer. J. med. Sci. 205 (1943) 406
18 TAEGER, H.: Die Klinik der entschädigungspflichtigen Berufskrankheiten. Springer, Berlin 1941, S. 12
19 FAIRHALL, L. T., R. R. SAYERS: Publ. Health. Bull. 253 (1940) 1–40
20 STRAUBE, G.: Klin. Wschr. 26 (1948) 595
21 SROKA, K. H.: Ther. Umsch. (1949) 104
22 LACHNIT, V.: siehe Baader, E. W., Bd. II/1 (1961) 117
23 WEINIG, E., B. BÖRNER: Arch. Tox. 19 (1961) 34
24 BELL, F. A., u. Mitarb.: Arch. ind. Health 11 (1955) 231
25 OHLSSON, W. T. L.: Rev. Hyg. prof. (Canada) 15 (1965) 14
25a WESTERMAN, M. P., u. Mitarb.: New Engl. J. Med. 273 (1965) 1246–1250
26 ROSENMUND, H.: Scand. J. clin. Lab. Invest. 10 (1957) 296
27 CORNISH, P. E., D. O. SHIELS: Brit. J. industr. Med. 11 (1954) 156
28 FAIRHALL, L. T., R. G. KEENAN: J. Amer. chem. Soc. 63 (1941) 3076
29 TEISINGER, J.: Zbl. exper. Med. 98 (1936) 520
29a HERNBERG, S., J. NIKKANEN, G. MELLIN, H. LILIUS: Arch. Environ. Health 21 (1970) 140–145
29b WEISSBERG, J. B., F. LIPSCHUTZ, F. A. OSKI: New Engl. J. Med. 284 (1971) 565
30 FÜHNER, H., W. BLUME: Medizinische Toxikologie, 2. Aufl. Thieme, Leipzig 1947, S. 91
31 KARPATHIN, S.: Arch. environm. Hlth 2 (1961) 679
32 BAADER. E. W., u. Mitarb.: Handbuch der gesamten Arbeitsmedizin II/1 (1961) 117
33 PELAEZ, J. R.: Rev. clin. esp. 5 (1941)
34 MCCORD, C. P., F. R. HOLDEN, J. JOHNSTONE: Amer. J. publ. Hlth 25 (1935) 1089
35 BASTENIER, H.: Arch. belges Méd. soc. (1948) 59
36 NAEGELI, O.: Blutkrankheiten u. Blutdiagnostik. 3. Aufl., Vereinigung wissensch. Verleger, Berlin und Leipzig (1919) 156
37 DUSTIN, R.: Acta biol. Belg. 2 (1942) 225
38 LÜDIN, H., A. PLETSCHER: Helv. physiol. pharmacol. Acta 10 (1952) 328
38a AUSTONI, M., u. Mitarb.: Acta isotop. 2 (1962) 149
39 MCFADZEAN, A. J. S., L. J. DAVIS: Quart J. Med. 18 (1949) 57
40 MOESCHLIN, S.: Unfallmed. Berufskr. (1958) 129–149
41 MOESCHLIN, S.: Schweiz. med. Wschr. 87 (1957) 1091
42 BERITIC, T., M. VANDEKAR: Blood 11 (1956) 114
43 SUTHERLAND, D. A., A. M. EISENTRAUT: Blood 11 (1956) 1024
44 LUGINBÜHL, H., W. BAUMGARTNER: Schweiz. med. Wschr. 87 (1957) 1251
45 DE LANGEN, C. D., J. A. G. BERG: Acta med. scand. 130 (1948) 38
46 HOLECEK, V.: Brit. J. industr. Med. 14 (1957) 198
47 MARMET, J.: Diss. ETH, Zürich 1957
48 EGLI, R., E. GRANDJEAN, J. MARMET, H. KAPP: Schweiz. med. Wschr. 87 (1957) 1171
49 DANGL, F., u. Mitarb.: Zbl. Arbeitsmed. 3 (1953) 6
50 CIMASONI, G., M. OLTRAMARE: Rev. méd. Suisse rom. Odonto-Stomotol 70 (1960) 903
51 BELKNAP, E. L.: Industr. Med. Surg. 9 (1940) 505
51a DINGWALL-FORDYCE, I., R. E. LANE: Brit. J. industr. Med. 20 (1963) 313–315
52 VÖGTLIN, J., u. Mitarb.: Schweiz. med. Wschr. 85 (1955) 767
53 SONKIN, N.: New Engl. J. Med. 269 (1963) 779–780
54 HAMILTON, A., R. T. JOHNSTONE: Industrial Toxicology, Oxford Univ. Press, New York (1945) 610
55 COTTIER, P., u. Mitarb.: Helv. med. Acta 20 (1953) 443
55a EMMERSON, B. T.: Aust. Ann. Med. 14 (1965) 295–303
56 DANILOVIC, V., u. Mitarb.: Presse méd. 65 (1957) 2039
56a CHAPMAN, E. M.: J. industr. Hyg. 23 (1941) 277
57 GLASER, E.: Klin. Wschr. (1921) 152
58 KOELSCH, F.: Jahreskurs f. ärztl. Fortbldg. 18 (1927) 45
59 SCHIFF, A.: Wien. klin. Wschr. (1919) 387
60 BERGER, K. E., E. A. LUNDBERG: J. Amer. med. Ass. 147 (1951) 13
61 KOINUMA, S.: J. Amer. med. Ass. 86 (1926) 1924
62 HERMANN, G.: Wien. med. Wschr. (1951) 657
63 DE MORSIER, G., Y. CHESNI: Schweiz. med. Wschr. (1952) 443
64 BYERS, R. K., E. E. LORD: Amer. J. Dis. Child. 66 (1943) 471
65 CALVERY, H. O.: J. Amer. med. Ass. 111 (1938) 1722
66 COOPER, C.: Amer. J. Roentgenol. 58 (1947) 129
67 JOHNSTONE, R. T.: Occupational Medicine and Industrial Hygiene, Mosby, St. Louis (1948)
68 BLAKMAN JR, S. S.: Bull. Johns Hopk. Hosp. 58 (1936) 384
69 WACHSTEIN, M.: Arch. Path. 48 (1949) 442
69a SCHWERD, W.: Arch. Tox. 18 (1960) 177–186
69b HAMILTON, A.: S. 610 (1)
70 BAADER, E. W.: Ärztl. Dienst Deutsch. Bundesbahn (1953) 3
71 KEHOE, R. A.: J. Amer. med. Ass. 157 (1955) 341
72 ALBAHARY, C.: Persönliche Mitteilung; s. auch 82.
73 SIDBURY, J. B., u. MITARB. Proc. Soc. exp. Biol. 82 (1953) 226
74 BRUGSCH, H. G.: Arch. Ind. Health 20 (1959) 285
75 AMPORT, M.: Diss. Univ. Zürich (1960)
76 GERBER, TH., S. MOESCHLIN: Praxis 23 (1959) 545–548

77 OLTRAMARE, M.: Praxis 43 (1956) 173
78 WEGELIUS, O., A. HARIANNE: Scand. J. clin. Lab. Invest. 8 (1956) 335
79 BRUIN DE, J.: Diss. Univ. Amsterdam (1959)
80 ANDREWS, B. F.: Arch. environm. Hlth 3 (1961) 563
81 SELANDER, S.: Brit. J. industr. Med. 24 (1967) 272–281
82 ALBAHARY, C., u. Mitarb.: Arch. Mal. prof. 19 (1958) 211
83 ZAVANELLA, F.: Le Med. del Lav. 42 (1951) 97
84 MOESCHLIN, S., L. SCHLECHTERMANN: Schweiz. med. Wschr. 82 (1952) 1164
85 BOBTELSKY, M., J. JORDAN: J. Amer. chem. Soc. 67 (1945) 1824
86 SCHUBERT, J., M. R. WHITE: J. Lab. clin. Med. 39 (1952) 261
87 FRANK, O., V. LACHNIT, A. NEUMAYR: Acta haemat. (Basel) 8 (1952) 42
88 HESSE, E., W. FLÖTER: Klin. Wschr. 29 (1951) 232
89 PLETSCHER, A., u. Mitarb.: Helv. physiol. pharmacol. Acta 10 (1952) 328; Schweiz. med. Wschr. 1955 128

Organische Bleiverbindungen

Bleitetraäthyl (BTA) und sogenanntes „Bleibenzin"

Das wasserunlösliche, aber in organischen Lösungsmitteln leicht lösliche Pb-$(C_2H_5)_4$ spielt heute eine große Rolle als Beimengung zum Benzin (Antiklopfmittel). Das gewöhnliche „Motorbleibenzin" enthält ca. 0,3–0,6 $^0/_{00}$, das Flug- und Motorbootbenzin bedeutend mehr (1–1,5 $^0/_{00}$). Für die Beimengung wird gewöhnlich das sog. „Ethyl-Fluid" verwendet, eine Mischung mit Äthylhalogeniden, damit das bei der Verbrennung entstehende PbO zum Teil in das flüchtigere $PbBr_2$ und $PbCl_2$ übergeführt wird.

Giftigkeit: Das *reine Bleitetraäthyl* ist ein sehr giftiger verdampfender Stoff, der in kleinen Mengen schon bei Zimmertemperatur durch die Lungen sowie zufolge seiner starken Lipoidlöslichkeit rasch durch die Haut aufgenommen wird. Diese ausgesprochene Lipoidlöslichkeit bedingt auch die große Giftigkeit für das gesamte Nervensystem. MAK = 0,005 mg/m^3 an Arbeitsplätzen, im Freien 0,0005 mg/m^3 Luft*).

Das nur 0,6 $^0/_{00}$ Bleitetraäthyl enthaltende gewöhnliche „Bleibenzin" ist bei der Aufnahme durch Inhalation oder durch die Haut praktisch ungiftig! Erstens sind hier nur sehr kleine Mengen dieses Stoffes darin enthalten, und zweitens wird durch die Mischung mit Benzin die Verdampfung des Bleitetraäthyls stark herabgesetzt und auch die Resorption durch die Haut stark verzögert (1).

---

*) Siehe Chem. Abstracts: 51 (1957), (12384).

Gefährlich scheint das „Bleibenzin" nur dann werden zu können, wenn es z. B. zum Reinigen von heißen Motorteilen benützt wird, wobei dann Bleitetraäthyl in toxischen Mengen verdunstet und eingeatmet werden kann (2). *Bleibenzin sollte deshalb nie zu Reinigungszwecken benutzt werden.* SCHWARZACKER (3) erwähnt eine tödliche Vergiftung durch Rückstände von Armeeflugbenzin in einem „chem. gereinigten" Kindermantel während einer Eisenbahnfahrt (Erwärmung durch Heizung).

Auf die Frage der evtl. Bleianreicherung in den Städten und Garagen durch die in den Auspuffgasen enthaltenen Pb-Rückstände sind wir im Bleikapitel eingegangen. Bleitetraäthyl-Vergiftungen können vor allem bei Flugmechanikern auftreten, wie dies der nachstehende von uns beobachtete Fall beweist (s. auch (2)):

Fall K. W., 48j. Mechaniker (KG 92/159, 1943)

Arbeitet seit 1 Jahr (Juni 1942) in einer Werkstätte für Reparatur und Umbau von Flugmotoren, die auf einen Kriegsersatzbrennstoff, der in unbekannter Menge Bleitetraäthyl enthält, umgestellt werden. Bei der Kontrolle und Einstellung der oft überhitzten Motoren atmet er dabei die Dämpfe ein und kommt beim Reinigen derselben auch häufig mit den in den Motoren vorhandenen Niederschlägen in Berührung. Nach 4 Monaten erstmals nach längerem Arbeiten im Prüfstand folgende Beschwerden: Schwindelgefühl, Unsicherheit in den Bewegungen, Doppelsehen, kann nicht mehr fixieren, starke Kopfschmerzen im Hinterkopf und in der Schläfengegend, starkes Zittern der Hände, kann keine feinen Bewegungen mehr ausführen. Über Nacht verschwinden die Störungen jeweils wieder. Mehrere Wochen später abwechslungsweise Verstopfung und Durchfall, Brechreiz, aber kein Erbrechen, trockene Schleimhäute, Durstgefühl, Schlaf unruhig und durch konfuse Träume gestört. Seit Frühjahr 1943 typische Bauchkoliken. Tremor der Hände und Finger nimmt zu, so daß der früher gute Schütze nicht mehr zielen kann. Gewichtsabnahme von 13 kg. Klinikeinweisung 13.7.1943.

Befund: Blasse Hautfarbe von graugelblichem Kolorit, reduzierter AZ und EZ. Kein Bleisaum nachweisbar. Blutdruck 110/70. Blutbild: Ec 4,05 Mill. Hb 13,5 g%, F. I. 1,08, Reti. 8 $^0/_{00}$, selten basophil Punktierte, Lkz. 4800, leicht vergröbert. Serumeisen normal 100 γ%, Bilirubin 1,6 mg%, leicht erhöht. Nierenfunktionsprüfung o. B. Porphyrine im Urin negativ. Magenaushebung: hypazide Kurve. Bleigehalt im Blut stark erhöht, 145 γ%, im Stuhl nicht erhöht, 20 γ%. Auf entsprechende Therapie und Wechsel des Arbeitsplatzes völliges Verschwinden der Krankheitserscheinungen.

Epikrise: In diesem Falle kam es wahrscheinlich durch Einatmen des in den heißen Motoren verdunstenden Treibstoffes zuerst zu charakteristischen Schädigungen durch das Pb-Tetraäthyl (Schlaflosigkeit, Zittern, Kopfschmerzen, Doppeltsehen, Fixierungsunfähigkeit usw.), und in der Folge außerdem zu einer typischen *Bleivergiftung* durch die in den Motoren vorhandenen Bleiniederschläge (Bleikoliken, leichte Anämie, leichte basophile Punktierung, stark erhöhter Serumbleigehalt).

Vorkommen: Gefährdet sind heute vor allem Flugzeugmechaniker und die mit dem Reinigen von Benzintanks beschäftigten Leute. Mit der Zeit sammelt sich nämlich im Grundschlamm der Tanks und an den Wänden durch Zersetzung des BTA ein Niederschlag von Triäthylbleisalzen (4) an. Es müssen deshalb besondere Vorsichtsmaßnahmen beim Reinigen dieser Tanks eingehalten werden (Druckluftgeräte, Masken, Überkleider, Gummistiefel und Gummihandschuhe), da sonst die Arbeiter durch die Inhalation des bleihaltigen Staubes an typischen Bleivergiftungen (2) erkranken können.

Vergiftungen: Die akuten Vergiftungserscheinungen treten gewöhnlich 1–12 Stunden nach der Einatmung des Bleitetraäthyls, die chronischen bei geringeren Konzentrationen erst allmählich, nach mehreren Tagen und evtl. Wochen, auf. Bei *akuten schweren Fällen* kommt es zu Abfall von Blutdruck und Temperatur, Delirien von manischem Charakter, Reflexsteigerung, Exitus evtl. schon nach 12 Stunden (5). Überleben die Patienten die akute Vergiftung, so kommt es zu starker Abmagerung bei deutlich gesteigertem Grundumsatz. Nach anfänglicher Tachykardie beobachtet man Bradykardie und evtl. Angina pectoris. In der Hälfte der Fälle sah BRAUCH (5) Bauchkoliken mit Durchfällen. Eines der ersten Symptome ist eine charakteristische *Schlaflosigkeit,* infolge auffallender Wachheit. In anderen Fällen wird der Schlaf unruhig und durch *Schreckträume* gestört. Als Prodromalsymptome sind *Kopfschmerzen, Übelkeit, Appetitlosigkeit,* süßer Geschmack im Mund, Salivation, Oberbauchschmerzen und Erbrechen zu nennen (siehe den oben wiedergegebenen Fall). Die *Hautfarbe* wird auffallend blaß, es kommt zum Auftreten eines ausgeprägten *Tremors* vor allem der Arme, und außerdem besteht eine Hypotonie und *Bradykardie,* evtl. Hyperthermie (6). In ernsten Fällen kommt es nach diesen Initialsymptomen zum Auftreten eines schweren *Verwirrungszustandes* von oft schizophrenem Charakter. Bei leichten Vergiftungen verschwinden diese Erscheinungen schon in wenigen Tagen, in anderen Fällen kann das schwere Vergiftungsbild tödlich enden oder erst nach wochen- bis monatelanger Erkrankung allmählich ohne Folgeerscheinungen (7) ausheilen. Gelegentlich scheinen auch zerebrale Dauerschäden aufzutreten (8).

Pathologisch-anatomisch findet man am Zentralnervensystem in tödlich verlaufenen Fällen einen negativen Befund (7).

Prophylaxe: Beim *reinen Bleitetraäthyl* sind jeder Hautkontakt und eine allfällige Inhalation der Dämpfe streng zu vermeiden. Motorenbleibenzin darf auf keinen Fall zu Reinigungszwekken oder in Benzinkochapparaten verwendet werden.

Therapie

Wenn Bleitetraäthyl in konzentrierter Lösung versehentlich auf die *Haut* kommt, sofortiges Abwaschen während 15 Min. mit *Petrol,* wodurch fast alles Gift entfernt werden kann. Benetzte Kleidungsstücke sofort auszuziehen.

CaNa$_2$-EDTA: In allen Fällen sofortige i.v. Behandlung mit CaNa$_2$-EDTA (siehe bei Bleivergiftung), das eine rasche Ausscheidung und Besserung bewirkt (9). Dazu ferner:

Leichte Fälle

Sofortige Entfernung des Vergifteten vom gefährdenden Arbeitsplatz. Im übrigen Vitamin B$_1$ in hohen Dosen Roborantia, Schlaf- und Beruhigungsmittel, später Höhenaufenthalt. Leichtere Fälle heilen ohne Folgeerscheinungen innerhalb ein paar Wochen aus.

Schwere Fälle

a) *Sedativa:* Chlorpromazin *(Largactil®)* pro dosi 25 mg, pro die 100–150 mg; ist wohl heute das beste Mittel. Vor der Anwendung von Morphiaten und Chloralhydrat wird ausdrücklich gewarnt, da sie wahrscheinlich zufolge des stark gesenkten Blutdruckes schlecht ertragen werden.

b) Evtl. Internierung in einer Klinik oder psychiatrischen Anstalt.

c) *Alkalitherapie:* Bei dem regelmäßig stark sauren Urin ist eine Behandlung mit einer Alkalimischung von Natriumkarbonat, Natriumzitrat, Magnesiumoxyd und Kalziumkarbonat zu empfehlen (20–30 g der Mischung täglich per os).

Blei-Stearate

Blei kann mit Fettsäuren verseifen und sehr giftige Verbindungen bilden. Bekannt sind Vergiftungen durch das Öl von Sardinenbüchsen und Friteusen, die mit Pb-haltigen Gemischen verzinkt waren (10, 11). Häufiger sind heute Vergiftungen in der Industrie durch die Verwendung von Pb-Stearaten, die als Sikkativ-Zusätze zu Farben, zur Konsistenzerhöhung von Schmierfetten und als Stabilisatoren in der Plastikfabrikation verwendet werden.

Vergiftungserscheinungen: Die Pb-Stearate rufen vor allem auf dem Wege der Inhalation der hier sehr lange in der Luft suspendiert bleibenden Aerosole, oder durch evtl. orale Aufnahme in fettlöslichen Nahrungsmitteln, im Organismus durch Aufspaltung direkte, durch das Pb selbst ausgelöste Vergiftungserscheinungen hervor ((12), 3 Fälle). In höheren Konzentrationen, vor allem bei Inhalationen, können sie experiment. (13) *Leber-* und *Nierenschädigungen* hervorrufen (Leberverfettung und Schädigung der Tub. Epithelien).

Therapie und Prophylaxe: Unumgänglich sind sehr gute Abzugsvorrichtungen nach unten (schwerer als Luft!) mit Frischluftzufuhr von oben und genauer Kontrolle und periodischer Überwachung der Arbeiter. Im übrigen siehe Bleivergiftung.

Literatur

1 KEHOE, R.A., u. Mitarb.: Amer. J. Hyg. 13 (1931) 478 und J. ind. Hyg. 16 (1934) 100
2 LINDAHL, O.H.: Arbetarskyddet (1948) No. 1 (Schwed)
3 SCHWARZACHER, W.: Ciba Sympos. (1958) 151
4 STÖKLY, A.: Mitteilung der med. Abteilung der SUVA No. 22 (1948) 153
5 BRAUCH, F.: Z. klin. Med. 143 (1943) 194
6 BINI, L., G. BOLLEA: J. Neuropath. exp. Neurol. 6 (1947) 271
7 MACHLE, W.: J. Amer. med. Ass. 105 (1935) 578; 117 (1941) 1965
8 SPIEGELBERG, H. u. U.: Fortschr. Neurol. Psychiat. 26 (1958) 248
9 KITZMILLER, K.V., u. Mitarb.: Arch. industr. Hyg. 10 (1954) 312
10 DEWBERRY, E.B.: Food poisoning. London, Leonhard Hill (1947)
11 BRUN, J., u. Mitarb.: An. falsific. et fraudes 50 (1957) 227
12 GUERDJIKOFF ET DESBAUMES, P.: Rev. méd. Suisse rom. 78 (1958) 320
13 VALADE P., u. Mitarb.: Arch. Mal. prof. 14 (1953) 585

Thallium (Tl)

Das Thallium (Tl) steht im periodischen System zwischen dem Quecksilber und dem Blei. Seine toxikologischen Eigenschaften zeigen viele Analogien zum Blei, am giftigsten sind die zweiwertigen Verbindungen, z.B. das Tl-Azetat, das in der Dermatologie früher vor allem bei Kindern zur Epilation verwendet wurde. Auch bei möglichst niedriger Dosierung kam es aber zu Todesfällen (1) bei überempfindlichen Personen, so daß heute Tl-Verbindungen zur Epilation auf keinen Fall mehr verwendet werden sollten.

Vergiftungsquellen: In den letzten 30 Jahren haben in allen Ländern (2) die durch Thallium-Präparate verursachten Vergiftungsfälle, darunter vor allem die Suizid- und Mordfälle, erheblich zugenommen (Schweiz: Abb. 14, USA (2)). Durch die allgemeine Einführung des Thalliumsulfats als *Ratten- und Mäusegift* sind leicht erhältliche und sehr gefährliche Präparate in den Handel gelangt, die heute nicht mehr zugelassen werden sollten. Heute haben wir in den für den Menschen und die Haustiere ungefährlichen

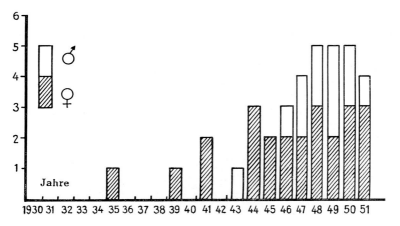

Abb. 14. Beängstigende Zunahme der durch Mäuse- und Rattengifte verursachten Thalliumvergiftungen in den Jahren 1939–1951 (Medizinische Klinik Zürich).

Cumarin-Derivaten (s. dort) sehr wirksame Mäuse- und Rattengifte, so daß man die Tl-Sulfat-Präparate ohne weiteres ausschalten könnte! Ausnahmsweise kommen Vergiftungen auch durch den Genuß von thalliumvergifteten Tieren zustande (3), wobei vor allem die sehr Tl-haltige Leber und die Niere gefährdet zu sein scheinen.

Im Handel sind heute hauptsächlich noch die „Zeliogiftkörner" (IG Farben), d.h. mit ca. 2% Tl-Sulfat überzogene Weizenkörner, ferner die „Zeliopaste" mit je 0,7 g pro Tube. Ferner in der Schweiz „Ramor"-Paste mit 5% Tl-Sulfat (kein Tl enthalten „Ramor Silo" und „Ramor 20" sondern *Cumarin*!). Zu erwähnen ist noch die „*Surux-Paste*"; Tube à 50 g mit 2,88% oder 1,44 g Tl-Sulfat.

Gewerbliche Tl-Vergiftungen scheinen selten zu sein; so wird dieses Vergiftungsbild von den meisten Autoren überhaupt nicht erwähnt. In den letzten Jahren mehren sich die kriminellen Fälle (4), wir selbst konnten bisher sieben Fälle beobachten, in denen solche Präparate zu Mordversuchen benutzt wurden. Tl nimmt in dieser Beziehung heute neben dem Parathion die frühere Rolle des Arsens ein.

Toxizität: Die tödliche Dosis schwankt von Fall zu Fall außerordentlich; sie dürfte durchschnittlich beim Erwachsenen für das Tl-Sulfat ca. 1 g betragen. In mg/kg Körpergewicht ausgedrückt sahen wir Todesfälle schon bei 8 mg/kg; gewöhnlich liegt die tödliche Dosis aber höher, bei 10–15 mg/kg. Der Tod tritt in schweren Fällen frühestens am 8.–10. Tage, am häufigsten zwischen dem 10. und 12. Tage auf.

Ausscheidung: Tl wird zu einem großen Teil im Urin ausgeschieden, ein nicht unbeträchtlicher Teil ferner wie bei anderen Metallionen durch den Dickdarm (5), im Urin kann es evtl. noch nach 9 Wochen nachgewiesen werden, evtl. auch in den Kopfhaaren (4). Bei tödlichen Fällen findet man in den *Muskeln* und *Knochen* die größten Mengen (6).

Nachweis: Von WEHRLI (5) ist eine genaue quantitative Methode für die Tl-Bestimmung angegeben worden. Klinisch genügt evtl. der Nachweis des Tl durch die typische smaragdgrüne Verfärbung der Flamme (in Urin eingetauchte Platinöse in Bunsenbrenner erhitzen). Mit der Methode von ACKERMANN (7) lassen sich noch sehr kleine Mengen auch bei Gegenwart anderer Metalle nachweisen. MARTIUS (8) hat eine spektralanalytische Methode, SPECHT und ROHNER (9) durch die Methode der Neutronenaktivierung eine noch viel empfindlichere Methode entwickelt. Die letztere gestattet es, sogar den Tl-Gehalt eines einzelnen Haares zu bestimmen.

Symptomatologie: Die Vergiftungserscheinungen beginnen meistens schleichend, verstärken sich in schweren Fällen dann rasch am 4.–5. Tage, bei den leichteren und mittleren Intoxikationen erreichen sie gewöhnlich erst in der 2. und 3. Woche ihr Maximum, um dann nur ganz allmählich wieder abzuklingen oder in schweren Fällen den Tod des Patienten herbeizuführen (siehe Abb. 15). Direkt im Anschluß an die Gifteinnahme kann es zu Erbrechen kommen, häufiger tritt leider nur Brechreiz auf. Dann fühlt

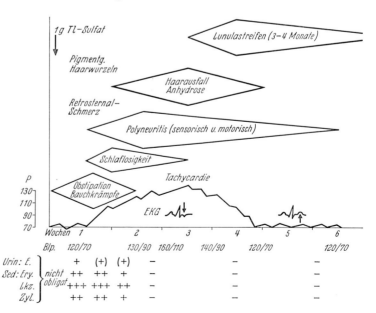

Abb. 15. *Thalliumvergiftung:* Zeitlicher Ablauf der wichtigsten Symptome.

Thallium

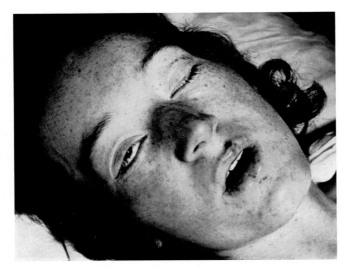

Abb. 16. H.M., 20j. ♀. Am 4.11.65 Einnahme von angeblich ca. $^1/_2$ Packung *Surux®* zu 50 g, entsprechend ca. 600–700 mg Tl-Sulfat, in suizidaler Absicht. Einweisung am 8.11. Typische Thalliumvergiftung, Symptome wie Obstipation, Bauchschmerzen, Myokardschädigung, Neuritis in den Füßen, trockene Haut und beginnender Haarausfall, ferner *Lidptose* links und *partielle Optikusatrophie*. Sehr hoher Thalliumspiegel im Urin von 3–3,5 mg%. Zunehmendes Koma und Exitus am 15.11.65.

sich der Patient im allgemeinen für 3–4 Tage noch recht wohl. Schon in diesem Initialstadium besteht aber regelmäßig eine *hartnäckige Obstipation*, die sich durch die gewöhnlichen Abführmittel nicht beeinflussen läßt. Nach 3–4 Tagen, evtl. auch erst nach einer längeren Latenzzeit von bis zu einer Woche, treten dann sehr unangenehme *neuralgiforme Schmerzen in beiden Beinen* auf, die sich immer mehr steigern, so daß die Patienten oft kaum den Druck der Bettdecke ertragen. Gleichzeitig oder erst später treten als charakteristisches Zeichen *Schmerzen unter dem Brustbein* und im *Abdomen* in Erscheinung, ohne daß aber das meist eingezogene Abdomen druckempfindlich wäre. Analog der Bleivergiftung lassen im Gegenteil diese Schmerzen auf Druck eher nach. Bezeichnend für viele Fälle ist außerdem ein *brennendes Durstgefühl* und eine oft schon in den ersten Tagen auftretende, sehr hartnäckige *Schlaflosigkeit*, die wohl nicht nur auf die bestehenden Schmerzen zurückzuführen ist, sondern eher zentraler Genese zu sein scheint. Den Angehörigen der Patienten fällt vor allem die starke *psychische Veränderung* auf; die Vergifteten sind sehr unruhig, jammern theatralisch und machen oft einen ganz *hysterischen Eindruck*. Auch der Arzt wird namentlich auf Grund der in diesem Stadium noch spärlichen objektiven Vergiftungszeichen oft zu der Diagnose einer Hysterie verleitet.

Die Untersuchung ergibt anfänglich sehr wenig objektive Befunde: gewöhnlich zeigt sich in

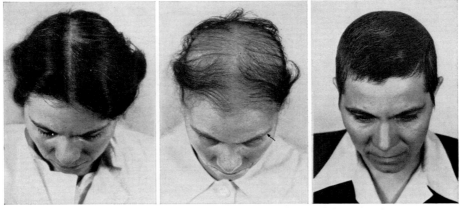

Abb. 17. *Thalliumalopezie*. Links beim Beginn des Haarausfalles am 20. Tag der Vergiftung, in der Mitte am 36. Tag mit Ausfall der lateralen Brauenteile, rechts 3$^1/_2$ Monate nach der Gifteinnahme.

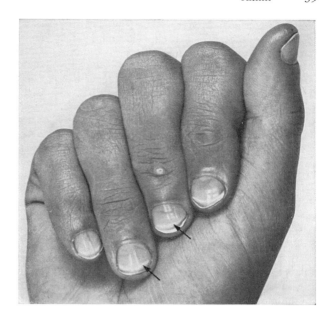

Abb. 18. Lunula-Streifen als Zeichen einer temporären Wachstumsstörung der Nägel. Aufnahme 3½ Monate nach der Gifteinnahme.

diesen Frühfällen eine für den Patienten sehr lästige *Glossitis* mit Rötung namentlich der Zungenspitze, ein eher eingezogenes Abdomen, eine sehr therapieresistente Obstipation. Bei der neurologischen Untersuchung findet man am Ende der ersten und zu Beginn der zweiten Woche gewöhnlich, außer einer Steigerung der Sehnen- und Periostreflexe der unteren Extremitäten und einer oft auffallenden Hyperästhesie der Fußsohlen, nichts Besonderes. Ein diagnostisch wichtiges Frühsymptom ist das schon nach 4 Tagen nachweisbare dunkle Pigment im Bereich der Haarwurzel (10), siehe im Abschnitt Integumente. Bei den schweren Vergiftungsfällen kann es schon am 4.–5. Tage zu den Zeichen einer „*Myokarditis*" mit Extrasystolen und Tachykardie, ferner zu *Kollaps* mit *Akrozyanose* (trotz evtl. Rubeosis des Gesichtes), *Somnolenz* und *Stupor* und zu zentralen Lähmungserscheinungen (Ptose), s. Abb. 16, kommen. Solche Frühsymptome sind prognostisch ein schlechtes Zeichen.

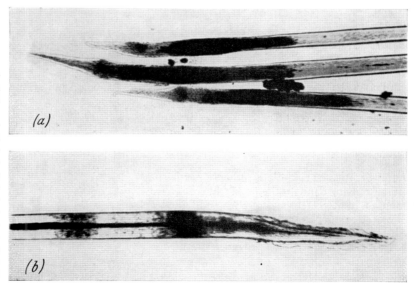

Abb. 19a und b.
a) Dunkle Pigmentausfällungen in den Wurzeln ausgerissener Haare bei Tl-Vergiftung.
b) Segmentartige schwarze Streifen des gleichen Pigmentes im Haarschopf nach zweimaliger Tl-Vergiftung. (Die beiden Fotografien verdanke ich bestens Kollege WIDY, Poznan (Polen), der diese Pigmentierung erstmals beschrieb und damit eine Frühdiagnose der Tl-Vergiftung ermöglichte.)

Weiterer Verlauf: In der zweiten Woche tritt als ganz typisches Zeichen eine sich allmählich entwickelnde *ausgesprochene Tachykardie*, gewöhnlich verbunden mit einer mäßigen Blutdrucksteigerung, in Erscheinung. Je länger und je stärker diese Pulssteigerung anhält, um so schlechter ist im allgemeinen auch die Prognose. Gleichzeitig entwickelt sich nun immer mehr das Vollbild einer schweren *toxischen Polyneuritis*. Die gesteigerten Sehnenreflexe verschwinden, oft bis zur völligen Areflexie der unteren Extremitäten; auch die oberen Extremitäten können ergriffen sein, und es kann, wie wir noch näher ausführen werden, auch zur Beteiligung einzelner Hirnnerven kommen. Die anfängliche Hyperästhesie macht mit der Zeit evtl. einer Hypästhesie Platz, führt aber meist nicht zu einer völligen Anästhesie. Rasch entwickelt sich eine schwere Atrophie der Muskulatur. In Spätfällen besteht evtl. das Bild einer beidseitigen Peronäuslähmung.

Integumente: Gleichzeitig mit der schweren Polyneuritis tritt zu Beginn, evtl. auch erst gegen Ende der zweiten Woche, als ganz charakteristisches Vergiftungssymptom der Haarausfall in Erscheinung. Es ist das große Verdienst von WIDY (10), in eingehenden Untersuchungen festgestellt zu haben, daß sich schon nach vier Tagen in den Haarwurzeln ein schwarzes Pigment nachweisen läßt, das die ganze Breite des Haares bedeckt (s. Abb. 19a). Dieses Pigment findet sich in 95% der Kopfhaare, in 50 bis 60% der Brust- und Beinhaare und nur in ca. 30% der taktilen Haare (Brauen und Lider). Es handelt sich wahrscheinlich um eine besondere Affinität des von der Haarwurzel in die noch nicht verhornten vitalen Haarteile einwandernden Tl (11). Bei wiederholter Einnahme lassen sich entsprechend dem Haarwachstum verschiedene solche Pigmentzonen im Haar nachweisen (siehe Abb. 19b). Wir konnten diesen Befund bei zahlreichen Fällen bestätigen.

Die gleichen Veränderungen kommen auch bei andern Schwermetallvergiftungen (Gold, Uranium) vor (10). Post mortem kann es nach 2–3 Wochen zu analogen Pigmentveränderungen kommen (10), so daß uns dort dieses Kriterium im Stiche läßt.

Anfänglich lassen sich die Kopfhaare nur leichter ausreißen, dann beginnen sie büschelweise spontan immer mehr auszufallen, und in der 3. Woche kommt es schließlich zu einer völligen Alopezie der Kopfhaut. Auch die Achsel- und Schamhaare können verschwinden; von den Augenbrauen fallen aber interessanterweise nur die phylogenetisch jüngeren lateralen Partien aus (Abb. 17). Die nachwachsenden Haare sind zuerst sehr fein, gelegentlich depigmentiert. Übersteht der Patient die Vergiftung, so wachsen die Haare aber im allgemeinen mit der Zeit wieder in normaler Weise nach. Im übrigen fällt in bezug auf die Integumente schon frühzeitig eine *Anhidrose,* d. h. ein Verschwinden der Schweißsekretion durch Zerstörung der Schweißdrüsen, auf. Dieser Erscheinung geht evtl. eine kurze gesteigerte Sudation, wahrscheinlich im Sinne einer Reizung, voraus. Auch die *Talgdrüsen* werden weitgehend geschädigt, und die *Haut zeigt dann eine auffallende trockene, leicht schuppende Beschaffenheit, die klinisch zusammen mit dem Haarausfall fast mit Sicherheit die Diagnose einer Thalliumvergiftung stellen läßt.* Als Folge der Haarbalg- und Talgdrüsenschädigung sahen wir in zwei Fällen eine schwere z. T. nekrotisierende Akne.

Auch das Wachstum der Nägel wird für einige Zeit gestört, und als Folge davon erscheinen in der dritten, vierten Woche die typischen *Lunulastreifen,* d. h. halbmondförmige, weiße Querstreifen an den Finger- und Zehennägeln, die mit dem Wachstum der Nägel allmählich immer weiter nach vorne rücken (s. Abb. 18). Die Zähne können, wie wir dies in zwei Fällen sahen, vielleicht als Folge toxischer Störungen, einige Monate nach der Vergiftung auffallend stark kariös werden. Einige Patienten zeigen zu Beginn im Gesicht gerötete Hautflächen, die nachher abblassen und eine leichte Schuppung hinterlassen.

Herz und Gefäße: Als Ursache der auffallenden *Tachykardie* dachte man früher an eine Sympathikusreizung (Adrenalinausschüttung) oder an eine Vaguslähmung. Wir nehmen auf Grund der von uns erstmals nachgewiesenen elektrokardiographischen Veränderungen an, daß es sich um die Folge einer direkten toxischen Schädigung des Myokards handelt. So zeigen 28 von 46 Patienten zu Beginn der Tachykardie im EKG das gleiche Bild wie bei einer „*Myocarditis*" mit T-Abflachung oder -Negativität (vorwiegend in II, III und V_2–V_3) und Auftreten von *ventrikulären Extrasystolen* (Abb. 20–22). Gleichzeitig kommt es in *schweren Fällen* nach einem evtl. initialen Blutdruckabfall zum allmählichen Ansteigen des Blutdrucks, der auch bei jüngeren Leuten bis auf 160/100 und evtl. 200/110 ansteigen kann. Diese transitorische *Hypertonie* kommt auch bei Fällen ohne Nierenschädigung vor.

Niere: In 7 von 46 Fällen sahen wir in der ersten Woche eine Albuminurie (1,5–4 $^0/_{00}$) mit gleich-

Myokard

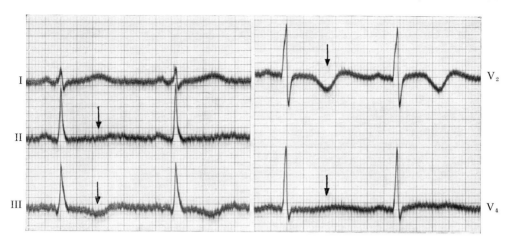

Abb. 20. *Myokardschädigung* bei einer tödlich verlaufenen Tl-Vergiftung (Fall R.E., 21j. ♀) am 9. Tag der Vergiftung. Beachte das isoelektrische T II und das stark negative T in V_2, sowie das isoelektrische T in V_4.

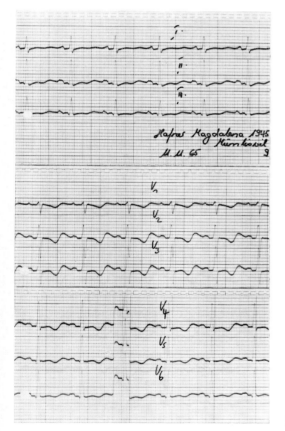

Abb. 21. EKG eines tödlich verlaufenen Vergiftungsfalles (20j. ♀) am 5. Krankheitstag. Multiple ventrikuläre Extrasystolen, noch keine S-T-Veränderungen.

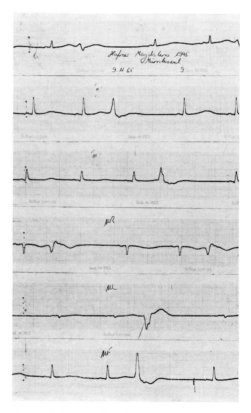

Abb. 22. EKG des gleichen Falles am 8. Tage der Vergiftung. Man beachte die ausgeprägte Repolarisationsstörung im Sinne einer schweren Myokardschädigung, die besonders in V_1 bis V_6 (T-Negativität) hervortreten; ferner die ventrikulären ES.

zeitigem pathologischem Sedimentsbefund, d. h. mit Erythrozyten und evtl. reichlich Leukozyten, sowie einer Zylindrurie, so daß zuerst zusammen mit der gleichzeitigen Hypertonie an eine Nephritis gedacht wurde. Der Volhardsche Versuch ergab zu diesem Zeitpunkt eine schlechte Konzentrationsfähigkeit der Niere von nur 1012 (zweimal wiederholt), nach dem Abklingen der Vergiftungserscheinungen stieg sie wieder auf 1020. Nach unseren Beobachtungen scheint aber eine solche Nierenbeteiligung eher selten zu sein.

Leber: In schweren Fällen sahen wir Ende der ersten Woche auch eine *Leberschädigung*. So kam es in vereinzelten Fällen zu einer deutlichen Vergrößerung der Leber mit mäßigem Anstieg der Transaminasen, mit stark pathologischer Bromsulfaleinretention von bis zu 25% ohne Anstieg des Bilirubins.

Störungen von seiten des Zentralnervensystems: In den schwersten, evtl. letal endenden Fällen, kann es zum Auftreten einer eigentlichen „pseudobulbären Paralyse" auf Grund einer peripheren Neuritis der Gehirnnerven mit Augenmuskellähmungen, Ptose, Fazialisparese, Amblyopie und Rekurrenslähmung kommen. Kurz ante exitum kann sich eine Vaguslähmung hinzugesellen (2 Fälle), die vielleicht sogar als eigentliche Todesursache aufzufassen ist (s. Abb. 16).
Bei einem jungen Mann, der ebenfalls ein sehr schweres, sich über Monate hinziehendes Vergiftungsbild bot und bei dem eine dauernde Peronäuslähmung zurückblieb, trat in der 2. und 3. Woche eine Ptose und ein horizontaler Nystagmus mit Vestibularisschädigung und Drehschwindel auf. In 5 Fällen sahen wir eine schwere beidseitige Neuritis des Nervus opticus. Bei zwei Patienten, die starben, bildete sich die Erblindung auch nach mehreren Wochen nicht zurück, und in einem kriminellen Fall blieb eine dauernde Zerstörung des zentralen Bündels mit einer Sehschärfe von 0,05 zurück. Ein anderer Fall, der auch in therapeutischer Hinsicht von besonderem Interesse ist, wird noch näher besprochen. Die Sehnervenpapillen zeigen zu Beginn das typische Bild der Neuritis mit unscharfer und geröteter Papille, später als Folge der Sehnervenatrophie eine abgeblaßte oder weiße Papille (12). Nach BÖHRINGER (13) kommt es bei der einmaligen akuten Tl-Vergiftung nur in ca. 25% der Fälle, bei der mehrmaligen Vergiftung in verzettelten Dosen aber fast regelmäßig zu schweren Optikusschädigungen.
Im Zusammenhang mit diesen schweren zentralnervösen Störungen sind die von uns erstmals bei der *Lumbalpunktion* erhobenen Befunde von besonderem Interesse. So fanden wir im Liquor ein stark erhöhtes Gesamteiweiß und eine positive Mastixreaktion vom Parenchymtyp bei schwach angedeuteter Goldsolreaktion (Meningealtyp) und eine deutliche Zunahme der Globuline, doch bei völligem Fehlen einer Pleozytose. In drei weiteren lumbalpunktierten Fällen zeigten sich ebenfalls eine Zunahme der Globuline sowie angedeutete Goldsol- und Parenchymzacken.
In zwei schweren Vergiftungsfällen beobachteten wir von der dritten Woche an eine sich allmählich entwickelnde *Verblödung* und schwere Koordinationsstörungen der Motorik. Bei einem anderen jungen Manne kam es zur Entwicklung einer *symptomatischen Psychose* vom paranoiden Typus, wobei es natürlich schwer zu entscheiden ist, ob hier das Thallium ursächlich oder nur auslösend gewirkt hatte. Der gleichzeitige Rückgang dieser Psychose mit den übrigen Vergiftungserscheinungen spricht aber sehr wahrscheinlich doch für eine toxische Genese. Ähnliche Beobachtungen siehe (14, 15).
In seltenen Fällen kann es als Folge der anfänglichen Reizwirkung auf die Ganglienzellen des Großhirns zum Auftreten von schweren jacksonartigen *epileptischen Krampfanfällen* kommen. So sahen wir bei einem 20jährigen Mann nach Einnahme von 0,5 g Tl-Sulfat am 20. Tage der Vergiftung das Auftreten schwerster epileptiformer Anfälle, die den herbeigerufenen Arzt an eine beginnende Meningitis denken ließen. Erst als die Lumbalpunktion keine Zellvermehrung ergab und ein deutlicher Haarausfall sowie die trockene Haut auffielen, kam man auf die richtige Diagnose. Das Elektroenzephalogramm fiel zu Beginn deutlich pathologisch aus (s. Abb. 23), normalisierte sich aber später wieder vollkommen (Abb. 24), so daß eine genuine Epilepsie mit Sicherheit ausgeschlossen werden konnte. Der Patient erholte sich innert 2 Monaten wieder vollkommen von seiner Vergiftung. Für nähere Einzelheiten verweisen wir auf die ausführliche Publikation des Falles (16).

Innere Sekretion: BUSCHKE (1) und seine Schule haben früher fast alle Erscheinungen der Tl-Vergiftung auf innersekretorische Störungen zurückführen wollen. In zwei Fällen sahen wir ein Verschwinden der spezifischen dynamischen Eiweißwirkung bei sonst normalem Grundumsatz. Es handelt sich hier wahrscheinlich eher um dienzephale als um endokrine Störungen. Häufig ist bei Frauen ein Ausbleiben der Menses, was wohl eher auf die schwere Inanition als auf eine ovarielle oder hypophysäre Störung zurückzuführen ist. Das gleiche gilt vielleicht

Zentralnervensystem 63

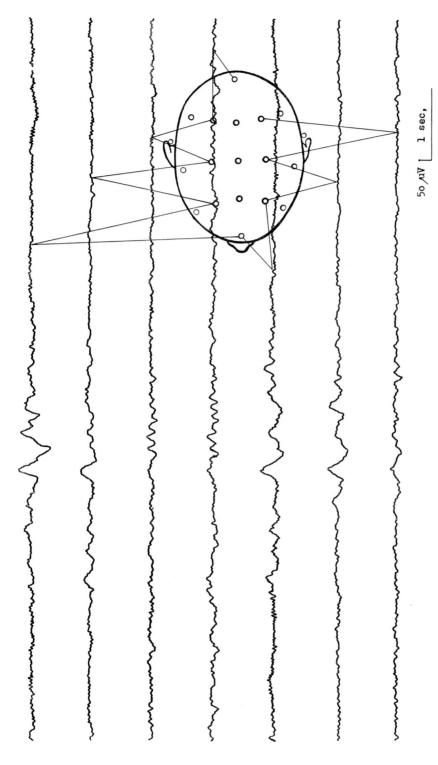

Abb. 23. Elektroenzephalogramm bei Thallium-Vergiftung (Dr. R. HESS, Neurochirurgische Univ. Klinik, Zürich): Kein Alpha-Rhythmus. Über lange Strecken ist das EEG flach, mit niedrigen generalisierten Theta-Wellen und ebenfalls niedriger schneller Aktivität, vorwiegend in den Frontalgebieten. Periodisch treten höhere langsame Potentiale auf, und zwar einesteils unregelmäßige Delta-Wellen, einzeln oder in Gruppen, die frontal am stärksten hervortreten, wahrscheinlich links mehr als rechts. Anderseits sind vielfach im Anschluß an erstere lange regelmäßige Züge von 6 bis 7 Sek. ohne erheblichen Seitenunterschied, aber meist nahe der Mantelkante, am höchsten.

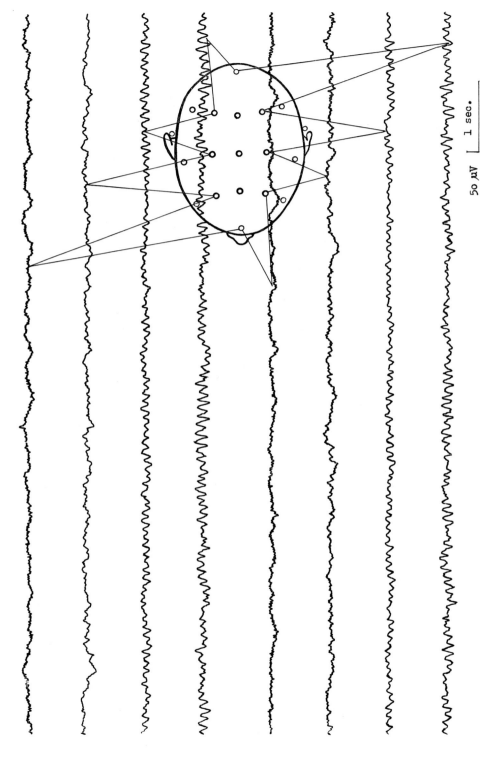

Abb. 24. Ein stabiler Alpha-Rhythmus von 8 bis 9 Sek. und durchschnittlich 30 V ist normal verteilt, reichlich vorhanden und blockiert gut bei Augenöffnen. Schnelle Aktivität ist sehr niedrig, eben angedeutet. Theta-Wellen sind überall eingestreut. Keine rhythmischen Züge mehr. Ziemlich viel generalisierte niedrige Delta-Schwankungen.

auch für die fast regelmäßig auftretende vorübergehende *Impotenz* des Mannes.

Magen – Darm: In schweren Fällen findet man häufig eine Hyp- bis Anazidität des Magensaftes. Es handelt sich hier wohl eher um eine direkte Schädigung der säurebildenden Epithelien als um nervös bedingte Sekretionsstörungen des Magens.

Blut und blutbildendes System: Trotz regelmäßiger Blut- und Knochenmarksuntersuchungen konnten wir keine besonderen Veränderungen feststellen. Die Lymphozyten scheinen in den Anfangsstadien (wahrscheinlich infolge einer toxischen Hemmung) etwas abzufallen, steigen dann aber in der Rekonvaleszenz wieder auf normale Werte. Einzelne Autoren (1) berichten über das Auftreten lymphatischer und eosinophiler Reaktionen. Eine deutliche Anämie trat nur bei einigen ganz schweren Fällen in Erscheinung und war hier wohl eher auf die schwere Inanition dieser Patienten zurückzuführen. Im Knochenmark fanden wir auf dem Höhepunkt der Vergiftung außer einer leichten Linksverschiebung im Sinne einer vielleicht toxischen Hemmung nichts Besonderes. Die Blut- und Knochenmarksretikulozyten waren nicht vermindert. Das *Serumeisen* erwies sich in den untersuchten Fällen als leicht erhöht bis zu 140–170 $\gamma\%$ (unsere Normalwerte für Männer 120). In der ersten Woche gelingt es bei den meisten Tl-Vergiftungen, im Urin *Koproporphyrin* nachzuweisen; nur in zwei Fällen fanden wir geringe Mengen *Uroporphyrin*.

Skelett: Experimentell konnte KARNOFSKY (17) durch Thalliumsulfat bei Hühnerembryonen eine Achondroplasie erzeugen.

Pathologische Anatomie: Die pathologischen Befunde entsprechen im wesentlichen den klinischen Erscheinungen (18). Es kommt zu einer schweren Schädigung der *Zellen der Haut* (Haarbälge, Hautanhangdrüsen). Ferner findet man auch eine Schädigung der *Darmschleimhaut,* was vielleicht die schwere Anorexie und Inanition vieler Fälle zu erklären vermag. Deutliche Schädigungen zeigen ebenfalls die Zentren der *Lymphfollikel*, was vielleicht auf die Toxizität des Tl für die Lymphopoese hinweist. Ferner findet man histologische Veränderungen an den *Kapillaren*. Schwere Veränderungen im Sinne eines Markscheidenzerfalls zeigen die peripheren Nerven (Abb. 26). Interessanterweise konnte LÜTHY in einem unserer Fälle analoge Veränderungen auch am *Sympathikusgrenzstrang* (Abb. 27) feststellen, was eventuell die große Bedeutung der Sympathikusreizung und -schädigung für zahlreiche klinische Symptome der Tl-Vergiftung belegt. Ausgesprochene Veränderungen zeigten auch die *Gollschen Stränge* (Abb. 28a, b); eigentliche Kernläsionen der zentralen Gehirnnerven fehlten, nur der dorsale Vaguskern zeigte eine durch retrograde Degeneration bedingte Ganglienzellschädigung.

Pathogenese der Vergiftungserscheinungen: Beim Tl sind wir über die eigentliche Ursache der Giftwirkung noch völlig im unklaren. Vielleicht handelt es sich wie beim Pb und Hg um ein allgemeines Zellgift durch Hemmung oder Blockierung gewisser wichtiger Enzymsysteme, doch Näheres ist leider hierüber bis jetzt nicht bekannt. THYRESSON (19) konnte zeigen, daß die aerobe

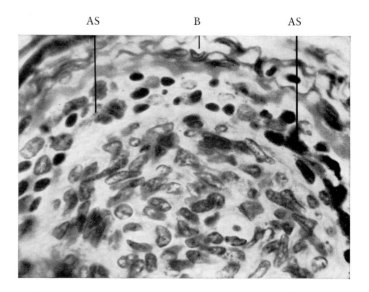

Abb. 25. *Haarzwiebel.* B Balgfasern. AS äußere Schichten der Zwiebel, massenhaft Kernpyknosen, keine Mitosen. Paraffin, H.E. Vergr. 1:700. (Histologische Untersuchung durch Prof. ZOLLINGER.)

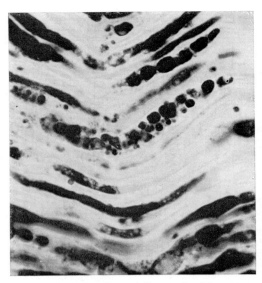

Abb. 26. *Markscheidenzerfall im Ischiadikus.* Vergr. 1:400. (Histologische Untersuchung durch Prof. LÜTHY.)

Atmung der Haut, des Gehirns und der Niere in vitro schon durch 1 Milli-Normallösung von Tl-Sulfat stark gehemmt wird. Eine wichtige Rolle scheint nach seinen Untersuchungen (20) mit isotopem ^{204}Tl auch die Anreicherung des Thalliums in den Haarbälgen und die wahrscheinlich dadurch bedingte Hemmung der Keratinbildung zu sein. Möglicherweise vermag ein Überschuß an Zystein diese Hemmung zum Teil zu überwinden. Besonders empfindlich erwiesen sich in unseren Untersuchungen die Zellen der Haarbälge (Abb. 25), die Nervenfasern und das Epithel der Darmschleimhaut. Die Schädigung der Talg- und Schweißdrüsen könnte vielleicht auch auf einer Ausscheidung von Tl durch diese Organe beruhen, doch fehlen unseres Wissens hierüber noch nähere Untersuchungen. Möglich ist es, daß ein Teil der klinischen Symptome auf einer anfänglichen Sympathikusreizung beruht (1 u.a.): Verengerung der Hautkapillaren, Blutdrucksteigerung. In diesem Zusammenhang sind auch die schweren histologischen Schädigungen, die wir am Grenzstrang erheben konnten (Abb. 27), von Interesse. Die Tachykardie scheint aber auf Grund der von uns erhobenen pathologischen elektrokardiographischen Befunde (Abb. 20–22) eher auf eine direkte Schädigung des Myokards zurückgeführt werden zu müssen.

Ein Teil der klinischen Symptome (Obstipation, abdominale Schmerzen infolge von Darmspasmen, Tachykardie, Polyneuritis) erinnert sehr an das typische Bild der genuinen Porphyrie, und es ist daher in Analogie zur Bleivergiftung nicht unmöglich, daß es sich hier teilweise um eine indirekte Giftwirkung durch eine Störung im Porphyrinstoffwechsel handelt. In der Tat konnten wir selbst, wie oben erwähnt, in der ersten Woche in verschiedenen Fällen im Urin Koproporphyrin III und bei zwei Fällen auch Spuren Uroporphyrin nachweisen.

Diagnose und Differentialdiagnose: Die stark hysteriformen Erscheinungen zu Beginn der Er-

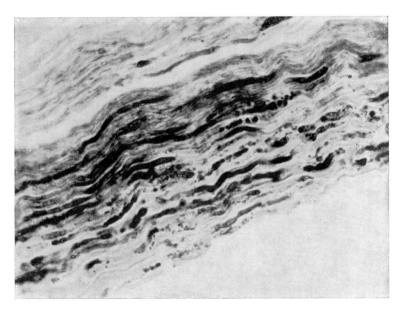

Abb. 27. *Markscheidenzerfall im Grenzstrang* (Sympathikus). (BIELSCHOWSKY, Vergr. 1:200.) Man erkennt Aufblähungen, Fragmentation und Auffaserung der Achsenzylinder, zuweilen sind die Stücke in Markballen eingeschlossen. (Histologische Untersuchung durch Prof. LÜTHY.)

Diagnose und Differentialdiagnose 67

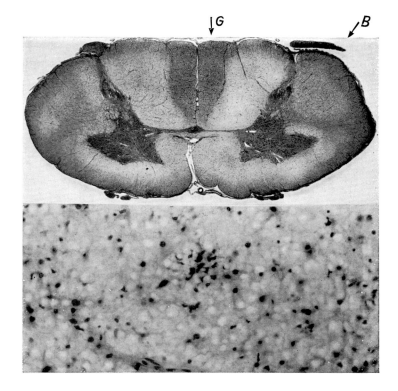

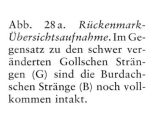

Abb. 28a. *Rückenmark-Übersichtsaufnahme.* Im Gegensatz zu den schwer veränderten Gollschen Strängen (G) sind die Burdachschen Stränge (B) noch vollkommen intakt.

Abb. 28b. *Gollscher Strang* bei Vergr. 1:250. Primär toxische Schädigung mit reaktiver Gliahypertrophie und in der Mitte ein Gliaknötchen aus Astrozyten. (Histologische Untersuchung durch Prof. LÜTHY.)

krankung lassen oft an eine echte Hysterie denken. Der typische Retrosternalschmerz, die auffallende Schlaflosigkeit, die Obstipation, die abdominalen Schmerzen und die sich rasch entwickelnde auffallende Hyperästhesie der Fußsohlen lassen aber die Diagnose auch in diesem Stadium stellen. Sie kann schon vom vierten Tag an durch den mikroskopischen Nachweis des dunklen Pigments (10, 11) in den Haarwurzeln ausgerissener Haare verifiziert werden (Abb. 19a, b). Mit dem Einsetzen der Tachykardie und der oft heftigen Leibschmerzen muß vor allem an das Vorliegen einer genuinen Porphyrie gedacht werden. Differentialdiagnostisch läßt sich eine genuine Porphyrie aber durch die negative Urobilinogen-Reaktion, oder wenn sie dennoch einmal positiv sein sollte, durch das Fehlen einer persistierenden Urobilinogen-Reaktion ausschließen. Bekanntlich blaßt die Urobilinogen-Reaktion im normalen Urin bei Stehenlassen der Probe innerhalb 24 Stunden wieder ab, bei der Anwesenheit von Uroporphyrin der genuinen Porphyrie persistiert aber die burgunderrote Farbe und dunkelt sogar noch nach. Eine Pb-Vergiftung, an die in diesem Stadium ebenfalls gedacht werden muß, führt aber gewöhnlich nicht zu einer Tachykardie, und außerdem findet man dort in diesem Stadium reichlich Koproporphyrin im Urin und häufig eine deutliche basophile Punktierung der Ec, die beim Tl fehlt. Mit dem Auftreten des Haarausfalles kann die Diagnose auf jeden Fall mit Sicherheit gestellt werden. Von den übrigen Vergiftungen zeigen nur die ganz andersartigen Chloropren-, Colcemid-, Merkaptopurin- u. a. Zytostatika-Vergiftungen (siehe dort) einen charakteristischen Haarausfall.

Für die *Diagnose* seien nachstehend nochmals die wesentlichsten klinischen Symptome hervorgehoben:

Pigmentniederschläge in den Haarwurzeln (Frühsymptom!),
Retrosternalschmerzen,
Bauchkrämpfe,
Obstipation,
hysteriformes Benehmen,
Polyneuritis vor allem der unteren Extremitäten,
Tachykardie,
Haarausfall (von der 2. Woche an),
Lunula.

Resorptionszeit und Wirksamkeit der Therapie:
Im Gegensatz zu der früheren Anschauung, daß

die Resorption des Thalliums relativ langsam erfolge (1), glauben wir heute auf Grund verschiedener klinischer Beobachtungen annehmen zu dürfen, daß die Hauptmenge des Thalliums beim Menschen schon innerhalb der ersten 24 Stunden resorbiert wird. Als Beleg hierfür und auch im Hinblick auf die zum Teil wirksame Therapie sei kurz der *folgende Fall* aufgeführt:

21j. Hilfsarbeiterin (KG 95/104, 1946). Nimmt am Abend eine Handvoll „Surux-Körner". Brechreiz ohne Erbrechen. Schon am folgenden Morgen leichte Krämpfe in der Magengegend. Gegen Mittag nochmals $^1/_2$ Packung eingenommen, totale Dosis ca. $^3/_4$ Packung = 0,75 g Tl-Sulfat. Am Nachmittag stechende Schmerzen hinter dem Brustbein, Kopfschmerzen, starke Bauchkrämpfe, bricht in der Fabrik zusammen. Einweisung 20 Stunden nach der ersten Gifteinnahme.

Befund und Verlauf: Magenspülung ergibt keine Körner mehr. Erhält sofort mit Magenschlauch eine Flasche *Antidotum metallorum Sauter*® (stabilisiertes H_2S-Präparat), ferner 1 g Natr. thiosulfat i.v. Auf 20 ml Rizinusöl erfolgen am folgenden Tag ausgiebige Stuhlentleerungen. Trotz dieser sofortigen Behandlung mit dem Antidotum und der Evakuation des Magen-Darm-Kanals treten schwere Vergiftungserscheinungen von seiten des Nervensystems auf. Die Bauchkrämpfe bleiben auch am 3. Tage bestehen, am 5. Tage bereits deutliche Druckempfindlichkeit der Nervenstränge, Steigerung der Reflexe. Braucht hohe Dosen Mo-Dilaudid. Koproporphyrin am 5. Tage im Urin +, Uroporphyrin negativ; Eiweiß →; Sediment: 3 mm, reichlich Leukozyten, vereinzelte frische Erythrozyten, keine Zylinder. Am 7. Tage retrobulbäre Schmerzen, Klagen über verschwommenes Sehen. Koproporphyrin im Urin jetzt nur noch Spuren. In den folgenden Tagen nimmt die Neuritis der Optici stark zu, kann schließlich nur noch hell und dunkel erkennen. Unscharf begrenzte hyperämische Papillen beidseits, daneben typisches hysteriformes Benehmen mit plötzlichem Wechsel von Weinen und Lachen. Diese Erscheinungen bilden sich allmählich während mehrerer Wochen vollkommen zurück. Ein Haarausfall oder eine Störung des Nagelwachstums tritt nicht in Erscheinung, ebenso fehlt die Tachykardie; im EKG besteht aber wie bei den übrigen Fällen eine Abflachung der T-Zacke in I und II und deutlicher in V_2, die nachher wieder zurückgeht. Serumeisen anfänglich 85, später 125. Keine Liquorveränderungen.

In dem vorliegenden Fall kam es nach Einnahme von $^3/_4$ g Tl-Sulfat, trotz der schon nach den ersten 20 Stunden einsetzenden Therapie mit H_2S und Na-Thiosulfat und obschon sofort für eine tüchtige Entleerung des Darmes gesorgt wurde, zum Auftreten einer typischen Polyneuritis und einer beidseitigen Neuritis nervi optici. Das Tl muß also hier schon in den ersten 24 Stunden in ausreichender Menge resorbiert worden sein, um die Nervenschädigung hervorzurufen. Anderseits beweist dieser Fall aber auch, daß die Verankerung an die nervöse Substanz sehr rasch erfolgt und daß wir das bereits dort fixierte Thallium nicht mehr unschädlich machen können. Das gleiche gilt wahrscheinlich auch für das an das Myokard fixierte Tl. Für das peripher an den Integumenten angreifende Tl scheinen jedoch die Verhältnisse anders zu liegen. Entweder dringt das Tl hier langsamer ein, oder es kann auch das schon an diese Zellen fixierte Tl in Frühfällen durch die therapeutischen Maßnahmen noch erreicht und wenigstens zu einem großen Teil unschädlich gemacht werden. Denn es ist ganz auffallend, wie es in dem vorliegenden Falle, trotz der schweren Polyneuritis, gar nicht zu dem sonst regelmäßigen Haarausfall kam, und wir glauben dies hauptsächlich den frühzeitig einsetzenden therapeutischen Maßnahmen zuschreiben zu müssen. Möglich wäre natürlich auch, daß für diese nervösen Störungen schon ganz kleine Giftmengen genügen, während für die Schädigungen der Haarbälge größere Dosen notwendig sind. Dies widerspricht aber der früheren Erfahrung bei Verwendung des Thalliums als Epilationsmittel, und auch unsere leichten Vergiftungsfälle zeigten häufig Haarausfall ohne neuritische Symptome.

Rezidive: MARTIUS (8) sah in drei Fällen nach 50–60 Tagen ein Rezidiv, wobei eine erneute Giftaufnahme abgestritten wurde und er an eine Ausschwemmung von Tl-Depots denkt. Da die Patienten oft eine erneute Gifteinnahme bestreiten, ist diese Frage schwer zu entscheiden.

Chronische Vergiftung: Es sind mir drei Fälle bekannt, in denen das Tl als Körner oder als Paste in kleineren Gaben intermittierend während mehrerer Monate verabreicht wurde (Mordfälle). In zwei Fällen kam es nur zu einem leichten *Haarausfall,* der wohl kaum auf die richtige Diagnose geführt hätte. Dagegen entwickelte sich in den drei Fällen eine *schwere Polyneuritis* mit Unfähigkeit zum Gehen, Amaurose und *ausgeprägter Kachexie*. In dem einen Falle wurde die Diagnose sogar erst nach dem Ableben des betreffenden Mannes durch eine gerichtsmedizinische Untersuchung der exhumierten Leiche gestellt, wobei in den Knochen noch große Mengen von Tl nachgewiesen werden konnten, so daß die Ehefrau des Giftmordes überführt wurde. Bei allen *unklaren Polyneuritiden ist deshalb heute in vermehrtem Maße nach einer evtl. vorliegenden Tl-Vergiftung zu suchen* (evtl. leichter Haarausfall, trockene Haut mit

Unfähigkeit zum Schwitzen, evtl. pathologische Liquorkurven). Die *Prognose* ist bei diesen chronisch vergifteten Fällen mit Vorsicht zu stellen. Es kann zu schweren zerebralen, evtl. bleibenden Störungen im Sinne eines *organischen Psychosyndroms* kommen. Die betreffenden Patienten sind auch gegen Sekundärinfekte auffallend resistenzlos. Die Therapie ist die gleiche wie bei der akuten Vergiftung.

Übergang des Tl durch die Plazenta: C. O. MARTIUS (Hattingen) verdanke ich bestens den folgenden Fall, der zeigt, daß Tl bei *bestehender Schwangerschaft auch auf den Embryo übergeht* (siehe auch 21). Die 37jährige Mutter nahm 60 Tage vor der Geburt 0,75 g Tl_2SO_4. Das Kind zeigte bei der Geburt einen eigenartigen Haarausfall (s. Abb. 29), und es traten bei ihm auch die typischen Wachstumsstörungen der Nägel in Erscheinung (Abb. 30, 128 Tage nach der Giftaufnahme). Tl konnte schon vor der Geburt (54. Tag nach der Vergiftung) im Urin der Mutter und später auch in der Plazenta, im Fruchtwasser und in der Milch nachgewiesen werden. Das Tl könnte also wahrscheinlich auch zu bleibenden zentralnervösen Störungen solcher während der Schwangerschaft geschädigter Kinder führen. Mit durch Tl bedingten Mißbildungen ist wohl nur in den ersten 3 Schwangerschaftsmonaten zu rechnen.

Prognose: Diese ist vor allem von der eingenommenen Giftmenge abhängig, ferner vom Zeitintervall zwischen der Giftaufnahme und dem Einsetzen der Therapie und außerdem von der sehr verschieden starken individuellen Empfindlichkeit. Prognostisch ungünstig sind ein sehr langes Bestehenbleiben der Tachykardie, schwere polyneuritische Lähmungen und besonders das Auftreten von schweren zentralnervösen Erscheinungen, wie zunehmende Demenz und schwere psychische Veränderungen. Der tödliche Ausgang nach Einnahme von je 1 g Tl-Sulfat und Einsetzen der Therapie nach erst 8–16 Tagen (4 von 36 Fällen) erfolgte zwischen dem 24. und 27. Tag. Es darf als wahrscheinlich angenommen werden, daß nach 4–5 Wochen keine akute Lebensgefahr mehr besteht, doch können in seltenen Fällen Dauerschädigungen (Sehstörungen, Peronäuslähmung) zurückbleiben. Als Kuriosum sei noch erwähnt, daß bei einem Manne die vorher dunklen Haare nachher blond nachwuchsen und sich auch weiterhin nicht wieder dunkel färbten. Unsere Patienten trugen trotz ihrer zum Teil schweren Vergiftung mit Ausnahme einer Peronäuslähmung und 2 Fälle mit Optikusatrophie keine erkennbaren

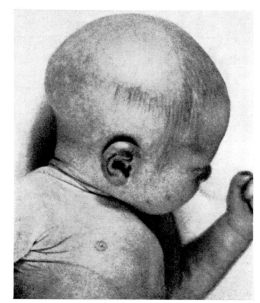

Abb. 29. Merkwürdiger herdförmiger Haarausfall bei einem 6 Tage alten Säugling durch diaplazentare Thalliumvergiftung während der Schwangerschaft (Mutter hatte 60 Tage vor der Geburt 0,75 g Tl-Sulfat eingenommen).

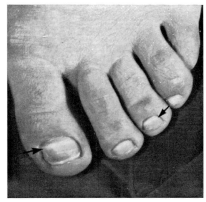

Abb. 30. Gleicher Säugling mit typischer Wachstumsstörung der Nägel, *Lunula-Streifen,* 128 Tage nach der Giftaufnahme durch die Mutter (näheres siehe Text).
Die beiden Aufnahmen verdanke ich Herrn Dr. MARTIUS (Hattingen) bestens.

Dauerschäden davon, fühlten sich aber noch mehrere Monate sehr reduziert.

Therapie

Bis zum jetzigen Zeitpunkt (1971) sind noch keine Substanzen bekannt, die das einmal resor-

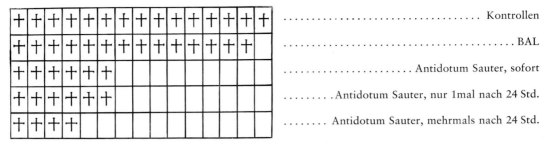

Abb. 31. *Experimentelle therapeutische Beeinflussung der Thalliumvergiftung:* Bei einer tödlichen Dosis gelingt es mit BAL von 15 Meerschweinchen nur 1 Tier zu retten, während stabilisierter Schwefelwasserstoff bei sofortiger Gabe 9 Tiere zu retten vermag. Wird stabilisierter Schwefelwasserstoff *(Antidot. metall. Sauter®)* mehrmals nach 24 Stunden gegeben, so ist das Präparat auch noch nach dieser Latenzzeit deutlich wirksam, wahrscheinlich weil das im Darm wieder ausgeschiedene und dann erneut resorbierte Tl dadurch abgefangen werden kann. Therapeutisch ist also die möglichst rasche und über mehrere Tage durchgeführte Anwendung des stabilisierten Schwefelwasserstoffes klinisch am aussichtsreichsten (nach MOESCHLIN und DEMIRAL).

bierte und an die nervöse Substanz und andere Organe (Myokard) gebundene Tl zu entgiften vermögen. Dagegen kann das im Darm befindliche und in den Dickdarm ausgeschiedene Tl neutralisiert und damit auch die Ausscheidung in den Darm verstärkt werden. Die forcierte Diurese vermag die Tl-Ausscheidung durch die Niere zu vermehren.

Bei Tl-Vergiftungen sind sofort die folgenden Maßnahmen zu ergreifen:

1. Magenspülung mit einer 1proz. Natriumjodid-Lösung (wodurch unlösliches Tl-jodid entsteht) oder Trinken von heißer Kochsalzlösung (3 Teelöffel auf 1 Glas Wasser) bis zum Erbrechen, und dann Eingabe von 200 ml 1% Natriumjodid.

2. Entgiftung des Thalliums: In experimentellen Untersuchungen sind wir (22–24) dieser Frage nachgegangen. Auf Grund dieser Untersuchungen und derjenigen anderer Autoren eignen sich hierfür nach den bisherigen Erfahrungen vor allem die folgenden Substanzen:

A. *Für die Entgiftung des Tl im Magen-Darm-Kanal,* d. h. für das noch nicht resorbierte Tl oder für das sekundär im Kolon wieder zur Ausscheidung gelangende Tl (das dann der Rückresorption entzogen wird), stehen 3 Substanzen zur Verfügung:

Natriumjodid in 1%iger Lösung: das aber hauptsächlich für das noch im oberen Magen-Darm-Kanal vorhandene Tl durch Überführung in unlösliches Thalliumjodid wirksam ist (Dosis 100 ml einer 1%igen Lösung).

Stabilisierter Schwefelwasserstoff: = *Antidotum metallorum Sauter®* (Genf). Hier wird das Thallium als unlösliches Sulfid gefällt. Mit dem Magenschlauch 50 ml *Antidotum metallorum Sauter®* eingeben, dann jeden Tag während 8 Tagen je 25 ml und in der 2. Woche jeden 2. Tag (22), siehe unsere experimentellen Untersuchungen, Abb. 31.

Vorsicht bei Kindern, da diese für H_2S besonders empfindlich sind, d. h. nicht über 1 ml pro kg Körpergewicht als Initialdosis, dann für 8 Tage täglich 0,25 ml/kg! Nicht bei Kindern unter 5 Jahren!

Auch bei den von uns klinisch behandelten Vergiftungsfällen hat sich die wiederholte Verabreichung deutlich bewährt. So traten bei einer 19jährigen Patientin trotz der Einnahme von 2 Packungen mit zusammen 2 g Tl-Sulfat und der erst nach 17 Stunden beginnenden Behandlung (Fall IV, 23) mit wiederholter Verabreichung des *Antidotum metallorum Sauter®* keine schweren Vergiftungserscheinungen auf. Es wirkt aber nur auf das noch im Darm befindliche, nicht resorbierte, oder sekundär im Kolon wieder ausgeschiedene Tl.

Thioacetamid: = CH_3CSNH_2. Diese Substanz (25) wirkt experimentell (24) nur durch Fällung des im Darm befindlichen Thalliums. Für das resorbierte Thallium ist es ebenfalls unwirksam. *Dosierung:* 30 mg/kg Körpergewicht täglich, als i. v. Injektion der isotonischen 2,3%igen Lösung, d. h. ca. 4mal 20 ml täglich, i. v.

B. *Entgiftung des schon resorbierten Thalliums:* Unter den zahlreichen von uns und andern Autoren experimentell untersuchten Substanzen (24) zeigte einzig das Cysteamin (Mercaptamin) eine gewisse schützende Wirkung (Abb. 32). Nach den Untersuchungen verschiedener Autoren (25) zeigt bei Versuchen mit radioaktiv markiertem Tl-Nitrat das Dithiocarb eine Steigerung der Tl-Ausscheidung. Bis jetzt liegen nur wenige Beobachtungen beim Menschen vor (25). In einem eigenen Falle verschlimmerte sich der Zustand und die Patientin starb. Leider ergaben unsere eigenen Untersuchungen bei Meerschweinchen völlig negative Ergebnisse (26). Neuere Versuche holländischer Autoren (27) zeigen, daß die Chelat-Verbindung noch in er-

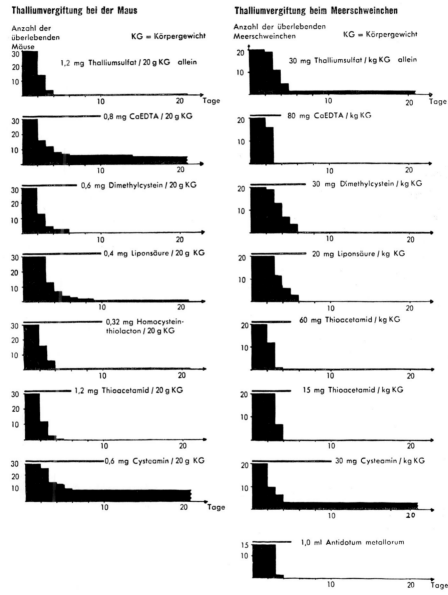

Abb. 32. Graphische Darstellung der Untersuchungsergebnisse. Als Abszisse wurde die Dauer des Versuches, als Ordinate die Zahl der Tiere gewählt. Dieselben erhielten in jeder Serie Thalliumsulfat subkutan als einmalige Gabe in einer Dosierung von 1,2 mg pro 20 g Körpergewicht (KG) bei der Maus und 30 mg pro Kilogramm Körpergewicht beim Meerschweinchen. Gleichzeitig wurden verschiedene Substanzen (u. a. CaNa$_2$-EDTA, Dimethylcystein, Liponsäure, Thioacetamid und Cysteamin) verabreicht, um eine eventuelle Schutzwirkung festzustellen. Einzig Cysteamin zeigte in beiden Tiergruppen einen antitoxischen Effekt, indem eine kleinere Anzahl Tiere die akute Thalliumvergiftung überlebte.

höhtem Maße ins Gehirn diffundiert und bei der nur 30 Min. dauernden Halbwertszeit das Tl dort in doppelter Konzentration angereichert wird. *Dithiocarb hat demnach keinen Sinn und erhöht sogar die zentrale Toxizität des Thalliums.*

Natriumjodid: Die tägliche Injektion von 10 ml einer 50%igen Natriumjodidlösung ist wahrscheinlich auch heute noch die beste Maßnahme (28).

Preußisch Blau (Prussian Blue): Wirkt analog dem Natriumjodid und Natriumsulfid durch Bindung des in den Darm ausgeschiedenen oder dort noch vorhandenen Thalliums (30). Der Farbstoff kann von der Chroma Gesellschaft, Stuttgart-Untertürkheim/Deutschland bezogen werden. Dosis 2 × 10 g täglich per os durch die Duodenalsonde während 10–14 Tagen. Nebenwirkungen sind bisher keine bekannt geworden.

Kaliumchlorid (26, 29) zeigte experimentell bei Ratten eine deutliche Wirkung durch kompetitive Verdrängung des Thalliums. Leider ergaben unsere Versuche an Meerschweinchen (26) völlig negative Ergebnisse.

Forcierte Diurese: *Lasix®* 3–4 Ampullen und total 3–4 Liter Flüssigkeit als Tropfinfusion vermag die Ausscheidung durch den Urin deutlich zu steigern. Wiederholung alle 2–3 Tage. Überwachung des Kaliumspiegels.

C. BAL ist sinnlos (22, 23, 24). Ebenso haben Na-Thiosulfat, Methionin, Cystin, Thioacetamid und Prednison keinen Sinn (24). Einzig Cysteamin zeigte experimentell (24) eine gewisse Schutzwirkung.

3. Bekämpfung der Obstipation: Mit allen Mitteln zu bekämpfen, d. h. 1 Löffel Brustpulver + 20 ml Rizinus durch den Magenschlauch, dazu Prostigmin i. m. 2 Ampullen + Seifenwassereinlauf. Trotz allen diesen Maßnahmen ist es oft sehr schwer, eine Darmentleerung zu erzielen.

4. Reichliche Flüssigkeitszufuhr: 2,5–3 l/Tag und täglich 2mal 1 Euphyllin Supp. 0,5, um durch eine reichliche Diurese die Ausscheidung des Giftes durch die Nieren möglichst zu beschleunigen.

5. Gegen die Polyneuritis: Hohe Dosen Vitamin B_1 i. m., z. B. täglich 40 mg *Benerva forte®*. Die Wirksamkeit dieser Therapie ist allerdings nicht erwiesen. Symptomatisch müssen gegen die sehr starken neuralgiformen Schmerzen Analgetika aus der Morphiumreihe verabreicht werden, z. B. 2–3mal täglich 0,001–0,002 *Dilaudid®*. Auch hohe Dosen von Analgetika (Phenacetin etc.) erwiesen sich in unseren Fällen als wirkungslos.

6. Bei evtl. epileptischen Anfällen: Diazepam *(Valium®)* 10–20 mg i. v., wenn nötig Phenobarbital 0,2 g i. m.

Literatur

1. BUSCHKE, J., F. JACOBSOHN: Dtsch. med. Wschr. (1922) I. 859
2. REED, D.: J. Amer. med. Ass. 183 (1963) 516
3. JOHNE: Z. f. H. u. G. 6 No. 1 (1949)
4. VOIGT, G.: Dtsch. med. Wschr. (1951) 874
5. WEHRLI: Quantitative Nachweismethode f. Thallium, Gerichtsmediz. Institut der Univ. Zürich (persönliche Mitteilung)
6. WEINIG, E., G. SCHMIDT: Arch. Tox. 21 (1966) 199–215
7. ACKERMANN, H. H.: J. industr. Hyg. 30 (1948) 300
8. v. MARTIUS, C. O.: Dtsch. Arch. klin. Med. 200 (1953) 596
9. SPECHT, W., D. ROHNER: Arch. Tox. 18 (1960) 359–367
10. WIDY, W.: Bull. Soc. Amis. Sci. Poznań, Sér. C VII (1957) 49
11. RAUSCHKE, J.: Acta Med. leg. soc. (1963) 103–116
12. REHSTEINER, K.: Praxis (1944) 911
13. BÖHRINGER, H. R.: Praxis (1952) 1092
14. MENZ, H.: Psychiat. Neurol. med. Psychol. (Lpz.) 4 (1952) 111
15. RINGEL, E., U. MITARB.: Int. Z. proph. Med. (1960) 9–12
16. MOESCHLIN, S., G. CONDRAU: Schweiz. med. Wschr. (1950) 519
17. KARNOFSKY, D. A., L. P. RIDGWAY, P. A. PATTERSON: Proc. Soc. exp. Biol. 73 (1950) 255
18. MOESCHLIN, S., H. ZOLLINGER, F. LÜTHY: Beitrag zur Klinik und Pathologie der Thallium-Vergiftung. Dtsch. Arch. klin. Med. 189 (1942) 181–213; Schweiz. med. Wschr. 80 (1950) 519; Schweiz. med. Wschr. 82 (1952) 57
19. THYRESSON, N.: Acta derm.-venereol. (Stockh.) 30 (1950) 417
20. THYRESSON, N.: Acta derm.-venerol. 31 (1951) 4
21. PETERSOHN, K. L.: Arch. Tox. 18 (1960) 160–164
22. MOESCHLIN, S., B. DEMIRAL: Schweiz. med. Wschr. 82 (1952) 57
23. DEMIRAL, B.: Diss. Univ. Zürich (1952)
24. SIEGENTHALER, P.: Praxis 49 (1960) 633–635
25. EDELMANN, M., I. LIPIEC: Bull. Acad. pol. Sci. Cl. 3 (1955) 95
26. RIGHETTI, P. C., S. MOESCHLIN: im Druck 1970
27. KAMERBEEK, H. H., A. G. RAUWS, M. TEN HAM und A. N. P. VAN HEIJST: Acta med. scand. 189 (1971) 149–154
28. MUNCH, J.: J. Amer. pharm. Ass. 17 (1928) 1086
29. LUND, A.: Acta pharmacol. (Kbh.) 12 (1956) 260
30. KAMERBEEK, H. H., A. G. RAUWS, M. TEN HAM und A. N. P. VAN HEIJST: Acta med. scand. 189 (1971) 321–324

Quecksilber (Hg)

Das metallische Hg ist bei peroraler Aufnahme ungiftig (Abb. 31), sehr giftig sind dagegen die schon bei Zimmertemperatur freiwerdenden Hg-Dämpfe und dann sehr zahlreiche, heute in ausgedehntem Maße in Industrie und Gewerbe verwendete Hg-Verbindungen, wobei im allgemeinen die zweiwertigen (Merkuri) toxischer sind als die einwertigen (Merkuro) Verbindungen.

Vorkommen: Intoxikationen in Hg-Gruben und Hütten sind durch die strenge Hygiene und Kontrolle der Arbeiter selten geworden. Vergiftungen kommen evtl. in gewerblichen Betrieben vor, in denen Hg verarbeitet oder seine Verbindungen als Beiz-, Farb- (HgO!) oder Zündstoffzusatz ($HgCNO_2$) benützt werden. Ferner bei der Herstellung von zahlreichen technischen Apparaten, die metallisches Hg enthalten, wie Thermometer, Barometer, Hg-Dampflampen usw. Bei Zahnärzten und Zahntechnikern führt evtl. ein unvorsichtiges Hantieren mit Amalgam und in der Pelz- und Filzindustrie vor allem das als Beizmittel verwendete $HgNO_3$ (Merkuronitrat) zu Vergiftungen. Amalgamplomben sondern aber schon nach 10 Tagen praktisch kein Hg mehr ab, so daß dann keine erhöhte Urinausscheidung mehr nachgewiesen werden kann (1) und sie für Hg-Vergiftung nicht in Frage kommen. In der Medizin waren es vor allem die beiden Desinfektionsmittel: Sublimat $HgCl_2$ und Hg-oxyzyanid ($Hg(CN)_2 \cdot HgO$), die immer wieder zu Vergiftungen Anlaß geben. Selten sieht man heute noch Vergiftungen durch die verschiedenen organischen Hg-Diuretika. Zahlreiche Fälle wurden in den letzten 20 Jahren in Deutschland und Schweden durch organische Saat- und Holzbeizmittel hervorgerufen, die heute in der Landwirtschaft in großen Mengen verwendet werden.

Zunahme des Hg-Gehaltes in unserer Umwelt: Erst in den letzten Jahren ist man auf den ständig steigenden Hg-Gehalt unserer Flüsse, Seen und sogar gewisser Meeresteile aufmerksam geworden (1a–c), der in gewissen Gegenden (Michigan, Ontario, Japan) schon besorgniserregende Werte erreicht hat und ständig noch weiter ansteigt. Hierbei kommt es, ähnlich wie beim DDT, zu einer aufsteigenden Konzentrationskette vom Plankton bis zu den Fischen. Große Mengen stammen aus den Saatbeizmitteln, die vom Regen ausgewaschen werden. 10% der Hg-Produktion werden heute für die Herstellung der Fungizide verwendet (1c). Weitere Hg-Abfälle kommen aus gewissen Industrieabwässern (Papier-, Holz- und Plastikindustrie) und z. T. auch aus Hg-haltigen (algenvernichtende Anstriche) Schwimmbassins. So mußten in den USA allzu viel Hg enthaltende Fische verboten werden (1a), in Japan entsprechende Thon-Konserven (1a) und in Skandinavien Eier von frei herumlaufenden Hühnern und Eier gewisser Wildvögel (1b). In Skandinavien verenden zahl-

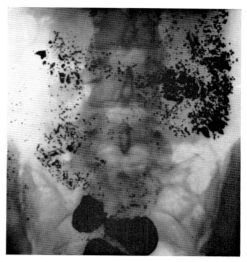

Abb. 33. Selbstmordversuch durch *Trinken von 20 ml flüssigem Quecksilber* bei 17jähriger Psychopathin. Das Röntgenbild, 24 Std. nach der Einnahme, zeigt massenhafte Hg-Kugeln. Solche Fälle sind vollkommen harmlos im Gegensatz zu der sehr gefährlichen, chronischen Inhalation von verdampfendem Hg von im Zimmerboden versickerten metallischen Quecksilbertropfen. (Für die Abbildung danke ich Herrn Prof. Franke in Düsseldorf.)

reiche Fasane, Rebhühner, Tauben, Finken und andere saatfressende Vögel durch diese Fungizide; weiter auch ihre Feinde, die Greifvögel (Seeadler, Falken etc.) (1c). Hier noch ein paar Zahlen der im Freiland tot aufgefundenen Vögel (zit. nach 1c):

	mg Hg/kg Organsubstanz
Fasanen und Rebhühner	28–140
Tauben	8–45
Rabenvögel	29–110
Finken	11–136
Adler, Bussarde, Habichte und Falken	6–100
Eulen	4–270

Der in Nahrungsmitteln tolerierte MAK-Wert wird verschieden angegeben. So in USA mit 0,05 ppm, in Deutschland mit 0,1 ppm. Der in gewissen Fischen gefundene Wert erreichte aber sogar bis zu 10 ppm und mehr (1a) und in den Eiern der Wildvögel auf den Åland-Inseln (an der Westküste Finnlands), wo diese Eier eingesammelt und gegessen werden, sogar bis zu 3,5 mg/kg (1b). Diese Vögel nehmen das Quecksilber aus dem in Süd-Dänemark, wo sie ihr Winterquartier verbringen, verzehrten Saatgut oder von den dort kontaminierten Fischen auf. Fische und Muscheln aus der *Minamatabucht* in Japan enthielten bis zu 9,6 mg Hg/kg! – Für die Schweiz und Deutschland fehlen zur Zeit noch genaue Untersuchungen, doch dürften die Verhältnisse auch hier sehr ähnlich sein. So müssen von allen Staaten so rasch wie möglich entsprechende energische Gegenmaßnahmen gefordert werden. So sind in der Schweiz und der Bundesrepublik Deutschland heute (1971) noch ca. 50 Hg-haltige Saatbeizmittel zugelassen. Dieses Problem ist wahrscheinlich noch dringlicher als das DDT-Problem. Der Hauptanteil des Quecksilbers wird dabei im Körper als Methyl-Hg gespeichert (bis zu 78%).

Toxizität: Die MAK für den Menschen (Hg-Dampf) ist niedrig: USA 0,1 mg/m^3, in der UdSSR 0,01 mg/m^3. Auch AXELSSON und FRIBERG (2) halten den Wert von 0,1 mg/m^3 für zu hoch, doch muß die Frage noch weiter abgeklärt werden. 1 m^3 mit Hg-Dampf gesättigte Luft enthält bei Zimmertemperatur ca. 15 mg Hg (FLURY, ZERNIKE (2a)). Die individuelle Empfindlichkeit schwankt aber außerordentlich und ist wahrscheinlich stark von der Fähigkeit, das Hg zu entgiften und auszuscheiden, abhängig; ähnlich wie beim Pb bedeutet deshalb eine stark erhöhte Hg-Ausscheidung im Urin noch keineswegs das Vorliegen einer Vergiftung. Bei einmaliger Zufuhr beträgt die tödliche Dosis von Hg-Salzen beim Sublimat und Hg-Zyanid zwischen 0,2–1 g. Dagegen ist metallisches Hg peroral, da es in reinem Zustand im Magensaft fast unlöslich ist, oder i. v. relativ ungiftig. UMBER (3) erwähnt eine Krankenschwester, die sich 2 ml (= 27 g!) i. v. einspritzte, wobei ein großer Teil als kleiner „Quecksilber-See" im rechten Herzen liegenblieb, und die Schwester erst nach Jahren an einer Lungen-Tbc ad exitum kam. Analog zum Blei kann aber die akzidentelle oder absichtliche subkutane Injektion von metallischem Hg ins Fettgewebe zu chronischen Vergiftungen (4, 5) führen (fettlöslich). Die Giftwirkung des Quecksilbers beruht wahrscheinlich, ähnlich wie bei anderen Schwermetallen, auf der Blockierung verschiedener Enzymsysteme. Hierbei sind vor allem die Tubuluszellen der Niere und das Nervensystem gefährdet. BERGSTRAND u. Mitarb. (6) fanden elektronenoptisch in den Mitochondrien der Tubuluszellen bei der experimentellen Vergiftung dunkle Partikel, die wahrscheinlich dem Hg entsprechen.

Aufnahme: Diese erfolgt bei gewerblichen Vergiftungen am häufigsten durch die Atemluft als Hg-Dampf oder als Staub der Hg-Verbindungen. Hg kann aber durch Verreiben auf der Haut (Zahnärzte) oder durch Einreiben von Hg-Salben, wenn es fein verteilt ist, transkutan in den Körper gelangen. Akute Vergiftungen kommen sowohl durch Einatmung von Hg-Dampf, Hg-haltigem Staub oder durch die orale Aufnahme größerer Mengen giftiger Hg-Verbindungen zustande. Nicht so selten sind medizinische Vergiftungen durch Resorption von zu Spülungen gebrauchten $HgCl_2$- oder $Hg(CN)_2$-Lösungen in Blase und Vagina. Die *normale tägliche* Aufnahme durch die Nahrung beträgt ungefähr 5–20 Gamma. FRIBERG u. Mitarb. (7) haben die Verteilung des radioaktiven ^{203}Hg in den einzelnen Organen bei Kaninchen nach subkutaner Injektion untersucht. Dabei fanden sie die höchsten Werte in der Niere (tubuli contorti), dann folgten Leber und Milz. *Bei den Alkyl-Hg-Verbindungen* war im Gehirn eine 10mal höhere Konzentration festzustellen als beim Sublimat. Die Aufnahme durch die Haut ist mit markierten Hg-Verbindungen untersucht worden (8). Bei der *Inhalation* reichert sich das Hg speziell im Gehirn an (autoradiographische Untersuchungen von BERLIN u. Mitarb. (8a)).

Ausscheidung: Das Hg wird vor allem durch die Nieren, aber auch durch den Dickdarm, den Speichel und die Haut ausgeschieden. Es kann wahrscheinlich in den Retikuloendothelien, vor allem bei chronischen Vergiftungen, auch längere Zeit gespeichert werden. Die normale Ausscheidung im Urin pro 24 Stunden beträgt maximal 10 Gamma. Bei Werten über 40 Gamma muß sorgfältig nach evtl. Vergiftungserscheinungen gefahndet werden (9). FRIBERG (7) fand, daß eine Ausscheidung von 0,2–0,3 mg pro Liter Urin während 10 Jahren ohne Vergiftungssymptome toleriert wurde, höhere Ausscheidungsmengen führten aber zu Vergiftungen. Die Ausscheidung wird beim Vorhandensein von Hg-Depots im Körper durch BAL stark gesteigert, so kann evtl. in kriminellen Fällen noch nach 3 Monaten der Beweis für die frühere Hg-Vergiftung erbracht werden (z. B. Sublimat im Falle von MOUREAU (10)).

Nachweis: Hg-Dampf läßt sich mit dem Drägerschen Gasspürgerät rasch nachweisen. Eine einfache klinische qualitative Methode zum Nachweis des Hg im Urin oder Blut ist mir nicht bekannt. Für eine genaue und rasche Labor-Mikro-Methode siehe BÄUMLER und RIPPSTEIN (11).

Akute Hg-Vergiftung

Die akute Hg-Vergiftung wird klinisch vor allem durch die suizidale oder akzidentelle Einnahme von Sublimat ($HgCl_2$) oder Hg-Oxyzyanid ($Hg(CN)_2 \cdot HgO$) hervorgerufen. Hg-Jodid ist wegen seiner schlechten Löslichkeit relativ wenig giftig. Seltener sind Vergiftungen in industriellen Betrieben durch die plötzliche Einatmung größerer Mengen von Hg-Dämpfen. Mordfälle sind auch durch Einläufe mit 0,2 g $HgCl_2$ vorgekommen.

Tödliche Dosis: Diese schwankt zwischen 0,2 bis 1 g. Die individuelle Empfindlichkeit ist außerordentlich verschieden, so daß sich tödliche Fälle mit 0,02 Hg-Salizyl (12) und auch vor der BAL-Ära günstig verlaufende Fälle mit 3 g (13) gegenüberstehen. Von evtl. entscheidender Bedeutung ist es, ob der Magen bei der Giftaufnahme leer oder gefüllt war. Die Hg-Salze fällen Eiweiß als Albuminat, das sich in schwachen Kochsalzlösungen allmählich wieder löst. Hieraus erklärt sich auch die außerordentliche Tiefenwirkung dieser ätzenden Stoffe.

Im ganzen verfügen wir aus dem eigenen Krankengut über 11 klinisch beobachtete akute Fälle (14), davon waren 10 suizidaler Natur und nur bei einem Fall lag eine akzidentelle Einnahme vor. Die Haupterscheinungen sind eine *akute Gastroenteritis, Anurie mit Urämie, Stomatitis und ulzerös-hämorrhagische Kolitis*.

10 Minuten bis eine halbe Stunde nach der peroralen Giftaufnahme, in vereinzelten Fällen auch schon direkt nach der Giftaufnahme, kommt es durch die stark ätzende Wirkung zu häufigem, kaum stillbarem *Erbrechen,* oft mit Beimengungen von Blut. Dieses initiale Erbrechen kann evtl. lebensrettend wirken, wie in 2 von uns beobachteten Fällen. Die Patienten klagen dabei über heftiges Brennen im Mundrachen und bisweilen auch unter dem Brustbein (Ösophagus). Als Zeichen der Hg-Resorption tritt bald starker *Speichelfluß* auf. Im Rachen findet man meistens gerötete Flecken, bei höheren Konzentrationen liegen weißlich-graue Verschorfungen vor. Die Patienten verfallen rasch in einen schweren *Kollaps,* werden sehr bleich, der Blutdruck fällt stark ab und die Pulsfrequenz beginnt zu steigen. Die Schmerzen in der Magengegend dehnen sich allmählich auf das ganze Abdomen aus, und es kommt zum Auftreten von schweren, zum Teil mit Blut vermengten Durchfällen. Als Folge der NaCl-Verarmung treten evtl. Wadenkrämpfe auf. In leichteren Fällen kann es in den ersten Stunden nach der Vergiftung evtl. zuerst zu einer durch das Hg bedingten Polyurie kommen. Häufiger ist aber eine sofort einsetzende, vollkommene *Anurie,* die vor allem durch eine trübe Schwellung und spätere Nekrose der Tubuli contorti durch das in den Nieren ausgeschiedene Hg bedingt ist. Die anfänglich evtl. durch Katheterismus noch erhältliche Urinportion enthält dann reichlich Eiweiß und manchmal bereits einzelne Zylinder. Der weitere Verlauf ist je nach der zur Resorption kommenden Giftmenge und dem Zeitpunkt der einsetzenden therapeutischen Maßnahmen verschieden. So kamen wir (14) zu der Aufstellung der folgenden drei Verlaufstypen:

a) Frühtodesfälle im eigentlichen Schockstadium innerhalb der ersten 24–26 Stunden.
b) Urämietodesfälle nach 8–12 Tagen.
c) Fälle mit protrahiertem Verlauf.

a) Schocktodesfälle: Bei der Aufnahme großer Giftmengen und spät einsetzender Therapie waren vor der BAL-Ära die Frühtodesfälle häufig; nachstehend ein solches Beispiel:

Fall T. L., 34j., Krankenpflegerin (1937)

Pat. schluckt in suizidaler Absicht eine Handvoll Quecksilberoxyzyanat ($Hg(CN)_2$ + HgO)-Tabletten à 0,5 g. Nach einer Viertelstunde häufiges Erbrechen und Bauchschmerzen. Zwei Stunden nach Gifteinnahme Klinikeinweisung. *Befund:* Heftiges Erbrechen von blutigen Massen, sehr schmerzhafte Wadenkrämpfe und Bauchkoliken. Puls 130, Blutdruck nicht meßbar. Leukozyten 33 000 mit 42% Stabkernigen, deutliche Bluteindickung (Hb 20,8 g%). Rest-N 41 mg%, Harnstoff 58, Chloride 539 mg%, Alkalireserve 38 mg%, Anurie, der noch in der Blase vorhandene Katheterurin enthält reichlich Eiweiß, und es finden sich viele granulierte und hyaline Zylinder, Leukozyten und Erythrozyten. Trotz Stimulation, Na-Thiosulfat usw. (BAL noch nicht bekannt) Exitus 25 Stunden nach der Gifteinnahme unter dem Bilde eines schweren, wahrscheinlich peripheren Kreislaufkollapses.

b) Todesfälle an Urämie: Überleben die Vergifteten die ersten 24–36 Stunden, so erholen sie sich allmählich aus dem schweren Kreislaufkollaps, die Durchfälle lassen etwas nach, und in vielen Fällen kehrt mit dieser scheinbaren Besserung auch der Wille zum Leben wieder zurück. Wie machtlos stand man in solchen Fällen vor der Einführung des BAL meistens dem weiteren Verlauf gegenüber, und wie sehr hat sich heute die Prognose dieser Fälle und ihr ganzes klinisches Bild verändert, selbst wenn die Vergifteten erst am 2. oder 3. Tag zur Behandlung kommen.

Vom 2. Tag an entwickelt sich gewöhnlich eine schwere, typische *ulzeröse Hg-Stomatitis* da-

Quecksilber

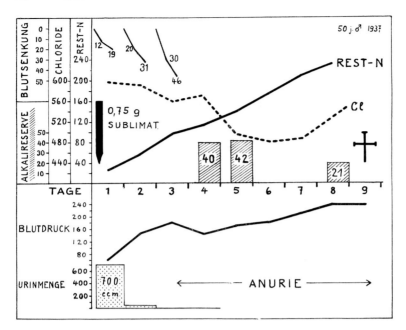

Abb. 34. *Schwere tödliche Sublimatvergiftung bei 50j. Mann vor der BAL-Ära.* Typisch ist der Eintritt des Todes nach 8–10 Tagen Anurie.

durch, daß der von den Bakterien in den Zahntaschen produzierte Schwefelwasserstoff aus dem Blut und Speichel Hg an sich reißt, und das entstehende Hg-Sulfid führt durch Einlagerungen in den Kapillarendothelien zu Nekrosen und sekundären Infektionen (15). Vereinzelt kann es zu Kiefernekrosen kommen. Das Hg-Sulfid wird oft am 2.–3. Tage als deutlicher schwärzlicher Saum am Zahnhals sichtbar. Der Zungenrand, die Gaumenbögen, der Rachen und die Tonsillen zeigen nun weißliche Schorfbildungen, die sich allmählich unter Bildung schmierig-eitriger Beläge abstoßen.

Früher hielt die völlige Anurie gewöhnlich bis zum Tode an. Evtl. kam es am 5.–6. Tage zu einem ganz allmählichen Wiedereinspringen der Diurese, wobei aber das spezifische Gewicht anfänglich nur sehr niedrig blieb, zwischen 1008 bis 1012. Meistens kamen die Fälle zwischen dem 8.–10. Tage an den Folgen der schweren Urämie unter Ansteigen des Blutdruckes und Rest-N, des Xanthoproteins und einem Abfall der Chloride und der Alkalireserve im Lungenödem ad exitum. Häufig ist hierbei eine terminale urämische Perikarditis. Typisch für diese Urämiefälle ist die folgende Krankengeschichte (Abb. 34):

Fall H. E., 50j., Radiotechniker (1937)

Pat. leidet seit 20 Jahren an Asthma bronchiale. Während der Nacht verwechselt er im Dunkeln – er wollte seine Frau durch Anzünden des Lichts nicht wecken – 3 Sublimatpillen à 0,25 g (die er zum Ätzen beim Löten benutzte) mit den Ephetoninpillen. Kurze Zeit nachher Erbrechen, bald auch häufige Durchfälle. Einweisung erst 3 Stunden nach Giftaufnahme. *Befund:* Häufiger Brechdurchfall, sehr blaß. P. 120, Blutdruck 70/50. Lkz. 15 500 mit 25% Stabkernigen und 3,5% Lymphozyten. SR 12/19. Nach 12 Stunden bereits beginnende Stomatitis, die in den folgenden Tagen nekrotisch wird. Löst am 1. Tage noch 700 ccm Urin mit 6°/₀₀ Eiweiß und reichlich Zylindern. Dann völlige Anurie bis zum Exitus. Der Rest-N steigt allmählich auf 232 mg% am 8. Tag. Blutdruckanstieg bis auf 180/100. Abfall der Alkalireserve bis auf 20, Hypochlorämie bis auf 138 maeq., trotz reichlicher NaCl-Zufuhr. Exitus am 8. Tag im Lungenödem.

Charakteristisch für diese schweren akuten Hg-Nephrosen ist im Gegensatz zu anderen Nephrosen *der starke Abfall der Chloride im Blut*, was wohl zum Teil auf den starken Kochsalzverlust infolge der Durchfälle zurückzuführen ist, ferner wie bei andern tubulären Nephrosen (Tetrachlorkohlenstoff) auf die Schädigung der Rückresorption in den distalen Tubulusabschnitten. Ödeme sind nur bei übermäßiger Zufuhr von Flüssigkeit durch Infusionen zu beobachten.

c) Protrahierter Verlauf: Diese Fälle, bei denen es nach anfänglicher Anurie langsam wieder zu einer Erholung der Nierenfunktion kommt, sind gerade heute durch die BAL-Therapie häufiger geworden. Typisch ist für viele Fälle die lang anhaltende *Hyposthenurie* zwischen 1008–1012. Sehr wahrscheinlich geht diese mangelnde Konzentrationsfähigkeit der Nieren auf die Schädigung der hierfür wichtigen Tubulusepithelien zurück, die sich nur allmählich wieder regenerieren. Früher kamen auch von diesen protrahiert verlaufenden Fällen noch zahlreiche Patienten in der 2.–3. Woche ad exitum. ASKANAZY und MICHAUD (16, 21) haben auf die häufig in diesem Stadium vorliegenden interstitiellen entzündlichen Veränderungen hingewiesen. KOBRO und BOE (17) fanden die Hauptmenge des Hg im Leber- und Nierenparenchym, und der Fall von ROCH (18) zeigte bei der Sektion neben einem Ikterus eine schwere Hepatose.

Akute Vergiftung durch Inhalation (Hg-Dämpfe oder Hg-Verbindungen in Staubform): Neben den typischen Erscheinungen der Hg-Vergiftung kommt es hier durch Schleimhautschädigungen der Atemwege evtl. zu Bronchitiden und Bronchopneumonien. Gewöhnlich bilden sich diese lokalen Erscheinungen relativ rasch zurück, die Erkrankung geht dann aber in ein chronisches Stadium über. Häufig sind bei diesen subakuten Fällen juckende und evtl. nässende *Exantheme* oder eine generalisierte *Erythrodermie*. Selten kann es dadurch zur Fehldiagnose eines „Scharlachs" kommen (Nephritis!), siehe die Familienvergiftung von 4 Kindern (20).

Akute Vergiftung durch parenterale Einspritzungen: ROCH (18) teilte den Fall einer Krankenschwester mit, die sich in suizidaler Absicht 1 g Hg-Oxyzyanat gelöst in 5 ml i.v. einspritzte. Trotzdem schon 2½ Stunden nach der Giftaufnahme eine intensive Therapie mit BAL eingeleitet wurde, kam die Patientin unter dem Bilde einer schweren urämischen Hg-Nephrose, Kolitis und schweren Hepatose ad exitum. Selbst sahen wir einen Fall von i.m. Injektion, der unter BAL symptomlos verlief. LESCKE (19) berichtet über einen Giftmord durch Injektion von 30 ml Novasurol.

Prognose der akuten Vergiftungsfälle: Heute hängt die Prognose hauptsächlich von der möglichst raschen Einleitung der BAL-Therapie ab. Selbst Fälle, die erst am 2. und 3. Tag in Behandlung kommen, können so evtl. noch gerettet werden, je früher aber das BAL verabreicht werden kann, um so besser die Prognose. Je später und je weniger ausgeprägt die Oligurie einsetzt, um so günstiger verlaufen im allgemeinen die Fälle.

Pathologische Anatomie: Bei dem oben angeführten Frühtodesfall fanden sich eine trübe Schwellung der parenchymatösen Organe und graue, schmutzige, nekrotische, zerfallende Tonsillen sowie eine akute Gastritis. Die Kolonschleimhaut war noch intakt, dagegen zeigten die Nieren bereits schwere Zerstörungen der Tubuli contorti. Bei den Fällen der zweiten Gruppe fanden sich eine schwere katarrhalische, hämorrhagische, evtl. pseudodiphtherische Kolitis neben einer schweren ulzerös-nekrotischen Stomatitis, Tonsillitis, Pharyngitis, Ösophagitis und Gastritis. Die stark vergrößerten ödematösen Nieren zeigten eine schwere Zerstörung der Tubuli contorti mit teilweiser Abstoßung der Nierenepithelien und manchmal beginnender Kalkeinlagerung. Bei den Spättodesfällen war das Lumen der Tubuli zum Teil wieder gereinigt, und es fanden sich deutliche Regenerationserscheinungen des Epithels. Dazu kommt häufig eine starke lymphozytäre und plasmazelluläre Infiltration des interstitiellen Gewebes (16, 21, 22).

Therapie

der akuten Hg-Vergiftungen

Rasches Handeln ist gerade heute, wo uns sehr wirksame Mittel zur Bekämpfung dieser schrecklichen Vergiftung zur Verfügung stehen, doppeltes Gebot!

1. Einflößen von Milch und Eiereiweiß: Wenn man telefonisch avisiert wird, sofort veranlassen, daß dem Patienten Milch mit Eiereiweiß eingeflößt wird. Meistens wird ein Teil wieder erbrochen, aber das Eiweiß vermag doch einen großen Teil des Hg als Albuminat zu fällen. Wenn kein Erbrechen eintritt, sofort Brechreiz hervorrufen durch Reizen des Rachens mit dem Finger usw. Die Eiweiß-Hg-Verbindung ist, wie wir oben ausführten, reversibel (19) und sollte deshalb nicht im Darm verbleiben!

2. Magenspülung: Sobald als möglich ausgiebige, aber sehr vorsichtige Magenspülung, da die Schleimhaut des Magens evtl. schwer geschädigt ist. Am besten benützt man als Spülflüssigkeit eine Mischung von Milch und 3–4 Löffeln *Tierkohle* (bindet bis zu 0,85 g Sublimat!). Magen nicht überdehnen, nur 2–3 dl pro Spülung. *Antidotum metallorum Sauter*® 50 ml oral (ein stabilisierter Schwefelwasserstoff) kann bei Fehlen des BAL lebensrettend wirken, ist aber sonst überholt. Prof. Strzyzowski (Lausanne) hat seinerzeit die hohe Wirksamkeit dieses von ihm entwickelten Mittels durch einen heroischen Selbstversuch demonstriert, indem er vor seinen Studenten 0,2 g Sublimat verschluckte und nachher den Inhalt der H_2S-Flasche einnahm, wodurch das Auftreten irgendwelcher Vergiftungserscheinungen vermieden werden konnte.

3. BAL: Während die Magenspülung durchgeführt wird, ist sofort von einer Drittperson BAL

i. m. zu injizieren. Für die genaue Dosierung und Anwendung und evtl. Bekämpfung der Nebenerscheinungen sei auf unsere Ausführungen beim Arsen verwiesen, s. S. 129. ROSKAM (23) empfiehlt, in schweren Fällen sofort 200 mg (d. h. mehr als LONGCOPE und LUETSCHER (24)) und dann weiter alle 4 Stunden 200 mg zu verabreichen, so daß der Vergiftete in den ersten 24 Stunden total bis zu 1000 mg erhält! *Diese höhere Dosierung hat sich bei uns besser bewährt.*
Es steht heute auf Grund von Tierversuchen und klinischen Erfahrungen der obigen Autoren eindeutig fest, daß die Prognose in schweren Fällen um so besser wird, je früher das Mittel appliziert wird! BAL sollte deshalb *heute unbedingt schon draußen in der Praxis vom Arzt injiziert werden. Dieses Präparat gehört in den Unfallkoffer eines jeden Arztes.*
Gewiß kommen manchmal auch Fälle vor, bei denen das BAL erst 75–88 Stunden nach der Giftaufnahme sich noch als wirksam erweist (23). Wenn aber heute ausnahmsweise noch Fälle ad exitum kommen, so sind es gerade die Spätfälle oder Patienten, die sich das Hg-Präparat intravenös injiziert hatten.

4. Andere Antidota: $CaNa_2$-EDTA: Die Hg-Ausscheidung wird dadurch nicht gesteigert (49), so daß es dem BAL hier deutlich unterlegen ist. GLÖMME und GUSTAVSON (25) fanden experimentell mit $CaNa_2$-EDTA eine höhere Mortalität als mit dem BAL.

5. Bekämpfung der Sekundärinfekte: In den Schleimhautnekrosen des Magen-Darm-Kanals entwickeln sich rasch schwere Superinfekte, die, wie wir ausführten, auch zu sekundären Streuungen in die geschädigten Nieren führen können. Es sollten deshalb sofort in allen Fällen prophylaktisch täglich 3 Mio. E Penicillin verabreicht werden, cave Streptomycin (Akustikus!). Unter dieser Behandlung sahen wir eine glatte Abheilung von schweren Nekrosen in Mund und Rachen.

6. Bekämpfung der Urämie: Ist eine schwere Nierenschädigung schon eingetreten und liegt Oligurie oder sogar Anurie vor, so besteht heute bei Anwendung von BAL und einer systematischen Bekämpfung der Azidose trotzdem Hoffnung, den Vergifteten durchzubringen. Am allerbesten ist in solchen Fällen, wenn dies im Bereiche der Möglichkeit steht, die Anwendung der Hämodialyse. ALWALL (25a) hat auf diese Weise durch die mehrwöchige Anwendung selbst bei Patienten mit siebentägiger totaler Anurie (Fall „21") die gefährliche anurische Phase zu überbrücken vermocht. Steht dieser Apparat nicht zur Verfügung, so versuche man die *Peritoneal-Dialyse*. Mit dieser Methode gelingt es selbst in schweren Fällen, den Rest-N wieder zu senken und so evtl. die gefährliche Phase zu überbrücken. Selten muß die *chronische Dialyse* (arteriovenöser Shunt) oder eine spätere *Nierentransplantation* erwogen werden.
Übrige Maßnahmen zur Behandlung der Urämie: Siehe Ausführungen im Therapieabschnitt der Tetrachlorkohlenstoff-Vergiftung, S. 242.

7. Bekämpfung der Magen-Darm-Beschwerden: Gegen die starken Tenesmen peroral täglich 20–30 Tropfen Tinct. opii und 2–3mal täglich 0,05 Papaverin s. c., evtl. + $1/2$ mg Atropin sulfuric.

8. Bekämpfung des Schocks: Siehe Schock-Kapitel S. 15.

9. Cave Verabreichung von Antipyrin-Präparaten, da diese mit dem Hg giftige Verbindungen bilden!

Als ein typisches Beispiel der hervorragenden Wirkung des BAL sei der folgende von uns beobachtete Fall aufgeführt:

Fall W. M., 42j., Kaufmann (KG 84/186, 1947)

Suizidversuch mit 1 g Sublimat 5 Stunden nach der letzten Nahrungsaufnahme. Nach 15 Minuten beginnende Schmerzen in der Magengegend und Erbrechen. Klinikeinweisung 3 Stunden nach der Giftaufnahme in schwerstem Kollapszustand mit heftigen Durchfällen und Erbrechen. Grauweiße Verschorfung am Zungenrand, Gaumenbogen und Rachen. Blutdruck 100/60. Leukozyten 15400 mit 41% Stabkernigen. Senkung 50 mm. Sofortige Magenspülung mit Kohle, Magnesiumsulfat, Eiweißschaum und total $1 1/2$ l Milch und 3 Eiern. Sofortiger Beginn mit BAL in 10proz. Lösung nach Schema, dazu i. v. Kochsalzinfusion und Stimulation. Patient von Anfang an febril, um 38°, erhält Penizillin. Am 1. Tag muß Pat. katheterisiert werden, Urin: Eiweiß ++, zahlreiche Zylinder. Es tritt trotz der erst 3 Stunden nach der Aufnahme begonnenen BAL-Therapie keine Anurie auf, und die Urinmenge schwankt in den nächsten Tagen zwischen 800–1500 mit einem spezifischen Gewicht von 1025–1031! Blutige Durchfälle halten 4 Tage an. SR sinkt nur langsam ab. Keine Rest-N-Erhöhung. Verdünnungs- und Konzentrationsversuch nach 3 Wochen ergeben normale Werte der Nierenfunktion. Nach 3 Wochen geheilt entlassen.

Epikrise: In dem vorliegenden Falle ist zweifellos eine sehr beträchtliche Menge Sublimat resorbiert worden, worauf die blutigen Durchfälle und der schwere Kollapszustand hinweisen. Dank der frühzeitigen BAL-Therapie kam es aber trotz der wahrscheinlich tödlichen Dosis zu gar keinen schweren Nierenstörungen und zu keiner eigentlichen Stomatitis.

Chronische Hg-Vergiftung

Unsere Fälle lassen zwei Typen der chronischen Vergiftung erkennen. Am häufigsten ist der Beginn mit einer subakuten Vergiftung, welche allmählich in eine jahrelang dauernde, chronische Form übergeht. Dieser Typ kommt vor allem bei Arbeitern vor, die dauernd mit Hg zu tun haben und bei denen es dann z. B. nur einer einmaligen größeren akzidentellen Exposition bedarf, um eine subakute Vergiftung auszulösen, die wohl infolge der schon lange vorausgegangenen Hg-Aufnahme nur sehr schlecht überwunden wird und zu einem chronischen Vergiftungsbild führt. Beim zweiten Vergiftungstyp entwickelt sich die chronische Vergiftung ganz schleichend und wird oft sehr lange nicht erkannt.

Symptomatologie der chronischen Vergiftung: Bei der chronischen Vergiftung treten die *Schädigungen des Nervensystems* in den Vordergrund, die *Stomatitis* und die evtl. *Nierenerscheinungen* folgen erst an zweiter Stelle. Wie bei vielen anderen chronischen Vergiftungen gehen den ausgesprochenen Vergiftungssymptomen häufig *Neurasthenische Erscheinungen* voraus. Die Diagnose kann deshalb in Frühfällen schwierig sein und zu Verwechslungen mit funktionellen Bildern führen. Die Patienten klagen zu Beginn hauptsächlich über *Kopfschmerzen* und *Schwindel*, über Nervosität und eine *schlechte Merkfähigkeit*. Die Beurteilung wird häufig noch dadurch erschwert, daß sich die Erkrankten gegenseitig zu induzieren vermögen. So können unter Umständen auch bei Gesunden im gleichen Betrieb typische „Hg-Neurosen" beobachtet werden, ja es kann zu einer eigentlichen Epidemie solcher hysterischer Reaktionen kommen, wie dies z. B. in der Schweiz in einem Walliser Hg-Betrieb beobachtet wurde.

Als erstes objektives Symptom tritt gewöhnlich ein feinschlägiger Tremor vor allem der Hände auf. Nach NEAL und JONES (26) ist der feinschlägige, *beidseitige Tremor an den Fingern* am stärksten ausgesprochen, an zweiter und dritter Stelle folgen die Augenlider und die Zunge. Typisch ist die Zunahme des Tremors, wenn die Aufmerksamkeit darauf gelenkt wird oder wenn der Patient sich beobachtet fühlt. Zu Beginn einer Bewegung verstärkt sich das Zittern, die einmal begonnenen Bewegungen werden aber relativ gut durchgeführt, im Gegensatz zum Verhalten einer multiplen Sklerose, bei welcher das Zittern während der Durchführung der Bewegung immer mehr zunimmt. Bei langdauernden und schweren Vergiftungen wird der feinschlägige Tremor noch durch grobe, fast choreatische Bewegungen unterbrochen. Im Schlaf verschwindet das Zittern. Am besten ist der Tremor in *Schriftproben* zu erkennen, die auch am eindrücklichsten die evtl. Besserung oder Verschlechterung veranschaulichen. Ein ursächlicher Zusammenhang der Sclerosis multiplex (27) mit einer Hg-Vergiftung oder Hg-Allergie muß auf Grund der heute vorliegenden Ergebnisse abgelehnt werden.

Als zweites Symptom tritt bei der chronischen Vergiftung eine *verstärkte Salivation,* oft mit „Metall-Geschmack", und in einigen Fällen auch eine *Stomatitis* mit Ulzerationen der Gingiva in Erscheinung. Die letztere kann allmählich zu Lockerung und Ausfall der Zähne führen. Häufig sind auch *eitrige Sinusitiden*. Seltener sind eine *lackfarbene Rötung* des Racheneingangs (28) oder ein blauvioletter Hg-Saum am Zahnfleisch.

In späteren Stadien kommt eine merkwürdige nervöse Unrast über diese Patienten, die man als „*Erethismus mercurialis*" bezeichnet. Der Vergiftete wird auffallend reizbar, braust bei der geringsten Kleinigkeit auf und verrichtet alle Arbeiten und Bewegungen in einem gehetzten Tempo. Es wird immer schwieriger, mit solchen Patienten umzugehen, und sehr oft werden sie zu Unrecht von ihrer Umgebung als Hysteriker aufgefaßt. Diese Unruhe der Vergifteten kombiniert sich mit einer ausgeprägten *Schlaflosigkeit,* bei einem dauernden Gefühl von Ermüdung und Energielosigkeit. Die Stimmungslage ist meistens eine depressive. Charakteristisch ist für viele Fälle auch eine auffallende psychische Veränderung im Sinne einer ängstlichen Schüchternheit und Unentschlossenheit. Fühlen sich solche Patienten bei ihrer Arbeit beobachtet, so sind sie oft plötzlich außerstande, ihre Arbeit weiterzuführen. Die Betreffenden werden allmählich blaß und magern ab und sehen in diesem Stadium nun richtig krank aus. Gelegentlich wird das Vergiftungsbild mit einer Hyperthyreose verwechselt, und in schweren Vergiftungsfällen können die Patienten schließlich unter dem Bilde einer ausgesprochenen Kachexie ad exitum kommen. Die geringe Widerstandsfähigkeit der Erkrankten äußert sich evtl. in tuberkulösen Organerkrankungen.

In den späteren Stadien kann es auch zu sehr polymorphen nervösen Störungen kommen. STEINMANN (29) sah einen Fall mit amyotrophischer Lateralsklerose, Bulbärparalyse und Enzephalopathie. BURGENER (30) fand auch Sensibilitätsstörungen, vor allem im Bereiche des *Ulnaris* (Kribbeln, Ameisenlaufen). Schwindel und Schwerhörigkeit sind bei chronischen Vergiftungen nicht selten und nach den Untersuchungen von STRUPLER (31) auf eine zentrale *Schädigung des Vestibularis und Akustikus* zurückzuführen.

Auge: Bei einem mindestens 5jährigen Hg-Kontakt kommt es durch das Hg zu einer Veränderung der vorderen Linsenkapsel (32), die sich durch einen hellgraubraunen bis dunkelrotbraunen Farbreflex bei der Betrachtung mit der Spaltlampe erkennen läßt. Dieser verschwindet nie mehr und kann ein sehr wertvolles diagnostisches Zeichen für eine vorhandene oder früher durchgemachte chronische Hg-Vergiftung darstellen. Oft geht er auch dem Auftreten der nervösen Symptome voraus (28), so daß er ein wertvolles Frühsymptom bei Arbeitern in Hg-Betrieben für eine drohende Hg-Vergiftung sein kann.

Niere: Diese ist bei den chronischen Vergiftungen seltener in Mitleidenschaft gezogen, doch kommen auch hier typische chronische *Hg-Nephrosen* (33) mit erhöhter Senkung, starker Eiweißausscheidung und mangelnder Konzentrationsfähigkeit vor. Diese Formen erinnern an genuine Nephrosen und können evtl. bis zu zwei Jahren anhalten. Es ist möglich, daß gewisse Hg-Verbindungen (Knallquecksilber) mehr zu solchen Nierenerkrankungen disponieren als die Vergiftungen mit Quecksilber selbst (34), wobei die Nierenkomplikation evtl. durch eine zusätzliche körperliche Mehrbelastung ausgelöst werden kann. Weitere Nephrose-Fälle (siehe 35, 36). Sie können auch durch langjährige Applikation einer Hg-Salbe auftreten (37).

Haut: Lokalisierte oder generalisierte Exantheme bis zur schwersten Erythrodermie durch Sensibilisierung können sowohl die subakute bis chronische Hg-Vergiftung komplizieren. Bei einer „Dermatitis" plus „Nephritis" oder „Nephrose" denke man immer an die Möglichkeit einer Hg-Vergiftung!

Blut: Es kann sich eine deutliche Anämie mit Polychromasie entwickeln, doch sind diese Veränderungen meistens nur wenig ausgeprägt und vielleicht mehr sekundärer Natur.

Diagnose: Schwierig für die Beurteilung sind die Initialfälle mit ihren oft mehr neurasthenischen Erscheinungen, ferner auch die nach subakuter Vergiftung evtl. noch zurückbleibenden Restbeschwerden. Wertvoll für die Abklärung kann die Tatsache einer stark erhöhten Hg-Ausscheidung unter der BAL-Therapie sein, weil sie das Vorhandensein von größeren retinierten Hg-Mengen im Körper beweist (38). Die Ausscheidung beträgt beim Normalen rund 10 Gamma/Tag, ist aber bei Hg-Arbeitern immer erhöht, so daß nur einem deutlichen Anstieg der Ausscheidung unter der BAL-Therapie ein gewisses Beweismoment zukommt. Wertvoll scheint nach BERLIN (38a) auch der Nachweis eines erhöhten Hg-Gehaltes in *Hautbiopsien, Leberpunktaten, Nierenbiopsien* und *Kolonmukosebiopsien* zu sein. ZANGGER (12) hat immer wieder betont, wie schwierig die Diagnose gerade in den Frühstadien sein kann und wie uncharakteristisch oft auch bei sicheren Vergiftungsfällen die subjektiven Erscheinungen sein können.

Nachstehend ein von uns beobachtetes typisches Beispiel einer chronischen Vergiftung, die sich aus einer subakuten entwickelte:

Fall B. A., 33j., Hilfsarbeiter (KG 1945)

Im Herbst 1943 arbeitete der Pat. in einem Schlammrührwerk, in dem bereits mehrere Hg-Vergiftungen vorgekommen waren. Im Oktober 1943 während 4 Wochen Dämpfen von metallischem Hg und von Hg-dimethyl und Hg-diäthyl ausgesetzt. Ende Oktober wird er durch eine Explosion mit Hg-haltigem „Hydrolschlamm" überschüttet, wobei er mit Sicherheit einen Teil einatmete und wahrscheinlich auch einen Teil verschluckte, da Mund und Gesicht ganz schwarz verspritzt wurden. Anschließend Brennen im Hals. In den folgenden Tagen Appetitlosigkeit, Brechreiz, Durchfälle und Kopfschmerzen. Im weiteren blieb ein merkwürdiges Schweregefühl in den Beinen und Armen zurück, ferner Schwindel („fühlte sich wie betrunken"), Kreuzschmerzen, ausgesprochene Kraftlosigkeit, schnelle Ermüdbarkeit, Nachtschweiße und Reizbarkeit. Beim Kauen Schmerzen in den Zähnen, vermehrte Diurese. Ferner litt er an Schlaflosigkeit und Herabsetzung der Libido. Ungefähr eine Woche nach dem Unfall Rötung und Schwellung des Zahnfleisches, zum Teil mit bläulich-rötlicher Verfärbung, blutete spontan auf Druck. Allmählich Auftreten eines feinschlägigen Tremors. Pat. wird sehr affektlabil und neigt zu depressiven Verstimmungen, Gewichtsabnahme von 73 auf 64 kg (!) innerhalb von 3 Monaten! Die quantitativen Urinanalysen auf Hg ergaben folgende Werte: November 1943: *1250;* Januar 1944: *66;* April 1944: *100;* Mai 1944: *35;* Juni 1944: *30;* August 1944: *10;* Dezember 1944: *9½;* März 1945: *1.*

Die klinische Nachuntersuchung im Juni 1946 ergab noch immer einen *feinschlägigen Tremor* beider Hände, einen feinen *horizontalen Nystagmus* und schlechten Schlaf. Urinuntersuchung und Blutuntersuchung o.B., konzentriert bis 1023. Im EKG eine deutliche Verlängerung von P–Q auf 0,22 sec., die ebenfalls als wahrscheinliche Quecksilberschädigung aufgefaßt wird.

Bei einem weiteren Fall aus dem gleichen Betrieb bestanden 3 Jahre nach einer ebenfalls subakuten

Vergiftung noch immer die folgenden Symptome: Schlaflosigkeit, Müdigkeit, Aufgeregtheit, Schreckhaftigkeit, Gereiztheit, ferner Tremor der Hände, Gingivitis, Libidoverlust und Impotenz. Nach einer Kur mit *Antidotum metallorum Sauter®* deutliche Besserung dieser Beschwerden, Wiederaufnahme der Arbeit, aber Ausrichtung einer Dauerrente.

Vergiftungen durch Alkyl- oder Phenyl-Hg-Verbindungen

Die enorme Verwendung dieser Präparate neben den Abfällen im Industrieabwasser sind vor allem für den heute immer mehr besorgniserregenden Anstieg des Hg-Spiegels in unsern Seen und in den Fischen und den Eiern der Brutvögel verantwortlich zu machen (siehe den Abschnitt zu Beginn des Hg-Kapitels). Der Hauptteil des Quecksilbers wird dabei im Organismus in Form der gefährlichen *Methyl-Hg-Verbindung* gespeichert, die sich speziell in der nervösen Substanz anreichert.
Diese Vergiftungen führen zu einem von der Vergiftung mit anorganischen Präparaten abweichenden Bild. Solche Präparate werden vor allem bei der Beizung des Getreidesaatgutes in großen Mengen verwendet, weil sie gegen die Sporen gewisser Pilzkrankheiten sehr wirksam sind. Die am häufigsten verwendeten Präparate sind *Upsulun®* (Alkoxyaethyl-Hg-Verbindung), *Germisan®* (CN-Hg-Kresol-Na), ferner andere organische Hg-Präparate wie *Abavit®*, *Fusariol®*, *Agrosan®*, *Oertosan®*, *Lunasan®*, *Betaxin 61®*, *Panogen®* usw. Sie enthalten gewöhnlich zwischen 1–6% organische Hg-Verbindungen. Zahlreiche Autoren (39, 40, 41) in Schweden haben mehrere typische Fälle mitgeteilt, in denen bei unvorsichtigem Mischen des Getreides mit solchen Beizmitteln oder bei Handsäern schwere Vergiftungen auftraten. Analoge Vergiftungen („Minamata-Krankheit") wurden in Japan nach dem Genuß von kontaminierten Fischen beschrieben (42). Diese Verbindungen werden im Gegensatz zu den Chlor-Hg-Verbindungen auch in 10mal höheren Konzentrationen im Gehirn retiniert (43), was vielleicht z. T. die höhere Toxizität für das Gehirn erklärt.
An den Schleimhäuten und der Haut kann es evtl. zu Reizerscheinungen und toxischen Dermatitiden kommen. Bei der Aufnahme größerer Mengen können ähnliche Erscheinungen wie bei der durch anorganische Präparate verursachten Hg-Vergiftung auftreten, bei chronischen Vergiftungen stehen aber besondere nervöse Störungen im Vordergrund. Es kommt zu *Anästhe-*

sien und *Parästhesien* in den mit dem Saatgut in Kontakt gewesenen Händen, speziell den Fingern. Später gesellen sich dazu Schwindel und Sprachstörungen und, was besonders charakteristisch ist, schwere *ataktische Störungen,* evtl. Störungen von seiten des Sehnerves (Einschränkung des Gesichtsfeldes, (39) und des Akustikus. Dazu kommen dann evtl. auch Schädigungen der Pyramidenbahnen. Die Sicherung der Diagnose geschieht auch hier durch den Nachweis einer stark vermehrten Hg-Ausscheidung, die übrigens ebenfalls nach BAL-Verabreichung deutlich ansteigt (41). Oft geht eine lange Latenzperiode mit mehr neurasthenischen Symptomen voraus (40), und ziemlich plötzlich treten dann schwere Vergiftungserscheinungen auf. Beim Erscheinen dieser Prodrome sind daher alle Personen, die mit solchen Stoffen zu tun haben, auf ihre Hg-Ausscheidung im Urin zu untersuchen. Typisch sind auch schwere EKG-Veränderungen, wie S-T-Senkung, Q-T-Verlängerung und ventrikuläre Arrhythmien (44), die vor allem dann auftreten, wenn irrtümlich gebeiztes Saatgut zu Mehl und Brot verarbeitet wird.
Ähnliche Erscheinungen können durch die sehr flüchtigen und deshalb besonders giftigen *Dimethyl-* und *Diäthyl-Hg-Verbindungen* in gewissen industriellen Betrieben auftreten.
Das *Methoxy-Äthyl-Quecksilbersilikat* ($CH_3 \cdot CH_2 \cdot CH_2 \cdot$ Hg-Silikat) (Lunsilikat), das zum Teil als Ausgangsstoff bei der Herstellung der Saatbeizmittel verwendet wird, führt vor allem zu Nierenschädigung mit Harnstoff-Retention bei erhaltener Diurese und ohne Blutdrucksteigerung, sowie zu Stomatitis.
Eine große Gefahr besteht schon heute, daß wir durch die tonnenweise Anwendung von organischen Quecksilberverbindungen analog wie beim DDT das Gleichgewicht der Natur tiefgreifend stören. So hat man festgestellt, daß der Hg-Gehalt von körnerfressenden *Fasanen, Rebhühnern* aber auch von frei laufenden *Leghühnern* im Fleisch und in den Eiern stark angestiegen ist, evtl. bis zu der für diese Tiere tödlichen Dosis! Deutlich steigt auch der Hg-Gehalt des Wassers in den Seen und in deren Algen und Fischen. Und damit wird auch der Hg-Gehalt beim Menschen allmählich steigen. – Man hat allen Grund, diese Probleme genau zu verfolgen und nötigenfalls Restriktionen zu ergreifen, falls sich dies auch hier als nötig erweisen sollte. – Siehe S. 73/74.

Vergiftungen durch Hg-Diuretika

Waren früher relativ häufig (s. 1.–4. Auflage dieser Monographie), haben aber heute im Zeitalter der Saluretika keine Bedeutung mehr (s. Abb. 35).

Kalomelkrankheit

Das Kalomel (HgCl) ist, vor allem wenn es in größeren Mengen verabreicht wird und durch die abführende Wirkung eine Resorption nicht zustande kommt, relativ ungiftig. Bei empfindlichen Personen sind aber Vergiftungen mit kleinen Dosen beobachtet worden (LESCHKE (19) mit 0,1 und 0,2 g). JORDI (33) hat auf das Auftreten typischer Hg-Vergiftungen bei der Arbeit mit Leuchtspurmunition durch Inhalation von Kalomel-Staub hingewiesen.

Unter der „Kalomel-Krankheit" (s. FANCONI 45, 39 Fälle) versteht man aber eine besondere Überempfindlichkeitsreaktion, die durch an und für sich therapeutisch harmlose Mengen dieses Präparates ausgelöst wird und die häufig unter dem klinischen Bilde der sogenannten „Feerschen Krankheit" verläuft. FANCONI (45) charakterisiert das klinische Bild folgendermaßen: „Die Erkrankung tritt in der Regel am 8. Tag nach Beginn der Kalomelmedikation, meistens nach Wurmkuren, auf. Die Kardinalsymptome sind Fieber, intensives polymorphes Exanthem, in den ersten Tagen skarlatiniform, später immer grobfleckiger werdend, Leukopenie mit Eosinophilie, generalisierte Drüsenschwellung und gelegentliche Milzvergrößerung. Der Verlauf ist im allgemeinen gutartig, schwere Komplikationen, wie generalisierte hartnäckige Dermatitis, Spontanrezidiv, Meningo-Enzephalismus und Agranulozytose kommen vor. Es wird deshalb vor der Anwendung von Kalomel für Wurmkuren abgeraten." Die Auffassung von FANCONI und BOTSZTEJN (45), daß auch das Krankheitsbild der sog. „Feerschen Neurose" (Akrodynie) nichts anderes als eine Kalomelüberempfindlichkeit darstellt (es kommen aber ursächlich hier auch andere allergische Reaktionen in Frage (46)) wird auch von WARKANY und HUBBARD (47) bestätigt. Diese Autoren fanden bei 20 Fällen von Akrodynie regelmäßig eine stark erhöhte Hg-Ausscheidung im Urin von 100 bis 400 γ gegenüber weniger als 50 bei einer Gruppe von Kontrollkindern. Bei der Verabreichung von BAL stieg die Hg-Ausscheidung im Urin stark an und es kam zu einer raschen Besserung der Krankheitserscheinungen (48). Es scheint sich also bei dieser „Kalomelkrankheit" um eine typische allergische Erkrankung zu handeln, die schon durch sehr kleine Dosen des Medikamentes ausgelöst werden kann. Instruktiv für diese allergischen Erscheinungen ist besonders ein von BAUMANN (46) publizierter Fall. Auch die „Polyradikulitis Guillain-Barré" scheint unter anderem ursächlich auf eine solche Kalomelüberempfindlichkeit zurückgehen zu können (45). Auf Grund dieser verschiedenen, recht beweiskräftigen Beobachtungen namhafter Kliniker ist heute an der Gefährlichkeit des Kalomels nicht mehr zu zweifeln. *Das Kalomel sollte deshalb heute aus dem Arzneischatz gestrichen werden!*

Prophylaxe: Hg-haltige Substanzen sind wenn immer möglich durch andere ungefährliche chemische Stoffe zu ersetzen. In Betrieben, in denen mit Hg-Präparaten gearbeitet wird, ist eine ausgezeichnete Ventilation und peinliche Sauberkeit nötig. Tragen von geschlossenen Schutzkleidern, evtl. Frischluftgeräte oder Masken mit Jodkohlefilter. Abendliches Duschen und Abwaschen mit Schwefelseife. Räume, in denen flüssiges Hg verwendet wird, sollen glatte Fußböden mit Sammelrinnen für evtl. verschüttetes Hg aufweisen, die Böden sind mit pulverisierter Jodkohle zu bestreuen (28).

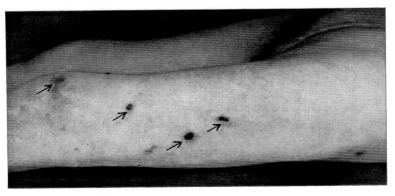

Abb. 35. Typische schwere Hautulzerationen bei chronischer Quecksilbervergiftung durch Hg-Diuretika bei einem 56j. ♂ nach wirkungsloser zweimonatiger Therapie mit Hg-Diuretika. Die Gefahr einer Hg-Intoxikation bestand hier nur, weil die Diurese ausblieb und dadurch eine Kumulation des Hg im Körper auftrat. Typisch waren neben *Hautgeschwüren* tiefe *Ulzera in der Mundhöhle* mit evtl. tödlicher Arrosion der Arteria lingualis.

Therapie

der chronischen Quecksilbervergiftungen

1. **Unterbrechung der Arbeit** und dauernde Entfernung vom gefährdenden Arbeitsplatz.

2. **BAL-Kur:** SUNDIN u. a. (38) haben gezeigt, wie die Hg-Ausscheidung im Urin unter BAL-Therapie bei chronischen Vergiftungen sofort ansteigt. Über die Erfolge liegen noch widersprechende Mitteilungen vor. Wahrscheinlich ist es so, daß BAL bei schweren degenerativen Veränderungen wohl ein weiteres Fortschreiten des Prozesses zu verhindern vermag, die einmal eingetretenen schweren degenerativen Veränderungen werden aber wahrscheinlich nicht mehr deutlich beeinflußt. Bei leichteren und mehr initialen Fällen ist es aber von sehr guter therapeutischer Wirkung (38, 41). Für die Dosierung bei chronischen Vergiftungen sei auf die beim Arsen gemachten Angaben verwiesen (s. S. 129). CaNa$_2$-EDTA ist, wie bei den akuten Vergiftungen besprochen (49, 25), dem BAL deutlich unterlegen!

3. **Penicillamin:** Tgl. 4 × 250 mg während 10 Tagen und zweimalige Wiederholung der Kur nach je 2 Wochen Unterbrechung bewirken ebenfalls eine Steigerung der Hg-Ausscheidung und subjektive Besserung. Es besteht die Möglichkeit der Sensibilisierung (siehe Pb-Vergiftung).

4. **Zufuhr von reichlich Vitamin B$_1$:** Bei diesen degenerativen nervösen Veränderungen ist die i.m. Verabreichung von täglich 40–100 mg Vitamin B$_1$ *Benerva forte®*, *Betaxin forte®* usw. zu empfehlen.

5. **Abstinenz von Alkohol und Nikotin:** Bei Alkoholikern sind die Vergiftungserscheinungen besonders ausgeprägt, und alle chronischen Hg-Vergiftungen sind gegenüber diesen Stoffen auch auffallend intolerant.

6. **Höhenaufenthalt** von einigen Monaten.

7. **Behandlung des Tremors:** Versuch einer Behandlung mit Antiparkinsonmitteln, z.B. *Parpanit®* („Geigy") oder *Artane®* („Lederle") evtl. in Kombination mit Belladonna-Präparaten.

8. **Sedativa:** Chlorpromazin (*Largactil®*, *Megaphen®*) 25–50 mg pro dosi, evtl. 2–3mal täglich, Phenobarbital 0,2–0,3 g, Brom und Schlafmittel sind bei Erregungszuständen indiziert.

Literatur

1 STORLAZZI, E.D., H.B. ELKINS: J. industr. Hyg. 23 (1941) 459
1a EYL, TH., B.: New Engl. J. Med. 284 (1971) 706
1b WAHLBERG, P., KARPPANEN, E., HENRIKSSON, K., und NYMAN, D.: Acta med. scand. 189 (1971) 235
1c TOBIAS, W.: Kosmos 67 (1971) 292–296
2 AXELSSON, B., L. FRIBERG: 13th Internat. Congr. Occup. Health (1961) 977–980
2a FLURY, F. und F. ZERNIKE: Lehrbuch der Toxikologie, S. 232
3 UMBER: zit. nach Fühner.
4 JOHNSON, H.R.M., O. KOUMIDES: Brit. med. J. (1967) I 340–341
5 HILL, D.M.: Brit. med. J. (1967) I 342–343
6 BERGSTRAND, A., u. MITARB.: J. Ultrastructure research 3 (1959) 234–240
7 FRIBERG, L.: Arch. industr. Health 8 (1953) 149
8 FRIBERG, L., E. SKOG: Acta derm.-venereol. (Stockh.) 41 (1961) 40–52
8a BERLIN, M., L.G. JOHANSON: Nature 204 (4953) (1964) 85–86
9 SEIFERT, P., H. NEUDERT: Zbl. Arbeitsmed. 4 (1954) 129
10 MOUREAU, P., E. DEMEY-PONSART: Acta med. leg. soc. (Liège) (1954) 121–127
11 BÄUMLER, J., S. RIPPSTEIN: Mitt. Lebensmitt. Hyg. 54 (1963) 472–478 (Eidg. Gesundheitsamt, Bern, Schweiz)
12 ZANGGER, H.: a) Arch. Gewerbepath. Gewerbehyg. 1 (1930) 539; b) Beigabe der kausalen Forschung in Medizin, Technik und Recht. Benno Schwabe & Co., Basel (1936); c) Siehe Flury und Zangger
13 ELLIS, R.H.: Brit. med. J. (1946) No. 4466 197
14 OCHOTA, L.: Diss. Zürich (1950)
15 ALMKVIST: Acta derm.-venereol. (Stockh.) 2 (1921) 328
16 ASKANAZY UND NAKATA: Korresp.-Bl. schweiz. Ärz. (1919) Nr. 3
17 KOBRO, M., J. BOE: Acta med. scand. 108 (1941) 37
18 ROCH, M., C. FERRERO, J.P. DORET: Schweiz. med. Wschr. (1948) 933
19 LESCHKE, E.: Die wichtigsten Vergiftungen, Lehmann, München (1933) 35
20 GÄDEKE, R., E. HEUVER: Med. Welt (1962) 1768–1771
21 MICHAUD, L., R. GIROD: Schweiz. med. Wschr. (1935) 188
22 ZOLLINGER, H.U.: Die interstitielle Nephritis, S. Karger A.G., Basel (1945)
23 ROSKAM, H., J. HEUSGHEM, C. RENARD, L. SWALUË: Schweiz. med. Wschr. (1948) 932
24 LONCOPE, W.T., J.A. LUETSCHER: J. clin. Invest. 25 (1946) 557
25 GLÖMME, J., K.H. GUSTAVSON: Acta med. scand. 164 (1959) 175
25a ALWALL, N.: Nord. med. (1949) 411
26 NEAL, P.A., R.R. JONES: J. Amer. med. Ass. 110 (1938) 337
27 BAASCH, E.: Schweiz. Arch. Neurol. Psychiat. 98 (1966) 1–19
28 BAADER, E.W.: S. 171, 174
29 STEINMANN, B.: Samml. Vergiftungsf. 12 A 905 (1941/43) 63
30 BURGENER, P. u. A.: Schweiz. med. Wschr. 82 (1952) 204
31 STRUPLER, W.: Schweiz. med. Wschr. (1952) 1194
32 ATKINSON: Trans. Amer. ophthal. Soc. 78 meeting (1942)
33 JORDI, A.: Z. Unfallmed. Berufskr. 36 (1943) 136 und Schweiz. med. Wschr. (1947) 621
34 LEDERGERBER, E.: Schweiz. med. Wschr. (1949) 263 und Schweiz. med. Wschr. (1950) 51–56
35 RIVA, G.: Helv. med. Acta 12 (1935) 539
36 FRIBERG, L.: Nord. hyg. T. 32 (1951) 240
37 WILLIAMS, N.E., u. MITARB.: Lancet (1958) II 602
38 SUNDIN, T.: Nord. Med. (1949) 1103
38a BERLIN, M.: Acta med. scand., Suppl. 396 (1963) 1–28
39 HUNTER, P., R.R. BONFORD, D.S. RUSSEL: Industr. J. of Med. 9 (1940) 193

40 LUNDGREN, K. D., A. SWENSSON: Nord. hyg. T. 29 (1948) 1
41 AHLBORG, C., A. AHLMARK: Nord. Med. (1949) 504
42 LAHAM, S.: Rev. Hyg. prof. (Canada) 15 (1963) 3
43 FRIBERG, L.: A. M. A. Arch. industr. Health 20 (1959) 42
44 DAHHAM, S. S., H. ORFALY: Cardiol. Dig. 14 (1964) 178
45 FANCONI, G., A. BOTSZTEJN, P. SCHENKER: ,,Cilag Festschrift", Schaffhausen (1947) 27; FANCONI, G., H. MORF: Zürcher Ärzteges., Nov. 1949, siehe Praxis (1949) 903
46 BAUMANN, TH.: Schweiz. med. Wschr. 82 (1952) 375
47 WARKANY, U., D. M. HUBBARD: Lancet I (1948) 829–830
48 VAN CREVELD, S., P. POULSEN: Ned. T. Geneesk 93 (1949) 249
49 BELL, R. F. u. MITARB.: Arch. ind. Health 11 (1955) 231

Wismut (Bi)

Wismut wird in der Industrie kaum verwendet, doch führte seine frühere therapeutische Anwendung in seltenen Fällen zu medizinalen Vergiftungen. In erster Linie kamen hierfür die zahlreichen bei der Luestherapie benützten kolloidalen Wismutpräparate in Betracht. *Wismutsubnitrat* Bi (OH)$_2$NO$_3$ hat bei Kindern in Dosen von 3–4 g, selten beim Erwachsenen 8 g, tödliche Vergiftungen ausgelöst.

Vergiftungserscheinungen: Die Vergiftungserscheinungen gleichen denjenigen des Bleis und des Quecksilbers. Als erstes Symptom kommt es gewöhnlich zu Speichelfluß und Ablagerung eines charakteristischen schwärzlichen *Wismutsaumes* an den Zahnhälsen (Wismutsulfid). Je nach dem Pflegezustand der Zähne tritt dabei gewöhnlich auch eine leichte oder schwere *Pyorrhoe* auf, die zum Ausfallen der Zähne führen kann. Seltener sind blutige Durchfälle im Sinne einer *Colitis ulcerosa*, häufiger aber schwerere Nierenschädigungen mit positivem Eiweiß und dem eventuellen Bilde einer leichten bis schweren toxischen *Nephrose*. Bei einem unserer Fälle, eines Paralytikers, der schon sehr zahlreiche kombinierte Oleo-Bi-Salvarsankuren erhalten hatte, glich das klinische Bild ganz einer Lipoidnephrose, wobei natürlich die ursächliche Rolle des Wismuts nicht bewiesen werden konnte.

Prognose: Die Prognose ist bei Absetzen des Medikamentes gewöhnlich gut, doch kommen selten auch tödlich verlaufende Fälle vor.

Nachweis: Eine einfache Methode am Krankenbett ist uns nicht bekannt. GETTLER u. KAYE (1) haben eine quantitative Methode für Blut und Urin beschrieben.

Pathologisch-anatomisch: Interessant ist auch hier wie bei der Pb-Vergiftung das Auftreten von intrazellulären Einschlußkörperchen (2).

Therapie

1. *Prophylaktisch* ist bei jeder Wismut-Therapie unbedingt regelmäßig der Urin auf Eiweiß und Erythrozyten zu kontrollieren, und es ist vor Beginn der Behandlung das Gebiß zu sanieren. Peinliche und sorgfältige Mundpflege ist unbedingt notwendig.
2. **BAL:** Beim *Auftreten von* eigentlichen *Vergiftungserscheinungen:* Sofortiges Absetzen der Bi-Therapie und Beginn mit einer hochdosierten und langdauernden (3) BAL-Kur (s. die hohe *Dosierung* S. 129 bei As-Vergiftung). Daneben peroral *Antidotum metallorum Sauter®* (3mal wöchentlich 2 Eßlöffel oral), um das im Dickdarm wieder ausgeschiedene Bi in das unlösliche Sulfid überzuführen und die Rückresorption zu verhindern.
3. *Reichlich Flüssigkeit* zur rascheren Ausscheidung des Bi.
4. *Bei schweren nephrotischen Störungen:* Zusätzliche Behandlung der Nephrose nach den bekannten Prinzipien.

Literatur

1 GETTLER, A. O., S. KAYE: J. Lab. clin. Med. 35 (1950) 146
2 PAPPENHEIMER, A. M., E. H. MAECHLING: Amer. J. Path. 10 (1934) 577
3 LUETSCHER JR., J. A.: Cincinn. J. Med. 29 (1948) 491

Gold (Au)

Vergiftungen durch *anorganische Verbindungen* sind heute sehr selten. Suizidal hat „Goldchlorid", das in der Dentologie zum Vergolden benützt wird, bei oraler Einnahme rasch tödlich gewirkt, wobei Schädigungen der Leber und weniger der Nieren, gefunden wurden (1). Toxikologische Bedeutung kommt heute vielleicht auch den bei der chronischen Polyarthritis und beim Asthma bronchiale gebrauchten organischen Goldverbindungen zu (*Solganal®, Sanocrysin®* usw.). Die Anwendung dieser nicht ungefährlichen Mittel erscheint uns heute nur noch bei der primär chronischen Polyarthritis rheumatica („Rheumatoid arthritis") gerechtfertigt, wenn jede andere Behandlung versagt hat. Bei jeder Goldtherapie sind regelmäßige Blutbild- und Urinkontrollen durchzuführen, und die Haut ist auf Überempfindlichkeitserscheinungen sorgfältig zu überwachen. Als erstes Zeichen der drohenden Allergie steigen die Eosinophilen

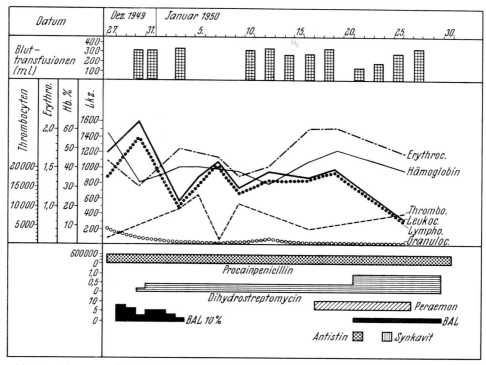

Abb. 36. *Schwere tödliche Goldpanmyelophthise* (47j. ♀). Trotz allen therapeutischen Maßnahmen keine Erholung und Exitus 8 Wochen nach den ersten Erscheinungen.

im Blut an! Treten irgendwelche Überempfindlichkeitserscheinungen auf: Eosinophilen-Anstieg, Albuminurie, Hämaturie, Hautausschlag, Purpura usw., so ist die Goldtherapie sofort abzusetzen und therapeutisch BAL oder CaNa$_2$-EDTA zu injizieren. Sehr wahrscheinlich handelt es sich beim Gold um ein eigentliches *Immunosuppressivum,* da ja auch die Globuline im Serum deutlich abfallen.

Nachweis im Urin und Blut: Siehe (2).

Vergiftungserscheinungen: Die Überempfindlichkeitserscheinungen – und es handelt sich hier wohl in weitaus den meisten Fällen um allergisch bedingte Veränderungen – können schon nach 1–2 Injektionen, häufiger erst nach einer längeren Latenzzeit, auftreten. Die gefürchteten aplastischen Anämien können sich evtl. sogar erst 2–3 Monate nach dem Absetzen des Mittels entwickeln. Bei mit Gold behandelten Patienten *sollte deshalb auch nach Abschluß der Therapie das Blutbild noch ein Vierteljahr lang kontrolliert werden.* Klinisch treten die folgenden Schädigungen in den Vordergrund:

1. **Hautreaktion:** Umschriebene Ekzeme, meistens aber eine generalisierte „Erythrodermie".

Die Erythrodermie verlief früher häufig tödlich, heute kann sie durch eine sofortige BAL- und Kortikosteroid-Therapie meistens günstig beeinflußt werden (3, 4, 5 u. a.).

2. **Nierenschädigungen:** Es kommt zu Hämaturie, Albuminurie und in schweren Fällen evtl. zu Anurie und Urämie, wahrscheinlich im Sinne einer allergischen Glomerulonephritis. Auch diese Form scheint günstig auf die BAL-Therapie zu reagieren. Regelmäßige Urinkontrollen während der Goldtherapie und sofortiges Absetzen des Goldpräparates beim Auftreten von Erythrozyten vermögen diese schwere Komplikation meistens zu verhüten.

3. **Knochenmarksschädigungen:** Am häufigsten scheinen *akute, allergisch bedingte Thrombozytopenien* vorzukommen, seltener sind isolierte oder mit einer Thrombopenie kombinierte *Agranulozytosen.* Diese Formen reagieren nach den bisher in der Literatur vorliegenden Angaben meistens günstig auf BAL (6). Keinen sicheren therapeutischen Erfolg (7) zeigen jedoch die *aplastischen Anämien* oder *Panmyelophthisen,* die gewöhnlich während der Goldbehandlung oder vielfach sogar erst 2–3 Monate nach dem

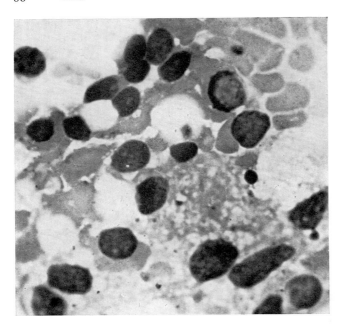

Abb. 37. *Aplastische Anämie durch Goldbehandlung*. Typisches leeres Mark; in dem zellarmen Sternalpunktatausstrich finden sich nur noch Retikulumzellen bei völligem Fehlen von Vorstufen der Blutzellen (47j. ♀).

Absetzen der Goldtherapie auftreten (BASTRUP-MADSEN (8) sowie vier eigene Fälle) (Abb. 36). Die Krankheitserscheinungen beginnen bei diesen Panmyelopathien entweder schleichend oder relativ plötzlich mit Haut- und Schleimhautblutungen und zunehmender Anämie. Bei der Blutuntersuchung findet man eine schwere Thrombopenie, Leukopenie und evtl. Anämie. Die Knochenmarkspunktion ergibt anfänglich noch vereinzelte, eher etwas gegen die unreife Seite verschobene Myelozyten und Erythroblasten bei gewöhnlich völligem Fehlen von Megakaryozyten. Mit der Zeit verschlimmert sich das Markbild, und schließlich haben wir, wie in dem folgenden von uns beobachteten Fall, ein leeres Knochenmark vor uns, in dem sich nur noch Retikulumzellen mit vermehrten plasmazellulären Formen und oft zahlreichen Gewebsmastzellen nachweisen lassen (Abb. 37). Auch hier können, wie bei den Benzolschädigungen, wenn die übrigen Granulozytenformen schon lange verschwunden sind, evtl. die Eosinophilen noch auffallend lange im Mark nachweisbar sein. Neben der Knochenmarksschädigung sieht man auch einen Abfall der Gammaglobuline (9).

Fall M.E., 47j., Hausfrau (Panmyelophthise nach Goldtherapie bei Asthma bronchiale) (KG 91/12, 1950), siehe auch Abb. 36 und 37.

F.A.: o.B. P.A.: 1946 erstmals Asthmaanfälle, die auf eine Injektionskur mit Solganal-B-oleosum (total 0,2 g Gold) verschwanden. Juni 1949 erneut Asthmaanfälle. J.L.: Ende August Beginn einer 2. Kur mit Solganal-B-oleosum, i.m. 10 Injektionen mit total 0,25 g Gold, daneben noch einige Antistin-Tabletten. Seit Anfang November war Pat. wieder vollständig asthmafrei. Anfang Dezember 1949 plötzlich Auftreten von blauen Flecken an den Beinen, zunehmende Müdigkeit, häufig Kopfschmerzen, Mitte Dezember 1949 erstmals *Blutungen der Mundschleimhaut*, Auftreten von Fieber und Einweisung am 27.12.1949 in die Mediz. Klinik zur Abklärung.

Befund: Blasse, sehr *reduzierte* Frau. An beiden Beinen zahlreiche petechiale Blutungen und einige größere subkutane Hämatome, keine ekzematösen Veränderungen. Mundschleimhaut ebenfalls zahlreiche Petechien, keine Ulzera. Tonsillen leicht gerötet. Rumpel nach 3 Min. positiv. *Blutbild:* Erythrozyten 1,6 Mill., Hb. 9,1g%, F.I. 1,7. Leukozyten 1200, Differenzierung: Lymphozyten 75,5%, Neutrophile 18,5%, Eosinophile 2%, Monozyten 4%; Thrombozyten 1600, Retikulozyten 2°/$_{00}$; Blutungszeit 24,5 Min. (normal 3 Min.), Gerinnungszeit 16 Min. (normal 6–8 Min.), fast vollständig fehlende Retraktion des Koagulums. SR 48/70. Quick 100%. *Sternalpunktion:* Vermehrung der Retikulumzellen bei fast vollständigem Fehlen der Myelo- und Erythropoese mit einzelnen typischen unreifen Hemmungsformen, deutliche Vermehrung der plasmazellulären Retikulumzellen und der Gewebsmastzellen. *Urin:* Eiweiß negativ, Kathetersediment o.B. *Therapie:* siehe Kurve, Abb. 36.

Verlauf: Allmähliche Verschlechterung des AZ, ständiges Fieber, Absinken des Hb. bis 5,1g%, Auftreten eines schmierig belegten Ulkus an der Unterlippe. Trotz allen therapeutischen Maßnahmen verschwinden allmählich alle Vorstufen der Blutzellen, und es bleibt ein leeres Mark mit reichlich Retikulumzellen und Gewebsmastzellen zurück (siehe Abb. 37). Blutbild 2 Tage vor dem Tod: Erythrozyten 1,7 Mill., Hb 6,2g%, F.I. 1,14; Leukozyten 330, Differenzierung: Neutrophile Stabkernige 1%, Segm. 1%, Eosinophile 0%, Basophile 1%, Monozyten 0%, Lymphozyten 92%, Plasmazellen 5%; Thrombozyten 8500 = 5°/₀₀. Exitus 30.1.1950, d.h. 8 Wochen nach dem Auftreten der ersten subjektiven Krankheitserscheinungen.

Pathologisch-anatomisch (Prof. v. Meyenburg, Path. Institut, Zürich): Vollständiger Schwund des blutbildenden Markes, hämorrhagische Diathese.

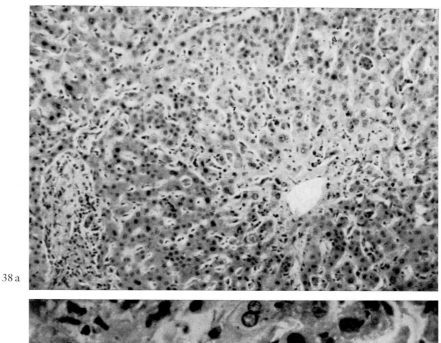

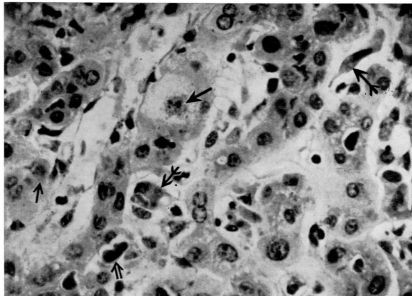

Abb. 38a, b. Histologie der cholostatischen Hepatose durch Goldpräparate (Probeexzision). a) Übersicht: typischer Stauungsikterus, der die innere Hälfte der Läppchen einnimmt, mit Gallenthromben in den Gallenkapillaren. Äußere Hälfte der Läppchen intakt. Vereinzelte Zellinfiltrate in den Glissonschen Scheiden. – b) Detailaufnahme: Gallenpigmenteinlagerung in den Leberzellen (–>) und den geschwollenen Kupfferschen Sternzellen (→→). Vereinzelte Leberzellnekrosen. Gallenthrombus bei (=>) (s. Arbeit MOESCHLIN und SIEGENTALER: Helv. Med. Acta: 27 (1961) 707).

Leukopenische terminale hämorrhagische Herdpneumonie im re. Oberlappen. Agranulozytotische Ulzera an der Lippenschleimhaut, im Dünndarm und Rektum mit beginnender Durchwanderungsperitonitis.

In diesem Falle kam die Patientin trotz der sofort eingeleiteten BAL-Therapie, der Anwendung zahlreicher Transfusionen und der gleichzeitigen Abschirmung gegen Infekte mit Streptomycin und Penizillin nach einem Monat ad exitum. Leider lassen sich solche Überempfindlichkeitsreaktionen – es handelt sich hier ja kaum um rein toxische Folgeerscheinungen – höchstens bei einer allfällig auftretenden Eosinophilie erwarten.

4. **Leberschädigung:** Bei einer 47jährigen Frau sahen wir klinisch und histologisch 3 Wochen nach Beginn einer Goldtherapie (Aurolsulfid) das typische klinische und histologische (Leberbiopsie) Bild (siehe auch Abb. 38a u. b) einer *cholostatischen Hepatose* (hohe Serumphosphatase, normales Serumeisen, Bilirubin 16 mg%), die unter Kortikosteroiden und Leberschutztherapie wieder völlig ausheilte (siehe 10 u. 11). Also den gleichen Befund, wie man ihn beim *Chlorpromazin* und zahlreichen andern chemischen Stoffen findet. Es handelt sich hier um ein allergisches Geschehen. (Ähnliche Fälle s. Lit.: 12, 13, 14.) Oft rezidivieren diese nach Absetzen der Cortisontherapie.

Prognose: Die Prognose der *Haut- und Nierenkomplikationen* sowie der *isolierten Thrombozytopenie* ist heute seit Einführung der BAL-Therapie relativ günstig zu beurteilen; die Prognose der *Panmyelophthise* und der *aplastischen Anämie* bleibt aber nach wie vor sehr zweifelhaft.

Prophylaxe: Regelmäßige Kontrolle des Blutbildes, der Haut und des Urinsedimentes. Sofortiges Absetzen der Goldtherapie beim Auftreten der geringsten Überempfindlichkeitserscheinungen (Eosinophilie).

Therapie

1. **BAL:** *Sofortige Injektionen von BAL* (siehe die *hohe* Dosierung bei der Arsenvergiftung, S. 129). Die Behandlung mit BAL muß evtl. über mehrere Wochen weitergeführt werden, da aus dem retikuloendothelialen System immer wieder gespeichertes Gold frei wird.
2. **D-Penicillamin** (z.B. *Metallkaptase®* „Heyl") scheint das Gold ebenfalls zu entgiften und zu mobilisieren. Dosierung siehe beim Blei (S. 51 bzw. 50).
3. **Prednison, Prednisolon-Therapie:** in allen Fällen, da eine allergische Genese am wahrscheinlichsten ist.
   Dosis: anfänglich 2 mg/kg täglich oral, dann Erhaltungsdosis von $^1/_2$ mg/kg.
4. *Bei Knochenmarksschädigungen:* Behandlung mit kleinen gehäuften Bluttransfusionen, dazu alle Mittel, von denen man sich eine anregende Wirkung auf das Knochenmark verspricht.

Literatur

1 Preisser, G., W. Schollmeyer: Arch. Toxikol. 20 (1965) 327–333
2 Block, W.D., O.H. Buchanan: J. biol. Chem. 136 (1940) 379
3 Cohen, A., J. Goldman, A.W. Dubbs: J. Amer. med. Ass. 133 (1947) 149
4 Edström, G.: Nord. Med. 1948, 30
5 Gilg, J.: Nord. Med. 1948, 699
6 Lockie, L.M., B.M. Noreross: J. Amer. med. Ass. 133 (1947) 754
7 Fitzpatrick, W.J., S.O. Schwartz: Blood 3 (1948) 193
8 Bastrup-Madsen, P.: Ugeskr. Laeg. 1949, 400
9 Märki, H.H., A. Wick: Schweiz. med. Wschr. 94 (1964) 131
10 Moeschlin, S.: Rev. méd. Suisse rom. 81 (1961) 601
11 Moeschlin, S., P. Siegenthaler: Helv. med. Acta 27 (1961) 707
12 Sherlock, S.: Diseases of the Liver and Biliary System, 2nd ed. Blackwell, Oxford 1959
13 Bickel, G.: Persönliche Mitteilung, Med. Univ.-Klinik, Genf (1961)
14 Gutman, A.B.: Amer. J. Med. 23 (1957) 841

Platin (Pt)

Das reine Platin, z.B. „Platinschwamm", ist praktisch ungiftig. Sehr unangenehm können gewisse Platin-Komplexsalze durch ihre stark sensibilisierende Wirkung werden. So führen Ammoniumchloroplatinat („Platinsalmiak") $(NH_4)_2PtCl_6$ und $NaPtCl_6 \cdot 6H_2O$, die z.B. bei der Herstellung von Platinschwamm oder auch in gewissen photographischen Betrieben verwendet werden, bei einer sehr großen Zahl (Hunter u. Mitarb. (1): 52 Arbeiter von 92!) der damit in Kontakt kommenden Personen zu allergischen Erscheinungen. Besonders gefährlich ist die Einatmung von Tröpfchen, Dampf oder Staub.

Symptome: Nach Jordi (2), der ebenfalls 3 Fälle beobachtete, kommt es dabei vorwiegend zu *Ödem der Augenlider, Lichtscheu, Nasenfließen, Asthmaanfällen mit heftigen, brennenden Schmerzen in der Brust, urtikariellen Erscheinungen an der unbedeckten Haut (Vorderarme,*

Hals, Nacken). Die Hautprobe mit dem gelösten, aber nicht mit dem ausgefällten Salz fiel positiv aus. Im Blutbild bestand eine Eosinophilie.

Prophylaxe und Therapie: Wichtig ist eine sehr gute Absaugvorrichtung, als weitere Prophylaxe Gummihandschuhe mit langen Stulpen als Schutz der Haut. Im übrigen bei Erkrankungserscheinungen die gleiche Therapie wie bei Ekzem und Asthma anderer Genese.

Literatur

1 Hunter, D., R. Milton, K. M. A. Perry: Brit. J. industr. Med. 2 (1945) 92
2 Jordi, A.: Schweiz med. Wschr. 81 (1951) 1117

Silber (Ag)

Reines Silber ist praktisch ungiftig. In großen Mengen durch die Atemluft aufgenommen oder als kolloidale Lösung i. v. eingespritzt (Collargol) kann es durch Speicherung zu der typischen *Argyrie* führen, d. h. einer bläulich-schwärzlichen Pigmentierung der Haut, die aber an und für sich harmlos ist. Auch an Kontaktstellen kann es zu lokalen Verfärbungen der Haut durch Silbereinlagerungen kommen. Von den zahlreichen Verbindungen hat eigentlich nur der Höllenstein toxikologische Bedeutung:

Argentum nitricum ($AgNO_3$): Ein starkes Ätzgift, das medizinisch als Höllensteinstift oder als verdünnte Lösung zu Blasenspülungen usw. benützt wird. Vergiftungen sind durch das versehentliche Verschlucken von Stiften vorgekommen, Erblindungen durch die Ätzwirkung der 10%igen Lösung.

Therapie

BAL zeigt nach Luetscher (1) keine, nach Bessmann (2) eine gute Wirkung.

1. Sofort 3 Teelöffel Kochsalz in einem Glas heißem Wasser trinken lassen. Spülen mit 2proz. Kochsalzlösung, um das leicht lösliche Silbernitrat in das schwer lösliche Silberchlorid überzuführen.
2. *Adsorption und Neutralisation:* Eingeben von Kohle, Milch und Schleim.
3. *Rizinusöl* als Abführmittel.

Literatur

1 Luetscher jr., J. A.: Cincinn. J. Med. 29 (1948) 491
2 Bessmann, S. P., N. J. Doorenbos: intern. Med. 47 (1957) 1039

Zinn (Sn)

Zinn ist praktisch ungiftig und wird deshalb im Gegensatz zu Zink häufig zum Verzinnen von Metallgeschirren verwendet. Cutter (1) und Spencer (2) haben Fälle von benignen Pneumokoniosen beschrieben, die durch Inhalation von *Zinnoxydstaub* entstanden. Andere angebliche Vergiftungsfälle beruhen wohl auf Beimengungen anderer Metalle (Pb, As usw.).

Zinnhydrid (SnH_4) ist stark toxisch und entspricht weitgehend dem ASH_3, siehe dort.

Zinnalkylverbindungen: Diese sind eventuell schwere zentrale Nervengifte, wenn sie in großer Menge oder wiederholt kurz hintereinander resorbiert werden. Gefährlich sind vor allem die Tetramethyl- und Tetraäthyl-Verbindungen. Nach einer Latenzperiode kommt es zum Auftreten von Gehirn-Ödem mit Cephalaea, epileptiformen Krämpfen, Bradykardie, unregelmäßiger Atmung und Kollapsneigung.

Diäthylzinndijodid: Führte 1954 in Frankreich zu einer medizinalen Massenvergiftung mit 110 Todesfällen! und bei zahlreichen Patienten zu Dauerschäden (3, 4). Diese „Stalinon"-Kapseln à 15 mg bewirkten Gehirnödem, zerebrale Störungen, Koma, Paraplegie, Konvulsionen und evtl. Atemlähmung mit Exitus. Vielleicht war das Präparat mit dem 10mal giftigeren *Triäthylzinn* verunreinigt. Dialkylzinnverbindungen sind stark *hautschädigend,* vor allem die halogenierten, wie *Di(bromäthyl)-Zinn(IV)-bromid.*

Therapie

Chlorpromazin, Phenobarbital, Bekämpfung des Gehirnödems.

Literatur

1 Cutter, H. C., W. W. Faller, J. B. Stocklen, W. L. Wilson: J. industr. Hyg. 31 (1949) 139–141
2 Spencer, G. E. u. Mitarb.: Arch. industr. Hyg. 10 (1954) 295
3 Editorial: Brit. med. J. I (1958) 515
4 Stoner, H. B. u. Mitarb.: Brit. J. Pharmacol. 10 (1955) 16–25

Kadmium (Cd)

Das Kadmium steht chemisch dem Zink sehr nahe. Vergiftungen waren früher eine Seltenheit, nehmen aber durch den vermehrten Gebrauch dieses Metalles in der letzten Zeit immer mehr zu. Wir konnten selbst nur einen wahrscheinlichen Fall beobachten, verdanken aber weitere Fälle der SUVA*).

Vorkommen: Kadmium wird heute vor allem als Zusatz von Legierungen, dann zum galvanischen „Metallisieren" (sog. „Vernickeln", „Versilbern" usw.) und auch in der Akkumulatorenfabrikation (Alkali-Akkumulatoren) verwendet.

Giftaufnahme und toxische Dosis: Die Inhalation von Dämpfen oder von fein verteiltem Cd-Metallstaub dürfte für die meisten Fälle verantwortlich sein. FRIBERG (1) kommt auf Grund seiner schönen experimentellen Untersuchungen zu einer MAK von 0,1 mg/m^3. Monatelange Inhalation von 5 bis 10 mg/m^3 führte bei Kaninchen regelmäßig zu Vergiftungserscheinungen. Früher kamen zahlreiche Vergiftungen durch mit Kadmium verunreinigte Lebensmittel, Konserven usw. vor (2). Gewarnt sei vor der Aufbewahrung von stark sauren Fruchtsäften in kadmiumhaltigen galvanisierten Konservenbüchsen. Schon die *orale Aufnahme* von 30–40 mg Cd^{++} kann tödlich sein! Bei der Inhalation können milde akute Symptome schon durch 15 ppm. hervorgerufen werden (3). In Japan kam es durch die Abwässer einer Fabrik zu einer starken Anreicherung des Cd in dem damit bewässerten Reis (3 a, b) und dadurch zu tödlich verlaufenden chronischen Vergiftungen beim Menschen: „itai-itai"-disease.

Vergiftungserscheinungen: Die akute Form durch perorale oder pulmonale Resorption größerer Mengen und die chronische Form, die meistens ebenfalls durch Inhalation kleiner Mengen über einen langen Zeitraum entsteht, sind in ihrem klinischen Bild vollkommen verschieden.
Die *Giftwirkung* beruht wahrscheinlich auf der Verbindung von Cd^{++} mit SH-haltigen Enzymsystemen, ähnlich wie beim Arsen, und ihre dadurch zustande kommende Blockierung (4), ferner auf einer Entkopplung der oxydativen Phosphorylierung (5).

---

*) SUVA = Schweizerische Unfallversicherungs-Anstalt.

Akute Kadmium-Vergiftung

a) *Akute Vergiftung durch perorale Aufnahme:*

An die Möglichkeit dieser Vergiftungsform sollte vor allem immer dann gedacht werden, wenn eine Massenvergiftung durch in Metallbehältern aufbewahrte säurehaltige Lebensmittel (Fruchtsäfte, Wein, Limonade usw.) unter den Symptomen einer schweren akuten Gastroenteritis auftritt. Solche Vergiftungsfälle sind sehr zahlreich mitgeteilt worden, und in den USA ist deshalb die Verwendung von Kadmium in Legierungen, die für Eßgeschirre usw. benützt werden, verboten worden (2, 6, 7 u.a.). Übereinstimmend wurde in allen diesen Fällen nach einem kurzen Intervall von $1/_2$–2 Stunden das Auftreten einer schweren akuten Gastroenteritis mit Erbrechen und Durchfällen gesehen. In schweren Fällen, d.h. wenn die aufgenommene Menge mehr als 30–40 mg beträgt, kann die Vergiftung tödlich sein.

b) *Akute Vergiftung durch Inhalation von Cd:*

Dieses Vergiftungsbild kommt durch die Inhalation von Dämpfen (CdO) oder Kadmium-Staub zustande, z.B. beim Schweißen von mit Kadmium legierten oder verunreinigten Metallen, Schmelzen von Erzen usw., wobei es zur Bildung von braunroten *Kadmiumoxyd*-Dämpfen kommt. Durch die Inhalation tritt, ähnlich wie bei der Nitrosegasvergiftung, nach einer Latenzperiode von mehreren Stunden ein typisches schweres Lungenödem mit allen seinen Folgeerscheinungen auf. Als *Initialsymptome* zeigen sich (8, 9) unmittelbar im Anschluß an die Inhalation Reizerscheinungen von seiten des Pharynx und der oberen Luftwege, wie Schnupfen, Kratzen im Hals, Brennen unter dem Brustbein und ein hartnäckiger Reizhusten; außerdem leiden die Vergifteten an Kopfschmerzen, vor allem in der Stirngegend, an wechselndem Hitze- und Kältegefühl und gelegentlich an Nausea und Erbrechen. Die *Latenzperiode* mit den erwähnten Initialsymptomen dauert gewöhnlich 20–36 Stunden; anschließend können sich die Symptome eines typischen schweren Lungenödems entwickeln, d.h. schwere Atemnot, Druckgefühl und Schmerzen auf der Brust, mit ununterbrochenem starkem Husten, schleimigem Auswurf und zunehmender Zyanose. Auskultatorisch und röntgenologisch besteht das typische Bild des Lungenödems, wobei sich final bronchopneumonische Infiltrationen mit Temperatursteigerungen einstellen, ähnlich wie bei der Nitrosegasvergiftung.

Durch das resorbierte Cd können gelegentlich auch Leberschädigungen (10, 11) auftreten. Anschließend an die akuten Lungenerscheinungen entwickelt sich dabei unter Ansteigen der Transaminasen ein Subikterus. Die Leberschädigung kann zu einer *Leberzirrhose* führen, was auch experimentell belegt wurde (1).

Prognose: In schweren akuten Vergiftungsfällen führt das Lungenödem unter den Zeichen einer schweren Anoxämie allmählich zum Tode, in leichteren Fällen bilden sich die Erscheinungen nach einigen Tagen bis 2 Wochen wieder vollkommen zurück. Experimentell sind analoge Veränderungen von zahlreichen Autoren gefunden worden (12), und mit der BAL-Behandlung konnte die Mortalität um 50% vermindert werden.
Typisch für eine akute Vergiftung ist der folgende, uns freundlicherweise von der SUVA übermittelte Fall. Hervorzuheben ist die im Vergleich zur Nitrosegasvergiftung deutlich längere Latenzperiode von 14–20 Stunden.

Fall W. M., 23j., Mechaniker (IX/19562/47)

Beim Schweißen von mit Kadmium als Rostschutz überzogenen Metallteilen von Motorrädern atmete er während 3 Stunden die sich entwickelnden Dämpfe ein, ohne etwas Besonderes zu bemerken. Auf dem Heimweg (d.h. ca. 1 Stunde nach Beendigung der Arbeit und 4 Stunden nach deren Beginn) mit dem Velo plötzlich starke Nausea, Erbrechen, auffallende Blässe, fühlte sich wie betrunken; er mußte dann zu Fuß weitergehen. Am Nachmittag wieder wohl. Am Abend erkrankte sein Mitarbeiter zu Hause mit einem typischen Lungenödem, so daß der Arzt gerufen und Sauerstoff verabreicht werden mußte. Dieser Mann erkrankte nach Verlassen des Zuges abends mit Atemnot, Fieber bis 38,5. In der Nacht schwere Atemnot wahrscheinlich durch Lungenödem, konnte nicht einmal jemanden rufen. Diese schwere Atemnot soll ca. 1 Stunde gedauert haben. In den folgenden 2 Tagen weiter Fieber und sehr elend, dann langsame Besserung. Wiederaufnahme der Arbeit nach 3 Wochen.

KAMAKURA (13) hat einen tödlichen akuten Vergiftungsfall durch die wahrscheinliche intravenöse Injektion einer 2proz. Cd-Chloridlösung beschrieben.

Chronische Vergiftung

Die chronische Vergiftung ist vor allem bei Arbeitern, die mit Legierungen oder mit Kadmium-Elektroden (Akkumulatorenfabriken) zu tun haben, beobachtet worden (14). Besonders empfindlich sind Frauen und speziell solche vom blonden Typus (15). Es kommt nach einer *ersten Latenzperiode* von ca. 2 Jahren mit Trockenheit im Rachen, Rhinitis und evtl. Anosmie (1, 15) zur Entwicklung der sog. *„Warnungsperiode"* mit der Bildung des *typischen gelben Kadmiumringes am Zahnhals*. Dieser besteht aus einer intensiv gelben bis goldgelben Verfärbung des Emails an der Basis, die sich allmählich bis auf ein Drittel oder mehr des ganzen Zahnes ausdehnt. Das Zahnfleisch ist hierbei nicht entzündet und nicht verfärbt. Die gelbe Farbe kann durch den Zahnstein etwas verdeckt sein, kommt aber bei Entfernung desselben deutlich zum Vorschein. In diesem Zwischenstadium der Vergiftung können noch alle röntgenologischen Veränderungen und übrigen Vergiftungserscheinungen fehlen. Die Größe des Ringes läßt gewisse Schlüsse auf die Dauer der Arbeit mit Kadmium oder auf die Zeit, die seit Beendigung derselben verflossen ist, ziehen. PRINCI (16) sah keinen Kadmiumring bei Expositionen unter 2 Jahren.
Der folgende Fall, den wir selbst beobachteten, zeigt, daß evtl. schon vor dem Erscheinen des Kadmiumringes deutliche Intoxikationserscheinungen auftreten können, die von den bis jetzt in der Literatur angegebenen Symptomen etwas abweichen:

Fall M. J., 28j. ♂ (1938/39)

Früher immer gesund. Seit 4½ Monaten ist Explorand damit beschäftigt, die elektrolytisch mit Cd überzogenen Eisenteile mit einer rotierenden Bürste glänzend zu polieren. Dabei entwickelt sich ständig etwas Cd-Staub, den man im einfallenden Licht deutlich als kleine herumfliegende glänzende Metallteilchen erkennt.
J.L.: Ca. 3 Monate nach Aufnahme dieser Beschäftigung Beginn der jetzigen Beschwerden. Abends *Kopfschmerzen und Schwindelgefühl*. Der Schlaf wurde langsam immer schlechter, d.h. er wachte immer früher auf und konnte schließlich nie mehr länger als bis um 3 Uhr morgens schlafen. Allmählich auch *„Magenbeschwerden"*, Druckgefühl in der Magengegend, *Brechreiz* und schließlich *Erbrechen*. In den letzten drei Wochen immer einen merkwürdigen *süßlichen Geschmack im Mund*. Raucht seit einem halben Jahr nicht mehr. Während der Woche kein Alkohol. Ein Mitarbeiter im gleichen Raum und ein Arbeiter im Vorraum klagen seit einem halben Jahr ebenfalls über die gleichen Beschwerden und den süßlichen Geschmack im Mund.

Befund: Kräftiger Mann in gutem E.Z. Neurologisch o.B. Herz und Lungen o.B., nur etwas verstärkte Hiluszeichnung bds., Galaktoseprobe bei der ersten Untersuchung Ausscheidung von 2,3 g, also an der oberen Grenze. Magendurchleuchtung: Deutlich verstärkte *Schleimhautzeichnung im Sinne einer Gastritis*. *Schlafkontrolle* ergibt, daß Pat. regelmäßig gegen 3 Uhr morgens erwacht und nicht mehr einschläft. Mit Schlafmitteln besserer Schlaf. Kopfschmerzen gehen relativ rasch zurück, Schlafstörung und süßlicher Geschmack im Mund bleiben aber noch lange bestehen.

Trotz unserer Warnung wird der Explorand in der Fabrik später wieder am gleichen Arbeitsplatz eingesetzt. Im Frühjahr 1938 bereits wieder Auftreten des süßlichen Geschmackes im Mund, Schwindelgefühl, Druckgefühl in der Magengegend und Appetitabnahme. *Allmähliche Gewichtsabnahme in 1¹/₄ Jahren von 5 kg!* Die Untersuchung beim zweiten Klinikaufenthalt im Juli 1939 ergibt im wesentlichen wieder die gleichen Befunde.

Der obige Fall zeigt, wie wahrscheinlich durch das wiederholte Einatmen kleiner Mengen von Cd-Staub (z.B. Polieren von mit Cd galvanisch überzogenen Metallgegenständen) in leichteren Fällen auch *Magenbeschwerden* (s.a. 8, 17) im Sinne einer chronischen Gastritis, verbunden mit Kopfschmerzen, Schwindelgefühl und eine *eigentümliche Schlaflosigkeit* mit frühzeitigem Erwachen in Erscheinung treten können, bevor sich die übrigen chronischen Vergiftungserscheinungen entwickeln. Typisch scheint für viele Fälle auch die Herabsetzung des Geruchssinnes, evtl. bis zur Anosmie zu sein. FRIBERG (1) fand dieses Symptom in ¹/₃ der seit über 9 Jahren dem Cd ausgesetzten Arbeiter. Bei längerer Einwirkung kommt es durch die chronische Rhinitis zu Schleimhautatrophien und Geschwürsbildungen im Nasen-Rachenraum (15, 18).

Die wichtigsten *objektiven Symptome* der chron. Cd-Vergiftung sind: *Chronische Rhinitis atrophicans, Emphysem, Proteinurie,* evtl. *tubuläre Nierenschädigung,* eine *erhöhte Senkungsreaktion,* evtl. *Anämie* und in seltenen Fällen auch eine *Leberschädigung.* Ein *Milkman-Syndrom* (Osteoporose und Knochenfissuren (14, 19) haben FRIBERG (1) und PRINCI (16) (20 Fälle 1947) nicht gefunden. An seinem Vorkommen ist aber nicht zu zweifeln. So war es bei den japanischen Fällen (3 a, b), d.h. bei den durch verunreinigtes Flußwasser hervorgerufenen und in 50% tödlich verlaufenden Kadmium-Vergiftungen („itai-itai" disease) regelmäßig anzutreffen. Jene Patienten zeigten als Hauptsymptome: ausgeprägte Knochenschmerzen, watschelnder Gang, Aminoazidurie, Glykosurie, *schwere Osteomalazie mit multiplen pathologischen Knochenfrakturen.*

Weitere *subjektive Symptome* sind im wesentlichen *Müdigkeit, Dyspnoe, Husten* und *herabgesetzte Riechfähigkeit* bei chronischer „Kadmiumrhinitis". Die chronisch Vergifteten magern gewöhnlich stark ab und können mit der Zeit völlig invalid werden. Im *Blut* sind die Kalziumwerte deutlich herabgesetzt, ebenso sollen die Cholesterinwerte vermindert sein (20); NICAUD (21) fand dagegen normale Kalzium-, Phosphor- und Phosphatasewerte. Es wäre sehr wertvoll, dieser Frage der Knochenveränderungen in Zukunft noch näher nachzugehen. Das Hämoglobin, die Erythrozyten, Thrombozyten und Lymphozyten nehmen bei der experimentellen Vergiftung ab (20), während die polynukleären Leukozyten eher eine Vermehrung erfahren. Im Knochenmark fand der gleiche Autor eine starke Verminderung und Hemmung der Erythropoese und mäßige Zunahme der Granulozytopoese. BRIGANTI (22) sah in seinen Experimenten eine Leukopenie.

FRIBERG (1) hat auf Grund seiner Reihenuntersuchungen in Kadmium-Akkumulatorenfabriken festgestellt, daß diese Arbeiter in einem auffallend hohen Prozentsatz (¹/₃) an *Lungenemphysem* erkranken. Auch die Zahl der tuberkulösen Lungenveränderungen schien leicht erhöht zu sein. Bei den Arbeitern, die 9 und mehr Jahre in den gefährdenden Betrieben gearbeitet hatten, kam es bei ²/₃ zum Auftreten einer *Proteinurie,* nicht aber bei den Arbeitern, die nur 1–4 Jahre dem Cd-Staub ausgesetzt gewesen waren. Die Kochprobe fällt dabei negativ aus, positiv ist dagegen die Hellersche Ringprobe oder die Trichloressigsäure-Reaktion. Die Untersuchung dieses Eiweißkörpers ergab, daß er im Vergleich zu anderen bei Albuminurien auftretenden Eiweißkörpern von relativ niedrigem Molekular-Gewicht ist (20000–30000). Es handelt sich hierbei möglicherweise um eine durch das Kadmium ausgelöste Proteinurie, deren Eiweißkörper wahrscheinlich tubulär rückresorbiert werden und die sekundär zu einer Nierenschädigung mit Herabsetzung der Konzentrationsfähigkeit und Inulin-Clearance der Niere führt. Hand in Hand mit dieser Eiweißstörung findet sich eine Erhöhung der Blutsenkungsreaktion. Diese Befunde sind von BAADER (23) bestätigt worden.

FRIBERG (1) konnte ähnliche Erscheinungen bei Kaninchen durch Inhalation von Cd-Staub in einer Konzentration von 5–10 mg/m³ Luft während 9 Monaten hervorrufen. Es kam zu entzündlichen und emphysematösen Veränderungen in der Lunge sowie zu einer Proteinurie. Bei der Injektion von Cd-Sulfat trat eine Leberzirrhose und eine ausgesprochene Anämie auf. Außerdem fand er bei ¹/₄ seiner Pat. eine *Nephrolithiasis.*

Arteriosklerose: Von CARROLL (23a) wurde ein Zusammenhang zwischen dem Cd-Gehalt der Luft (in 28 Städten) und der Häufigkeit von Todesfällen an Hyptertonie und arteriosklerotischem Herzleiden postuliert. Wir halten diese Studien nicht für beweisend.

Ausscheidung und Speicherung: Die Ausscheidung des Kadmiums erfolgt nach experimentellen Untersuchungen (20) zum Teil durch die Nieren, zur Hauptsache aber durch den Darm. BAADER (23) fand 4 Jahre nach Aufhören des Cd-Kontaktes noch immer erhebliche Mengen Cd in Nieren und Leber, ebenso FRIBERG (1957) gleichzeitig in Pankreas und Thyreoidea. TRUHAUT (24) fand experimentell eine starke Cd-Anreicherung in Leber, Nieren, Nebennieren, wie auch in Haut und Haaren. Leber: 2–14 mg/ 100 g, Niere: 1–8 mg/100 g feuchte Organsubstanz (1). Im Blut reichert sich das Cd, wie experimentelle Studien mit ^{115}Cd ergaben (25), zu 90% in den Erythrozyten an.

Prognose: Die Prognose ist bei der ausgesprochen chronischen Form nicht sehr günstig, und es kann zu einem tödlichen Ausgang kommen.

Pathologische Anatomie: Unter den zahlreichen experimentellen Arbeiten (26, 12 u. a.) verdienen vor allem die genauen Untersuchungen von PATERSON (27) hervorgehoben zu werden. Bei Inhalationsversuchen fand er je nach der Überlebensdauer der Tiere folgende Veränderungen:

1. *Akutes Lungenödem* (nach 24 Stunden Expositionszeit) mit einem Maximum nach 3 Tagen.
2. *Proliferative interstitielle Pneumonie* vom 3. zum 10. Tage nach der Exposition.
3. *Dauernde Lungenschädigungen* in Form einer perivaskulären und peribronchialen Fibrosis.
4. Nach neueren, oben zitierten Beobachtungen, müßte man hier noch die *toxische Hepatitis* und Leberzirrhose, sowie die *tubuläre Nephrose* anfügen.

In 2 Autopsiefällen von akzidentell tödlichen Cd-Inhalationen, die je 5 und 8 Tage nachher ad exitum gekommen waren, fand er die gleichen Veränderungen. Zusammen mit den Ergebnissen der Untersuchungen von FRIBERG (1) ist anzunehmen, daß gerade die oben genannten fibrösen Veränderungen evtl. später zum Auftreten eines Lungenemphysems führen können. BAADER (23) fand bei einer chronischen Cd-Vergiftung: „Kachexie, chronische Rhinitis, bullöses Lungenemphysem, fibroplastische Peribronchitis und peribronchiale interstitielle Pneumonie, eitrige Bronchitis, Verfettung der Leberzellen, toxische Nephrose und segmentale Erweiterungen des Jejunums."

Nachweis: Cd wird hauptsächlich durch den Urin ausgeschieden. Für den Nachweis sind verschiedene Methoden beschrieben worden (CHURCH (28) u.a.). Erwähnt sei noch, daß THIERS (29) auch eine Methode für den mikroskopischen Nachweis von Cd in Organschnitten angegeben hat, der auf der grünen Fluoreszenz im UV-Mikroskop beruht.

Prophylaxe: Wichtig ist eine sehr gute Ventilation in gefährdenden Betrieben, evtl. Frischluftgeräte, ferner periodische Zahnkontrolle der Arbeiter auf das Erscheinen des Kadmiumringes und evtl. Kontrolle der Blutsenkung. Nach 6 Monaten sollten die betreffenden Arbeiter ausgewechselt werden. Ferner empfiehlt es sich, allen gefährdeten Arbeitern prophylaktisch peroral Kalziumglukonat zu verabreichen.

Therapie

a) **Akute pulmonale Form: BAL:** Auf Grund von experimentellen Untersuchungen (12, 30) sollte sofort BAL verabreicht werden. Bei Tieren konnte dadurch die Mortalität um 50% gesenkt werden. Im übrigen siehe Kapitel Therapie des Lungenödems Seite 18. Prophylaktisch gegen die Gefahr der sekundären Bronchopneumonie von Anfang an Penizillin täglich 3–6 Mio. E. i. m. Kein intravenöses CaNa$_2$-EDTA, da sich sonst eine evtl. tödliche Nierenschädigung entwickeln kann (siehe unten).

b) **Akute perorale Form:** Sofortige Magenspülung mit Kohlezusatz. *Antidotum metallorum Sauter*® 50 ml durch den Schlauch einflößen. *Kein BAL!*, im Gegensatz zum guten Effekt bei der Inhalationsvergiftung führt BAL hier nach einer anfänglichen Besserung der Magensymptome, sekundär evtl. zum *Exitus an einer Nierenschädigung*, weil der BAL-Cd-Komplex in der Niere wieder zerfällt (30, 31). Leberschutztherapie siehe Amanita-Vergiftung, Nephrosetherapie siehe Tetrachlorkohlenstoff (s. S. 242).

c) **Chronische Vergiftungsform:**

1. Sofortige Entfernung von der gefährdenden Arbeitsstelle.
2. *Bei Auftreten des „gelben Ringes"*: kombinierte Therapie mit Kalziumglukonat-Injektionen i.v. täglich 20 ml 10–20proz. Lösung während mehreren Wochen; dazu Vitamin D (600 000 E) s. c. alle drei Wochen 1 Ampulle (total 4–6 Ampullen) bis zum Verschwinden der Erscheinungen.
3. BAL: Bei der chronischen Vergiftung sind uns über das BAL noch keine Erfahrungen bekannt, eine protrahierte Anwendung in kleineren Dosen könnte versucht werden.
4. *CaNa$_2$-EDTA:* Nach den Erfahrungen von COTTER (32) ergab die *orale Behandlung* (Do-

sierung siehe Bleivergiftung) gute Resultate. Sicher darf auch hier nicht hoch dosiert werden. Die parenterale Verabreichung sollte wegen der Gefahr einer Nierenschädigung, die FRIBERG (1956) an Cd-vergifteten Kaninchen – bei nach unserer Erfahrung zu hoher Dosierung – nachweisen konnte, unterbleiben.

5. *D-Penicillamin* erweist sich vielleicht auch als wirksam (siehe Blei-Kapitel).

Literatur

1 FRIBERG, L.: Acta med. scand., Suppl. 240 (1950)
2 JENNER, G.G., J.A.K.CUNNINGHAM: ref. J. Amer. med. Ass. 127 (1945) 1158
3 TAYLOR, G., J.H.HAMENCE: ref. J. industr. Hyg. 24 (1942) 136
3a KOBAYASHI, J.: Proceedings of 5th International Water Pollution Research Conference (in Druck)
3b TSUCHIYA, K.: Keio J. Med. 18 (1969) 181, 195
4 SIMON, F.P., A.M.POTTS, R.W.GERARD: Arch. Biochem. 12 (1947) 283–291
5 FLETCHER, M.J.: Fed. Proc. 21 (1962) 53
6 MONNET, R., F.SABON: Presse méd. 54 (1946) 677
7 GRABER, H.S.: Bull. U.S. Army med. Dep. 5 (1946) 349
8 HUCK, F.F.: Occup. Med. 3 (1947) 411–414 ref. J. industr. Hyg. 29 (1947) 302
9 RICHNOW, M.: Samml. Vergiftungsf. 10 A (1939) 77
10 ZEYER, H.G.: Verh. dtsch. Ges. Arbeitsschutz 1 (1953) 77
11 KREUZIGER, H., W. Nitsch: Samml. Vergiftungsf., Arch. Toxikol. 14 A 1023 (1953) 263
12 HARRISON, H.E. u. MITARB.: J. industr. Hyg. 29 (1947) 302
13 KAMAKURA, M.: ref. Social med. Hyg. 3 (1940) 206
14 BARTHÉLEMY, P., R.MOLINE: Paris méd. 36 (1946) 7
15 MEURER, I.: Diss. Univ. Münster (Deutschland) 1948
16 PRINCI, F.: J. industr. Hyg. 29 (1947) 315
17 STEPHENS, A.: J. industr. Hyg. 2 (1920) 129
18 MANCIOLI: Rass. Med. industr. (It.) 11 (1940)
19 LAFITTE, A., A.GROS: Presse méd. (1942) 399
20 CERESA, C.: Med. d. Lavoro 36 (1945) 71–88
21 NICAUD, P., A.LAFITTE, A.GROS: Arch. Mal. prof. 4 (1942) 192
22 BRIGANTI, A.: ref. J. industr. Hyg. 22 (1940) 55
23 BAADER, E.W.: Dtsch. med. Wschr. 76 (1951) 484
23a CARROLL, R.E.: J. Amer. med. Ass. 198 (1966) 267–269
24 TRUHAUT, R., C.BOUDENE: Arch. hyg. et radiol. 5 (1954) 19
25 CARLSON, L.A., L.FRIBERG: Scand. J. clin. Lab. Invest. 9 (1957) 1
26 TOBIAS, J.M.: Suppl. to J. Pharmacol. exp. Ther. 87 (1946) 102
27 PATERSON, J.C.: J. industr. Hyg. 29 (1943) 294
28 CHURCH, F.W.: J. industr. Hyg. 29 (1947) 34
29 THIERS, R.E.: J. industr. Hyg. 29 (1947) 129
30 GILMAN, A. u. MITARB.: Suppl. to J. Pharmacol. exp. Ther. 87 (1946) 85
31 GLEASON, M.N.: Clin. Toxicol. Commerc. Proc. The Williams & Wilkins Co. Baltimore 1957, S. 124
32 COTTER, L.H.: J. amer. med. Ass. 166 (1958) 735

Zink (Zn)

Zink ist ein wichtiger Bestandteil (1) vieler Enzymsysteme (z.B. im Pankreas und den Leukozyten). Die normale Tagesaufnahme beträgt 10–15 mg. Reines metallisches Zn ist ungiftig, sobald es sich aber mit Säuren verbindet, können giftige Salze entstehen. Die Hauptgefahr besteht bei der Verwendung von *verzinkten Gefäßen* (galvanisierten; im Gegensatz zu den harmlosen verzinnten Gefäßen) zur Aufbewahrung von Speisen oder bei der Verwendung galvanisierter Drahtsiebe (z.B. zum Dörren von Apfelschnitzen) durch Bildung giftiger Zinksalze.

Akute Vergiftung durch Zinksalze: Zu schweren Vergiftungen kam es z.B. durch Kochen von Apfelmus in verzinktem Geschirr (2), oder der Aufbewahrung anderer Speisen oder Fruchtsäfte in solchen Behältern (3). Bei den so ausgelösten Massenvergiftungen kam es zu Kopfschmerzen, beklemmendem Gefühl auf der Brust, Erbrechen und blutigen Durchfällen. Todesfälle treten nicht auf. Gewerbliche Vergiftungen durch Zink sind nicht bekannt, meistens dürfte es sich um Verunreinigungen des Zinks mit Pb oder As gehandelt haben.

Therapie

Die akute Vergiftung klingt im allgemeinen rasch ab. Ein Versuch mit *D-Penicillamin* wird empfohlen.

Zinkfieber: Die Inhalation von feinem Zinkstaub oder von sich in feinsten Teilchen kondensierenden Zinkdämpfen (Zinkoxyd) kann, ähnlich wie bei anderen Schwermetallen, zum Auftreten des sog. „Zink-" oder „Gießerfiebers" führen (siehe hierüber unsere Ausführungen beim Kupfer, S. 96). Fiebererscheinungen fehlen (1), wenn die eingeatmete Luft nicht mehr als 15 mg Zink pro m^3 Luft enthält. Das Auftreten des Zn-Fiebers kann durch eine prophylaktische vorherige Injektion von BAL verhindert werden.

Giftige Zinkverbindungen

a) **Zinkweiß** (ZnO) wird medizinisch häufig für Salben usw. verwendet. Durch Verwechslung des weißen Pulvers kann es evtl. zu Vergiftungen führen, die aber nicht lebensgefährlich sind. Die Einnahme von ca. 10 g führt zu Übelkeit, Erbrechen und lange anhaltendem Magenkatarrh. MAK = 5 mg/m^3.

b) **Zinkchlorid** (ZnCl$_2$) wirkt wie auch das *Zinksulfat* (ZnSO$_4$) stark ätzend. Die Vergiftung erinnert an die Kupfersulfatvergiftung. Die tödliche Dosis für $ZnSO_4$ liegt bei ca. 3–5 g, für das $ZnCl_2$ ist sie 2–3mal höher.

Therapie

der Zinksulfat- und Chlorid-Vergiftung: wie bei der Kupfersulfatvergiftung.

c) **Zinkchromat** wirkt stark sensibilisierend und kann deshalb hartnäckige Berufsekzeme auslösen (1).

d) **Zinkphosphid** (Zn_3P_2): Diese Verbindung bildet bei Gegenwart von Säuren und auch schon bei Feuchtigkeit den sehr gefährlichen *Phosphorwasserstoff* (PH_3), der tödlich wirken kann (4–7) (s. PH_3-Vergiftung S. 139). Diese gefährliche Verbindung sollte deshalb als Ungeziefermittel nicht mehr gebraucht (s. v. OETTINGEN (4)) und durch harmlosere Mittel ersetzt werden. Die gefährlichen Präparate haben verschiedene Namen wie *Delicia®, Jossit®, Zonit®* usw.

Therapie

der Zinkphosphid-Vergiftung

1. *Sofortiges Einflößen von* $1/2$ *Liter 5%iger Natriumbikarbonatlösung* oder von *300 ml 0,1%iger Kaliumpermanganatlösung*, wodurch die Verbindung zerstört wird.
2. Dann anschließend *Apomorphin* (0,1 mg/kg Körpergewicht i. m.), um Erbrechen hervorzurufen. Nach erfolgtem Erbrechen dieses durch *Levallorphan* (*Lorfan®* 0,02 mg/kg) unterbinden. Erst hierauf sicherheitshalber die *Magenspülung mit 5%iger Natriumbikarbonatlösung* anschließen.
3. 20 g Natriumsulfat als Abführmittel, kein Rizinusöl!
4. Im übrigen gleiche Behandlung wie bei Phosphorwasserstoffvergiftung!

e) **Zinkstearat**: Diese Verbindung wurde in Amerika und Deutschland als Ersatz für den Talkpuder benützt (Haushalt, Gummifabriken). Die Verwendung als Puder sollte aber unbedingt unterlassen werden, da Zinkstearat *giftig* ist. Nach einer Mitteilung der American Medical Association (J. Amer. med. Ass. 84 (1925) 751) kamen bis damals in den USA 131 Vergiftungsfälle, darunter 28 Todesfälle, zur Kenntnis einer speziell hierfür eingesetzten Kommission. Die meisten Vergiftungsfälle ereigneten sich, wenn Kinder in einem unbewachten Moment von dem Puder kosteten. Auch sind, wie dies der Bericht ausführt, akzidentelle Vergiftungen durch Einatmung des Zinkstearat-Puders vorgekommen. Die Vergiftungserscheinungen entsprechen, soviel ich aus den spärlichen Angaben in Erfahrung bringen konnte, denjenigen des *Zinkweiß*, doch scheint das Zinkstearat wesentlich giftiger zu sein. Über die eigentliche tödliche Dosis konnten wir in der Literatur keine Angaben finden.

Therapie

In Anbetracht der guten Wirkung des BAL beim Zinkfieber ist wahrscheinlich die sofortige Behandlung mit hohen BAL-Dosen i. m. zu empfehlen. Dosierung siehe As-Vergiftung. Oder ein Versuch mit $CaNa_2$-EDTA (8). Auch das *D-Penicillamin* scheint wirksam zu sein.

Literatur

1 HEGSTED, D.M., J.M.McKIBBIN, C.K.DRINKER: „The biological hygienic and medical properties of Zinc and Zinc Compounds". Publ. Hlth Rep. (Wash.) Suppl. 179 (1945)
2 DORNICKX, G.J., M.E.STAS: Samml. Vergiftungsf. 10 A 763 (1939) 3
3 BROWN, M.A., J.V.THOM, G.L.ORTH u. MITARB.: Arch. Environ. Health 8 (1964) 657–660
4 VON OETTINGEN, W.F.: Publ. Hlth. Rep. (Wash.), Suppl. 203 (Dez. 1947) 1–17
5 MONTEFREDINE, A.: Arch. Farmacol. sper. 54 (1932) 223
6 ZANGGER, H.: Occupation and Health 2 (1934) 627
7 STEPHENSON, J.B.P.: Arch. Environ. Health 15 (1967) 1
8 CHENOWETH, M.B.: Pharmacol. Rev. 8 (1956) 57

Kupfer (Cu)

Metallisches Kupfer ist zufolge seiner Unlöslichkeit, auch wenn es peroral eingenommen wird, ungefährlich. Vergiftungserscheinungen beruhen vielmehr auf evtl. Beimengungen von Arsen oder Blei, doch kann auch hier durch Inhalation feinster Teilchen wie bei anderen Schwermetallen ein „Metallfieber" auftreten. LUCHSINGER (1) hat durch Einatmung von Kupferstaub geschwürige Veränderungen in der Nase gesehen, wobei auch im Urin vermehrt Kupfer ausgeschieden wurde. Zu schweren Augenveränderungen kommt es beim Eindringen von Kupfersplittern in den Bulbus, z.B. Patronensplitter (Messing), durch die Verkupferung (Chalkosis) von Glaskörper, Retina und Cornea, siehe (2). Von den giftigen Verbindungen ist eigentlich nur die Vergiftung mit Kupfersulfat ($CuSO_4$) von praktischer Wichtigkeit. Die Vergiftung mit dem viel weniger giftigen *Grünspan* (Cu(CH$_3$COO)$_2$ + Cu(OH)$_2$) spielt heute praktisch keine Rolle mehr. Erwähnt sei noch, daß auch der *Morbus Wilson* als eine durch das Fehlen des sich mit dem Cu verbindenden „Caeruloplasmins" zustande kommende chronische Cu-Vergiftung aufgefaßt wird. Therapeutisch kann der Morbus Wilson heute mit *D-Penicillamin,* zu Beginn täglich 2000 mg, dann Reduktion auf eine Erhaltungsdosis von 1000 mg täglich, angegangen werden. Häufig kommt es zu Sensibilisierungserscheinungen (Fieber), in solchen Fällen eventuell Reduktion auf 500 mg plus Prednison 15-20 mg täglich.

Kupfer-Fieber

Die Einatmung von Metalldämpfen oder von Metallstaub vermag bei verschiedenen Metallen Fieber zu erzeugen. Am bekanntesten ist das sog. „Zinkfieber". KOELSCH (3) zeigte, daß dies auch für das Kupfer zutrifft. Seither sind in der Literatur zahlreiche solche Mitteilungen erschienen. Wahrscheinlich beruht die Fieberwirkung nicht auf der direkten Einwirkung der Metalle, sondern auf der Entstehung von Eiweißabbau- oder Komplexverbindungen, die dann pyrogen wirken. Typisch (4) als Initialsymptome sind bei der Inhalation des Kupfers der *süßliche Geschmack* im Mund, ferner das Trockenheitsgefühl im Rachen und das starke Augenbrennen. Einige Stunden nach der Inhalation tritt dann Fieber mit starken Kopfschmerzen, Leukozytose und allgemeiner Abgeschlagenheit und katarrhalischen Erscheinungen auf. Gewöhnlich sinkt die Temperatur nach 1-2 Tagen wieder zur Norm ab. Die von FRIBERG (4) beobachteten Fälle traten bei der Herstellung von Butanol aus Krotonaldehyd auf, wenn die Arbeiter die Öfen reinigten, in denen als Katalysator fein verteiltes Kupfer enthalten war.

Untersuchungen des Serumkupferspiegels ergaben in 13 von 17 Fällen einen erhöhten Kupferspiegel im Blut während des Kupferfiebers (5). Es scheint also dabei tatsächlich auch zu einer teilweisen Resorption des inhalierten Kupfers zu kommen.

Prophylaxe: Durch Anwendung von Frischluftmasken kann das Auftreten von Erkrankungen verhindert werden.

Kupfersulfat (CuSO$_4$)

Giftwirkung: Diese beruht vor allem auf der Ätzwirkung. Die tödliche Dosis ist schwierig anzugeben, da CuSO$_4$ gewöhnlich sofort Erbrechen auslöst. Wahrscheinlich liegt sie bei ca. 10 g. Auch durch die geschädigte Haut kann es als Salbe oder Lösung zu Vergiftungen führen (6).

Vergiftungserscheinungen: Im Bereiche der Schleimhaut treten evtl. blaugrüne Verätzungen auf. Regelmäßig kommt es zu gehäuftem Erbrechen blaugrüner Massen, und frühzeitig treten schwere wässerige, blutig durchsetzte Durchfälle auf. Das Krankheitsbild ist gewöhnlich sehr schwer, und meistens sterben die Patienten schon im ersten schweren Kollapsstadium 2-3 Stunden nach der Giftaufnahme. Wird dieses überstanden, so kommt es nachher durch Resorption des CuSO$_4$ innert 5-6 Stunden zu einer schweren Hämolyse mit Hämoglobinurie, Anämie und später zu hämolytischem Ikterus (7). JOEST (8) sah eine tödliche Vergiftung durch ca. 9 ml einer 10proz. CuSO$_4$-Lösung bei der Spülung einer tuberkulösen Fistel (6jähr. Knabe), Exitus am 6. Tage. Folgenden instruktiven Fall (30 g!) verdanke ich Prof. Bleuler und Kollege Walther (Psychiatrische Univ.-Klinik, Zürich), hier hat wahrscheinlich die BAL-Therapie lebensrettend gewirkt:

25j. Frau nimmt in suizidaler Absicht einen gehäuften Eßlöffel Kupfersulfat-Kristalle (ca. 30 g). Schwere gastro-intestinale Reizerscheinungen, Erbrechen, Durchfall, sehr starke Schmerzen im Rücken und Ösophagus, die 2 Wochen anhalten. Lebensbedrohlicher Zustand. Wird mit dem Flugzeug aus Belgisch-Kongo nach Zürich transportiert.

Befund beim Eintritt (3. Tag): Schwerer Kollaps, Blutdruck nicht meßbar. Hämoglobin 3,2g%! Ausgesprochene Hämolyse mit braunrotem Serum und dunkelschwarzem Urin. Deutliche Zeichen einer schweren Leber- und Nierenschädigung (tubulär).

Therapie: BAL, Bluttransfusionen, Lävosan etc. Langsame Erholung, kann nach 5 Wochen geheilt entlassen werden.

Serum-Cu-Spiegel: Dieser steigt stark an (9) und kann im Serum Werte von 300-600 γ und im Blut bis über 1000 γ pro 100 ml erreichen. Interessanterweise steigt auch das Caeruloplasmin stark an (6).

Pathologisch-anatomisch: Charakteristisch ist die Blaufärbung der Schleimhäute des Digestionstraktes und eine toxische Verfettung der parenchymatösen Organe. In der Leber finden sich nahezu 100% des resorbierten Cu's gespeichert (8).

Therapie

von Kupfersalz-Vergiftungen

1. *Kaliumferrozyanid:* Sofortiges Einflößen von 0,6 g in Wasser, wodurch ein unlösliches Kupfersalz entsteht.

2. *Milch mit Eiereiweiß* führt das Cu in ein Caseinat und Albuminat über, die aber nachher durch Magenspülung oder Erbrechen wieder aus dem Magen entfernt werden müssen.
3. *BAL-Therapie,* eine stabile Verbindung bildet es auch mit $CaNa_2$-$EDTA$! (s. Bleivergiftung). *D-Penicillamin* ist ebenfalls wirksam (Dosierung s. Bleikapitel).
4. *Infusionen* mit 5% Lävulose. *Bluttransfusionen.*
5. Bei *Kupfersulfat*-Vergiftung siehe ferner noch bei *Säure-Vergiftung.*
6. Schockbehandlung siehe Schock-Kap. S. 15. Sehr wesentlich ist hier die *Kortikosteroid-Therapie* (9).

Literatur

1 LUCHSINGER, R.: Ztschr. Unf. u. Berufskrkh. 44 (1951) 274
2 BÄRLOCHER, P.: Z. Unfallmed. Berufskr. 44 (1951) 284
3 KOELSCH, F.: J. industr. Hyg. 5 (1923) 87
4 FRIBERG, L., E. THRYSIN: Nord. hyg. T. 28 (1947) 5
5 WALLGREN, G.R., O. GORBATOW: Nord. Med. (1949) 764–767
6 HOLTZMANN, N.A. u. MITARB.: New Engl. J. Med. 275 (1966) 347–352
7 VARGA, P.: Samml. Vergiftungsf. 9 A 740 (1938) 91
8 JOEST, W.: Samml. Vergiftungsf. 8 A 683 (1937) 99
CHUTTANI, H.K., u. MITARB.: Amer. J. Med. 39 (1965)
9 849–854

Kobalt (Co)

Kobalt ist ein lebensnotwendiges Spurenelement, so bildet es im wichtigen Vitamin B_{12} das Zentralatom (1, 2, 3). Über die Giftwirkungen des Kobalts ist noch wenig bekannt, da Kobaltverbindungen bisher wenig gebraucht wurden. WEISSBECKER (4) sah bei therapeutischen Selbstversuchen mit Kobaltchlorid bei Gaben von 500 mg peroral akute Vergiftungserscheinungen mit Nausea, Erbrechen und leichtem Kollaps. Experimentell erzeugt Kobalt bei Ratten eine Polyglobulie (5) und führt (6) zu einer typischen Erhöhung der Gamma-Globuline und der an diese gebundenen Neuramin-Säure (ein saures, stickstoffhaltiges Disaccharid). $CoCl_2$ führt i.v. oder i.a. zur *Gefäßdilatation* (7), die noch nicht sicher geklärt ist. In hohen Dosen ist es toxisch für das *Myokard* und bei letalen Dosen (25–30 mg/kg) führt es experimentell zu *Atemlähmung* (8).
Bei einer monatelangen Kobalttherapie (z.B. bei Behandlung von Anämien) kommt es beim Menschen zu *Hypothyreose* (Struma) u. evtl. *Myxödem* (9), da Co die *Thyrosinjodinase* hemmt und so den Einbau des Jods verhindert. *Die Kobalttherapie muß also mit aller Vorsicht angewandt werden!*

Zu gehäuften *Bier-Kobalt-Vergiftungen* kam es 1965/66 durch das dem Bier gegen Schaumbildung zugesetzte Kobaltsulfat in Kanada und USA (siehe (10)) bei bis zu 42% der schweren Biertrinker. Möglicherweise treffen diese Beobachtungen aus Quebec und Omaha auch für andere Gegenden (Löwen) zu. Die Todesfälle verschwanden mit dem Verbot des Kobaltzusatzes im Sommer 1966. Wahrscheinlich hatten sich hier die Giftwirkungen von Alkohol und Kobalt auf Myokard und Leber gegenseitig potenziert. Typisch war ein akutes *hepatokardiales Syndrom,* eine *epitheliale Hyperplasie der Schilddrüse* und eine evtl. Polyglobulie. Es gelang experimentell auch bei Ratten mit Kobalt analoge Läsionen im linken Ventrikel und Septum zu erzeugen (Ödem, Fragmentation, Zellinfiltrate und Fibrose (10a)).

HAGEN (11) sah eine schwere Vergiftung durch Inhalation von staubförmigem *Kobaltazetat.* Der Arbeiter, welcher beim Mahlen der Substanz eine wahrscheinlich ungenügende Staubmaske getragen hatte, erkrankte nach Arbeitsschluß mit schweren Vergiftungserscheinungen: Übelkeit, Erbrechen, kolikartige Schmerzen im Leib, starke Atemnot und stechende Schmerzen im Rücken und auf der Brust. Am folgenden Morgen war die Schwäche in den Beinen so groß, daß er sich nicht selbst aufrichten konnte. Die Vergiftungserscheinungen gingen erst nach 3 Wochen wieder vollkommen zurück.

Therapie

Auch hier könnte BAL versucht werden. DALHAMN (12) fand in experimentellen Untersuchungen einen gewissen Schutzeffekt. Bei oraler Aufnahme wäre ein Versuch mit *Antidotum metallorum Sauter®* (stabilisierter Schwefelwasserstoff), welcher die meisten Schwermetalle in die ungiftigen Sulfide überzuführen vermag, angezeigt. Über $CaNa_2$-EDTA liegen gute experimentelle Resultate von MUNARI (13) vor.

Literatur

1 RICKES, E.L., u. MITARB.: Science (1948) 396
2 SMITH, E.L.: Nature (1948) 161, 638
3 ADDINALL, C.H.: The Merck Report Okt. 1948
4 WEISSBECKER, L.: Dtsch. med. Wschr. (1950) 116
5 BERLIN, N.I.: Acta haemat. (Basel) 5 (1951) 30

6 STOKINGER, H.E., W.D.WAGNER: Arch. of industr. Health 4 (1958) 273
7 SCHMIDT, G., H.J.KÜSEL: Arch. int. Pharmacodyn. 151 (1964) 394–417
8 BARTELHEIMER, E.W.: Naunyn-Schmiedeberg's Arch. Pharmak. exp. Path. 243 (1962) 237–253
9 CRISS, I.P., U. MITARB.: J. Amer. med. Ass. 157 (1955) 117
10 EDITORIAL: „beer – with and without – Cobalt": Lancet 1967/II, 928
10a GRICE, H.C., U. MITARB.: Clin. Toxicol. 2 (1969) 273–287
11 HAGEN, J.: Samml. Vergiftungsf. 11 (1940) A 831
12 DALHAMN, T.: Acta pharmacol. et toxicol. (Kbh.) 9 (1953) 259
13 MUNARI, M., U. MITARB.: Folia med. (Napoli) 39 (1956) 260

Nickel (Ni)

Die verschiedenen Nickelsalze sind mit Ausnahme des Nickelzyanids, dessen Toxizität auf dem darin enthaltenen Zyan beruht, relativ ungiftig. Tödliche Vergiftungen sind nicht beschrieben. In größeren Dosen führen sie zu Erbrechen und Gastroenteritiden. Dagegen führen die Nickelsalze, die bei der Nickelgalvanisation verwendet werden, in einem sehr hohen Prozentsatz zum Auftreten von Ekzemen (1).
Eigentliche chronische Nickelvergiftungen sind nicht bekannt, dagegen hat das Nickel bei chronischer Einwirkung deutlich kanzerogene Eigenschaften. Es sind in Nickelbetrieben in einem recht hohen Prozentsatz Lungenkarzinome festgestellt worden, so erwähnt HAMILTON 14 Fälle aus einer Nickelraffinerie in England (2). Analoge Berichte liegen aus Deutschland vor (3).

Nickeltetrakarbonyl (Ni(CO)$_4$)

Ni(CO)$_4$, ein sehr starkes Reduktionsmittel, welches namentlich in Nickelraffinerien gebraucht wird, ist ein sehr giftiger Stoff. Die Flüssigkeit siedet bei 43° und verdampft in großen Mengen schon bei Zimmertemperatur. Die Gase sind relativ schwer und können sich deshalb in den unteren Luftschichten anreichern. In kleinen Mengen fällt es durch seinen typischen Geruch nach „Ruß" auf. Die MAK liegt bei 0,001 ppm!

Giftwirkung: Eingeatmet führt das Gas wahrscheinlich durch die stark reduzierenden Eigenschaften zu einer schweren Schädigung der Bronchialschleimhaut und der Alveolen. In größeren Mengen bewirkt es auch zentrale Schädigungen im Gehirn. Wir hatten Gelegenheit, den folgenden mittelschweren Vergiftungsfall eines Chemiestudenten zu beobachten:

Fall A.A., 24j. Chemiestudent (KG 104a/293, 1948)
Beim Abfüllen von Nickeltetrakarbonyl im Laboratorium atmet er eine ihm unbekannte Menge ein. Nach wenigen Minuten Brechreiz, Schwindel und Kopfschmerzen. Nach einer halben Stunde Auftreten von Atemnot, Schmerzen unter dem Rippenbogen bds. bei jedem Atemzug, starkes Schwitzen. Einweisung.
Befund (3 Std. nach Einatmung des Gases): Macht einen schwerkranken Eindruck, passive Rückenlage, vermeidet ängstlich jede Bewegung, Sensorium frei. Gesicht gerötet und zyanotisch. Klagt über starke Schmerzen unter dem Brustbein und sehr hartnäckigen Hustenreiz, Atemnot und Schwindel. *Atmung* oberflächlich, leicht beschleunigt (32/Min.), Nasenflügelatmen. Puls 110, Temp. 37,6, Blutdruck 115/80. Lungen auskultatorisch und perkutorisch o.B. Thoraxaufnahme zeigt leichte Verdichtung der Lungenzeichnung vor allem rechts basal (Abb. 39). Neurologisch deutlicher horizontaler *Nystagmus,* sonst o.B. *Leukozyten:* 17 800, 90% Neutrophile, 29,5 Stabkernige, keine Eosinophilen, Lymphozyten 3$^1/_2$%. Dauerndes Erbrechen macht Infusion nötig. Hustenreiz und Schmerzen müssen mit *Dilaudid-Atropin*® bekämpft werden. Kalzium i. v. kein Erfolg, Sauerstoff leichte Besserung. Prophylaktisch Penizillin.
Verlauf: Zustand bleibt in den folgenden Tagen noch ziemlich schwer. Respiration steigt am 4. Tag bis auf 40 und normalisiert sich erst am 7. Tag. Tachykardie hält bis zum 3. Tag an, dann allmählicher Abfall. Trotz Penizillin Temp. bis auf 38, am 5. Tag afebril. Die SR steigt von 12 mm am 2. Tag auf 34 am 5. Tag. Wegen der ständigen Kopfschmerzen Lumbalpunktion (8. Tag) o.B. Galaktosebelastung (6. Tag) negativ. Chemische Blutwerte o.B. Im EKG wird die anfänglich positive T-Welle in Ableitung III am 4. Tag negativ, 3 Tage später wieder flach positiv. Pat. erholt sich nur allmählich; nach 2 Wochen Klinikaufenthalt beschwerdefrei entlassen. Lungenzeichnung wieder o.B.
Bei seinem Arbeitskollegen, der im gleichen Raum arbeitete (kleiner Kühlraum), traten nach einer Latenz von 6 Stunden ebenfalls Atemnot, starker Hustenreiz und Brechreiz sowie Schwitzen und Hitzegefühl auf. Der Hustenreiz hielt 3 Tage an.

Vergiftungsbild: Der obige Fall ist absolut typisch. Die Einatmung der Gase führt zu sofortigem Auftreten von Schwindel und Kopfschmerzen, und nach einer je nach der Menge des Gases fehlenden oder mehr oder weniger langen Latenzzeit zu starken Schmerzen unter dem Brustbein, ähnlich wie bei einer Grippe-Tracheitis mit einem sehr quälenden hartnäckigen Hustenreiz. In schweren Fällen kann es zu Lungenödem kommen. Die Patienten sind mehr oder weniger zyanotisch, Puls und Respiration steigen an, und auf dem Boden der schweren Epithelschädigung kann es zu Bronchopneumonien kommen (Abb. 39). Wir haben also bei dieser chemischen Epi-

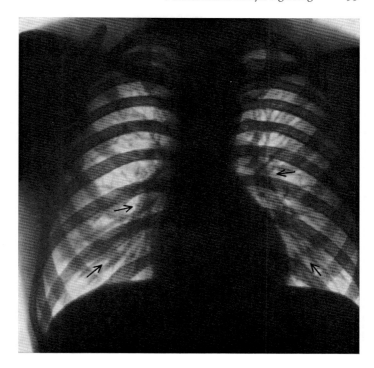

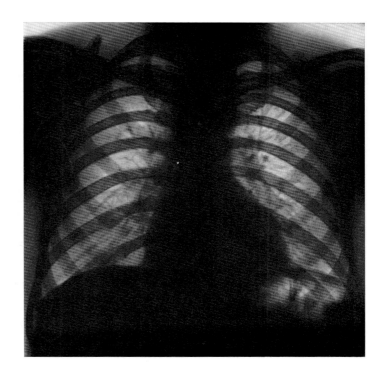

Abb. 39. *Nickeltetrakarbonyl-Vergiftung* (A. A., 24j. ♂). Oben: 2. Tag der Vergiftung. Man erkennt deutlich die streifige und fleckförmige, stark hervortretende Lungenzeichnung namentlich in beiden Unterfeldern. Unten: Kontrollaufnahme am 4. Tag ergibt eine weitgehende Rückbildung der Herde, eine Woche später waren die Lungenfelder wieder vollkommen frei.

thelschädigung ein ganz ähnliches Bild wie bei der durch das Grippevirus bedingten Zerstörung der bronchialen Schleimhaut vor uns. In schweren Fällen wurden auch zentralnervöse Störungen beobachtet. Die häufigen Kopfschmerzen und der Nystagmus waren vielleicht in unserem Falle in diesem Sinne zu deuten. Auch Leberschädigungen mit Ikterus und hohen Transaminasen kommen vor (4). Die Vergiftung ist sehr gefährlich und kann tödlich verlaufen (5).

Chronische Vergiftungen sollen zu nervösen und hepatischen Schädigungen sowie zu Anämie führen können (6). Tierexperimentell konnte SUNDERMANN (7) bei Ratten sowohl nach einer einmaligen Exposition mit einer hohen Dosis als auch durch chronische Vergiftung *Lungen-Karzinome* hervorrufen.

Therapie

Auf Grund des beobachteten Falles würden wir folgendes Vorgehen empfehlen:

1. *Sauerstoff:* In schweren Fällen gegen die Atemnot.
2. *Dilaudid-Atropin:* Alle 4–6 Stunden 1 Ampulle à 2 mg Dilaudid mit $1/4$–$1/2$ mg Atropin gegen den quälenden Hustenreiz und die pleuralen Reizerscheinungen.
3. *Penizillin:* Prophylaktisch täglich 3–6 Mio. plus 1 g Streptomycin, um das Auftreten von sekundären Bronchopneumonien und eitrigen Bronchitiden zu verhüten.
4. *Bei Anzeichen von Lungenödem:* siehe Kap. Lungenödem S. 18.
5. *BAL:* Nach tierexperimentellen Untersuchungen (8) ist BAL wirkungslos, KINCAID (9) sah eine Erhöhung der Toleranzdosis auf das Doppelte. SUNDERMANN und KINCAID (10) hatten klinisch positive Resultate. Dosierung s. As-Vergiftung.
6. *CaNa$_2$-EDTA* hat nach experimentellen Untersuchungen (11) auch in hohen Dosen gar keinen Effekt!

Literatur

1 TAEGER, H.: Die Klinik der entschädigungspflichtigen Berufskrankheiten, Springer, Berlin 1941, S. 325
2 HAMILTON, A., R.T.JOHNSTONE: Industrial Toxicology, Oxford Univ.-Press, New York 1945, S. 621
3 BARTELHEIMER, H., H.J.MAURER: Diagnostik der Geschwulstkrankheiten. Thieme, Stuttgart 1962, S. 401
4 MOT, A.B.: Bull. méd. lég. et toxicol. (Paris) 7 (1964) 151–152
5 BAYER, O.: Samml. Vergiftungsf. 11, A 867 (1940) 171
6 RIEUX,J.,J.BOUILLOT: Traité des maladies professionnelles, G. Doin & Cie, Paris 1948, S. 118
7 SUNDERMANN, F.W.: Arch. industr. Health 20 (1959) 36
8 BARNES,J.M., F.A.DENZ: Brit. J. industr. Med. 8 (1951) 117
9 KINCAID, J.F., u. MITARB.: Arch. industr. Hyg. 8 (1953) 48
10 SUNDERMANN, F.W., J.F.KINCAID: J. Amer. med. Ass. 155 (1954) 889
11 WEST, B., F.W.SUNDERMANN: Arch. industr. Health 18 (1958) 480

Eisen (Fe^{II} und Fe^{III})

Das Eisen und seine Verbindungen gelten im Volksmund als ungiftig. In größeren Mengen können sie bei Kindern, selten bei Erwachsenen tödlich wirken.

1. Ferro-Verbindungen sind am gefährlichsten; dies gilt vor allem für das therapeutisch verwendete *Ferrosulfat*, doch auch für das *Ferrofumarat* (Ferrum fumaratum) [eigene Beobachtung sowie (18)], ferner das *Ferroglukonat* (19) u.a. Das Vorkommen von tödlichen Vergiftungen war im letzten Jahrhundert allgemein bekannt, als *Ferrosulfat*-Pillen für die Behandlung der damals stark verbreiteten Chlorose viel gebraucht wurden, geriet dann aber wieder in Vergessenheit. Seitdem dieses Mittel in England und USA wieder mehr verwendet wird, sind erneut zahlreiche Vergiftungsfälle vorgekommen. BIRK (1) hat 1954 80 Fälle aus der Literatur zusammengestellt, wovon die meisten 1–3jährige Kinder betrafen. In den USA kommt es jährlich zu ca. 2000 Vergiftungsfällen mit einer Letalität von 45% (2). Selten sind tödliche Vergiftungen bei Erwachsenen (3, 4) (26j. ♀ und 23j. ♂). *Ferrozyankali*, $K_4Fe(CN)_6$, zum Härten des Eisens benützt, ist wenig giftig und wird bei oraler Aufnahme unverändert im Urin ausgeschieden.

Letale Dosis: Diese liegt für Kinder von 1–3 Jahren bei 3–10 g Fe-Sulfat, d.h. 15–50 Tbl. à 0,2 g. HOPPE (5) berechnete die Letaldosis nach den in der Literatur mitgeteilten tödlichen Fällen auf 900 mg/kg Körpergewicht. Die *Letaldosis* kann aber ohne Erbrechen und Behandlung schon bei 166 mg/kg liegen (4).

Giftwirkung: SOMERS und EDGE (5a, b) haben im Tierversuch (Meerschweinchen) die hämorrhagische Gastroenteritis reproduzieren können. Das im Übermaß resorbierte zweiwertige Eisenion selbst führt beim Menschen wie im Tierversuch (6) zu einem schweren Vasomotorenkollaps mit evtl. tödlichem Ausgang. Bei intravenöser Verabreichung von 20–60 mg ionisierter Ferrosalze sind im Tierversuch auch schwere periphere und zentrale Lähmungen beobachtet worden (6). Nach den Untersuchungen (7) wird das enteral resorbierte Ferroeisen vor allem an die Albumine in Form eines Ferri-Albuminkomplexes gebunden und kann nicht durch die Nieren ausgeschieden werden. Im Tierversuch sind parenteral eingespritzte nicht ionisierte Komplexsalze im Gegensatz zu ionisierten ungiftig (6). Wir glauben deshalb annehmen zu dürfen, daß die Giftwirkung auf der Überschwemmung des Körpers mit der ionisierten Form des Ferroeisens beruht, und diese kann bei einem Überangebot nicht genügend rasch in die ungiftige Komplexverbindung übergeführt werden. Die schwere Giftwirkung hoher Ferroeisenmengen (Enzymgift) läßt sich durch die kompetitive Verdrängung anderer Oligometalle (Cu, Zn u. a.) aus gewissen Enzymsystemen, die für den oxydativen Metabolismus wesentlich sind, erklären (8, 9).

In Tierversuchen konnte REISSMANN (10) eine schwere *Azidose* (pH bis 6,7!) durch Hemmung des Krebszyklus mit Anreicherung von Zitronen- und Milchsäure feststellen.

Die Symptome der experimentellen Vergiftung beim Meerschweinchen (11) gleichen weitgehend dem klinischen zweiphasigen Verlauf, wie er unten geschildert ist. In der ersten Phase sind die Tiere sehr mitgenommen und zeigen oft Lähmungen der Beine und schwärzlichen Durchfall. Überleben sie diese Phase, so sterben sie in einem schweren Kollaps, der bei den Tieren 12–24 Std. nach der Vergiftung auftritt.

Pathologische Anatomie: In unseren experimentellen Untersuchungen zeigte die Magenschleimhaut der Tiere Schwellung und tiefgreifende hämorrhagische Erosionen sowie Infiltrationen mit Leukozyten. Die ganze Mukosa und die Gefäßwände waren mit Eisenpigment diffus durchsetzt. Die Leber zeigte zentrale Nekrosen und Verfettung der Leberzellen. Hämorrhagische Suffusionen fanden sich in der Pleura und in den Lungen. CERNELC (4) sah auch eine Verfettung von Myokard und Nieren.

Klinische Symptome: Die akute Eisenvergiftung ist im allgemeinen durch einen Verlauf charakterisiert, der sich über 24 Stunden erstreckt. In der *ersten Phase*, d. h. 30–120 Min. nach der Einnahme, kommt es zu heftigem Erbrechen einer schwärzlichen, hämorrhagischen Flüssigkeit, verbunden mit starken Magenschmerzen und oft schwärzlich gefärbtem Durchfall. Dann entwickelt sich ein schwerer *Schock*. Ungefähr $1/4$ dieser Fälle sterben in dieser ersten Phase.

In den übrigen Fällen erholt sich der Patient wieder, und nun kommt es in einer *zweiten Phase* nach ungefähr 20 Stunden zu einem plötzlichen *schweren Kollaps*, dann treten *Cheyne-Stokessche Atmung*, schließlich *Konvulsionen* und manchmal (12) auch eine *toxische Hepatitis* auf. Sterben die Patienten nicht in dieser zweiten Phase, so kann sich später eine narbige Pylorusstenose entwickeln (13). Das Serumeisen steigt rasch an und kann $4000\,\gamma\%$ erreichen (1). Die Alkalireserve ist deutlich erniedrigt.

Man darf also die Schlußfolgerungen ziehen, daß die Fe-Vergiftung vor allem über zwei Wege wirkt: *Erstens* führt das Eisen lokal zu einer schweren *Korrosion* des Magen-Darm-Traktes (vor allem des Magens und des Ileums), und *zweitens* führt das im Übermaß resorbierte ionisierte Eisen wahrscheinlich über einen enzymblockierenden Effekt (8, 9, 14) zu schweren Schädigungen im Nervensystem und in der Leber.

Prognose: Diese hängt weitgehend von der resorbierten Dosis und der zeitlichen Anwendung des *Desferals®* ab. Fälle mit über 500 gamma% Serumeisen neigen zum Schock. Doch haben heute bei energischer Therapie auch Fälle mit 3000 gamma% überlebt.

2. Ferriverbindungen, d. h. III-wertige Fe-Verbindungen können klinisch und experimentell transitorische, *renale Glykosurien* auslösen (15), z.B. mit *Ferrizyankalium* oder *Ferriammoniumsulfat* (tubuläre Schädigung mit Fortfall der Glukoserückresorption). *Ferrichlorid* ($FeCl_3$) wirkt sehr stark ätzend und kann oral oder in Körperhöhlen instilliert tödlich wirken.

Auf das Vorkommen der an und für sich relativ harmlosen Eisenpneumokoniose *(Lungensiderose)* und die chronische Inhalation von Fe-oxyd sei hier nur hingewiesen.

Lungenkarzinome sind bei Eisenerzarbeitern 4 bis 5mal häufiger (16).

3. Eisenpentacarbonyl: $Fe(CO)_5$, sowie andere Eisenkarbonyle sind alle hochtoxische Substanzen, die in der Industrie für gewisse Synthesen immer häufiger benützt werden. $Fe(CO)_5$ wird als Antiklopfmittel dem Benzin zugesetzt („Motalin") und ist vor allem ein Nervengift. Seine Fettlöslichkeit bedingt, daß es auch durch die Haut resorbiert wird.

Die Toxizität der explosiven Dämpfe des $Fe(CO)_5$ entspricht ungefähr derjenigen des Nickeltetrakarbonyls. Im Tierversuch hat $CaNa_2$-EDTA eine begrenzte Schutzwirkung gezeigt (17). *Desferal®* sollte versucht werden.

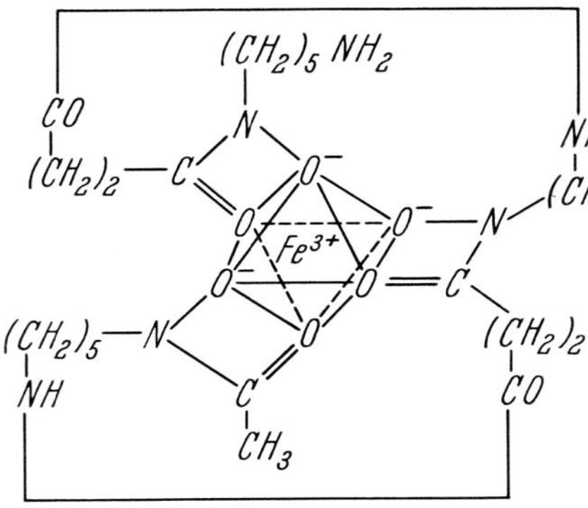

Eisen

[Structural diagram of desferrioxamine–Fe³⁺ complex]

Abb. 40. Desferrioxamin bildet zusammen mit dreiwertigem Eisen einen oktaedrischen Fe^{+++}-Komplex, wobei das Eisen von der langen Kette des Desferrioxamins richtiggehend eingepackt wird.

4. Primäre und sekundäre Hämochromatose, die durch eine übermäßige Speicherung von Eisen in den verschiedenen Organen vorkommen, werden hier nicht besprochen, da sie nicht eine exogene, sondern endogene Vergiftung darstellen. Es kommt aber auch hier durch übermäßige Einlagerung von außen, vor allem in der Leber, dem Myokard und andern Organen, durch die Giftwirkung des Eisens zu Zellnekrosen und Fibrose mit einem evtl. tödlichen Ausgang. Bei frühzeitiger Behandlung mit Aderlässen kann heute der tödliche Ausgang verhindert werden.

Neue eisenentgiftende Substanzen

In den letzten Jahren sind verschiedene Substanzen geschaffen worden, die das Eisen binden und aus dem Körper eliminieren können. Von allen bisher klinisch und experimentell überprüften Substanzen zeigte das *Desferrioxamin,* eine neue, nicht toxische, sehr stark eisenbindende Substanz, die beste Wirkung und kann deshalb als ein großer Fortschritt für die Behandlung der akuten und chronischen Fe-Vergiftung bezeichnet werden (Abb. 40). Handelsname *Desferal®, Ciba.*

a) **Chemische Eigenschaften des Desferrioxamins:** BICKEL (17a) konnte in den Ciba-Laboratorien, Basel, aus einer eisenhaltigen Verbindung, die vom Streptomyces pilosus gebildet wird, durch Abspaltung des Fe-Moleküls eine wasserlösliche Verbindung ‚das Desferrioxamin-B gewinnen. Durch seine höhere Stabilitätskonstante von $10^{30,7}$, die höher ist als diejenige des Transferrins (10^{25-29}), kann auch vom Transferrin theoretisch alles Fe abgespalten werden. Der *Urin* färbt sich durch die Ausscheidung dieses Fe-Chelats rosé-farbig.

b) **Experimentelle Ergebnisse:** Unsere Untersuchungen sind anderweitig bereits ausführlich publiziert worden (11). Unsere experimentellen Untersuchungen an Meerschweinchen über die Behandlung der akuten Ferrosulfat-Vergiftung ergaben (s. Abb. 41 und Abb. 42), daß durch das Desferrioxamin erstmals ausgezeichnete therapeutische Erfolge erzielt werden konnten (100% Heilung mit der LD 50 und ca. 80% Heilung bei der LD 100), sofern das Desferrioxamin durch eine Magensonde ½–1 Stunde nach der Einführung der Ferrosulfatlösung appliziert wurde. Für Vergiftungen bei Kindern ließ sich auf Grund dieser Versuche die unten aufgeführte entsprechende Dosis ermitteln.

Die **klinischen Ergebnisse** mit diesem Chelatbildner sind eindeutig. Er vermag nicht nur bei

Schutzversuche mit Desferrioxamin 2000 mg/kg oral an mit FeSO$_4$ vergifteten Meerschweinchen

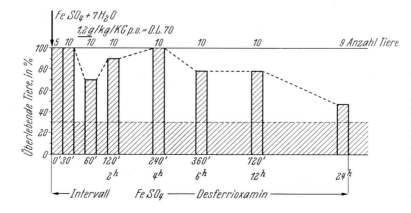

Abb. 41. Überlebensrate von mit 1,2 g/kg vergifteten Meerschweinchen bei zunehmendem Zeitintervall zwischen Vergiftung mit Ferrosulfat und Therapie mit Desferrioxamin, 2000 mg/kg. Ohne Therapie überleben lediglich 30% der Tiere, siehe grauschraffierten Basisstreifen.

Schutzversuche mit Desferrioxamin 2500 mg/kg oral an mit FeSO₄ vergifteten Meerschweinchen

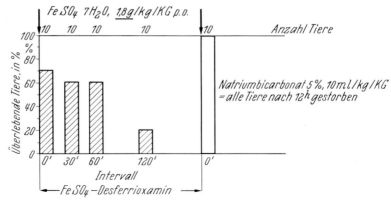

Abb. 42. Überlebensrate von mit 1,8 g Ferrosulfat pro kg vergifteten Meerschweinchen bei zunehmendem Zeitintervall zwischen Vergiftung mit Ferrosulfat und Therapie mit Desferrioxamin 2500 mg/kg. Ohne Therapie sterben alle Tiere in kurzer Zeit an akuten Vergiftungserscheinungen. Die weiße Kolonne rechts illustriert die Erfolglosigkeit der bisher üblichen Therapie mit Natriumbikarbonat.

Eisenüberlastung, wie z.B. bei dauertransfundierten aplastischen Anämien, sideroachrestischen Anämien (Abb. 43), sondern auch bei akuten Eisenvergiftungen die toxische und sonst evtl. letale Wirkung des Eisens zu neutralisieren und die Ausscheidung zu beschleunigen. Neben eigenen Fällen liegen heute zahlreiche Mitteilungen aus der Literatur vor (HENDERSON u. Mitarb. (19): 14½ Monate altes Kind mit 9 g Ferroglukonat; WHELAN u. Mitarb. (20): 2jähr. Kind mit 20 g!! Ferrosulfat). Eine leichtere von uns beobachtete Vergiftung ist in Abb. 44 dargestellt.

Prophylaxe und Therapie der akuten Eisen-Vergiftung

Prophylaxe: Man verschreibe nie mit Zucker dragierte oder farbige Eisentabletten. Man erwähne immer die große Gefahr, die für kleine Kinder besteht, und lasse die Tabletten ein-

schließen! Prophylaktisch wäre es wichtig, daß man heute die giftigen Fe-Präparate durch die ungefährlichen *Eisen-Chelatverbindungen* (z.B. Eisen-Cholinzitrat) ersetzt (21).

Therapie

1. **Magenspülung:** Nur wenn der Patient nicht in schwerem Schock ist. Man verwende nur kleine Mengen von physiol. NaCl-Lösung, 100 ml für jede einzelne Spülung (hierbei sind pro 500 ml physiol. NaCl-Lösung 500 mg Desferrioxamin zu verwenden). Die Spülung soll bei Tieflagerung des Oberkörpers, am besten in Seitenlage, ausgeführt werden, um eine Aspiration zu vermeiden.

2. **Enterale Verabreichung des Antidots Desferrioxamin** (= Desferal® „Ciba"): Man gebe sofort 3000–5000 mg gelöst in destilliertem Wasser (10 ml pro je 2000 mg) durch die Magensonde, um das noch im Magen-Darm-

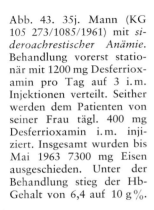

Abb. 43. 35j. Mann (KG 105 273/1085/1961) mit *sideroachrestischer Anämie*. Behandlung vorerst stationär mit 1200 mg Desferrioxamin pro Tag auf 3 i.m. Injektionen verteilt. Seither werden dem Patienten von seiner Frau tägl. 400 mg Desferrioxamin i.m. injiziert. Insgesamt wurden bis Mai 1963 7300 mg Eisen ausgeschieden. Unter der Behandlung stieg der Hb-Gehalt von 6,4 auf 10 g%.

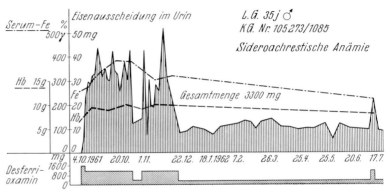

104 Mangan

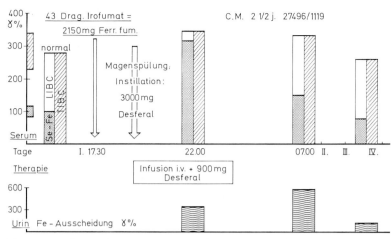

Abb. 44. *Eisenvergiftung* bei einem 2½jährigen Mädchen durch 43 Dragées Ferrofumarat = 2150 mg. Das Kind nahm diese Dragées etwa um 17.30 Uhr ein und wurde um 20.30 Uhr eingewiesen. Sofortige Magenspülung und Instillation von 3000 mg *Desferal®*. Das Serumeisen war beim Eintritt bereits auf 320 γ% angestiegen. Dank der *Desferal®*-Instillation von 3000 mg nach der Magenspülung und einer Infusion von 900 mg *Desferal®* betrug das Serumeisen am folgenden Morgen 150 γ% und am 4. Tag nur noch 79 γ%. Der Eisenspiegel im Urin erreichte am 1. Tag 330 γ% und am 2. Tag 580 γ%, um am 4. Tag wieder auf 104 γ% abzufallen. Die kleine Patientin zeigte dank dieser Behandlung gar keine toxischen Erscheinungen.

Trakt befindliche Eisen zu neutralisieren und der Resorption zu entziehen.

3. **Parenterale Verabreichung von Desferrioxamin** (*Desferal®*): Um die Giftwirkung des im Überschuß resorbierten Eisens zu neutralisieren, schließe man sofort eine i.v. Tropfinfusion an (5% Laevulose mit 2000 mg Desferrioxamin). Für schwere Fälle rechnet man total 900 mg/kg verteilt auf 2–3 Infusionen im Abstand von 12 Stunden (wobei nicht über 15 mg/kg/Stunde zugeführt werden dürfen!). Bei Schock erste Dosis besser i.m., d.h. 1000 mg gelöst in 20 ml Wasser.

4. **Schock-Therapie:** Siehe Seite 15.

Literatur

1 BIRK, R.E., u. MITARB.: J. Pediat. 45 (1954) 164
2 WESTLIN, W.F.: Clin. pediatr. 5 (1966) 531
3 FOUCAR, F.H., B.S. GORDON, S. KAYE: Amer. J. clin. Path. 18 (1948) 971
4 CERNELC, M., u. MITARB.: Acta haemat. (Basel) 40 (1968) 90–94
5 HOPPE, J.O., u. MITARB.: Amer. J. med. Sci 230 (1955) 491
5a SOMERS, G.F.: Brit. med. J. II (1947) 201
5b EDGE, N.D. u. SOMERS, G.F.: Quart. J. Pharm. 21 (1947) 364
6 HENDRYCH: Arch. Path. (Chicago) 161 (1931) 419
7 THEDERING, F. JR.: Acta haemat. (Basel) 3 (1950) 210
8 WITZLEBEN, C.L.: Arch. Path. 82 (1966) 454–461
9 EDITORIAL: J. Amer. med. Ass. 198 (1966) 1303–1304
10 REISSMANN, K.R., u. MITARB.: Blood 10 (1955) 46
11 MOESCHLIN, S., U. SCHNIDER: Schweiz. med. Wschr. 92 (1962) 1295 und Pharmakotherapia 1 (1963) 289–309
12 DAVIS, D.W., u. MITARB.: Amer. Pract. Dig. Treatm. 7 (1956) 1092
13 FORSHALE, I., u. MITARB.: Brit. J. Surg. 41 (1954) 379
14 MOESCHLIN, S.: New Engl. J. Med. 269 (1963) 57
15 WÜTHRICH, F., F. REUBI: Helv. med. Acta 22 (1955) 389
16 FAULDS, J.S., M.J. STEWART: J. Path. Bact. 72 (1956) 353
17 SUNDERMANN, F.W., u. MITARB.: Arch. industr. Health 19 (1959) 11
17a BICKEL, H. u. MITARB.: Schweiz. med. Wschr. 42 (1962) 1295
18 FAIGEL, H.C.: New. Engl. J. Med. 269 (1963) 644
19 HENDERSON, F., u. MITARB.: J. Amer. med. Ass. 186 (1963) 1139
20 WHELAN, G., u. MITARB.: Amer. J. Med. 41 (1966) 626–628
21 FRANKLIN, M., u. MITARB.: J. Amer. med. Ass. 166 (1958) 1685

Mangan (Mn)

Praktisch kommt nur die chronische, nicht die akute Mn-Vergiftung vor. In der Schweiz sind solche Vergiftungen äußerst selten.

Vergiftungsmöglichkeit: Gefährdet sind vor allem Arbeiter in Braunsteinminen und -mühlen, dann in allen Betrieben, in denen Mangan verwendet wird, wie Trockenbatteriefabriken, Herstellungen von Manganlegierungen und vor allem des Mangan-Stahls. Auch die Thomasschlacke, die als Dünger verwendet wird, enthält bis zu 8–10% Mn. Eine weitere Vergiftungsquelle sind (1) Mangandämpfe, die beim Schweißen von Manganlegierungen frei werden, sowie Mn-haltige Elektroschweißstäbe. Vor einer evtl. Anwendung von *Manganosulfat* zur Düngung von Getreide, Kartoffeln und Zitrusfrüchten, muß speziell gewarnt werden (2), dadurch könnte eine neue gefährliche Vergiftungsquelle entstehen.

Toxizität: Giftig sind vor allem die Manganosalze, während die Manganisalze nur eine lokale Wirkung entfalten. Nach verschiedenen Untersuchungen (3, 4, 5) findet man in gefährdenden Betrieben einen Mangangehalt von bis zu 40 bis 170 mg/m³ Luft. Die MAK sollte für jahrelange Exposition nicht über 0,002 betragen, für den Manganstaub selbst (USA) 5 ppm. WALLGREN (6) berichtete noch 1948 über 2 Vergiftungsfälle durch Inhalation von Ferromanganstaub.

Aufnahme und Giftwirkung: Die normale Mn-Aufnahme mit der Nahrung beträgt pro Tag ungefähr 10 mg. Die Vergiftung erfolgt hauptsächlich durch pulmonale Aufnahme von feinem in der Luft verteiltem Mn-Staub oder -Dampf. Im Körper wird das Mangan an Eiweiß gebunden (7) und weitertransportiert. Die Ausscheidung erfolgt hauptsächlich (50%) durch den Darm, weniger durch den Urin.

Nachweis: Untersuchung des Stuhls auf seinen Mn-Gehalt nach der Methode von REIMANN (8).

Vergiftungserscheinungen: Die Mn-Vergiftung bietet ein absolut typisches Bild, das zur Hauptsache durch einen sich allmählich entwickelnden *Parkinsonismus* infolge einer spezifischen Schädigung der Stammganglien gekennzeichnet ist. Die ersten Vergiftungserscheinungen treten frühestens 3 Monate, gewöhnlich aber erst nach 2- bis mehrjähriger Aufnahme von Mn-Staub in Erscheinung. MÜLLER und TISSIE (9) fanden, daß die Erkrankung oft viele Jahre nach Aufhören des Mn-Kontaktes (in ihren Fällen nach 11 Jahren!) noch ausbrechen kann, was versicherungsrechtlich sehr wichtig ist. Zuerst klagen die Erkrankten über eine gewisse *Schwäche und Müdigkeit*. Hierzu gesellt sich bald ein feiner bis grobschlägiger *Tremor* der Extremitäten. Allmählich treten auch größere zuckende Bewegungen der Extremitäten, des Rumpfes und des Kopfes auf. Eines der ersten Symptome ist die Retro- und Propulsion. Allmählich entwickelt sich dann das Vollbild eines schweren Parkinsonismus. Nach UIBERALL und ESCUDERO (10), die das Krankheitsbild an 64 Fällen studieren konnten, stehen dabei unter den *psychischen* Symptomen vor allem eine *motorische Erregbarkeit* mit Neigung zu impulsiven Handlungen wie Davonrennen, Singen, Tanzen oder ein unmotiviertes langes Perseverieren auf ein und derselben Arbeit mit Euphorie und Schwatzsucht im Vordergrund. Manchmal treten auch vorübergehende Erregungszustände und eine auffallende *Reizbarkeit* in Erscheinung. Die **nervösen Störungen** bestehen vor allem in einem *grobschlägigen Tremor* der Extremitäten, *Zahnradphänomen* und typischem *Maskengesicht* und *Speichelfluß*, spastischem breitspurigem Gang mit kleinen trippelnden Schritten, oft mit Spitzfußstellung. Charakteristisch ist auch die Unmöglichkeit, die Treppen emporzusteigen, da die Beine infolge ihrer Steifigkeit nicht mehr genügend vom Boden abgehoben werden können. Zu diesen extrapyramidalen Symptomen gesellen sich auch noch *pyramidale Symptome* (innere Kapsel), d.h. es treten Pyramidenbahnreflexe auf, die Sehnenreflexe sind evtl. bis zum Klonus gesteigert. Auch *bulbäre Symptome* kommen vor, die sich vor allem in Schluckstörungen und einer Dysarthrie äußern. Die Patienten werden allmählich vollkommen arbeitsunfähig. Erwähnt seien noch das „*Mangan-Stottern*", das evtl. *Zwangslachen* oder *-weinen*, ferner auffallende *Schweißausbrüche* und die häufigen Störungen der sexuellen Potenz.

Amyotrophische Lateralsklerose: In einem fraglichen Falle (62j. Mann) mit *erwiesener Manganexposition* sahen wir einen typischen tödlichen Verlauf. Im Stuhl fanden sich 2 Jahre nach der letzten Exposition noch 2,4 mg% Mangan, bei einer zweiten Untersuchung 2,3 mg%. Die Exposition erfolgte 1966 und 1967 (Einatmen von Staub bei der Herstellung von 20000 Tabletten mit 1% Mangansulfat und 1967 500 kg eines 0,5%igen „Stärkungspulvers" für das Vieh. Die Krankheit begann im Herbst 1966 und führte 1969 zum Tode an Bulbärparalyse. – (Weitere Fälle in der Literatur siehe VOOS: Arch. Gewerbepathologie 9 (1939) und 10 (1941)).
Die übrigen Organe zeigen keine besonderen Vergiftungserscheinungen. CERESA (11) beobachtete in einem mehr akuten Fall eine Bronchitis und deutliche Vergrößerung der Leber mit Zeichen einer Leberschädigung. FLINN (4) sah in fortgeschrittenen Fällen verminderte Werte der *Neutrophilen* und leicht erniedrigte Kalziumwerte; nach TAEGER (7) sollen im Anfang Polyglobulien beobachtet werden können.

Prognose: Die Prognose ist in bezug auf die Heilung schlecht, quo ad vitam gut. Das Leiden zeigt einen ausgesprochen chronisch-progredienten Verlauf.

Mangan-Pneumonien: Nach tierexperimentellen Untersuchungen (12) bewirkt das Mangan (Mnoxyde) eine spezifische Schädigung des ganzen Epithels des Respirationstraktes, was bei der Maus und Ratte zu einer chronischen zunehmenden Infiltration der Lungen führt. Andere Autoren sind der Auffassung (7), daß durch das Mangan eine Schädigung des Epithels und dadurch eine Verminderung der Abwehr gegenüber bakteriellen Infekten zustande kommt, wodurch dann das gehäufte Auftreten von Pneumonien zu erklären sei. LLOYD D. T. A. (13) fand unter den Mangan-Arbeitern von 1938 bis 1945 bei 26% Pneumonien und nur 0,73°/₀₀ in der Kontrollgruppe. Klinisch zeigen diese Pneumonien alle Zeichen einer typischen *krupösen Pneumonie*. Die frühere schlechte Prognose ist wohl heute durch Einführung des Penizillins und der Breitspektrum-Antibiotika besser geworden. Die Pneumonie der Thomasschlacken-Arbeiter gehört evtl. auch hieher, möglicherweise beruht sie aber auf dem Gehalt an Vanadiumpentoxyd (V_2O_5), s. dort.

Pathologische Anatomie: Die Hauptveränderungen finden sich in den Stammganglien (14), d. h. eine Degeneration der Ganglienzellen mit Gliose, vor allem im Putamen, Pallidum, Nucleus caudatus und Thalamus. Daneben findet man aber auch analoge Schädigungen im Großhirn und Kleinhirn.

Therapie

der chronischen Vergiftung.

1. *Ein spezifisches Antidot fehlt leider bis heute* (siehe 15). BAL erhöht die Toxizität, $CaNa_2$-EDTA und CaAeDTE haben sich nicht bewährt, Penicillamin hat versagt. Ungefährlich, aber von zweifelhaftem Wert sind Na-Thiosulfat-Injektionen (tgl. 10 ml einer 10%igen Lösung i. v.), ferner *Kalziumglukonat* (20 ml einer 20%igen Lösung i. v. tgl.).

2. *Sofortige Entfernung aus den gefährdenden Betrieben.* In Frühfällen sollen, ähnlich wie beim Parkinsonismus, Massage und Übungstherapie günstig wirken.

3. Eine *Atropinkur* vermag die Muskelstarre und den Speichelfluß günstig zu beeinflussen: ¹/₂proz. Lösung, hiervon 3mal 3 Tropfen täglich und jeden Tag 1 Tropfen steigend bis zur Erreichung der maximalen Dosis von 3 × 30 Tropfen, dann langsam wieder zurück bis auf eine Dauerdosis von 3–6–12 Tropfen, die von Fall zu Fall auszuprobieren ist. Auch *Scopolamin* (0,2 mg 2–4mal täglich) ferner *Parpanit*® und *Artane*® können versucht werden.

4. *L-Dopa:* Vielleicht ist die Anwendung von diesem Antiparkinsonmittel die beste symptomatische Behandlung (17). Dosierung langsam jeden 2. Tag um 1 Tabl. ansteigend 1- bis 3(–4)mal tägl. 1 Tabl. à 0,5 g p. o., d. h. durchschnittliche Maximaldosis 3 g/die. Präparat: *Larodopa*® „Roche".

Kaliumpermanganat ($KMnO_4$): Dieses Oxydationsmittel ist relativ harmlos. Die offizinell gebrauchte 1proz. Lösung ruft bei der peroralen Aufnahme nur Magenschmerzen und Erbrechen hervor; die 5proz. Lösung hat aber schon eine schwere Ätzwirkung. In größeren Mengen eingenommen, wirkt es aber stark ätzend und kann durch sekundäre Blutungen oder Sekundärinfekte zum Tode führen. VARGA (16) hat einen Fall mitgeteilt, der durch die Einnahme von 2 Kaffeelöffeln $KMnO_4$-Kristallen am 12. Tage ad exitum kam. In seltenen Fällen tritt der Tod auch durch Glottisödem oder Magenperforation ein. Letaldosis 5–10 g.

Vortäuschung eines Aborts: Nicht selten werden $KMnO_4$-Kristalle vaginal eingeführt und führen dann durch Geschwürsbildung zu einer scheinbaren Metrorrhagie, was den evtl. ahnungslosen Arzt dann zu einer Curettage veranlaßt. Erst hierdurch und nicht durch eine direkte Reizwirkung wird der anfängliche Zweck der Einleitung eines Abortes schließlich erreicht! (18).

Normaler Mangangehalt der Körperorgane: Normalerweise enthält der *Darm* nur 35, die *Leber* 180–200 γ% Mangan, dagegen ist der Gehalt der Nieren 30–50mal, der des Gehirns 100mal höher (19).

Therapie

1. Sofort 5–6 gehäufte Teelöffel Tierkohle p. o., ferner *Magenspülung* mit Milch, Zuckerlösung oder Brechmittel. Dann 30 g Natriumsulfat p. o.

2. ¹/₂proz. *Procainlösung in Reisschleim* löffelweise einflößen.

3. Bei Glottisödem evtl. *Tracheotomie* evtl. plus *Gastrostomie*.

4. *Penizillin* 5–10 Mio. E i. m. als Prophylaxe gegen Sekundärinfekte.

5. *Kalziumglukonat* i. v. 20 ml einer 10%igen Lösung.

Literatur

1 HAMILTON, A., R. T. JOHNSTONE: Industrial Toxicology, Oxford Univ. Press, New York, 1945, S. 613 und 663 (20)
2 BAADER, E. W.: Hdb. der ges. Arbeitsmedizin, Bd. II, Urban & Schwarzenberg, München 1961, S. 233–237
3 FLINN, R. H., P. A. NEAL, W. B. FULTON: J. industr. Hyg. 23 (1941) 373
4 FLINN, R. H., u. MITARB.: Chronic Manganese Poisoning in an ore crushing mill. Publ. Hlth Bull (Wash.) 247 (1940) 1–77
5 HEINE, W.: Z. Hyg. Infekt.-Kr. 125 (1943) 3–76
6 WALLGREN, G.: Nord. Med. 37 (1948) 336
7 TAEGER, H.: Die Klinik der entschädigungspflichtigen Berufskrankheiten, J. Springer, Berlin, 1941. S. 116
8 REIMANN, C. K., S. A. MINOT: J. biol. Chem. 42 (1920) 329
9 MÜLLER UND TISSIÉ: Arch. malad. 10 (1949) 1 (zit. nach BAADER)
10 UIBERALL, E., E. ESCUDERO: Pren. méd. argent. 33 (1946) 1684–1693
11 CERESA, C.: La Medic. del Lav. 42, 26. Jan. (1951)
12 LLOYD, DAVIES, T. A.: Brit. J. industr. Med. (1946) 111–135
13 LLOYD, DAVIES, T. A., H. E. NARDING: Brit. J. industr. Med. 6 (1949) 82–90
14 CANAVAN, M. M., S. COB, C. K. DRINKER: zit. nach HAMILTON
15 LANGE, J., W. REINL, K. H. STUMPF: Verh. dtsch. Ges. inn. Med. 70 (1964) 355–358
16 VARGA, P.: Samml. Vergiftungsf. 9 A, 744 (1938) 101
17 MENA, I., J. COURT, S. FUENZALIDA, P. S. PAPAVASILIOU, G. C. COTZIAS: New Engl. J. Med. 282 (1970) 5
18 CALVET, H. P., BISMUTH, SETBON: Presse méd. 66, 68 (1958) 1525
19 GRUSZ-HARDAY, E.: Arch. Tox. 22 (1967) 387–389

Uranium (U)

Das Uran ist durch die moderne Atomspaltung in den Mittelpunkt des Interesses gerückt und gewinnt eine immer größere Bedeutung als Ausgangsstoff für die Herstellung wichtiger Isotopen (Isotope s. Kap. über Radium) und neuer Energiequellen. Damit haben die Vergiftungsmöglichkeiten durch Uran und seine Verbindungen in den letzten Jahren zugenommen und sind in größerem Ausmaße auch experimentell studiert worden (1). Auf Grund derselben konnten die prophylaktischen Maßnahmen so ausgebaut werden, daß z. B. in dem großen „Manhattan Plutonium Project" praktisch fast keine Vergiftungen mehr vorkamen.

Toxizität: Am gefährlichsten ist die *Inhalation* von Uran (Uranyl-Ion UO_2) sowie von Uranverbindungen. Die MAK beträgt für unlösliche Verbindungen (Oxyde) 250 γ/m^3 Luft, da aber die löslichen und unlöslichen nicht immer unterschieden werden können, ist heute für alle Uranverbindungen die MAK auf 50 γ/m^3 festgelegt worden. Die löslichen Verbindungen (Fluoride, Chloride, Nitrate usw.) werden aus der Lunge sehr rasch absorbiert und können bei der Ausscheidung durch die Nieren schwere Schädigungen hervorrufen. Die MAK für diese löslichen Uranverbindungen beträgt 50 γ/m^3 Luft (2). An zweiter Stelle folgt die parenterale oder die perorale Giftaufnahme. Die parenterale Aufnahme kommt praktisch nicht in Frage. Das Uran wirkt wie andere Schwermetalle eiweißfällend und entfaltet dadurch wahrscheinlich seine Hauptwirkung bei der Inhalation auf die Lungenalveolen. Die Hauptmenge des resorbierten Urans gelangt durch die Niere zur Ausscheidung, wo es zu schweren, zum Teil irreversiblen Schädigungen der Nierenepithelien, vor allem der Tubuli contorti, führt. Bei der experimentellen subkutanen Verabreichung tritt diese Nierenschädigung schon einige Stunden nach der Injektion in Erscheinung, bei der enteralen oder pulmonalen Aufnahme erst nach 2–4 Tagen. Experimentell wurden auch leichte Leberschädigungen beobachtet, wobei es aber noch nicht sicher abgeklärt ist, ob diese direkt auf das Uran oder vielleicht mehr auf die durch die Nierenschädigung ausgelöste Urämie mit Azotämie und Azidose zurückzuführen sind. Ein Teil des Urans wird, ähnlich wie das Pb, im Knochen abgelagert, wo es an Stelle des Kalziums tritt (1). Das unlösliche *Uraniumoxyd* wird vor allem in den Lungen retiniert (Inhalation) und ruft hier durch Strahlung Schädigungen hervor (2).

Akute Vergiftungserscheinungen durch Inhalation: Bis jetzt sind in der Literatur zahlreiche experimentelle Publikationen, aber nur vereinzelte Mitteilungen über Vergiftungen beim Menschen erschienen, und es sind mir nur die wenigen Fälle, („Manhattan Plutonium Project") infolge Unfalls Erkrankten, bekannt (3). Besonders gefährlich scheint die Inhalation der Fluorverbindungen zu sein, wobei für die Giftwirkung wahrscheinlich hauptsächlich das Fluorion verantwortlich zu machen ist.

So wurden bei der Explosion eines Tankes, der mit „*Uraniumhexafluorid*" gefüllt war, 2 Personen tödlich, 3 schwer und 13 leicht vergiftet (3). Der eine Patient, der sich ca. 5 Minuten in der Giftgaswolke befand, starb nach 16 Minuten, ein anderer, der sich rasch in Sicherheit bringen konnte, nach 70 Minuten. Die 3 übrigen Schwervergifteten erholten sich nach 10–14 Tagen Spitalbehandlung. In einem anderen Fall, der sich ebenfalls im „Atomic Project" ereignete, wurde ein Mann durch eine plötzlich defekte Rohrleitung von einer Uraniumhexafluoridwolke im Laboratorium überrascht und konnte 10 Minuten den Ausgang nicht finden. Auch dieser erholte sich nach einer Woche wieder von seinen sehr schweren Vergiftungserscheinungen.

Das *Vergiftungsbild* (3) nach der Inhalation einer löslichen Uraniumverbindung (z.B. des obigen Uraniumhexafluorids) ruft eine *schwere Lungenschädigung* und sehr rasch auch eine *tiefgreifende Nierenschädigung* hervor. Der Patient klagt über Erstickungsgefühl und starke retrosternale Schmerzen und bietet mit seiner schweren Zyanose, der Dyspnoe und dem hartnäckigen Reizhusten das Bild der typischen chemischen Lungenschädigung, wie es für das Chlor, die Nitrosegase, das Nickelkarbonyl usw. typisch ist. Auskultatorisch und röntgenologisch besteht auch hier das charakteristische Bild eines schweren *toxischen Lungenödems*. Kommen die Patienten nicht schon bald an der Vergiftung ad exitum, so tritt in den ersten 12 bis 72 Stunden *Fieber* auf, und es können sich sekundäre Bronchopneumonien entwickeln. Auf der *Haut* kann es durch Hexafluorid, ähnlich wie durch die Flußsäure, zu typischen Verätzungen und auf der Kornea zu Ulzerationen kommen. Von seiten der Nieren beobachtet man vorübergehende *Albuminurien*, Auftreten von Leukozyten und Erythrozyten im Sediment und mäßiges *Ansteigen des Reststickstoffs*. Bei enteralen Vergiftungen steht die Schädigung der Nieren im Vordergrunde, und es kann sich eine Urämie mit tödlichem Ausgang entwickeln.

Chronische Vergiftung: Trotz eingehender Kontrolluntersuchungen der im „Manhattan Plutonium Project" beschäftigten Arbeiter konnten bis jetzt bei einem Urangehalt der Luft von nicht über 150 γ/m^3 keinerlei Nieren- und Lungenschädigungen festgestellt werden (3).

Therapie

Therapie der Lungenschädigung siehe Lungenödem S. 18. Um eine Nierenläsion zu verhüten, würde sich nach den experimentellen Untersuchungen von DONNELLY (4) und GUSTAFSON (5) die Verabreichung von größeren Mengen Natriumzitrat i.v. oder *oral* empfehlen (30–40 g), da dadurch das Uran in seiner Giftwirkung bei der Nierenpassage deutlich abgeschwächt wird. Das Mittel der Wahl scheint für das Plutonium das $CaNa_2$-*EDTA* zu sein.

Literatur

1 VOEGTLIN, C., H.C. HOGDE: Pharmacology and Toxicology of Uranium compounds. Graw-Hill, New York 1949
2 STERNER, J.H.: Arch. Industr. Health 17 (1958) 659
3 HOWLAND, J.W.: Studies on human exposure to Uranium compounds. In: VOEGTLIN und HODGE, Kap. 16, S. 993
4 DONNELLY u. HOLMAN: J. Pharm. Exper. Therap. 87 (1946) 119
5 GUSTAFSON, G.E., S. KOLETSKY, A.H. FREE: Arch. Int. Med. 74 (1944) 416

Radioaktive Substanzen

Die radioaktiven Substanzen (besonders die Isotopen) haben heute in der medizinischen Forschung und Therapie, aber auch als Tracer-Substanzen in der Industrie eine noch ständig wachsende Bedeutung erlangt. Der Leser sei für diese Gebiete auf die Spezialliteratur verwiesen, da es den Rahmen dieses Buches überschreiten würde, hier näher auf die einzelnen toxikologischen Fragen dieser „Strahlengifte" einzugehen.

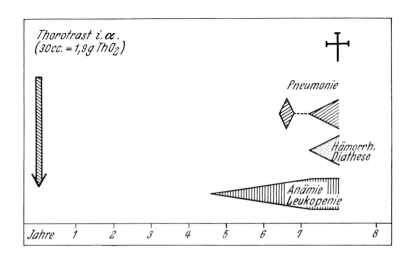

Abb. 45. Schwere *Panmyelopathie* durch intraarterielle Thorotrastinjektion (30 ml = 7,5 ml ThO_2). Typisch ist die lange Latenzzeit von 7 Jahren (in der Regel 6–12 Jahre) bis zum Auftreten eventuell tödlicher Schädigungen infolge der Speicherung der radioaktiven Substanz im retikuloendothelialen System. Die Milz und Leber zeigten eine gegenüber der Norm bis auf das 10–20fach erhöhte Strahlungsaktivität (siehe Schweiz med. Wschr. 83 (1953) 1061).

Die „Vergiftungen" durch radioaktive Substanzen sind nämlich keine Vergiftungen im üblichen Sinne, sondern Schädigungen des Organismus durch die von diesen Stoffen abgegebenen Strahlen, d. h. vor allem durch die α-, γ- sowie β-Strahlen. In vielen Fällen ist mit einer langen Latenzzeit zu rechnen, s. Abb. 45.

Molybdän (Mo)

Molybdän wird heute in der Industrie vor allem seit dem letzten Krieg in steigendem Maße als Zusatz zu Eisenlegierungen für Panzerplatten usw. verwendet. In der chemischen Industrie wird Molybdän als Katalysator und zur Herstellung von gewissen Pigmentfarbstoffen und in der Radiolampenfabrikation gebraucht, ferner für spezielle Motorenöle. Molybdän ist für den Menschen relativ harmlos.

Im Tierexperiment ist seine Toxikologie eingehend von FAIRHALL u. Mitarb. (1) untersucht worden, wobei nur die 6-wertigen Verbindungen in sehr hohen Dosen, sowohl per inhalationem, per os oder parenteral, zu toxischen Erscheinungen von seiten der Leben und Nieren führten. Resorption und Ausscheidung erfolgen sehr rasch. Für nähere Einzelheiten sei auf diese eingehenden Untersuchungen verwiesen.

Literatur:

1 FAIRHALL, L. T., u. MITARB.: „The toxicity of Molybdenum." Nat. Inst. Hlth. Unit. States Govern. Print. Office Wash. 1945

Chrom (Cr)

Die *Chromsäure* (Acidum chromicum H_2CrO_4) wird zum Teil als Ätzmittel gebraucht. Mehr verbreitet ist die Verwendung der *Chromate*, vor allem K_2CrO_4 = *Kaliumchromat* und das orangerote K_2CrO_7 = *Kaliumdichromat* („chromsaures Kali", „Chromkali"), das für elektrische Batterien, Sprengstoffe, zum Beizen des Holzes usw. gebraucht wird.

Die Verwendung der *Chromate* hat in den letzten Jahren außerordentlich zugenommen, so werden in Großbritannien jährlich über 10 000 t Natriumdichromat produziert, die hauptsächlich in der Farbstoffindustrie Verwendung finden. Chromatgefährdet sind speziell die Arbeiter von *Diesellokomotiven,* die Hersteller von *Lederleim,* die *Zementarbeiter* usw., bei denen es häufig zu Sensibilisierungen der Haut kommt. Eine besondere Gefahr besteht in Verchromungsbetrieben und im graphischen Gewerbe (Chromsäuretröpfchen), sowie bei der Herstellung von *Chromfarben*. Der MAK-Wert wird in USA mit 0,1 mg/m³ angegeben. Für nähere Einzelheiten aus dem Gebiete der Arbeitsmedizin siehe (1).

Giftwirkung: Die Giftwirkung beruht einerseits auf der Ätzwirkung der Chromsäure oder ihrer Dämpfe, bei den Chromaten sind vor allem die 6wertigen Verbindungen (stark oxydierende Wirkung) toxisch, vielleicht werden sie intrazellulär in die 3-wertigen Formen reduziert und retiniert (2). Die meisten Erkrankungen entstehen aber durch Sensibilisierung der Haut *(Kontaktekzeme, Urtikaria)*, seltener kommt es zu *Asthma bronchiale*. Gefährlich ist die fibrosierende Wirkung in der Lunge, was zu schweren *Pneumokoniosen* führt. Chromverbindungen können sehr kanzerogen wirken, wahrscheinlich sind aber hierfür vor allem die Chromatfarben verantwortlich.

Aufnahme und Ausscheidung: Das Chrom kann sowohl *pulmonal, gastroenteral* als auch direkt *durch die Haut* resorbiert werden (z.B. wenn es in Fetten gelöst ist!). So kam es seinerzeit (1919) in Breslau wahrscheinlich durch irrtümliche Verschreibung von Kaliumbichromat statt Schwefel in einer Krätzensalbe zu 12 akuten tödlichen Chromvergiftungen! Sehr gefährlich ist die Resorption aus offenen Wunden und Hautverbrennungen, wie sie z.B. bei Verbrennungen mit heißen Alkalibichromat-Lösungen in der chemischen Industrie vorkommen können (3). Das aufgenommene Chrom wird in Leber, Nieren, Nebenschilddrüsen und im Knochenmark gespeichert. LETTERER (4) fand in einem autoptischen Fall in der Leber 1,9 mg% in der Niere 1,62 mg% und im Knochenmark 1 mg%. Die Ausscheidung erfolgt durch den Dickdarm und vorwiegend durch die Nieren, wobei es in den akuten Fällen hier zu schweren, meist irreversiblen Schädigungen der Tubuli kommt. Im Urin fand man bei Chromarbeitern bei chronischer Aufnahme bis zu 5–30 mg%; bei akuten Vergiftungen bis zu 2880 mg% (5).

Klinisches Bild: Dieses ist einerseits bei der chronischen Einwirkung durch die Schädigung der Schleimhäute (Nase, Lungen, Magen-Darm) und bei akuten Vergiftungen durch die häufig tödliche Nierenschädigung *(tubuläre Nephrose)* gekennzeichnet. Eine Gelbfärbung der Zähne und Paradentose ist von untergeordneter Bedeutung.

Häufig klagen die chronisch mit Cr in Kontakt kommenden Arbeiter über Appetitlosigkeit, Übelkeit und Magenschmerzen (1), seltener beobachtet man *Leberschädigungen* und Durchfälle (Kolitis).

1. Chromgeschwüre und Chromekzeme: Diese treten vor allem an den Kontaktstellen, mit Vorliebe im Bereich des Nagelfalzes, ferner an der dorsalen Fingerseite, aber auch an den Händen und Vorderarmen auf. Es handelt sich meistens um schmerzlose, nicht infizierte, ausgesprochen chronische Geschwüre, die auf die Ätzwirkung des Chroms zurückzuführen sind. Bei Chromarbeitern, die viel Chromstaub einatmen, können sie sich auch in der Nase entwickeln und zu Perforationen des Septums (ohne Deformation der Nase) führen (6, 7). Meistens besteht eine eitrige Rhinitis.

Ekzeme sind vor allem im graphischen Gewerbe häufig (Chromkupferverfahren); auch hier lokalisieren sich die ekzematösen Veränderungen mit Vorliebe am freien Nagelrand und auf der Streckseite der Finger. Auch das „Maurer- oder Zement-Ekzem" soll auf einem geringen Chromgehalt des Zements beruhen (8). Andere gefährliche Berufe sind Gerber, Chemiker, Färber, Weber, Galvaniseure, Maler sowie Dieselmotoren-Mechaniker.

2. Akute Vergiftung mit Chromsäure: Schon 1–2 g Chromsäure sind, wenn innerlich aufgenommen, gewöhnlich tödlich. Die Vergiftung entspricht dem typischen Bild der Säurevergiftung. Sterben die Vergifteten nicht schon im ersten Schock, so können sie nachher an der akuten Nierenschädigung zugrunde gehen.

Das 3½j. Töchterchen eines Kollegen trank 1966 von einer 40%igen Chromsäure ca. 0,7 g. Trotz sofortiger Magenspülung und Abführmitteln kam es am 4. Tage zur völligen *Anurie*, zu einer schwersten *Hämolyse* und einem toxischen *Leberschaden*, sowie zu Symptomen einer *Kolitis*. Durch dreimalige Hämodialyse konnte die anurische Phase überbrückt werden. Prednison-Therapie gegen allfällige Stenosebildungen. Nach 7 Wochen blieb nur eine mangelnde Konzentrationsfähigkeit zurück.

3. Akute Vergiftung durch Chromate: Die tödliche Dosis liegt ungefähr bei 0,5–1 g Kaliumdichromat. Dieses starke Oxydationsmittel führt zu einer ganz ähnlichen Vergiftung wie die Kaliumchloratvergiftung. Es kommt zu häufigen Magen-Darm-Schmerzen mit Kollaps und Erbrechen von gelblich-grünen Massen. Später treten profuse Durchfälle mit Blutbeimengung, ferner schwere Schädigungen der Niere mit Hämaturie und schließlich Anurie mit Urämie auf. Oft tritt der Tod schon im ersten Stadium des schweren Kollapses ein. Erholen sich die Vergifteten aus dem schweren Kollaps, so können sie nachher an der *tubulären Nephrose* zugrunde gehen. Typisch für die schweren Fälle sind eine *schwere Hämolyse* (Methämoglobinbildung) und *toxische Hepatitis*, siehe den Fall oben. Heute können zahlreiche Fälle durch die Dialyse gerettet werden.

Interessant ist noch der folgende Fall, der von meinem Mitarbeiter, Dr. U. Kissling, zusammen mit dem Gerichtsmedizinischen Institut Bern sicher veröffentlicht werden wird:

47j. ♀ F. D., Hausfrau. KG Nr. 50036/670, 8. 6. – 11. 6. 1970 †. Pat. schluckt in suizidaler Absicht eine Handvoll Kaliumbichromat-Tabletten (1 Tabl. enthält 0,05 g K-bichromat. Diese Tabletten wurden früher verwendet, um die Milch bei der Fettbestimmung ungerinnbar zu machen.)

Befund bei der Einlieferung: Die Patientin machte einen schwerkranken Eindruck. Sie war somnolent und konnte nur mühsam Auskunft geben. Sie erbrach blutig tingierte Massen und zeigte starke hämorrhagische Durchfälle. Im übrigen Körperstatus waren keinerlei pathologische Befunde zu erheben, abgesehen von einer leichten diffusen Druckdolenz und gesteigerten, nicht hochgestellten Darmgeräuschen über dem Abdomen (Leber am Rippenbogen, Milz nicht palpabel, Nierenlogen indolent). Sehnenreflexe symmetrisch, leicht abgeschwächt, keine pathologischen Reflexe. Temperatur 36,7°, Puls 72/Min., regelmäßig, Blutdruck 120/90 mm Hg, Respiration 22/Min.

Labor: Hämoglobin 15,3g%, Hämatokrit 46%, Leukozyten 19700. Quick 49% (!). Bilirubin 0,7 mg%, Harnstoff 77 mg%, Elektrolyte im Rahmen der Norm, Alkalireserve 6,5 (Norm ca 25), Transaminasen GOT 23, GPT 18 E, LDH 212. Gerinnungszeit 24 Min., Thrombozyten konstant 36000.

EKG: Sinusrhythmus, Steillage, leichte Repolarisationsstörung links bei sonst unauffälligem Erregungsablauf.

Therapie und Verlauf: Es wurde sofort eine Magenspülung durchgeführt, durch welche jedoch keine Tablettenreste zurückgewonnen werden konnten. Anschließend leiteten wir durch *Mannitol®* und *Lasix®* die forcierte Diurese ein, welche in den ersten 24 Stunden nur etwa 2500 ml Urin ergab. In der Folge versiegte die Urinproduktion, so daß die Hämodialyse eingeleitet werden mußte. Gegen Abend des 1. Hospitalisationstages begann der Blutdruck auf Werte um 50–60 mm Hg systolisch abzusinken. Durch *Rheomacrodex* und *Aramine®* konnte die Schockphase überwunden werden. Diarrhoe und Vomitus dauerten jedoch an, die Temperatur stieg kontinuierlich an, und die Patientin wurde im weiteren Verlaufe zunehmend komatös. Gleichzeitig ging die Diurese auf wenige ml/die zurück. Kontinuierlich sanken Hämoglobin und Quick ab, bzw. stiegen

Harnstoff, Transaminasen und Fieber bis zum letalen Ausgang an. Präterminal betrug die GOT 240, die GPT 100 E, der Harnstoff 230 mg%, das Bilirubin 3,5 mg%, das Hämoglobin 9 g%, die LDH 1512 E, die Gerinnungszeit 43 Min. Die Temperatur stieg trotz Antibiotika-Abschirmung (Penbritin 1,5 g/die) auf 39,5°. Der Exitus letalis erfolgte 68 Stunden nach Spitaleintritt unter therapierefraktärem Blutdruckabfall und Herzstillstand.

Chrombestimmungen in den Leichenorganen durch das Gerichtsmedizinische Institut, Bern (Direktor: Prof. Dr. E Läuppi), ergaben die folgenden sehr hohen Werte:

Erythrozyten	2750γ%
Niere	4475γ%
Leber	5575γ%

Epikrise: Auch in dem obigen Fall kam es zu den folgenden typischen Vergiftungserscheinungen: Schwere Durchfälle, irreversible Nierenschädigung, schwerste Hämolyse. Als Zeichen der Leberschädigung stiegen die GOT auf 240, die GPT auf maximal 100 an, als Zeichen der Hämolyse die LDH bis 1512 E, und die Gerinnungszeit sank auf 43 Min., der Quick auf 0%.

Kutane Resorption: Diese ist bei Verbrennungen durch Alkalibichromate, wie sie in der chem. Industrie häufig in erhitztem Zustand (80–100°C) verwendet werden, *außerordentlich gefährlich!* – FRITZ (3) berichtet über zwei Todesfälle, wobei im ersten Fall mit ausgedehnten Verbrennungen, (trotzdem der Pat. $1/2$ Stunde später gebadet wurde) 4 Stunden nach dem Unfall blutiges Erbrechen und wässerige hämorrhagische Durchfälle auftraten. Am 2. Tage Anurie und Urämie, Exitus am 9. Tage trotz Dialyse mit der künstlichen Niere! – Auch der zweite Arbeiter starb am 7. Tage an einer Anurie, obschon der Verunglückte hier sofort nach dem Unfall in die bereitstehende Sprungbadewanne sprang. Die kutane Resorption ist also bei größeren Verbrennungen (1. Fall 10%, 2. Fall 40%) außerordentlich gefährlich. *Die sofortige Abspülung durch die in den Betrieben direkt am gefährdeten Arbeitsplatz aufgestellten Duschen oder Sprungbadewannen ist deshalb oberstes Gebot.* Nachher sofortige chirurgische Exzision aller verbrannten Stellen.

4. Gastroenterale Schädigungen: BUESS (8a) hat darauf hingewiesen, daß es bei chronischer Chromeinwirkung auch zu ulzerösen Gastroenteritiden kommen kann, worauf schon im letzten Jahrhundert hingewiesen wurde. Er beobachtete bei 11 Angestellten, die mit Kalziumbichromatstaub in Berührung kamen, neben den typischen oben geschilderten Vergiftungserscheinungen, ulzeröse Gastroenteritiden mit spastischen Symptomen von seiten des Kolons, Blutbeimengungen im Stuhl und ulzeröse Veränderungen in einem Teil der Fälle. Es sollte also in Zukunft vermehrt auf das evtl. Vorliegen von Magen-Darm-Symptomen geachtet werden.

5. Akute Chrompneumonie: Bei Inhalation von Bichromatstaub kann es zu akuten Pneumonien kommen (9).

6. Chron. Chromatlunge (Pneumokoniose): Durch die ständige Reizung der Bronchialschleimhaut und der Lungenalveolen kommt es zu einer chron. Bronchitis und zu einer interstitiellen Entzündung der Lunge mit allmählicher Fibrose, wobei vor allem die *interalveolären Septen* befallen sind. In den Schlußstadien liegt ein ähnliches Bild wie bei andern Pneumokoniosen (Si) vor, das unter allmählich zunehmender schwerster Zyanose schließlich tödlich verlaufen kann.

7. Lungenkarzinom durch chron. Chromatvergiftung: Die ersten Beobachtungen stammen aus Deutschland (10) und sind später auch in amerikanischen Chromatbetrieben bestätigt worden (11). Die Erkrankungsziffern betrugen in Chromatbetrieben für Lungenkarzinome das 13- bis 31fache der Norm! Möglicherweise sind hierfür die sechswertigen Verbindungen verantwortlich (12). Die Latenzzeit bis zum Auftreten der Karzinome ist außerordentlich lang und schwankt zwischen 7–47 Jahren. Wahrscheinlich entwickeln sich auch diese Tumoren auf dem Boden von Epithelmetaplasien der Bronchialschleimhaut, die durch die chronische chemische Reizung der Schleimhäute ausgelöst werden. Die klinischen Erscheinungen des Lungenkarzinoms unterscheiden sich dabei nicht von denjenigen anderer Genese. Tumoren konnten auch experimentell hervorgerufen werden (13, 14).

Pathologische Anatomie: Bei akuten Vergiftungen stehen je nach der Aufnahme des Giftes die schweren Ätzwirkungen im Magen-Darm-Kanal und die schwere Nierenschädigung (tubuläre Nephrose) im Vordergrund. Bei chron. Fällen und vorwiegend pulmonaler Aufnahme evtl. die schwere „*Chrom-Staublunge*" mit ausgesprochener Vermehrung des interstitiellen Bindegewebes, d. h. die sogenannte „*Lungensepten-Fibrose*". Sie ist das Endstadium einer chron. Bronchitis mit Verbreiterung der Alveolensepten und Verdichtung der Hilusgegend.

Prophylaxe: Gegen die Ekzeme und Geschwüre

Tragen von Gummihandschuhen. Auftragen von Decksalben usw. Zur Prophylaxe der Chromstaubinhalation Absaugvorrichtungen, Druckluftmasken, Wechseln der Kleider nach Beendigung der Tagesarbeit, Duschen und sorgfältige Reinigung mit Seife.

Therapie

Hautgeschwüre

Es empfiehlt sich (15) das Ausbürsten der Geschwüre mit einer 5%igen Natriumhyposulfitlösung, um alle Chromsalze zu entfernen. Nachher heilen die Geschwüre gewöhnlich unter granulationsanregenden Salben rasch. In hartnäckigen Fällen Auflegen von 5–10%igen Natriumzitratkompressen 3–5 Tage, bis alles nekrotische Gewebe entfernt werden kann. Bei *ausgedehnten Verbrennungen* zusätzlich chirurgische Resektion, um die Resorption lebensgefährlicher Mengen zu verhüten. MALOOF (16) berichtet über sehr gute Resultate mit dem Auflegen einer 10%igen *CaNa$_2$-EDTA* (Calciumäthylendiamintetraazetat)-Salbe für 1–2 × 24 Stunden, wonach der Chromschorf dann leicht entfernt werden kann und die Geschwüre unter granulationsanregenden Salben rasch ausheilen. Nach Untersuchungen von GLOXHUBER (siehe FRITZ 3) gehen Versenate aber mit 6-wertigem Chrom keine Komplexbildung ein, und Tierversuche an Mäusen zeigten keinen therapeutischen Effekt.

Akute Chromsäure- sowie Dichromatvergiftung

1. *Sofortige Magenspülung* unter Zusatz von reichlich Milch, Eiereiweiß, Tierkohle und Magnesia usta.
2. Löffelweises Eingeben von *Magnesia usta* und *Tierkohle*.
3. *Zur Bekämpfung der Nierenschädigung:* Wiederholte Exchange-Transfusionen. CaNa$_2$-EDTA hat, wie aufgeführt, keinen Sinn. *Die künstliche Niere* vermag evtl. die anurische Phase zu überbrücken! Der Blut-Chrom-Spiegel kann dadurch deutlich gesenkt werden (im Falle von FRISTEDT (17) um 30%, d.h. von 0,195 mg% auf 0,135 mg% nach einer Dialyse).

Chronische Vergiftung

Entfernung aus den betreffenden Betrieben. Ein spezifisches Antidot gibt es bis jetzt nicht. BAL und CaNa$_2$ EDTA haben versagt. Bei der *Pneumokoniose* Versuch mit Kortisonpräparaten, um die weitere Fibrosierung abzubremsen.

Literatur

1 BUESS, H.: Helv. med. Acta 17 (1950) 104
2 GROGAN, C.H.: Cancer (Philadelph.) 19 (1957) 625
3 FRITZ, K.W., u. MITARB.: Klin. Wschr. 38 (1960) 856
4 LETTERER, E., u. MITARB.: Arch. Gewerbepathol. u. Gewerbehygiene 12 (1944) 323
5 PASCALE, L.R., u. MITARB.: J. Amer. med. Ass. 149 (1952) 1385
6 DIXON, F.W.: J. Amer. med. Ass. 18 (1929) 837
7 BLAIR, H.: Ohio State Med. J. 27 (1931) 142
8 SPIER, NATZEL: zit. nach E. MAGER: Verh. Dtsch. Ges. Arbeitsschutz 1 (1953) 99
8a BUESS, H.: Kap. „Erkrankungen durch Cr und seine Verbindungen". Hdb. ges. Arb. med. II, 2. Teilbd., S. 259–276. Vlg. Urban und Schwarzenberg, Berlin 1961
9 MENCUSO, T.F., W.C. HUEPER: Industr. med. Surg. 20 (1951) 358
10 TAEGER, H.: Die Klinik der entschädigungspflichtigen Berufskrankheiten. Springer, Berlin 1941, S. 326
11 MACHLE, W., F. GERGORIUS: Publ. Health Rep. 63 (1948) 114
12 BAETJER, A.M.: Arch. Industr. Hyg. and Occupat. Med. 2 (1950) 487–516
13 HUEPER, W.C.: Indust. Health 18 (1958) 284
14 PAYNE, W.W.: Arch. Envir. Health 1 (1960) 20
15 JOHNSTONE, R.T.: Occupational Medicine and industrial Hygiene. Mosby, St. Louis 1948, S. 314
16 MALOOF, C.C.: Arch. Ind. Health 11 (1955) 123
17 FRISTEDT, B., u. MITARB.: Acta med. scand. 117 (1965) 153–159

Osmium (Os)

Das Osmiumtetroxyd (Osmiumsäure) OsO$_4$ findet für bestimmte Färbungen in der Histologie und heute vor allem in der Glühlampenindustrie Verwendung, wo Vergiftungen vorkommen können. Die Kristalle entwickeln schon bei niederen Temperaturen sehr giftige Dämpfe, welche die Schleimhäute stark reizen und zu Hornhauttrübungen Anlaß geben können. Auf der Haut kommt es zu Schwarzfärbung und Ekzemen, enteral eingenommen zu blutigen Durchfällen und zu Nierenschädigungen ähnlich wie beim Uranium. Durch die Inhalation der Dämpfe kann es zu Anosmie, Rhinitis, Bronchitis, Pneumonie und zu Stirn-Kopfschmerzen kommen.

Therapie

Über eine effektive Therapie ist noch nichts Sicheres bekannt. Zu versuchen wäre auch hier BAL und das stabilisierte H$_2$S-Präparat *Antidotum metallorum Sauter®*.

Literatur

1 Rüst, E., A. Ebert: Unfälle bei chemischen Arbeiten, 2. Aufl. Rascher, Zürich 1948, S. 220
2 Mc-Laughlin, A. I. G., u. Mitarb.: Brit. J. Industr. Med. 3 (1946) 183

Wolfram (W)

Wird in der Industrie vor allem als *Hartmetall*, das als Härteträger Wolframkarbid und als Bindemittel Kobalt enthält, verwendet. Der eingeatmete Staub kann zu schweren *Pneumokoniosen*, d. h. zu der sogenannten „*Hartmetallunge*" (1) oder „*Wolfram-Lunge*" führen. Die Lungenfibrose zeigt einen recht bösartigen Verlauf, so daß eine tödliche Lungeninsuffizienz schon nach einigen Jahren eintreten kann. Über die Behandlung ist nichts Sicheres bekannt. Auch hier könnten vielleicht Cortisonpräparate versucht werden, um die Entwicklung der Fibrose zu verzögern.

Literatur

1 Baader, E. W.: In Jötten, K. W. W. Klosterkötter: Bd. III. Die Staublungen-Erkrankungen, Steinkopff, Darmstadt, (1958) 531–536

Vanadin (V) (Vanadium)

Vanadium wird in der Industrie als Katalysator, vor allem aber als Zusatz zu Hartstahllegierungen verwendet. In den letzten Jahren hat seine Bedeutung enorm zugenommen; so stieg z. B. in England der Vanadiumverbrauch auf viele tausend Tonnen pro Jahr. Williams u. a. (1, 2, 3) haben auf die Möglichkeit der Vanadiumvergiftung bei der Reinigung von mit Erdöl geheizten Boilern, Öfen und Gasturbinen hingewiesen, da die Erdölasche beträchtliche Vanadiummengen enthalten kann. Eine weitere Quelle ist die Bearbeitung und Gewinnung des Karnotits ($K_2O \cdot U_2O_3 \cdot V_2O_5 \cdot H_2O$). Vanadiumpentoxyd ($V_2O_5$) wird in der Farbenindustrie verwendet.

Giftigkeit: Nach Symanski (6) ist vor allem das Vanadiumpentoxyd V_2O_5 giftig, das, als Staub eingeatmet, ein starkes Reizgift für die Atemwege darstellt. Schon 1 γ pro g Gewebe löst schwere enzymatische Störungen im Körper aus, die vom Arbeiter nicht bemerkt werden. Diese „*Prätoxikose*" äußert sich klinisch vor allem darin, daß der *Zystin-Gehalt der Fingernägel* deutlich erniedrigt ist, bevor sonst manifeste subjektive Vergiftungssymptome auftreten (4). In diesem Vorstadium erreicht die Vanadium-Ausscheidung im Urin nicht mehr als 20–30 γ pro Liter, wenn diese nach der empfindlichen Methode von Talvitie und Wagner (5) bestimmt wird. (Niedrigen Zystingehalt der Nägel findet man klinisch auch bei Leberzirrhose, chron. rheum. Arthritis und gewissen Karzinomen.)

Klinisches Bild: Vanadium führt zu schweren evtl. eitrigen Konjunktividen, chronischer Rhino-Pharyngo-Bronchitis, starkem Hustenreiz, schleimiger bis eitriger Sekretion und eventuell ausgesprochen blutigem Auswurf. Einige Patienten leiden unter stechenden Schmerzen auf der Brust und unter Atemnot. Ferner sieht man Blässe der Haut, grünschwärzliche Verfärbung der Zunge und Zähne, Tremor und ein fein granuliertes Lungenbild bei der Röntgenuntersuchung. In den genau untersuchten Fällen von Sjöberg (2) fehlten Lungenveränderungen, und es lagen auch keine Magen-Darm-Symptome vor, dagegen sah er vereinzelte Ekzeme. Er konnte experimentell die eingeatmeten Vanadiumstaubteilchen im Lungengewebe nachweisen, wo sie zu leukozytären Infiltraten führten. Symanski (6) hält auch die Entwicklung eines Lungenemphysems für möglich.
Bei massiven Staubinhalationen können akute *Pneumonien* auftreten. Wyers (7) sah 4 solche Fälle und Sjöberg (2) selbst beobachtete in Schweden unter 36 exponierten Arbeitern 5 Fälle. Diese Pneumonien erinnern demnach an die „Metallpneumonien" bei Beryllium, Kadmium, Mangan und Osmium. Es könnte sich also um akute Pneumonien allergischer Grundlage handeln. Wahrscheinlich beruht auch die sogenannte „*Thomasmehl*"- oder „*Thomasschlacken*"-Pneumonie (Düngemittel) auf dem gleichen Mechanismus durch das darin enthaltene V_2O_5.

Prophylaxe und Therapie

1. *Staubprophylaxe* durch geeignete Absaugvorrichtungen, evtl. Druckluftmasken.
2. *Bei akuter Bronchitis:* Symptomatische Therapie und Entfernung des Arbeiters aus dem gefährdenden Milieu.
3. *Bei Pneumonien:* Täglich 3–6 Mio. E Penizillin plus 1 g Streptomycin, Dämpfung des Hustenreizes mit Codein oder *Dicodid*®, evtl. Kreislaufstimulation.

4. *BAL:* SJÖBERG (2) hat dieses Mittel in 2 Fällen angewandt, offenbar mit einem großen Erfolg.
5. *Vitamin C:* Hohe Dosen, 125 mg/kg und noch höher i. v., schützen experimentell (8) besser gegen Vanadium als das CaNa$_2$-EDTA.

Literatur

1 WILLIAMS, N.: Brit. J. industr. Med. 9 (1952) 50
2 SJÖBERG, S.G.: Vanadium Pentoxide Dust. Acta med. scand. Suppl. 238 (1950) 1; Nord. hyg. T. (1954) 45
3 BROWNE, R.C.: Brit. J. indust. Med. 12 (1955) 57
4 MOUNTAIN, J.T., U. MITARB.: A.M.A. Arch. industr. Hlth 12 (1955) 494
5 TALVITIE, N.A., W D.WAGNER: Arch. indust. Hyg. 9 (1954) 414
6 SYMANSKI, J.: Arch. Gewerbepath. Gewerbehyg. 9 (1939) 295
7 WYERS, H.: Brit. J. industr. Med. 3 (1946) 177
8 MITCHELL, W.G., u. E.P.FLOYD: Proc. Soc. Exper. Biol. et Med. 85 (1954) 206

Leichtmetalle
(Aluminium [Al] und Magnesium [Mg])

Magnesium und *Aluminium* sind an und für sich ungiftig, doch verursachen sie beim Eindringen in Wunden auch als kleinste Splitter und als Metallstaub hartnäckige Entzündungen und chronische Infiltrate, die eine sehr schlechte Heilungstendenz aufweisen.
Das Verschlucken von Metallstaub des „Elektronleichtmetalls" (97% Mg + 3% Al) bewirkt Verdauungsstörungen sowie Appetit- und Gewichtsverlust.
Aluminiumlunge: Gefährdet sind vor allem Arbeiter, die mit *feinem Aluminiumstaub* oder mit *Bauxit* zu tun haben. Der Beginn und das Weiterschreiten erfolgen frühzeitiger als bei anderen Pneumokoniosen. Dyspnoe, Zyanose und ein trockener Husten beginnen bei jungen Arbeitern schon nach weniger als einem Jahr Exposition, und der Tod kann schon innerhalb eines Jahres nach Beginn des Leidens eintreten. Das Lungenbild gleicht sehr der Silikose. Im Gegensatz zu dieser fehlen aber die tumorartigen Schwielenmassen, und die Lymphknoten bleiben frei. Für nähere Einzelheiten sei, da es sich hier nicht um eine eigentliche Vergiftung handelt, auf die ausführliche Darstellung in den Handbüchern über Pneumokoniosen verwiesen (KOELSCH 1, 2, weitere Literatur 3, 4). Die Einatmung von *Aluminiumdämpfen* (z.B. in der Al-Schmelze bei der Herstellung von Al-Legierungen) kann zu schweren Lungenfibrosen führen (5).
MgSO$_4$ (Magnesium sulfuricum) wird als Abführmittel verwendet und kann bei Überdosierung (50 g) evtl. tödlich wirken. Die intravenöse Verwendung ist heute wegen der Gefahr der Mg-Narkose verlassen worden. *Vorsicht* auch bei *Kindern,* ferner *bei Nierenschädigung,* wo schon therapeutische Dosen toxisch wirken können (fehlende Elimination durch die Niere). Kontraindiziert ist es auch bei Bandwurmkuren, da es durch den vorausgehenden Reiz des Wurmmittels zu vermehrter Resorption kommen kann (6).

Therapie

1. Sofortige i.v. Injektion von *Kalziumchlorid* oder von *Kalziumglukonat* (z.B. *Calcium Sandoz®*) 20%ig i.v. 1–2 Amp., d.h. 10–20 ml. Bei Herzstillstand 10 ml intrakardial.
2. *Neostigmin* oder *Prostigmin* 1–2 Amp. i.m.

Essigsaure Tonerde (Solutio aluminii acetici) und **Alaun** haben in schwacher Lösung eine adstringierende, in starker Konzentration eine ätzende Wirkung. Äußerlich machen sie das Bild einer Säurevergiftung. 2 g Alaun bewirken Magenschmerzen, Übelkeit und Erbrechen, größere Mengen evtl. tödliche Verätzungen. Klinisch verliefen bisher alle von uns beobachteten Fälle akzidenteller oder absichtlicher Einnahme ohne schwere Vergiftungserscheinungen. **Therapie:** Siehe Säurevergiftung.

Literatur

1 KOELSCH, LEDERER: Arch. Gewerbepath. Gewerbehyg. 5 (1934) 108
2 SCHILLER, E.: Aluminiumlunge. In: Handbuch der gesamten Arbeitsmedizin, Bd. II, hrsg. von E.W. BAADER; Urban & Schwarzenberg, München 1961 (S. 256–265)
3 MARCHI, DE A.: Schweiz. Z. Tuberk. 4 (1947) 413
4 LEDERER, E.: Verh. dtsch. Ges. Arbeitsschutz 1 (1953) 121
5 MÖDDER, H., TH. SCHMITT: Dtsch. med. Wschr. 76 (1951) 84
6 DIEM, R., u. MITARB.: Med. Welt (1966) 603

Beryllium (Be)

Vorkommen: Beryllium wird in zahlreichen Industriezweigen (Stahlherstellung, Atommeiler, Röntgenstrahlenfenster) verwendet. Gefährdet sind vor allem die Arbeiter bei der Berylliumextraktion und bei der Herstellung des Fluoreszenzpulvers (früher auch der Fluoreszenzglühlampen). Die neuen Fluoreszenzlampen enthalten kein Be mehr.
Giftwirkung: Die Giftwirkung beruht wahrscheinlich auf der Bildung von Be(OH)$^+$, das im Gewebe aus Be-Verbindungen entsteht. GRIER (1) konnte zeigen, daß schon kleine Konzentrationen von Be die Wirkung der alkalischen Phosphatase zu neutralisieren vermögen. Bei uns

spielt die Vergiftung praktisch keine große Rolle. Dagegen liegen in der russischen und amerikanischen Literatur (2) zahlreiche Mitteilungen vor, nachdem WEBER und ENGELHARD (3) 1933 erstmals auf gewisse Vergiftungserscheinungen hinwiesen. Reines Beryllium (4) scheint ungiftig zu sein, was z.T. bestritten wird (5). Als sehr giftig erwies sich dagegen das Be-oxyfluorid bei sehr feiner Verteilung. STERNER und EISENBUD (6) kommen zu der Auffassung, daß die Be-Vergiftung eine immunologische Reaktion darstellt, wobei ein Be-Proteinkomplex als Antigen wirken soll. Diese Konzeption hat sicher viel für sich und würde die Granulombildung besser erklären. Beweisend hierfür scheint die *positive Hautprobe* mit Be bei davon befallenen Leuten zu sein (7). Dies würde auch die Tatsache erklären, daß nicht alle mit Be in Kontakt kommenden Leute erkranken, ferner auch die guten Erfolge der Cortisonbehandlung (keine Todesfälle mehr unter den progressiven Fällen seit Einführung dieser Therapie (7)).

Die *MAK liegt für 8 Std. Arbeitszeit bei 2 γ/m^3 Luft!* Bei kurzen Expositionen nicht über 25 γ/m^3, und für die Umgebung von Be-Fabriken sollten 0,01 γ/m^3 der Atmosphäre nicht überschritten werden (7).

Resorption und Ausscheidung: 50% des aufgenommenen Berylliums werden durch die Nieren ausgeschieden, 25% finden sich in der Leber und 25% im Knochen (8). Im letzteren bleibt dieses dauernd haften. Be lagert sich hier an die Stelle des Mg, hierauf beruht wahrscheinlich auch die inhibitorische Wirkung auf die Phosphatase.

Nachweis: KLEMPERER, F.W., A.P. MARTIN: Annal. Chem. 22 (1950) 828, haben eine fluorometrische Methode beschrieben.

Vergiftungserscheinungen: Das Be hat eine *allgemeine Giftwirkung* und führt klinisch vor allem zu einem schweren Gewichtsverlust (bis 50%!) mit Hyperglobulinämie und vermehrter Kalziumausscheidung im Urin. Die Mortalität erreicht ca. 20% (8). VAN ORSTRAND (7) von der Cleveland-Klinik hat über 70 Fälle mitgeteilt, die durch die folgenden Erscheinungen gekennzeichnet waren:

1. *Kontaktdermatitis* mit Auftreten von chronischen Ulzerationen. Hierbei kann es, wie andere Forscher festgestellt haben (1, 9), zum Auftreten von eigentlichen Hautgranulomen vom Typus der Boeckschen Granulome, evtl. mit Fistelbildungen, kommen. Die Heilungsdauer solcher Wunden kann sich über Monate hinausziehen. Gefährdet waren vor allem Arbeiter und Kinder, die sich an den Scherben der früheren *Fluoreszenzröhren* verletzten!

2. *Chronisch entzündliche Erscheinungen* von seiten des *Respirationstraktes*, in schweren Fällen mit Auftreten einer chronischen Pneumonie (Tod von 5 Patienten). Die Symptome dieser *chronischen Pneumonie* waren: „Starker Reizhusten mit gelegentlich blutig durchsetztem Sputum, Dyspnoe, Zyanose, abnorm süßlicher Geschmack im Mund, Anorexie mit Gewichtsverlust, zunehmende Müdigkeit. *Röntgenologische Lungenveränderungen*, die sich 3–4 Wochen nach Beginn der ersten Erscheinungen einstellten: diffuse Verschleierung der Lungenfelder mit Infiltration vor allem peribronchial, dann allmählich Resorption der weichen Infiltrate und Erscheinen von feinen Knötchen verteilt über alle Lungenfelder, die sich langsam nach 1–4 Monaten wieder völlig aufhellten."

3. *Chronische Lungengranulomatose* (10, 11): Von 35 Patienten (11) waren fast alle mit der Fabrikation von „Fluoreszenzlampen" beschäftigt gewesen. Die Latenzzeit bis zum Auftreten der ersten Erscheinungen betrug durchschnittlich 3 Jahre! Subjektiv klagen die Patienten über allgemeine Schwäche, Gewichtsverlust, Müdigkeit und Hustenreiz. Klinisch fiel in fortgeschrittenen Fällen vor allem Atemnot, Zyanose und Blässe des Gesichts auf. Die röntgenologischen Veränderungen bestanden in einer diffusen Granulierung der ganzen Lungenfelder, die sehr an eine Miliartuberkulose oder Silikose erinnerten.

Das Stadium I („Sandsturmphase") zeigt feine miliare Herde. Im Stadium II kommt es zu einer mehr wabig-netzförmigen Struktur und im Stadium III („Schneegestöber") erreichen die Knötchen eine Größe bis zu 5 mm und fließen teilweise zusammen. Mikroskopisch bestätigte sich das Vorliegen von typischen Granulomen. Unter 35 Fällen kam es zu 6 Todesfällen. Therapeutisch erwiesen sich alle Versuche als nutzlos. Diese Beobachtungen sind von zahlreichen Untersuchern bestätigt worden (12).

4. *Tumoren:* Solche sind bis jetzt nur im Tierversuch durch i.v. Injektion von Be beobachtet worden (13) oder durch Inhalation von Be-Sulfat bei der Ratte (14), wobei Adenokarzinome der Lunge auftreten.

5. *Beryllium-Fieber:* Ein solches akutes „Metalldampffieber", auf wahrscheinlich allergischer Grundlage, kann bei Inhalation von Dämpfen analog wie beim Kupfer auftreten. Nach 24–48 Stunden verschwindet es wieder.

6. *Akute Be-Pneumonie:* Analog zur Cd-Pneumonie. Typisch sind sehr der protrahierte Verlauf, der quälende Husten, die schwierige Expektoration und das sich erst nach Monaten normalisierende Röntgenbild.

Diagnose: Wichtig ist der Hauttest (15) mit der folgenden Lösung: Berylliumfluorid, -chlorid, -nitrat und -sulfat und zwar aa auf 100 ml in je einer Konzentrationsstufe von 0,38, 0,19 und 0,019 g bei einem pH von 5–5,5. Läppchenprobe mit je 0,5 ml auf 1 cm². Ablesung nach 24–72 Stunden. Die Reaktion ist positiv, wenn eine Rötung auftritt und noch mehrere Tage bestehen bleibt.

Pathologische Anatomie: Die Granulome sind von verschiedenen Untersuchern näher beschrieben worden. VORWALD (16) fand zu Beginn vor allem in den Alveolarzwischenwänden aus Lymphozyten, Monozyten und Plasmazellen zusammengesetzte Knötchen, in späteren Stadien auch mit Riesenzellen. Allmählich wandeln sich die Knötchen fibrös um. Im Gegensatz zum Morbus Boeck kommt es häufiger zu Nekrosen.

Therapie

Die Prophylaxe scheint bei allen diesen Erkrankungen bis heute die wichtigste Maßnahme zu sein. Diese besteht in einer sehr guten Ventilation, Frischluftmasken, Duschen und Kleiderwechseln usw. sowie in einer periodischen Kontrolle der gefährdeten Arbeiter. In der Fluoreszenzlampenfabrikation ist das gefährliche Be heute überall durch das ungefährliche *Antimonsulfid* ersetzt worden! (14).

1. Beim Auftreten einer Tracheobronchitis bei Be-Arbeitern ist sofort Bettruhe zu verordnen, da körperliche Betätigung den Verlauf ungünstig beeinflußt.
2. Akute pneumonische Fälle: Sauerstofftherapie, dazu Penizillin, um Superinfekte der geschädigten Lunge zu verhüten.
3. *Berylliumverletzungen:* Weite Exzision der Verletzungsstelle, in chronischen Fällen der granulomatösen Massen.
4. *Chronische Lungengranulomatose:* Behandlung mit Prednison oder Prednisolon als Dauertherapie, z.B. täglich 20–30 mg, nach anfänglicher Stoßtherapie mit 60 mg p.o. In schweren Fällen Versuch mit intermittierenden ACTH-Infusionen, täglich 30–40 E i.v. als Tropfinfusion während 6–8 Stunden. Daneben symptomatische Therapie mit Herzglykosiden, Bettruhe, evtl. Sauerstoff, ähnlich wie bei der Silikose.
5. *Aurintricarboxylsäure:* SCHUBERT (17) fand damit experimentell eine protektive Wirkung. Klinisch ist das Mittel noch nicht versucht worden. Schubert empfiehlt zur Inaktivierung der Be-Ionen die i.v. Injektion von 5 mg/kg Körpergewicht (Herstellung der Lösung siehe SCHUBERT (17), wobei wahrscheinlich 2–3 Injektionen genügen. Be wird vielleicht auch durch Salizylate inaktiviert, Dosierung täglich 8–12 g p.o.
6. *Volon*® „Squibb": Ergab bisher bei der chronischen Berylliose neben der Cortisontherapie die besten Resultate (18), ist aber sehr teuer. *Dosierung:* tgl. 12–16 mg (näheres siehe Prospekt der Firma).

Seltene Erden: Über diese seltenen Elemente: *Lanthanum* (La), *Cerium* (Ce), *Praesodymium* (Pr), *Neodymium* (Nd) und *Yttrium* (Y) liegen in der Literatur nur vereinzelte experimentelle Toxizitätsbestimmungen vor (s. KYKER, G.C.: Arch. Ind. Health 17 (1957) 475).

Literatur

1 GRIER, R.S., U. MITARB.: J. biol. Chem. 180 (1949) 289
2 GELMAN, J.G.: Beryllium (Clucinium). In: Occupation and Health. Geneva International Labour Office 1938, suppl.
3 WEBER, H.H., W.E.ENGELHARD: Zbl. Gew.-Hyg. 10 (1933) 41
4 NATIONAL INSTITUTE OF HEALTH: The Toxicology of Beryllium. Bull. 181 (1943)
5 AUB, J.C., R.S.GRIER: J. industr. Hyg. 31 (1949) 123
6 STERNER, J.Hl. M.EISENBUD: Arch. industr. Hyg. 4 (1952) 123
7 VAN ORSTRAND, H.S., R.HUGHES, J.M. DE NARDI, M.G.CARMOLY: J. Amer. med. Ass. 129 (1945) 1084; und Arch. industr. Hyg. 10 (1954) 232
8 HARDY, H.L.: Persönliche Mitteilung 1950 (General Hospital Boston, USA); A.M.A. Arch. industr. Hlth 11 (1955) 273
9 SCHÜRMANN, H.: Praxis (1950) 151
10 HARDY, H.L., I.R.TABERSHAW: J. industr. Hyg. 28 (1946) 197
11 HIGGINS, H.L.: Conn. med. J. 11 (1947) 330
12 BORBELY, F.: Schweiz. med. Wschr. (1950) 323
13 HOAGLAND, M.B., R.S.GRIER, M.B.HOOD: Cancer Res. 10 (1950) 629
14 STOKINGER, H.E.: Rochester/N.Y.: Persönliche Mitteilung 1950. A.M.A. Arch. industr. Hlth 14 (1956) 208
15 CURTIS, G.H.: Arch. Derm. Syph. (Chicago) 64 (1951) 470
16 VORWALD, A.J.: Occup. med. 5 (1948) 684. Proc. IX. Internat. Congr. Industr. Med. London 1949, 648
17 SCHUBERT, J. U. MITARB.: A.M.A. Arch. industr. Hlth 19 (1959) 169
18 NIEMÖLLER, H.K.: Verh. dtsch. Ges. Arbeitsschutz 1 (1953) 84. Berylliumschäden siehe BAADER, E.: Hdb. ges. Arbeitsmedizin, Bd. II, Berlin 1961, (S. 261–275) (hier ausgedehnte Lit.)

Alkali-Metalle und Erdalkali-Metalle

Kalzium (Ca) und Strontium (Sr)

Toxikologische Bedeutung haben hier nur die stark alkalisch wirkenden Hydroxyde, die sich beim Zusammentritt mit Wasser aus den Oxyden bilden: CaO (Ätzkalk) + H_2O = $Ca(OH)_2$; $SrO \xrightarrow{H_2O} Sr(OH)_2$. Sie können zu schwerer Hornhautverätzung und Erblindung führen.

Therapeutisch empfiehlt sich neben langem Auswaschen (15 Minuten!) unter dem laufenden Wasser das Einträufeln physiologischer Traubenzuckerlösung, die sich mit diesen Hydroxyden zu Saccharaten verbinden, oder noch besser von Na_2-*enta*-H_2 („Laboratorien Hausmann" als Edetat-Lösung), s. SCRANKE (1).

Barium (Ba)

Gefährlich sind nur die löslichen Bariumverbindungen, wie $BaCl_2$, $BaCo_3$ u. $Ba(NO_3)_2$. Vergiftungen kommen hauptsächlich durch Verwechslungen des unlöslichen Ba-Sulfats mit dem löslichen Ba-Karbonat (Röntgenologie) oder z.B. bei Fälschungen von Mehl vor. Ba-Karbonat wurde früher vor allem als Kellerasseln- und Rattengift, und heute wird es auch noch zum Teil zur Appretur in der Strohindustrie verwendet. *Bariumsulfid* (BaS) löst sich durch Einwirkung des HCl im Magen unter Bildung von H_2S und Bariumchlorid und ist deshalb ebenfalls giftig. Die toxische Dosis liegt bei 0,2 g. Die tödliche Dosis dürfte zwischen 2–4 g liegen (2). Die MAK für den Staub liegt bei 0,5 mg/m³.

Vergiftungserscheinungen: Das Bariumion ist ein typisches Gift für die Muskelzellen der Skelett- und Herzmuskulatur und bewirkt schlaffe Paresen und eine ausgesprochene Bradykardie, daneben verursacht es in den Anfangsstadien gastrointestinale Erscheinungen. MORTON (3) sah im letzten Krieg eine Massenvergiftung von 84 Soldaten. Ein Sack mit Ba-Karbonat für die Rattenbekämpfung war irrtümlich neben die Mehlsäcke gestellt und später mit dem Mehl zu Brot mitverarbeitet worden.
Die Vergiftungserscheinungen beginnen nach seiner Darstellung 1 Stunde nach der Einnahme mit *Erbrechen*, *Durchfällen* und Schwindelgefühl. Die Pupillen zeigen eine vorübergehende Dilatation mit Abschwächung oder fehlender Konvergenzreaktion. In vielen Fällen besteht eine ausgesprochene *Bradykardie* von 40 bis 50, die Pulsfrequenz kann aber auch normal sein. Das 2. *Stadium* (Lähmungsstadium) beginnt 2–3 Stunden nach der Vergiftung und hält je nach dem Schweregrad 24–30 Stunden an. Es tritt eine schlaffe Parese vor allem der oberen Extremitäten, der Halsmuskulatur (4) und weniger ausgesprochen auch der unteren Extremitäten in Erscheinung, wobei die Sehnenreflexe abgeschwächt bis aufgehoben sein können. Die Durchfälle können auch in diesem zweiten Stadium weiter anhalten, ebenso die Bradykardie, wobei nicht selten Extrasystolen (5, 6), Bigeminie (7) und Vorhofflimmern (8) beobachtet werden. Im EKG kommt es zu einer Verbreiterung der QRS-Komplexe, zu einer Senkung der Zwischenstücke und zu einer Q-T-Verlängerung. Es kommt schließlich zur völligen Depolarisation und evtl. Kammerflimmern (13). Es wäre deshalb, da die EKG-Veränderungen bei der Hypokaliämie auffallend ähnlich sind, möglich, daß ein Teil der toxischen Wirkung der Ba-Ionen auf eine *Kaliumverdrängung* zurückzuführen ist. Genaue Kaliumbestimmungen im Blut und der Muskulatur wären daher bei klinischen und experimentellen Vergiftungen sehr wichtig.
Seit der letzten Auflage ist meine Vermutung bestätigt worden (9, 10), das Kalium sank bei einer schweren Vergiftung (10) mit 20 g *Bariumnitrat* auf 0,64 mval/l ab!, und in einem sehr schweren Fall (13) sogar auf 1,3 mval/l!
Liquor: Bei einem von GOTTWALD (4) beschriebenen Patienten bestand neben Obstipation und Anurie eine starke Zellvermehrung im Liquor (393/3 Lymphozyten), die sich nach 10 Tagen wieder normalisierte.

Baritosis: Diese durch Ba-sulfat ausgelöste Pneumokoniose verläuft absolut gutartig (11).

Prognose: Die leichteren Vergiftungsfälle heilen nach 24–36 Stunden ab. Bei einzelnen schweren Fällen kann es zum Auftreten eines dritten Stadiums mit völliger Paralyse der Extremitätenmuskulatur kommen. In einem Falle (3) waren auch die Zwerchfellmuskulatur und die Interkostalmuskeln befallen; die Vergiftung heilte aber bei allen diesen Patienten aus. FÜHNER (12) sah einen tödlich verlaufenen Fall durch Herzlähmung.

Barium

Therapie

Über die Therapie liegen noch wenig Erfahrungen vor. Es empfiehlt sich:
1. In Frühfällen *Magenspülung mit Natriumsulfat* 20 g (6–7 gehäufte Teelöffel) zur Ausfällung des Ba als unlösliches Bariumsulfat. (An Stelle des Na_2SO_4 kann auch Magnesiumsulfat verwendet werden.)
2. Als Abführmittel und Antidotum *Natriumsulfat* 30 g per os.
3. *Kaliuminfusions-Therapie:* Als Initialdosis rasch 40–60 mval/l dann weiter (z.B. Kaliumlaktat oder -karbonat. 20 mval/l/Std. je nach dem Verhalten des Serumspiegels, siehe Elektrolytkapitel). Ein während der Drucklegung publizierter Fall (13) brauchte in 24 Std. 420 mval/l Kaliumkarbonat.
4. *Kalzium- und Magnesium-Therapie:* Auf Grund von Tierversuchen (10) zeigen auch diese Mittel bei der Bariumvergiftung eine deutliche Antidotwirkung, vor allem in bezug auf die ausgelösten Rhythmusstörungen. *Dosierung:* z.B. langsame und abwechslungsweise i.v. Injektion von je 10 ml *Kalziumglukonat (Calcium Sandoz®)* 10%ig und *5–10 ml einer 40%igen Magnesiumsulfatlösung* bis zu einer evtl. Totaldosis von 60 ml Kalziumglukonat und 40 ml Magnesiumsulfat. Die Rhythmusstörungen verschwinden dabei prompt und die Injektion ist erst bei allfälligem Wiederauftreten zu wiederholen. Immer mit der Kaliumtherapie kombinieren.
5. *Sauerstoffbeatmung* bei Auftreten von Atemstörungen. Patienten warmhalten (Bettflaschen etc.). Evtl künstliche Beatmung.
6. *Bei Extrasystolie:* Hydantoin Pp., z.B. *Antisacer simplex®* „Wander" 3×tgl. 1 Tbl. à 0,1 g. Dazu evtl. *Diazepam (Valium®)* 10 mg, 2–3×tgl. *In schweren Fällen* Xylocain, Lidocain® in 2%iger Lösung, 50 mg = 2,5 ml i.v. *In schwersten Fällen* 20–50 γ/kg/Min. als Tropfinfusion (z.B. 0,4%ige Lösung je nach Fall 10–30 Tropfen/Min. Bei Kammerflimmern Elektroschock-Konversion, evtl. anschließend Herzmassage.
7. *Infusionen:* 1 Lit. phys. NaCl plus 1 Lit. 5% Laevosan zur Bekämpfung der Dehydratation, der man die nötige Menge Kalium zusetzt (s.o.).
8. *Gegen die Krämpfe: Diazepam (Valium®)* 10 bis 20 mg. i.m.

Neopol® (**Bariumpolysulfid**): Das *Neopol®* (BaS, BaS_x, BaS_2O_3), eine „feste Kalkschwefellösung", ist ein in der Landwirtschaft benütztes Sprühmittel mit fungizider, insektizider und akarizider Wirkung.

Der Wirkstoff entsteht bei der Lösung des Präparates in Wasser und ist ein Ba-Polysulfid (S_x) (14). In zwei suizidalen Fällen und bei experimentellen Untersuchungen (15) kam es zu einer Koagulopathie und einer Hemmung der Zellatmung (zyanartiger Effekt) mit Atemlähmung. Hier ist also wahrscheinlich nicht das Barium-Ion, sondern eine primäre fermenthemmende Wirkung dieses Sulfids für die Giftwirkung verantwortlich.

Therapie: symptomatisch.

Literatur

1 SCRANKE, A.: Klin. Mbl. Augenheilk. (1957) 851
2 STARY, Z., F. HAUROWITZ: Samml. Vergiftungsf. 7, A 648 (1936) 209
3 MORTON, W.: Lancet 149 (1945) 738
4 GOTTWALD, G.: Dtsch. med. Wschr. (1932) 373
5 DEAN, G.: Brit. med. J. (1950) 817
6 HIRVONEN, M.: Acta med. scand. 119 (1944) 112
7 GROTH, J.: Nord. Med. (1946) 1670 u. 2347
8 MÖLLER, K.O.: Farmakologie, Busck, Kjöbenhavn 1946
9 DIENGOTT, D., U. MITARB.: Lancet 1964 II, 343
10 LYDTIN, H., U. MITARB.: Münch. med. Wschr. 107 (1965) 1045
11 PENDERGRASS U. MITARB.: Arch. industr. Hyg. 7 (1953) 44
12 FÜHNER, H.: Samml. Vergiftungsf. 1 B 8 (1930) 35
13 HABICHT, W., U. MITARB.: Med. Welt 21 (1970) 1292
14 BORDÀS, S.: Gefährliche Pflanzenschutzmittel (Budapest) Mezögazdasági Kiadó (1964)
15 JOBBA, G., u. B. RENGEI: Arch. toxikol. 27 (1971) 106

Lithium (Li)

Lithiumchlorid ist in Diätsalzen als Ersatz für das NaCl in Amerika verwendet worden („Westsal"). CORCORAN u. Mitarb. (1) sahen 7 schwere Vergiftungsfälle, von denen 2 wahrscheinlich hierdurch tödlich verliefen. Die große Gefahr liegt darin, daß durch eine übermäßige Zufuhr von Lithiumionen das Gleichgewicht zwischen Natrium und Kalium gestört wird. Diese Gefahr ist bei kochsalzarmer oder -freier Ernährung und der gleichzeitigen Verabreichung von Lithiumchlorid besonders groß. So genügten in den obigen Fällen 4–5 g, die zum Salzen der Speisen benützt wurden, um schwere Vergiftungserscheinungen auszulösen. Experimentell konnten LEUSEN und DEMEESTER (2) schon nach subokzipitaler Injektion von 6,5 mg ähnliche Vergiftungserscheinungen wie beim Menschen hervorrufen. Nach i.v. Injektion war das Li schon nach 2 Stunden im Liquor nachweisbar.

Vergiftungserscheinungen: Diese sind in der Reihenfolge ihres Auftretens (1): „Tremor, Muskelzuckungen, Apathie, Schwerbesinnlichkeit, Flimmern vor den Augen, Verwirrtheit, schließlich Koma und Exitus". Objektiv nachweisbare Symptome: „Reflexübererregbarkeit, fibrilläre Muskelzuckungen und Übererregbarkeit der Muskeln für galvanische Reizung". CLEAVELAND (3) beobachtete in einem Selbstversuch ganz ähnliche Erscheinungen. In einem Vergiftungsfall (1) waren die Serumkaliumwerte stark erniedrigt. Die Vergiftung kann außerdem zu einer verminderten Spermiogenese oder wenigstens zu verminderter Beweglichkeit der *Spermatozoen führen* (4). Ferner soll das einmal in Körperflüssigkeiten eingedrungene Lithium eine nur sehr langsame Ausscheidung dieser Transsudate hervorrufen. Bleibende spezifisch toxische Folgeerscheinungen sind nicht bekannt.

Lithiumkarbonat wird zur Behandlung von manisch Depressiven verwendet (5) und führt evtl. zu einer schweren toxischen Veränderung des Knochenmarkes mit Linksverschiebung der Myelo-, Erythro- und Thrombopoese, sowie zu schweren Mitosestörungen mit typischen Karyorrhexisfiguren der Erythroblasten und Chromosomenverklumpungen. Daneben kann es auch zum Auftreten von typischen *Megaloblasten* kommen, analog zum Hydantoin (s. Abb. 99). Wir konnten dies an zwei Präparaten, die uns freundlicherweise von Frl. Dr. M. Lundström, Stockholm, zugestellt wurden, einsehen. Diese Veränderungen gehen auf Absetzen des Medikamentes in 2–3 Wochen wieder zurück. Im peripheren Blutbild besteht in ausgeprägten Fällen eine schwere Anämie mit Leuko- und Thrombozytopenie. Man muß diese Veränderungen kennen, da sonst fälschlicherweise an eine beginnende *Perniziosa*, Leukämie oder andere Knochenmarksstörung gedacht werden könnte.

Therapie

1. *Sofortige reichliche Zufuhr von Natriumchlorid und Flüssigkeit* in Form von i.v. Tropfinfusionen (physiologische Kochsalzlösung 2 bis 3 l + Zusatz von 500–700 mval/l NaCl). Dazu wenn möglich noch perorale NaCl und Flüssigkeitszufuhr. (Siehe auch Elektrolyt-Kapitel). *Forzierte alkalische Diurese,* siehe Schlafmittel – Kap. S. 340.
2. *Kontrolle des Kaliumspiegels* und evtl. vorsichtige Zufuhr von Kalium (20–50 mval/l KCl per os) oder i.v. 20 mval/l (75 ml einer 2%igen KCl-Lösung), oder das oft besser ertragene Kaliumlaktat 20–40 mval/l i.v. als Tropfinfusion.

Je nach Verhalten des Serumspiegels evtl. zu wiederholen.

3. *Bei Krämpfen:* Phenobarbital 300 mg i.m.

Literatur

1 CORCORAN, A.C., CLEAVELAND zit. nach CORCORAN, R.D. TAYLOR, J.H. PAGE: J. Amer. med. Ass. 139 (1949) 687
2 LEUSEN. I., G. DEMEESTER: Acta med. scand. 138 (1950) 232
3 CLEAVELAND: zit. nach Corcoran
4 QUERIES, NOTES: J. Amer. med. Ass. 142 (1950) 70
5 BILLE, M., M.C. PLUM: Ugeskr. Laeg. 117 (1955) 293

Kalium (K)

Durch die Resorption von übermäßigen Mengen von Kaliumsalzen (tödliche Dosis von Pottasche K_2CO_3 15 g (1)) kann es zu einer Verschiebung des Gleichgewichts zwischen K und Na-Ionen mit schweren Vergiftungserscheinungen kommen. Liegt eine verschlechterte Nierenfunktion vor, so kann zufolge der aufgehobenen Regulation durch eine verminderte Ausscheidung diese Gleichgewichtsstörung schon bei viel kleineren Mengen eintreten. Tödlich ist beim Menschen bereits ein Serumkaliumgehalt von ca. 8–10 mval (2). Auch Kaliumzitrat hat in Dosen von 20 g schon tödlich gewirkt (3).
Auch das Trinken einer Lösung mit *540 mval Kalium* (Mischung von Kaliumzitrat, -azetat und -bikarbonat) hat schon nach 90 Minuten tödlich gewirkt (4).

Vergiftungserscheinungen: Als erstes Symptom treten bei einem Serumkaliumgehalt von 7 bis 8 mval Parästhesien und eventuell tetanische Erscheinungen (5) auf. Klinisch ist eines der ersten Symptome das Verschwinden der Sehnenreflexe und Zeichen einer beginnenden Atemlähmung bei gewöhnlich noch gut erhaltenem Bewußtsein. Höhere Konzentrationen führen zu Lähmungen der Extremitäten und evtl. des Stammes (6). Im EKG beobachtet man zuerst eine Vergrößerung der T-Wellen, bei höheren Konzentrationen eine Erhöhung des R und Vertiefung des S, schließlich verschwinden bei 9–10 mval die P-Wellen, und es tritt eine Senkung des S-T-Zwischenstückes mit Verlängerung der Q-T-Distanz auf. Bei ca. 10 mval kommt es zur Ausbildung eines Herzblockes (7) mit gewöhnlich tödlichem Ausgang. Solche durch eine Hyperkaliämie bedingten Erscheinungen sieht man auch häufig bei durch Gifte (Tetrachlorkohlenstoff, Quecksilber etc.) bedingten Schädigungen des unteren Nephrons (Urämie).

Therapie

1. *Magenspülung* mit physiologischer Kochsalzlösung, vor dem Herausziehen des Schlauches Einfließenlassen von 20 g Natriumsulfat als Abführmittel.
2. *Sofortige Zufuhr von NaCl* auf oralem und i.v. Wege als Tropfinfusion, wobei total ca. 500 bis 700 mval Kochsalz zuzuführen sind. Bei tetanischen Symptomen außerdem 20 ml einer 20% Kalziumglukonatlösung i.v. (= 15 bis 20 mval).
3. *Kontrolle des Serumkaliumspiegels* und evtl. weitere Zufuhr von NaCl. Keine Fruchtsäfte, keine Milch!
4. *Peritoneal-* oder *Hämodialyse* als beste Maßnahme um die K-Ausscheidung zu steigern.
5. *Hydrocortison:* 150–200 mg i.v. um die Kalium-Ausscheidung zu steigern.
6. *Noradrenalin:* Bei Schock oder Kollaps (4 bis 10 mg/300 ml Infusion), ist aber erst deutlich wirksam, wenn durch Abfall des Kaliumspiegels die Rezeptoren wieder ansprechen.
7. *Sorbitlösung* zur Provokation von Durchfällen und den dadurch ausgelösten Kaliumverlust, siehe *Therapie der Hyperkaliämie* S. 23.

Kaliumchlorid (KCl): Wird therapeutisch verwendet und hat in dragierter Form, das sich erst im Dünndarm löste, zu Jejunal-Geschwüren mit konsekutiver Dünndarmstenose geführt (8, 9). Die heutigen Präparate sind ungefährlich, sollten aber vorsichtshalber nach dem Essen eingenommen werden.

Kaliumchlorat: (Kalium chloricum) $KClO_3$: Siehe Seite 166.

Kaliumperchlorat: Wurde zur Behandlung der Hyperthyreose in Dosen von 400–600 mg tgl. empfohlen, *kann aber zu schweren, evtl. tödlichen Agranulozytosen und aplastischen Anämien führen.* (Eigene Beobachtungen und [10]). Darf heute nicht mehr verwendet werden!

Natrium-Kalium-Legierung: NaK, eine flüssige Metallegierung, wird heute vor allem als Kühlflüssigkeit für Atomreaktoren gebraucht. Abgesehen von der Bildung der Isotopen Na^{24} und K^{42}, die harte Gammastrahlen abgeben, können sie vor allem bei der Berührung der Haut zu schweren Verbrennungen und Ulzerationen führen. Als Hautschutz empfehlen FINKEL und LYONS (11) die Kontaktstellen mit *Oleum paraffinum* mit 2,5% Stearinsäure zu übergießen (H_2O ist streng verboten!) und dann mit einem Metallspatel die Legierung abzukratzen. Zum Schluß wird das Paraffinöl mit einer Seifenlösung entfernt. Anschließend werden evtl. Geschwüre nach den üblichen Methoden behandelt.

Literatur

1 FÜHNER, H., W. BLUME: Medizinische Toxikologie, 2. Aufl., Leipzig 9. Thieme (1947) 66
2 FINCH, C.A., C.G. SAWYER, J.M. FLYNN: Amer. J. Med. 1 (1946) 337
3 Lancet 1954/II, 1202
4 KAPLAN, M.: Ann. intern. Med. (1969) 363
5 BERKER, A.F., M. MITRANI, O.N. ULUTIN: Istanbul 1 (1951) 45
6 KEITH, N.M., A.E. OSTERBERG: J. clin. Invest. 26 (1947) 773
7 WINKLER, A.W., H.E. HOFF, P.K. SMITH: Amer. J. Physiol. 124 (1938) 478
8 BAKER, D.R., u. MITARB.: J. Amer. med. Ass. 190 (1964) 124
9 LINDHOLMER, B. u. MITARB.: Acta chir. scand. 128 (1964) 310
10 KREVANS, J.R., u. MITARB.: J. Amer. med. Ass. 181 (1962) 162
11 FINKEL, A.J., W.B. LYONS: A.M.A. Arch. industr. Hlth 17 (1958) 624

Seifen

Kali-Seifen (Schmierseife, Sapo kalinus) reagieren stärker alkalisch als die gebräuchlichen Natriumseifen. Sie können zu schweren Ekzemen führen. In hohen Konzentrationen, z.B. versehentlich als Klysma, können sie durch Zerstörung der Schleimhaut und Resorption tödlich wirken. Ebenso kommen Todesfälle durch Einspritzungen von Seifenlösungen in den Uterus (Abort) vor, wenn das Mittel unglücklicherweise in die Blutbahn gelangt, wo es zur Oxydation des Hämoglobins zu Methämoglobin und durch Membranschädigung zu *schwerer Hämolyse* führt (1). Nachstehend ein solcher von uns beobachteter Fall, wobei sich die Seifenwirkung wahrscheinlich mit der Formaldehydwirkung kombinierte (*Lysoform*). Doch sind genau die gleichen Vergiftungserscheinungen auch bei reinen Seifenvergiftungen beobachtet worden (2).

Fall Z.A., 31j. Hausfrau (KG 105/16, 1944)
Ehemann versuchte am 8.1. durch direkte Injektion von Lysoform in den Uterus einen Abort auszulösen. Kurze Zeit darauf Koma und Auftreten von Krämpfen. Einweisung unter der Diagnose Eklampsie mit komatösem Zustand in die Frauenklinik mittags 12 Uhr, wo man einen Abortus imminens feststellt und den Uterus ausräumt. Bereits dort fällt der dunkelrote Urin auf, die Patientin wird deshalb um 14.30 Uhr wegen Verdacht auf Vergiftung in die Medizinische Klinik verlegt.
Befund und Verlauf: Reagiert nicht auf Anruf, passive Rückenlage, Preßatmung, Kopf und Augen nach li. gewandt, ausgesprochene Spastizität sämtlicher Extremitäten, die oberen gebeugt, die unteren gestreckt. Puls 160, kaum fühlbar. Pupillen maximal

weit, lichtstarr, Corneae bds. schon trüb, leicht eingetrocknet, keine Ätzspuren in der Mundhöhle, Cor, Pulmo und Abdomen o.B. Kornealreflexe erloschen, bds. Spontan-Babinski, Sehnenrefl. gesteigert, seitengleich. Urin: dunkel, weinrot, mit 1440 mg% *freiem Hämoglobin,* reichlich fein bestäubte Zylinder, keine Erythrozyten, selten Leukozyten, Benzidin +, Blutdruck anfänglich nicht meßbar. *Blutbild:* Erythrozyten 5,3 Mill., Hb anfänglich 16,5g%, Leukozyten 22400, davon 90% Neutrophile. SR 6/17 mm, *Blutserum* weinrot, freies Serumhämoglobin 380 mg%, Rest-N 22 mg%, Bili 2,4 mg%.
Am 2. Tage Auftreten von Zuckungen, Pupillen eng, reagieren wieder träge auf Licht, Kornealrefl. und Lidschlag wieder vorhanden. Am 3. Tag Blutserum hellgelb, Urin bräunlich-gelb, Pat. weiter komatös, Spasmen haben sich gelöst, keine Zuckungen mehr. Hb. auf 12,9g% abgefallen. Blutdruck jetzt 120/80, Puls 150.
Hämolyse sistiert am 3. Tag, Oligurie, Ansteigen des Rest-N auf 105 mg%. Am 4. Tag Temperaturanstieg, am 5. Tag massiver pneumonischer Befund, Temperatur über 41°C. Exitus, ohne aus dem Koma erwacht zu sein, am 6. Tag.

Epikrise: In dem vorliegenden Fall kam es durch den Übertritt der Seifenlösung (*Lysoform*) in die Blutbahn zu einer schweren Hämolyse mit Hämoglobinurie, extrahepatischem Ikterus, Nierenschädigung und vielleicht durch die Anoxämie zu irreparablen zerebralen Störungen, so daß die Patientin, ohne aus dem Koma erwacht zu sein, am 6. Tag ad exitum kam. Es ist möglich, daß für die schweren zentralen Schädigungen teilweise noch eine Luftembolie, oder wie auch für die spätere Nierenschädigung, das hier mit der Seifenlösung (Lysoform) mitgeschleppte Formaldehyd eine Rolle spielte. Ähnliche Fälle siehe (2, 3). Neuerdings wird statt der Schmierseife im Publikum immer häufiger die intrauterine Injektion von *Detergentien* (z.B. *Pril*®) angewandt (4), die analoge Vergiftungserscheinungen auslösen können (s. folgendes Kapitel).

Kalilauge und Natronlauge (Ätzkali und Ätznatron): Siehe unter Laugenvergiftungen.

Therapie

1. *Reduktionsmittel:* so rasch als möglich (1).
   a) *Natriumthiosulfat:* Sofort 10 ml 10% Lösung (= 1 g) i.v. zusammen mit
   b) *Askorbinsäure:* 2 g, d.h. z.B. 4 Ampullen *Redoxon forte*®, in schweren Fällen stündlich zu wiederholen!
2. *Austauschtransfusion:* Das beste, um das freie Hämoglobin, das für die Niere gefährlich ist, zu eliminieren und dem Körper wieder funktionsfähige frische Erythrozyten zuzuführen.

Doch genügt hier eine teilweise Austauschtransfusion, d.h. 2–3mal Aderlaß von 600 ml aus dem einen Arm bei gleichzeitiger Transfusion von Blutkonserven der gleichen Menge in den anderen Arm.
3. *Flüssigkeitszufuhr:* Infusionen von 5% Traubenzuckerlösung, 1000 ml i.v. und 1000 ml s.c. zur Anregung der Diurese und Verdünnung der Hämoglobinkonzentration in der Niere.
4. *Schocktherapie:* s. Schockkapitel S. 15.
5. *Bekämpfung der Urämie und eventuellen Anurie:*
   Hämodialyse oder *Peritonealdialyse,* je nach den Kreislaufverhältnissen vermögen die kritische Zeit zu überbrücken.

Detergentien, Tenside

Seifen werden heute immer mehr durch grenzflächenaktive Stoffe, d.h. durch Detergentien ersetzt, die auch als Emulgatoren Verwendung finden. Zu den wichtigsten heute in zahllosen Abarten auf dem Markte erscheinenden *anionischen Tensiden* gehören: Alkylsulfate, Alkylsulfonate, Alkylbenzolsulfonate usw., dann zahlreiche Phosphatabkömmlinge (5).

Waschrohstoffe

a) **Feinwaschmittel:** Ohne Seifenzusatz, z.B. *Vel, Pril* etc. („light duties") sind oral eingenommen relativ harmlos.
b) **Grobwaschmittel:** („heavy duties") sind mit Seifen vermischt, wie *Persil* etc. und werden dadurch z.T. mehr oder weniger alkalisch. Dadurch können sie bei Kleinkindern, oral eingenommen, eventuell bereits toxisch wirken.
c) **Kationenaktive Substanzen:** *Invertseifen oder „Quats"* (vorwiegend quaternäre Ammoniumverbindungen) sind als Waschmittel ungeeignet aber in schwacher Konzentration gute Emulgatoren (z.B. max. 1% in Pudern, Salben, Tinkturen). Verwendung in der Textilindustrie und als Desinfektionsmittel.
d) **Ampholytseifen,** quaternäre, d.h. elektrisch neutrale Ammoniumverbindungen, verwendet als Zusätze zu Desinfektionsmitteln und Waschmitteln (harmlos).
e) **Nichtionogene Substanzen** („nonionics"): Die modernste Gruppe der Waschmittel (gemischt mit den obigen), d.h. die „Tween Typen". Vor allem *Polyoxyäthylen-Fettalkoholäther* und *Fettsäure*. Ebenfalls oral harmlos.

Zusatzstoffe („builders")
Je nach Zweck Bleichstoffe, z. B. *Natriumperborat* (8–15%) (s. *Borate,* in hohen Dosen toxisch!), *optische Aufheller* (unter 1% harmlos), *Wasserenthärter,* kondensierte Phosphate (bis zu 40%) und Komplexone (bis zu 1%), die harmlos sind.

Vergiftungserscheinungen

1. *Lokale Wirkung* analog den Seifen; reizt Haut und Schleimhäute (Auge evtl. Korneatrübungen).
2. *Enterale Aufnahme:* Gastroenteritis evtl. hämorrhagisch mit Erbrechen und Durchfällen. Die *Hauptgefahr* besteht in der *Schaumaspiration!* (Cave Magenspülung s. u.).
3. *Inhalation des Staubes:* (v. a. bei Kindern) kann zu *Laryngospasmus* und *Tracheobronchitis* (Laugenwirkung) mit Pneumonie führen.
4. *Injektion ins Gewebe:* Führt zu schmerzhaften Nekrosen.
5. *Intrauterine Applikation als Abortivum* (analog den Seifen siehe vorangehendes Kapitel): Diese gefährlichste Vergiftung führt zu den gleichen Erscheinungen (*Schock, Hämolyse* und evtl. *Anurie,* siehe den Fall mit *Pril®* (4)) und kann tödlich verlaufen. Doch ist die Prognose meistens weniger ernst.

Therapie

1. *Lokale Reizung* (Auge etc.): Spülung unter dem laufenden Wasserhahn. Dann Eintropfen von sterilem Paraffinöl und eines Anästhetikums.
2. *Enterale Aufnahme:* Keine Magenspülung, da Gefahr enormer Schaumbildung und dadurch der *Aspiration!* Man lasse langsam! reichlich Wasser trinken. Die Hauptsache ist die Verdünnung. Dann gebe man Schleim und Milch. *Bei Aspiration des Schaumes Antibiotikaabschirmung* und *Prednison* 1 mg/kg sowie *Codeinpräparate.*
3. *Inhalation:* gleiche Therapie.
4. *Intrauterine Anwendung:* gleiche Therapie wie oben bei der Seifeninstillation.

Literatur

1 Heller, L.: Med. Klin. 44 (1949) 1340
2 Haselhorst, G.: Dtsch. med. Wschr. (1948) 337
3 Weise, J.: Dtsch. med. Wschr. (1951) 249
4 Tschakaloff, Ch.: Wien. klin. Wschr. 81 (1969) 305
5 Ludewig, R., K. H. Lohs: Akute Vergiftungen. 2. Aufl. Fischer, Jena (1966) 349/50

Metalloide

Arsen (As)

Vorkommen: Gewerblich sieht man vor allem die chronische Form bei der Verarbeitung verschiedener Erze und Metalle (zahlreiche Metallsulfide sind mit Arsen verunreinigt) oder beim Pflanzenspritzen mit As-haltigen Insektenmitteln. Klinisch begegnet man hauptsächlich akuten suizidalen Vergiftungen, die aber heute gegenüber anderen Vergiftungen stark in den Hintergrund treten. Selten beobachtet man exfoliative Dermatitiden, aplastische Anämien oder schwere Thrombozytopenien auf einer wahrscheinlich anaphylaktischen Basis durch eine längere und hochdosierte Arsentherapie. Bei kriminellen Vergiftungen ist das Arsen heute weitgehend durch das Thallium und Parathion verdrängt worden.

Hauptsächlichste Arsengiftquellen

Arsenik: As_2O_3, löst sich in Wasser als arsenige Säure H_3AsO_3.

Arsensulfide: Unlöslich und ungiftig, oft aber mit Arsenik verunreinigt.

Arsentrichlorid: $AsCl_3$, eine farblose rauchende, ölige Flüssigkeit, hat neben der As-Wirkung stark ätzenden Effekt (Kornea, Haut, Bronchien).

Arsen-Farbstoffe: Meistens Arsen-Verbindungen mit Metallen, z.B. Schweinfurtergrün (arsenigessigsaures Kupfer), Scheelsches Grün usw.

Arsen-Insektenmittel: Hier vor allem Blei- und Kalziumarsenit, auch arsenikhaltige Seifen zur Imprägnierung von Fellen, ausgestopften Tieren usw.

Organische Arsen-Präparate: Vergiftungen relativ selten.

Arsenwasserstoff: AsH_3. Sehr giftig, gasförmig, schwerste Vergiftungen noch bei enormen Verdünnungen.

Giftaufnahme: Vor allem durch den Mund als Schmutz- und Schmieraufnahme wie beim Blei oder durch Einatmen von arsenhaltigem Staub. In seltenen Fällen können Vergiftungen auch durch arsenhaltige Pflanzen und Früchte zustande kommen, sei es durch daran haftende Spritzmittel oder durch das von den Pflanzen selbst aufgenommene Arsen, wenn sich dieses durch wiederholtes Spritzen im Boden stark anreichert (z.B. Vergiftungen durch arsenhaltigen Spinat (1)).

Wirkungsmechanismus: Das Arsen beeinflußt wahrscheinlich zahlreiche lebenswichtige enzymatische Prozesse im Körper im Sinne einer Lähmung. So vermag das Arsen den Fett- und Kohlehydratstoffwechsel gewisser Zellen durch seine Verbindung mit den Sulfhydryl-Radikalen der hierfür verantwortlichen Enzyme (2) zu blockieren. Auf diesem Wege der Herabsetzung der intrazellulären Atmung kommt wahrscheinlich auch die bekannte Wirkung des Arsens auf die Mitosen zustande. Typisch ist die kapillarlähmende Wirkung des Arsens.

Toxische Dosis und individuelle Empfindlichkeit: Beim Arsen ist die individuelle Empfindlichkeit außerordentlich verschieden. Durch eine allmählich gesteigerte orale Gifteinnahme kommt es langsam zu einer verminderten Resorption im Darm. Hierfür legen die chronischen Arsenikesser (Steiermark) ein beredtes Zeugnis ab, die evtl. bis zu 1 g arseniger Säure täglich ohne gesundheitlichen Nachteil einnehmen! Demgegenüber wirken evtl. bei einem nicht angewöhnten Erwachsenen schon 0,12 g arseniger Säure tödlich. Die MAK für den Arsenikstaub beträgt $0,5\ mg/m^3$.

Wir haben unsere 20 Fälle der Klinik zusammen mit einigen Fällen der SUVA in der Dissertation von BLECHER (3) zusammenstellen lassen, auf die für nähere Literaturangaben verwiesen sei. Von den 20 Fällen entstanden 4 akute Vergiftungen durch wiederholte Inhalation von Staub beim Verpacken von arsenhaltigen Insektenmitteln oder beim Mischen von arsenhaltigen Substanzen in der Glasindustrie. 9 akute Vergiftungen kamen durch perorale Aufnahme zustande, und eine akute Intoxikation entstand durch eine längere Arsentherapie. In 2 Fällen handelte es sich um eine anaphylaktische Salvarsan-Reaktion mit tödlichem Ausgang, zweimal um schwere Knochenmarksschädigungen durch Salvarsan und in den übrigen Fällen um chronische Vergiftungen durch verschiedene Ursachen.

Symptomatologie

1. *Lokale Reizwirkungen:* Häufig sind die Vergiftungserscheinungen, die beim Kontakt mit Arsenstaub usw. auftreten, nur lokaler Art (4,5).

Es kommt zu verschiedenen Hauterscheinungen an den Kontaktstellen in Form von lokalen Erythemen, Ekzemen, Ulzerationen (6), ferner zu trophischen Störungen an den Nägeln und Haaren. An den Schleimhäuten beobachtet man Entzündungen (Konjunktiven) evtl. mit Geschwürsbildungen. So kann es z. B. zu typischen Septumperforationen (Fall 6, s. auch (1)) kommen. Eine auffallende Trockenheit des Rachens mit Hustenreiz und Heiserkeit vervollständigen das Bild.

2. *Allgemeine Giftwirkungen:* Akute Form / Chronische Form

Akute Form

Die akute Form tritt vor allem bei der oralen Aufnahme größerer Giftmengen auf, seltener durch Einatmung größerer Mengen von Arsenstaub oder von Insektenmitteln. Klinisch ist die akute Form in der Mehrzahl der Fälle eine Vergiftung durch Einnahme von Arsenik. Im folgenden sei zuerst eine typische Beobachtung in unserer Klinik eines tödlich verlaufenen Falles mit oraler Vergiftung wiedergegeben.

Fall H.F., 25j. Kaufmann (KG 104/173, 1928)

Pat. nimmt um 13 Uhr in suizidaler Absicht 3 Eßlöffel eines arsenikhaltigen Rattengiftes. Etwa um 16 Uhr starkes Unwohlsein. Auftreten von profusen Durchfällen und Erbrechen. Der Arzt wird erst um 20 Uhr gerufen und weist den Patienten in bereits stark kollabiertem Zustand in das Spital ein.

Befund: Sehr schlechter AZ, schwerster Kollaps, fahle, livide Verfärbung der ganzen Haut, Zyanose der Extremitäten, der Lippen und Ohren. Sensorium völlig klar. Klagt über zeitweise heftige Magen-Darm-Krämpfe und häufige Durchfälle. Puls kaum fühlbar, 140. Herztöne: nur der erste Ton deutlich zu hören, dumpf mit einem nachfolgenden systolischen Geräusch und einem nur ganz leisen 2. Ton. Atmung leicht beschleunigt. Skleren weiß. Kein Husten. Abdomen eingezogen, weich, nicht druckempfindlich. Sehnen- und Periostreflexe schwach vorhanden, keine pathologischen Reflexe. Keine Muskelkrämpfe.

Verlauf: Sofortige stärkste Stimulation sowie Antidotum arsenici. Brechen und Koliken verschwinden, während die völlig wässerigen Durchfälle anhalten. Zunehmender Kollaps, Stimulation wirkungslos, dabei stets völlig klares Bewußtsein. Exitus unter dem Bild einer Vasomotorenlähmung 14 Stunden nach Einnahme des Giftes.

Sektion: Zeigt außer einer Verschorfung der Magenschleimhaut an gewissen Stellen und einer Hyperämie der Darmwand nur das Bild einer allgemeinen Gefäßlähmung. Trübe Schwellung und feintropfige Verfettung der Leber.

Als *Initialsymptome* der akuten Vergiftung fanden wir in unseren Fällen *Kopfschmerzen, Schwindel, Schwächegefühl, Nausea und Erbrechen* und vor allem bei Vergiftungen durch Inhalation auch *Druckgefühl und Schmerzen auf der Brust* und in der Herzgegend.

Bei *oraler* Einnahme einer größeren Menge treten nach einer Latenzzeit von 3 bis 4, manchmal auch erst nach 12 bis 24 Stunden *heftige Magen-Darm-Beschwerden* im Sinne von Bauchkrämpfen, Erbrechen und profusen wässerigen Durchfällen auf. Zu diesen Symptomen gesellen sich weiter bald schwere Kollapserscheinungen als Zeichen einer *Kapillarlähmung*. Die Haut ist fahlgrau verfärbt, Nase und Ohren sind kalt anzufühlen und zyanotisch, der Puls wird fadenförmig und beschleunigt, der Blutdruck ist manchmal überhaupt nicht mehr zu bestimmen. Das Erbrechen und die choleraartigen Durchfälle führen rasch zu einer *schweren Elektrolytstörung* mit entsprechender *Hyponatriämie* und *-kaliämie* sowie *-chlorämie* und ausgesprochener *Hypovolämie*. Daher kommt es häufig zu *Wadenkrämpfen* und Muskelzuckungen, ferner zu typischen Hypokaliämiezeichen im *EKG*. Die *Störung der Nierenfunktion* (Oligurie bis Anurie und leichtem Ansteigen des Rest-N) ist teilweise wohl eine Folge der Hypochlorämie, der starken Exsikkose und des niedrigen Blutdruckes und weniger im Sinne einer direkten Arsengiftwirkung aufzufassen. Evtl. *zerebrale Erscheinungen* (Verwirrtheit, Koma) sind wohl als Durchblutungsstörungen durch den schweren Schock zu erklären. In seltenen Fällen kann es zu leichten *Leberschäden* kommen. So sahen wir in 2 Fällen ein *Ansteigen des Bilirubins* bis auf 4,5 mg% und einen deutlichen Subikterus. Das Blutbild unserer akuten Vergiftungsfälle zeigte eine ausgesprochene *neutrophile Leukozytose* (15 000—20 000). Unter den Zeichen einer allgemeinen Gefäßlähmung kommen die schweren Vergiftungsfälle, wenn die Therapie nicht rechtzeitig einsetzt, gewöhnlich schon in den ersten 24 Stunden ad exitum. Überstehen die Patienten die akute Phase, so kommt es in vielen Fällen nach 3 Wochen zum Auftreten einer *Polyneuritis* wie bei der chronischen Vergiftung (s. dort). Nach 2 Monaten sieht man dann wie bei der Thalliumvergiftung *über dem Nagelbett* ein bogenförmiges, ca. 1 mm breites, mattgraues *Lunulaband*, das mit dem Nagelwachstum peripher vorrückt (siehe Abb. 18). Nach den Untersuchungen von WIGAND (7) enthält diese Zone zehnmal mehr Arsen als die übrigen Nagelteile! Erfolgt die Giftaufnahme nicht oral, sondern durch *Inhalation,* so kann die Vergiftung zuerst mit reißenden Schmerzen in der Brust, mit Kopfschmerzen und Übelkeit und Erbrechen beginnen. Dazu gesellen sich dann Reizerscheinungen von seiten der Atemwege, wie Husten, Trockenheit im Rachen, Heiserkeit und Schnupfen. Erst im Anschluß an diese Erscheinungen kommt es zum Auftreten von gewöhnlich eher weniger ausgesprochenen Magen-Darmerscheinungen mit Durchfällen und evtl. Kollapssymptomen, wie sie oben geschildert wurden. Von dieser Form bis zu den mehr chronisch verlaufenden Fällen kommen alle Übergänge vor. Typisch für eine solche Vergiftung durch Inhalation eines arsenhaltigen Insektenmittels ist der folgende Fall, den ich der SUVA verdanke:

Fall S.M., 48j. Packerin

Die früher immer gesunde Frau muß an einem Tag 200 kg „Prosat" (ein arsenhaltiger Puder) während 3 Stunden in Papiersäcke abfüllen. Infolge einer nicht gut schützenden Maske erkrankt sie in der Mittagspause mit *leichten Schmerzen auf der Brust, Atemnot und Nausea*. Muß am Nachmittag die Arbeit abbrechen. Beschwerden nehmen gegen Abend immer mehr zu. Muß die ganze Nacht außerhalb des Bettes am offenen Fenster verbringen; eine Coramin-Injektion bringt keine Linderung. Gegen Morgen Erbrechen und sehr starke Kopfschmerzen, die auf kein Mittel ansprechen. Am 3. Tage langsame Besserung, am 4. Tage konnte sie wieder aufstehen.
Der Arbeiter, der die Patientin ablöste, erkrankte am folgenden Tag mit starken Durchfällen und wurde ebenfalls einen Tag bettlägerig.

Chronische Form

Bei der chronischen Arsenvergiftung stehen die folgenden Kardinalsymptome im Vordergrund:
Hyperkeratosen der Hände und Füße,
Hautpigmentationen
Konjunktivitis
Tracheitis
Anämie hyperchrome mit schwerer Karyorrhexis der Erythroblasten
Polyneuritische Erscheinungen
(Magen-Darm-Symptome treten eher zurück)

Typisch für eine solche chronische Vergiftung ist der folgende von uns beobachtete Fall (7 a):

Fall A:

72jährige Frau, die uns im März 1965 vom Hausarzt überwiesen wurde, weil sie scheinbar ziemlich akut an heftigem Durchfall erkrankt war. Da es sich um eine alleinstehende Patientin handelte und das Wochenende bevorstand, war die Einweisung auch sehr begreiflich. Die Anamnese ergab, daß sie schon ziemlich lange an auffallender Müdigkeit und Atemnot beim Treppensteigen litt. Vor einem Monat suchte sie deshalb einen Internisten auf, der aber zur Zeit der Spitaleinweisung im Militärdienst abwesend war.

Status beim Spitaleintritt: Die Patientin befand sich in einem deutlich reduzierten AZ und hatte in den letzten Wochen 6 kg an Gewicht verloren. Sie klagte über *Appetitlosigkeit, Zungenbrennen* und ein wundes Gefühl hinter dem Brustbein, ferner über eingeschlafene Füße und Hände, sowie über *Ameisenlaufen* in den Beinen. Seit 4 Tagen kamen dazu heftige *Durchfälle* und Tenesmen, wobei sich ca. alle 4 Std. dünne Stühle entleerten.
Die nähere Untersuchung ergab das Vorliegen einer ausgeprägten *Exsikkose*, eine *dunkle Pigmentierung* im Bereiche des Gesichtes, des Nackens und der Gelenkbeugen mit leichter *Hyperkeratose*, sowie eine *Konjunktivitis* und mäßige *Tonsillitis* und *Pharyngitis*, sowie *Bronchitis*. Das Abdomen war weich, es ließ sich kein Tumor palpieren, die Milz war nicht palpabel.
Neurologisch fand sich eine deutliche Druckempfindlichkeit der Nervenstränge bei gesteigerten Sehnen- und Periostreflexen, die Tiefensibilität war intakt, und es bestand eine mäßige Hyperästhesie. Auffallend war ein fast völliger Ausfall der Geschmacksempfindung.

Die wichtigsten Laborbefunde seien nachstehend aufgeführt:

Hb ↓ 6,5 g%, F.I. 1,0, Retikulozyten ↗ 74⁰/₀₀, Leukozyten ↓ 2100.
Leukozytendifferenzierung normal, doch Basoph. ↗ 11,5%!
Thrombozyten: 350000.
Serumeisen ↓ 56 γ%.
Bilirubin: 0,92 mg%
Prothrombin: 97%.
Benzidin Stuhl neg., Urin o.B.

Die Polyneuritis und das Zungenbrennen wurden anfänglich als Zeichen eines Vitamin-B-Komplex-Mangels (bedingt durch die anhaltenden Durchfälle) aufgefaßt.

a) *Magendarmabklärung:* Diese ergab röntgenologisch normale Verhältnisse, die *bakteriologische Stuhluntersuchung* ergab keine pathologischen Keime. Die *Stuhlauswertung* zeigte als konstante Befunde immer reichlich *Neutralfett*, aber keine Fettsäurenadeln! Der *D-Xylose-Test* (Abb. 46) ergab den hochpathologischen Wert von 1 g und der *Schilling-Test* (Abb. 47) zeigte unbeeinflußt durch den verabreichten Intrinsic-Faktor eine Ausscheidungsverminderung auf weniger als 10%. Tatsächlich lag also ein ausgesprochenes *Malabsorptionssyndrom vor!*

b) *Hämatologische Abklärung:* Die Chromierung der Erythrozyten ergab, daß die Halbwertzeit mit 17 Tagen deutlich vermindert war. Kälte- oder Wärmehämolysine ließen sich keine nachweisen. Der Coombs-Test blieb negativ, trotzdem lag aber eine *leichte Hämolyse* vor. Der Vitamin-B₁₂-Spiegel im

Blut ergab normale Werte. Die alkalische Leukozytenphosphatase war mit 1 (normal 20–80 E) deutlich vermindert.

Was lag nun bei diesem komplexen Falle eigentlich vor? Den Schlüssel zur endgültigen Diagnose ergab auch hier, wie in so vielen anderen klinischen Fällen, die *Sternalpunktion!* Diese zeigte (Abb. 48) eine deutlich gesteigerte Erythropoese beim Fehlen von Megaloblasten, aber mit toxisch veränderten Erythroblastenkernen. Daneben zeigten sich sehr zahlreiche Kernabsprengungen im Sinne einer Karyorrhexis als Zeichen einer gestörten Kernteilung. Zum Teil fanden sich auch typische sogenannte „Margritchen"-Figuren. Die Eisenspeicherzellen waren dagegen nicht vermehrt und die Granulozytopoese war eher vermindert.

Die Patientin hatte vom Internisten zweierlei Tropfen bekommen. Einerseits ein *Leberextrakt* und zusätzlich, weil sie 23 000 Leukozyten mit zahlreichen unreifen myeloischen Elementen aufgewiesen hatte, noch *Liquor Fowleri.* Da die Zahl der Leukozyten unter der Arsenbehandlung unerwartet rasch abfiel, orientierte der Arzt die Patientin dahin, dieses Medikament abzusetzen und nur die harmlosen Lebertropfen weiter einzunehmen. Die Patientin tat aber gerade das Umgekehrte.

Dieses Großmütterchen hat sich dann aber in der Klinik relativ rasch erholt. Die Durchfälle verschwanden spontan, das Hämoglobin stieg von 6 auf 12 g%, die Retikulozyten normalisierten sich. Nach 4 Monaten mußte aber die chronische myeloische Leukämie, die wieder zum Vorschein kam, mit Myleran behandelt werden. Die Patientin ist jetzt in einem Altersheim untergebracht, und es geht ihr unter dieser Medikation recht ordentlich.

Vor einigen Jahren haben wir einen ganz analogen Fall einer unklaren Polyneuritis beobachtet. Auch dort konnte die Diagnose erst durch die Sternalpunktion gestellt werden. Die nähere Abklärung ergab dann, daß jene Patientin eine ihr früher für eine Psoriasis verordnete Arsenlösung monatelang ohne Kontrolle weiter eingenommen hatte.

Man denke also bei unklaren Polyneuritiden immer an die Möglichkeit einer eventuellen Arsenvergiftung und vergesse in Zweifelsfällen nicht, eine *Sternalpunktion* durchzuführen, die dann auf die richtige Spur führen kann.

Die individuelle Reaktion ist dabei sehr unterschiedlich. So erkranken Leute im gleichen Betrieb oft mit ganz verschiedenen Erscheinungen. *Haut:* Diese zeigt eine typische *Pigmentierung,* die vor allem an den belichteten Partien (Nacken, Hals, Vorderarme) stark hervortritt, aber auch die Achselhöhlen, den Rumpf und die Lendengegend nicht verschont. Charakteristisch für die Arsenhyperkeratose ist ihr *symmetrisches Auftreten,* wobei vor allem die Hand- und Fußinnenflächen befallen sind. An den Nägeln kann es ähnlich wie beim Thallium durch Wachstumsstörungen zum Auftreten von Querstreifen (Lunula) kommen. Die *Schleimhäute* zeigen alle eine mehr oder weniger ausgeprägte Trockenheit – aber nie Pigmentationen im Gegensatz zum Addison –, die sich als *Konjunktivitis,* von seiten des Rachens als eine auffallende *Pharyngitis* mit Heiserkeit und bei den Respirationsorganen in Form einer hartnäckigen *Tracheitis* mit chronischem Husten äußert. Im ganzen sind also die bis jetzt aufgeführten gesamten Symptome der Schleimhäute den Reizerscheinungen durch die

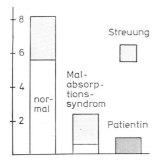

Abb. 46. *Fall A:* D-Xylosetest bei chronischer Arsenvergiftung, 25 g D-Xylose p.o. Hier kommt die eindeutig pathologische D-Xyloseausscheidung der Patientin im Urin nach oraler Belastung zur Darstellung. Bei dieser Versuchsanordnung beträgt diese 5–6 g, während unsere Patientin 1 g ausschied, was im Bereiche des Malabsorptionssyndroms liegt.

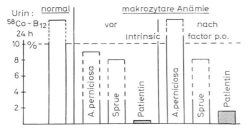

Abb. 47. *Fall A:* Schilling-Test bei chronischer Arsenvergiftung: Hier wird die Co^{58}-B_{12}-Ausscheidung im Urin nach oraler Verabreichung dieser Substanz gemessen (mit und ohne Zugabe von Intrinsic-Factor). Dargestellt sind die Normwerte, die perniziöse Anämie, die Sprue und unsere Patientin. Man beachte, daß unsere Patientin sowohl vor wie nach Intrinsic-Factor deutlich im subnormalen Bereich bleibt, was ebenfalls für Malabsorption spricht.

Lokaleinwirkung des Arsenstaubes, die wir eingangs besprachen, sehr ähnlich.

Kreislauf: Es kann zu peripheren Durchblutungsstörungen im Sinne einer *Akrozyanose* kommen, ja in schweren Fällen zu vollkommenen Gefäßverschlüssen kleinerer Arterienäste mit allen ihren Folgeerscheinungen.

Zytostatische Wirkung: Nach den schönen Untersuchungen von DUSTIN (8) gehört das Arsen zu den Mitosegiften. Bekannt ist die frühere Anwendung bei der perniziösen Anämie und die Verwendung bei leukämischen Prozessen (9, 10, 11). In diesem Zusammenhang ist es von Interesse, daß es bei chronischen Arsenvergiftungen evtl. zum Auftreten von hyperchromen *Anämien* kommen kann, ja es sind sogar *perniziöse Anämien* durch Arsen beschrieben worden. Im weißen Blutbild nehmen die Lymphozyten deutlich ab, da diese eine besondere Empfindlichkeit gegenüber dem Arsen aufweisen (12). Im Knochenmark beobachtet man eine Zunahme der Erythroblasten, wobei es zu deutlichen Störungen im Mitoseablauf der Zellen mit typischen Karyoklasiefiguren („Margritchen-Figuren") kommen kann (13), was von großer diagnostischer Bedeutung ist (s. Abb. 48). Die Erscheinungen seitens des Magen-Darm-Kanals können bei der chronischen Vergiftung zu einem typischen Malabsorptionssyndrom führen, wie in dem obigen Falle A (siehe Abb. 46 und Abb. 47) ausgeführt wird.

Arsenpolyneuritis: Es handelt sich um eine meist *symmetrische, peripher an den unteren Extremitäten und Vorderarmen beginnende und zentripetal fortschreitende Form*, wobei sich sensible und motorische Störungen kombinieren. Die ersten Symptome sind gewöhnlich Parästhesien an den Füßen und Händen in Form von *„Ameisenlaufen", „Kältegefühl"* oder *„Gefühllosigkeit der Füße"* beim Laufen. Charakteristisch ist auch das gleichzeitige Auftreten von Schmerzen zusammen mit sensiblen Ausfällen und evtl. Lähmungen, d. h. eine sog. *„Anaesthesia dolo-*

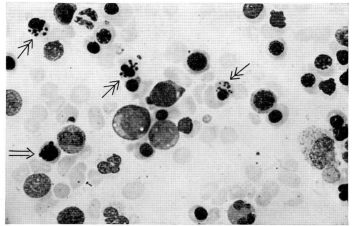
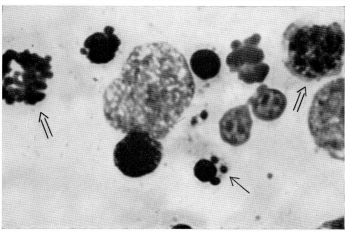

Abb. 48. *Fall A:* Chronische Arsenvergiftung (Sternalpunktat): Man beachte die mächtig gesteigerte Erythropoese im Knochenmark mit Karyorrhexisformen, pathologischen Kernteilungen und zum Teil „Margritchen"-Figuren. Die Myelopoese erscheint eher zurückgedrängt.

rosa" (4). Neurologisch kommt es allmählich zum Verschwinden der Sehnenreflexe; Pyramidenbahnzeichen fehlen. In seltenen Fällen können auch Optikus und Fazialis befallen sein; relativ häufig kommt es zu *Geschmacks- und Geruchsstörungen*. Besonders schwer und hartnäckig verläuft die Arsenpolyneuritis bei chronischen Alkoholikern.

Psychische Störungen sind nicht selten. Auffällig ist vor allem bei der Vergiftung mit kleinen Dosen das allmählich starke Nachlassen der geistigen und körperlichen Leistungsfähigkeit mit dem subjektiven Gefühl einer schweren Abgeschlagenheit. Zusammen mit der diese Erscheinungen begleitenden *Anorexie und Kachexie* wird evtl. klinisch das Vorliegen eines *Neoplasmas* oder einer schweren *endokrinen Störung* (Addison) vorgetäuscht.

Bekannt sind auch die nach jahrelanger Arseneinnahme auftretenden *Arsenzirrhosen* der Leber. Wir haben selbst bei einer während 7 Jahren wegen einer chronisch myeloischen Leukose dauernd mit Arsen (Liquor Fowleri) behandelten Frau bei der Autopsie eine solche Zirrhose gesehen; eine äthylische Genese konnte sicher ausgeschlossen werden. FRANKLIN und BEAN (14) haben klinisch 3 Fälle nach jahrelanger Behandlung mit Liquor Fowleri mitgeteilt.

EKG: Abflachungen der T-Wellen und Senkungen der S-T-Strecke (15) sind vielleicht direkt toxische, vielleicht aber auch sekundäre Folgeerscheinungen.

Diagnose: Die Diagnose der chronischen Arsenvergiftung gründet sich vor allem auf das Vorhandensein der oben geschilderten Kardinalsymptome. Die Sicherung der Diagnose erfolgt durch den Nachweis der Arsenausscheidung im Urin oder durch den Nachweis des Arsens in Nägeln und Haaren (s. unten). Arsenhyperkeratosen zeigen im UV-Licht eine grellweiße Fluoreszenz.

Differentialdiagnose: Die *akuten Arsenvergiftungen* mit ihren klinisch im Vordergrunde stehenden schweren gastrointestinalen Erscheinungen werden nicht selten als akute *Gastroenteritiden* verkannt, und man muß in allen unklaren schweren Fällen an die evtl. Möglichkeit einer solchen Vergiftung denken. In Zweifelsfällen kann die Diagnose evtl. durch den positiven Arsennachweis im Urin (Marshsche Probe) entschieden werden. Ganz ähnliche Bilder können auch bei *Pilzvergiftungen* beobachtet werden; hier führt meistens das gleichzeitige Auftreten mehrerer Fälle und die Anamnese auf die richtige Spur.

Bei den *chronischen Arsenvergiftungen,* namentlich mit kleinen Dosen, kann die Diagnose evtl. sehr schwierig sein, fälschlicherweise wird oft zuerst an eine *Tumor-Kachexie* oder eine schwere innersekretorische Störung (*Addison*) gedacht. Das Auftreten der charakteristischen *Hautpigmentierungen* bei fehlenden Schleimhautpigmentationen zusammen mit den *symmetrischen neuritischen Erscheinungen* führt aber auch hier meistens auf die richtige Spur. Die *Bleineuritis* ist dagegen oft einseitig. Die *Alkohol-* und *Quecksilberneuritis* unterscheiden sich von der As-Neuritis durch den dort immer vorhandenen starken Tremor. Im Vergleich zu der evtl. ähnlichen *Thalliumneuritis* zeigt die Arsenvergiftung keinen Haarausfall und nicht die typische hartnäckige Obstipation. Auch hier entscheidet im Zweifelsfalle der chemische Nachweis des Arsens in den Haaren, Nägeln und im Urin. Das Arsen wird noch über längere Zeit, wenn auch intermittierend, ausgeschieden, so daß der einmalige negative Ausfall eine chronische Arsenvergiftung nicht sicher ausschließt.

Prognose: Bei den akuten schweren Vergiftungsfällen ist die Prognose vor allem vom Zeitintervall abhängig, das zwischen der Giftaufnahme und dem Beginn der heute sehr wirkungsvollen Therapie verstrichen ist. Bei den chronischen Fällen können oft trotz aller therapeutischen Maßnahmen Dauerschädigungen (Lähmungen) zurückbleiben. Gelegentlich entwickeln sich auch nach mehreren Jahren aus den Hautveränderungen noch *karzinomatöse* Tumoren. Auch andere Karzinome sind bei chronischer Arsenvergiftung häufiger (PELLER 16): Lungen-Ca, z.B. 32%).

Pathologische Anatomie: *Akute As-Vergiftung:* In unseren Fällen (3) fand sich eine starke Reizung und Schwellung der Magen-Darm-Schleimhaut, evtl. sogar mit Geschwürsbildung und einer Gastritis fibrinosa. Erfolgte die Gifteinnahme peroral, so findet man meistens auch ausgedehnte Schleimhautblutungen, trübe Schwellung und feintropfige Verfettung von Myokard, Leber und Nieren mit kleinen Blutungen und zahlreichen Petechien auch in den serösen Häuten. Die Tonsillen und die Milz zeigten zentrale Follikelnekrosen.

Chronische Vergiftung: Fettige Degeneration von Myokard, Leber und Nieren, wobei die Leber meist deutlich vergrößert ist, außerdem nicht selten eine auffallende Kachexie, evtl. mit Hydrops. Die erkrankten Nerven weisen evtl. histologisch das typische Bild des Markscheidenzerfalles auf.

Nachweis: Der Nachweis auch kleiner Mengen gelingt mit der *Marsh*schen Arsenprobe.

WEHRLI (17) hat eine Mikromethode, die auf elektrolytischem Wege arbeitet, entwickelt, wodurch die fast immer vorhandene Arsenverunreinigung der Reagenzien umgangen werden kann. In größeren Mengen wird das Arsen im retikulo-endothelialen System der *Milz* und *Leber,* ferner in den Knochen, dann in der Haut und ihren Anhangsgebilden, d. h. in den *Nägeln* und *Haaren,* gespeichert. Dies ist evtl. diagnostisch und forensisch von Wichtigkeit. So enthalten die *Haare* (5) normal nur 80–160 γ%, nach Untersuchungen von SEIFERT (18) 65 γ% Arsen, bei Arsenvergiftungen kann aber der Gehalt bis auf 600 γ pro 100 g Haare ansteigen. Die *Ausscheidung* des Arsens erfolgt durch alle Drüsen, durch den Magen-Darm-Kanal und hauptsächlich durch die Nieren. Diese Ausscheidung mit dem Urin zieht sich evtl. noch über Wochen und Monate hin. Werte zwischen 70 bis 100 γ/l Urin fallen noch in die Norm, solche über 2–2,7 mg/l können aber (5) für das Bestehen einer sicheren Arsenvergiftung verwertet werden, wenn keine medikamentöse As-Zufuhr erfolgte. SEIFERT (18) fand mit seiner Nachweismethode als Normwerte im Blut und Urin bis zu 25 γ%.

Medikamentöse Arsenschädigungen: Bekannt ist vor allem die schwere akute *„exfoliative Arsendermatitis"* im Verlauf einer Salvarsanbehandlung, dann die *„Encephalopathia e Salvarsano"* und als seltene Komplikation die *„Salvarsanagranulozytose",* die *„thrombopenische Purpura"* (19) oder *„aplastische Anämie"* (20) als Folgeerscheinungen einer längeren Behandlung mit solchen Präparaten. Es handelt sich hier im allgemeinen mehr um Überempfindlichkeitsreaktionen des Organismus auf die zugeführte Droge und nicht um eigentliche Vergiftungen. Erwähnt sei nur, daß auch diese Fälle in Frühstadien im allgemeinen auf die BAL-Therapie ansprechen. Leider hatten wir aber bei zwei aplastischen Anämien trotz einer mehrwöchigen Behandlung mit BAL keinen Erfolg. Zu warnen ist vor dem *„Carbarson"* (Amöbenmittel), das zu schweren, selbst tödlichen As-Vergiftungen geführt hat (21). Allgemein bekannt ist der sogenannte *Arsen-Zoster.* Wir haben ihn vor allem bei mit As behandelten neoplastischen Erkrankungen gesehen, wo es immer schwierig zu entscheiden ist, ob die primäre Erkrankung oder das As für sein Auftreten verantwortlich sind. Wahrscheinlich handelt es sich in beiden Fällen nur um Schrittmacher für das Manifestwerden des schon vorhandenen Varizellen-Virus, ähnlich wie beim Herpes. Das gleiche sehen wir ja auch bei andern Zytostatika.

Therapie

Akute Arsenvergiftung

1. *Ausgiebige Magenspülung mit Tierkohle.* Bei Fällen mit schwerstem Kollaps unterlasse man lieber die Magenspülung und schreite sofort zu den übrigen Maßnahmen, sofern die Giftzufuhr oral erfolgte.
Kann man die BAL-Therapie nicht sofort beginnen, so gebe man, sofern die Giftzufuhr oral erfolgte, bis zum Beginn jener Therapie alle 5 Minuten zu gleichen Teilen löffelweise *Magnesia usta* und *Carbo medicinalis,* da es mit arseniger Säure das schwer lösliche Magnesium-Arsenit bildet und gleichzeitig abführend wirkt.
2. *Sofortiger Beginn mit BAL-Therapie:* Diese Therapie soll etwas ausführlicher behandelt werden, da wir in anderen Kapiteln auf die hier gemachten Ausführungen verweisen. Chemisch handelt es sich um ein 2,3 Dimercaptopropanol, $(CH_2SH \cdot CHSH \cdot CH_2OH) =$

$$\begin{array}{ccc} H & H & H \\ H & H & H \\ | & | & | \\ H-C-C-C-H \\ | & | & | \\ OH & SH & SH \\ & \searrow \downarrow \swarrow \\ & \text{Metall} \end{array}$$

(oder Metalloid z. B. As)

das zu Beginn des letzten Krieges von den Engländern auf Grund planmäßiger Forschungen nach einem wirksamen Antidotum gegen die durch arsenhaltige Gase ausgelösten Schädigungen gefunden wurde. Durch seine Thio-Gruppen (siehe die obige Formel) vermag es Arsen und, wie sich später zeigte, auch Hg, Au, Cd in sehr wirksamer Weise von ihrer Bindung an die SH-Gruppen lebenswichtiger Protoplasmastoffe zu lösen, an sich zu reißen und zu entgiften (22). Gleichzeitig wird damit auch eine gesteigerte Ausscheidung dieser Gifte herbeigeführt (23).
Gute Erfolge liegen zahlreich sowohl für die *chronische* (24) wie auch für die *akute* Arsenvergiftung in der Literatur vor. So gelang es, eine Patientin zu retten, trotzdem die erste BAL-Injektion erst 12 Std. nach der irrtümlich *intravenös* verabreichten Riesenmenge von 4,4 g Natriumkakodyl (= 1,5 g Arsen!) erfolgte (25).

Dosierung

a) Schwere Vergiftungen:

1. u. 2. Tag: 4stündlich 3 mg/kg Körpergewicht der 10proz. Lösung tief i. m. (nicht oberfläch-

lich oder s.c., da sonst Abszeßgefahr), also z. B. für einen 60 kg schweren Menschen 1,8 ml der 10proz. Lösung (die amerikanischen Präparate enthalten teilweise eine 20proz. Lösung).
3. Tag: 6stündlich gleiche Dosis pro Injektion.
4.–10. Tag: täglich 2mal 1 Injektion (morgens und abends, dann Absetzen der Behandlung).

b) Leichtere Fälle:

1. u. 2. Tag: 6stündlich 2,5 mg/kg Körpergewicht.
3. Tag: 2mal 1 Injektion 2,5 mg/kg Körpergewicht.
4.–14. Tag: je 1–2 Injektionen je nach Befund.

Nebenerscheinungen: Diese sind vorübergehender Natur und bestehen vor allem in Tränenfluß, vermehrter Speichelsekretion, evtl. Erbrechen und Erhöhung des Blutdruckes, abdominalen Krämpfen und Hautbrennen. Diese Nebenerscheinungen können durch die Verabreichung von 25–50 mg Ephedrinsulfat oral ½ Stunde vor der Injektion stark herabgesetzt werden.

3. *Bekämpfung der Exsikkose, evtl. Hypochlorämie und Hypokaliämie:* siehe Kap. Elektrolytstörungen S. 22.

4. *Schock-Therapie:* siehe Schock-Kap. S. 15.

5. *Künstliche Niere:* Kann bei der hier seltenen *Schockniere* als Überbrückungstherapie lebensrettend wirken. Die dadurch verstärkte As-Elimination (26) hat seit dem BAL keine Bedeutung mehr.

Chronische Vergiftung

1. Sofortige Verhinderung weiterer Arsenaufnahme.

2. *Entgiftende Therapie:* BAL-Kur (s. oben).

3. *Vitamin C:* Täglich parenteral 500 mg, z. B. *Redoxon forte®*. – Der normale Spiegel ist bei der As-Vergiftung stark reduziert (27).

4. *Gegen die neuritischen Erscheinungen:* Hohe Dosen Vitamin B_1 i. v. täglich 20 mg kombiniert mit Vitamin B_6 (20 mg) und Vitamin E (50 mg) 2mal täglich i. m. Daneben Massage, Bäder, physikalische und therapeutische Maßnahmen. Verbot von Nikotin und Alkohol in jeder Form!

5. *Gegen eine evtl. Anämie:* Bluttransfusionen, Fe-Präparate, evtl. B_{12}-Präparate (Wirkung zweifelhaft).

Literatur

1 SCHLAPP, R.: Dtsch. med. Wschr. (1949) 1507
2 WELFARE: N.C. med. J. 8 (1947) 219
3 BLECHER, M.: Diss. Universität Zürich, 1951
4 HAMILTON, A., R. T. JOHNSTONE: Industrial Toxicology. Oxford Univers. Press, New York (1945) 621
5 TAEGER H.: Die Klinik der entschädigungspflichtigen Berufskrankheiten. Springer, Berlin (1941) 85
6 JORDI, A.: Z. Unfallmed. Berufskr. 38 (1945) 221
7 WIGAND, R.: Dtsch. Z. ges. gerichtl. Med. 20, 208; Münch. med. Wschr. (1940) 832; Dtsch. Z. ges. gerichtl. Med. (1934) 75.
7a MOESCHLIN, S.: Helv. med. Acta, Suppl. 47 (1967) 75
8 DUSTIN, A.P.: C.R. Ass. Anat. 33 (1938) 205
9 NAEGELI, O.: Blutkrankheiten und Blutdiagnostik. 5. Aufl., Springer, Berlin 1931
10 FORKNER, C.E.: Leukemia and allied diseases. MacMillan, New York 1938 (S. 226)
11 MOESCHLIN, S.: Helv. med. Acta 15 (1948) 107
12 ALBERTINI VON, A., E. GASSER, F. WUHRMANN: Folia haemat. 54 (1936) 217
13 ROHR, K.: Das menschliche Knochenmark. Thieme, Leipzig (1940) 153
14 FRANKLIN, M., W.B. BEAN, R.C. HARDING: Amer. J. med. Sci. 219 (1950) 589
15 BUTZENGEIGER, K.H.: Dtsch. Arch. Klin. Med. 194 (1949) 1
16. PELLER, S.: Medizinische (1957) 1554
17 WEHRLI, S.: Helv. chim. Acta 29 (1946) 1690
18 SEIFERT, P.: Dtsch. med. Wschr. 78 (1954) 78
19 SCHRUMPF, A.: J. Amer. med. Ass. 135 (1947) 1152
20 GERSTENBERGER, H., H. THIELE: Z. klin. Med. 146 (1950) 368
21 FISCHL, M.: Dapim Refuiim 11 (1952) 262
22 PETERS, R.A., u. MITARB.: Brit. med. J. 4 (1947) 530
23 WEXLER, J., U. MITARB.: J. clin. Invest. 25 (1946) 467
24 ROSKAM, J., U. MITARB,: Ned. T. Geneesk, 93 (1949) 1814
25 SCHWAB, H.: Dtsch. med. Wschr. (1950) 272
26 LASCH, F.: Med. Klin. 56 (1961) 62
27 FROMMEL, E., J. PIGUET, C.L. CUÉNOD, M. LOUTFI: Helv. physiol. pharmacol. Acta 3 (1945) 617

Arsenwasserstoff (AsH_3)

Der AsH_3 ist ein farbloses Gas, das selbst bei geringer Verunreinigung der Luft durch seinen schwachen Knoblauchgeruch erkennbar ist. Kommt es nur in Spuren vor, so kann man es evtl. mit dem Ozon verwechseln.

Vorkommen: AsH_3 entsteht vor allem als Nebenprodukt bei der Einwirkung von Säuren auf Metalle, die mit Arsen verunreinigt sind, ferner bei der Zersetzung von mit Arsen verunreinigten Ferrosilizium oder Kalziumkarbid, sowie bei der Einwirkung von Feuchtigkeit auf mit As verunreinigte Metallsulfide. Vergiftungen ereignen sich deshalb vor allem beim Reinigen von Säurebehältern, ferner beim Löten in schlecht ventilierten Räumen usw. MORSE u. Mitarb. (1) weisen auf die Gefahr in Bleiraffinerien hin, wenn geschmolzenem Pb Aluminium zugefügt wird, um Beimengungen von Sb und As zu entfernen.

Toxizität und Wirkungsmechanismus: Die tödliche Dosis ist relativ sehr klein und beträgt 30–50 ml. Sofort tödlich wirken 1550 ppm; innerhalb $1/2$–1 Stunde 250 ppm (2). Selbst in einer Verdünnung von 1:20000 übt es noch eine sehr schwere Giftwirkung aus (3), (MAK: ppm = 0,05!). Die ausgesprochen hämolytische Wirkung beruht wahrscheinlich zum Teil auf einer Blockierung der Katalase in den Erythrozyten durch das AsH_3 (4) und die dadurch ausgelöste hämolytische Wirkung des sich bildenden Wasserstoffsuperoxyds. Daneben spielen wahrscheinlich noch andere, heute noch nicht völlig geklärte Faktoren mit.

Nachweis: Am besten mit dem Drägerschen Gasspürgerät.

Akute Vergiftung: Das klinische Bild der Arsenwasserstoff-Vergiftung ist vor allem durch die schwere hämolytische Giftwirkung des AsH_3 mit allen ihren Folgeerscheinungen gekennzeichnet. Bevor wir auf die näheren klinischen Symptome eingehen, sei hier ein Fall aus unserer Klinik wiedergegeben:

Fall G.H., 44j. ♂: Morgens zwischen 9 und 10 Uhr atmet der Patient, der an einer undichten Arsenwasserstoff-Apparatur arbeitet, eine unbestimmte Menge AsH_3 ein. Nach $1/2$ Stunde leichtes *Unbehagen*, arbeitet weiter bis 12 Uhr und ißt noch mit ordentlichem Appetit zu Mittag. Dann allmählich *Kältegefühl in Händen und Füßen, "wie abgestorben"*. Nachmittags 2 Uhr bemerkt er *rotviolette Färbung des Urins*. Plötzlich Erbrechen. Nie Durchfälle, kein Kopfweh, keine Atemnot. Kommt 6 Stunden nach der Giftaufnahme zu Fuß in die Klinik.

Befund: Sensorium vollkommen frei. *Hautkolorit gelblich* blaß, später braunrot, Puls etwas beschleunigt (100), gespannt, regelmäßig. Skleren rein weiß *Konjunktiven etwas gerötet,* später rotgelb. Über der ganzen Lunge diskrete *bronchitische Geräusche.* Herzaktion regelmäßig, Konfiguration normal, Töne rein. Leber unter dem Rippenbogen eben palpabel, glatt weich, indolent. Milz nicht palpabel. Extremitäten frei beweglich. Neurologisch o.B. *Urin dunkelweinrot,* im Sediment grobkörnige amorphe Massen. Selten ein Leukozyt, keine Zylinder, keine Porphyrine, aber am 1. Tag 2160 mg% Hb., am 2. Tag 708, am 3. Tag 9,6 mg%. *Blutbild:* Erythrozyten 3,3 Mill. Hb. 14g% F.I. 1,33. Leukozyten 17300 (29 stabk., 48,5 segmentk., 2,5 Myeloz., 0,5 Baso., 10 Mono., 9,5 Lympho.). Das weiße Blutbild ist qualitativ normal, das rote Blutbild zeigt sehr ungleichmäßige Färbung: Anisozytose mit vorwiegend Mikroplanie, basophile Punktierung, Polychromasie, Retikulozyten 16%/₀₀, zahlreiche Erythrozytenschatten. Rapider Abfall des Hb. auf 6g% am 4. Tag, Erythrozyten 1,5 Mill. *Blutserum:* Eiweiß 7,3 g%. Rest-N 48 mg%. Takata +. Weltmann 0,3. Rascher Anstieg des Rest-N auf 134 mg% am 3. Tag, das Serumeiweiß fällt auf 4,9 g%. Im *Blutserum* am 1. Tag 1365 mg% Hb., am 2. nur noch 615, am 3. Tag 232 und am 5. Tag 66 mg% Hb. Bilirubin am 1. Tag 4,4, am 2. Tag 3,2, am 3. Tag 1,7, am 5. Tag 1,1 und am 7. Tag 0,6 mg%. Die Hauptschädigung spielt sich in den Nieren ab (Rest-N-Steigerung). Vorübergehende Oligurie, die rasch einer Polyurie mit Hypo-Isosthenurie Platz macht. Das rote Blutbild geht unter Bluttransfusionen und Eisentherapie langsam zur Norm zurück. *Retikulozytenkrise* am 8. Tag, mit einem Maximum von 144%/₀₀. Die Leber nimmt in den ersten Tagen sehr rasch an Größe zu, um sich dann vom 4. Tag an wieder zurückzubilden. Interessant ist der *Wechsel der Gesichtsfarbe,* am 1. Tag zeigte sich eine ausgesprochene rotbraune Tönung, Skleren: deutlicher Rubinikterus. Am 3. Tag ist die Hautfarbe mehr lehmgelb-grau, die Conjunktivae bulbi mehr bräunlich. Nachdem der Farbton des Gesichtes kurze Zeit gräulich bleibt, nähert er sich wieder dem normalen Hautkolorit. Der *Blutdruck* war nur an den ersten 2 Tagen etwas erhöht, seither ständig normal. Mit unbefriedigender Nierenfunktion (schlechte Konzentration) kann der Patient nach einem Monat entlassen werden. Keine nervösen Störungen. Hb. 12,5 g%, guter AZ.

Der obige Fall zeigt das ganz typische Bild einer schweren akuten Hämolyse durch die AsH_3-Vergiftung. Nach einer Latenzzeit von 4 bis 6 Stunden, bei schwersten Vergiftungen schon früher, treten Kältegefühl und Parästhesien in den Extremitäten, abdominale Krämpfe, evtl. Übelkeit, Erbrechen auf. Der Urin nimmt eine weinrote, später evtl. schwarzrote Farbe an und enthält reichliche Mengen freies Hämoglobin, daneben Methämoglobin und Hämosiderin. Das *Blut* ist von braunroter Farbe, und das Serum zeigt beim Absetzen der roten Blutkörperchen durch seine stark rötliche Verfärbung die schwere Hämolyse an. Das massenhaft freiwerdende Hämoglobin kann von der Milz und der Leber nicht mehr verarbeitet werden und wird durch die *Nieren* ausgeschieden. Als Folge hiervon kommt es zu einer Oligurie mit Hyposthenurie, ja evtl. sogar zu einer völligen Anurie mit allen Symptomen einer mehr oder weniger ausgesprochenen Urämie (evtl. Blutdrucksteigerung, Rest-N-Anstieg, Erbrechen, später evtl. blutige Durchfälle). Der dunkel-weinrote Urin enthält reichlich freies Hämoglobin und gibt eine positive Benzidinreaktion. Die *Haut* nimmt in den ersten Stunden eine mehr blaßgelbliche Farbe, dann eine dunkelrote Färbung an, wobei auch die Skleren durch den frei werdenden Blutfarbstoff einen intensiven gelbroten Ton annehmen. Die *Leber und Milz* schwellen durch das Überangebot an freiwerdendem Hämoglobin deutlich an und sind evtl. leicht druckempfindlich. Es kommt zur Entwicklung eines typischen *hämolytischen extrahepatischen Ikterus* mit Bilirubinvermehrung. Der starke Blutzerfall äußert sich im Blutausstrich neben der *schweren Anämie* noch durch das Auftreten von charakteristischen Erythrozytenschatten, d. h. roten Blutkörperchen, die durch den Verlust an Hämoglobin eine ganz blasse Färbung aufweisen. Je nach der Schwere der Hämolyse und der evtl. starken Blockierung der Knochenmarkstätigkeit durch die Urämie tritt dann mehr oder weniger rasch eine intensive Blutneubildung mit starker Zunahme der Erythroblasten im Knochenmark und einem ausgesprochenen Retikulozytenanstieg im Blut in Erscheinung. Die Hämolyse kann in schweren Fällen so rasch einsetzen, daß durch den starken Hämoglobinverlust Anoxämie-Erscheinungen mit Atemnot und Erstickungsgefühl auftreten.

Typisch wie bei andern Hämolysen ist der *starke Anstieg der LDH* (1340 E in einem unserer Fälle), die GOT und GPT sind im allgemeinen nur leicht erhöht.

Auch wenn sich die Patienten von den schweren initialen Blut- und Nierenschädigungen erholt haben, können sie noch nach mehreren Tagen auf Grund der schweren *Myokardschädigung* (Verfettung) an einem Lungenödem sterben (Fall von MOUREAU (5) am 6. Tag!).

Prognose: Diese hängt außer von der Menge des eingenommenen Giftes vor allem von einer frühzeitig einsetzenden Therapie ab, sowie von der Möglichkeit, eine schwere Nierenschädigung zu verhüten (Austauschtransfusion). Überlebt der Patient die ersten 24 Stunden, so ist sein weiteres Schicksal weitgehend vom Grad der Nierenbeteiligung abhängig. Übersteht der Patient auch die Nierenkomplikation, so heilt die Vergiftung im allgemeinen ohne Dauerschädigung nach einer langen Rekonvaleszenz. In einem unserer Fälle (6) blieb nachher eine Nierenschädigung mit Hypertonie zurück.

Pathologische Anatomie: Die zu erhebenden Befunde variieren je nach dem Zeitpunkt, in dem der Tod eingetreten ist. Bei Frühfällen zeigen alle Organe und auch die Haut eine rötliche Imprägnierung durch den ausgetretenen Blutfarbstoff; daneben findet sich eine Leber- und Milzschwellung mit sehr intensiver Braunfärbung dieser Organe. Bei Spättodesfällen überwiegen neben den Zeichen einer schweren Hämolyse die Nierenschädigungen mit schweren Veränderungen am Tubulusapparat und einer ausgeprägten Verfettung des Myokards.

Chronische Arsenwasserstoff-Vergiftung: Wir haben selbst keine eigenen Fälle gesehen. Tierexperimentelle Untersuchungen liegen von KIESE (7) vor. Nach TAEGER (3) und BULMER u. ROTHWELL (8) zeigen sie in der Hauptsache „das abgeschwächte Bild der akuten Form", d. h. auffallende Blässe der Haut mit mäßiger Anämie, leichte rötliche Verfärbung des Urins, Subikterus der Skleren, palpable Leber, vergrößertes Herz, ödematöse Augenlider und Gesichtsödem. Subjektiv klagen die Patienten über Kopfschmerzen, Schwindel, Übelkeit und Erbrechen sowie Atemnot und Palpitation bei Anstrengung. Dazu kommen mit der Zeit die Erscheinungen einer chronischen As-Vergiftung mit Heiserkeit, Konjunktivitis, Abmagerung, Parästhesien usw. Im Blutbild finden sich massenhaft basophil punktierte Erythrozyten, daneben eine schwere Anisozytose mit Mikro-, Poikilo- und Makrozytose und vereinzelten Erythroblasten. Beweisend ist der Nachweis von As im Urin.

Therapie

Akute Form

1. *Sofortige BAL-Therapie* (s. Arsen), um möglichst alles AsH$_3$ abzufangen und unschädlich zu machen. Wirkt, wie KENSLER (9) experimentell zeigte, nur in Frühfällen. PINTO (10) sah in seinen Fällen keinen sicheren Erfolg.

2. *Austausch-Transfusion* um die geschädigten Erythrozyten und das freie Hämoglobin möglichst zu eliminieren.

3. Bei Atemnot *Sauerstofftherapie*.

4. *Flüssigkeitszufuhr als Laevuloseinfusion,* um eine möglichst starke Diurese anzuregen.

5. *Bei Schock:* siehe Schock-Kap. S. 15.

6. *Urämie:* Behandlung nach den üblichen Grundsätzen. In schweren Fällen Dialysebehandlung, die sofort die schwere Azotämie, die hämorrhagische Diathese sowie die Hyperkaliämie behebt. Oft muß sie über 2–4 Wochen fortgeführt werden (11).

Chronische Form

Hier ist die Vermeidung der weiteren Vergiftungsmöglichkeit das wichtigste, daneben Bluttransfusionen und BAL-Therapie.

Literatur

1 MORSE, K.M., A.N. SETTERLIND: Arch. industr. Hyg. 2 148
2 JAHR, G.: Dtsch. Gesundh.-Wes. 8 (1953) 208
3 TAEGER, H.: Die Klinik der entschädigungspflichtigen Berufskrankheiten. Springer, Berlin (1941) 103
4 JUNG, F.: Biochem. Z. 302 H. 5–6, 294
5 MOUREAU, P., u. MITARB.: Ann. Méd. lég. 30, No. 3 (1950)
6 BLECHER, M.: Diss. Univ. Zürich, 1951
7 KIESE, M.: Naunyn-Schmiedeberg's Arch. exp. Path. Pharmak. 186 (1937) 337
8 BULMER, F.M., H.E.ROTHWELL: J. industr. Hyg. 22 (1940) 111
9 KENSLER, C.J. u. MITARB.: J. pharmak. 88 (1946) 99
10 PINTO, S.S., u. MITARB.: Arch. industr. Hyg. 1 (1950) 437
11 JACOBS, C.: Bull. Méd. Lég. et Toxicol. Méd. 7 (1964) 148
12 NIELSEN, B.: Acta med. scand., Suppl. 496 (1968) 1 (Bericht über 14 simultane Fälle!)

Antimon (Sb)

1. Metallisches Antimon wird als Legierung mit Blei für Drucklettern, Akkumulatoren und auch bei der Herstellung von Munition benützt. Bei einer Durchsicht der Literatur erscheint es uns auch heute noch immer fraglich, ob das *metallische* Antimon in Form von Legierungen tatsächlich zu Vergiftungen Anlaß geben kann. Die meisten publizierten Fälle betreffen Vergiftungen, bei denen evtl. auch andere Metalle wie As und Pb ursächlich in Frage kommen. Erfahrene Toxikologen (1) lehnen eine Giftwirkung ab. Andere (2) nehmen auf Grund von Tierexperimenten eine Giftwirkung auf den Herzmuskel an und verlangen deshalb bei Vergiftungsfällen vor allem eine elektrokardiographische Kontrolle. *Tierexperimente* (3) sprechen für die Giftigkeit des durch Inhalation aufgenommenen Antimons. Man wird also weitere genaue klinisch-toxikologische Untersuchungen abwarten müssen, um die Frage endgültig zu entscheiden. MAK = 0,5 mg/m^3.

2. Verbindungen des Antimons: Im Gegensatz zu der fraglichen Toxizität des metallischen Antimons sind viele Antimonverbindungen sehr giftig.

a) *Brechweinstein* (Tartarus stibiatus) (CH(OH)-COO)$_2$SbOK) ist schon in Mengen von 0,01 g giftig und kann bei 0,1 g tödlich wirken (4). Das Vergiftungsbild entspricht ungefähr der akuten Arsenikvergiftung, d.h. es kommt zu häufigem Erbrechen, wässerigen Durchfällen, Exsikkose, Kollaps und schwerer Leberschädigung.

b) *Andere Verbindungen:* Tierexperimentell nimmt (3) die Toxizität der Verbindungen bei parenteraler Injektion in nachstehender Reihenfolge ab: Antimontrisulfid, Antimonpentasulfid, Antimontrioxyd, Antimonpentoxyd. Die dreiwertigen Verbindungen scheinen also im allgemeinen gefährlicher zu sein als die fünf-wertigen. Experimentell führte auch langdauernde Inhalation von Sb$_2$O$_3$ zu deutlichen toxischen Erscheinungen. Über tödliche Vergiftungen mit Sb$_2$S$_3$ (Goldschwefel) hat KRUG (5) berichtet (0,9 g verteilt über 6 Tage). Der Goldschwefel sollte daher heute therapeutisch nicht mehr gebraucht werden.

c) *Antimonwasserstoff:* Zeigt eine analoge, aber wesentlich geringere Giftwirkung als der Arsenwasserstoff, siehe dort.

Nachweis: Eine einfache Nachweismethode am Krankenbett ist uns nicht bekannt, für den quantitativen Nachweis eignet sich nach v. OETTINGEN (6) die Methode von MAREN (7). Das Vergiftungsbild durch Antimonverbindungen entspricht im wesentlichen dem der Arsenvergiftung. Hierbei trat bei der in den Tropen früher viel gebrauchten Therapie (Schistosomiasis und Filariosis) mit organischen Antimonverbindungen *(Neostilbosan, Fonasin)* vor allem die *Leberschädigung* in den Vordergrund. Hier hat sich das BAL experimentell (8) und klinisch (9) als ein ausgezeichnetes Mittel bewährt.

Therapie

Bei peroraler Aufnahme

1. *Sofortige Magenspülung mit reichlich Tierkohle und Magnesia usta.*
2. *Sofortige Injektion von BAL* (Dosierung wie für akute Vergiftungen, s. bei As).
3. Siehe Therapie der Leberschädigung unter Amanita-Vergiftung.

Bei parenteraler Aufnahme

Behandlung mit BAL erweist sich hier als Mittel der Wahl; in schweren Fällen Dosierung wie für die akuten Fälle, in leichteren Dosierungsform wie für chronische Vergiftungen (s. bei As). Leberschutztherapie s. Amanita.

Literatur

1 HAMILTON, A., R.T.JOHNSTONE: Industrial Toxicology, 2.Aufl., Thieme, Leipzig 1947 (S. 620)

2 BRADLEY, W.T., W.T. FREDRICK: Industr. Med. Surg. 1941/II, 15
3 FAIRHALL, L.T., F. HYSLOP: Publ. Hlth. Rep. Suppl. 195 (1947)
4 RÜST, E., A. EBERT: Unfälle beim chemischen Arbeiten, 2. Aufl., Rascher, Zürich 1948 (S. 175)
5 KRUG, R.: Samml. Vergiftungsf. 8, A 690 (1937) 135
6 v. OETTINGEN, W.F.: Poisoning. Hoeber, New York (1952) 182
7 MAREN, T.H.: Ann. chem. 19 (1947) 487
8 EAGLE, H., F.G. GERMUTH, H.J. MAGNUSON, R. FLEISCHMANN: J. Pharmacol. exp. Ther. 89 (1947) 196
9 SANTIAGO-STEVENSEN, D., R.M. SUAREZ JR., E. MARCHAND: Puerto Rico J. publ. Hlth. (1948) 533

Selenium und Tellurium (Se, Te)

Selenium und Tellurium sind in ihren Vergiftungserscheinungen sehr verwandt. Beiden Vergiftungen gemeinsam ist der charakteristische intensive „Knoblauchgeruch" der Ausatmungsluft und der Haut beim Schwitzen.

Selenium

Vorkommen: Selen und seine Verbindungen werden heute vor allem in der Glas- und Porzellanindustrie und zum Färben von Kunstharzen verwendet. Bekannt ist seine Verwendung als Katalysator, als Zusatz zu Stahllegierungen und als lichtempfindliche Selenzelle in verschiedenen Apparaten. Medikamentös wird es (Selensulfid und -polysulfide) zur Bekämpfung der Seborrhoe (Haarwaschmittel) verwendet und hat dadurch schon zu chronischen Vergiftungen geführt. In gewissen Gegenden führt der hohe Selengehalt des Bodens (Selengehalt der Pflanzen) zu chron. Selen-Vergiftungen der Tiere (1), „alkali disease", „blindstaggers".

Selenite und *Selenate* sind toxischer als Arsenate, LD ca. 0,5–1,0 g. *Selenoxychlorid* wird als spez. Lösungsmittel verwendet. *Selenwasserstoff* ist stark toxisch und kann in der Metallurgie und in der Zementindustrie auftreten (Lungen- und Schleimhautgift kann zu „*Selenschnupfen*" und evtl. zu *Lungenödem* führen). In kleinen Konzentrationen hebt es den Geruchssinn auf (1 ppm).

Giftwirkung: Diese beruht wahrscheinlich auch hier auf der Blockierung gewisser Enzymsysteme (3). Gefährlich sind nur seine Verbindungen. Das reine Selenium ist oral aufgenommen harmlos (4), aber als Dampf oder Staub inhaliert toxisch (5).

Nachweis: Typischer Knoblauchgeruch der Atemluft und des Schweißes (Se $(CH_3)_2$).

Nachweis im *Urin:* Urin mit der gleichen Menge konz. Salpetersäure aufkochen, abkühlen lassen; 1 Teil mit 1 Teil 2fach normaler Salzsäure und 4 Teilen einprozentiger Lösung von asymmetrischem Diphenylhydrazin in Eisessig zusammengeben. Bei positivem Ausfall tritt burgunderrote Farbe auf. Empfindlichkeit bis zu 0,005 mg Selen in 1 ml Harn. (Arbeitsmed. Kartei 1, 1952/53, 2. Liefg.)

Quantitativ kann Selen nach der Methode von GASSMANN (6) nachgewiesen werden.

Vergiftungserscheinungen: Selenverbindungen können, außer auf dem enteralen Wege (1), durch die intakte Haut (7) und durch die Lungen in Staubform in größeren Mengen aufgenommen werden. MAK 0,1 mg/m³. Bei enteraler Aufnahme liegt die *toxische Grenzdosis* nach experimentellen Untersuchungen (2) für die chronische Vergiftung wahrscheinlich bei 0,1 mg/kg.

Akute Vergiftung: Bei der Inhalation von Selendämpfen (8) kommt es zu schwerer Reizung der Schleimhäute und Atemwege, brennendem Gefühl in der Nase, Trockenheit im Rachen und einem metallischen schlechten Geschmack im Mund, ferner zu Husten und evtl. Zeichen von Lungenödem. Diese Erscheinungen gehen schon innerhalb einiger Tage wieder zurück. Auf der Haut führt es evtl. zu einem Erythem (9). CLINTON (8) betont, daß der Reiz der eingeatmeten Dämpfe so stark ist, daß auf diesem Wege wahrscheinlich nur selten Vergiftungen zustande kommen, weil die Betroffenen die Dämpfe rasch meiden.

Akute Vergiftungen durch die Salze der selenigen Säure, H_2SeO_3, sind sehr selten. Sie verlaufen wie die Arsenvergiftungen (10). Tod durch 1 g Na_2SeO_3 in 5 Stunden.

Chronische Vergiftung: Die Hauptsymptome sind frontale Kopfschmerzen, extreme Blässe, Nervosität, eine stark belegte Zunge, depressive Stimmung, Mattigkeit, evtl. Dermatitis (9), gastrointestinale Störungen (5) und der typische, sehr unangenehme Geruch der Atemluft und des Schweißes nach Knoblauch, der monatelang bestehenbleiben kann. SMITH (1) sah auch Leberschädigungen mit Porphyrinurie und Achylie, HALTER (9) eine Erhöhung des Grundumsatzes. Organische Seleniumverbindungen bleiben fester und länger im Organismus gebunden als anorganische (2). Junge und blonde Leute sind für die Vergiftung anfälliger. Experimentell zeigt die Leber die schwersten Veränderungen: Verfettung und evtl. Zirrhose (5). Selen erhöht wahrscheinlich durch seinen Einbau in das Dentin auch die *Karies-Anfälligkeit* (11).

Selendioxyd gehört zu den stärkeren toxischen Se-Verbindungen und führt neben den obigen Erscheinungen, wenn es unter die Nägel dringt, zu einer starken Entzündung des Nagelbettes, auf der Haut eventuell zu Verbrennungen und Dermatitis.

„*Coco de mono*", Affennuß (Frucht der „Lecythis ollaria") führt zu totaler *Alopezie* durch das darin enthaltene *Selen-Cystathionin*.

Prophylaxe und Therapie

1. *Sorgfältige Ventilation:* Dies ist das beste Schutzmittel, dazu sorgfältig schließende Kleidungen usw., um die Haut der mit solchen Substanzen beschäftigten Arbeiter vor Selen zu schützen.
2. *Eiweißreiche Diät* im Sinne einer Leberschutztherapie hat sich bei experimentellen Vergiftungen als günstig erwiesen (12).
3. *Kein BAL!*, da es im Tierexperiment (13) die Toxizität der Telluriumverbindungen erhöht (Nierenschädigung), so daß dies wahrscheinlich auch für das Selen zutrifft. (Lit. s. Tellurium.)
4. *Forcierte Diurese* evtl. mit *Mannitol* und *Furosemid (Lasix®)*.
5. *Bekämpfung der akuten Reizerscheinungen der Atemorgane:* Gleiche Therapie wie bei der Nitrosegasvergiftung. Bei Augenreizung *Novesin®*-Tropfen („Wander").
6. *Askorbinsäure* tägl. HKG 10 mg/kg, wodurch der lästige Geruch verschwindet (s. bei Tellurium), nach dem Absetzen aber wieder auftritt. AMDUR (13) fand experimentell bei Vitamin-C-Verabreichung auch eine Herabsetzung der Toxizität.
7. *Bekämpfung der Nagelbettentzündung:* Am besten werden die Nägel ganz kurz geschnitten und nach der Arbeit mit Se-dioxyd 5 Min. lang mit Seifenwasser tüchtig eingeseift, dann eine 10%ige Thiosulfatsalbe einstreichen. Hautverunreinigungen mit Se-dioxyd werden am besten durch eine 10%ige wässerige Lösung von Thiosulfat neutralisiert (14).

Selenwasserstoff führt bei Einatmung schon in kleinen Mengen zu schweren Reizerscheinungen der Schleimhäute und der Luftwege. Nach einer typischen Latenzzeit von 4–5 Stunden entwickelt sich, ähnlich wie bei den Nitrosegasen und beim Nickeltetrakarbonyl, ein toxisches Lungenödem mit Fieberanstieg und blutig schleimigem Sputum. Anschließend kann es zu einer schweren Bronchitis oder zu bronchopneumonischen (15, 16) Prozessen kommen. Für das Zustandekommen der Vergiftung genügen schon sehr kleine Mengen, d. h. ein einziger Atemzug, wie dies die beiden Fälle von SYMANSKI (16) zeigen. SENF (17) sah in seinem Fall eine vorübergehende Porphyrinurie; die Selenausscheidung im Urin erreichte 100 γ%. *Tellurwasserstoff* ruft die gleichen Erscheinungen hervor.

Therapie: siehe toxisches Lungenödem, S. 18.

Tellurium

Tellurium und seine Verbindungen werden vor allem in der Glas- und Gummiindustrie, in der Fotografie und ferner in der Metallindustrie (gewisse Legierungen) verwendet. Vergiftungen sind auch hier sehr selten. Giftig sind vor allem der *Tellurwasserstoff*, die *Telluride*, die *Tellursäure*, (ihre Anhydride und Salze), und weniger die *Tellurate*. MAK = 0,1 mg/m³. RÜST und EBERT (18) zitieren eine Vergiftung durch Einatmung von dampfförmigem Tellurium anläßlich des Einschmelzens von 4 kg Platinschwamm, welcher mit Tellurium verunreinigt war. Die Arbeiter erkrankten sofort mit starken Kopfschmerzen und allgemeinem Unwohlsein. Der anwesende Chemiker klagte außerdem noch über starken Schwindel und wies eine stark beschleunigte Atem- und Pulsfrequenz auf. Der starke Knoblauchgeruch der Atemluft und des Schweißes schwand erst nach *10 Wochen!* Dieser Knoblauchgeruch kann schon nach der Aufnahme der sehr kleinen Menge von *5 γ Tellurdioxyd* (18) auftreten und beruht auf der Bildung von Dimethyltellurid. Nach AMDUR (13) blieb in einem Vergiftungsfalle der Literatur nach Einnahme von 0,015 g Telluriumdioxyd dieser unangenehme Geruch während 279 Tagen erhalten! Die Hauptsymptome der Vergiftung bestehen neben dem typischen Geruch in (19) „Trockenheit des Mundes, metallischem Geschmack, Somnolenz, Appetitverlust und Nausea".

Akute Vergiftungen:

Tödliche akzidentelle Vergiftungen kamen bei 2 Patienten (20) durch die irrtümliche Instillation von je 2 g Natrium-Tellurit in die Blase (Verwechslung mit NaJ) zustande. Rasches Auftreten von Knoblauchgeruch, Erbrechen, Stupor, Bewußtlosigkeit, unregelmäßige Atmung und Zyanose. Exitus nach 6 Stunden. Bei der *Autopsie* fand man eine Lungenstauung und deutliche Verfettung der Leber. Sehr toxisch ist der *Tellurwasserstoff* (siehe Selenwasserstoff).

Therapie und Prophylaxe

siehe bei Selenium.

DE MEIO (21) konnte zeigen, daß durch Askorbinsäure, 10 mg/kg Körpergewicht, der lästige Geruch der Ausatmungsluft verschwindet, wobei das Vitamin C wahrscheinlich zugleich entgiftend wirkt. BAL erhöht die Toxizität (13), siehe beim Selen.

Literatur

1 SMITH, M.I.: Publ. Hlth. Rep. 54 (1939) 1441
2 SMITH, M.I., u. MITARB.: Studies in chronic Selenosis. Nat. Inst. Hlth. Bull. 174 (1940) 1
3 SESSA, T.: Folia med. (Napoli) 35 (1952) 572
4 WOODRUFF, I.O., W.J. GIES: Amer. J. Physiol. 6 (1902) 29
5 CERWENKA, E.A., CH. COOPER: Arch. of Environ Health 3 (1961) 189
6 GASSMANN, T.: Hoppe-Seylers Z. physiol. Chem. 98 (1917) 182
7 STERNER, J.H., V. LIDFELDT: J. Amer. med. Ass. 116 (1941) 562
8 CLINTON, M. JR.: J. industr. Hyg. 29 (1947) 225
9 HALTER, K.: ref. in J. industr. Hyg. 21 (1939) 191
10 FÜHNER, H., W. WIRT, G. HECHT: S. 43
11 HADJIMARKOS, D.M.: Arch. Environ. Health 10 (1965) 893
12 GORTNER JR., R.A.: J. Nutr. 19 (1940) 105
13 AMDUR M.L.: A.M.A. Arch. industr. Hlth. 17 (1958) 665
14 GLOVER, J.R.: Trans. Ass. industr. med. Offrs. 4 (1954) 94
15 FAIRHALL, T L.: Brit. J. industr. Med. 3 (1946) 207
16 SYMANSKI, H.: Dtsch. med. Wschr. (1950) 1730 (hier ausführliche Literatur)
17 SENF, H.W.: Dtsch. med. Wschr. (1941) 1094
18 RÜST. E., A. EBERT: Unfälle beim chemischen Arbeiten. Rascher, Zürich (1948) 245
19 STEINBERG, H.H., u. MITARB.: J. industr. Hyg. 24 (1942) 183
20 KEALL, J.H., u. MITARB.: Brit. J. industr. Med. 3 (1946) 175
21 DE MEIO, R.H.: J. industr. Hyg. 29 (1947) 393

Übrige anorganische Gifte

Phosphor (P)

Diese vor dem Verbot der Phosphorzündhölzchen so häufige Vergiftung war in den letzten drei Jahrzehnten fast verschwunden, bis der Krieg durch die Verwendung der Phosphorbomben wieder zahlreiche Vergiftungsfälle brachte. In der Industrie wird der Phosphor heute kaum mehr verwendet. Selten wird er noch als Rattengift (ca. 1% gelber P) verwendet (Frankreich, Südamerika, Mexiko).

Giftigkeit: Giftig ist eigentlich nur der *gelbe Phosphor,* wovon nach den sich stark widersprechenden Angaben wahrscheinlich schon 0,05 g, gewöhnlich aber erst 0,1–0,5 g tödlich wirken (1). MAK = 0,1 mg/m^3. Der rote Phosphor und die Phosphorverbindungen mit Ausnahme des sehr giftigen Phosphorwasserstoffes sind relativ ungiftig. Eine Ausnahme bildet vielleicht die *Inhalation von rotem Phosphorstaub,* die evtl. zu *akuten Pneumonien* führen kann, wobei gezeigt werden konnte (^{32}P), daß der P hier bis zu 10 Tagen in der Lunge retiniert wird (2). Die Giftigkeit des Phosphors beruht wahrscheinlich auf einer Störung der intrazellulären Oxydationsprozesse durch seine starke Reduktionsfähigkeit. Bei chronischer Einwirkung von kleinen Mengen kommt es zu Endothelveränderungen an den Knochenkapillaren mit Thrombosierung und Knochennekrosen.

Akute Vergiftung

Man muß unterscheiden zwischen

a) der lokalen Giftwirkung und

b) den Resorptionsfolgen

a) *Lokale Giftwirkung:* Auf der Haut erzeugt der Phosphor Brandwunden und tiefe Nekrosen, die durch eine sehr schlechte Heilungstendenz und ausgedehnte Narbenbildungen bei der Ausheilung gekennzeichnet sind. Erfolgt die Aufnahme durch den Mund, so treten kurze Zeit nach der Einnahme schwere Reizerscheinungen von seiten des Magens auf, ferner evtl. *Schockerscheinungen,* Schmerzen in der Magengegend, Aufstoßen und Erbrechen von schwach nach *Knoblauch riechendem,* evtl. im Dunkeln phosphoreszierendem Mageninhalt. Bei ca. 35% der Vergifteten kommt es zu *Durchfällen,* wobei auch hier der Stuhl im Dunkeln lumineszent sein kann (3). Nach diesen 6–8 Stunden dauernden lokalen Erscheinungen folgt, sofern der Patient nicht im Schock stirbt, ein relativ symptomfreies Intervall von 2–3 Tagen bis zum Auftreten der *Leberschädigung.*

b) *Resorptionsstadium:* Die in dieser Phase auftretenden Erscheinungen können sowohl bei peroraler P-Einnahme als bei resorptiver Aufnahme des Phosphors aus Phosphorbrandwunden auftreten. Das freie Intervall beträgt je nach der Schwere der Vergiftung 1–3 Tage. Nach dieser Latenzzeit entwickelt sich allmählich das typische Bild einer schweren *Leberzellschädigung,* die schon in einigen Tagen unter dem Bilde einer schweren *akuten gelben Leberatrophie* zum Tode führt, oder in leichteren Fällen nach monatelangem schwerem Krankheitszustand mit mehr oder weniger ausgeprägten Dauerschädigungen ausheilen kann. Die ersten Zeichen sind Durchfälle, Erbrechen und Druckempfindlichkeit der Lebergegend, ferner Ansteigen der Transaminasen und des Bilirubins.

In schweren Fällen (4) findet man immer alle Zeichen einer schweren *Parenchymschädigung der Leber,* ähnlich wie bei der Knollenblätterpilz- und Tetrachlorkohlenstoff-Vergiftung. Es kommt zu einem zunehmenden *Rubinikterus,* die Leberdämpfung nimmt zuerst etwas zu, verschwindet dann aber mehr und mehr. Der *Urin* enthält reichlich Gallenfarbstoff und in den terminalen Stadien auch gewisse Aminosäuren, wie Tyrosin und Leuzin. Der *Stuhl* wird entfärbt und lehmfarben, und es können blutige Durchfälle auftreten. Im *Blutserum* findet man alle Zeichen einer schweren Leberzellschädigung, d.h. sehr hohe Transaminasen und ein rasches Absinken des Prothrombins, was die schwere hämorrhagische Diathese solcher Fälle erklärt, ferner eine Hypoglykämie, ein erhöhtes Ammoniak und eine schwere Dysproteinämie. Unter Ansteigen des Pulses und den Zeichen eines eigentlichen *Leberkomas* tritt in schweren Fällen nach 5–10 Tagen der Tod ein.

Die gleichzeitige Schädigung der *Nieren* äußert sich in Oligurie, Albuminurie und Hämaturie. Auch der Urin kann evtl. phosphoreszieren. Die leichteren oder frühzeitig behandelten Fälle können nach einem Ikterus von mehreren Wochen allmählich ausheilen, doch auch dort bleiben manchmal schwere Dauerschädigungen der Leber zurück. So sah ich in einem Rotkreuzspital in Italien bei 2 durch P-Bomben vergifteten jungen Leuten im Anschluß an eine solche Leberschädigung die Entwicklung einer typischen *Leberzirrhose*. Die Zirrhose wurde auch bei experimentell vergifteten Hunden beobachtet (18). Das *Myokard* zeigt bei der akuten Vergiftung evtl. *schwere EKG-Veränderungen,* die das Bild eines Herzinfarktes vortäuschen können. Überleben die Patienten, so bilden sich diese Veränderungen wieder völlig zurück (5).

Pathologische Anatomie: Die Autopsie ergibt in akut verlaufenen Fällen das typische Bild einer akuten schweren gelben Leberatrophie mit intensivem Ikterus und Zeichen einer hämorrhagischen Diathese, sowie eine schwere Verfettung der inneren Organe (Herz, Niere, Muskeln).

Nachweis: Bei frischen Fällen evtl. im Erbrochenen (Phosphoreszenz im Dunkeln!) oder bei Autopsien im Inhalt der unteren Darmabschnitte. In den späteren Phasen ist der Nachweis kaum mehr möglich, da der P rasch oxydiert wird und schon normalerweise in allen Organen vorhanden ist.

Therapie

Cave direkten Kontakt mit phosphorhaltigem Material (Erbrochenes, Stuhl usw.). Gummihandschuhe anziehen!

1. Bei Phosphorverbrennungen der Haut ist so rasch als möglich die Wunde breit zu exzidieren, um möglichst allen Phosphor zu entfernen, bevor die Resorption einsetzt. Im Krieg wurde in den P-Bomben der Phosphor zum Teil mit gelöstem Gummi vermischt. Diese brennbaren Massen hafteten außerordentlich zäh an Kleidern und auf der Haut. Auf Grund von Tierversuchen (6) scheint *heute vor allem die rasche Entfernung des Phosphors* durch den gummi- und phosphorlösenden, nicht brennbaren *Tetrachlorkohlenstoff (schwefelfrei pro analysi!) die besten Aussichten zu eröffnen!* Es soll dadurch (im Gegensatz zum $CuSO_4$, das, in schwachen Lösungen auf die Haut gebracht, nur die oberflächlichsten P-Schichten zu vernichten vermag) auch gelingen, die tieferen Phosphorschichten zu entfernen. Nach Koch (16) (6) sprechen die bisherigen Erfahrungen nicht gegen die Anwendung von reinem S-freiem Tetrachlorkohlenstoff für die Wundreinigung. Größere Flächen dürften auf keinen Fall behandelt werden, da CCl_4 durch Haut und Wunden resorbiert wird und bekanntlich ebenfalls ein schweres Lebergift darstellt.

2. Bei oraler Aufnahme. a) *Sofortige Magenspülung* mit 300 ml $1^0/_{00}$ *Kaliumpermanganat-Lösung* und zum Schluß Instillation von 60 ml (durch dieses Oxydationsmittel wird der Phosphor zu Phosphorsäure oxydiert) und große Dosen Tierkohle, oder Spülung mit 500 ml einer $2^0/_{00}$ Kupfersulfatlösung.

b) Verabreichung von 200–300 ml *Paraffinöl* p. o. hat sich sehr bewährt, da sich der P darin löst ohne resorbiert zu werden (durch Magensonde einflößen). Im Falle eines Patienten, der eine tödliche Dosis eingenommen hatte, kam es nach der Verabreichung des Paraffinöls, wie ein Kollege mir mitteilte, zu gar *keinen klinischen Vergiftungssymptomen.* Doch brach unter dem Spitalpersonal eine kleine Panik aus, als der Patient nachts im dunklen Zimmer auf seinem unheimlich grün-gelblich phosphoreszierenden Glastopf gefunden wurde.

c) *Kupfersulfat als Brechmittel und Antidotum:* 1 Teelöffel der 1proz. Lösung alle 10 Minuten bis zur Brechwirkung (der Phosphor wird dadurch oxydiert und zum Teil in unlöslichen Phosphorkupfer (Cu_3P_2) übergeführt.

d) *Niamid-Therapie:* Nach noch unbestätigten experimentellen Untersuchungen scheint das *Niamid* bei schweren Vergiftungen sehr gut zu wirken. Von 6 so behandelten Patienten (6a) starben 5, dagegen waren 5 frühere Fälle, die konventionell mit Steroiden, Glukose etc. behandelt wurden, gestorben. *Dosierung: Nialamid, Niamid*® (ein MAO-Hemmer) Tbl. à 25 mg oder 100 mg. Täglich 150–200 mg.

e) *Exchange-Transfusionen* können vielleicht lebensrettend wirken.

f) *Leberschutztherapie:* siehe Amanita-Vergiftung (S. 460). Steroide verhindern die Entwicklung eines *Leberkomas* nicht (6b). Vielleicht vermag die Schweineleberperfusion beim schweren Leberkoma lebensrettend zu wirken.

g) *Diät:* siehe Amanita-Vergiftung (S. 460).

h) *Schock-Therapie:* siehe Schock-Kapitel S. 15.

i) *Penizillin-Prophylaxe,* täglich 3–6 Mio. E gegen die häufigen Superinfekte.

k) Kleine *Bluttransfusionen* in der Rekonvaleszenz unterstützen die Heilung.

Chronische Phosphorvergiftung

Die chronische Phosphorvergiftung wird heute nur noch sehr selten beobachtet (7). MAK = 0,1 mg/m³. Nach den Untersuchungen von Michaelis (8) führt die chronische Aufnahme von kleinen Phosphormengen zuerst zu einer generalisierten Reaktion des Periosts mit Hyperostose und frühestens nach 6 Monaten zu Osteoporose und bei Jugendlichen mit noch wachsenden Knochen zu röntgenologisch feststellbaren, stärker verkalkten Querstreifen in der Gegend der Epiphysenlinie. Die Nekrosen kommen durch Endothelschädigungen (Thrombosen) der Knochengefäße zustande. An Stellen, wo der schwer geschädigte Knochen Infekten ausgesetzt ist, d.h. vor allem im Kiefer (Zahnextraktion, Zahngranulome), kommt es in der Folge häufig zu schweren chronischen Osteomyelitiden evtl. mit Sequesterbildung, d.h. zu dem früher noch gelegentlich gesehenen Bild der „Phosphor-Kiefernekrose".

Therapie

Heute wäre wohl bei den Sequesterformen vor allem die hochdosierte *Penizillin*-Therapie (10 bis 20 Mio. E tgl.) kombiniert mit *Albamycin®* (tgl. 2 g) und frühzeitiger operativer Behandlung zu versuchen. Daneben hohe Dosen Vitamin D und Kalzium (s. Cd-Vergiftung). Prophylaktisch strikte Maßnahmen am Arbeitsplatz (Gefahr der Inhalation) und regelmäßige Kontrolle der Arbeiter, Zahnprophylaxe.

Phosphorwasserstoff

Vorkommen: Der PH_3 von „karbidähnlichem" Geruch entwickelt sich vor allem aus mit Phosphor-Kalzium verunreinigtem Kalziumkarbid (autogene Schweißapparate) und bei der Herstellung von gelbem Phosphor. Ferner enthält das Ferro-Silizium meistens Spuren von P-Verbindungen, aus denen bei Feuchtigkeit PH_3 entstehen kann (9). Auch das Zinkphosphid (Zn_3P_2), das an und für sich ein schweres Gift ist (siehe unter Zink), kann in der Feuchtigkeit durch Abspaltung von PH_3 zu tödlichen Unfällen führen (VON OETTINGEN (9a). Praktisch spielt die PH_3-Vergiftung heute keine große Rolle mehr. Die Toxizität ist außerordentlich hoch, liegt doch die MAK schon bei 0,05 ppm!
Die Vergiftungssymptome stimmen ungefähr mit dem Bilde der AsH_3-Vergiftung überein, doch fehlen hier regelmäßig die hämolytischen Erscheinungen. Im Vordergrund stehen Kopfschmerzen, Schwindel, Nausea, Erbrechen, *Magenschmerzen* und evtl. *Durchfall*. Die Vergiftung wird daher häufig als Fleisch-Fisch-Vergiftung oder Salmonellose verkannt (siehe 10). Dann kommt es zu plötzlicher oder allmählicher Bewußtlosigkeit und evtl. Exitus unter den Zeichen des *Lungenödems* und Atemlähmung bei maximal erweiterten Pupillen nach gewöhnlich 24–48 Stunden. Hohe Konzentrationen können plötzliche Todesfälle durch Lungenödem und Atemlähmung bedingen.
Überlebt der Vergiftete dieses Stadium, so können nach einer Latenzzeit von 24 bis 48 Stunden die Zeichen einer *Leber-* (Ikterus) und *Nierenschädigung* auftreten. Pathologisch-anatomisch finden sich bei den Spätfällen eine hochgradige Vakuolisierung der Leber und ein ausgesprochenes Gehirnödem mit degenerativen Veränderungen (11, 12).
Eine *chronische PH_3-Vergiftung* gibt es nicht. Konzentrationen unter 5 ppm führten experimentell auch bei langer Expositionszeit zu keinen Symptomen (13).

Nachweis: Mit $AgNO_3$ getränktes Papier färbt sich in Gegenwart von PH_3 intensiv braun bis schwarz.

Therapie

Hierüber fehlen in der Literatur nähere Angaben. Eine spezifische Behandlung ist leider nicht bekannt. Vielleicht könnte durch eine frühzeitige *Exchange-Transfusion* ein Teil des Giftes eliminiert werden. Bei *Lungenödem* siehe toxisches Lungenödem S. 18.

Phosphine

Ersetzt man im PH_3 den Wasserstoff durch Alkylgruppen (z.B.: PR_3; R = CH_3, C_2H_5, C_3H_7, C_4H_9 usw.), so entstehen die sehr giftigen Phosphine. EHRHARDT (13) warnt mit Recht vor ihrer evtl. Anwendung in Düngemitteln, die von HUNTER und THORNTON (14) angeregt wurde, da dies eine große Gefahr bedeuten würde.

Phosphane: Höhere Phosphorwasserstoffe, *Diphosphin* eine sehr giftige, selbstzündliche Flüssigkeit, wirkt analog dem PH_3.

Phosphortrichlorid und andere Halogenide

PCl_3 wird in der Industrie gelegentlich als Chlorierungsmittel gebraucht. Es hat die gleiche Giftwirkung wie das Cl-Gas, d.h. es kann nach der typischen Latenzzeit ein Lungenödem hervorrufen. MAK = 0,5 ppm. Ähnliche Erscheinungen bewirken *Phosphortribromid*, *Phosphoroxychlorid*, *Phosphorpentachlorid* und *Phosphorpentasulfid* (MAK = 1,0 mg/m³). Diese Stoffe rufen durch ihre Reizwirkung auch häufig *Asthma bronchiale* hervor (15).

Phosphoroxychlorid

In der Industrie verwendet. SASSI (6a) berichtet über 20 Vergiftungsfälle.

Akute Vergiftung: Bei Inhalation ist es ein starkes Schleimhautreizgift (Konjunktivitis, Bronchitis usw.). Heilung in 5–7 Tagen.

Chronische Vergiftung: Bei chronischer Einwirkung kommt es nach ca. 7 Wochen zu Konjunktivitis, chronischer asthmoider Bronchitis und evtl. zu Superinfekten (Bronchopneumonien, eitrige Bronchitis) evtl. mit Entwicklung eines Lungenemphysems.

P_4S_3: Phosphorsesquisulfid

Diese Verbindung wird in den sogenannten „Schwefelzündhölzchen", d.h. in den Zündhölzern, die sich an irgendwelchen Reibflächen entzünden, verwendet. Bisher nahm man allgemein an, daß dieser Stoff relativ harmlos sei. BURGESS (16) hat bei zwei Patienten auf die Auslösung von typischen schweren, ödematösen, symmetrischen Ekzemen der Augenlider und Wangen hingewiesen. Die Kutanproben mit P_4S_3 waren positiv. Ein weiterer Fall wird im *Lancet* bei der Besprechung dieser Arbeit erwähnt. BURGESS (16) erwähnt auch noch ein Lockerwerden der Zähne und in einem Fall Schwindel, Erbrechen und Nausea. Es erscheint uns aber fraglich, ob durch die Inhalation der beim Verbrennen freiwerdenden geringen Mengen von Phosphorverbindungen wirklich auch allgemeine Vergiftungserscheinungen auftreten können.

Natriumhexametaphosphat

Wird als „*Weichmacher*" zum Entkalken des Wassers in zahlreichen Präparaten verwendet und kann bei interner Einnahme (Kinder akzidentell!) zu schwersten, evtl. tödlichen Vergiftungen führen.

Vergiftungserscheinungen: schwerer *Schock*, unregelmäßiger Puls, evtl. Bradykardie, schwere *Hypokalzämie* mit evtl. *tetanischen Symptomen*.

Therapie | Magenspülung mit Kreide. Sofortige Injektion von *Kalziumglukonat* i.v. (20–40 ml einer 10%igen Lösung) und evtl. mehrmalige Wiederholung! Gegen den Schock *Noradrenalin* (4–6 mg/300 ml) plus 150–200 mg *Hydrocortison* als i.v. Tropfinfusion.

Literatur

1 REUTER, F.: Gericht. Med. Urban & Schwarzenberg, Wien (1933) 550
2 DALHAMN, T., B. HOLMA: A.M.A. Arch. industr. Hlth. 20 (1959) 429
3 RUBITZKY, H.J., R.M. MYERSON: Arch. intern. Med. 83 (1949) 164
4 BLUMENTHAL, S., A. LESSER: Amer. J. Dis. Child. 55 (1938) 1280
5 PIETRAS, R.J., u. MITARB.: Arch. intern. Med. 122 (1968) 430
6 KOCH, E.: Z. exp. Med. 114 (1945) 680
6a SASSI, C.: Med. Lavoro 45 (1954) 171
6b GEOBEL, A. M. et. al.: New Engl. J. 284 (1971) 125
7 HEIMANN, H.: J. industr. Hyg. 28 (1947) 142
8 MICHAELIS, P.: Arch. Gewerbepath. Gewerbehyg. 7 (1936) 477
9 RIEUX, H., J. BOUILLOT: Traité des maladies professionnelles. Doin, Paris 1948 (S. 94)
9a OETTINGE, VON, W. F.: Publ. Hlth. Rep., Suppl. 203, Washington 1947
10 HALLERMANN, W., O. PRIBILLA: Arch. Toxikol. 17 (1959) 219
11 LOEWENTHAL, M.: Bull. schweiz. Akad. med. Wiss. 4 (1948) 280
12 KLIMMER, O.R.: Arch. Toxikol. 23 (1969) 164
13 EHRHARDT, W.: Hdb. ges. Arbeitsmed. II, 1. Bd., (1961) 205
14 HUNTER, F., J. THORNTON: Nature 4538 (1956) 867
15 BUFSS, H., R. LERNER: Z. Präv.-Med. 2 (1956) 59
16 BURGESS, J.F.: Canad. med. Ass. J. 65 (1951) 567

Anorganische Stickstoffverbindungen

Ammoniak (NH₃) und Ammoniumhydroxyd (NH₄OH)

NH_3 ist ein Gas von sehr stechendem Geruch. NH_3 ist leichter als Luft und sammelt sich demnach in geschlossenen Räumen unter der Decke an. Es löst sich leicht in Wasser und bildet dann in kleinen Mengen NH_4OH, das eine deutlich alkalische Wirkung entfaltet, worauf zur Hauptsache die Giftwirkung zurückzuführen ist. Salmiakgeist enthält vor allem gelöstes NH_3 und nur wenig NH_4OH.

Vergiftungsmöglichkeiten: NH_3 wird in komprimiertem Zustande in Kühlanlagen und in wässeriger Lösung für mannigfache chemische Reaktionen in der chemischen Industrie verwendet. Der stechende Geruch ist ein sehr gutes Warnungszeichen; trotzdem kommen aber Vergiftungen bei plötzlichem Undichtwerden von Kühlanlagen oder bei Rohrbrüchen in der Industrie vor. Die klinisch eingewiesenen Vergiftungen betreffen meistens Suizidversuche durch Einnahme von Salmiakgeist.

Toxizität: JOHNSTONE (1) gibt für die Atemluft folgende Werte an:

Toleranzdosis bei längerem Kontakt = MAK 50 ppm;
Toleranzdosis für kürzere Exposition 300–500 ppm;
die darüberliegenden Konzentrationen sind gefährlich, wobei 5000–10000 ppm schon in kurzer Zeit tödlich wirken.

Nachweis: Durch den Geruch schon leicht zu erkennen. Bestimmen läßt sich das Vorhandensein am besten durch das Drägersche Gasspürgerät.

Giftwirkung: Diese beruht hauptsächlich auf der Entstehung von NH_4OH auf den Schleimhäuten, das dann als Alkali verflüssigend auf die Zellproteine wirkt und dadurch zu tiefgreifenden Nekrosen führt.

Akute Vergiftung

Vergiftungen durch Inhalation: In schwachen Konzentrationen bewirkt es eine starke Reizung der Konjunktiven und der Bronchialschleimhaut; in stärkeren Konzentrationen eingeatmet wirkt das auf den Schleimhäuten entstehende NH_4OH stark ätzend und führt zu Bronchitiden und in akuten Vergiftungsfällen evtl. zu einem typischen Lungenödem, ähnlich wie bei der Einatmung von säurebildenden Gasen (Chlor). Die klinischen Erscheinungen sind daher auch fast die gleichen: starker Reizhusten, schleimiger evtl. blutiger Auswurf, Atemnot, evtl. Zyanose und in schweren Fällen anschließend bronchopneumonische Prozesse. Die stark quellende alkalische Wirkung führt evtl. zu einem ausgesprochenen Glottisödem. Durch die Schädigung der Hornhaut kann es zu Geschwürsbildungen und Erblindung kommen. Auch eine mäßige *toxische Hepatose* mit Lebervergrößerung und Ansteigen der Transaminasen wurde beschrieben (2).

Orale Einnahme von Salmiakgeist: Tödliche Dosis 20–30 ml. Hier treten die typischen Erscheinungen einer *Laugenvergiftung* auf, die in jenem Kapitel besprochen werden. Durch die gleichzeitige Einatmung der freiwerdenden NH_3-Dämpfe kann es zu bronchitischen Erscheinungen kommen, wie wir dies in dem folgenden Falle sahen.

Fall S. R., 16j. Dienstmädchen (KG 103a/44, 1937)

Trinkt in suizidaler Absicht Salmiak, Menge unbekannt.

Befund: Heftige Schmerzen in Mund, Rachen und Magengegend, Hustenreiz. Mundschleimhaut gerötet, Epithel teilweise defekt. Uvula hochrot, geschwollen mit weißlichen Flecken. Tonsillen hochrot mit weißlichen Belägen. Magengegend druckempfindlich. *Über beiden Lungen bronchitischer Befund, starker Hustenreiz mit reichlich schleimigem Auswurf.* Thoraxaufnahme: leicht verdichtete Zeichnung der basalen Lungenpartien. Temp. 37,4, am 2. Tag Anstieg auf 39,4. SR 26/38 mm. Leuko. 23700. Am 5. Tag noch immer heftige Schluckschmerzen. Leuko 14000, SR 50 mm. Entfiebert erst am 8. Tag. SR geht allmählich zurück, ebenso die Schleimhautbeschwerden. Nach 3 Wochen kann die Patientin beschwerdefrei entlassen werden. Später keine Stenoseerscheinungen.

Ammoniumkarbonat (Hirschhornsalz) führt zu schwachen Ammoniakvergiftungen bei Kindern (30 g bei 2jähr. Kind), kann aber bei Säuglingen tödlich wirken.

Ammoniak

Therapie

Akute Vergiftung

A. *Einatmung von Ammoniakdämpfen:* Prophylaktische Anwendung einer Gasmaske mit $CuSO_4$-Filter auf aktiver Kohle.
1. *Sofortige Verbringung des Patienten an die frische Luft.*
2. *Sauerstoff.*
3. *Essigsäuredämpfe:* RIEUX und BOUILLOT (3) empfehlen, den Sauerstoff durch eine 7proz. Essigsäurelösung zu leiten und die so mitgerissenen Dämpfe eine halbe Stunde einatmen zu lassen, um das in den Lungen vorhandene Alkali zu neutralisieren. Um einen anästhetischen Effekt zu erzielen, werden einige Kristalle Menthol in die Lösung gegeben.
4. *Gegen den starken Hustenreiz: Dilaudid®* (0,001), *Dicodid®, Acedicon®* usw.
5. *Bei Zeichen von Lungenödem:* siehe chemisches Lungenödem S. 18.

B. *Verletzungen durch flüssiges Ammoniak:* Wenn flüssiges Ammoniak aus Kühlanlagen auf Kleider spritzt, sofort ausgiebiges Waschen mit Wasser und Entkleiden des Patienten. Evtl. auftretende Erfrierungen sind steril zu verbinden.

C. *Salmiakspritzer in die Augen:* Sofortiges langes Waschen (während 10–15 Minuten) unter fließendem Wasser (Brunnenröhre), dann *Irgamid®*-Salbe. Bei Schmerzen Eintropfen von Oxybuprocain (*Novesin®*), (Wander), Überweisung an Augenarzt.

D. *Orale Aufnahme:* siehe bei Laugen- und Säurevergiftung.

Chronische Vergiftung

Die Existenz einer chronischen Vergiftung scheint uns nicht sicher erwiesen.

Literatur

1 JOHNSTONE, R. T.: Occupat. Medicine. Mosby Company, St. Louis, (1948) 222
2 PILGERSTORFER, W.: Wien. med. Wschr. 113 (1963) 521
3 RIEUX, J., J. BOUILLOT: Maladies professionnelles. Doin, Paris 1948, S. 274

Ammoniumchlorid: (*Sauterammon®, Gelamon®*). Wird therapeutisch zur Ansäuerung benützt. In allzu hohen Dosen oder bei langdauernder Verabreichung kann es zu den typischen Erscheinungen einer Azidose mit Anorexie, Nausea und Erbrechen, Tachypnoe, Zyanose, Unruhe, Reflexübererregbarkeit und schließlich zu Kußmaulscher Atmung, Koma und Areflexie kommen. Bei vorbestehender Leberinsuffizienz (Leberzirrhose!) besteht vor allem die Gefahr einer Ammoniakvergiftung ähnlich wie beim *Diamox®*, wobei es zur Entwicklung eines Coma hepaticum kommen kann.

Therapie: Bei Auftreten von Vergiftungserscheinungen sofortiges Absetzen des Medikamentes, Kontrolle der Alkalireserve, Infusion einer 5% Natr.citr.-Lösung oder einer $1/6$ molaren Natr.-lactat-Lösung, im übrigen siehe Leberschutztherapie bei Amanitavergiftung (S. 460).

Literatur

1 SIEVERS, M.L., J.B.VANDER: J. Amer. med. Ass. 161 (1956) 410

Ammoniumsulfid: Wird in der Industrie, im Fotogewerbe und zum Teil als Zusatz bei der Herstellung von „Kalt-Wellen" verwendet. BUNCE (1) sah eine schwere Vergiftung durch kutane Resorption einer 8%igen Lösung, die auf die Kopfhaare aufgetragen wurde, mit Bewußtlosigkeit, schwerer Zyanose und Atemstillstand. Die Vergiftung entspricht der Schwefelwasserstoffvergiftung.

Therapie: s. dort. Bei oraler Aufnahme reichlich Tierkohle, bei kutaner Resorption Abwaschen der Haut mit Seife.

Literatur

1 BUNCE, A.H., U. MITARB.: J. Amer. med. Ass. 116 (1941) 1515

Stickstoffwasserstoffsäure, HN_3. Ein schweres Schleimhautgift, schon Spuren in der Atemluft rufen *Schwellung der Nasenschleimhaut,* Druck in den Ohren und bei nur wenig höheren Konzentrationen unerträgliches Druckgefühl im Kopf „Ballongefühl" mit Kopfschmerzen, hochroter Verfärbung des Kopfes und *Tachykardie* hervor (1). Diesem Stadium folgt, wenn man sich nicht sofort an die frische Luft begibt, sehr bald Bewußtlosigkeit. Exitus tritt im Tierversuch durch Vasomotorenlähmung auf. Bei wiederholten Vergiftungen kommt es zu einer ausgesprochenen Überempfindlichkeit!

Therapie: Sofortiges Verbringen des Vergifteten an die frische Luft, evtl. künstliche Beatmung, Analeptika.

Literatur

1 RENTSCH, G.: Angewandte Chemie 68 (1956) 439
2 BURGER, E., H.M.BAUER: Arch. Tox. 20 (1965) 279–283

Hydrazin (H₂N-NH₂), Methyl- und Dimethylhydrazin

Hydrazin wird heute in der chemischen Industrie als Ausgangsstoff für viele Hydrazinderivate (Phenohydrazide), ferner als Raketenantriebsstoff verwendet. Es ist ein starkes Gift, das im Tierversuch als Dampf in einer Dosis von 6 mg/m^3 bei 6 Monate langer Exposition nur geringe Erscheinungen auslöst, bei 18 mg/m^3 treten aber deutliche Vergiftungssymptome, zum Teil mit Exitus der Tiere, auf (1). *MAK:* 1 ppm. Die *Methyl-Verbindungen* sind noch gefährlicher (2). Alle diese Stoffe können auch bei Resorption durch die Haut zu Vergiftungen führen.

Vergiftungssymptome: Beim Menschen und Tier führt es in toxischen Dosen eingeatmet zu einer schweren *Lungen- und Leberschädigung*. Ferner ruft es schwere, durch zentrale Reizung bedingte *Krämpfe, Erbrechen* mit *Hypoglykämie* hervor (3). Im Tierversuch wurden bei protrahierter Exposition außerdem noch interstitielle *Nephritis, Gewichtsverlust, Tremor* und allgemeine Schwäche beobachtet (1). Äußerlich kann Hydrazin zu *Hautverbrennungen* und *Schädigungen der Hornhaut* und *Konjunktiva* führen. In einem Fall (4) mit langdauerndem Koma kam es neben typischen beschriebenen Vergiftungserscheinungen zu schwerer *Ataxie* und zu ausgeprägten *Sensibilitätsstörungen,* die sich nur langsam zurückbildeten.
Auch die Salze des Hydrazins, die sogenannten *Azide* sind schwere Schleimhaut- und Gefäßgifte. Beim Pipettieren verschluckte eine Laborantin 1,5 ml einer 10%igen *Natriumazidlösung* (2). Es kam zu schweren Vergiftungssymptomen: Dyspnoe, Tachykardie, Übelkeit, Erbrechen, Kopfschmerzen und Diarrhoe. Im EKG deutliche Erregungsrückbildungsstörungen. Nach 10 Tagen noch immer sehr reduziert und auffallendes Schwitzen bei Belastung.
Nachweis der Azide: Im Magensaft mit ein paar Tropfen verdünnter FeCl$_3$ durch Bildung des tiefroten Fe(N$_3$)$_3$.

Therapie

Bei oraler Einnahme *sofortiges Erbrechen* auslösen, dann Magenspülung, sofern keine Krämpfe bestehen.
Bei Krampferscheinungen *Diazepam (Valium®)* 25–50 mg pro dosi, evtl. Luminal 0,1–0,2 g i. m. Wenn nötig *Intubation* (evtl. unter Pentothal und Curarin) und künstliche Beatmung. Für die Behandlung der evtl. Lungenschädigung siehe S. 18. Prescott (5) sah im Tierversuch eine günstige (prophylaktische) Wirkung von a-Ketoglutarsäure (neutralisierte), doch wirkt diese nur bei peroraler Einnahme, auf das noch im Darmtrakt vorhandene Hydrazin, i. v. ist es wirkungslos (6).

Methyl- u. Dimethylhydrazin = „UDMH": Heute als Raketentreibstoff verwendet, ist ein stark toxischer Stoff, der Lungenreizung, gastrointestinale Erscheinungen, Hämolyse, Krämpfe und Exitus, sowie nach einer gewissen Latenz Leberschädigungen hervorrufen kann (7, 8). Therapie wie oben.

Quarternäre Ammonium-Verbindungen sind kräftige Desinfektionsmittel: *Zephirol®* (Mischung von Alkyl-dimethylbenzyl-ammoniumchloriden in 10%iger Lösung und von analoger Wirkung). *Desogen®*: Wird als Oberflächen-Desinfiziens verwendet und hat bei intrauteriner Injektion (30 ml der 20%igen Lösung) tödlich gewirkt. Die suizidale Einnahme von 500 ml einer verdünnten Lösung führte zu narkotischen Erscheinungen mit Kreislaufstörungen, Akkommodationsstörungen, Nystagmus und Polyurie mit relativ rascher Erholung. Wolff (9) sah einen tödlichen Verlauf bei einem 2jährigen Kind durch Trinken von 20 ml *Zephirol®*.

Therapie: Sofortige Magenspülung, Kohle, Natr.-sulfat 30 g. Schocktherapie und evtl. künstliche Beatmung mit Sauerstoff.

Literatur

1 Comstock, Ch. C., u. Mitarb.: Arch. industr. Hyg. 10 (1954) 476
2 Jacobsen, H. K.: A. M. A. Arch. industr. Hlth 12 (1955) 616
3 Krop, St.: Arch. Industr. Hyg. 9 (1954) 199
4 Frejaville, J. P., T. Efthymiou: Bull. méd. Lég. et Toxicol. méd. 9 (1966) 37
5 Prescott, B., u. Mitarb.: A. M. A. Arch. industr. Hlth. 13 (1956)
6 O'Leary, J. F.: A. M. A. Arch. industr. Hlth. 14 (1956) 569
7 Shook, B. S., O. H. Cowart: Industr. Med. Surg. 26 (1957) 333
8 Reinhardt, C. F., u. Mitarb.: Arch. Envir. Health 10 (1965) 859
9 Wolff, F.: Arch. Toxikol. 19 (1961) 8

Stickstoff-Oxyde

1. **Stickoxydul** (N$_2$O), auch als „Lachgas" bezeichnet, wirkt bei Einatmung nach einer initial euphorischen Erregungsphase narkotisierend, wird deshalb zusammen mit O$_2$ für Narkosen verwendet. Anderweitige toxische Eigenschaften kommen ihm nicht zu.

2. **Nitrosegase:** Die Nitrosegase sind eine Mischung von NO, NO$_2$, N$_2$O$_4$ und dem unbe-

ständigen N_2O_3. Diese Gase sind von beißendem, stechendem Geruch, der in schwachen Konzentrationen demjenigen des Ozons sehr ähnlich und davon kaum zu unterscheiden ist. Bei stärkerer Konzentration fällt evtl. auch die je nach der Temperatur bräunlich-gelbliche bis rötliche Farbe der Gase auf.

Vorkommen: Nitrosegase entstehen am häufigsten durch Kontakt von salpetriger Säure oder Salpetersäure mit Metallen oder organischen Substanzen, z.B. beim „Beizen" von Metallen, dann beim Verbrennen von Nitrosprengstoffen (Stollen, Schiffe usw.), ferner bei Bombenexplosionen und unvollständiger Verbrennung von Nitrozellulose (heute meist durch die ungefährliche Azetylzellulose ersetzt). Gefährdet sind auch die Arbeiter in der Superphosphat-, Teerfarben- und Sprengstoffindustrie und bei Nitrierungsprozessen in der chemischen Industrie. Eine nicht seltene Vergiftungsquelle ist ferner die Entstehung von Nitrosegasen aus dem Luftstickstoff bei sehr hohen Temperaturen, so z.B. bei der Verwendung von „Schweißbrennern", wie Azetylen- und Elektroschweißapparaten, die vor allem bei Verwendung in geschlossenen kleinen Räumen und in Kanälen und Tanks zu tödlichen Vergiftungen führen können! Außerdem ist noch die fermentative Entstehung von relativ großen Mengen NO_2 in *Getreidesilos* festgestellt worden, wodurch bei schlechter Ventilation die sog. „Silofutterkrankheit" auftreten kann (1). Im „*Smog*" (s. dort) der Großstädte können 0,1–0,2 ppm und ausnahmsweise bis zu 1,7 ppm (in Los Angeles 1962 sogar einmal 3 ppm!) festgestellt werden.

Giftwirkung: Die Nitrosegase lösen sich in Wasser unter der Bildung salpetriger Säure (HNO_2) und Salpetersäure (HNO_3). Die Giftwirkung bei der Berührung mit den Schleimhäuten der Atemwege ist also ähnlich wie bei der Chlor- und Phosgenvergiftung, eine nach einer gewissen Latenzzeit einsetzende Säurewirkung, die zu sehr schweren Schädigungen der Alveolen, der Lungenkapillaren und der Bronchial- und Trachealschleimhaut führt. Außerdem kann sich wahrscheinlich ein Teil der Gase durch Verbindung mit alkalischen Substanzen der Schleimhäute in Nitrite umwandeln, die leicht resorbierbar sind und in den Blutkreislauf gelangen. Hier können sie in geringerem Ausmaße zu der bei der Nitritvergiftung besprochenen Methämoglobinbildung führen. Die MAK beträgt 5 ppm.

Nachweis: Nitrosegase können mit dem Drägerschen Gasspürgerät rasch nachgewiesen werden.

Akute Vergiftung

Die Vergiftung ist klinisch hauptsächlich durch ein erstes, direkt im Anschluß an die Einatmung einsetzendes, vorübergehendes Reizstadium gekennzeichnet. Dieses wird nach einer typischen Latenzperiode von (3)–8–10, seltener bis zu 24 bis 30 Stunden von einem *zweiten Stadium mit evtl. tödlichem Lungenödem* gefolgt. Im Reizstadium kommt es zu quälendem Hustenreiz, kratzendem Gefühl im Rachen, Schwindel, Kopfschmerzen und evtl. Erbrechen. Bei Einatmung sehr hoher Konzentrationen kann schon zu Beginn durch Glottisödem der Tod eintreten. Meistens verschwinden aber die initialen Erscheinungen nach relativ kurzer Zeit (15–30 Minuten) und es schließt sich ein fast symptomfreies Intervall an. Gerade dieses Latenzstadium birgt große Gefahren in sich, weil der Vergiftete jetzt meistens unbewußt der Gefährdung seine Arbeit oder die körperliche Anstrengung des Heimwegs aufnimmt, was die Prognose wesentlich verschlechtert. Zeigen die Patienten in diesem Intervall keine erhöhte Respiration und keine Pulssteigerung, so kann die Vergiftung ohne Auftreten eines Lungenödems (reversibler Typus) verlaufen. *Stellt man aber eine auf das 2- bis 3fach beschleunigte Atmung und deutlich erhöhte Pulswerte fest, so ist unverzüglich die unten angegebene prophylaktische Behandlung zur Abschwächung oder evtl. Vermeidung eines späteren Lungenödems einzuleiten*, und es muß unbedingt jede Anstrengung des Vergifteten strengstens vermieden werden! JOHNSTONE (2) betont, daß als ein relativ sicheres Zeichen für ein späteres Lungenödem im Intervall erhöhte Thrombozytenwerte gefunden werden, worauf FLEMING (3) an Hand von Tierversuchen hingewiesen hat. Nicht selten legen sich die Vergifteten abends ruhig schlafen, um in der Nacht plötzlich im schwersten Lungenödem zu erwachen.

Das zweite Stadium der Erkrankung beginnt gewöhnlich ziemlich plötzlich mit erneutem heftigem Hustenreiz, verbunden mit Angst- und Erstickungsgefühl. Die schwere Atemnot steigert sich zusehends, der Patient wird graublau und ist nicht mehr imstande zu sprechen. Es entwickelt sich ein schweres Lungenödem mit reichlich dünnflüssigem, rotbraunem, schaumigem Auswurf und dem typischen auskultatorischen Befund. Allmählich kommt es zur Ausbildung einer Hypostase. Im asphyktischen Stadium steigt der Blutdruck deutlich an, der Puls wird sehr tachykard und in schwereren Fällen tritt schließlich Bewußtlosigkeit und bald darauf der

Lungenödem 145

Tod ein. Im Röntgenbild zeigen sich in den Anfangsstadien eine Verdichtung der Hili und ein feinfleckiges Lungenbild, das an die Röntgenbilder von Ertrunkenen oder an miliare Viruspneumonien erinnert (s. Abb. 48a).

In zahlreichen Fällen kann sich das Lungenödem mit Rezidiven über 2–3 Tage hinziehen, und nicht selten entwickeln sich durch hinzutretende Sekundärinfekte auch bronchopneumonische Prozesse. Es seien hier aus den von uns beobachteten Vergiftungen zwei typische Fälle herausgegriffen.

Fall M., 37j. ♂ (Krankenanstalt Liestal, Chefarzt Dr. Berger)

Pat. wollte das Unkraut auf den Kalkkieselwegen seines Gartens mit verdünnter Salpetersäure vertilgen. Vermischte zu diesem Zwecke um 18 Uhr in einer 12-Liter-Zinkblechgießkanne Wasser und Salpetersäure. Es entwickelten sich in der Kanne braungelbe Dämpfe, die ihn stark zum Husten reizten.

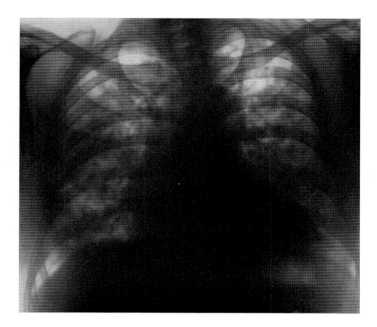

Abb. 48a. *Schwere akute Nitrosegas-Vergiftung* (W.W., 56j. ♂). Oben: 24 Stunden nach Einatmung der Nitrosegase. Schwere, fleckförmige Verschattung beider Lungenfelder, klinisch Zeichen eines schweren Lungenödems und beginnender Infiltrationsherde.

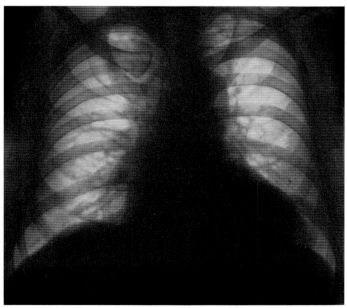

Abb. 48b. 12 Tage später haben sich die beiden Lungenfelder wieder fast vollkommen aufgehellt.

Nachdem er so mit ca. 4–5 Kannen die Kieswege eingehend besprengt hatte, verschwand der Hustenreiz bald wieder, so daß er ohne Beschwerden zu Nacht essen konnte. Gegen 22 Uhr legte er sich beschwerdefrei zu Bett und schlief sofort ein.
Gegen 1 Uhr morgens (7 Stunden nach dem Einatmen der Nitrosegase!) erwacht er mit Erstickungsgefühl und starkem Husten. Blaugraue Verfärbung des Gesichtes. Ringt verzweifelt nach Atem, kann nicht mehr sprechen. Die erschrockene Frau ruft sofort den Arzt, der ihn unter der Diagnose „Herzschwäche" einweist.

Befund und Verlauf: Orthopnoische Haltung, schweres Lungenödem mit reichlich schaumigem braunrotem Sputum. Blaugraue schwerste Zyanose des Gesichtes. Unter Aderlaß, Sauerstoff, hypertonischem Traubenzucker anfänglich keine Besserung. Erst die alle $^1/_2$–1 Std. wiederholte Injektion von 40 ml 20%igem Kalziumglukonat bringt jedesmal eine auffallende Besserung. Die Injektionen müssen bis zum Morgen wiederholt werden, dann allmähliche Erleichterung. Anschließend bronchopneumonische Prozesse, die langsam abklingen.

Epikrise: In diesem Falle kam es durch die Verwendung von Salpetersäure als Unkrautvertilgungsmittel in einer Zinkgießkanne nach der typischen Latenzzeit von 7 Stunden zu einer schweren Nitrosegasvergiftung. Sehr eindrücklich war in diesem Falle die Wirkung von 20%igem Kalziumglukonat, 20–40 ml i. v. während die übrigen Mittel keine deutliche Besserung gezeigt hatten.

Fall W.W., 56j. Metallbeizer (KG 100/106, 1948)

Pat. mußte im Freien Messingglocken in rauchender Salpetersäure reinigen; hierauf starke Entwicklung von braunen Dämpfen. Eine halbe Stunde nach Arbeitsbeginn Schwindelgefühl, Zittern in den Beinen, stärkerer Hustenreiz und kratzendes Gefühl im Hals. Arbeitet trotzdem weiter. Nach 3 Stunden Nausea und Erbrechen, jetzt leichte Atemnot, muß die Arbeit abbrechen. In der Nacht 10 Stunden nach Beginn der Initialerscheinungen schwerste Atemnot, Lungenödem. Einweisung erst am folgenden Nachmittag.

Befund: Heftigste Dyspnoe, schwere Zyanose, reichlich rötlicher, schaumiger Auswurf. Respiration schwankt zwischen 40–60. Puls 130, schlecht gefüllt. Temperatur 37,3–37,6. Blutdruck 205/130. Über den Lungen typisches Brodeln mit reichlich zum Teil bereits klingenden feuchten Rg. *Methämoglobin* im Blut positiv, im Urin negativ. Leukozyten 11 100 ohne Linksverschiebung, Thrombozyten eher erniedrigt: 31000, keine Innenkörper Ec 4,8 Mill., Hb. 16g%. Serumwerte o. B. SR. 15 mm. *Thoraxaufnahme:* Diffus grobfleckige Verschattung beider Lungenfelder, Hili unscharf und vergrößert (siehe Abb. 48a). Verbreiterung des Herzens nach links und rechts, Transversaldurchmesser 18,5.

Verlauf: Auf Aderlaß, *Dilaudid®* und Kalzium i.m. Besserung des Lungenödems. Prophylaktisch Penicillin 900 000 E täglich; trotzdem entwickeln sich bronchopneumonische Prozesse. Am 3. Krankheitstag erneutes schweres Lungenödem. Puls (trotz Strophanthinkur) während 4 Tagen erhöht auf 110, dann allmählicher Abfall auf Normalwerte. Subfebrile Temperaturen bis 37,8 während 14 Tagen, dann afebril. Der Blutdruck während des schwer asphyktischen Stadiums erhöht, 2. Tag 205/130, 3. Tag 165/130, dann Abfall auf 120/80. Arbeitsaufnahme erst $1^1/_2$ Monate nach der Vergiftung möglich.

Epikrise: In dem vorliegenden Fall kam es nach der typischen Latenzzeit zu einem schweren Lungenödem, das am 2. und 3. Tage rezidivierte und zu bronchopneumonischen Herden führte. Die Blutdrucksteigerung im asphyktischen Stadium war hier besonders ausgesprochen (205/130!). Im Gegensatz zu andern Beobachtungen (2, 3) waren die Thrombozyten nicht erhöht. Der spektroskopische Nachweis von Methämoglobin zeigt, daß immer eine gewisse Nitritwirkung vorhanden ist.

Prognose: Die Prognose ist vor allem vom Verhalten des Vergifteten während der Latenzperiode und ferner vom Zeitpunkt, in dem die ärztliche Behandlung einsetzt, abhängig. Jede körperliche Anstrengung in der Latenzperiode wie Gehen, Radfahren usw. verschlechtert die Prognose ganz erheblich. In allen Fällen mit schwerem Lungenödem ist die Prognose als ernst zu bezeichnen; je früher sich das Lungenödem entwickelt, um so ungünstiger werden die Aussichten.

Pathologisch-anatomisch: Bei der Autopsie stehen das schwere Lungenödem und die starke Rötung von Trachea und Bronchien im Vordergrund. Eventuell finden sich darin bereits Superinfekte im Sinne von Bronchopneumonien. Daneben zeigen sich die typischen Zeichen einer schweren Asphyxie (Blutungen in den serösen Häuten) und evtl. ein leichtes Gehirnödem, mit typischen kleinen Petechien in der weißen Substanz (4).

Chronische Vergiftung

Die chronische Vergiftung äußert sich (2) in „Kopfschmerzen, Schlaflosigkeit, Obstipation und Geschwüren der Schleimhäute", ferner durch (5) chronische Bronchitiden, Verdauungsstörungen mit Abmagerung, Konjunktividen, Abnahme der allgemeinen Leistungsfähigkeit und Anämie. Bei dem folgenden von uns beobachteten Fall kam es allmählich zu deutlichen neurovegetativen Veränderungen, die sehr wahr-

Therapie

1. Gleiche Therapie wie bei der Nitritvergiftung.
2. *Bei Kaliumnitrat* zusätzlich: Reichliche NaCl-Zufuhr parenteral, um das Ionengleichgewicht möglichst wieder herzustellen (30–50 g). *Percorten®* 100 bis 200 mg der wässerigen Lösung und 250 mg Hydrocortison i.v., um die Natriumionen im Körper möglichst anzureichern. Siehe ferner Hyperkaliämie S. 23.

Salpetersäure: Die Vergiftungserscheinungen entsprechen denjenigen der „Säurevergiftungen", auf die hier verwiesen sei.

Stickstofftrichlorid („Agene") (NCl_3): Eine leicht verdampfende, schleimhautreizende Flüssigkeit, wurde in England und in den USA vorübergehend zum Bleichen des Mehls benützt und führte bei Hunden, Kaninchen und Katzen zu schweren Vergiftungserscheinungen „Canine Hysteria" (19). In der Schweiz ist das künstliche Bleichen des Mehls zu Recht generell verboten.

Literatur

1 LOWRY, T., L.M.SCHUMAN: J. Amer. med. Ass. 162 (1956) 153
2 JOHNSTONE, R.T.: Occupational Medicine. Mosby, St. Louis (1948) 218
3 FLEMING, A.J.: Industr. Med. 12 (1943) 127
4 LINDQVIST, T.: Acta med. scand. 143 (1944) 210
5 RIEUX, J., J.BOUILLOT: Maladies professionnelles. Doin, Paris (1948) 272
6 HEUBNER, W.: Ergebn. Physiol. (1940) 43; Klin. Wschr. (1941) 137
7 MOESCHLIN, S.: Schweiz. med. Wschr. (1940) 789
8 MOESCHLIN, S.: Folia haemat. 65 (1941) 345
9 SCHMIDT, H., W. STICH, F.KLUGE: Dtsch. med. Wschr. (1949) 961
10 SCHULZE, W., E. SCHEIBE: Z. ges. inn. Med. 3 (1948) 580
11 JAEGGY, E., W.LANZ: Schweiz. med. Wschr. (1935) 363
12 GRIFFON, H., R. LE BRETON: Ann. Méd. lég. 26 (1946) 45
13 RENTSCH, H., U. MITARB.: Arch. Toxikol. 17 (1958) 17
14 HAUSCHILD, F.: Naunyn-Schmiedeberg's Arch. exp. Path. Pharmak. 182 (1936) 118
15 SIMON, C., U. MITARB.: Z. Kinderheilk. 91 (1964) 124
16 LOEB, L.: Schweiz. med. Wschr. 84 (1954) 740
17 AMMUNDSEN, P.D.: Nord. Med. (1947) 1107
18 FERRANT. M., U. MITARB.: Arch. franç. Pédiat. 8 (1951) 255
19 MELLANBY: Brit. med. J. 11 (1946) 903

Anorganische Schwefelverbindungen

Schwefel (S)

Der amorphe Schwefel selbst ist relativ ungiftig (2–4 g als Abführmittel), in größeren Mengen dagegen kann er durch die im Darm auftretende Reduktion zu H_2S zu Vergiftungserscheinungen (Lähmung der Zellatmung) führen. Praktisch kommen aber solche Vergiftungen kaum vor.

Sulfide: Aus den Sulfiden (BaS, SrS, CaS) wird im Magen durch die Salzsäure das giftige H_2S frei. Verwechslungen des ungiftigen Bariumsulfats ($BaSO_4$) mit Bariumsulfid haben schon zu tödlichen Vergiftungen geführt. Ultramarin (Waschblau) führt durch Polysulfide zum gleichen Vergiftungsmechanismus.

Schwefelwasserstoff (H_2S)

Vergiftungsmöglichkeiten: Schwefelwasserstoffvergiftungen sind durch die zahlreichen Vergiftungsmöglichkeiten relativ häufig. H_2S entsteht überall dort, wo tierische oder pflanzliche Reste in Fäulnis übergehen. Da die Gase wesentlich schwerer sind als Luft, kann sich dieses Gas in Jauchegruben, Abwasserröhren usw. in lebensgefährlichen Konzentrationen anhäufen. Auch in den Abwässern von Zuckerfabriken, Gerbereien, Gelatinefabriken entstehen oft große Mengen H_2S. Bekannt sind die Vergiftungen in Kohlengruben, Gips- und Schwefelminen. Aber auch in der Industrie tritt H_2S als Nebenprodukt bei zahlreichen chemischen Prozessen auf, so in den Hochöfen, bei der Petrolraffinerie, in der Viskose- und Zellstoffindustrie usw. Das Freiwerden aus Sulfiden wurde oben erwähnt.

Toxizität: Schwache Konzentrationen werden durch den typischen Geruch nach faulen Eiern leicht wahrgenommen. Bei größeren und gefährlicheren Konzentrationen ist derselbe aber evtl. süßlich und führt schon nach kurzer Zeit zu einer Lähmung des Geruchssinnes, so daß die Vergifteten oft den Geruch gar nicht wahrnehmen. Über 100 ppm bewirken vor allem Reizung der Augen, Nase und des Rachens. 150 ppm lösen bei Einatmung während ca. 30 Minuten Kopfschmerzen, Schwindel, Durchfall und evtl. Dysurie aus. Konzentrationen über 300 ppm führen bereits zu schweren, evtl. tödlichen Vergiftungen, 500 ppm sind in einer halben Stunde, *1400 ppm sofort tödlich* (Atemlähmung). Die *hygienische Grenzdosis* für Arbeitsräume (z.B. Viskoseindustrie), d.h. die MAK liegt bei 10 ppm. Darüber treten oft Reizerscheinungen von seiten der Augen auf.

Giftwirkung: Sehr wahrscheinlich führt der H_2S einerseits beim Kontakt mit den feuchten Schleimhäuten zu Bildung von NaS, das stark reizend wirkt, andererseits bewirkt der durch die Lungen sehr rasch resorbierte H_2S, wahrscheinlich ähnlich wie das Zyan, eine Lähmung der intrazellulären Atmungsvorgänge durch Blockierung schwermetallhaltiger Fermente. Mit dem Hämoglobin verbindet sich der H_2S nicht, dagegen tritt postmortal eine Aufspaltung des Hämoglobins in das grünlich gefärbte Verdochromogen auf (1).

Nachweis: mit dem Drägerschen Gasspürgerät oder durch die Schwarzfärbung von feuchtem Pb-azetat-Papier.

Akute Vergiftung

Die klinischen Erscheinungen bestehen einerseits in einer sehr starken *Reizung der Schleimhäute,* andererseits treten bei höheren Konzentrationen mehr oder weniger schwere *Erstickungserscheinungen* auf. Der Tod erfolgt gewöhnlich durch Lähmung des Atemzentrums, und bei sehr hohen Konzentrationen können die Vergifteten innerhalb weniger Sekunden wie bei der Zyanvergiftung unter den Zeichen einer Atemlähmung tot zusammenbrechen. Manchmal tritt der Tod auch sekundär durch Aspiration von Flüssigkeit, z.B. in Abwassergruben usw., auf. Häufig erkranken oder verunglücken auch die zu Hilfe eilenden Personen.

So wurden uns seinerzeit drei Personen mit schweren Vergiftungs- und Aspirationserscheinungen eingeliefert. Zuerst war der Ehemann in die Grube hinuntergestiegen und sank durch die hohen H_2S- und vielleicht auch CO_2-, NH_3- und Methan-Konzentrationen bewußtlos in der Jauche unter. Seine Frau, die ihm helfen wollte und auch ihren Nachbarn ereilte das gleiche Schicksal. Alle drei konnten aber von einer vierten zu Hilfe kommenden Person mit einem Haken herausgezogen werden und kamen, wenn auch mit schweren Aspirationspneumonien, mit dem Leben davon.

Sind die *Konzentrationen weniger ausgeprägt,* so kommt es zuerst zu schweren Reizerscheinungen von seiten der Augenbindehäute mit starker *Rötung und Tränensekretion,* ferner zu Brennen, *schleimiger Sekretion aus der Nase* und zu einem *kratzenden Gefühl im Rachen.* Die Irritation der Atemwege löst *starken Hustenreiz* mit schleimigem, evtl. sogar blutigem Auswurf aus, und es können sich anschließend auch bronchopneumonische Prozesse entwickeln. Zuerst kommt es zu *Schwindel und Kopfschmerzen,* unsicherem Gang und Durchfall. Später wird die Atmung oberflächlich, der Puls steigt an, der Blutdruck fällt ab, und schließlich treten Bewußtlosigkeit, Krämpfe und Atemlähmung auf. Das Herz schlägt gewöhnlich noch eine Zeitlang weiter. Setzt die Therapie sofort ein, so kann der Vergiftete evtl. auch in diesem Stadium noch gerettet werden. *Lungenödeme* sind keine Seltenheit (2).

Spätfolgen: Pneumonien sind als Folgekrankheiten bei schweren Vergiftungen relativ häufig. Bleibende Störungen können, ähnlich wie bei schweren CO-Vergiftungen, von seiten des peripheren und zentralen Nervensystems zurückbleiben (3). KEMKES (4) hebt vor allem die allgemeinnervösen Beschwerden hervor, Störungen der Merkfähigkeit, Intelligenzdefekte, dauernde Tachykardien und auch polyneuritische Erscheinungen. Die *Prognose* ist also mit Vorsicht zu stellen.

Chronische Vergiftung

Die Existenz der chronischen H_2S-Vergiftung ist noch umstritten. Nach KEMKES (4) treten folgende Symptome auf: Hustenreiz, brennendes Gefühl auf den Schleimhäuten, Speichelfluß, metallischer Geschmack im Mund, Beklemmungsgefühle, Magenstörungen und Durchfälle. Dazu kommen Appetitlosigkeit, Gewichtsabnahme, allgemeine Schwäche und Störungen der Merkfähigkeit. Die „*Keratitis punctata*", d. h. das sog. Spinnerauge in der Viskoseindustrie, ist wahrscheinlich auf das Zusammenwirken mit anderen Faktoren zurückzuführen.

Pathologisch-anatomisch findet man bei den plötzlichen Todesfällen außer den Zeichen eines Erstickungstodes recht wenig. Typisch ist, sofern es sich nicht um stark in Zersetzung begriffene Leichen handelt, der H_2S-Geruch des Blutes und sämtlicher Organe. Manchmal findet sich, wenn der Tod schon längere Zeit zurückliegt, eine grünliche Verfärbung des Blutes, der Haut und speziell der Totenflecken.

Therapie

Ein spezifisches Antidot ist bisher nicht bekannt.
1. *Sofortige Entfernung des Vergifteten aus der Giftzone.* Vorsicht bei Gruben usw., d. h. z. B. Anseilen des Rettungsmannes, evtl. Frischluftapparate oder Sauerstoffgeräte und Überwachung durch einen Kameraden, damit nicht noch weitere Personen verunglücken.
2. *Künstliche Beatmung* evtl. mit Intubation.
3. *Sauerstoffzufuhr:* so rasch als möglich.
4. *Analeptika:* i. v. Injektionen von 5 ml Nicaethamid = *Coramin*® + 1 Amp. *Micoren*® „Geigy" oder Pentetrazol = *Cardiazol*®, evtl. später zu wiederholen. Ferner i. m. Injektionen von *Aramin*® und Coffein. Beim Fehlen solcher Mittel versuche man bis zum Eintreffen des Arztes starke Hautreize, wie Kaltwasserabreibungen usw., wodurch evtl. die Atmung ebenfalls angeregt werden kann.
5. *Bekämpfung eines evtl. Lungenödems:* siehe Seite 18.
6. *Bekämpfung der Reizbronchitis:* Codein und seine Derivate dürfen unbedenklich verabreicht werden, sobald das asphyktische Stadium überwunden ist. Gegen die bei schweren Vergiftungen häufig auftretenden Bronchopneumonien prophylaktisch *Penizillin* 6 Millionen E. plus 2g *Streptothenat*® i. m.
7. *Augenschädigungen:* Ausspülen des Auges mit Brunnenwasser während 10–15 Minuten, nachher Einstreichen von Penizillin-Augensalbe zur Prophylaxe gegen Sekundärinfektionen der Hornhautgeschwüre. Bei starken Schmerzen *Novesin*®-Tropfen „Wander" (= Benoxymat-hydrochlorid), Augenarzt beiziehen.

Literatur

1 TAEGER, H.: Berufskrankheiten. Springer, Berlin 1941 (S. 234)
2 CABE, MC., L. C., C. D. CLAYTON: Arch. industr. Hyg. 6 (1952) 199
3 KLEIN, W.: Dtsch. Z. ges. gerichtl. Med. 1 (1922) 228
4 KEMKES, B.: zit. nach Referat in Praxis (1942) 228

Schwefeldioxyd (SO_2)

Vergiftungsmöglichkeiten: SO_2 wird in komprimiertem Zustand in Kühlanlagen verwendet, ferner entsteht es bei der Gewinnung zahlreicher Metalle (Schmelzwerke), zu erwähnen ist ferner seine Verwendung zum Vulkanisieren des Gummis, in der Zelluloseindustrie, bei der Schwefelsäurefabrikation und die Benützung als Bleichungsmittel.

Giftwirkung und Toxizität: Nach JOHNSTONE (1) werden 50–100 ppm für kurze Zeit gerade noch ertragen. Die MAK beträgt 5 ppm. Es ist bekannt, daß sich Arbeiter, die ständig mit SO_2 zu tun haben, allmählich an Konzentrationen gewöhnen können, die bei Ungewohnten zu schweren Reizerscheinungen von seiten der Augen und Nase führen. SO_2 bildet zusammen mit Wasser die schweflige Säure (H_2SO_3), und hierauf beruht wahrscheinlich zur Hauptsache seine Giftwirkung auf die Schleimhäute. Die schweflige Säure wird im Körper zu Sulfaten umgewandelt und durch den Urin ausgeschieden. Manchmal erfolgt diese Oxydation, wenn reichlich Wassernebel vorhanden ist, auch schon in der Luft, und kann zusammen mit anderen Giftstoffen zu evtl. tödlichen „Nebelkatastrophen" führen. (Siehe Kap. „Smog" S. 271.)

Nachweis: mit dem Drägerschen Gasspürgerät.

Vergiftungserscheinungen: Höhere Konzentrationen als oben angegeben führen zu starken Reizwirkungen der Augen, der Nase, des Rachens und der Luftwege mit quälendem Hustenreiz ähnlich wie bei der Chlorvergiftung. Durch diese Reizwirkung können sich die gefährdeten Personen meistens noch rechtzeitig in Sicherheit bringen, so daß schwere Vergiftungen selten sind. Bei höheren Konzentrationen, z.B. durch Explosion des verflüssigten SO_2 in Kühlanlagen, SO_2-Behältern usw., können durch die stark abkühlende Wirkung der verdunstenden Flüssigkeit ausgesprochene Erfrierungen der damit benetzten Körperpartien auftreten. So berichtet JOHNSTONE (1) über einen Arbeiter, dem die Kleider am Körper anfroren und bei dem auch Erfrierungen an einem Auge auftraten, die aber nach einigen Wochen ohne Defekte wieder abheilten. In einem unserer Fälle (s. unten) kam es zu einer oberflächlichen Erfrierung der Kornea. Die bei solchen höheren Konzentrationen eingeatmeten Gase führen zu einer schweren Reizung der Luftwege evtl. mit Lungenödem, häufiger zu ausgesprochener Bronchitis mit evtl. Bronchopneumonien.

Fall B.J., 52j. Mechaniker (KG 1946)

Beim Entleeren eines Kühlschrankes spritzt dem Pat. ein Gemisch von Öl und flüssigem SO_2 ins Gesicht. Starke Schmerzen im li. Auge. Gleichzeitig verspürt der Pat. sehr heftigen Hustenreiz, Atemnot und muß mehrmals erbrechen. Auf der Augenklinik findet man eine oberflächliche Schädigung der Kornea 1. Grades durch die Erfrierung. Es kommt dann zu einer starken Bronchitis mit reichlich schleimigem, nicht blutigem Auswurf. Die Lungenaufnahme ergibt fleckförmige kleine bronchopneumonische Herde in beiden Unterfeldern. Pat. entfiebert unter Sulfonamiden und kann nach 14 Tagen Klinikaufenthalt geheilt entlassen werden.

GORDON (2) sah einen Fall, bei dem es neben der Bronchitis zur Ausstoßung eigentlicher Membranen kam, und bei dem eine zweite Vergiftung eine Bronchialstenose zurückließ.

Chronische Vergiftung: KEHOE (3) sah bei Arbeitern, die längere Zeit in einer stark mit SO_2 verunreinigten Luft arbeiten mußten, vor allem *Reizerscheinungen von seiten der Luftwege* im Sinne von chronischen Nasopharyngotracheitiden, dann auch Störungen des Geschmacks- und Geruchssinnes, Auftreten von Dyspnoe bei körperlicher Anstrengung, Müdigkeit und Reflexabnormitäten. Der Urin zeigte als Folge der erhöhten Sulfatausscheidung eine erhöhte Azidität. RICHTER (4) fand in Affenversuchen, daß die chronische SO_2-Einwirkung auch schwere *Schädigungen im Gebiete des Globus pallidus* und der Substantia nigra mit Auftreten eines Parkinson-Syndroms auslösen kann. Wir sahen den folgenden fraglichen chronischen Vergiftungsfall:

Fall T.W., 22j. Laborant (KG 169/96/1944)

Seit Nov. 43 bei der Selenerzeugung beschäftigt. In die flüssige selenige Säure werden SO_2-Dämpfe geleitet. Im Verlaufe vom Jan./Febr. 1944 allmählich folgende Erscheinungen: Appetitlosigkeit, Aufstoßen, Gewichtsabnahme, Kopfschmerzen und Schwindel. Während seiner Abwesenheit im Militärdienst verschwanden alle Erscheinungen bis auf die Kopfschmerzen. Auch die Mitarbeiter klagten über Kopfschmerzen. Klinikeinweisung Aug. 1944. *Befund:* Über den basalen Lungenpartien vereinzelte feuchte, nicht klingende RG. Magensaftkurve nach Koffein ergibt deutliches HCl-Defizit. Neurologisch o.B. Blut- und Serumwerte o.B. Auf Entfernung des Pat. von seinem Arbeitsplatz verschwanden alle Erscheinungen. Nie Geruch nach Knoblauch, wie er für die Selenvergiftung typisch ist.

Therapie

Inhalations-Therapie: 2%iges *Natriumbikarbonat* in 5%iger *Glyzerinlösung:* Diese Behandlung gibt gegen die in diesen Fällen in den Lungenwegen ausfallende Säure die besten Resultate (5). Auf keinen Fall lasse man reinen Wasserdampf inhalieren, der die Giftwirkung durch verstärkte Säurebildung nur noch potenziert. Siehe ferner Therapie des chemischen Lungenödems S. 18. Die von dem verflüssigten SO_2

betroffenen Körperteile (evtl. Augen) sind längere Zeit mit Wasser auszuspülen. *Novesin®*-Augentropfen und Überweisung an Augenarzt.

Natriumsulfit (Na_2SO_3): Setzt im Magen ebenfalls schweflige Säure frei und wirkt dadurch ähnlich wie eine Säurevergiftung und wird auch dementsprechend behandelt. In hohen Dosen rufen die Sulfite (auch *Natriumhydrosulfit* und *-metabisulfit*) Nausea, Erbrechen, Koliken und Durchfälle, Blutdruckabfall und evtl. Tod durch Atemlähmung hervor.

Therapie

Magenspülung, Natriumsulfat 30 g, Analeptika evtl. künstliche Sauerstoffbeatmung.

Schwefeltrioxyd (SO_3): Verwendet bei künstlicher Nebelbildung. Bei Gegenwart von Wasser (Schleimhäute) wandelt es sich in H_2SO_4 um und wirkt deshalb stark ätzend.

Schwefelsäure (H_2SO_4): Siehe unter Säurevergiftungen, S. 171.

Schwefelchlorür (S_2Cl_2): eine bei 69° C siedende, bei Zimmertemperatur rauchende Flüssigkeit mit stark schleimhautreizenden Eigenschaften (MAK = 1 ppm), wird beim Vulkanisieren von Gummi als Lösungsmittel für den Schwefel verwendet. Die Wirkung ist derjenigen des Chlors gleichzusetzen, Behandlung siehe dort. Eine analoge Wirkung haben *Sulfurylchlorid* (SO_2Cl_2) und *Thionylchlorid* ($SOCl_2$).

Literatur

1 JOHNSTONE, R.T.: Occupational Diseases. Mosby St. Louis 1948 (S. 182)
2 GORDON, J.: N. Y. St. J. Med. 43 (1943) 1054
3 KEHOE, R.A., W.F.MACHLE, K.KITZMILLER, T.J. LE BLANC: J. industr. Hyg. 14 (1932) 159
4 RICHTER: zitiert nach Diss. Bosshardt-Zulauf, Zürich 1955
5 BARACH, A.L.: J. Amer. med. Ass. 215 (1971) 485

Dimethylsulfat

$(CH_3)_2SO_4$ ist eine farblose, geruchlose, ölige Flüssigkeit mit einem Siedepunkt von 188°C, die sich in Wasser nur wenig, aber leicht in organischen Lösungsmitteln löst.

Vergiftungsmöglichkeiten: Dimethylsulfat wird in der Industrie als Methylierungsmittel häufig verwendet. Perorale Vergiftungen sind selten. Lokal ein starkes Ätzgift mit einer Latenz von 4–5 Stunden. BÖRNER (1) sah einen Todesfall nach einem Likörglas voll Dimethylsulfat am 3. Tage durch Atemlähmung. Gefahr besteht vor allem, wenn die Flüssigkeit unter Druck erhitzt wird und Undichtigkeiten der Apparaturen vorkommen. In Gegenwart von Alkohol erhitzt sich die Flüssigkeit stark, so daß dann ebenfalls gefährliche Konzentrationen der Dämpfe frei werden. Die MAK beträgt 1 ppm! *LD:* per os 1–5 g, oder ca. 100 ppm über 10 Minuten.

Giftwirkung: Die eingeatmeten Dämpfe oder Nebel zersetzen sich auf den Schleimhäuten in Schwefelsäure und Methylalkohol (2). Durch die freiwerdende Säure kommt es zu ähnlichen Schleimhautschädigungen wie beim Phosgen oder Chlor. Bei *oraler Aufnahme* finden sich Verätzungen in Speiseröhre und Magen, doch steht auch hier die Schädigung der Bronchialschleimhaut im Vordergrund (3).

Symptomatologie: Wir hatten Gelegenheit, zwei Vergiftungsereignisse zu beobachten, wovon das eine hier als typisches Beispiel kurz angeführt sei:

Fall M.O., 52j. Schlosser (KG 38/92, 1947)

Aus einem Nebenraum drangen durch die Öffnungen, in denen die Transmissionsriemen liefen, Dimethyldämpfe in seinen Arbeitsraum. Ein Arbeiter hatte im Nebenraum eine Destillationsprobe entnommen, wobei ihm während einiger Minuten die ausströmenden Dämpfe direkt ins Gesicht strömten. Dieser Mann *klagte nachher über Augenbrennen und Übelkeit* und ging nach Hause, wo er *11 Stunden nach der Giftaufnahme unter Erstickungserscheinungen starb!* Unser Pat. arbeitete den ganzen Vormittag ohne wesentliche Beschwerden in den ventilierten Nebenräumen. Gegen 13 Uhr, d.h. nach 6 Std. Latenz, heftiges Augenbrennen, Blendungsgefühl, ferner starker Hustenreiz mit brennendem Gefühl unter dem Brustbein und Atemnot. Er ist gezwungen die Arbeit zu unterbrechen, geht nach Hause, wo er sich zu Bett legt und gegen 16 Uhr den Arzt wegen Erstickungsgefühl rufen muß. Dieser findet eine schwere Konjunktivitis, Schwellung und Rötung der Mund- und Rachenschleimhaut und die typischen Zeichen eines schweren Lungenödems mit ausgesprochener Zyanose. Auf die Injektion von 20 ml 20proz. Kalziumglukonat auffallende Besserung. In der Nacht wieder Verschlimmerung. Klinikeinweisung am Morgen des 2. Krankheitstages.

Befund: Sensorium frei, klagt über heftige Augenschmerzen. Lider ödematös, Blepharospasmus, Konjunktiven stark gerötet und geschwollen. Auf der leicht getrübten Hornhaut mit Fluoreszin zahlreiche Epitheldefekte nachzuweisen. Gesicht und Lippen zyanotisch. Mund- und Rachenschleimhaut dunkelrot und ödematös. Stimme heiser. Quälender Hustenreiz mit schleimigem Auswurf. Über beiden Lungen

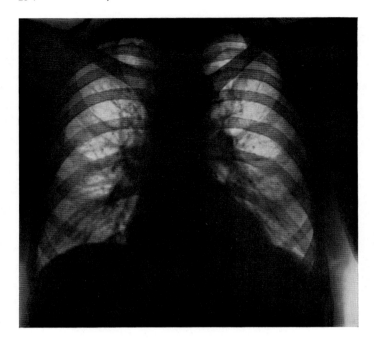

Abb. 49. *Dimethylsulfat-Vergiftung* (M. O., 52j. ♂) am 2. Tage der Vergiftung. Es besteht noch immer eine deutliche, kleinfleckige Verschattung namentlich beider Unterfelder und starke Hilusverdichtung bds. im Sinne eines typischen, durch die chemische Reizung bedingten Lungenödems. Eine Woche später hatten sich die Lungenfelder wieder vollkommen aufgehellt.

typischer Befund eines Lungenödems. Thoraxaufnahme: Zahlreiche miliare Herde, namentlich in beiden Lungenunterfeldern (Abb. 49). Pat. erhält prophylaktisch Penizillin und Sulfone, ferner Kalzium i. v. Nur langsame Erholung, subfebrile Temperaturen. Am 5. Tag hat sich auch die Konjunktivitis deutlich zurückgebildet, und am 10. Tage hat sich der Kornealdefekt wieder epithelialisiert, Entlassung.

Typisch ist in diesem Falle die Latenzzeit von 4 bis 6 Stunden (4) bis zum Auftreten der schweren Reizerscheinungen von seiten der Schleimhäute, wobei es zu schwersten Konjunktividen, Hornhautverätzungen und zu einer ödematösen Schwellung der Mund- und Rachenschleimhaut kommen kann. Die Hauptgefahr besteht aber für die schweren Fälle im Auftreten des *toxisch bedingten Lungenödems* nach 4–8 Stunden mit Atemnot, unstillbarem Hustenreiz und Zyanose, analog der Vergiftung durch Nitrosegase oder Phosgen, wo ebenfalls durch das Freiwerden einer Säure eine schwere Ätzwirkung auf die Lunge in Erscheinung tritt (Abb. 49). Diagnostisch unterscheiden sich jene Krankheitsbilder durch die fehlende Konjunktivitis. Ob die toxische Verfettung von Myokard, Leber und Niere nicht eine Folge des O_2-Mangels, sondern eine direkte Giftwirkung darstellt, erscheint uns noch nicht entschieden.

Prognose: Sie hängt sehr von der Dauer und Konzentration der einwirkenden Dämpfe, vor allem auch von der sofortigen völligen Schonung des Vergifteten und dem möglichst raschen Einsetzen der entsprechenden therapeutischen Maßnahmen ab. Hätte man in dem obigen Fall den Arbeiter, der mit den ausströmenden Dämpfen direkt in Berührung war, sofort zu Bett gelegt und den Arzt gerufen, so wäre er sehr wahrscheinlich mit dem Leben davongekommen. Als Komplikationen können, wie im obigen Fall, schwere Hornhautdefekte und Bronchopneumonien auftreten.

Chronische Vergiftungen sind uns nicht bekannt, dagegen scheint eine besondere Überempfindlichkeit gegen Dimethylsulfat bei Leuten vorzukommen (5), die auch gegen Jodoform überempfindlich sind. BLOCH (6) spricht in diesem Sinne von einer eigentlichen „Methylüberempfindlichkeit", und SCHWARZ (7) glaubt, daß auch die Brommethylvergiftung auf die Methylgruppe zurückzuführen ist.

Therapie

Siehe chemisches Lungenödem S. 18. Ausspülen der Augen mit fließendem Wasser während 10 Minuten. Die schwere Konjunktivitis und Hornhautschädigung ist unbedingt durch einen Augenarzt zu behandeln. Bis zu seinem Eintreffen Atropin-Kokain-Tropfen, Einstreichen von alkalischer Augensalbe, Augenverband. Bei *Haut*benetzungen sofort mit reichlich verdünntem Ammoniak spülen. In einem akuten Lungen-Vergiftungsfall von MARKOFF Chur, hat sich das CaNa$_2$-EDTA (Calciumäthylendiamintetraazetat = *Calcium-Hausmann*®) i. v. als wirksam erwiesen (persönl. Mitteilung). Dosierung: 20 mg/kg Körpergewicht.

Literatur

1 BÖRNER, R.: Frankfurt Z. Path. 41 (1931) 367
2 WACHTEL, C.: Z. exp. Path. Ther. 21 (1920) 1
3 LEITHOFF, H., J.WEINREICH: Beitr. gerichtl. Med., Bd. 22, Deuticke, Wien (S. 196–206)
4 BALÁZS, J.: Samml. Vergiftungsf. 5, A. 414 (1934) 47
5 MERKELBACH, O.: (Schweiz. med. Wschr. (1943) 481 (hier ausführliche Literatur)
6 BLOCH, B.: Z. exp. Path. Ther. 9 (1911) 509
7 SCHWARZ, F,: Rev. Suisse Accid. Trav. 22 (1929) 249

Sauerstoff

Die Verabreichung von reinem Sauerstoff über längere Zeit ist gefährlich! Die Hypoxämie läßt sich klinisch neben der Zyanose und der verminderten O$_2$-Spannung des Blutes vor allem durch das Ansteigen des Blutdruckes erkennen! Wie HADORN (1) ausführt: „Ist die O$_2$-Behandlung in allen jenen Fällen harmlos, bei denen eine Hypoxämie mit einer normalen CO$_2$-Spannung im Blute einhergeht, mit andern Worten, bei denen keine respiratorische Azidose besteht (Herzinsuffizienz, Asthma bronchiale, Lungenödem usw.). Anders ist es in den Fällen von Hypoxämie mit chron. respiratorischer Azidose (schweres Emphysem, Schlafmittelvergiftung usw.). Hier ist die O$_2$-Zufuhr nicht harmlos, weil die Atemregulation vorzugsweise wegen des O$_2$-Mangels des Blutes über das ‚Glomus caroticum' erfolgt. Führen wir hier künstlich O$_2$ in hohen Dosen zu, so fällt der Hauptatemantrieb weg und die respiratorische Azidose verschlimmert sich; es folgen eine oberflächliche und verlangsamte Atmung, Dösigkeit, Delirien, Krämpfe, Koma und unter Umständen Exitus letalis. Die arterielle Blutgasanalyse ergibt in diesen Fällen normale O$_2$-Sättigungswerte bei massiver Erhöhung der CO$_2$-Spannung (Coma hypercapnicum)." Klinisch findet man außerdem hohen Liquordruck, Kopfschmerzen und evtl. Stauungspapillen (2). Bei Anzeichen von Intoxikation (Abnahme von Tiefe und Frequenz der Atmung, Auftreten von Atempausen, Dösigkeit, Muskelkrämpfen) ist trotz dem rosigen Aussehen des Kranken von der weiteren O$_2$-Zufuhr abzusehen.

Bei *Frühgeborenen* ist die O$_2$-Vergiftung besonders gefährlich und kam früher vor allem in mit reinem O$_2$ belüfteten Inkubatoren vor. Zufolge der Konstriktionen der Retinagefäße kann es hier zu Erblindung durch Schädigung der Netzhaut (retrolentäre Fibroplasie 3, 4)) kommen.

Ozon: O$_3$ verursacht in Röntgenräumen, ferner bei Ultraviolettlampen und beim Fliegen in großen Höhen (15 000 m und höher) in diesen schwachen Konzentrationen höchstens leichte Beschwerden wie Kopfschmerzen, Augenbrennen, leichte Reizung der übrigen Schleimhäute, Müdigkeit und evtl. Schlaflosigkeit. MAK = 0,1 ppm. In höheren Konzentrationen ist es durch seine starken oxydativen Eigenschaften ein schweres Lungengift und kann ähnliche Erscheinungen wie die Nitrose-Gase auslösen. Schon 0,012 mg pro Liter = 6 ppm führen bei Katzen zu einem schweren Lungenödem (5). STOKINGER (6) sah schon mit 0,2 ppm bei chron. Inhalation experimentell einen frühzeitigen Tod der Meerschweinchen. Körperliche Betätigung erhöht die Gefährlichkeit, so daß evtl. sonst harmlose Konzentrationen toxisch wirken. Solche für den Menschen gefährliche O$_3$-Konzentrationen können bei den neuen mit Argon oder Helium geschützten *elektrischen Schweißbrennern* durch die sehr intensiven UV-Strahlen neben Nitrose-Gase auftreten und zu schwerem Lungenödem führen (7) (6). Ozon ist auch eines der Hauptgifte des „*Los Angeles Smog*", wo es durch die photochemische Oxydation organischer Substanzen *(Autoauspuffgase!)* entsteht (8). Die MAK sollte 0,1 ppm auf keinen Fall übersteigen. Experimentell konnten STOKINGER und Mitarbeiter (9) mit der 2–3fachen der in Städten angetroffenen Konzentration eine chron. Bronchitis und Bronchiolitis mit konsekutivem Lungenemphysem hervorrufen. Ozon ist neben den zyklischen Kohlenwasserstoffen der gefährlichste Bestandteil des „Smog" (toxischer Rauchnebel), siehe S. 271. STOKINGER (10) konnte tierexperimentell zeigen, daß die Inhalation von O$_3$ zum Auftreten von Antikörpern (Präzipitintest) führt, was auf seiner Eiweiß-denaturierenden Eigenschaft beruhen dürfte. Vielleicht liegt also hier z. T. auch eine echte Sensibilisierung vor!

Therapie

Schwache Konzentrationen erfordern keine Therapie und die Beschwerden verschwinden nach Anbringen einer besseren Ventilation. Vergiftungen durch höhere Konzentrationen kommen praktisch kaum vor, sollten aber wie die Nitrosegas-Vergiftung behandelt werden.

Wasserstoffperoxyd (H_2O_2): In 3% Lösung harmlos. Bei 30–40% stark ätzend.

Literatur

1 HADORN, W.: Helv. med. acta 24 (1957) 1
2 ORIE, J.G.M., U. MITARB.: Ned. T. Geneesk. 97 (1953) 735
3 BREHME, TH.: Schweiz. med. Wschr. 85 (1955) 302
4 KINSEY, V.E.: Arch. Ophthal. (1956) 481
5 FÜHNER, H., W. WIRTH, G. HECHT: Mediz. Toxikologie. G. Thieme Stuttgart (1951) 3. Auflg., S. 38
6 STOKINGER, H.E.: Arch. industr. Hyg. 9 (1955) 366
7 KLEINFELD, M., U. MITARB.: A.M.A. Arch. industr. Hlth. 15 (1957) 27
8 HAAGEN-SMIT, A.J., U. MITARB.: Indust. u. Eng. Chem. 45 (1953) 2086
9 STOKINGER, H.E.: A.M.A. Arch. industr. Hlth. 16 (1957) 514
10 STOKINGER, H.E., L.O. SCHEEL: Arch. Envir. Health 4 (1962) 327

Silizium (Si)

Natriumsilikat (Wasserglas) Na_2SiO_3: Wirkt stark alkalisch und ist in der Giftwirkung den Laugen gleichzusetzen, siehe dort.

Quarz (SiO_2): Ist nur in Staubform eingeatmet gefährlich und führt durch Anreicherung im Lungengewebe zum typischen Bilde der Silikose, für dessen Besprechung auf die Handbücher der Medizin verwiesen sei.

Asbest (Magnesium-Kalzium-Silikat): Führt in Staubform eingeatmet ebenfalls zu einer diffusen Form der Lungenfibrose, der *Asbestose*. Beim Eindringen in die Haut kommt es zu lokalen Hyperkeratosen. Es wurde von verschiedenen Autoren angenommen, daß sich auf der Basis der Asbestose später ein Lungenkarzinom entwickeln könne (1, 2). BRAUN und TRUAN (3) haben in sehr sorgfältigen Untersuchungen aber gegenüber der normalen Bevölkerung keine Zunahme der Lungen-Ca-Fälle bei Asbestarbeitern gefunden.

Emaille: Wird gewöhnlich aus einer Mischung von Quarz, Feldspat, Borax, Metalloxyden und Karbonaten hergestellt. Der Staub bei der Herstellung, oder die Si-haltigen Tröpfchen beim Spritzverfahren, können ebenfalls zum Auftreten von *Silikosen* führen (Lit. siehe 4).

Magnesiumsilikat, Talk: Führt, wenn er als Talkpuder ins Gewebe gelangt, zum Auftreten von Granulomen und kann so zu Adhäsionen namentlich im Peritoneum führen. Er sollte hierfür deshalb heute nicht mehr verwendet werden (5). In seltenen Fällen sind auch Pneumokoniosen beobachtet worden (6).

Bor (B)

Borsäure (H_3BO_3) und **Borax** ($Na_2B_4O_7$) sowie das in zahlreichen Waschmitteln („Persil") vorhandene Natriumperborat (Na_3BO_4) sind Mittel, die im Haushalt und auch medizinisch noch häufig gebraucht werden und die fast immer als harmlos angesehen werden. Im Grunde genommen sind es aber vor allem *für Kinder recht gefährliche Gifte,* und da gerade die Wirkung der Borsäurelösung als Desinfektionsmittel durch andere, bessere Mittel schon lange überholt ist, sollte heute die Borsäure als Arzneimittel verschwinden. Auf alle Fälle ist es *unbedingt zu empfehlen, sämtliche Borsäurelösungen mit einem Giftzeichen zu versehen* und gut abzuschließen!

Giftwirkung und tödliche Dosis: Der eigentliche Mechanismus der Giftwirkung ist auch heute noch nicht restlos geklärt. Nach den interessanten Versuchen von MAIER (7) hat das Bor eine deutlich entquellende Wirkung auf das Zellprotoplasma, außerdem bewirkt es im Serum eine leichte Verminderung des Kaliums, d.h. es wirkt leicht azidotisch. Wahrscheinlich hat das Bor daneben auch einen depressiven Effekt auf die allgemeinen Stoffwechselvorgänge.

Die *tödliche Dosis* beträgt bei peroraler Aufnahme für Säuglinge 2–3 g, für größere Kinder 5–6 g und für Erwachsene 15–20 g, doch ist hier die individuelle Dosis sehr verschieden. So sahen MCINTYRE und BURKE (8) nach einer versehentlichen i.v. Infusion von 15 g nur leichte Vergiftungserscheinungen. Gefährlich wird erst ein *Blutspiegel* von 8000–17 000 γ%, ungefährlich sind Werte bis zu 2000 γ%. Die *Normalwerte* können nach stark borhaltiger Kost (Trauben) bis 25 γ% erreichen.

Harmloser scheinen die verschiedenen *Borweinsäureverbindungen* zu sein, die bei der Behandlung der Epilepsie verwendet werden. Hier werden 8–14 g täglich gut ertragen (7). Wiederholt sich aber die Einnahme mehrere Male, so kommt es zu einem kumulierenden Effekt!

Aufnahme: Diese erfolgt gewöhnlich durch den Magen-Darm, doch sind auch tödliche Fälle durch die Resorption von Boraxpulver, das in Wunden oder Verbrennungen oder auf Ekzeme gestreut wurde, vorgekommen. Sehr zahlreiche, zum Teil tödliche Vergiftungen sind durch *Spülungen von serösen Höhlen mit Borsäure* zustandegekommen (9). Vergiftungen bei *Säuglingen* sind durch Verwendung von Borsäure zur Reinigung der Brustwarzen und durch Pinselung mit *Boraxglycerine* aufgetreten (10). Vaginal ist (11) eine tägliche Dosis von 20 g (Trichomonaden) bei intaktem Epithel ungefährlich. Der Blutspiegel stieg dabei nur auf 850 bis 1900 γ% an. Dagegen ist das *Spülen einer entzündeten Blase evtl. lebensgefährlich,* speziell wenn eine größere Menge zurückbleibt, und hat schon zu zahlreichen Todesfällen geführt (in $^1/_2$ Liter einer 3%igen Borsäurelösung ist schon die evtl. letale Dosis von 15 g enthalten!) Lit. s. (9). *Borsäure-Lösungen für Blasenspülungen sind daher heute nicht mehr erlaubt.* Es kann bei der wiederholten Anwendung auch zu einer chronischen Vergiftung (s. u.) kommen.

Akute Vergiftung: Schon die Aufnahme von 1 g Borsäure oder Borax erzeugt Erbrechen und Durchfall mit Schmerzen in der Magengegend. Bei höheren Dosen kommt es außerdem noch zum „roten Kollaps" und evtl. auch zu Schleimhautblutungen. Bei schweren Vergiftungen kommt es zu Krämpfen, ferner zu Vasomotorenlähmung, Koma und Exitus. Die Haut reagiert evtl. mit erythematösen Veränderungen.

Chronische Vergiftung: Chronische Vergiftungen führen zu *Durchfällen, Abmagerung* und mit der Zeit auch zu *Anämie, Kachexie* und evtl. Benommenheit und *Verwirrungszuständen.* Außerdem sieht man gelegentlich Nierenreizung mit Hämaturie und hartnäckigen schuppenden und juckenden Hautausschlägen, „Psoriasis borica". Dabei kann es auch zu *Alopezie, Thrombozytopenie* und *Magenulzera* kommen (12).

Nachweis: Das Bor wird hauptsächlich durch den Urin ausgeschieden und kann im Urin nach Eindampfen und Ausglühen des Rückstandes mit Soda und dann nach Zusatz von Alkohol durch die grüne Farbe der Flamme nachgewiesen werden. OWEN (13) hat eine kolorimetrische Methode beschrieben.

Pathologische Anatomie: Bei der Autopsie findet man eine Rötung und Entzündung der Magen-Darm-Schleimhaut, ferner toxische degenerative Veränderungen in der Leber, den Nieren und ein Gehirnödem.

Therapie

der akuten Vergiftung: Ein eigentliches, die Borwirkung neutralisierendes Mittel ist unseres Wissens bis heute nicht bekannt. Man muß also darnach trachten, das Bor so rasch als möglich wieder aus dem Körper zu eliminieren.

1. Bei peroraler Aufnahme *sofortige Magenspülung* mit Zusatz von reichlich Tierkohle. Natriumsulfat 25 g als Abführmittel, bei Kindern dem Körpergewicht entsprechend weniger.
2. *Forcierte Diurese:* Bor wird zu 90% durch die Nieren ausgeschieden. Somit läßt sich mit der kombinierten Infusion von *Mannitol* und *Furosemid (Lasix®)* eine starke Ausscheidung erzeugen (Technik siehe *Schlafmittelvergiftung* Seite 340). In Notfällen *Peritonealdialyse,* bei gutem Kreislauf evtl. *künstliche Niere.*
3. *NaCl-Zufuhr:* Wirkt der entquellenden Wirkung des Bors entgegen und beschleunigt die Borausscheidung. 2 Liter physiologischer NaCl in 12 Std., evtl. Wiederholung. Auch das *Kalium* muß überwacht werden, evtl. kommt es bei Borvergiftungen zu *Hypokaliämie.*
4. *Bei Aufnahme durch die Blase:* Sofortige reichliche Blasenspülungen mit physiologischer NaCl.
5. *Schocktherapie:* s. S. 15.
6. *Bei Erregungszuständen und Krämpfen: Diazepam (Valium®)* 5–10–(20) mg i.m. und wenn nötig wiederholen.

Borane: Diese Substanzen werden in steigendem Maße in der Stahl- und Gummiindustrie verwendet. Eine große Zukunft hat ihre Verwendung als sehr hochwertige Treibstoffe (Düsenflugzeuge, Raketen), ferner als elektive Reduktionsmittel. Experimentell wurde die MAK für *Diboran* auf 0,1 ppm, für *Pentaboran* auf 0,01 ppm und für *Decaboran* auf 0,05 ppm festgelegt. Der Treibstoff „HiCal Component A" (Callery Chem. Co) wirkt toxisch sowohl auf die Lunge als auch auf das Zentralnervensystem (14). Das „*Diboran*" (B_2H_6) ist vor allem ein starkes *Lungengift* und kann auch tubuläre Schädigungen hervorrufen; „*Pentaboran*" (B_5H_9) und „*Decaboran*" ($B_{10}H_{14}$) sind schwere *Nervengifte* und führen, durch die Lungen, Konjunktiven oder die Haut aufgenommen, schon in kleinen Mengen zu Nervosität, Unruhe, Müdigkeit, Singultus, Schwindel, Benommenheit und schließlich zu Zuckungen, evtl. zu Schüttelfrösten, Krämpfen, Koma, und verlaufen evtl. tödlich. LOWE und FREEMAN (15) fanden unter ihren zahlreichen Fällen häufig *Leber-* (positive Flockungsreaktionen, erhöhtes Bilirubin etc.) und *Nierenschädigungen* (Harnstoffanstieg), so daß Verwechslungen mit Hepatitis, Urämie und Enzephalitis anderer Genese vorkommen können.

Todesfälle sind bisher keine beschrieben. *Prophylaxe* durch Masken mit Silica-Gel (16), Abzugsvorrichtungen, Frischluftzufuhr, Kapellen usw.

Therapie

Methylenblau: Nach experimentellen Untersuchungen (17) schützt dieser Farbstoff durch seinen oxydativen Effekt gegen die stark reduzierende Wirkung des *Decaborans* und verhütet auch den Noradrenalin-Verlust im Myokard und Gehirn.
Dosierung: Langsam als Tropfinfusion in Dextrose bis zu 7 mg/kg, dann weiter eine kleinere Erhaltungsdosis. Wahrscheinlich hätte *Toluidinblau* den gleichen Effekt und den Vorteil, weniger Methämoglobin zu bilden.
Infusion von Natriumlaktat, ferner Sedativa (Chlorpromazin 25 bis 50 mg i. m., Phenobarbital 0,2 g i. m., evtl. *Diazepam (Valium®)* 10–20 mg) ferner Leberschutztherapie (siehe Amanitavergiftung). Beim *Diboran* gleiche Therapie wie bei der Nitrosegasvergiftung. Bei *Benetzung der Haut* mit Boranen sofortiges Abwaschen mit 3%iger wäßriger *Salmiaklösung!*

Literatur

1 Bonser, G.M., u. Mitarb.: Amer. J. clin. Path. 25 (1955) 126
2 Doll, R.: Brit. J. industr. Med. 12 (1955) 81
3 Braun, D.C., D.Truan: A.M.A. Arch. industr. Hlth. 17 (1958) 634
4 Friberg, L.: Brit. J. industr. Med. 14 (1957) 85
5 Cramer, R.: Gastroenterologia 73 (1948) 129.
6 McLaughlin, A.I.G.: Arch. belges Méd. 8 (1950) 451
7 Maier, C.: Mschr. Psychiat. Neurol. 91 (1935) 41
8 McIntyre, A.R., C.J.Burke: J. Pharmacol. 60 (1937) 113
9 Gessler, U., u. Mitarb.: Med. Klin. 61 (1966) 2045
10 Editorial: Brit. med. J. 1966/II, 188
11 Roth, G., R.H.H.Richter: Gynaecologia 153 (1962) 97
12 Herren, Ch., F.Wyss: Schweiz. med. Wschr. 94 (1964) 1815
13 Owen, E.C.: J. Dairy Res. 13 (1944) 243
14 Schechter, W.H.: A.M.A. Arch. industr. Hlth. 17 (1958) 362
15 Lowe, H.J., G.Freeman: A.M.A. Arch. industr. Hlth. 16 (1957) 523
16 Hill, W.H., u. Mitarb.: Arch. industr. Hyg. 10 (1954) 69
17 Merritt, J.A.: Arch. industr. Hlth. 10 (1965) 452

Halogene und ihre anorganischen Verbindungen

Fluor (F)

Vergiftungsquellen: Das sehr giftige, aber nur selten verwendete Fluorgas (MAK = 0,1 ppm!) spielt praktisch keine Rolle. Die stark ätzende Flußsäure wird heute technisch noch vielfach verwendet, und ist sehr giftig. HF ist ein ausgesprochenes Reizgift der Luftwege (MAK = 3 ppm!). Von praktischer Bedeutung sind vor allem die zur *Holzkonservierung* und in der Schädlingsbekämpfung als Ratten-, Mäuse- und Schwabenkäfergifte verwendeten Verbindungen (MAK = 2,5 mg/m³): *Natriumfluorid* (NaF), *Natriummonofluorazetat*, *Natriumsilicofluorid* („Tanatol", „Albetol", „Orwin" usw.), ferner evtl. *Siliziumfluorid* (SiF_4) und *Kieselfluorwasserstoffsäure* (H_2SiF_6). Für die chronischen Vergiftungen kommt vor allem die Einatmung des *Kryolith-Staubes* (AlF_3 + 3 NaF) bei der Bearbeitung dieses Minerals (Aluminiumfabrikation) in Frage. Sehr toxisch ist die Aluminiumschmelze bei Verbrennungen, da zu der Hitzewirkung noch die ätzende Wirkung des Fluors (50%iger Gehalt) kommt. Die Schädlingsmittel sollten, um Verwechslungen zu vermeiden, nur gefärbt in den Handel kommen! *Schwefelhexafluorid* (SF_6) relativ harmlos (MAK 1000 ppm). Dagegen ist das *Tellurhexafluorid* (TeF_6), siehe (1), MAK-Wert: 0,02 ppm, sehr giftig! Weitere Fluorverbindungen siehe unter *halogenierten Kohlenwasserstoffen* und im Kapitel *Kampfstoffe*.

Trinkwasserfluorierung: Die vor allem in den USA, Schweden, Deutschland, Schweiz durchgeführten Versuche mit der Trinkwasserfluorierung in der Dosierung von 1 mg/l führt zu keinen gesundheitsschädlichen Einwirkungen senkte aber die Karieshäufigkeit um 65–79%! (Lit. 2, 3).

Aufnahme und Ausscheidung: Die Aufnahme kann je nach den Ausgangsstoffen sowohl durch die Lunge als enteral erfolgen. Durch seine Bindung an Kalzium wird es vor allem im Knochen, dann aber auch in den Nägeln und Haaren (4) gespeichert und läßt sich bei Vergiftungen hier in erhöhten Mengen nachweisen. Für das Zustandekommen einer *chronischen Vergiftung* ist (5) wahrscheinlich eine tägliche Aufnahme von mindestens 28 mg während mehrerer Jahre nötig (Kryolithbergwerksarbeiter). Fluor spielt auch eine große Rolle bei der Bildung des Zahnschmelzes. Zu niedriger Gehalt des Trinkwassers begünstigt durch defekte Schmelzbildung die Karies. Ein erhöhter Fluorgehalt von 1 mg/l führt zu keinen, von 2,5 mg/l zu mäßigen Schmelzmißbildungen (Schmelzleisten usw.). Die Ausscheidung des Fluors erfolgt sehr verzögert und unvollständig durch den Urin. Normalerweise wird pro Tag ca. 1 mg ausgeschieden (6), bei einmaliger Aufnahme einer größeren Menge ist die Ausscheidung während mehrerer Wochen erhöht. Kryolitharbeiter scheiden bis zu 43 mg pro Tag aus. *Normale Fluorblutspiegel:* 0,1–0,4 γ/ml. Bei Fluorose Anstiege bis zu 5–6 γ/ml. *Therapeutisch* (Behandlung von Knochenmetastasen, Osteoporose) wird NaF in dragierter Form oral in Dosen von 100–150 mg zur künstlichen Osteosklroseerzeugung gut ertragen.

Akute Vergiftung durch perorale Aufnahme von NaF oder Na-Salz der Kieselfluorwasserstoffsäure

Symptomatologie: Die akute Vergiftung kommt meistens durch NaF oder eines der oben angeführten Schädlingsbekämpfungsmittel durch Verwechslung mit Kochsalz oder Backpulver zustande. Die tödliche Dosis beträgt, wenn keine Therapie erfolgt, (7) ca. 4–5 g. Beim giftigeren H_2SiF_6 nur 1–2 g! Im wesentlichen handelt es sich um eine Vergiftung durch die im Magen freiwerdende HF (NaF + HCl = HF + NaCl). Aus dieser Tatsache erklärt es sich, daß die Vergiftung einerseits die typischen Zeichen einer schweren *Säurevergiftung* aufweist, d.h. Ätzwirkung auf die Magen-Darm-Schleimhaut mit ulzerösen Prozessen (häufigen Leibschmerzen, Erbrechen und Durchfällen), und andererseits die spezifischen Erscheinungen der eigentlichen Fluorvergiftung. *Diese beruhen einerseits darauf, daß das F-Ion das Kalzium an sich reißt und so eine intrazelluläre Hypokalzämie* mit evtl. schweren Tetaniesymptomen auslöst. Auch *Kammerflimmern* kann auftreten (8). Andererseits liegt die Hauptgefahr wahrscheinlich in der Blockierung des normalen Zuckerstoffwechsels (9) durch *Unterbindung der Glukose-6-Phosphataseaktivität* und Hemmung der Abspaltung der Phosphorsäure aus den phosphorylierten Hexosen (Anhäufung von Hexosediphosphorsäure). Bei schweren Vergiftungen kommt es zu Kollaps mit ausgesprochener Dehydratation bei gleichzeitiger NaCl-Verarmung durch das Erbrechen und die evtl. vorhandenen Durchfälle. Der Tod kann bei schweren Vergiftungen schon nach einigen Minuten, häufiger aber nach 3–4 Stunden eintreten.

Nachweis: Fluoride können im Urin und Blut quantitativ erfaßt werden (10). Sie sind im Urin selbst nach 12 Tagen noch nachweisbar (9). Eine Mikromethode ist von BAEUMLE (11) beschrieben worden.

Pathologisch-anatomisch findet man tiefgreifende ulzeröse Prozesse im Magen und evtl. auch in den übrigen Darmabschnitten. Der erbrochene Inhalt kann auch zu Verbrennungen und Nekrosen der damit in Berührung gekommenen Haut führen.

Therapie

(Akute Vergiftungen durch perorale Aufnahme)

Auf Grund der Angaben der Literatur und vor allem der Mitteilung von PETERS (7), der ein 16jähr. Mädchen, das 50–80 g NaF eingenommen hatte (wovon allerdings wahrscheinlich ein großer Teil wieder erbrochen wurde), retten konnte, kommen wir zu folgenden Grundsätzen:

a) **Rasches Handeln ist in diesen Fällen ausschlaggebend für die Prognose.** Bei *telephonischer Avisierung* Trinkenlassen von heißer NaCl-Lösung (3 Teelöffel auf 1 Glas Wasser) mit nachherigem Erregen von Brechreiz (Löffelstiel in Rachen!) und Wiederholung 2–3mal. Oder *Milch*, s. u. Gleiche Therapie bei oraler Aufnahme von *Flußsäure*, zusätzlich anschließend *Prednison-Therapie* (s. Kapitel *Säurevergiftung*).

b) **Neutralisierung des Fluors:**

α) *Glyzerolmonoazetat, Glyzerylmonoazetat:* Sofort, wenn vorhanden, 100 ml in 500 ml Wasser auflösen! Trotz des schlechten Geschmackes und dem evtl. ausgelösten Erbrechen kann diese Maßnahme sehr günstig wirken. Cave bei Bewußtlosen, dort durch Magenschlauch! Evtl. nach 1 Stunde zu wiederholen. *Azetamid* in gleicher Dosierung in isotoner Lösung kann als Ersatz dienen.

β) *Kalk:* Sofortige perorale Zufuhr von Kalk zur Fixierung des Fluors. Am besten Magenspülung mit Kalkwasser oder mit 1%iger Kalziumchloridlösung, im Notfall genügen auch Aufschwemmungen von Kreide, „Zahnpulver", Kalziumglukonatpulver. Nachher, wenn möglich alle Viertelstunden, Verabreichung von Kalkmilch p. o.

γ) *Im Haushalt* evtl. sofort Einflößen von *Milch* und nachheriges Erbrechen durch Reizen der Rachenwand mit dem eingeführten Finger. (In einem von uns beobachteten Falle konnte die Ehefrau ihren Mann durch ein solches rasches Eingreifen vor dem Tode retten.)

c) **Abführmittel:** *Natriumsulfat* 30 g zur gründlichen Entleerung des Darmes aa mit *Magnesia usta,* das ebenfalls Fluor bindet.

d) **Bekämpfung der Tetanie:** Sofortige Injektion von 20 ml einer 10- bis 20%igen *Kalziumglukonatlösung* i. v.; wenn möglich ist der Kalziumspiegel zu überwachen. Wenn nicht möglich, überprüfe man wiederholt den Trousseau und Chvostek und injiziere prophylaktisch in den ersten Stunden erneut Kalziumglukonat, wenn möglich viertel- bis halbstündlich. In der Klinik stündliche Serum-Kalzium-Kontrolle und i. v. *Dauertropfinfusion* (Kalziumglukonat, keine Chelate!). Wenn ungenügende Wirkung, evtl. *Parathormon* (40 Collip. E i. v.) (12).

e) **Prophylaxe des Kammerflimmerns:** *Pronestyl®* (Procainamidhydrochlorid) 500 mg i. m., in der Klinik besser *Lidocain® (Xylocain)* 50 mg i. v. und wenn nötig 2–3 mg/Min. weiter als Dauertropfinfusion.

f) **Schock-Bekämpfung:** s. Schock-Kap. S. 15.

g) **Bekämpfung der Austrocknung und des NaCl-Verlustes:** Sofortiges Anschließen einer i. v. Dauertropfinfusion mit physiologischer NaCl-Lösung und Traubenzuckerlösung aa, die man beläßt, bis das Erbrechen zurückgeht.

h) **Sorgfältige Reinigung aller Hautstellen die mit dem Erbrochenen in Berührung kommen, um Hautverbrennungen zu vermeiden.**

Fluoressigsäure (und Derivate): Sehr toxisch, führt zu einer Störung des Zitronensäurezyklus und dadurch zu Krämpfen. *Tödliche Dosis* 5 mg/kg. Es löst nach einer Latenzzeit von $1/2$–2 Std. v. a. *zentralnervöse* und *kardiale* Symptome aus: Erbrechen, Erregungs- und Angstzustände, Muskelzuckungen, *Krämpfe,* Koma. Exitus an Asphyxie oder Arrhythmien und evtl. Kammerflimmern. Interessanterweise kommt die Verbindung auch in afrikanischen Pflanzen vor, die hoch toxisch sind *(Dichapetalum).*

Therapie: Analog NaF (s. o.). Gegen die Krämpfe zusätzlich evtl. *Diazepam (Valium®)* 10–20 mg und evtl. Wiederholung. Evtl. Curarisierung, Intubation und künstliche Beatmung.

Akute Vergiftung durch Einatmung von HF

Hier kommt es zu schweren Schädigungen des Respirationstraktes, ähnlich wie beim Chlor und Phosgen.

Therapie: (Vergiftung durch Inhalation) siehe bei Nitrosegase.

Verätzungen der Haut durch Flußsäure

Flußsäure und 30 verschiedene Fluoride werden heute als *Rostentferner* und in der Industrie verwendet (40%ig zum Ätzen von Glas, Aluminiumfabrikation, usw.). Der Kontakt mit dieser Substanz ist äußerst gefährlich. *Die Verätzungen sind oft tagelang auf der Haut unsichtbar und rufen trotzdem sehr starke Schmerzen hervor.* Der Arzt muß also im Zweifelsfall den Patienten genau befragen, ob er mit Flußsäure Kontakt hatte. Im Zweifelsfall muß man im Betrieb oder zu Hause (Freizeitbeschäftigung!) nach verdächtigen Chemikalien forschen (13). Ist eine Verätzung mit Flußsäure oder Fluoriden sichergestellt, so muß unverzüglich die entsprechende Therapie eingeleitet werden, denn sonst kann es zu schweren irreparablen Läsionen kommen.

Selbst sahen wir eine Patientin, die schwere, rätselhafte Geschwüre der Haut aufwies, die nie abheilen wollten und die sich bei genauer Überwachung als Artefakte durch Auftragen von „Rostlösungsmitteln" (Flußsäure) entpuppten. Flußsäure wird außerordentlich rasch und sehr tief resorbiert. Hier folgt ein von WILD aufgeführter Fall, den wir zusammen mit zahlreichen von ihm aufgestellten Prinzipien der Behandlung (13) mit Dank wiedergeben.

Fall A: In einem Fall spritzte ein Tropfen konzentrierte Flußsäure auf die Mitte eines Fingernagels. Trotz sofortigen sorgfältigen Waschens mit verdünntem Ammoniak (illusorische Bekämpfung der ‚Säureverätzung', da die Säurewirkung der HF gering ist, bei HF handelt es sich um eine schwach dissoziierte Säure) nahm die Stelle allmählich eine weißlichgelbliche Färbung an. Nach etwa sieben Stunden traten Schmerzen auf, die ungefähr 30 Stunden anhielten und selbst das Schlafen verunmöglichten. Das Gewebe unter dem Nagel wurde in mehr als Erbsengröße zerstört, der Nagel selbst fiel aber nicht ab.

Drastischer läßt sich das rapide Eindringen der Fluorionen in die tiefen Schichten der Gewebe nicht beschreiben.

Der Arzt sieht nur die intakte Haut vor sich und denkt unter Umständen die Schmerzensäußerungen des Patienten seien etwas übertrieben. Er verordnet ein Schmerzmittel und eine Salbe, die beide nichts nützen – und der Patient sucht nach zwei Stunden einen anderen Arzt auf, in der Hoffnung, dieser befreie ihn jetzt endlich von seinen schrecklichen Schmerzen.

Es ist ganz typisch („pathognomonisch') für die Flußsäureverätzung, daß der Patient mit intakter

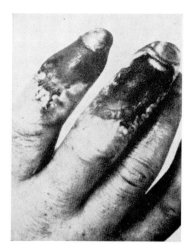

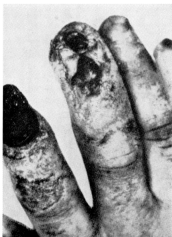

Abb. 50a und b. *Verletzung durch Flußsäuredämpfe:* Hand eines Chemiestudenten, dessen Finger der rechten Hand bei Zimmertemperatur weniger als 2 Minuten lang unsichtbaren Flußsäuredämpfen ausgesetzt waren. Während 5 Wochen Höchstdosis von Morphium und *Pantopon*®, trotzdem dauernd heftigste Schmerzen mit absoluter Schlaflosigkeit. *Oben:* Zustand nach 5 Tagen. *Unten:* Zustand nach 5 Wochen, als die fortschreitende Nekrose endlich zum Stillstand gekommen war.

(Dr. H. WILD, Basel, verdanken wir bestens die Zurverfügungstellung dieser beiden Abbildungen [siehe auch Praxis 52 (1961) 1385, sowie ferner Schuermann, H.: Über Flußsäurewirkung auf die Haut, Dermat. Wschr. 104 (1937) 661]).

Haut *in den gleichen 24 Stunden unter Umständen vier bis fünf verschiedene Ärzte aufsucht und daß ihm keine der verordneten Maßnahmen etwas hilft.*

Dämpfe von Flußsäure sind ebenso gefährlich wie Berührung mit Flußsäure. 100%ige Flußsäure siedet bei Zimmertemperatur! (19,4° C), siehe Abb. 50a und b.

Fall B: Ein Drogist verdünnte 70%ige Flußsäure auf 50% zum Gebrauch in der Uhrenindustrie durch Eingießen der Flußsäure in einen Trichter, welcher in einer zweiten Flasche mit Wasser stand.
Die unbemerkt aufsteigenden Dämpfe verätzten Zeige- und Mittelfinger der rechten Hand. Erfolglose Konsultation verschiedener Ärzte während 24 Stunden, dann telephonischer Anruf beim „Notfalldienst Flußsäure". Sofortige Spitaleinweisung und Behandlung nach Vorschrift des Merkblattes, Tag und Nacht. Vollständige Rettung der rechten Hand. Die Injektionen wurden vom 21.5. bis 25.5.1959 gemacht. Verwendet wurde *Permease®* „Cilag".

Leider gehen auch heute noch viele Patienten zugrunde oder erleiden schwere Verstümmelungen, weil die Behandlung und Gefährlichkeit dieser Substanzen viel zuwenig bekannt sind. Hierfür sind die zwei folgenden (13) Fälle bezeichnend:

Fall C.: Ein Lastwagenchauffeur half am 13. Mai beim Einladen von Fässern mit Flußsäure und ätzte dabei einen Unterarm. Sofortige Überführung ins Krankenhaus. Zweimalige telephonische Mitteilung der Lieferfirma an das Spital, es handle sich um Flußsäure. Nicht Weitergeben dieser Meldung im Spital an die Ärzte. Tod 5 Stunden nach Eintritt im Spital unter rasenden Schmerzen – ohne daß irgendeine speziell gegen Flußsäure gerichtete Behandlung stattgefunden hatte. Zurück blieb eine Witwe mit 3 unmündigen Kindern.

Fall D.: Ein Handwerker kaufte im Dezember 1960 in der Apotheke Flußsäure, um sie für seine Zwecke (Herstellung von Neonleuchtröhren) selbst zu verdünnen, wie er dies seit Jahren schon gewohnt war. – Verätzung – Während 5 Tagen Behandlung durch einen Arzt, dem die Ursache der Verätzung unbekannt war. Am 6. Tag Amputation des Zeige- und Mittelfingers der rechten Hand im Kantonsspital, wo die hier beschriebene Behandlung ebenfalls unbekannt war.

Therapie

A. Sofortbehandlung der Flußsäure- und Fluorid-Haut-Verätzung:

(Nach einem von WILD, in Zusammenarbeit mit AESCHBACH, THIELE, JEKER und HUG, 1961 herausgegebenen Merkblatt). Die Methode hat sich auch experimentell bewährt (17).

Es soll vor allem keine Zeit mit den bisher empfohlenen Bädern, Salben und Umschlägen verloren werden. Ebenso ist die intravenöse Kalziuminjektion in diesem Fall zu unterlassen, weil sie bei Verätzung der Haut durch HF gar nichts nützt.

Es sind immer die folgenden beiden Injektionslösungen vorzubereiten und jedesmal separat nacheinander lokal einzuspritzen:

1. Lösung I: Eine Trockenampulle *Hyaluronidase* (*Kinaden®* „Schering" zu 350 IE oder *Permease®* „Cilag" zu 500 IE) wird ohne das der Packung beiliegende Lösungsmittel direkt in 20 ml 2%igem *Procain* aufgelöst. Bei Verwendung einer geringeren Menge Procain vermindert sich die Quantität der Hyaluronidase um die entsprechenden Bruchteile. (Anstelle dieser frisch hergestellten Lösung kann man auch eine haltbare Lösung von Hyaluronidase in *Lidocainum®* 2% verwenden. Dieselbe wird von der Firma „Lido-Hyal GmbH" (Adresse: Dr. med. H. Wild, Bäumleingasse 10, CH-4000 Basel; Tel. (061) 22 33 60) hergestellt = Lido-Hyal®-A-Ampullen.

2. Lösung II: 4%iges *Procain* wird zu gleichen Teilen mit 20%igem *Kalziumglukonat* gemischt, so daß die Mischung 2% Procain und 10% Kalziumglukonat enthält. Diese Lösung II soll keine Hyaluronidase enthalten!
Sie wird jeweils sofort anschließend an Lösung I eingespritzt, bis die Schmerzen verschwunden sind. Die beiden Lösungen werden mit Vorteil im ungefähren Verhältnis 1:2 injiziert, z.B. auf 2 ml Lösung I sollen bis 4 ml Lösung II am gleichen Ort gespritzt werden.
Bei Wiederauftreten der Schmerzen muß dies Tag und Nacht wiederholt werden, unter Umständen mehrfache Injektionen innerhalb 24 Stunden.
In der Regel hört man nach zwei- bis dreimal 24 Std. mit dieser Behandlung auf, sobald die Schmerzen endgültig nachgelassen haben.

3. Wie soll man spritzen:

Bei reinen HF-Verätzungen (Dämpfe oder flüssige Säure) sieht man stunden- bis tagelang keine Veränderung an den chemisch sofort schwergeschädigten Geweben. Der Patient muß in diesen Fällen dem Arzt genau sagen können, welche Hautstellen mit Flußsäure, Flußsäuredämpfen oder flußsäurehaltigen Gemischen in Berührung gekommen sind. *Der Arzt spritzt dann direkt in die vom Patienten bezeichneten Stellen* nach obiger Vorschrift oberflächlich und tief ein, bis jeglicher Schmerz verschwunden ist *(nicht umspritzen)*.

4. Kortison-Therapie: Diese unterstützt die obige Behandlung, kann sie aber nicht ersetzen! – Sofort i. m. Injektion von *Prednisolon* 100 mg (z. B. 2 Amp. *Ultracorten-H®* oder eines analogen Präparates), ferner lokal eine *Kortisonsalbe (Locacorten®, Ultralon®, Synalar®, Volon A®).* Vom 2. Tag an weiter oral 30–40 mg Prednison tägl. und allmählich abbauen. *Lokal die Kortison-Salbe bis zur Ausheilung auftragen.*

B. **Verbrennungen mit flüssigem Aluminium** („Elektrolyt") in den Aluminiumwerken: Da es sich bei dieser sogenannten „Elektrolytverletzung des Ofenarbeiters" in der Aluminiumindustrie nicht nur um eine tiefe Fluoridverätzung der Gewebe, sondern gleichzeitig um eine Verbrennung mit dem 950⁰ heißen, flüssigen Aluminium handelt, so sieht der Arzt in diesem Fall von Anfang an in der Regel die verletzte Stelle, weil dieselbe gleichzeitig durch die Metallschmelze verbrannt wurde.
Der Arzt *spritzt in die verbrannten, sichtbaren Stellen* ebenfalls oberflächlich und tief nach der obigen Vorschrift ein, bis jeglicher Schmerz verschwunden ist. Dann benützt er in diesem zweiten Fall B die vorhandene Lokalanästhesie, um die durch die Metallschmelze erzeugten, jetzt unempfindlichen Brandwunden nach den üblichen Regeln chirurgisch zu versorgen (Ausschneiden von nekrotischen Partien).
Bei Wiederauftreten von Schmerzen werden die Injektionen wiederholt. Die bisherige klinische Erfahrung hat gezeigt, daß bei Verbrennungen mit Aluminiumschmelze weniger oft nachgespritzt werden muß als bei Verätzungen mit reinem HF oder HF-Dämpfen, was sich ohne Mühe durch die weit geringeren Fluormengen erklären läßt, welche bei der Schmelze in die Gewebe zu gelangen pflegen.

Beispiel: In einem Falle hatte ein Tropfen Flußsäure an einer Fingerbeere (Metallbeize) unerträgliche Schmerzen im ganzen Vorderarm erzeugt. Dieselben verschwanden prompt und stundenlang nach Einspritzen von jeweils $1\frac{1}{2}$ ml Lösung I und 3 ml Lösung II in den betreffenden Finger.
Leider wußten wir damals noch nicht, wie oft und wie lange diese Injektionen wiederholt werden müssen, und so kam es am Schluß doch zur Amputation des betreffenden Fingergliedes. Bei der chemischen Untersuchung enthielt dieses Amputat die äußerst geringe Menge von 160 γ Fluorid.

Es ergibt sich daraus, daß die Verätzungen durch Fluorionen in allergeringsten Quantitäten außerordentlich starke Schmerzen erzeugen, und daß dieselben schon in vielen Fällen durch sehr geringe Mengen von Lokalanästhetika nach Angaben dieses Merkblattes leicht zu beheben sind. Man soll aber mit der wiederholten Einspritzungen tags und nachts nicht aufhören, bis die dauernde Schmerzfreiheit erreicht worden ist!
Anders verhält es sich bei ausgedehnten Aluminiumverbrennungen oder umfangreichen Flußsäureverätzungen, wo der Arzt den Wunsch hat, möglichst umfangreiche Gebiete mit möglichst großen Flüssigkeitsmengen zu infiltrieren. Da wird es nötig, die Xylocain- oder Procain-Konzentration bis auf $\frac{1}{2}\%$ Xylocain oder 1% Procain zu erniedrigen und mit der Konzentration des Kalziumglukonates auf 2 bis 3% herunterzugehen; während die Hyaluronidase nicht wesentlich unter 20–25 E pro ml gesenkt werden soll, weil sie sonst wirkungslos wird.
Der Arzt wird versuchen, mit solchen schwächeren Lösungen ausgedehnte Gebiete zu infiltrieren, wobei er im Einzelfall bis zu 200 ml Lokalanästhetikum verwenden kann. Gelingt es auf diese Weise, die Schmerzen während einiger Stunden zu beheben, so ist eine mehrtägige Behandlung nach diesem Schema, trotz etwaiger Bedenken toxikologischer Art, gerade noch durchführbar.

In welchen Fällen kann man nicht spritzen?:
In denjenigen Fällen, bei welchen die Flußsäureverätzung oder die Aluminiumverbrennung derart ausgedehnt ist (z.B. halber Arm, ganzer Unterschenkel), daß bei Anwendung dieser Therapie Vergiftungserscheinungen durch Lokalanästhetika (schwacher Puls, erweiterte Pupillen, Konvulsionen, Bewußtlosigkeit) auftreten und diese Behandlung verunmöglichen (max. Dosis für Procain ca. 0,75 g).

Das Leitsymptom für den Arzt ist der Schmerz:
Gelingt es bei wenig umfangreichen Flußsäureverätzungen, den Schmerz nach dem hier mitgeteilten Injektionsschema während Stunden zum Verschwinden zu bringen, so wird diese Behandlung mit kleinen Injektionsmengen Tag und Nacht weitergeführt, bis der Schmerz überhaupt nicht mehr auftritt. Dabei besteht keine Gefahr für den Patienten infolge unerwünschter Überdosierung der Lokalanästhesie.

Augenverletzungen durch Flußsäure: Sofortiges Eintropfen einer *1%igen Chlorkalziumlösung* (in physiol. Kochsalzlösung oder isotonisch in Boratpufferlösung) und alle 3 Minuten wiederholen, dann sofort in eine *Augenklinik* einweisen.

Chronische Fluor-Vergiftung

Diese ist vor allem bei Kryolitharbeitern (14) und auch in Flußsäure- und Fluorid-Fabriken beobachtet worden. In den Frühstadien kommt es vor allem zu typischen bandförmigen und fleckförmigen Schmelzdefekten der Zähne, später führt es zur Entwicklung einer typischen *Osteosklerose* (84% der Kryolitharbeiter (14)). Betroffen sind dabei vor allem Becken, Wirbelsäule und Rippen. Die Knochenveränderungen entwickelten sich aber erst nach mehrjähriger Arbeit, frühestens nach 2–3 Jahren. Vereinzelt sind auch *Osteomalazien* beobachtet worden (14). Sekundär kann sich infolge der zunehmenden Osteosklerose durch Einengung des aktiven Knochenmarkes auch eine ausgesprochene Anämie ausbilden. Daneben leiden die Vergifteten unter einer schweren Appetitlosigkeit, es kommt zu Abmagerung und schließlich zu einer eigentlichen Kachexie. Die Diagnose kann durch die Röntgenuntersuchung der Knochen und den erhöhten Fluorgehalt des Urins gestellt werden. Die Röntgenveränderungen, die vor allem in der Becken- und Lendengegend beginnen, können in drei Stadien gruppiert werden (15):

1. Stadium: Struktur des Knochens erscheint aufgelockert und verwaschen.
2. Stadium: Die Unschärfe nimmt zu. Verdickung der Spongiosabälkchen, beginnende periostale Auflagerungen, Verdickung der Kortikalis. Die Sehnenansätze beginnen zu verkalken.
3. Stadium: Völlige Eburnisation, zunehmende periostale Auflagerungen, ausgeprägte Verkalkungen der Ansatzstellen von Sehnen und Bändern. Beginnende Spangenbildung.

Eigentliche Lungenveränderungen gehören nicht zum Bilde der chronischen F-Vergiftung. Wenn solche dennoch vorhanden sind, so ist evtl. an das gleichzeitige Vorliegen einer *Beryllium-Vergiftung* zu denken (s. dort). Zahlreich sind die Beobachtungen über *Schädigungen des Weideviehs* in der Umgebung von Aluminiumfabriken (fluorhaltige Abgase), z.B. Badisch-Rheinfelden etc. ferner auf mit *Nebelpatronen* vergifteten Alpweiden (militärische Übungen).

Therapie

der chronischen Vergiftung:

1. Sofortige Entfernung der Arbeiter aus dem gefährdenden Milieu.
2. Verabreichung von *Parathyreoidea-Präparaten,* ferner symptomatische Therapie. Eine eigentliche Kausaltherapie ist aber bis heute nicht bekannt. Vielleicht könnte eine *Cortison-Therapie* (Prednison tgl. 40 mg) auf lange Sicht (Entkalkung!) günstig wirken.

Literatur

(Ausführliche Literaturangaben siehe bei PETERS und bei PATTISON)

1. KIMMERLE, G.: Arch. Toxikol. 18 (1960) 140
2. HÜRNI, TH.: Bull. schweiz. Akad. med. Wiss. 15 (1959) 451
3. EDITORIAL: J. Amer. med. Ass. 185 (1963) 170 und Soricelli, A.: Environ. Health 8 (1964) 752
4. SPIRA, L.: Dtsch. med. Wschr. 76 (1951) 1558
5. BRUN, G.C.., H. BUCHWALD, K. ROHOLM: Acta med. scand. 106 (1941) 261
6. LARGENT, E.J.: J. industr. Hyg. 29 (1947) 53
7. PETERS, J.H.: Amer. J. med. Sci. 216 (1948) 278
8. HARRISON, J.W.E., u. MITARB.: J. Amer. med. Ass. 149 (1952) 1520
9. FASSKE, E.: Arch. Toxikol. 17 (1959) 306
10. KING, W.H., D.A. LUHORN: Ind. Eng. Chem., Anal. Ed. 16 (1944) 457
11. BÄUMLER, J.: Chimica 18 (1964) 218
12. MÜLLER, W., K.D. BOCK: Med. Klin. 53 (1958) 502
13. WILD, H.: Praxis (1961) 1385; Sandoz News 3 (Sept. 1966) 1–4
14. ROHOLM, K.: Flourine compounds. Occup. and health Internat. Labour Office, Genève, Suppl. 1938
15. SYMANSKI, H.: Vhdlg. Dtsch. Ges. f. Arbeitsschutz 1 (1953) 114
16. PATTISON, F.L.M.: Toxic aliphatic flourine compounds. Elsevier Publishing Co., Amsterdam 1959 (227 Seiten)
17. SCHUCKMANN, F.: Zbl. Atbeitsmed. 18 (1968) 129

Chlor (Cl)

Chlorgas wird in der Industrie, ferner vor allem auch in chemischen Laboratorien verwendet. Sein beißender Geruch, der sich schon bei einer Verdünnung von 1:100000 bemerkbar macht, verhindert für gewöhnlich schwerere und tödliche Vergiftungen. Bei Unglücksfällen, wie Explosionen von Chlorbomben usw., kann es aber zu schweren Massenvergiftungen (240 Vergiftete (1952) in Walsum) kommen. Ein kg flüssiges Chlor liefert 300 l Chlorgas! Bekannt ist vor allem seine Verwendung als Giftgas im ersten Weltkrieg (Ypern) geworden. Cl wird auch aus *Chlorkalk* freigesetzt.

Giftigkeit: 0,005 mg/l Luft sind gerade noch erträglich. MAK 0,5 ppm. Gefährlich werden schon 10 ppm während 1–2 Std., tödlich 50 ppm (= 150 mg/m^3) für $^1/_2$–1 Std. Bei sehr hohen Konzentrationen von 500–1000 ppm evtl. Glottiskrampf und reflektorischer Atem- und Herzstillstand.

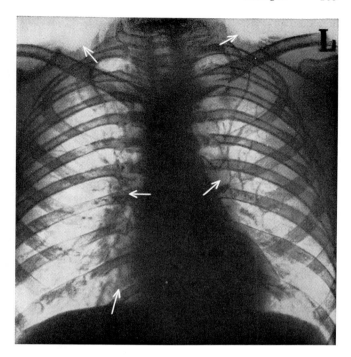

Abb. 51. *Akute Chlorgas-Vergiftung* (21j. Chemiestudent). Typisch die deutlich verdichteten Hili bds. und die verstärkte Gefäßzeichnung. Infolge des starken Hustenreizes kam es durch Einreißen der Lunge zu einem Hautemphysem. Man beachte die Haut-Luftblasen über den Lungenspitzen. Nach 8 Tagen wieder völlig normaler Lungenbefund.

Nachweis: Rasch und sicher durch das Drägersche Gasspürgerät.

Giftwirkung und Symptomatologie: Chlorgas bildet bei Kontakt auf den feuchten Schleimhäuten und auch in der Lunge durch Aufnahme von Wasserstoff und Abspaltung von Sauerstoff aus dem Wassermolekül HCl. Seine Giftwirkung ist also hauptsächlich auf eine Säureverätzung zurückzuführen. Die ersten Erscheinungen sind ein starkes Brennen der Schleimhäute, der Augen, der Nase und des Rachens, sowie ein quälender Hustenreiz mit Schmerzen unter dem Brustbein (Trachea). Es kommt zu einer starken Rötung des Rachens und ferner zu starker Schleimsekretion der betroffenen Schleimhäute, bei ausgesprochenen Vergiftungen sogar zu blutigem Auswurf und Zeichen von Lungenödem. Sekundär können sich in der geschädigten Lunge bronchopneumonische Herde entwickeln. Tödliche Fälle sind selten, da sich die Betroffenen gewöhnlich rechtzeitig vor dem Gas in Sicherheit bringen können. Typisch für den Verlauf ist der folgende von uns beobachtete Fall:

Fall W. H., 21j. Chemiestudent (KG 104b/120, 1936)

Bei Arbeiten im Labor 16.30 Uhr Einatmung von Chlorgas. Sehr starker Hustenanfall, brennendes Gefühl in Augen, Nase und Rachen. Zu Hause gegen 20 Uhr Zunahme des Hustens, Engigkeit, kommt 22 Uhr zu Fuß auf die Klinik. *Befund:* Rachen gerötet, starker Hustenreiz, Schmerzen unter dem Brustbein und unter dem Rippenbogen beim Husten. Über der Lunge zahlreiche feinblasige, feuchte und trockene RG, keine Dämpfung. Reichlich blutiges Sputum, Temp. 37, 3. Leukozyten 14400. Am 2. Tag Hautemphysem über der linken Klavikulargegend, wahrscheinlich durch Einreißen einer Emphysemblase oder alten Verwachsung durch den starken Reizhusten. Durchleuchtung und Thoraxaufnahme: kein Pneu zu sehen, aber deutlich verdichtete und verbreiterte Hili, keine Infiltration (Abb. 51). Am 3. Tag noch immer blutiger Auswurf, kein Fieber. Nach 8 Tagen geheilt entlassen.

Gefährlich ist auch das Zusammengießen von Eau de Javelle und Salzsäure, wobei sich Chlordämpfe entwickeln. Typisch hierfür ist der folgende von uns beobachtete Fall:

Fall B. A., 83j. Apothekerin (KG 100/275, 1960)

Gießt im Laboratorium beim Reinigen einer 3-Liter-Flasche, die noch Rückstände von Eau de Javelle enthielt, Salzsäure hinein. Sofort treten starke Chlordämpfe auf, die die Patientin einatmet. Man findet sie $1/2$ Stunde später bewußtlos mit schwerster Zyanose und Lungenödem. *Befund beim Spitaleintritt* (ca. $1^1/_2$ Stunden nach dem Unfall): Zyanotische Patientin mit starkem exspiratorischem Stridor, Lungenödem mit massenhaft RG über beiden Lungen BD: 220/140!, P. 144, R. 42. Patientin bekommt Sauerstoff, i.v. 10 mg Dexamethason, 20 ml 40% Glucose, $1/_8$ mg Strophosid und alle 15 Min. 20 ml Calcium gluconicum 10%. Nur ganz allmähliche

Erholung, innerhalb 2½ Stunden allmähliche Rückkehr des Bewußtseins. Trotz Abschirmung mit Penicillin-Streptomycin kommt es am 5. Tage nach Absetzen dieser Mittel zu Fieber und bronchopneumonischen Herden, die sich auf Tetracyclin plus Chloramphenicol wieder zurückbilden.

Typisch für solche Fälle ist das evtl. noch sehr späte Wiederaufflackern von bronchopneumonischen Prozessen nach Abklingen der akuten Erscheinungen. Es kann zu Lungenabszessen und Empyemen kommen, evtl. auch zu Staphylokokkensepsis, wie in einem Falle eines Gärtners, der sich beim Reinigen eines Gartenbassins mit Eau de Javelle und Salzsäure eine schwere Vergiftung zuzog.

JOHNSTONE (1) hebt hervor, daß keine chronischen Chlorvergiftungen bekannt sind, und daß er auch nie Patienten mit bleibenden Schädigungen nach einer akuten Vergiftung gesehen hat. Fälle mit bleibenden Störungen (vor allem durch die hinzugetretenen Sekundärinfekte) sind aber bei den sehr massiven Chlorvergiftungen in Ypern mehrfach vorgekommen, wie mir dies von verschiedenen Seiten versichert wurde.

Prophylaxe: Bei allen Arbeiten, bei denen eine Chlorgefährdung vorhanden ist, empfiehlt sich das Tragen einer hierfür geeigneten Gasmaske. Bei Explosionen durch feuchtes Handtuch atmen, höhere Stockwerke aufsuchen, bereitgestellte Gasmasken anziehen.

Chlorakne: Die Chlorakne wird wahrscheinlich nicht durch das Chlor direkt ausgelöst, sondern durch Verbindungen des Chlors mit Teerstoffen, die sich an den in Teer eingebetteten Anodenelektroden bilden.

Therapie

siehe chemisches Lungenödem S. 18. Allfällige mit Chlor benetzte Kleider entfernen, Haut mit Wasser und Seife waschen.

Natriumbikarbonat-Inhalationen: In Frühfällen empfiehlt sich Inhalation einer durch die hierfür geeigneten Spezialapparate fein vernebelten Lösung von 2%iger Natriumbikarbonatlösung; in Spätfällen hat diese Therapie keinen Sinn mehr.

Gegen die Konjunktivitis: Spülen mit Brunnenwasser (10 Minuten!). Einträufeln von *Paraffinöl* (steril) und *Novesin*® („Wander") oder *Pantocain*®-Tropfen.

Chlordioxyd (ClO_2): Wird heute in ausgedehntem Maße in den Papier-, Textil-, Öl- und anderen Industrien (Bleichung, Desinfektion, Desodoration) verwendet. Es ruft die gleichen Reizerscheinungen wie das Cl hervor. Die MAK beträgt 0,1 ppm. Ähnlich wirkt auch *Chloroxyd*.

Calciumchlorid ($CaCl_2$), Chlorkalk: Kann bei chronischer Einwirkung durch seine Ätzwirkung zum Auftreten von Nasenseptumperforationen führen (2).

Prophylaxe: Frischluftgeräte, geschlossene Apparaturen.

Kaliumchlorat (Chlorsaures Kalium)

Das gefährliche $KClO_3$ „Kalium chloricum", ein starkes Oxydationsmittel, wird heute nur noch selten als Desinfektionsmittel und zum Gurgeln gebraucht und sollte unbedingt vollkommen durch die gegenwärtig vorhandenen neuen ungefährlichen Mittel ersetzt werden. Früher sind zahlreiche und zum Teil tödliche Vergiftungen vorgekommen. In der Industrie wird es in der Zündholz- und Sprengstoff-Fabrikation verwendet. Cave die Verwechslung des harmlosen Kaliumchlorids (medizinisch „Kalium chloratum") mit dem gefährlichen Kaliumchlorat!

Toxizität: Die gefährliche Dosis liegt für empfindliche Personen schon bei 5 g, 10 g sind in den meisten Fällen tödlich.

Giftwirkung: Kaliumchlorat hat wahrscheinlich zwei Hauptwirkungen, einmal seine Giftwirkung durch die übermäßige Zufuhr von Kaliumionen, dann die oxydierende Wirkung auf das Hämoglobin, wodurch dieses in Methämoglobin umgewandelt wird. Nach den Untersuchungen von GORDON und BROWNS (3) läßt sich in den gewaschenen Erythrozyten kein Methämoglobin nachweisen, wohl aber reichlich im Blutserum. Es ist deshalb sehr wahrscheinlich so, daß primär zuerst die Hämolyse einsetzt und erst sekundär dann eine Oxydation des Hämoglobins zu Methämoglobin erfolgt. Nach den Untersuchungen von BING u.a. (4) führt in die Blutbahn eingebrachtes Methämoglobin bei saurem pH des Urins zu einer schweren Verstopfung der Nieren durch den Ausfall von Methämoglobinzylindern mit Oligurie, Anurie und Urämie.

Vergiftungsbild: Die Vergifteten zeigen eine allmählich zunehmende *Zyanose* mit blaugrauer Verfärbung des Gesichtes, *Atemnot* und *Tachykardie*. In schweren Fällen kommen dazu manchmal Durchfälle, Erbrechen und schließlich Kreislaufkollaps, evtl. mit Bewußtlosigkeit. Ein letaler Ausgang kann in schweren Fällen schon in den ersten 6–8 Stunden eintreten. Die Hämoglobinurie führt zu einer schwärzlichen Verfärbung des Urins und durch den oben geschilderten Mechanismus in schweren Fällen schließlich zu Oligurie und evtl. Anurie mit *Urämie*. Der starke Blutzerfall führt in zahlreichen Fällen zur Entwicklung eines *Ikterus*. In den schweren Fällen verläuft die Vergiftung innerhalb von wenigen Tagen tödlich. Tritt keine Urämie auf, so kann die Prognose als günstig bezeichnet werden. Die Diagnose läßt sich durch den Nachweis der Chlorate im Urin sichern.

Therapie

1. *Magenspülung:* Ausgiebige Spülung mit einer 5%igen Natriumbikarbonatlösung unter Zusatz von reichlich Carbo medicinalis.
2. *Abführmittel: Rizinus* und *Natriumsulfat*, um den Darm gründlich zu entleeren.
3. *Austauschtransfusion:* Kann in schweren Fällen (bei Erwachsenen bis zu 10 Liter) zusammen mit der Dialyse lebensrettend wirken.
4. *Thionin:* 0,2%ige Lösung *Helthion*® (siehe Kapitel *Methämoglobinbildung* durch Nitrite). Es empfiehlt sich, sofort je 10 ml *Helthion* i.v. und i.m. zu verabreichen und die Injektion nach $^{1}/_{2}$–1 Stunde zu wiederholen. Noch rascher wirkt *Toluidinblau,* 10 mg/kg, z.B. 20 ml einer 4%igen Lösung intravenös.
5. *Cave Alkohol:* Dieser kann schon in kleinsten Mengen das Vergiftungsbild verstärken!
6. *Bei Anurie und Uraemie:* Dialyse-Therapie (siehe Kapitel Sublimat-Vergiftung) vermag auch bei völlig anurischen Fällen evtl. die gefährliche Phase zu überbrücken.

Kaliumperchlorat

Wird leider auch heute noch bei Hyperthyreosen als *Thyreostatikum* verwendet und kann zu tödlichen *Panmyelopathien* führen. KRÜSKEMPER (5) sah 2 Fälle und führt 10 Fälle aus der Literatur auf. Blutbildkontrolle! Sofortiges Absetzen beim Auftreten einer *Granulozytopenie* oder *Thrombozytopenie,* dann gewöhnlich gute Prognose. Bei Spätfällen eventuell tödlicher Verlauf an *aplastischer Anämie,* die sich auch experimentell reproduzieren lassen. In unserer Klinik konnten wir eine Frau beobachten, die während 3 Monaten täglich 400 mg Kaliumperchlorat eingenommen hatte. Im Knochenmark fehlten die Myelozyten, im peripheren Blut die Granulozyten vollständig. Es entwickelte sich eine während 14 Tagen lebensbedrohliche Staphylokokkensepsis, doch konnte diese durch *Celbenin*® (alle 4 Std. 2 g) erfolgreich behandelt werden.

Natriumchlorat (NaClO$_3$)

Wird als Unkrautvertilgungsmittel gebraucht. Das Vergiftungsbild entspricht der Vergiftung mit $KClO_3$ (6, 7).

Natrium-, Kalium- und Kalziumhypochlorit

NaClO, KClO (Eau de Javelle) und Ca(ClO)$_2$ werden als Fleckenwasser und zum Bleichen benützt. Die „*Bleichlauge*" wirkt durch ihre alkalische Reaktion stark ätzend und spaltet auch bei Kontakt mit dem lebenden Gewebe Chlor ab. Ihre Giftwirkung ist also eine kombinierte und gleicht daher der Laugenvergiftung. Im Gegensatz hierzu ist das „*Bleichwasser*" kaum alkalisch und enthält vor allem *Hypochlorit*, eine Säurezugabe verschlimmert hier die Wirkung.
Die *Prognose* ist im allgemeinen gut, unter den von uns gesehenen Vergiftungsfällen erlebten wir keine Todesfälle.

Therapie

Sofort reichlich Wasser trinken lassen und Erbrechen herbeiführen (Löffelstiel!) und 3–4malige Wiederholung. Dies betrifft die „*Bleichlauge*". Beim „*Bleichwasser*", das nicht alkalisch ist, besser Spülungen oder trinken lassen von 4% *Natriumthiosulfatlösung. Kein Säurezusatz!* Denn dann wird noch mehr Chlor abgespalten! (siehe im übrigen Therapie der Laugen- und Säurevergiftungen).

Literatur

1 JOHNSTONE, R.T.: Occupational Medicine and Industrial Hygiene. Mosby, St. Louis (1948) 185
2 RENTSCH, G.: Med. Klin. 56 (1961) 2204
3 GORDON, S., H.A.H. BROWNS: Lancet 1947/4. Okt., 503
4 BING, R.J.: Proc. Soc. exp. Biol. (N.Y.) 53 (1943) 29; Bull. Johns Hopk. Hosp. 74 (1944) 161
5 KRÜSKEMPER, H.L.: Dtsch. med. Wschr. 87 (1962) 1427
6 DÉROT, M., u. MITARB.: Sem. Hôp. Paris (1948) 719
7 KNIGHT, R.K., u. MITARB.: Brit. med. J. 1967/II, 600

Brom (Br)

Das elementare Brom führt nur sehr selten (beim Verdampfen in Laboratorien usw., MAK = 0,1 ppm) zu ähnlichen schleimhautätzenden Erscheinungen wie das Chlor. Auch hier kann es nach 24 Stunden bis evtl. 8 Tagen noch zum Auftreten von Pneumonien kommen (1). Viel häufiger sind Vergiftungen durch die Bromsalze KBr, NaBr, CaBr$_2$, NH$_4$Br, die als Sedativa ausgedehnte medikamentöse Verwendung finden. Gefährlich ist vor allem die weit verbreitete Selbstmedikation mit Brompräparaten, und der „Council on Pharmacy and Chemistry of the American Medical Association" hat festgestellt, daß früher 5% aller Aufnahmen in psychiatrische Anstalten auf chronische Bromvergiftungen zurückzuführen waren.

Vergiftungsmechanismus: Das Brom verdrängt im Körper das Cl-Ion in weitgehendem Maße, in schwersten Fällen bis zu 48% (2,3). Die Vergiftungserscheinungen sind aber nicht hierauf, sondern auf eine direkte Giftwirkung des Broms auf die nervösen Zellen zurückzuführen (4), da man experimentell 50% der Chloride durch Nitrate ersetzen kann, ohne daß dadurch ähnliche Erscheinungen auftreten wie beim „Bromismus" (5). *Normaler Bromspiegel:* Die Normalwerte schwanken im Serum zwischen 500–1000 γ% (6).

Nachweis: 10 ml Urin werden im Reagenzglas mit 5 Tropfen Salzsäure und einigen Tropfen einer Natriumhypochloridlösung vermischt und dann mit 3 ml Chloroform kräftig aufgeschüttelt. Bei Vorhandensein von Bromiden nimmt das Chloroform eine braunrote Färbung an (7). Quantitative Bestimmung siehe SHARPE (8).
In der Luft Nachweis mit dem Drägerschen Gasspürgerät.

Symptome der chronischen Bromvergiftung: Das Krankheitsbild ist vor allem von HANES (2) (400 Fälle) und PERKINS (4) (68 Fälle) näher untersucht worden, auf die hier für nähere Einzelheiten verwiesen sei. Als erste Erscheinungen kommt es gewöhnlich zum Auftreten einer ausgesprochenen *Akne,* evtl. auch zu einer Furunkulose. Seltener sind tuberöse Hautgranulome, *Bromoderma tuberosum* (9). Doch können diese Hauterscheinungen auch fehlen. Die im Vordergrunde stehenden zerebralen Erscheinungen äußern sich in der Mehrzahl der Fälle hauptsächlich in einer *auffallenden Schläfrigkeit,* die sich bis zum *Koma* steigern kann; dazu kommt ein deutliches *Schwächegefühl,* das sich halbseitenartig oder nur in einem Arm oder Bein, oder alle Extremitäten befallend, äußern kann. Daneben reagieren viele Patienten mit *Aufregungszuständen,* was evtl. zu einer noch vermehrten Einnahme von Bromsalzen und dadurch zu Verstärkung der Vergiftungserscheinungen führt. Die Patienten werden *verwirrt,* haben eine *verwaschene Sprache,* es treten *Halluzinationen* auf, so daß das Bild einen *Korsakoff* vortäuschen kann. Meistens klagen sie über unbestimmte, nicht genau lokalisierbare *Schmerzen* an verschiedenen Stellen. Objektiv findet man *gesteigerte oder fehlende Sehnenreflexe,* wobei die Befunde charakteristischerweise von Tag zu Tag wechseln; gelegentlich bestehen als Zeichen der zerebellären Schädigung *Tremor* und *Ataxie.* Meistens liegt auch eine ausgesprochene *Dehydratation* vor, und die *Lumbalpunktion* ergibt als Zeichen der schweren Schädigung der nervösen Substanz eine deutliche *Eiweißvermehrung* von 46 bis 142 mg% mit positivem Ausfall der Kolloidkurven. Der Verlauf kennzeichnet sich durch einen ausgesprochenen Wechsel, indem die Patienten an einem Tag völlig verwirrt sind und dann nach einer scheinbaren Erholung plötzlich wieder rückfällig werden.

Therapie

der chronischen Bromvergiftung

1. *Kochsalzzufuhr und Flüssigkeitszufuhr:* Nach den Erfahrungen von PERKINS (4) ist die wichtigste Maßnahme eine möglichst rasche und intensive Zufuhr von Chloriden, was bei nicht komatösen Patienten am besten peroral durch *4stündliche Verabreichung von 4 g Kochsalz* geschieht. Dazu gebe man noch subkutane und bei gutem Kreislauf auch intravenöse Kochsalzinfusionen. Bei komatösen Patienten ist dies der einzig mögliche Weg, um möglichst rasch viel Chloride zuzuführen, z.B. 2000 ml physiologische NaCl-Lösung s.c. und 2000 ml i.v. + 500 mval NaCl als 10% Ampullen in die Infusion in 24 Stunden. Nach neueren Untersuchungen ist Ammoniumchlorid, 90 bis 150 mval (= 5–8 g) täglich, dem NaCl überlegen, da durch das Überangebot an Cl-Ionen die Rückresorption von Brom in den Tubuli verhindert wird (10).
2. *Forcierte Diurese:* Mit *Furosemid* und *Mannitol* (siehe S. 340, Elektrolytkontrolle und entsprechende Cl- und K-Zufuhr) vermag viel Brom auszuschwemmen. Der Br-Gehalt im Liquor fällt aber nur langsam ab. Die forcierte Diurese ist der *Hämodialyse* im allgemeinen überlegen oder äquivalent.
3. *Sedativa:* Am besten *Diazepam (Valium®)* 10 bis 20 mg pro dosi und Wiederholung nach Bedarf.

Bromoform (CHBr$_3$) führt bei Überdosierung, ähnlich wie das Chloroform, durch seine narkotische Wirkung nach einem anfänglichen Erregungszustand zum Tode durch Atemlähmung; siehe im übrigen Chloroform.

Kaliumbromat KBrO$_3$: Wird heute bei Friseuren und auch im Haushalt bei der „Kaltwelle" verwendet und kann bei versehentlichem Trinken (Kinder!) zu evtl. tödlichen Vergiftungen führen. *Symptome:* Starke Reizwirkung auf Magen-Darm-Kanal, Nausea, Erbrechen, Durchfälle, Koliken. Später Schock plus Tachykardie und evtl. Koma mit Anurie (11).

Therapie: Magenspülung mit *4%iger Natriumthiosulfat-Lösung* (in Notfällen mit Wasser) dann *Natriumthiosulfat* (4–5% i. v.).

Literatur

1 SUNTYCH, F.: Pracov. Lék. 5, No. 2 (1953)
2 HANES, F. M., A. YATES: Sth. med. J. 31 (1938) 667
3 BODANSKY, O., W. MODELL: J. Pharmacol. exp. Ther. 73 (1941) 51
4 PERKINS, H. A.: Arch. intern. Med. 85 (1950) 783
5 GOODMAN, L., A. GILMAN: The Pharmacolog. Basis of Therapeutics. MacMillan, New York 1941
6 ABELIN, I., G. PORETTI: Schweiz. med. Wschr. (1952) 1186
7 PELLERIN, G.: Bull. sci. pharmacol. 33 (1926) 220
8 SHARPE, J. S.: Brit. med. J. 1 (1945) 263
9 DIEFENBACH, O.: Samml. Vergiftungsf. 6, A 516 (1935) 127
10 CORNBLEET, TH.: J. Amer. med. Ass. 146 (1951) 1116
11 OLLERENSHAW, G.: Brit. med. J. 1951/II, 175

Jod (J)

Akute Vergiftung

Diese ist sehr selten. Von zahlreichen uns eingelieferten Suizidversuchen mit Jodtinktur verliefen alle günstig. Doch sind schon mit 30 g Todesfälle aufgetreten. Wahrscheinlich führt die stark reizende Wirkung in den meisten Fällen rasch zum Erbrechen, wodurch die relative Harmlosigkeit zu erklären ist. Daneben sieht man Durchfälle. Bei Injektionen in seröse Höhlen kann es zu *Glottisödem, Hämaturie* und *Anurie* kommen. Intravenöse Injektion in Varizen hat schon Erblindungen herbeigeführt *(Neuritis optica)*.

Nachweis im Urin: Testpapierstreifen, die mit einer 2%igen Selensäure gesättigt wurden, verfärben sich bei Konzentrationen von 0,005% in 5–10 Sekunden indigoblau, bei höheren Konzentrationen braun. Oder: Eine Spur Kalomel mit ein paar Tropfen Urin auf einem Objektträger mischen. Bei Gegenwart von Jod tritt infolge der Bildung von Hg-Jodid sofort eine Gelbfärbung auf.

Therapie

1. Sofortiges Eingeben von reichlich mit Mehl verrührtem Wasser (oder Maizena, Kartoffelmehl), d. h. von Stärke.
2. Magenspülung mit einer 1%igen *Natriumthiosulfatlösung*, wenn nicht möglich, Brechen hervorrufen, evtl. *Apomorphin* 0,01 i. m.
3. Eingeben von 15 g Natriumthiosulfat in Wasser, später Milch und Eier. Gegen die Schmerzen evtl. *Dilaudid*® 0,001 mit 0,0005 *Atropin*.

Chronische Vergiftung

Diese ist gar nicht so selten und kommt vor allem durch Überdosierung einer therapeutischen Jodmedikation zustande. Daneben sah ich 2 Fälle, die sich im Anschluß an eine Lipjodol-Füllung durch Retention größerer Mengen in der Lunge entwickelten. Die klinischen Erscheinungen entsprechen dem sog. „*Jodismus*", d. h. es kommt zu einer *Hyperthyreose* mit Tachykardie, Tremor, Abmagerung, Schlaflosigkeit, Durchfällen usw. und daneben zu Konjunktivitis, Jodschnupfen und Bronchitis.

Natriumjodat hat bei hohen Dosen schon zu einer diffusen Pigmentierung der Retina mit Sehstörungen und partieller Erblindung geführt (1).

Von der eigentlichen chronischen Vergiftung ist die häufige „*Jodallergie*" abzugrenzen, bei der es schon durch kleinste Mengen zu Hauterscheinungen oder zu Jodschnupfen und evtl. Jodasthma kommen kann.

Jodoform (CHJ$_3$) wird heute kaum mehr gebraucht. In größeren Mengen von Wundflächen resorbiert, kann es zu ähnlichen zerebralen Erscheinungen führen wie das Bromoform, d. h. zu manischen Zuständen mit Delirien, Schlaflosigkeit, Krämpfen und Lähmungen.

Jodopyrin (Jodantipyrin) ist z. B. in dem Asthmamittel *Felsol*® enthalten. Es kann bei chron. Gebrauch zu einer *Struma* führen, da es den Jodeinbau in die Thyreoidea hemmt (2). Umgekehrt kann z. B. das *Entero-Vioform*® bei chron. Gebrauch zu einer *Hyperthyreose* führen, wie wir es selbst in einem Fall sahen. Siehe auch *halogenierte Oxychinolinderivate* am Schluß des Chinin-Kapitels.

Jodkontrastmittel

Therapie

Heute kann die chronische Jodvergiftung durch die Verabreichung von *Methyl-* oder *Propylthiouracil* (täglich 300–500 mg Propylthiouracil = 3mal 2 Tabl. à 50 mg) wirksam bekämpft werden. In einem unserer Fälle bildeten sich die schweren Vergiftungserscheinungen hierauf rasch zurück.

Jod-Kontrastmittel

Eine ganze Reihe von organischen Jodverbindungen werden heute als Kontrastmittel zur röntgenologischen Darstellung der Gallen- und Nierenwege sowie der Gefäße verwendet: *Biligrafin®, Diodrast®, Umbrodil®,* usw. Sie sind relativ wenig toxisch, können aber bei Überempfindlichkeit zu schweren, eventuell tödlichen Schockerscheinungen führen (3, 4 usw.). Es ist daher dringend zu empfehlen, *die i.v. Injektion nur nach vorheriger Testung* durchzuführen! Eine sehr seltene Komplikation ist die *Anurie* durch eine *akute Nephrose* (6), die auch wir in einem Falle sahen.

Am sichersten ist die am Vorabend durchgeführte i.v. Injektion von 1–2 ml der Lösung (spezielle Testampullen im Handel). Treten hierbei keinerlei Nebenerscheinungen auf, so kann die Injektion der ganzen Ampulle von 20 ml am folgenden Morgen (oder frühestens nach 2 Std.) ohne Gefahr erfolgen. Bei irgendwelchen Nebenerscheinungen hat die Anwendung des Kontrastmittels zu unterbleiben. Vorsichtshalber hat bei jeder Injektion, d.h. auch bei der Testdosis, immer auch *Noradrenalin (Arterenol®)* bereitzuliegen! Die Vortestung durch Einträufeln eines Tropfens in das Auge oder durch orale Einführung von 1–2 ml während 10 Minuten und nachheriges Schluckenlassen, sowie die intradermale Injektion von 1–2 ml, sind viel weniger zuverlässig. Vor der Einführung dieser am Vortage durchgeführten Testinjektion sahen wir 3 sehr schwere Schockzustände, nachher nie mehr.

Bei Verdacht auf ein *Myelom* (hohe SR, Albuminurie, Anämie und Knochenschmerzen) muß ein solches zuerst ausgeschlossen werden (d.h. Sternalpunktion, Immunelektrophorese, Bence-Jones etc.). Sonst kann es zu tödlichen Nephrosen durch tubuläre Rückresorption des an das Jod gebundenen pathologisch vermehrten Immunglobulins kommen (5). Selbst sahen wir zwei tödlich verlaufene Fälle.

Toxische Erscheinungen: Es handelt sich um eine angeborene oder erworbene Überempfindlichkeit, die mit einer Allergie gegen gewöhnliches Jod verbunden sein kann, was aber nicht obligatorisch ist. Sofort während der Injektion oder einige Minuten später kommt es zu einem schweren Schock, mit Zyanose, Erschwerung der Atmung, evtl. Lungenödem, schwerstem Blutdruckabfall und evtl. sehr rasch eintretendem Exitus.

Therapie

1. *Immer Vortestung mit 1–2 ml i.v. am Vorabend,* siehe oben!
2. *Bei Schock:*
a) *Sofortige Injektion von Noradrenalin (Arterenol®)* i.v. $1/2$–1 mg und Anschluß einer Tropfinfusion mit 5–10 mg/300 ml plus 250 mg *Hydrocortison* oder 150–200 mg *Prednisolon succinat (Meticortelon solubile®, Soludacortin®* etc.).
b) *Kalziumglukonat* 20 ml, 10%ige Lösung, wiederholt i.v.
c) *Antihistaminica* i.v. (z.B. 1 Amp. *Antistin®* oder *Sandosten-Calcium®*).
3. *Bei akuter Nephrose mit Anurie:* Peritoneal- und evtl. spätere Hämodialyse.

Literatur

1 v. Sallmann, L.: Z. Augenheilk. 80 (1933) 342
2 Morgans, M.E., W.R. Trotter: Lancet 1959/II, 374
3 Dolan, L.P.: J. Amer. med. Ass. 114 (1940) 138
4 Goldberg, H.L., u. Mitarb.: J. Amer. med. Ass. 118 (1942) 1051
5 Myhre, J.R., u. Mitarb.: Acta med. Scand. 156 (1956) 263
6 Borra, S., D. Hawkins, W. Deguid, M. Kaye: New Engl. J. Med. 284 (1971) 592

Laugen- und Säurevergiftungen

Laugen

Neben der sehr gefährlichen *Natronlauge* (Ätznatron) und *Kalilauge* (Ätzkali) kommt als Laugenvergiftung vielfach auch die *Salmiaklösung* (Ammoniumhydroxyd) in Frage. Die meisten Vergiftungen beruhen auf Verwechslungen (sehr oft, weil die Lauge in irgendeiner *Bier-* oder *Mineralwasserflasche* aufbewahrt wird!) oder Einnahme in suizidaler Absicht. Eine weitere Alkali-Quelle sind die *Clini-Test-Tabletten®*, welche die Diabetiker zum Zuckernachweis im Urin anwenden (1). Die Laugenvergiftungen sind im allgemeinen gefährlicher als die Säurevergiftungen.

Möbelpolituren enthalten neben Petrol meistens ebenfalls Laugen (Cave Kinder!).

Hautschädigungen: Diese können durch sofortiges Abspülen mit reichlich Wasser gewöhnlich vermieden werden. Die Dermatosen durch Alkalieinwirkung stehen im Vordergrunde der gewerblichen Hautschädigungen. Bei starken Konzentrationen kommt es zu Geschwürbildungen, bei leichteren Schädigungen zu Erosionen und polymorphen Ekzemen (Friseure, Maurer etc.).

Augenverätzungen: Spritzer, die in die Augen gelangen, können zu völliger Erblindung führen, wenn nicht sofort unter dem offenen Wasserhahn während langer Zeit (15–20 Minuten!) alle Alkalireste herausgespült werden. Auf keinen Fall darf, wie dies leider vielfach von Chemikern praktiziert wird, nachher noch Säure in das Auge geschüttet werden; es kann dadurch zu noch schwereren Schädigungen kommen.

Giftigkeit: Die Giftigkeit ist außerordentlich hoch; von der 15%igen Lösung sind evtl. schon 10–15 ml tödlich. Die hohe Giftigkeit beruht auf der stark gewebsverflüssigenden Eigenschaft der Laugen. Da die Lauge hierbei durch das Gewebe kaum neutralisiert wird, dringt sie immer tiefer ein und kann so schon in relativ kurzer Zeit zu schweren Perforationen im Bereich des Ösophagus und des Magens führen. 1 bis 2%ige Lösungen haben noch immer eine deutliche Ätzwirkung.

Vergiftungserscheinungen: Die Mundschleimhäute und Lippen sind oft glasig gequollen und schmerzhaft. Als Folge der schweren Verätzung von Ösophagus und Magen klagen die Patienten über starke Schmerzen unter dem Brustbein und in der Magengegend. Das Schlucken ist qualvoll und oft unmöglich. Rasch entwickelt sich in schweren Fällen ein schwerer Kollaps mit kleinem frequentem Puls, Marmorierung der Haut an den abhängigen Partien. Viele Patienten sterben in diesem ersten Stadium des schweren Kollapses. Ein weiterer Teil der schwer Vergifteten überlebt dieses Stadium und kommt später an Magenperforation, Mediastinitis usw. ad exitum. Vom 3. Tage an beobachtet man oft, wie die nekrotische Schleimhaut in breiten Streifen abgestoßen und erbrochen wird (siehe den unten angeführten Fall). Die oft zurückbleibenden schweren Stenosen im Gebiete des Ösophagus und der Kardia können heute durch eine frühzeitige Behandlung mit Cortison und Antibiotika weitgehend verhindert werden. Narbige Pylorusstenosen machen evtl. in der Rekonvaleszenz einen operativen Eingriff und Anlegung einer Gastroenterostomie notwendig, wie wir dies in 2 Fällen erlebten. Gelegentlich kommt es zu sekundären *Ösophagus-Fisteln* und -Divertikeln.

Prognose: Diese hängt neben Menge und Konzentration der Lauge vor allem davon ab, ob die Aufnahme auf den leeren oder vollen Magen erfolgte und ob die Gegenmaßnahmen rasch einsetzten. Kommen schwere Vergiftungen erst 2–3 Stunden nach der Giftaufnahme in ärztliche Hände, so ist die Prognose meistens schlecht. Die *Mortalität* ist schwer zu errechnen, bei unseren in die Klinik eingelieferten Fällen betrug sie rund 20%.

Nachstehend ein typischer schwerer Vergiftungsfall durch die so häufige Unvorsichtigkeit, Laugen oder Säuren in Wein-, Bier- oder Limonadeflaschen aufzubewahren. Der Patient hatte in diesem Falle sein Leben wohl hauptsächlich der sofort einsetzenden Therapie zu verdanken.

Fall W. R., 37j. Schreiner, „Natronlaugenverätzung" (KG 104/205, 1933)

J.L.: Pat. arbeitete auf einem Neubau, wo ihm regelmäßig Most zur Verfügung stand, der in Chiantiflaschen abgefüllt war. Am Unfalltag (3. 10.) war aus Versehen eine der Chiantiflaschen mit konzentrierter Natronlauge gefüllt worden, aus welcher der Pat. im dunklen Keller nachmittags einen kräftigen Schluck nahm. Sofortige, heftige Schmerzen im Ösophagus und Magengegend, spült sofort mit Wasser und trinkt nachher Milch, wird per Auto sofort in die Klinik gebracht.

Befund: Sehr blaß, wiederholtes Erbrechen von kleinen Mengen schleimig-rötlicher Flüssigkeit. Puls 100, schlecht gefüllt, Temperatur 36,8. Schleimhaut der Unterlippe tiefrot mit aufgelegten lividen Fetzen, Gingiva innen bds. verätzt, überall schmutzig-braune Beläge. Im Gaumen, Rachen und an der Zunge Spontanschmerz und Druckempfindlichkeit im Epigastrium, übriges Abdomen weich, keine Druckempfindlichkeit. Urin: Reaktion alkalisch, Eiweißspuren. Magenaushebung, gelingt nach einigen Schwierigkeiten, hämorrhagische Flüssigkeit mit Nahrungsresten. Instillation von Zitronenwasser und verdünnter Essigsäure. Stimulation, Einlegung einer Nasensonde. Pat. muß unter Mo., *Pantopon*® und Atropin gehalten werden. In den ersten Tagen Zufuhr von Fruchtsäften, Milch und Schleim durch die Sonde. Es werden dauernd reichliche Schleimmengen mit Schleimhautfetzen ausgeworfen. Temperaturanstieg bis 39. Puls 120, Leukozyten steigen auf 13700. SR am 1. Tag 5, nimmt dann zu bis 50. Im Verlauf der nächsten 14 Tage geht die Temperatur langsam herunter. Schlucken von Flüssigkeit neben der Sonde geht nach einer Woche ziemlich gut. Pat. erbricht einige Male große Schleimhautfetzen von 6 bis 10 cm Länge. Ösophagusaufnahme am 16. Tag ergibt irreguläres Schleimhautrelief, keine Verengerung, Verbreiterung und Schlängelung der Magenschleimhautfalten, ohne Motilitätsstörung. Ösophagoskopie am 18. Tag ergibt Schorfbeläge der Tonsillen, Gaumenbögen, Epiglottis, weißliche Beläge des Ösophagus. Keine Striktur. Vom 18. Tage an wird Pat. täglich bougiert. Am 25. Tage Entlassung nach Hause, ambulant weiter bougiert. Keine Spätfolgen.

Therapie

a) Bei peroraler Aufnahme

1. *Sofortiges Trinkenlassen von* **reichlich Wasser** (ohne Zutaten) und mit Löffelstiel Erbrechen erzeugen, einige Male wiederholen. Diese Maßnahme ist außerordentlich wichtig und muß *sofort evtl. telephonisch angeordnet werden.* Die Hauptsache ist die rasche Verdünnung und nicht die Neutralisation.
Magenspülung nur dann, wenn sie sofort oder nach 10–15 Minuten durchgeführt werden kann.
In Spätfällen mit schon schwer ödematösen und ulzerativen Schleimhautveränderungen ist die Magenspülung kontraindiziert, da dadurch Ösophagus- und Magenperforationen entstehen können.
2. *Schockbekämpfung:* siehe S. 15.
3. *Schmerzbekämpfung:* s.c. *Dilaudid*® 1–2 mg + *Atropin* $^1/_2$ mg. Trinkenlassen von 50 bis 60 ml einer $^1/_2$proz. Procainlösung, später erneut schluckweise; wenn die Schmerzen wieder zunehmen, 2mal täglich ein *Belladonna-Supp.* à 0,05 g, um die Magensekretion und Peristaltik herabzusetzen.
4. Bei schwerstem *Glottisödem* mit Erstickungsgefahr Tracheotomie.
5. *Antiinfektiöse Prophylaxe:* Sofort 10 Mio. E *Penizillin* plus 1 g *Streptomycin* und tägliche Wiederholung in den ersten 8–14 Tagen, um der Gefahr einer eitrigen Mediastinitis vorzubeugen. Wenn trotzdem mediastinale oder peritoneale Reizerscheinungen auftreten: Kombinationstherapie, z.B. *Tetracyclin* plus *Ampicillin (Penbritin*®*)* und *Streptomycin,* bei septischen Erscheinungen *Methicillin (Celbenin*®*)* plus *Chloramphenicol* (hier erlaubt, da evtl. lebensrettend). Überwachung des Pat. in bezug auf das Auftreten einer evtl. Magenperforation. (Luftaustritt ins Abdomen, Kontrolle der Leberdämpfung, Röntgenbild, evtl. Auftreten von Schmerzen im Unterbauch.)
6. *Prophylaxe der Stenose:* Prednisontherapie (kein ACTH, da Nebenniere durch Schock insuffizient!) i.m., später p.o. täglich 40 mg, immer kombiniert mit den Antibiotika, während 3 Wochen, dann Ausschleichen, dies vermag heute die Stenosebildung zu verhüten. Auf keinen Fall mehr früh bougieren, (Lit. s. Gušić (2)) sondern nur in Spätfällen, wenn sich trotzdem eine Stenose entwickelt.
7. *Nahrungszufuhr:* In den ersten Tagen nur Reis- oder Haferschleim und rohe Eier, später allmählich Milch und Zugabe von Breien, Kompotten usw. Um die Einwirkung der Magensäure auf die Geschwüre nach Möglichkeit zu dämpfen, gebe man in den ersten Tagen täglich 4mal 1 Kaffeelöffel *Alucol*® oder *Magnesia usta*. Bei *Mediastinitis* evtl. Anlegen einer Magenfistel.

b) Hautschädigung:
Prophylaktisch fand MARTI (3) in eingehenden Versuchen als beste Schutzwirkung gegen Natronlauge die Anwendung eines gelförmigen Aluminiumhydroxyd-Salzsäure-Puffers in der Form der „*Aluminiumgel-Cetylsalbe*" (Aluminiumhydroxyd (= *Alucol*®) 20, Aqua dest. 20, Acid. hydrochlor. conc. 10, Unguentum cetylicum ad 100 (= Alkohol cetylicus 4, Adeps lanae 10, Vaselinum ad 100)).

c) Augenverätzung:
Sofortiges Ausspülen (evtl. nach Eintropfen von *Novesin*®) unter dem Wasserhahn bei gleichzeitiger kräftiger Eröffnung der Lider während 10–15 Minuten, dann Einträufeln von *Novesin*®-Lösung und sterilem *Paraffinöl* und sofortige Überweisung an einen Augenarzt. Cave Anwendung von Säuren um zu „neutralisieren", da dann nur noch schwerere Schädigungen resultieren.

Säuren

Am häufigsten führt die orale Einnahme von *Salzsäure, Schwefelsäure, Salpetersäure, Ameisensäure*, seltener von anderen Säuren, zu schweren und evtl. tödlichen Vergiftungen. Die Vergiftungserscheinungen erinnern im wesentlichen an die bei der Laugenvergiftung angegebenen Symptome, mit dem Unterschied, daß es bei Säurevergiftungen durch die Fällung des Eiweißes zu Schorfbildungen kommt. Auch hier tritt der Tod häufig im ersten Stadium des schweren Kollapses nach 1–3 Stunden auf oder später infolge von Perforationserscheinungen. Die Spätkomplikationen sind die gleichen wie bei der Laugenvergiftung. Bei Resorption großer Mengen kann es zur *Azidose* kommen.

Verbrennungen der Haut können zu schweren Nekrosen und Narben mit Kelloidbildung führen. Verätzungen der Kornea bewirken manchmal Erblindung. Arbeiter, die ständig mit Säuredämpfen zu tun haben, leiden gelegentlich an der sogenannten „*Säurenekrose der Zähne*", d. h. einer durch Entkalkung der Zahnsubstanz bedingten abnormen Abnutzung der Zähne. Die MAK für HCl liegt bei 5 ppm.

Salzsäure (HCl): Die *Handelsform* enthält ca. 33% HCl, die offizinelle Säure „Acidum hydrochloricum" 25%. Acid. hydrochloricum dilutum ist 12,5%ig. Die tödliche Menge der Handelsform, wie sie z. B. im Haushalt für Reinigungszwecke benützt wird, beträgt bei leerem Magen schon 15–20 ml. Charakteristisch sind hier die *weißlichen Schorfe* in Mund und Rachen.

Schwefelsäure: „Vitriolöl", 94–98% H_2SO_4, wirkt noch stärker ätzend als die Salzsäure. Schon 5 ml können tödlich wirken. Die *Verätzungen* nehmen nach einiger Zeit eine *schwärzliche Farbe* an. Bei chron. Einwirkung von Dämpfen beobachtet man Bronchitis und Konjunktivitis. MAK für die Dämpfe = 1,0 mg/m³.

Salpetersäure HNO_3: Die „rauchende Salpetersäure" enthält ca. 90%, das „Acidum nitricum" 25% der Verbindung. In der Industrie wird gewöhnlich die 65%ige Säure verwendet. Durch Bildung von Xanthoprotein sind die *Ätzschorfe gelblich gefärbt*.

Typisch für eine schwere Säurevergiftung mit anschließender schwerer Pylorusstenose ist der folgende Fall:

Fall F. H., 19j. Dienstmädchen (KG 103/200, 1933)
Pat. nimmt in suizidaler Absicht zwischen 16 und 17 Uhr ca. 20 ml 40%ige. *Schwefelsäure* zu sich. Sofort starke Schmerzen in Hals- und Magengegend, erbricht reichlich blutige Massen. Einlieferung 17.30 Uhr.

Status: Pat. erbricht immer noch frisches Blut und Gerinnsel. Sensorium frei. Der hintere Teil der Zunge sowie beide Gaumenbögen und Tonsillen mit weißlichem Ätzschorf überzogen; keine allgemeinen Intoxikationserscheinungen; Puls 70; Temperatur 36,7. Auch im Hypopharynx kleine weiße Beläge mit starker Rötung und Schwellung der Schleimhaut.
18000 Lc. 82% Neutro, mäßig links verschoben. Chemische Blutwerte normal.

Verlauf: Erbricht noch 3mal fast rein blutige Massen, der Magen wird sofort mit Magnesia usta und Milch gespült. Wegen enormer Schluckschmerzen wird Nasen-Nährsonde eingelegt. Erhält flüssige Diät mit Alucol®. Beschwerden nehmen bald ab, am 11. Tag kann Sonde entfernt werden. Ösophagus röntgenologisch vollkommen durchgängig. In der Folge Bougierung bis No. 30. Magenaufnahme vom 17. Tag zeigt unregelmäßig konturierten großen Füllungsdefekt unterhalb des Magenwinkels, wo Schleimhautrelief fehlt. Pylorus offen. In den folgenden Tagen wiederholtes Erbrechen, Hypochlorämie. Magenaufnahme am 30. Tag ergibt jetzt vollständige Pylorusstenose. Operation auf der Chirurgischen Klinik: Im Gebiete des Antrums absolute Stenose mit Schrumpfung der Wand und Verdickung. Gastroenterostomia retrocolica post. Normaler postoperativer Verlauf.

Für die immer mehr zunehmenden Vergiftungen durch *Ameisensäure* siehe S. 216.

Therapie

a) **Perorale Aufnahme:** Die Therapie ist im wesentlichen die gleiche wie für die Laugenvergiftung, d. h. *rasche Verdünnung durch Trinkenlassen von viel Wasser* (1 Liter) und nachherigem Auslösen von Erbrechen (s. Seite 172). Weisung telephonisch sofort durchgeben. Bei Zeichen einer *Azidose* i. v. Tropfinfusion mit 5%iger *Natriumbikarbonat*-Lösung.

b) **Verätzungen der Haut und der Augen:** Therapie wie bei Laugenspritzern, s. S. 172. Auf keinen Fall Laugen oder andere Alkalien zur „Neutralisierung" anwenden, da dadurch noch viel schwerere Schädigungen entstehen.

Literatur

1 LEONARD, S., U. MITARB.: J. Amer. med. Ass. 192 (1965) 1092
2 GUŠIĆ, B.: Bull. schweiz. Akad. med. Wiss. 10 (1954) 58
3 MARTI, P.: Zur Prophylaxe der Alkalischädigungen der Haut. Diss. Univ. Zürich 1950
4 LESCHKE, E.: Die wichtigsten Vergiftungen. Lehmann, München (1933) 87

VERGIFTUNGEN
DURCH ORGANISCHE STOFFE

Spezielle organische Verbindungen

Kohlenoxyd (CO)

Die CO-Vergiftung ist noch immer eine der häufigsten Vergiftungen, so in Frankreich, England, USA etc., d.h. überall dort wo das *Leuchtgas* noch nicht entgiftet oder durch das Erdgas ersetzt wurde. Deshalb wird diese Intoxikation eingehender besprochen. Für die sehr ausgedehnte frühere Literatur sei auf die Zusammenstellung von OETTINGEN (1) verwiesen.

Vergiftungsquellen: Die Hauptquellen für die CO-Vergiftungen bilden heute das *Leuchtgas und die Auspuffgase*. Die früher häufigen CO-Vergiftungen durch schlecht ventilierte Öfen usw. treten immer mehr in den Hintergrund. Während der Kriegsjahre mußte der CO-Gehalt des Leuchtgases, der früher in der Regel nicht über 8% betrug, in verschiedenen Ländern, so auch in der Schweiz, infolge des Kohlenmangels stark erhöht werden (1940: 15%; 1944: 25 bis 30%!), wodurch die tödlichen Leuchtgasvergiftungen in der Schweiz gegenüber 1939 auf nahezu das Dreifache hinaufschnellten. *Es ist heute unverantwortlich, auf die technisch sehr einfache Entgiftung des Leuchtgases zu verzichten.* Es können dadurch alljährlich viele Menschenleben gerettet werden. (In Wien starben 1958 an Infektionskrankheiten 130, an Gasvergiftungen aber 412 Menschen!) Die Firma Lurgi (Frankfurt a.M.) benützt das Verfahren der Fischer-Tropsch-Synthese (CO + H_2O-Dampf + Fe-Katalysator 425–485° C → H_2 + CO_2).
Eine solche vorbildliche Anlage wurde in *Basel* 1958 montiert. Der CO-Gehalt konnte dadurch für das Schweizer Mittelland von 12% auf 1%! gesenkt werden, der Preis pro m³ erhöhte sich aber nur um 1,5 Rappen. Hoffen wir, daß bald alle Großstädte diesem Beispiel folgen werden!
Die Auspuffgase der Motoren enthalten je nach dem verwendeten Brennstoff zwischen 4–7% CO. Nicht selten führen auch die *Explosionsgase* (z.B. in Tunnelbauten) zu schweren Vergiftungen. Explosionsgase enthalten je nach dem verwendeten Sprengstoff bis zu 35–60% CO. Weitere Vergiftungsquellen sind ungenügende O_2-Zufuhr bei zu großen mit Leuchtgas beheizten Kesseln, z.B. beim Kochen in Wascheimern mit großer Bodenfläche auf dem Gasherd usw. Häufig sind heute auch die Vergiftungsmöglichkeiten in der Industrie (Gaswerke, Koksarbeiter, Heizer). Erwähnt seien ferner nicht seltene Gasvergiftungen bei Rohrbrüchen, undichten Leitungen usw., wobei das Gas durch die Erde und durch Mauern in Kellerräume diffundieren kann. In solchen Fällen wird oft anfänglich gar nicht an die Möglichkeit einer CO-Vergiftung gedacht. Eine große Gefahr besteht bei Großbränden in Häusern und Bergwerken („Rauchvergiftung"). Vergiftungen können auch auftreten bei Service-Arbeiten an *Platin-Katalysatoren*, die z.B. in Petrolraffinerien verwendet werden (2).

Kriminelle Vergiftungen mit CO sind selten.

Toxizität: CO-Hb kommt in Spuren schon im normalen Blute vor. SJÖSTRAND (3) zeigt, daß die von französischen Autoren früher angenommene „endogene CO-Vergiftung" nicht den Tatsachen entspricht und daß die gefundenen Werte bei Stoffwechselstörungen (Perniziosa, Polyzythämie, hämolyt. Anämie, Thrombosen) 3% CO-Hb nie übersteigen. Bei reiner Sauerstoffatmung findet man in der Alveolarluft 0,0015–0,003%. Die hygienische Grenzdosis, d.h. diejenige Dosis, die in der Atemluft gerade noch ohne Vergiftungserscheinungen ertragen wird, beträgt 0,02 bis 0,05 Vol.-% (= 200–500 ppm). Nach späteren Untersuchungen (4), auf die wir noch zurückkommen, liegt die Grenzdosis für einen ganzen Arbeitstag aber wahrscheinlich wesentlich niedriger, denn diese Autoren *konnten im Tierversuch schon bei 0,01 Vol.-% (= 100 ppm) deutliche histologische Schädigungen feststellen. Die MAK von 100 ppm, wie sie in den USA festgelegt ist (= 0,01 Vol.-%) dürfte deshalb noch immer zu hoch sein.* Persönlich würden wir die MAK für eine dauernde Einwirkung am Arbeitsplatz auf *50 ppm* ansetzen. Gefährlich werden bei mehrstündiger Einatmung bereits Konzentrationen von 1000 ppm, lebensgefährlich nach halbstündiger Einatmung 2000 ppm. Nimmt man als Maß der Giftigkeit die CO-Kon-

zentration im Blut, so beobachtet man bei 3% CO-Hb, einer Konzentration, die z.B. bei Rauchern gefunden wird, noch keine momentanen subjektiven Symptome. Bei sehr starkem Inhalieren kann bei Rauchern ausnahmsweise einmal maximal eine Konzentration von 10% CO-Hb auftreten. Bei 20% CO-Hb treten meistens deutliche Vergiftungserscheinungen auf, und 65% CO-Hb sind bereits tödlich. Auffallend ist die angeborene, nicht erworbene Resistenz gewisser Menschen gegen CO. So findet man in Gaswerken Leute, die bei 30–40% CO-Hb (5) noch keine subjektiven Störungen aufweisen. Wahrscheinlich schließt dies aber das Zustandekommen von organischen Schädigungen bei längerer und wiederholter Einwirkung nicht aus. Neben der individuellen, sehr verschiedenen Empfindlichkeit spielt hierbei auch die vorhandene Hb-Menge eine Rolle, bei *anämischen Personen kann der Tod deshalb schon bei relativ niederen Konzentrationen eintreten.*
Wird der Patient aus der Giftzone entfernt, so fällt der CO-Hb-Spiegel relativ rasch wieder ab (30–50% in einer Stunde), bei Einatmen von Sauerstoff mit 5% CO_2 wird das CO ungefähr 4mal so schnell ausgeschieden (6, 7).
Bei tödlichen CO-Vergiftungen läßt sich die Dauer der Vergiftung nach einer Formel von STEYAERT und HECKE (8) ziemlich zutreffend berechnen.

Vergiftungsmechanismus: Das CO weist eine 300mal größere Affinität zum Hämoglobin auf als der Sauerstoff; außerdem ist das CO viel fester an das Hb gebunden als der Sauerstoff. Diese beiden Momente führen allmählich zu einer schweren Sauerstoffverarmung des Körpers. Dazu kommen aber bei der akuten Vergiftung noch verschiedene andere Momente. Die CO_2-Abgabe durch die Lungen wird trotz der herabgesetzten Verbrennungsvorgänge (verminderte O_2-Zufuhr) und der dadurch herabgesetzten Bildung von CO_2 weiter fortgesetzt und führt allmählich zu einem Abfall des Kohlensäuregehaltes im Blut. Hierdurch kommt es allmählich zu einer relativen Alkalose und dadurch zu einer verminderten Erregung des Atemzentrums. Im ganzen sind die Vorgänge noch viel komplexer (s. (9) u.a.), was aber für die klinische Betrachtung der CO-Vergiftung keine große Rolle spielt. Wesentlich für die Schwere der Vergiftung sind neben dem CO-Gehalt der Luft vor allem die Zeitdauer der Gifteinwirkung und die Größe des Atemvolumens, d.h. mit anderen Worten, ob die Exposition während der Ruhe oder während der Arbeit erfolgte. Bei angestrengter körperlicher Arbeit genügt schon der halbe CO-Gehalt der Luft, um nach der gleichen Zeit denselben Schweregrad der Vergiftung hervorzurufen wie bei Ruheatmung (10).

Berechnung der Gefährlichkeit (7): Man multipliziert die Stunden der Einwirkungsdauer mit dem pro 10000 vorhandenen Anteil CO. Beträgt die errechnete Zahl 3, so ist kein Effekt zu erwarten, bei 6 treten leichte Vergiftungserscheinungen, ausgesprochene bei 9 auf, und bei 15 verläuft die Vergiftung in der Regel tödlich. Die Ausscheidung des CO erfolgt nur durch die Lungen, eine andere Entgiftung, z.B. durch weitere Oxydation, kommt nicht in Frage.

Vergiftungen in einem Raum mit konstanter CO-Zufuhr: Hier läßt sich die durch die Atmung resorbierte Kohlenoxydmenge S aus der pro Min. in den Raum ausströmenden Gasmenge a und der Einwirkungsdauer t nach der folgenden Formel berechnen:

$$S = 500\,at^2 - 1000\,t + \frac{2302}{a} \log\,(at + 1)$$

In der folgenden Kurve (Abb. 52) sind die Resultate für die 3 markanten at-Größen, nämlich *600* (= eben bemerkbar), *900* (= Kopfschmerzen, Übelkeit) und *1500* (= gefährlich) graphisch dargestellt (11).

Übergang auf den Fötus: Die Konzentration des CO-Hämoglobins ist anfänglich im mütterlichen Blut deutlich höher als im fötalen Blut, nach 3–5 Stunden werden aber die Verhältnisse gerade umgekehrt, d.h. es kommt zu einer höheren Konzentration im fötalen Blut (12).

Spezifische Giftwirkungen des CO: Neben der Anoxämie spielen bei der CO-Vergiftung unserer Auffassung nach sehr wahrscheinlich auch

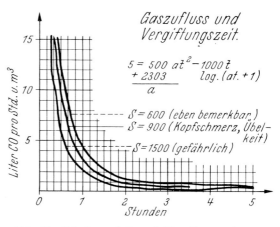

Abb. 52. *CO-Gaszufluß und Vergiftungszeit:* graphisch dargestellt nach S. WEHRLI (11).

gewisse spezifische Giftwirkungen des CO eine Rolle. Eng damit verknüpft ist die Frage nach der Existenz einer *chronischen CO-Vergiftung*.

Die nach akuten CO-Vergiftungen beobachteten zentralen Schädigungen sind wahrscheinlich zu einem großen Teil auf die Anoxämie zurückzuführen. Man weiß auf Grund experimenteller Beobachtungen (13) sowie auf Grund von klinischen Beobachtungen, daß das Gehirn auf Anoxämien sehr empfindlich ist, und daß dadurch Degenerationen von Ganglienzellen und Blutungen auftreten können, die zu irreparablen Störungen führen. Drei Momente werden zugunsten der reinen Anoxämiewirkung immer wieder angeführt: In erster Linie diejenigen Versuche (10, 14), welche übereinstimmend feststellten, daß die Einwirkung des CO auf den Organismus weitgehend ausgeschaltet werden kann, wenn der Druck des eingeatmeten CO-Luftgemisches auf 2–3 Atmosphären gesteigert wird. Die Autoren erklären dies dadurch, daß die erhöhte Löslichkeit des Sauerstoffs im Serum die durch das CO-Hb bedingte Anoxämie kompensiert. Als zweites Argument werden gewöhnlich Versuche (7) mit Gewebskulturen von embryonalem Hühnerhirn, die auch bei hohem CO-Gehalt der umgebenden Atmosphäre keine Wachstumshemmung zeigten, angeführt, um die Harmlosigkeit des CO für das Protoplasma der Nervenzellen zu belegen. Mit Recht hebt aber BARKAN (15) hervor, daß dieses Moment nicht stichhaltig ist, da solche Zellen ihren Energiebedarf weitgehend durch anaerobe, gärungsartige Vorgänge decken. Als drittes Argument für die Harmlosigkeit des CO als Zellgift wird vielfach auch die tatsächliche Ungiftigkeit des CO für die Insekten (16) angeführt. Bei den Insekten liegen aber in bezug auf den intrazellulären Stoffwechsel sehr weitgehende Unterschiede gegenüber dem Säugetier vor, so daß diese Beobachtungen nicht ohne weiteres auf den Menschen übertragen werden können.

Die Tatsachen, daß bei der akuten CO-Vergiftung schon bei Konzentrationen von 15% CO-Hb bei empfindlichen Personen deutliche Vergiftungserscheinungen auftreten können (3) und daß 65% CO-Hb bereits tödlich wirken, wobei aber bei der akuten CO-Vergiftung der Sauerstoffverbrauch nicht herabgesetzt ist (17), weisen darauf hin, daß bei der CO-Vergiftung neben der Anoxämie wahrscheinlich noch besondere Momente im Spiele sein müssen.

Bekanntlich übernehmen das Eisen und andere Schwermetalle im Zellstoffwechsel die Rolle von intermediären Sauerstoffüberträgern und *es liegt daher nahe, nach dem oben Gesagten anzunehmen, daß ein Teil der durch das CO ausgelösten Schädigungen durch eine Blockierung gewisser schwermetallhaltiger Fermente hervorgerufen wird*. Es würde sich damit gewissermaßen bei einem Teil dieser Störungen nicht um eine durch das CO-Hb bedingte direkte Anoxämie handeln, sondern um eine *intrazelluläre indirekte Anoxämie* gewisser Zellgruppen durch die Blockierung ihrer zelleigenen Sauerstoffüberträger. Wenn diese Hypothese zutreffen sollte, so hätten wir es bei der CO-Vergiftung nicht mit einer bloßen Anoxämie, sondern mit einer *spezifisch-toxischen Wirkung* auf den Zellstoffwechsel gewisser durch die Eigenart ihrer Fermente charakterisierter Zellgruppen zu tun. Interessanterweise weisen nach Untersuchungen von SPATZ (18) gerade die bei der CO-Vergiftung am häufigsten betroffenen Gehirnteile, d.h. die dienzephalen Kerne (Pallidum), im Vergleich zu anderen Gehirnteilen einen hohen Eisengehalt auf.

Neben diesen mehr theoretischen Momenten sprechen nun aber auch einige *experimentelle Untersuchungen* sehr für eine spezifisch-toxische Wirkung des CO auf gewisse Körperzellen. So konnte bei experimentellen CO-Vergiftungen trotz schweren zentralen asphyktischen Erscheinungen ein normaler Sauerstoffverbrauch der Versuchstiere festgestellt werden (17, 7). Dieser Umstand scheint ebenfalls darauf hinzuweisen, daß das CO durch eine spezifische Giftwirkung bestimmte Gehirnzentren außer Funktion setzt, bevor dieselben durch die eigentliche Blutanoxämie ausgeschaltet werden. Durch wiederholte CO-Vergiftungen konnten beim Meerschweinchen deutliche Schilddrüsenhypertrophien ausgelöst werden (19, 20), die auch mit einer Steigerung des Grundumsatzes einhergingen. Dagegen konnten sie durch wiederholte Anoxämien keine solchen Veränderungen auslösen. BREWER (21) machte die interessante Feststellung, daß bei Anoxämien durch Stickstoffatmung ein erheblicher Anstieg des Blutdruckes auftritt, während die CO-Vergiftung einen Abfall des Blutdruckes bewirkt. Diese Untersuchungen sind später (22) bestätigt und erweitert worden, indem es gelang, durch Zusatz von CO zu einem Sauerstoff-Kohlendioxyd-Gemisch oder zu reinem Stickstoff, welche beide eine Steigerung des Blutdrucks hervorrufen, diese Blutdrucksteigerung aufzuheben. Es gelang ihm ferner nachzuweisen, daß dieser durch das CO bedingte Blutdruckabfall auf zentralem Wege zustande kommt.

In eigenen Untersuchungen (23) haben wir 1939 nachweisen können, daß im Anschluß an akute CO-Vergiftungen zentrale Störungen von seiten des Zuckerstoffwechsels festzustellen sind. Den Ausgangspunkt der Untersuchungen bildete die schon längere Zeit bekannte Erscheinung, daß es nach akuten CO-Vergiftungen gelegentlich zu Glykosurien kommen kann. Es zeigte sich dann, daß bei rd. 50% der schweren CO-Vergiftungen während und unmittelbar nach der Vergiftung ein *erhöhter Blutzucker* festzustellen ist, wobei Werte bis zu 390 mg% beobachtet werden können. Interessanterweise kann in diesem Falle meistens auch ein erhöhter *Liquorzucker* nachgewiesen werden. Die Überprüfung der CO-Vergiftung in bezug auf das Verhalten der Kohlehydrat-Regulation ergab dann weiter, daß im Anschluß an die Vergiftung ganz *pathologische Kurven* auftreten. Diese zeigen evtl. steile Anstiege oder einen diabetischen Typus (Abb. 53).

Überprüft man die Verhältnisse in Intervallen von verschiedenen Tagen, so zeigt es sich, daß der Kurventypus allmählich wieder zur Norm zurückkehrt, doch bleiben die Veränderungen in einzelnen Fällen mehrere Tage lang nachweisbar. Unsere Untersuchungsbefunde sind später von VARADY (24) bestätigt worden. Aus diesen und weiteren Untersuchungen mußten wir den Schluß ziehen, daß es bei der akuten CO-Vergiftung zu einer wahrscheinlich zentralen Störung der Kohlehydratregulation kommt, die viel-

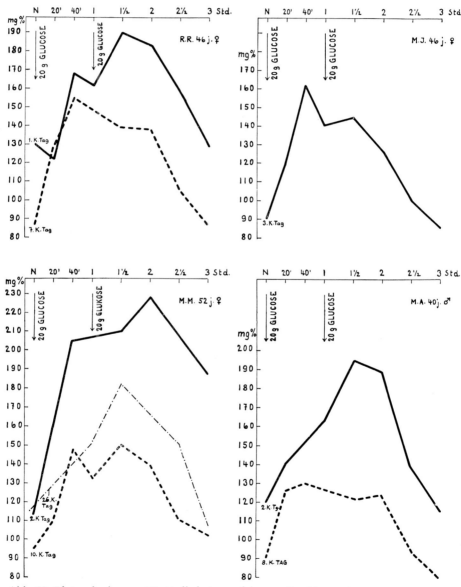

Abb. 53. *Blutzuckerkurven (Doppelbelastung, d.h. sog. Staubkurven)*.

leicht ebenfalls auf Schädigungen des Zwischenhirns zurückzuführen ist. Von diesen Feststellungen ausgehend, versuchten wir weiter abzuklären, ob diese Schädigungen auf eine Anoxämie oder eine spezifisch toxische Beeinflussung dieser Zentren durch das CO zurückzuführen sind. In experimentellen Untersuchungen am Kaninchen (25) konnten wir nachweisen, daß bei ausgeprägten Anoxämien durch Einatmen eines Sauerstoff-Stickstoffgemisches kein Blutzuckeranstieg auftrat. Dagegen zeigten sich bei CO-Hb-Konzentrationen von 14 bis 24% sehr ausgesprochene Blutzuckeranstiege bis zu 200 und 360 mg%. Aus diesen Versuchen wurde der Schluß gezogen, daß der Blutzuckeranstieg bei der akuten CO-Vergiftung nicht als Folge einer Anoxämie, sondern als eine spezifisch toxische Einwirkung des CO aufzufassen ist (siehe Abb. 54–55). FORSSMAN u. Mitarb. (26, 27) haben gezeigt, daß nach wiederholter Vergiftung von Mäusen mit kleinen CO-Mengen (18–20% CO-Hb) eine erhöhte Empfindlichkeit dieser Mäuse gegen gewisse Narkotika (Trichloräthylen) festzustellen ist, die bei den nur einige Male vergifteten Tieren fehlt. Fusionsstörungen und Reflexsteigerungen traten schon bei 15% CO-Hb auf (3), was ebenfalls darauf hinweist, daß niedere Konzentrationen schon deutliche nervöse Beeinflussungen bedingen können. Für das Zustandekommen der spezifischen Giftwirkungen ist wahrscheinlich vor allem das im Serum gelöste CO verantwortlich zu machen und nicht das mit einer sehr hohen Affinität an den Blutfarbstoff gebundene CO. Amerikanische Untersuchungen (28) mit radioaktiv markiertem Kohlenoxyd zeigen, daß CO in größeren Mengen in Myokard, Leber (bis zu 40%! (29)), Milz und Gehirn einzudringen vermag und hier noch lange Zeit, d. h. nach Verschwinden des CO aus dem Blut, haften bleibt. Auch dieses Moment spricht dafür, daß das CO in den Zellen selbst Giftwirkungen entfalten kann, und es erklärt vielleicht auch die lange Dauer des Komas gewisser Fälle, wo das CO bereits aus dem Blute verschwunden ist. Auch der *Anstieg der Transaminasen* weist auf die zelluläre Giftwirkung hin.

Faßt man alle diese verschiedenen Untersuchungsergebnisse zusammen, so kann man heute doch sagen, *daß das CO im Organismus neben den anoxämischen Wirkungen ziemlich sicher auch spezifisch toxische Wirkungen entfaltet.* Sobald man aber die Möglichkeit der spezifisch toxischen Wirkungen des CO bejaht, kann man auch die Möglichkeit einer chronischen CO-Vergiftung nicht ablehnen.

Akute CO-Vergiftung

Klinisches Bild: Bei sehr hohen Konzentrationen kann die Vergiftung ohne jedes Initialsymptom unter plötzlich einsetzender Bewußtlosigkeit rasch tödlich enden. Häufiger durchläuft die akute Vergiftung die folgenden zwei Stadien:

Initialstadium: Als eines der ersten subjektiven Zeichen treten *Kopfschmerzen* in der Stirn und Schläfengegend und evtl. Schwindelerscheinungen auf; dazu gesellen sich bald Herzklopfen, und schon bei geringen Bewegungen tritt Kurzatmigkeit auf. Nicht selten bestehen *Übelkeit*, evtl. Bauchschmerzen und *Brechreiz*, Erbrechen tritt aber gewöhnlich erst in einer späteren Phase auf. Auch sensorische Störungen sind in diesem Stadium häufig, wie *Ohrensausen* und *Flimmern vor den Augen*. Mit zunehmender Vergiftung des zentralen Nervensystems stellen sich bald schwere psychische Veränderungen ein; die Betroffenen kommen in einen Zustand der *Berauschtheit*, in dem sie jede Urteilsfähigkeit und Entschlußkraft verlieren, sich aber dieser Veränderung gar nicht bewußt werden. *Manische Aufregungszustände* sind in diesem Stadium nicht selten. Aus diesen psychischen Veränderungen heraus erklärt sich die häufig zu beobachtende Tatsache, daß sich die Vergifteten nicht mehr in Sicherheit bringen, trotzdem sie rein physisch hierzu noch imstande gewesen wären. Diese erste Phase geht gewöhnlich relativ rasch in das zweite Stadium über.

Lähmungsstadium: In dieser zweiten Phase zeigen die Patienten meistens eine *hellrote Gesichtsfarbe*; die Atmung ist oberflächlich, gelegentlich treten auch anfallsweise schwere *Hyperventilationen* mit tetanischen Erscheinungen oder *Cheyne-Stokessche Atmung* auf. Die Pupillen sind, je nachdem eine Reizung oder Lähmung vorliegt, eng oder weit, oft auch re. und li. verschieden weit und reagieren kaum mehr auf Licht. Häufig wechseln sie relativ rasch hintereinander von eng zu weit. Am Stamme beobachtet man *Muskelzuckungen*, die sich zu schweren tetanischen *Krämpfen* mit Zungenbiß und Kontraktur der gesamten Skelettmuskulatur steigern können. Häufig erfolgt *Erbrechen*, was leider oft zur *Aspiration* mit in der Rekonvaleszenz auftretenden schweren Pneumonien führt. Die *Reflexe* fehlen in den schweren Fällen vollkommen, in leichteren Fällen und in der Erholungsphase können sie gesteigert sein, wobei auch häufig Pyramidenbahnzeichen nachweisbar sind (Babinski, Oppenheim usw.). Die Pulsfrequenz ist meistens stark erhöht, die Pulsqualität ist anfänglich noch gut, verschlechtert sich dann aber in schweren Fällen rasch unter gleichzeitigem Abfall des Blutdrucks. Besteht das komatöse Stadium schon längere Zeit, so findet man eine deutliche Linksdilatation des Herzens, und es kann auch zum Auftreten eines systolischen Geräusches kommen, das später wieder verschwindet.

Die Dauer dieses komatösen Stadiums hängt vom Schweregrad der Vergiftung und dem Zeitpunkt der einsetzenden Therapie ab und kann zwischen Stunden und Tagen schwanken. So

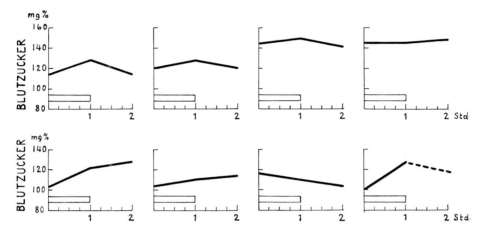

Abb. 54. *Leerversuche* (Gaskasten oder Gasmasken-Versuch, Kaninchen). Keine wesentlichen Schwankungen des Blutzuckers.

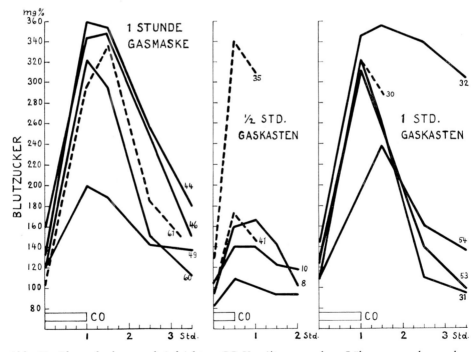

Abb. 55. *Blutzuckerkurven bei leichten CO-Vergiftungen ohne Lähmungs- oder andere Asphyxieerscheinungen.* CO-Hämoglobingehalt bei Versuch 54: 14%, Versuch 60: 24%, Versuch 32: 19,5%. Man beachte den ausgesprochenen Blutzuckeranstieg trotz des Fehlens einer wesentlichen Anoxämie.

182 Kohlenoxyd

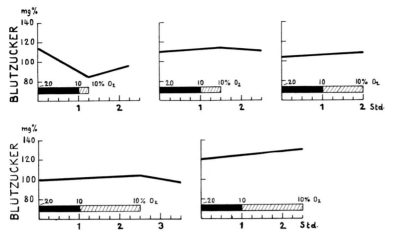

Abb. 56. *Blutzuckerkurven bei Anoxämien* durch ein Luft-Stickstoffgemisch mit 10% Sauerstoff, Gaskastenversuche. Innerhalb der ersten Stunde Senkung des Sauerstoffgehaltes von 20 auf 10%, dann je nach Versuch $1/4$–$2^{1}/_{2}$ Stunden bei 10% (schraffierte Streifen). Man beachte das Fehlen eines Blutzuckeranstieges trotz der niedrigen Sauerstoffspannung.

sahen wir im Laufe der Jahre einige schwere Fälle, bei denen sich dieses *Koma* trotz aller Therapie über 3–8 Tage hinzog und meistens tödlich endete. Aber sogar in solchen Fällen kann noch vereinzelt Erholung auftreten wie bei dem auf S. 190 mitgeteilten Fall; allerdings bleiben dann fast immer mehr oder weniger schwere Dauerschädigungen zurück, auf die wir noch zu sprechen kommen.

Der *Tod* tritt bei den innerhalb der ersten 2mal 24 Stunden ad exitum kommenden Fällen gewöhnlich durch eine Atemlähmung, in selteneren Fällen auch unter den Zeichen eines Herzversagens mit wahrscheinlich zentral bedingtem Lungenödem ein. Häufig kommt es zu einer *terminalen* auffallenden *Hyperthermie* von bis zu 42° C, die sehr wahrscheinlich auf eine Lähmung der zentralen Temperaturregulation zurückzuführen ist.

Laboratoriumsbefunde

Blutbild: In akuten Fällen findet man fast regelmäßig eine Leukozytose, die wahrscheinlich zentral ausgelöst ist. In schweren Fällen können die Leukozyten 20000–30000 erreichen. Gleichzeitig besteht dann eine mäßige Linksverschiebung.

Metabolische Azidose: In den schwereren Fällen besteht eine beim Klinikeintritt evtl. schon dekompensierte Form. Die *Serumlaktatkonzentration* kann bis um 200% erhöht sein. Dies ist v. a. im Hinblick auf die Therapie von Bedeutung, s. S. 193.

Blutzucker: In früheren Untersuchungen konnten wir bestätigen, daß in einem großen Teil der Fälle der Blutzucker erhöht ist (maximal gefundener Wert 390 mg%) und daß die evtl. auftretende *Glykosurie* auf die Hyperglykämie zurückzuführen ist. Auch die *Liquorzuckerwerte* (bis zu 120 mg%) sind gelegentlich erhöht (23). Wir konnten ferner nachweisen, daß auch die Glukosebelastungskurve (Staubkurve) im Anschluß an die Vergiftung oft noch einige Zeit einen pathologischen Verlauf zeigt, indem es entweder zu einem abnorm hohen Anstieg mit nachfolgender tiefer Gegenregulation kommt oder die Kurve eine eigentliche diabetische Verlaufsform annimmt, die sich allmählich wieder

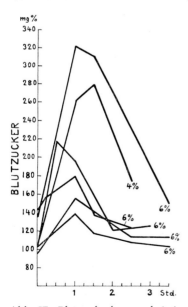

Abb. 57. *Blutzuckerkurven bei Anoxämien im Bereiche der Erstickungsgrenze.* Stickstoff-Sauerstoffmischungen mit 6–4% Sauerstoff. Hier treten deutliche Blutzuckeranstiege in Erscheinung.

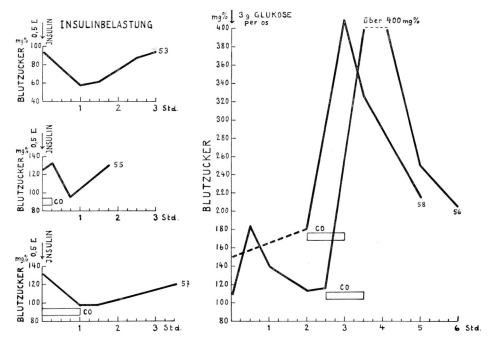

Abb. 58. *Einfluß des Insulins und der Glykogenanreicherung auf den Verlauf der Blutzuckerkurve bei der akuten CO-Vergiftung.*
a) (linke Hälfte): Versuch 53, 55 und 57 zeigen deutlich, wie durch das Insulin der Blutzuckeranstieg der akuten CO-Vergiftung aufgehoben werden kann.
b) (rechte Hälfte): Versuch 56 und 58 zeigen, wie der Anstieg des Blutzuckers durch eine 2 Stunden vorausgehende Glukoseverabreichung (ohne Insulin), d. h. durch eine Glykogenanreicherung, verstärkt wird, indem nun ein extrem hoher Blutzuckeranstieg erfolgt.

zurückbildet (s. Abb. 53). *Es ist auf Grund dieser Feststellungen denkbar, daß unter Umständen durch eine CO-Vergiftung auch ein Diabetes hervorgerufen werden kann* (30).
Übrige Serumwerte: Ein sehr charakteristischer Befund für eine durchgemachte *akute* CO-Vergiftung ist das *Ansteigen der Transaminasen* (*SGOT*, seltener der *SGPT*), sowie der LDH. Dies wurde erstmals 1965 von JAFFE (31) anhand von 16 Patienten mitgeteilt und ist seither von zahlreichen Klinikern bestätigt worden (32, 33). Dabei fand man auch erhöhte *Malat-* und *Sorbitdehydrogenasen.* Die Werte sind bei den schweren Fällen fast regelmäßig erhöht (d.h. 50–33% der totalen Fälle). Die SGOT steigt schon in den ersten 24 Stunden an, die LDH erst später und wird so oft übersehen. Diese Enzyme stammen wahrscheinlich aus dem *Myokard* und der Muskulatur, nicht aus der *Leber,* da die SGPT nicht mitmacht. Sie sind in Zweifelsfällen zusammen mit den EKG-Veränderungen, und wenn der CO-Nachweis nicht mehr gelingt, oft ein wertvolles Indiz. MACH und NAVILLE (34)

haben wahrscheinlich zentral ausgelöste Urämien nach CO-Vergiftungen gesehen; selbst sahen wir keine derartigen Fälle. BORST (35) glaubt, daß die mit einer Rest-N-Steigerung einhergehenden Fälle gewöhnlich eine Kombination von renalen und extrarenalen Faktoren darstellen (vermehrter Eiweißzerfall). Zum Teil handelt es sich auch um eigentliche Schocknieren.

Elektrokardiogramm: Bei der CO-Vergiftung kommt es vor allem in den schweren Fällen häufig zu EKG-Veränderungen. Ursächlich gehen sie wahrscheinlich auf kleine, durch die Anoxämie bedingte Myokardnekrosen und -blutungen zurück, die dauernde Veränderungen bedingen können und je nach ihrem Sitz *praktisch fast jede bekannte EKG-Störung auszulösen vermögen,* wobei aber *Veränderungen der S-T-Strecke* und der *T-Wellen* am häufigsten sind. Zum Teil gehen diese Befunde wohl auf Gefäßveränderungen zurück. In der Regel bilden sie sich nach Tagen bis evtl. Monaten zurück. (Abb. 59). Nach Untersuchungen (28) mit radio-

184 CO

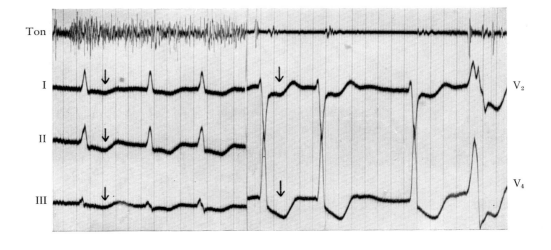
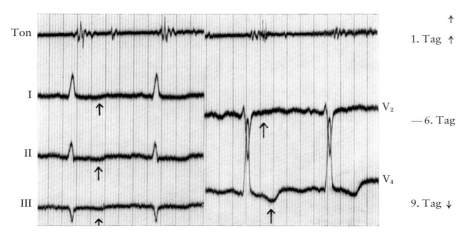
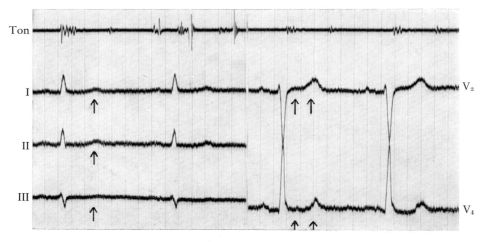

Abb. 59. *Schwere EKG-Veränderungen bei akuter CO-Vergiftung* (78j. ♀), am 9. Tag haben sich die Veränderungen wieder vollkommen zurückgebildet.

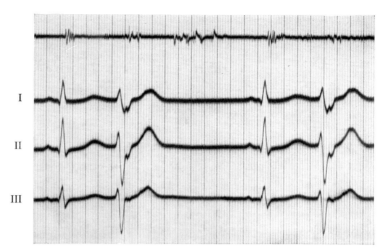

Abb. 60. *Bigeminie am 3. Tag einer CO-Vergiftung* (38j. vorher herzgesunde Frau).

aktiv markiertem Kohlenstoff bleiben im Myokard nach der Vergiftung, auch nachdem das CO aus dem Blut bereits verschwunden ist, immer noch für einige Zeit beträchtliche Mengen von CO zurück. Es ist also möglich, daß ein Teil dieser Veränderungen auch auf eine Fixation des CO an das Myohämoglobin und dadurch ausgelöste langdauernde Schädigung der Muskelzellen bedingt sein könnte. Unter unseren klinischen Fällen (siehe Diss. von BELZA (36)) sahen wir Veränderungen in 60% der Fälle, z.B. in 50% der Fälle vorübergehende Abflachung oder Negativwerden der T-Wellen (s. Abb. 59–61), ferner in 23% verschiedene *Rhythmusstörungen*, z.B. Bigeminie (Abb. 60), Extrasystolien, Vorhofflimmern, seltener WPW-Syndrom oder koronare Gefäßstörungen. Manchmal kommen solche Veränderungen erst im Arbeitselektrokardiogramm zum Vorschein. Nach ernsthaften Vergiftungen sollte deshalb bei allen Personen, die zufolge ihres Berufes nachher wieder schweren körperlichen Anstrengungen ausgesetzt sind, oder wenn die Patienten über Herzbeschwerden klagen, immer neben dem Ruhe-EKG auch ein Belastungs-EKG aufgenommen werden. Manchmal wirkt aber die CO-Vergiftung nur wie eine Arbeitsbelastung des Herzens, und es treten dadurch frühere Myokard-Schäden im EKG wieder hervor. Bei älteren Leuten muß man daher mit der Interpretation von „CO-Schäden" sehr vorsichtig sein. Auf den Anstieg der *Transaminasen* wurde oben hingewiesen.

Gelegentlich kann es nach schweren CO-Vergiftungen elektrokardiographisch auch zum Auftreten eines eigentlichen *Infarktbildes* kommen. Wahrscheinlich liegt in den seltensten Fällen, und nur bei schon vorbestehender Veränderung der Koronargefäße, ein durch einen Gefäßverschluß bedingter Infarkt vor, sondern nur ein durch zahlreiche anoxämisch bedingte Nekrosen vorgetäuschtes Infarktbild. Bei solchen Patienten sahen wir keinen Anstieg der Blutsenkung, im Gegensatz zum Verhalten der Herzinfarkt-Fälle. Typisch für einen solchen Verlauf ist der nachstehend und in Abb. 62 A–F wiedergegebene Fall:

Fall W.O., 37j., Chauffeur (K.G.: 1028/1952, Med. Kl. Zürich)

Frühere Anamnese: o. B., nie Herzbeschwerden. J.L.: Am 13. November 1952 setzt er sich nachts bei geschlossenen Türen in den Lastwagen und läßt wegen der Kälte den Motor laufen. Weiß nicht, wann er bewußtlos wurde, wird morgens 9[15 h] in tief komatösem Zustand aufgefunden und um 10[00] eingewiesen. *Befund*: Komatös, schwerste Dyspnoe, Respiration 80–100 pro min, zeitweise Cheyne-Stokes, starke Unterkühlung, rötlich-blaue zyanotische fleckige Verfärbung von Gesicht und Extremitäten, Puls 90, schlecht gefüllt, Blutdruck 80/55, Pupillen eng, Oppenheim und Gordon beidseits positiv, EKG siehe Abb. 62. Erwacht mit Sauerstoff- und Kohlensäurebeatmung und *Helthion*® i.v. nach ca. einer Viertelstunde. CO-Proben im Blut stark positiv. Im EKG bilden sich die Veränderungen in den nächsten Wochen nur sehr langsam zurück. SR beim Eintritt 9/16, später nie höher als 3/7.

Lumbalpunktat: Im akuten Stadium fanden wir in unseren Fällen außer der schon erwähnten evtl. Erhöhung des Liquorzuckers (23) und einem erhöhten Lumbaldruck keine pathologischen Befunde. OETTINGEN (1) sah experimentell nach Rückgang der erhöhten CO-Werte ein starkes Ansteigen des Liquordruckes. Dagegen fanden wir im Anschluß an schwere Vergiftungen, wohl infolge der *sekundär einsetzenden Degene-*

186 Kohlenoxyd

rationserscheinungen des Zentralnervensystems, nicht selten schwere Veränderungen, wie Zunahme der Globulinfraktion und Auftreten einer *Parenchymzacke* in der Mastix- oder Goldsolreaktion. *Sind solche Veränderungen vorhanden, dann ist die Prognose mit aller Vorsicht zu stellen*; es können schwere, evtl. dauernde Schädigungen zurückbleiben. Die Zellzahl war in unseren Fällen nicht erhöht. Das CO läßt sich im Liquor noch lange nachweisen, nachdem es im Blut bereits verschwunden ist.

Spätfolgen der akuten CO-Vergiftung: Vielfach werden solche Veränderungen, namentlich wenn sie sich nach behandelten akuten CO-Vergiftungen einstellen, als „chronische CO-Vergiftung" bezeichnet, was nicht richtig ist. Diese

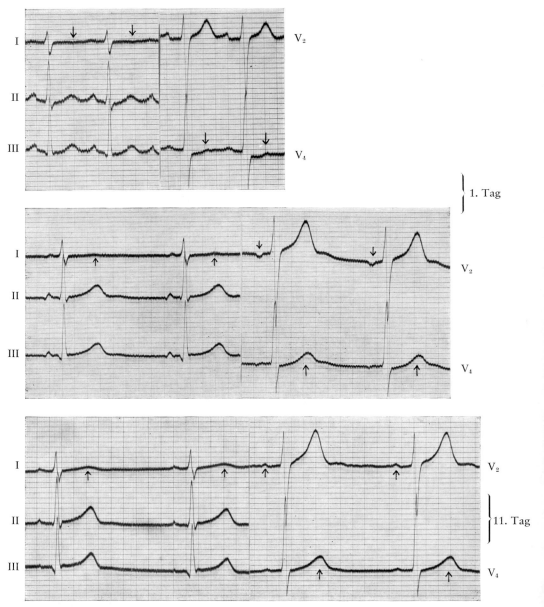

Abb. 61. *Akute CO-Vergiftung* (21j. ♂): Abflachung und leichtes Negativwerden der T-Wellen, diphasische und z. T. negative Vorhofwellen. Am 11. Tag haben sich die Veränderungen wieder vollkommen zurückgebildet.

Spätfolgen sind um so häufiger und ausgeprägter, je schwerer die Vergiftung war und je länger der Patient im komatösen Stadium verblieb. Sie können reversibel sein und sich im Laufe von Wochen oder Monaten allmählich, vor allem bei jüngeren Leuten, wieder zurückbilden; nach besonders schweren, langdauernden Vergiftungen, vor allem bei Leuten in fortgeschrittenem Alter, kommen aber bleibende Defekte vor. Mit zunehmendem Lebensalter nehmen diese Dauerschädigungen deutlich zu. Hier kann es durch die CO-Vergiftung in einem schon vorher in seiner Blutversorgung (Sklerose von Hirn oder Koronargefäßen) leicht behinderten Gehirn- oder Herzabschnitt durch das Hinzukommen der durch die CO-Vergiftung verminderten Sauerstoffversorgung zu einer Nekrose kommen. *So sind Enzephalomalazien und Herzinfarkte bei älteren Leuten im Anschluß an eine akute CO-Vergiftung keine Seltenheit.* In der Regel kann gesagt werden, daß Spätfolgen um so ausgeprägter sind, je länger und schwerer die Vergiftung und je älter der Patient ist. *Rasches therapeutisches Handeln bei allen CO-Vergiftungen ist daher unerläßlich*; je schneller das CO wieder aus dem Körper entfernt wird, um so kleiner wird die Gefahr von solchen dauernden Schädigungen.

Gewöhnlich treten solche Folgeerscheinungen direkt im Anschluß an die CO-Vergiftung auf, oder sie entwickeln sich in den folgenden paar Tagen. Störungen von seiten des Zwischenhirns werden evtl. erst einige Wochen nach der Vergiftung bemerkbar *(Parkinsonismus)*. Wertvoll sind vor allem objektive Veränderungen im EEG (37).

Im Vordergrund stehen die Veränderungen des **Zentralnervensystems.** Von seiten der Gehirnnerven sahen wir eine einseitige zentrale Akustikuslähmung bei einer 24j. Frau, und bei einem 31j. Garagenarbeiter trat nach einer leichten dreimaligen CO-Vergiftung eine Vestibularisschädigung mit typischen Menière-Syndrom auf, die $^{1}/_{2}$ Jahr anhielt. In der Literatur liegen auch Mitteilungen über Optikusschädigungen vor (38). Bei älteren Leuten kann es durch das Zusammenwirken einer vorbestehenden Gefäßschädigung und der CO-Wirkung zu Erweichungen mit Hemiparesen oder Hemiplegien kommen. Störungen von seiten des Zwischenhirns sind relativ häufig; die besondere Empfindlichkeit des Pallidums wurde schon erwähnt. Als typischer schwerer CO-Vergiftungsfall mit anschließendem *Parkinsonismus* sei von zwei auf unserer Klinik beobachteten Fällen die folgende Krankengeschichte angeführt:

Fall Z.E., 31j., Hausfrau, 23. 8. 46 – 1. 2. 47

F.A.: o. B. J.L.: Am Abend des 22.8.46 Suizidversuch mit Leuchtgas wegen Schwierigkeiten in der Ehe. Erst nach ca. 10–12 Stunden in der geschlossenen Küche aufgefunden.

Befund und Verlauf: Patientin tief komatös. Puls kaum mehr zu fühlen, 160–170. Reflexe nicht mehr auslösbar. Erholt sich trotz Sauerstoff-Kohlensäure-Beatmung sowie *Coramin®* und *Helthion®* anfänglich nicht. Cheyne-Stokessche Atmung, Haut blaß, zyanotisch, marmoriert. Pupillen mittelweit, reagieren kaum mehr auf Licht. Kornealreflexe fehlen. Auftreten von schweren Krämpfen und Opistotonus. Blutprobe auf CO spektroskopisch positiv. Leukozyten 28500 mit 33% Stabkernigen. *Lumbalpunktion:* Liquor eine Spur xanthochrom, *Druck über 250 mm H_2O.* Blutserumwerte o. B. Rest-N 30 mg%.

EKG: schwere Koronardurchblutungsstörung mit Senkung der Zwischenstücke in allen Ableitungen, auch in Thoraxableitungen. Am Nachmittag die gleichen Abweichungen, etwas schwächer, aber immer noch nachweisbar, T-Wellen jetzt wieder deutlich zu erkennen. Pat. erwacht erst gegen Abend, ist aber noch desorientiert. Im EKG am 2. Tag noch immer leichte Senkung der Zwischenstücke, später allmählich Rückbildung. Weiterhin Tachykardie von 120 und erhöhte Tp., 37–38°, wahrscheinlich kleine bronchopneumonische Prozesse. *Staub-Glukose-Kurve vom 5. Tag zeigt typischen pseudodiabetischen Verlauf,* nach 20 g Glukose Anstieg auf 155, nach der zweiten Gabe von 20 g steigt die Kurve bis auf 198. Kontrolle der Staubkurve am 11. Krankheitstag wieder normaler Verlauf. Urin: leichte Albuminurie 0,15%$_{00}$, Zucker am ersten Tag positiv.

Verlauf: Patientin erholt sich nur ganz allmählich von der schweren Vergiftung, und es bleibt ein schweres psychoorganisches Syndrom bestehen. Liegt apathisch im Bett, gibt sehr langsam, wenn auch klar Auskunft. Starke Steigerung der Sehnenreflexe, Patellarklonus. Typisches Bild einer schweren pallidostriären Läsion: Fehlen jeglicher Antriebskraft, Apathie, kein affektiver Rapport, Verlangsamung, Fehlen der Lidbewegungen, starre Mimik, Salbengesicht, Hyperhidrosis, deutlicher Rigor der Extremitäten. Typischer Gang mit kleinen Schritten, bleibt immer wieder stehen. Retropulsion positiv. Deutliches Zahnradphänomen. Romberg negativ. BDR re. und li. negativ, PSR und ASR positiv, bds. gleich. Keine Pyramidenbahnsymptome.

Diagnose: Typischer Parkinsonismus nach CO-Vergiftung.

Verlauf: Atropinkur keine Besserung. Puls bleibt ständig zwischen 100 und 120, ohne daß im EKG noch Störungen zu erkennen sind. Gewichtsabnahme von 6,4 kg innert 2 Wochen. Nach 1$^{1}/_{2}$ Monaten leichte Erholung. Salbengesicht und Hyperhidrosis verschwinden. Auf Benzidrin etwas aktiver und psychisch regsamer, weniger negativistisch. Die Zeichnungen und die Schrift entsprechen ungefähr denen

188   CO

A. (1. Tag)

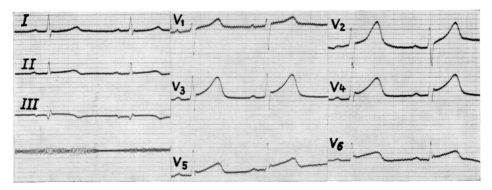

B. (7. Tag)

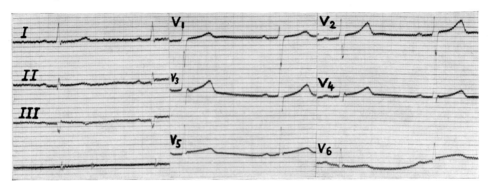

C. (13. Tag)

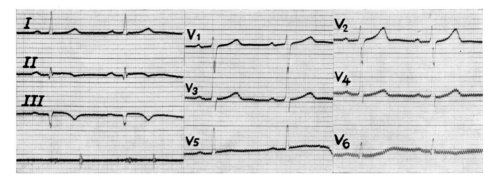

Abb. 62. *Schwere CO-Vergiftung bei einem 37jährigen Chauffeur.* Das EKG zeigt eine sich allmählich entwickelnde schwere Hinterwandschädigung, die in A (1. Tag) noch kaum zu erkennen, in B (7. Tag) bereits angedeutet und in C (13. Tag) und D (17. Tag) am meisten ausgeprägt ist. Die Veränderungen bilden sich nur ganz allmählich im Verlauf von Wochen wieder zurück (F, 32. Tag) und entsprechen wahrscheinlich anoxämischen Schädigungen der Hinterwand. Im Gegensatz zu einem Infarktereignis war die Blutsenkung nie erhöht.

D. (17. Tag)

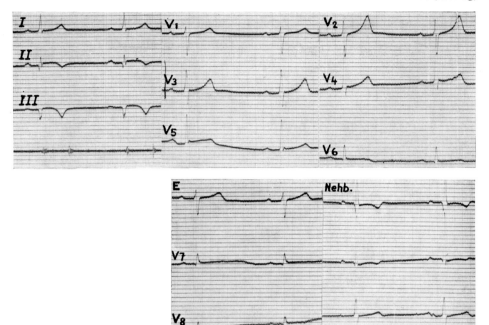

E. (27. Tag)

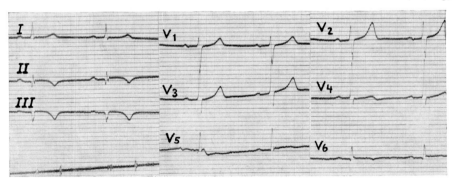

F. (32. Tag)

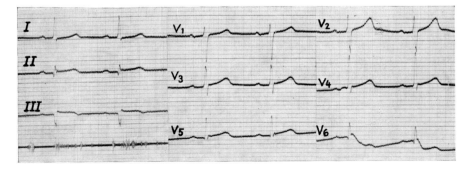

eines 7 jähr. Kindes. Man versucht, die Patientin durch Beschäftigung allmählich wieder auf die Heimkehr vorzubereiten. Nach 4 Monaten muß aber der Versuch aufgegeben werden, da die Pat. psychisch unverändert bleibt. *Es fehlt ihr jeder eigene Antrieb.* Wenn man sie nicht zu etwas auffordert, sitzt sie den ganzen Tag im Bett oder auf einem Stuhl stumpfsinnig da. Alle Anforderungen werden aber willig ausgeführt. Sie muß schließlich dauernd interniert werden.

Epikrise: In dem vorliegenden Falle handelt es sich um eine sehr schwere CO-Vergiftung (12 Stunden bis zum ersten Erwachen nach dem Einsetzen der Sauerstofftherapie) mit schwerer Myokardschädigung, anhaltender Tachykardie, typischer starker Blutzuckererhöhung und anfänglich diabetisch verlaufender Staubkurve. Als Folgeerscheinung blieb bei der vorher unauffälligen Patientin ein schweres pallidostriäres Symptomenbild zurück mit Antriebschwäche, Maskengesicht, ausgesprochener Muskelstarre und schwerem psychoorganischem Syndrom, was eine Internierung der Patientin nötig machte.

Nicht selten sahen wir als Spätfolge schwere psychoorganische Syndrome ohne Zwischenhirnsymptome, die sich nur unvollkommen zurückbildeten. Auch das Bild eines „Korsakow" (39) kann beobachtet werden. Bei älteren Leuten ist es unfallmedizinisch oft unmöglich auseinanderzuhalten, was auf das Konto der Vergiftung und was zu Lasten der durch die Vergiftung verschlimmerten Gefäßstörung geht. Der folgende Fall ist hierfür typisch:

Fall 67j., Dr. chem.

P.A.: Vor der Leuchtgasvergiftung noch in recht gutem Zustand, geistig rege und in vollem Besitz seiner Chemiekenntnisse, wenn auch gewisse Alterserscheinungen festzustellen gewesen seien. **J.L.:** 9.1.46 wird Pat. zusammen mit seiner Frau in schwer bewußtlosem Zustand in seiner Wohnung aufgefunden. In der Etage unter seiner Wohnung hatte sich jemand mit Leuchtgas das Leben genommen. Das ausströmende Gas diffundierte durch den Boden in die darüberliegende Wohnung und vergiftete beide sehr schwer. Die Frau schwebte mehrere Tage in Lebensgefahr, erholte sich dann aber wieder ordentlich.

Befund und Verlauf: Bei der Einweisung tief komatös, Cheyne-Stokes. PSR schwach positiv, sonst keine Reflexe. CO spektroskopisch im Blut positiv. O_2-Beatmung mit 5%igem CO_2, Stimulation. Nur langsame Besserung. Erwacht erst nach 3 Tagen. Im weiteren Verlauf bietet der Patient das Bild eines schweren psychoorganischen Syndroms. Interessiert sich nicht mehr für die Umgebung, erinnert sich nicht mehr an seine frühere Berufsarbeit, kann keine einzige Formel mehr reproduzieren. Völlig negativistisch, muß gefüttert und angezogen werden wie ein Kind. Kein affektiver Rapport. Zustand bleibt unverändert, muß dauernd interniert werden. *Diagnose:* schweres psychoorganisches Syndrom nach CO-Vergiftung bei wahrscheinlicher Arteriosklerosis cerebri.

Wie HAMILTON (38) treffend hervorhebt, findet man außerdem als Folgeerscheinung einer schweren Vergiftung, auch wenn eigentliche neurologische Störungen fehlen, recht häufig „Amnesie, *Antriebschwäche,* Störungen der Urteilsfähigkeit und *mangelnde Willenskraft,* welche Veränderungen Monate oder lebenslänglich andauern können". Aufgefallen ist uns in dieser Hinsicht bei mehreren Patienten besonders die oft lange Zeit andauernde *herabgesetzte Merkfähigkeit* und eine wahrscheinlich zentral bedingte, für den Patienten oft sehr lästige *Schlafstörung,* die auch auf Schlafmittel nur wenig anspricht.

Schwere *ataktische Störungen,* zum Teil zerebellärer, zum Teil tabischer und striärer Natur, sind bekannt (9, 40). „Der Gang ist taumelnd unsicher und retropulsierend wie beim Postenzephalitiker, dabei breitbeinig unbeholfen, die Schritte sind klein und trippelnd, dabei besteht eine deutliche Lordose." Es ist möglich, daß solche Veränderungen zum Teil auf spezifische Schädigungen der betreffenden nervösen Zentren zurückgehen, sehen wir sie doch auch, wie wir noch besprechen werden, bei Fällen von chronischen CO-Vergiftungen, wo die Schädigungen kaum durch eine Anoxämie bedingt sein können. Im übrigen sei darauf hingewiesen, daß die Spätfolgen einer akuten CO-Vergiftung praktisch jede neurologische Störung hervorrufen können, je nachdem wo die Degenerations- oder Blutungsherde sitzen. Wir haben hier nur die häufigeren Formen herausgegriffen.

Periphere Neuritiden: Es ist hier oft schwer, andere Ursachen wie langdauernde Abkühlung der Extremitäten und Druckschädigungen der Nervenstämme auszuschließen, die sicher oft als zusätzliches Moment in Frage kommen.

Herz und Gefäße: Diese Störungen folgen an zweiter Stelle. Die Herzveränderungen wurden schon bei Besprechung der elektrokardiographischen Befunde erwähnt. Koronarthrombosen im Anschluß an eine CO-Vergiftung sind mehrfach beschrieben worden; es handelt sich aber hier wohl in der Regel um das Manifestwerden einer schon vorbestehenden Koronargefäßschädigung durch die infolge der CO-Vergiftung bedingte Mehrbelastung. Pathologisch-anatomisch sind allerdings Intima- und Mediaschädigungen im Anschluß an eine CO-Vergiftung beobachtet worden (41), so daß auch eine primäre Entstehung nicht ausgeschlossen erscheint. Genauere experimentelle Untersuchungen liegen aber unseres Wissens noch nicht vor und wären zur Entscheidung dieser versicherungsrechtlich wichtigen Frage sehr wertvoll. *Thrombosen* der größeren Gefäße mit evtl. Embolien und auch primäre Wandthrombenbildung im Herzen haben wir in unseren Fällen mehrfach gesehen.

Haut und Muskulatur: In zwei Fällen sahen wir ausgedehnte Blasenbildungen, die ganz an Brandblasen erinnerten und in einem Falle zur Entwicklung eines nur sehr langsam heilenden Unterschenkelgeschwüres führten. Es scheint sich hier um ein *Zusammenwirken der durch das CO bedingten Gefäßschädigung und lokalen Druck oder Kältewirkungen zu handeln* (42). Das gleiche sieht man auch bei schweren Schlafmittelvergiftungen (s. dort). Durch die schweren *Muskelnekrosen* kann in seltenen Fällen (Myoglobinurie) eine akute tödliche *tubuläre Nephrose* ausgelöst werden (43).

Blut: Als Spätfolge einer akuten CO-Vergiftung ist in einigen Fällen das Auftreten einer *Perniziosa* festgestellt worden. DITTMAR (44) hat im Anschluß an eine schwere Vergiftung das Auftreten einer dauernden Polyzythämie mit Milzvergrößerung beobachtet. Solche Befunde bleiben äthiologisch zweifelhaft.

Innere Sekretion: Wie wir schon mehrfach erwähnten, sind Schädigungen im Bereiche des Zwischenhirnes nicht selten. Hierauf ist wahrscheinlich das mehrfach beobachtete Auftreten von *Basedow-Fällen* (45) zurückzuführen. Tierexperimentell konnten histologisch ähnliche Veränderungen der Schilddrüse nach längerer CO-Einwirkung festgestellt werden (20). Bei zwei unserer Patienten kam es zu einer dauernden *Potenzstörung*; wir neigen hier eher zu der Annahme einer zentralen Störung als zur Annahme einer direkten Schädigung der Gonaden.

Pathologisch-anatomische Befunde: Neben der typischen rosaroten Farbe der Haut, dem flüssigen hellroten Blut findet man hauptsächlich Blutungen in verschiedenen Organen, vor allem im Gehirn und in den serösen Häuten sowie in der Magenschleimhaut. Im Gehirn fallen gelegentlich schon makroskopisch kleine Nekrosen, häufig beidseitig in den Linsenkernen, auf, ebenso im Myokard. Histologisch sind die Gehirngefäße maximal blutgefüllt; nicht selten sieht man Ringblutungen und eine eigentliche Hirnpurpura. Einzelne Gefäße können thrombosiert sein. In schweren Fällen findet man histologisch auch zahlreiche kleine Nekrosen und Degenerationen von Ganglienzellen, oft mit gleichzeitigen schweren Veränderungen an den kleinen Gefäßen.

Differentialdiagnose: Im allgemeinen führt bei komatösen Patienten die hellrote Hautfarbe rasch auf die Spur. *Enzephalomalazien* in einer stummen Zone, ferner *Schlafmittelvergiftungen* können gewisse differentialdiagnostische Schwierigkeiten bereiten. Das *diabetische Koma* unterscheidet sich neben dem Azetongeruch vor allem durch die tiefe Atmung von der CO-Vergiftung. Beim *alkoholischen Koma* führt der Geruch auf die richtige Spur. Entscheidend ist in Zweifelsfällen der CO-Nachweis im Blut. Hat bei der CO-Vergiftung das komatöse Stadium schon längere Zeit gedauert, so kann die Diagnose, sofern es sich um eine zeitlich begrenzte Exposition handelte, schwierig werden. Aber auch in diesen Fällen läßt sich das CO-Hb im Blut oder länger im *Liquor* noch nachweisen. Schwierig wird die Beurteilung, wenn, wie dies nicht selten vorkommt, in suizidaler Absicht eine kombinierte Schlafmittel- und Leuchtgasvergiftung vorliegt. Erwachen die Patienten nicht innerhalb der ersten 12 Stunden aus ihrem Koma, so ist immer an die Kombination mit Barbituraten zu denken und die Untersuchung in dieser Richtung zu ergänzen. Hohe Transaminasen sprechen eher für die CO-Vergiftung.

Wertvolle diagnostische Hinweise vermag evtl. das EEG zu geben. So findet man nach KRUMP (46) bei der CO-Vergiftung eine deutliche Verlangsamung, die der eigentlichen Bewußtseinstrübung vorauseilt, während man bei der Barbitursäurevergiftung einen ungewöhnlichen Kontrast zwischen dem „Reizrhythmus" im EEG und dem tiefen Koma findet. Bei Kombinationsvergiftungen werden aber auch diese Unterschiede verwischt.

Nachweis des CO: In Krankenhäusern und größeren Fabriken, Unfallstationen usw. ergibt der *rasche* Nachweis des CO in der *Ausatmungsluft* mit dem *Drägerschen Gasspürgerät* die besten Resultate! Bei größeren CO-Hb-Mengen (20% und mehr) gibt die spektroskopische Methode sichere Resultate, bei niedrigeren Konzentrationen empfiehlt sich die sehr empfindliche Katayama- oder die sehr zuverlässige, aber erst nach längerer Zeit ablesbare Tanninprobe. Das CO kann evtl. noch Stunden, nachdem es aus dem Blute verschwunden ist, im Liquor nachgewiesen werden.

Zu richten sind: Aqua dest. 100 ml, Ammoniumsulfid 10% 30 ml, Essigsäure 30% 30 ml, 1 Glasstab, Tannin 3% 30 ml.

a) *Spektroskopische Methode:* Das Spektroskop wird mit Aqua dest. gefüllt; dazu gibt man 2–3 Tropfen Blut. Beim Hinzufügen einer Messerspitze Natr.hydrosulfit ($Na_2S_2O_4$) wird das nor-

male Blut reduziert, d.h. die beiden schwarzen Streifen im grünen Bande fallen auf einen zusammen. Beim kohlenoxydhaltigen Blut bleiben die beiden Streifen bestehen (je ein Streifen bei 570 gelbgrün, bei 542 grün).
b) *Katayama:* 10 Tropfen Blut auf ca. 10 ml Aqua dest. verdünnt, dazu ca. 5–10 Tropfen Ammoniumsulfid 10% geben und nachher 15–20 Tropfen 30proz. Essigsäure. Bei Anwesenheit von CO rötliche Verfärbung, sonst eine schmutziggrüne. Die Farbreaktion tritt unmittelbar ein, nimmt aber an Deutlichkeit innerhalb einer Stunde zu. Sehr empfindliche Reaktion.
c) *Tanninprobe:* 1 ml Blut wird ungefähr mit der gleichen Menge Aqua dest. vermischt, darauf Zufügen einer gleichen Menge 3% Tannin und stark schütteln. Erst nach 6–12 Stunden ablesen. Bei Anwesenheit von CO rötlicher, wenn negativ grauer Niederschlag.

Für den *quantitativen Nachweis* schickt man das sofort unter flüssigem Paraffin (Luftabschluß!) aufgefangene Blut an ein hierfür eingerichtetes Laboratorium, z.B. in ein Gerichtsmedizinisches Institut. Mit der Methode von *Harders* kann man noch CO-Hb-Mengen, die unter 1% liegen, bestimmen (Lit. s. (35)).

Für die *fortlaufende Bestimmung*, z.B. in Fabrikbetrieben, eignet sich die, bei der Einwirkung von Metalloxyden (z.B. Mangandioxyd, Kobaltoxyd etc.) als Katalysatoren durch Oxydation des CO zu CO_2, freiwerdende Reaktionswärme durch ein Thermoelement („Dräger"-CO-Messer, „Stalex"-Apparat (Airco, Schweden) und „MSA"-CO-Indikator (Mine Safety Appliances Co., USA)).

Prognose: Die Prognose richtet sich vor allem nach Einwirkungsdauer und Schwere der Vergiftung, ferner nach dem Alter des Patienten und nach der Raschheit, mit der therapeutische Maßnahmen einsetzen können. Kurzdauernde akute Vergiftungen können ohne Folgeerscheinungen ausheilen, langdauernde mehrstündige komatöse Zustände sind in bezug auf ihren Verlauf immer mit Vorsicht zu bewerten. Bei alten Leuten führen manchmal auch kurzdauernde akute Vergiftungen zu bleibenden Folgeerscheinungen (schlechte Hirndurchblutung).

Prophylaxe: Aufpassen mit dem zu frühzeitigen Schließen von Ofenklappen bei schlechtem Zug (Föhn). Keine Benzinmotoren bei fehlender Ventilation oder geschlossenen Türen laufen lassen. Wichtig ist vor allem die Entgiftung des Leuchtgases durch Entfernen des CO, worauf wir oben hingewiesen haben.

Es ist heute unverantwortlich, dieses Gift noch in Tausende von Haushaltungen zu leiten, wenn dies durch die neuen Methoden mit sehr bescheidenen Mehrkosten vermieden werden kann.

Therapie

der akuten CO-Vergiftung

Die möglichst rasche Eliminierung des CO ist für den Ausgang der Vergiftung und vor allem zur Verhinderung von Dauerschäden von eminenter Wichtigkeit.

Therapeutisches Vorgehen

1. *Sofortige Verbringung des Vergifteten an die frische Luft* und Beginn mit künstlicher Beatmung, nachdem Mund und Rachen von evtl. Speiseresten (Erbrechen) gereinigt wurden. Evtl. Tracheal- und Bronchialtoilette. Im Notfall am besten Mund-zu-Mund-Beatmung.

2. *Sauerstoff-Überdruckbeatmung:* Die beste Methode stellt heute die Überdruckbeatmung (2,5–3 Atm.) mit reinem O_2 dar. Hierdurch wird der Sauerstoff im Plasma in so hoher Konzentration gelöst, daß die O_2-Versorgung von Gehirn und Myokard wieder sichergestellt ist und die Dissoziation des CO-Hb beschleunigt (47, 48) wird. Dies läßt sich aber nur beim Vorhandensein einer Überdruckkammer durchführen. (Siehe transportables Modell (49)).

3. *Sauerstoffbeatmung mit 5–7% CO_2-Zusatz:* Daneben ist, wie Douglas u. Mitarb. (6) erneut in sehr schönen experimentellen Untersuchungen zeigen konnten, auch heute noch immer die von Haggard und Henderson (7) schon 1922 eingeführte *Inhalation einer Sauerstoffmischung mit 7% CO_2 deutlich besser wirksam als die Beatmung mit reinem Sauerstoff!* Durch den CO_2-Zusatz wird der CO_2-Verlust ausgeglichen, vor allem aber *die Dissoziation des CO-Hb begünstigt.* Diese Methode kann folgendermaßen durchgeführt werden: Man führt eine 50 cm lange Nasensonde (Plastikschlauch) durch die Nase bis zur Uvula ein. Das äußere Ende wird durch einen Heftpflasterstreifen an Nase und Stirne befestigt und unter Zwischenschaltung einer zur Anfeuchtung der Luft dienenden Wasserflasche an eine 5–7% CO_2 enthaltende Sauerstoffbombe angeschlossen. Das Reduktionsventil wird so eingestellt, daß pro Minute ca. 3 Liter O_2 ausströmen (in der Schweiz sind diese Flaschen bei der „Carba" erhältlich). Stehen diese Apparate nicht zur Verfügung, so kann die Elimination des CO, vor allem bei schlechter Atmung, schon allein durch künstliche Beatmung beschleunigt werden.

4. *Behandlung der metabolischen Azidose:* Die Behandlung dieser durch die allgemeine Gewebshypoxie zustandekommenden, beim Spitaleintritt meist schon *dekompensierten,* metabolischen Azidose muß in den schweren Fällen sofort einsetzen. Die Serumlaktatkonzentration ist durchschnittlich um 200% erhöht (50). Sofortige i.v. Infusion von *Natriumbikarbonat* (8,4%) bei gleichzeitiger *Hyperventilation mit reinem Sauerstoff.* Alle zwei Stunden wird eine *Beatmungsphase mit Frischluft von 30 Minuten* Dauer dazwischengeschaltet. Durch diese Behandlung konnte Neuhaus (50) die Mortalität in Berlin von früher (bis 1963) 11,2% auf heute (1970) 4,2% senken.

5. *Austauschtransfusion:* Gelingt es trotz allen diesen Maßnahmen nicht, den Vergifteten nach 2–3 Stunden aus seinem schweren Zustand herauszubringen, so empfiehlt es sich eine Austauschtransfusion durchzuführen.

6. *Procain-Therapie:* Der Effekt wird durch eine lytische Wirkung auf evtl. Spasmen der Gehirngefäße erklärt (51, 52). Leider fehlen bis heute Vergleichsserien, so daß eine sichere Beurteilung noch nicht möglich ist. Wir empfehlen aber diese Therapie in allen schwer komatösen Fällen mit fehlender Besserung zu versuchen. *Dosierung:* i.v. Infusion von bis zu 500 mg Procain in 500 ml physiol. Glukoselösung innerhalb 2 Stunden.

7. *Bekämpfung des Gehirnödems:* Bei schweren CO-Vergiftungen besteht gewöhnlich ein deutliches Gehirnödem, wie der erhöhte Liquordruck und autoptische Befunde zeigen. Zu empfehlen ist für Fälle, die nicht rasch aus ihrem Koma erwachen, die i.v. *Injektion von 40–60 ml 40%igem. Traubenzucker,* was sich auch gegen ein evtl. auftretendes Lungenödem günstig auswirkt. Eine *Lumbalpunktion* mit Ablassen des Liquors bis zu normalen Druckwerten ist in Fällen mit protrahiertem Koma zu empfehlen. *Prednisolonsuccinat* (250 mg) i.v. hat die beste Wirkung auch gegen die evtl. sehr starken Kopfschmerzen. Einen deutlichen Effekt erzielt man durch die i.v. Infusion von 500 ml einer 20%igen Mannitol-Lösung innert 15 Minuten, gefolgt von 500 ml 5%iger Dextrose während der nächsten Stunden.

8. *Pneumonien:* Diese sind bei schweren Vergiftungen zufolge der häufigen Abkühlung oder durch Aspiration nicht selten. Besteht der Verdacht einer Aspiration oder treten nach Abklingen der akuten Vergiftung Temperaturen auf, so sind sofort 6 Mio. E Penicillin kombiniert mit 1 g Streptomycin zu verabreichen.

9. *Rekonvaleszenz:* Bei schweren akuten CO-Vergiftungen vermeide man eine zu rasche Arbeitsaufnahme. Der Patient sollte mindestens 2–3 Wochen und, sofern Folgeerscheinungen aufgetreten sind, evtl. noch länger die Arbeit unterbrechen. Man kann hier, vielleicht ähnlich wie bei der Commotio cerebri, sagen, daß bei anfänglicher genügender Ruhe viel weniger Dauerstörungen zurückbleiben. Ist dies trotzdem der Fall, so empfiehlt sich eine längere klimatische Kur, z.B. Höhenkur. Bei Schlaflosigkeit kleine Dosen *Diazepam (Valium®).*

Chronische CO-Vergiftung

Wie wir schon oben erwähnten, darf man die Spätfolgen einer ein- oder mehrmaligen akuten CO-Vergiftung nicht als chronische Vergiftung bezeichnen. *Unter chronischen CO-Vergiftungen verstehen wir Vergiftungen, die durch eine chronische oder wiederholte Einatmung kleiner CO-Mengen zustande kommen, die aber im Moment der Einwirkung noch keine ausgesprochenen Vergiftungserscheinungen und bei einmaliger Einwirkung noch keine Folgeerscheinungen hervorrufen.* Wenn man eine spezifisch-toxische Einwirkung des CO annimmt – es sei hier nochmals auf die obige Besprechung dieses Problems hingewiesen –, so ist es durchaus denkbar, daß auch durch die Summation, d.h. durch eine wiederholte Einwirkung an und für sich kleiner, ungefährlicher CO-Konzentrationen in bestimmten Zellgruppen, namentlich des Nervensystems, länger dauernde Schädigungen zustande kommen können.

Die Schwierigkeit liegt darin, solche evtl. auftretende Störungen klinisch von durch andere Erkrankungen bedingten oder neurotisch ausgelösten Veränderungen abzugrenzen. In den letzten Jahren werden die Autoren, welche die Existenz der chronischen CO-Vergiftung bejahen, immer zahlreicher.

Hotz-Jenny (53) hat aus dem Material der schweiz. Unfallversicherungsanstalt eine Reihe von sehr interessanten Beobachtungen zusammengestellt, auf die wir verweisen. Zusammen mit früheren Untersuchern kommt auch diese Autorin dazu, die Existenz solcher Fälle zu bejahen, und führt als eines der Hauptsymptome den *Parkinsonschen Symptomenkomplex* an. Duvoir und Gaultier (54) betonen die Wichtigkeit der folgenden drei Symptome: *Asthenie* sowohl psychisch wie physisch, *Kopfschmerzen* und *Schwindel*. Leider fehlen in fast allen bisherigen Fällen der Literatur, mit Ausnahme der Untersuchungen von MENZ (55), genaue Blut- und Luftanalysen über den CO-Gehalt, was natürlich ihre wissenschaftliche Beweiskraft problematisch macht. Die von MENZ untersuchten Gaswerkarbeiter wiesen bei Untersuchungen am Arbeitsplatz Werte von 10 bis 20% CO-Hb auf. Bei der Frage eines evtl. Zusammenhanges von festgestellten EKG-Veränderungen mit einer chronischen CO-Vergiftung muß man heute noch sehr vorsichtig sein, da natürlich sehr zahlreiche Ursachen mit in Frage kommen.

Unter unseren Beobachtungen möchten wir nur kurz zwei Fälle erwähnen, bei denen aber leider ebenfalls keine CO-Analysen vorgenommen werden konnten.

Der erste Fall betrifft einen 35j. Heizer, der jahrelang in einem Gefängnis bei schlecht ventiliertem Heizungsraum die Heizung besorgte und der schließlich wegen einer *hartnäckigen Schlaflosigkeit, Kopfschmerzen und Schwindel* in Spitalbehandlung gewiesen wurde. Trotz sehr hohen Dosen von Barbitursäurepräparaten schlief er (Schlafkontrollen) nur 2-3 Stunden pro Nacht.

Außerdem fielen ein *typisches Maskengesicht* und eine starre Mimik des Patienten auf. Trotz einer langdauernden Behandlung bildeten sich diese Erscheinungen nur sehr wenig zurück. In einem anderen Fall kam es bei einem 42j. Schmied, der dauernd den ganzen Tag an einer Esse während des Krieges mit schlechten Ersatzbrennstoffen arbeiten mußte, nach 3-5 Jahren zum Auftreten von *ataktischen Störungen* („spürte den Boden nicht mehr unter den Füßen"), ferner zu *Schwindelgefühl* und *Appetitlosigkeit*. Außerdem bestand trotz großer Müdigkeit eine hartnäckige Schlaflosigkeit, so daß der Mann schließlich gezwungen war, seine Arbeit aufzugeben. In beiden Fällen konnten für diese Erscheinungen keine anderweitigen Krankheitsursachen gefunden werden.

Symptomatik: Fassen wir die von verschiedenen Autoren erhobenen Beobachtungen für das Bild der chronischen CO-Vergiftung zusammen, so können im wesentlichen die folgenden Symptome hervorgehoben werden: Zu Beginn kommt es vor allem zu *Schwindelanfällen und Kopfschmerzen*; der *Romberg* kann positiv werden. Häufig tritt frühzeitig eine *auffallende Schlaflosigkeit* auf, die charakteristischerweise auf Schlafmittel nur schlecht reagiert; später kann es zu einem *feinschlägigen Tremor* und zu *ataktischen Störungen* kommen. Die Erkrankten zeigen dann den von BAADER (45) erstmals erwähnten typischen „Pinguinengang", d.h. die Patienten bewegen sich vorsichtig, breitbeinig mit leicht angewinkelter und gezwungen wirkender Armhaltung vorwärts. Es besteht dabei eine merkwürdige Mischung von Propulsion mit Rigor und Bremsung. Gelegentlich sieht man auch eine *Anosmie*. Typisch scheint in fast allen Fällen eine *Gedächtnisschwäche* zu sein, die sich vor allem in einer schlechten Merkfähigkeit äußert; dazu gesellen sich mehr neurasthenische Symptome, denen für sich allein keine Beweiskraft zufällt, wie Arbeitsunlust und Energielosigkeit. Bei fortgeschrittenen Fällen kann es zum Auftreten von Paresen, namentlich der Gesichtsmuskulatur, kommen; allmählich entwickelt sich evtl. ein typisches *Maskengesicht* und alle Symptome eines typischen *Parkinson*. Labyrinthäre Störungen (Schwindel, Nystagmus) scheinen nicht selten zu sein.

Grenzdosis: Über die Konzentrationen, die zu solchen chronischen CO-Vergiftungen führen können, sind wir noch recht wenig im Bild. Auf Grund von Untersuchungen an Hunden (4) scheint es möglich, daß schon *Konzentrationen von 100-200 ppm bei einer langen Einwirkungszeit und vor allem bei schwerer körperlicher Beanspruchung* auch beim Menschen schließlich dauernde zentralnervöse Schädigungen hervorrufen können, ohne daß anfänglich momentane Störungen festzustellen sind. Bei täglicher 8stündiger Einwirkung (Holland-Tunnel) von 100 ppm fand sich auch nach 13 Jahren keine nachweisbare Schädigung (56). Hier fehlte aber das Moment der zusätzlichen körperlichen Beanspruchung. Durch die kumulative Wirkung können auch an sich ungefährliche Blutkonzentrationen bei *gleichzeitigem Rauchen* zu toxischen CO-Hb-Mengen führen. Liegt ferner eine vorbestehende *Kreislaufschädigung* vor (4), so sind durch die schlechtere Durchblutung des Gehirns evtl. in vermehrtem Maße Gehirnschädigungen zu erwarten. *Die MAK sollte daher nach unserer Auffassung nicht über 50 ppm betragen*. Noch nicht mit Sicherheit abgeklärt sind die toxischen Grenzwerte des CO-Hämoglobins. Bis zu 10% CO-Hb sind sicher keine Schädigungen zu erwarten. Fraglich ist der Bereich zwischen 10 bis 20%, während Konzentrationen zwischen 20 bis 30% bei längerer Dauer wohl ziemlich sicher zu Dauerschädigungen führen.

Die frühere, ablehnende Stellung verschiedener Autoren bei der Begutachtung solcher Fälle scheint uns heute auf Grund zahlreicher tierexperimenteller und klinischer Beobachtungen nicht mehr gerechtfertigt zu sein. Um aber einen Zusammenhang annehmen zu dürfen, sollten die folgenden Punkte erfüllt sein:

1. Die Untersuchung am Arbeitsplatz muß die Möglichkeit einer langdauernden Einwirkung

von erhöhten CO-Konzentrationen (über 100 ppm) erweisen. Die Luftkonzentration und evtl. auch die am Arbeitsplatz erreichte Blutkonzentration sollten, sofern dies noch möglich ist, genau bestimmt werden.
2. Bei Konzentrationen um 100–200 ppm ist nur bei stärkerer körperlicher Belastung oder anderen zusätzlichen Momenten (s. oben) mit evtl. Folgen zu rechnen.
3. Die in Erscheinung getretenen Symptome müssen für eine chronische CO-Vergiftung charakteristisch sein.

Hervorzuheben ist noch, daß es wahrscheinlich auch eine besondere, vielleicht sogar erworbene individuelle Empfindlichkeit gegenüber CO gibt; so sahen wir verschiedene Arbeiter, die aus diesem Grunde ihren Beruf oder Arbeitsplatz (z.B. im Gaswerk) wechseln mußten. In allen diesen Fällen ist es natürlich sehr schwierig zu entscheiden, inwiefern hier psychische Momente im Vordergrund stehen oder nicht. Auch die erhöhte Empfindlichkeit von CO-Vergifteten gegen erneute kleinste Vergiftungen haben wir häufig angetroffen.

Therapie

der chronischen CO-Vergiftung:

Wichtig ist hier eine mehrmonatige Unterbrechung der Arbeit evtl. verbunden mit einer Höhenkur und allgemein roborierender Therapie. Die hartnäckige Schlaflosigkeit ist am schwierigsten zu bekämpfen und erfordert oft recht hohe Dosen von Sedativa. Nikotin- und Alkoholverbot. Bei Parkinsonismus entsprechende Behandlung. Wesentlich ist bei der Rückkehr zur Arbeit die völlige Ausschaltung einer erneuten CO-Exposition (Gaswerke), da solche Leute gegen CO überempfindlich werden. Nötigenfalls muß ein Berufswechsel erwogen werden.

Literatur

1 VON OETTINGEN, W.F.: Publ. Hlth. Bull. 290 (1944) 1 (Hier ausführliches Literaturverzeichnis)
2 BENINI, F.: Lavoro Umano (Ital.) 19, No. 5 (1967) 193
3 SJÖSTRAND, T.: Scand. J. clin. Lab. Invest. 1 (1949) 201
4 LEWEY, F.H., D.L.DRABKIN: Amer. J. med. Sci. 208 (1944) 502
5 GULLBERG, B., A.SWENSON, G.WOHLPART: Koloxidförgifting. Thule, Stockholm 1947 (95 Seiten)
6 DOUGLAS, T.A., u. MITARB.: Lancet 1962/I, 68
7 HAGGARD, H.W., Y.HENDERSON: J. biol. Chem. 47 (1921) 421
8 STEYAERT, A., W. VAN HECKE: Acta med. leg. soc. (1951) 41
9 TAEGER, H.: Die Klinik der entschädigungspflichtigen Berufskrankheiten. Springer, Berlin 1941 (S. 239)
10 HALDANE, J.S.: J. Physiol. 18 (1895) 201
11 WEHRLI, S.: Festschrift von Zangger, H., Gerichtsmediz. Institut, Zürich
12 FRIBERG, L., u. MITARB.: Acta physiol. scand. 45 (1959) 363
13 THORNER, M.W., F.H.LEWY: J. Amer. med. Ass. 115 (1940) 1595
14 MOSSO, A.: Arch. ital. Biol. 35 (1901) 21
15 BARKAN, G.: Hdb. der norm. u. pathol. Physiol. 6, I, Springer, Berlin 1928 (S. 114–148); Ders.: Dtsch. med. Wschr. 1938/I, 638
16 SÜPFLE, K.: Dtsch. med. Wschr. (1934) 1263
17 BOCK, J.: Haffters Hdb. der Pharmakol. 1 (1923) 63
18 SPATZ, H.: Z. Neuro. 77 (1922) 376
19 SCHULZE, E.: Naunyn-Schmiedeberg's Arch. exp. Path. Pharmak. 180 (1936) 649
20 RAPLOH, H.: Arch. Hyg. 120 (1938) 244
21 BREWER, N.R.: Amer. J. Physiol. 120 (1937) 91
22 KAYSER, H.W.: Naunyn-Schmiedeberg's Arch. exp. Path. Pharmak. 192 (1939) 625
23 MOESCHLIN, S.: Acta med. scand. 102 (1939) 140
24 VARADY, J.: Wien. med. Wschr. (1942) 121
25 MOESCHLIN, S., W.WILDERMUTH: Naunyn-Schmiedeberg's Arch. exp. Path. Pharmak. 198 (1941) 414
26 FORSSMAN, S.: Nord. Med. (1946) 2717
27 FORSSMAN, S., B.GERNANDT, L.GOLDBERG: Acta physiol. scand. 16 (1948) 256
28 TOBIAS u. MITARB.: Amer. J. Physiol. 145 (1945) 253
29 WOLFF, M.: Ärztl. Monatsschr. 3 (1949) 804
30 LEWIN, L.: Die CO-Vergiftung. Springer, Berlin 1920
31 JAFFE, N.: S. Afr. med. J. (1965) 611
32 DUPLAY, H., u. MITARB.: Presse méd. 75 (1967) 469
33 GRAMER, L., H.RUOF: Dtsch. med. Wschr. (1968) 2275
34 MACH, R.S., M.NAVILLE: Schweiz. med. Wschr. (1939) 553
35 BORST, J.R.: Acute en chronische CO Vergiftiging. Leiden 1945
36 BELZA, J.: Diss. Univ. Zürich, 1955
37 LENNOX, M.A., P.B.PETERSEN: J.Neurophysiol. 10 (1958) 63
38 HAMILTON, A.: Industrial Toxicology. Oxford University Press, New York 1945
39 JANZ, H.W.: Arch. Psychiat. Nervenkr. 114 (1942) 539
40 DIBELIUS, H.: Dtsch. Z. Nervenheilk. 145 (1938) 131
41 HERZOG, G.: Wien. med. Wschr. (1920) 558
42 HEDINGER, CH.: Schweiz. med. Wschr. (1948) 145
43 LOUGHRIDGE, L.W., u. MITARB.: Lancet 1958/II, 349
44 DITTMAR, F.: Dtsch. med. Wschr. (1939) 500
45 BAADER, E.W.: Arch. Gewerbepath. Gewerbehyg. 7 (1936) 227
46 KRUMP, J.E.: Dtsch. Internistentag. (1956), 133–154, VEB, Vlg. Volk und Gesundheit, Berlin 1956
47 LAWSON, D.D., R.A.MCALLISTER, G.SMITH: Lancet 1961/I, 800
48 CAILAR, J., u. MITARB.: Sem. Hôp. Paris (1968) 3155
49 NORMAN, J.N., u. MITARB.: Brit. med. J. I (1970) 333–334
50 NEUHAUS, G.A., und H.BURMESTER: Arch. Toxikol. 26 (1970) 277–292
51 BESANÇON, J., C.LAROCHE: Bull. Soc. Méd. Paris 59 (1943) 431
52 AMYES, E.W., J.W RAY, N.W.BROCKMAN: J. Amer. med. Ass. 142 (1950) 1054
53 HOTZ-JENNY, M.: Die akute u. chronische CO-Vergiftung. Diss. Univ. Zürich, 1938
54 DUVOIR, M., M.GAULTIER: Arch. Mal. prof. 7 (1946) 449
55 MENZ, K.: Schweiz. med. Wschr. (1948) 569
56 SIEVERS, R.F., T.I.EDWARDS, A.L.MURRAY: Publ. Hlth. Bull. 278 (1942) 1

Kohlendioxyd (CO_2)

Das an und für sich ungiftige CO_2 (Ausatmungsluft ca. 4%) wird durch sein hohes spezifisches Gewicht (1,5mal schwerer als Luft) oft in Kellern (Wein- und Mostkellereien), Jauchegruben, Schiffsräumen (gärende Früchte), Silos, Straßengruben, Bauarbeiten, Kohlengruben usw. so stark angereichert, daß durch Verdrängung des Sauerstoffes Erstickung eintreten kann. *Tödlich wirken Konzentrationen von 20%, bei Konzentrationen von 8 bis 10% treten zuerst Vertiefung der Atmung, Atemnot, Tachykardie, Kopfschmerzen, Erregung, dann Schwindel, Schwächegefühl, krampfartige Zuckungen und schließlich Bewußtlosigkeit auf.* Bei sehr hohen Konzentrationen können die Vergifteten wie von Schlage getroffen plötzlich bewußtlos zusammenbrechen, und der Tod tritt schon nach 5–10 Minuten ein, wenn nicht rasche Hilfe erfolgt. Bei Rettungsmaßnahmen ist mit Sauerstoffgeräten vorzugehen. Sind solche nicht vorhanden, so sind die Vergifteten mit Haken herauszuholen oder evtl. Rettungsleute vorher anzuseilen. *Eine brennende Kerze erlischt bei 8–10% CO_2 (1) und zeigt damit den Beginn der gefährlichen Konzentration an.* Der Tod kann bei schweren asphyktischen Schädigungen des Gehirns evtl. nachträglich, d.h. nach einigen Tagen, im Koma mit Hyperpyrexie eintreten (2). In Arbeitsräumen sollte die MAK 5000 ppm nicht übersteigen.
Tierexperimentell fand MEESEN (3) bei chronischer Einwirkung von einem erhöhten CO_2-Luftgemisch, ohne daß eine Anoxämie vorhanden war, indurative Prozesse und Zelldegenerationen im Gehirn. Beim Menschen sind bisher keine solchen Schädigungen bekannt.
Nachweis: In der Luft durch den weißlichen Niederschlag von Bariumkarbonat beim Durchleiten durch Baritwasser oder mit dem Drägerschen Gasspürgerät.
Therapie: Sofortige künstliche Beatmung mit Sauerstoffzufuhr. Evtl. Intubation und Herzmassage. Evtl. *Bekämpfung der Azidose*, z.B. mit Trispuffer (THAM) oder Natriumbikarbonat, siehe Elektrolyt-Kapitel S. 21.

Literatur

1 BORDEWIECK, H.: Samml. Vergiftungsf. 7, A 591 (1936) 57
2 BERNAUER, E., W. BLUME: Samml. Vergiftungsf. 8, A 706 (1937) 191
3 MEESEN, H.: Arch. Path. 45 (1948) 36
4 LEHWESS-LITZMANN, I.: Samml. Vergiftungsf. 12, C 61 (1941/43) 29 (hier ausführliche Literatur)

Schwefelkohlenstoff (CS_2)

CS_2 ist eine wasserunlösliche Flüssigkeit, die sich schon bei Zimmertemperatur mit leicht entzündlichen Dämpfen stark verflüchtigt (Siedepunkt 46,3° C). Die Schwefelkohlenstoffgase sind schwerer als die Luft und sammeln sich deshalb gerade in den eingeatmeten unteren Schichten in stärkeren Konzentrationen an. CS_2 wird heute hauptsächlich noch in der Viskoseindustrie (Kunstseiden- und Kunstwollenfabrikation) gebraucht, ferner auch in der Kautschuk-, Zündholz- und Sprengstoffindustrie. Für eine ausführliche Darstellung siehe MERLEVEDE (1).
Bei Patienten die *Disulfiram (Antabuse®)* einnehmen, kommt es 4–5 Stunden nachher zum Auftreten von kleinen Mengen CS_2 in der Atemluft, wobei nach 6–8 Stunden bei Einnahme von 500 mg *Antabuse®* bis zu 7–8 mg/m³ Atemluft gefunden werden (2).

Giftwirkung: Die Giftwirkung beruht sehr wahrscheinlich zur Hauptsache auf der sehr starken Lipoidlöslichkeit des CS_2, wodurch es zu schweren Schädigungen im ganzen Nervensystem und vielleicht auch zu gewissen hormonalen Störungen kommen kann. Nach der Einwirkung des CS_2 fand man eine deutliche Verminderung der Sulfhydrylgruppen im Blut (1).

Giftaufnahme und Toxizität: CS_2 wird praktisch nur durch die Lunge aufgenommen, wobei ca. 65–70% wieder durch die Lunge ausgeschieden werden. Der übrige Teil wird resorbiert und allmählich durch Oxydation entgiftet. Untersuchungen mit CS_2, welches das Isotop S^{35} enthält (4), zeigen, daß CS_2 in den Geweben und besonders in der Leber lange retiniert wird, 30% der retinierten Menge werden dabei durch den Urin ausgeschieden. Peroral sind schon 15 g meistens tödlich.
Die Toleranzgrenze (MAK) liegt ähnlich wie für das Benzol bei 20 ppm; höhere Konzentrationen (50 ppm und mehr) führen zu chronischen Vergiftungserscheinungen. Werden 200–240 ppm erreicht, so treten schon nach einigen Stunden Vergiftungserscheinungen auf, und bei 1000 ppm führt bereits die einmalige Einatmung zur Vergiftung, und 5000 ppm ist rasch tödlich.

Nachweis: Zum Nachweis ist eine kolorimetrische Methode (1) mitgeteilt worden, mit der schon in 15 Min. in einem Liter Luft die vorhandene CS_2-Konzentration ermittelt werden kann. Der gleiche Autor hat auch eine Methode zum quantitativen Nachweis im Blut, Urin und in Organen angegeben. In der Luft kann CS_2

mit dem Drägerschen Gasspürgerät rasch nachgewiesen werden.

Vergiftungserscheinungen

1. *Akute Vergiftungen.* FÜHNER (5) erwähnt einen Fall, der nach peroraler Aufnahme von nur 15 g ad exitum kam. In der Regel erfolgt die akute Vergiftung durch die akzidentelle Einatmung hoher Konzentrationen, bei Bruch von Rohrleitungen, Explosion von Behältern usw. In diesen Konzentrationen wirkt das CS_2 vor allem narkotisch. Ähnlich wie beim Alkohol kommt es zum Auftreten eines Reizzustandes mit initialem Erregungszustand, der rasch in tiefe Bewußtlosigkeit und in schweren Fällen schließlich in ein Koma mit allmählicher Atemlähmung übergeht. Als Nachkrankheit kann es zu polyneuritischen Erscheinungen, ferner zu Schlaflosigkeit, verminderter Merkfähigkeit und Reizbarkeit kommen.
2. *Subakute Vergiftungen:* Diese sind durch Kopfschmerzen und einen starken Erregungszustand mit Logorrhoe und Schlaflosigkeit gekennzeichnet. War die Einwirkungszeit nur kurz, so bleiben gewöhnlich keine Folgeerscheinungen zurück (1).
3. *Chronische Vergiftungen.* Die Vergiftungserscheinungen sind durch die *Trias zerebraler, polyneuritischer und hormonaler Störungen* charakterisiert. MERLEVEDE (1) sah bei 7 genau untersuchten Fällen vor allem eine ausgesprochene und schmerzhafte Muskelschwäche, Parästhesien mit typischem Kältegefühl in verschiedenen Partien und einen Zustand von nervöser Depression, bei einer anderen Gruppe v. a. eine *Polyneuritis* (CS_2-haltiger Leim!) (3).

Als erstes Symptom der zerebralen Störungen fällt eine sehr ausgesprochene Reizbarkeit auf. JORDI (6) schildert diese zerebralen Störungen treffend folgendermaßen: „Schon der leiseste Tadel genügt, um die Leute in Wut zu versetzen; es kommt zu Hause und im Betrieb leicht zu Streit. Der Lärm der Kinder geht ihnen auf die Nerven. Oft *verlieren sie jegliche Initiative.* Fast nie fehlen *Schlafstörungen.* Die Betroffenen schlafen meist sehr spät ein und erwachen bald wieder. Fast in allen Fällen leiden sie an *schreckhaften Träumen.* Die Leute sind im Traume meist bei der Arbeit, es geschehen ihnen und anderen Unfälle; sie werden von Menschen und wilden Tieren verfolgt. Störungen des *Gedächtnisses* sind recht häufig. Bei der Untersuchung fällt in mittelschweren Fällen die *Schwerbesinnlichkeit* und die *Unfähigkeit zur Konzentration* auf. Fast alle sind gegenüber Alkohol intolerant. Schon ein halbes Glas Wein oder Bier steigt ihnen in den Kopf. Die Mehrzahl verzichtet deshalb auf den Genuß von alkoholischen Getränken."

Häufig sind im Frühstadium der Vergiftung außerdem *Sehstörungen* (nebliges Sehen, „farbiger Dunst"). JOHNSTONE (7) weist auf die Vergrößerung des blinden Fleckes hin, wodurch eine beginnende Vergiftung evtl. frühzeitig objektiv erkannt werden kann. In schweren Fällen können die zerebralen Störungen zu eigentlichen Psychosen führen. Durch Schädigungen im Zwischenhirn sind auch Fälle von *Parkinsonismus* mit Salbengesicht, Muskelstarre, Tremor usw. beobachtet worden (6, 8).

Als ein weiteres Frühsymptom ist neben der Reizbarkeit und Schlaflosigkeit bei Männern vor allem eine *Abnahme der Libido und später auch der Potenz* festzustellen. Hier spielen neben den nervösen Störungen vielleicht auch hormonale Einflüsse mit. Bei Frauen kommt es häufig zu Amenorrhoe, Abort und Frühgeburt (9).

Durch die Einwirkung auf die peripheren Nerven (sensible und motorische) treten evtl. schwere *Polyneuritiden* auf. *Parästhesien und Sensibilitätsstörungen* („*Gefühl der fremden Hand*") *sind häufige Frühsymptome,* (VIGLIANI (10) 88%), *seltener sind eigentliche motorische Neuritiden wie Peronäuslähmungen.* In schweren Fällen kann sich das Bild einer eigentlichen *Pseudotabes* entwickeln, ähnlich wie bei der „alkoholischen Pseudotabes", mit herabgesetzten oder evtl. erloschenen Sehnenreflexen. Ein typisches Frühsymptom ist das *Einknicken in den Knien* durch die Parese der Quadrizepsmuskulatur. *Pyramidenbahnläsionen, Optikusatrophien, Akustikusschädigungen* sind verschiedentlich beobachtet worden.

Zusammenfassend kann also gesagt werden, daß das CS_2 eigentlich jede auch durch andere Ursachen auftretende nervöse Störung auszulösen vermag.

Charakteristische Allgemeinerscheinungen sind bei der Schwefelkohlenstoffvergiftung die ausgesprochene *Appetitlosigkeit* und die starke *Gewichtsabnahme;* wahrscheinlich sind hier neben den nervösen Störungen auch hormonale Störungen der Nebenniere und der Geschlechtsdrüsen mit im Spiel, die aber vielleicht auf zentrale Schädigungen der Zwischenhirnregion zurückgehen. Für die hormonale Mitbeteiligung spricht vielleicht (6, 9) der oft auffallend rasche und gute therapeutische Effekt der Behandlung mit Methyltestosteron und Desoxycorticosteron. In

einem Teil der Fälle kann es auch zu *gastroenteritischen Störungen* kommen, doch gehören Leberschädigungen nicht zum typischen Bilde. Die gastroenteritischen Erscheinungen sind vielleicht mehr Folgeerscheinungen der herabgesetzten Resistenz als primäre toxische Erkrankungen, zum Teil sind sie wohl auch die Folge stark erhöhter Labilität des geschädigten vegetativen Nervensystems (11). Auf die gleiche Ursache gehen wahrscheinlich auch die bei diesen Patienten so häufigen Magengeschwüre (11) zurück.
Im *Blutbild* findet sich eine mäßige hypochrome Anämie mit Anisozytose sowie eine Vermehrung der Monozyten mit bläulicher Punktierung, Vakuolisierung des Plasmas und Einlagerung von zahlreichen neutrophilen feinen Granula. Nach übereinstimmenden Angaben findet man eine *Erhöhung des Cholesterins* bis auf evtl. das Doppelte bei gleichzeitigem Abfall der Esterquote (7, 9).
Liquor cerebrospinalis: Charakteristisch ist eine Dissoziation der Zell- und Eiweißwerte. Bei normaler Zellzahl ist das Eiweiß bei schweren Vergiftungsfällen evtl. bis auf das Sechsfache erhöht (Globuline!).
Nierenschädigungen: Heute besteht auf Grund verschiedener Beobachtungen (12, 13) kein Zweifel mehr daran, daß durch eine 10–15 Jahre dauernde chronische CS_2-Einwirkung auch *vaskuläre Nierenschädigungen* im Sinne einer Glomerulonephritis mit Hypertonie, Retinitis angiospastica und schließlich nach 5–6 Jahren eine sich entwickelnde tödliche Schrumpfniere auftreten können. ISLER (14) fand experimentell bei der chronischen Vergiftung der Ratte schwere degenerative und proliferative Veränderungen an den Arteriolen und den Glomerulus-Schlingen.
ATTINGER (15) hat auf Grund von 5 Beobachtungen bei Viskosearbeitern mit apoplektischen Bildern angenommen, daß das CS_2 bei jahrelanger Einwirkung auch eine *gefäßschädigende Wirkung* entfalte. Seine Fälle erscheinen aber dafür wenig beweisend, und es müßten hier zuerst vergleichende parallele Untersuchungsreihen über die Häufigkeit der Hypertonie und der Arteriosklerose in verschiedenen Industriebetrieben durchgeführt werden, bevor ein solcher Zusammenhang postuliert werden dürfte. Solche Untersuchungen wären aber dringend angezeigt, da im *Tierversuch* von mehreren Beobachtern (16) Gefäßveränderungen im Sinne einer *toxischen Endarteriitis* gefunden wurden. Auch andere Autoren (10, u. a.) haben eine durch CS_2 ausgelöste Frühform der Arteriosklerose angenommen. Hierher gehören wahrscheinlich auch die durch CS_2 ausgelösten Fälle von *Parkinsonismus* (WEIST 17): 49jähr. Mann nach 9 Jahren Exposition).

Differentialdiagnose: Die Differentialdiagnose kann schwierig sein; in Frage kommen vor allem der chronische *Alkoholismus,* die *Taboparalyse* und die *multiple Sklerose*. Bei der Taboparalyse finden sich in der Regel im Gegensatz zur CS_2-Vergiftung die typischen dissoziierten Pupillenstörungen (gestörte Reaktion auf Licht bei erhaltener Akkommodationsreaktion) und außerdem ergeben die Liquorbefunde eine eindeutige Abgrenzungsmöglichkeit. Schwierig kann dagegen in initialen Fällen die Abgrenzung gegen die multiple Sklerose und die alkoholische Polyneuritis sein. Beim Befallensein der unteren Extremitäten überwiegt bei der CS_2-Vergiftung der Steppergang oder das Bild einer Pseudotabes, während bei der multiplen Sklerose in der Regel ein ausgesprochen spastisch-ataktisches Bild vorherrscht.

Prognose: Die Prognose ist gewöhnlich bei jüngeren Leuten hinsichtlich der völligen Rückbildung der Schädigungen gut. JORDI (18) sah eine Dauerschädigung in Form einer pseudotabischen Polyneuritis bei einem 61j. Manne. Die Heilung nimmt je nach der Schwere für leichtere Fälle 2–3 Monate, für schwerere 6–8 Monate (10) in Anspruch, JOHNSTONE (7) spricht bei schwersten Fällen sogar von 2 Jahren.

Pathologische Anatomie: ABE (19) fand eine schwere Degeneration der grauen Substanz des Groß- und Kleinhirns, Schädigungen der Pyramidenbahnen in der Brücke und im Rückenmark und degenerative Veränderungen an den peripheren Neuronen mit Markscheidenzerfall. VIGLIANI (10) fand in einer Muskelbiopsie einzelne hypertrophische neben atrophierten und degenerativ veränderten Muskelfibrillen, doch fehlten Zellinfiltrate und Fetteinlagerungen zwischen den Fibrillen.

Prophylaxe: Am wichtigsten sind:

1. Eine tadellos funktionierende Absaugvorrichtung an allen Arbeitsplätzen;
2. Regelmäßige Kontrolle des CS_2-Gehaltes der Luft am Arbeitsplatz;
3. Periodische medizinische Kontrolle der Arbeiter;
4. Abstinenz von allen alkoholischen Getränken.

Therapie

1. *Akute Vergiftung durch perorale Aufnahme:* Diese seltene Vergiftung muß sofort mit Magenspülungen unter Zusatz von reichlich Tier-

kohle behandelt werden, im übrigen Analeptika.
2. *Akute Inhalationsvergiftung:* Analeptika *(Coramin* 5 ml i.v.), *Micoren®* 1 Ampulle à 1,5 ml langsam i.v. zur Anregung des Atemzentrums, ferner Sauerstoff. Evtl. Intubation und künstliche Beatmung. Evtl. Behandlung der *metabolischen Azidose*.
3. *Chronische Vergiftung:* a) Sofortige Entfernung vom Arbeitsplatz und Aussetzen der Arbeit. b) *Sedativa und Schlafmittel* je nach Bedarf *Luminal®, Diazepam (Valium®)*. c) *Vitamine:* B_1 (täglich 50–60 mg i.v. oder i.m.), ferner B_6 (täglich 20 mg) und Nikotinsäure täglich 200 mg. d) *Eiweißreiche Kost:* Viel Fleisch, Quark, Käse usw. e) *Hormone:* Bei Männern Methyltestosteron *(Perandren®)* als Linguetten 5 mg (2–4 täglich und evtl. als Injektion), ferner *Percorten®* als Linguetten (2–3 täglich).

Literatur

1 MERLEVEDE, E.: Toxicologie van de Zwafelkoolstof. Sinte-Catharina, Brügge 1951
2 MERLEVEDE, E., H. CASIER: Arch. int. Pharmacodyn. 132 (1961) 427
3 MERLEVEDE, E.: Arch. belges Méd. soc. (1962) 221
4 STRITTMATTER, C.F., U. MITARB.: Arch. industr. Hyg. 1 (1950) 54
5 FÜHNER, H., W. BLUME: "Mediz. Toxikol.", 2. Aufl., Verlag G. Thieme, Leipzig 1947
6 JORDI, A.: Praxis (1944) 75
7 JOHNSTONE, R.T.: Occupational Medicine and Industrial Hygiene. Mosby, St. Louis (1948), 171
8 QUARELLI: Bericht des 5. Internat. Kongr. für Berufskrankheiten, Budapest 1928
9 TAEGER, H.: Die Klinik der entschädigungspflichtigen Berufskrankheiten. Springer, Berlin (1941) 216
10 VIGLIANI, E.C.: Med. d. Lavoro 37, 165
11 WEISE, E.: Arch. Gewerbepath. Gewerbehyg. 4 (1933) 219
12 GSELL, O.: Z. Unfallmed. Berufskr. (1948) 55
13 RECHENBERG, H.K.: Arch. Gewerbepath. Gewerbehyg. 15 (1957) 487
14 ISLER, U.M.: Z. ges. exp. Med. 128 (1957) 314
15 ATTINGER, E.: Schweiz. med. Wschr. (1948) 667 u. 815
16 FERRARO, A., G.A. JERVIS, D.J. FLICKER: Arch. Path. 32 (1941) 723
17 WEIST, H.J.: Arch. Gewerbepath. Gewerbehyg. 16 (1957) 542
18 JORDI, A.: Z. Unfallmed. Berufskr. (1943) 136
19 ABE, M.: Jap. J. med. Sci. Trans. VIII. Int. Med. etc. 3 (1933) 1

Zyanwasserstoff (Blausäure HCN)

Die Zyanvergiftungen haben in den letzten Jahren durch die vermehrte Verwendung zahlreicher zyanhaltiger chemischer Mittel in der Industrie eher zugenommen. In suizidaler Absicht tritt es heute an Bedeutung gegenüber den viel häufigeren Schlafmittel- und CO-Vergiftungen zurück·

Vergiftungsquellen: Die Blausäure, HCN, kommt in der Natur in zahlreichen Samen und reichlich vor allem in den Kernen gewisser *Prunusarten* (Aprikose, Kirsche, Mandel, Pfirsich, Zwetschge usw.) vor, die das Glykosid *Prunasin* enthalten. Dieses spaltet beim Verletzen oder Welken der Pflanze durch Kontakt mit dem frei werdenden Ferment Emulsin nun langsam Blausäure ab, so daß bei richtiger Erkennung der Vergiftung oft noch rechtzeitig eingegriffen werden kann. Das Fruchtfleisch enthält kein Prunasin. Die Einnahme von 60 und beim Kinde sogar nur 5–10 (1) Bittermandeln, oder z.B. Aprikosensamen oder 100 g Leinsamenmehl, kann tödlich wirken. Das daraus gewonnene *echte Bittermandelöl* kann bei Kindern schon in der Dosis von 10 Tropfen tödlich sein. Die häufigste Ursache für Zyanvergiftungen bilden das Kaliumzyanid (KCN) und andere Zyanide, die in Gegenwart von Säuren Zyan abspalten. Wenn genügend Säure vorhanden ist, so können rasch tödliche Mengen von Zyan frei werden, z.B. im Laboratorium beim Ausschütten von Kaliumzyanidlösung und versehentlichem Nachschütten von Säureresten. In der Industrie werden heute Zyanide bei der Gold- und Silbergewinnung, ferner in der Galvanoplastik, in der Photographie und bei der Schädlingsbekämpfung in großen Mengen verwendet. Zahlreiche Todesfälle sind vor allem durch die Verwendung von Zyan für die Bekämpfung von Wanzen und anderem Ungeziefer eingetreten (z.B. Zyklon B). Zyanwasserstoff wird *bei niederen Temperaturen in großen Mengen in Kleidern, Matratzen und auch an Zement absorbiert* (3). So können dann z.B. aus einer solchen Matratze, trotz einer vorausgegangenen längeren Lüftung bei tiefen Außentemperaturen (Winter), durch die Körperwärme evtl. noch tödliche Giftmengen frei werden. Auch das *Nitroprussidnatrium* ($Na_2Fe(CN)_5NO$) hat schon zu tödlichen Vergiftungen geführt (4).

Toxizität: Die Giftwirkung des Zyanwasserstoffes beruht auf der schon bei kleinsten Mengen eintretenden Hemmung der intrazellulären Zellatmung durch die Blockierung des hierfür wichtigen Zytochroms. Das Zyan verbindet sich hierbei mit der Ferrizytochromoxydase (5). Es kommt so zu einer eigentlichen Erstickung (vor allem gewisser Gehirnzentren), obschon der Sauerstofftransport im Blut, im Gegensatz zur CO-Vergiftung, nicht beeinträchtigt ist. Die *töd-*

liche Dosis für KCN wird mit 0,25 g angegeben; liegt aber eine Anazidität vor, so können auch weit größere Dosen, abgesehen von ihrer lokal ätzenden Wirkung, vertragen werden. *Die tödliche Dosis für HCN dürfte um ca. 1 mg/kg Körpergewicht liegen.* Auch hier scheint aber die *individuelle Empfindlichkeit sehr unterschiedlich* zu sein. Wahrscheinlich beruht dies auf der individuell verschiedenen Fähigkeit, HCN zu Thiozyanat zu entgiften (6). So sah LIEBOWITZ (6a) einen Fall mit einem Blutspiegel von 20 mg% HCN, was ungefähr einer Dosis von 30 mg/kg entspricht, und der trotzdem ohne spezifische Therapie mit dem Leben davonkam! Die gefährliche Luftkonzentration beginnt (7) bei 50–60 ppm (Tod nach mehreren Stunden). Bei 100–150 ppm tritt der Tod schon in 30–60 Minuten und bei 300–500 ppm schon in einigen Minuten ein. Die MAK liegt für HCN bei 10ppm, für die Zyanide bei 5 mg/m³. Zu einer traurigen Berühmtheit ist das Zyan durch seine Anwendung in den Vernichtungslagern von Auschwitz usw. gelangt.

Nachweis: Zum Nachweis sind verschiedene Methoden ausgearbeitet worden. WEHRLI und KANTER (8) haben eine quantitative Methode entwickelt, die es noch gestattet, 10–500 Gamma zu erfassen. Klinisch genügt der intensive Geruch nach bittern Mandeln der Ausatmungsluft oder des Erbrochenen. Eine Verwechslung ist höchstens mit dem ähnlichen Geruch des Mirbanöls (Nitrobenzol) „Bittermandelöl" möglich; dort führt aber die schwere Zyanose der Patienten, die hier fehlt, sofort auf die richtige Spur. Am häufigsten gebraucht wird die Guajakharzreaktion. Ein mit der alkoholischen Lösung desselben befeuchteter Filtrierpapierstreifen färbt sich bei Gegenwart von Zyan intensiv blau.
Für die Klinik empfiehlt sich als beste Methode das *Drägersche Gasspürgerät*.

Symptomatologie: Die Vergiftungserscheinungen sind je nach der eingeatmeten Zyanwasserstoffmenge oder der eingenommenen Zyaniddosis verschieden. Bei größeren Mengen stürzt der Vergiftete ganz plötzlich tot zusammen. Kleinere inhalierte Mengen führen zunächst zu Reizerscheinungen von seiten der Schleimhäute der Augen, des Rachens und der oberen Luftwege mit Lichtscheu, Tränen- und Speichelfluß. Dann kommt es rasch zu Kopfschmerzen, Schwindel, Ohrensausen, häufig auch zu Erbrechen und es entwickelt sich eine quälende Atemnot, die Brust erscheint wie eingeschnürt. In leichteren Fällen können sich nach einigen Stunden alle diese Erscheinungen wieder zurückbilden wie in dem folgenden Fall:

Fall J.M., 21j., Tapeziererin (KG 95/60, 1929)
Die Frau arbeitete im Keller eines Hauses, in dem gerade im 2. Stock eine Wohnung wegen Ungeziefer mit Zyangas desinfiziert wurde, wobei durch ungenügenden Abschluß Gas in einen Korridor drang, dort den Desinfektor vergiftete, und dann durch einen Schacht auch in den Keller hinunterdrang. Frau M. spürte bei der Arbeit plötzlich ein auffallendes Kratzen im Hals und bekam Kopfweh und Schwindel. Zwei Mitarbeiterinnen bemerkten ebenfalls die gleichen Erscheinungen und verließen deshalb mit ihr den Keller. Nach ¼ Stunde kehrte sie wieder in den Keller zurück und stürzte jetzt plötzlich bewußtlos zusammen. Wird zusammen mit dem bewußtlosen Desinfektor in das Spital eingeliefert. Die Patientin erwacht schon im Lift des Spitals, fühlt sich wieder vollkommen wohl und zeigt bei der Untersuchung keine Vergiftungserscheinungen mehr. Der Desinfektor dagegen stirbt im Moment der Einlieferung.

In schweren Fällen kommt es rasch zu Bewußtlosigkeit, der tachykarde Puls wird unregelmäßig, und es tritt in diesem Stadium nach Auftreten von Krämpfen und einer maximalen Pupillenerweiterung meistens der Tod ein. Erfolgt die Intoxikation durch orale Einnahme von Zyaniden, so treten die Vergiftungserscheinungen infolge der erst allmählichen Abspaltung des Zyanwasserstoffes je nach dem Säuregehalt des Magens mehr oder weniger langsam auf, so daß der Tod erst nach 15–45 Minuten erfolgt. Wird die Vergiftung überstanden, so können als Folge der durchgemachten Gehirnasphyxie in seltenen Fällen neurologische Störungen wie nach der akuten CO-Vergiftung zurückbleiben (9): zerebellär-spastisch-ataktische Störungen oder Hypertonie der Muskulatur mit gesteigerten Reflexen, positive Pyramidenreflexe, vegetative Störungen, epileptische Anfälle, usw.

Diagnose und Differentialdiagnose: Die klinische Diagnose der Vergiftung ist leicht und stützt sich vor allem auf zwei charakteristische Merkmale, d.h. den *Geruch nach bittern Mandeln und die rosige Hautfarbe* des Vergifteten, die mit der gleichzeitigen Atemnot deutlich kontrastiert. Einerseits läßt der intensive Geruch eine CO-Vergiftung ausschließen, anderseits gestattet die rosige Hautfarbe auch, eine Intoxikation mit Bittermandelöl (Mirbanöl = Nitrobenzol) auszuschließen, die einen ähnlichen Geruch aufweist. Dort kommt es infolge der intensiven Methämoglobinbildung zu einer intensiv blau-schwärzlichen Zyanose der Haut. In den Spätstadien kann, wenn der Geruch nicht auffällt, die Diagnose evtl. schwieriger werden, da dann, im Gegensatz zur bisherigen Darstellung in der Literatur, durch die Schädigung des Atemzentrums ebenfalls eine Zyanose in Erscheinung treten kann, wie uns dies eine Durchsicht der in der Klinik beobachteten Fälle deutlich zeigt. Die Zyanose ist aber nie so schwer wie bei der Mirbanölvergiftung, und es fehlt das Auftreten von Heinzschen Innenkörpern in den Erythrozyten.

Prognose: Das Schicksal des Patienten entscheidet sich gewöhnlich in der ersten halben Stunde. War die aufgenommene Menge nicht zu groß, und setzt die Therapie frühzeitig genug ein, so kann heute der Patient gerettet werden. Im allgemeinen besteht, wenn nach einer Stunde die Atmung noch vorhanden ist, Hoffnung, daß der Patient die Vergiftung überwindet. EGELUND (10) hat über protrahiert verlaufende Fälle (langsame Resorption) berichtet. CHEN (11) sah mit der kombinierten Nitrit- und Thiosulfat-Therapie unter 44 Fällen nur einen Todesfall. Heute können mit der *Kobalttherapie* auch Spätfälle noch gerettet werden.

Pathologische Anatomie: Bei der Autopsie frischer Leichen fallen das hellkirschrote Blut und die hell- bis dunkelroten Totenflecken auf. Neben dem typischen Geruch aller Organe nach bittern Mandeln findet man zahlreiche feine Blutungen der serösen Häute.

Chronische Vergiftung: Die Literatur dieser seltenen Vergiftung ist von HARDY (6) mit Beschreibung von 2 eigenen Fällen zusammengestellt worden. Im wesentlichen entspricht diese Intoxikation einer *Thiozyanatvergiftung,* wobei es neben experimentell nachgewiesenen Erscheinungen von Markscheiden- und Ganglienzerfall (12) vor allem zum Auftreten einer Struma durch Jodmangel mit allen Zeichen einer Hypothyreose kommen kann, da das Jod durch die *Thio-*Komponente abgefangen wird. An dem Vorkommen dieser, wenn auch seltenen Vergiftung ist nicht mehr zu zweifeln, da die therapeutische Verwendung von Zyanidverbindungen zur Behandlung der Hypertonie durch das Auftreten solcher Vergiftungserscheinungen verlassen werden mußte (12). Die Vergiftungserscheinungen sind im wesentlichen: Schwindel, Kopfschmerzen, ausgesprochenes Schwächegefühl, intestinale Erscheinungen mit evtl. Erbrechen und abdominalen Krämpfen, evtl. Auftreten einer Struma mit Hypothyreose u. Panzytopenie.

Thiozyanat-Psychose: Es hat vor allem BARNETT (13) auf das häufige Auftreten der *Thiozyanat-Psychose* hingewiesen, die auch bei genauer Kontrolle der therapeutischen Anwendung dieses Mittels nicht sicher vermieden werden kann. Die Erscheinungen gleichen ganz der Brom-Psychose (s. dort). Prompte Besserung bringt die Anwendung der *künstlichen Niere,* wodurch der Thiozyanatspiegel im Blut rasch abfällt, was bei der hohen Letalität dieser Psychosen lebensrettend sein kann (14).

Aliphatische Thiozyanate: Mehrere Verbindungen (*Thanite®, Lethane 384®,* usw.) werden heute als wirksame *Insektizide* verwendet. Bei Vergiftungen kommt es meistens zu einer kombinierten Wirkung des Lösungsmittels (siehe Petrolvergiftung) und des Thiozyanats, das in hohen Dosen eine Zyanwirkung entfaltet. Schon 1 Teelöffel *Lethane®* kann für den Menschen tödlich sein.

Prophylaktische Maßnahmen gegen die akute Zyan-Vergiftung: Arbeiten in ventilierten Kapellen durchführen. Vermeiden des Zusammenfließens von Zyanidlösungen mit Säuren in Abgüssen usw. In jedem chemischen Laboratorium und in den Sanitätshilfsstellen solcher Betriebe sind ferner *folgende Mittel für die Laienhilfe bereitzustellen* (11):
12 Amylnitrit-Perlen, 2 Ampullen Natriumnitrit à 0,3 g in 10 ml Aqua dest. (Sterilisation der Ampullen vor dem Zuschmelzen in kochendem H_2O, 30 Minuten), 25 Ampullen 10%ige Natriumthiosulfatlösung à 10 ml, 2 sterile Rekordspritzen à 20 ml mit Nadeln, Ampullenfeilen, Desinfektionsmaterial und 1 Magenschlauch. (Die Ampullen sind jahrelang haltbar, sofern der Lösung vor der Sterilisation ein Antioxydationsmittel wie Natriumsulfit beigefügt wird.) Ferner das lebensrettende CO_2-*EDTA* in Ampullen (Levallois (Seine) France; s. u.).

Therapie

Früher war die Behandlung dieser Fälle ziemlich hoffnungslos. Seitdem man aber erkannt hat, daß das Zyanwasserstoffion eine sehr große Affinität zum Methämoglobin aufweist und daß dieses Zyan-Methämoglobin wahrscheinlich durch Sulfhydrilgruppen zu Thiocyanat entgiftet werden kann, ist dem Laien ein relativ wirksames Vorgehen zur Entgiftung in die Hand gegeben worden.
Für die Klinik und den Fabrikarzt ist heute das *Kobalt-EDTA* (15, 16) das wertvollste und beste Mittel. In zweiter Linie die *Sauerstoffüberdruckbeatmung* (5, 17), die analog wie bei der CO-Vergiftung den Gehirn- und Myokardzellen noch genügend verwertbaren Sauerstoff zuführt.

A. Laienhilfe in Fabriken und Laboratorien

1. *Magenspülung:* Wenn die Aufnahme des Giftes oral erfolgte, sofortige Magenspülung mit 300 ml 2⁰/₀₀ Kaliumpermanganat- oder einer 3%igen Wasserstoffsuperoxydlösung. Um keine Zeit zu verlieren, muß gleichzeitig sofort die Natriumnitrit-Therapie (s. unten) i.v. begonnen werden!
2. *Methämoglobin* und *Sulfhydrilmethode:*
   a) *Amylnitrit:* Ist der Vergiftete noch bei Bewußtsein, so läßt man ihn sofort 2–3 Amp. Amylnitrit[*]) einatmen. Erfolgte die Vergiftung z.B. versehentlich im Laboratorium durch Aufnahme von Zyan aus der Luft, so lasse man den Vergifteten alle 2 Minuten 30 Sekunden lang Amylnitrit einatmen (19, 20). Dazu kommt dann noch die unter b und c angegebene Therapie.
   b) *Injektion von Natriumnitrit i.v.:* Bei bewußtlosen Patienten injiziert man sofort 10 ml einer 3%igen Natriumnitritlösung (ganz langsam!) i.v., wenn nötig noch weiter bis zu im ganzen 2mal 10 ml in einer Stunde. Diese Therapie muß unter Umständen noch weiter fortgesetzt werden. Unter dieser Behandlung mit Amylnitrit und Natriumnitrit kommt es zu einer blauen Verfärbung der Haut durch die intensive Bildung von Methämoglobin. Evtl. wird dadurch ein eigentlicher Schockzustand ausgelöst, der durch die Injektion von Adrenalin (1 mg) bekämpft werden muß.
   c) *Na-Thiosulfat:* Nach der Injektion des Na-Nitrits in allen Fällen sofortige i.v. Injektion von 12 g (100 ml einer 10%igen Lösung durch die gleiche Nadel), doch nicht in der gleichen Spritze mischen! Bei schweren Fällen müssen die Injektionen im Verlaufe von einigen Stunden bis auf eine Gesamtdosis von 25 g gesteigert werden, sofern kein CO_2-EDTA vorhanden ist.

B. Ärztliche Hilfe

1. CO_2-*EDTA:* Für die schwer komatösen Fälle und für alle bedrohlichen Vergiftungen ist dieses neue Antidot, d.h. eine Aethylen-diamino-tetraacetat-di-Kobalt-Verbindung das beste Mittel. Neben experimentellen, sehr eindrücklichen Berichten (16–21) liegen auch sehr gute klinische Erfahrungen vor (18). Selbst weiß ich vom Falle einer Chemiestudentin, die trotz schwerem Koma nach $2 \times$ 1 Amp. mit dem Leben davonkam. Die Gefahr einer Kobaltvergiftung besteht beim Vorliegen einer Zyanvergiftung nicht, da das Kobalt von ungiftigen Penta- oder Hexa-Kobaltzyaniden entgiftet wird. Das vielleicht noch bessere Aquocobalamin steht nicht in genügender Menge zur Verfügung.

CO_2-EDTA wird von der Firma: Laboratoires Laroche-Navaron, 63 Rue Chaptal, *Levallois* (Seine) France, hergestellt.

1 Amp. enthält: CO_2-EDTA 0,3 g, Glukose 4,0 g, Aqua dest. ad 20,0 g

2. *Sauerstoff-Überdruckbeatmung:* Am besten sofort Überdruckkammer mit reinem O_2 und 2–2,5 Atm. Druck. Steht diese nicht zur Verfügung, auf alle Fälle Sauerstoff, evtl. mit künstlicher Beatmung. Ohne Überdruck ist O_2 für sich allein nicht genügend, dann also immer auch plus Therapie wie unter Nr. B, 1 oder A, 2!, die gleichzeitig begonnen wird. Keine Zeit verlieren! Evtl. zusätzliche Behandlung der *metabolischen Azidose.*

Bei **leichten Fällen** Nitrit-Therapie, bei **schweren apnoischen Fällen** immer sofortige *Sauerstoffbeatmung* plus CO_2-*EDTA,* bei genügendem Blutdruck (über 80 mm Hg) 1 Amp. = 300 mg; bei schwersten, fast pulslosen Fällen mit einem Druck unter 70 mm aber 2 Amp. = 600 mg i.v.

Azetonitril (Methylzyanid): Als Lösungsmittel und Ausgangsstoff in der Industrie verwendet, kann es beim Verdampfen eine Zyanwirkung entfalten (22).

Azeton-Zyanhydrin: Wird in der Industrie und in Forschungslaboratorien verwendet und kann sowohl durch Inhalation als durch die Haut resorbiert werden und eine evtl. tödliche Zyanwirkung entfalten (23).

Isozyanate: Werden in der Industrie vor allem als aromatische Diisozyanate (2,4 Diisozyantoluol, 1,5 Diisozyannaphthalin usw.), z.T. bei der Plastikfabrikation („Polyurethane": Desmodur, Desmophen, Moltropren usw.) verwendet. Experimentell bewirkt das Desmodur eine Nekrose der Schleimhaut in Form einer Plastikverbindung, so daß sie vom Körper nicht abgebaut werden kann und dann sekundär in Granulationsgewebe eingeschlossen wird (Bronchiolitis obliterans). Inhalationen am Arbeitsplatz von über 0,03 ppm führen zur Reizung und Entzündung der Schleimhäute des Respirationstraktes (Rhinitis, Pharyngitis, Bronchitis), verbunden mit Müdigkeit und Nachtschweißen (24). Feuchte Luft setzt die Toxizität durch Hydrolyse herab. Gefährlich sind vor allem die *Desmodure* (BAADER 25) 100 Fälle, davon 4 tödliche). In schweren Fällen kann es zu *Dyspnoe* mit typischem *Asthma bronchiale, Zyanose* und evtl. *Lungenödem* kommen. Seltener sind *Leberschmerzen, Subikterus* und *Priapismus.* Der Tod kann bei schweren Vergiftungen durch die pro-

---

[*]) *Amylnitrit*-Brechampullen, z.B. von der Firma „Dr. Thilo" in Mainz (Dtschl.).

gressiv verlaufende *Bronchiolitis obliterans* oder durch Sekundärinfekte der Lunge, sowie sekundäre kardiale Dekompensationen eintreten. Gefährlich sind auch die beim Erhitzen dieses Isozyanat-Plastiks frei werdenden giftigen Spaltprodukte (26). Es wird auch über 2 Fälle von akuter Thrombozytopenie berichtet (27).

Methan-Diisozyanat: Scheint die gleiche Gefahr in sich zu bergen, siehe die Beobachtung von LONGLEY (28).

Therapie: Symptomatisch, d. h. Sauerstoff, Abschirmung mit Penizillin, Bronchospasmolytika, Kardiaka.

Zyanchlorid: Ist ein stark reizendes Gas (Siedepunkt 12°C), das sich unter H_2O-Einfluß in Salzsäure und Zyan spaltet. In geringen Konzentrationen ruft es für mehrere Stunden Tränenfluß, Reizhusten, Nausea und Schwindel hervor, und in höheren Konzentrationen oder bei chronischer Exposition wirkt es ähnlich wie Phosgen.

Therapie: s. *Nitrosegase* und *Chlor*.

Vinylzyanid ($CH_2CHCNCOOH$): Wird bei der Herstellung von synthetischem Gummi gebraucht. Die Vergiftungserscheinungen entsprechen im großen und ganzen dem Zyanwasserstoff, sind aber weniger ausgesprochen.

Zyklon (Zyankohlensäuremethylester mit 30% Blausäure und 10% Chlorkohlensäureester): ein Schädlingsbekämpfungsmittel, entfaltet ebenfalls eine Zyanwirkung und ist vor allem für Kinder gefährlich (29).

Literatur

1 HOFMANN-HEBERDA: zit. nach H. Kunz
2 KUNZ, H.: Diss. Zürich, 1949
3 ZANGGER, Persönliche Mitteilung
4 LAZARUS-BARLOW, P., G. M. NORMAN: Brit. med. J. 2 (1941) 407
5 COPE, C.: J. Amer. med. Ass. 175 (1961) 1061
6 HARDY, H. L., u. MITARB.: New Engl. J. Med. 242 (1950) 968
6a LIEBOWITZ, D., H. SCHWARTZ: J. amer. med. Ass. 140 (1949) 541
7 RIEUX, J., J. BOUILLOT: Traité des maladies professionnelles. Doin, Paris 1948 (S. 279 u. 281)
8 WEHRLI, S., M. KANTER: Helv. chim. Acta 31 (1948) 1971
9 WERNER, M.: Samml. Vergiftungsf. 11, A 854 (1940) 115
10 EGELUND, G.: Nord. Med. 51 (1954) 377
11 CHEN, K. K., C. L. ROSE: J. Amer. med. Ass. 149 (1952) 113 und CHEN, K. K., C. L. ROSE, C. H. A. CLOWES: Amer. J. med. Sci. 188 (1934) 767
12 HURST, E. W.: Aust. J. Biol. med. Sci. 18 (1940) 201
13 BARNETT, H. J., u. MITARB.: J. Amer. med. Ass. 147 (1951) 1554
14 DANZIG, L. E., A. J. KRINGEL: J. Amer. med. Ass. 158 (1955) 560
15 PAULET, G.: Presse méd. 66 (1958) 1435
16 PAULET, G.: L'intoxication cyanhydrique et son traitement. Masson, Paris 1960
17 IVANOV, K. P.: Farmakol. i. Toksikol. 22 (1959) 468 (Russisch)
18 WEBER, D., M. D. FRIEDBERG, L. LENDLE: Naunyn-Schmiedeberg's Arch. exp. Path. Pharmak. 244 (1962) 1
19 JANDORF, B. J., O. BODANSKY: J. industr. Hyg. 28 (1946) 125
20 BASTIAN, G., H. MERCKER: Naunyn-Schmiedeberg's Arch. exp. Path. Pharmak. 237 (1959) 285
21 MERCKER, H. G. BASTIAN: Naunyn-Schmiedeberg's Arch. exp. Path. Pharmak. 236 (1959) 449
22 GRABOIS, B.: Monthey Rev. Div. industr. Hyg. N. Y. 43 (1955) 1 u. 7
23 SUNDERMANN, F. W., J. F KINCAID: Arch. industr. Hyg. 8 (1951) 371
24 HAMA, G. M.: A. M. A. Arch. industr. Hlth. 16 (1957) 232
25 BAADER, E. W.: Mediz. Sachverst. 70 (1956) 128
26 ZAPP, J. A.: A. M. A. Arch. industr. Hlth. 15 (1957) 324
27 JENNINGS, G. H., N. D. GOWER: Lancet 1963/I, 406
28 LONGLEY, E. O.: Environ. Hlth. 8 (1964) 898
29 HASSELMANN, C. M.: Münch. med. Wschr. (1925) 98

Kalziumzyanamid
(Kalkstickstoff = Kunstdünger)

$CaCN_2$ ist ein für verschiedene Kunstdünger häufig gebrauchter Stickstoffträger. Bei Wasserzutritt zerfällt er in $Ca(OH)_2$ (Ätzkali) und in $(CNNH_2)_2$ (Dizyanamid). Die ätzende Wirkung wird für eine raschere Zersetzung der Komposthaufen viel benützt, z. B. in der Schweiz als *Adco*® und *Composto Lonza*®. Die Giftwirkung beim Menschen beruht auf dem Freiwerden des *Zyanamids* auf den feuchten Schleimhäuten aus dem z. B. beim Düngen eingeatmeten Staub.

Toxizität: Kalkstickstoff ist für sich allein nur in größeren Mengen für den Menschen gefährlich; *das Charakteristische ist aber, daß schon geringe Mengen, die an und für sich keine subjektiven Symptome auslösen, durch das Hinzukommen von kleinen Mengen Alkohol (z. B. 2 Gläser Bier!) in ihrer Giftwirkung bis auf das 30fache gesteigert werden.* So kann schon durch 0,35 g (1) der Tod eintreten. Wahrscheinlich beruht die Giftwirkung auf einer Blockierung des Azetaldehyd-Abbaus bei der Verbrennung des Alkohols, ähnlich wie dies für die ganz analogen Vergiftungserscheinungen durch das „Antabus" = Tetraäthyl-thiokarbonyl gezeigt werden konnte (s. Chron. Alkoholismus), wodurch es zur Azetaldehydvergiftung kommt.

Prophylaxe: Prophylaktisch hat das Mischen von solchen Düngern in geschlossenen Anlagen zu erfolgen, und beim Ausstreuen des Düngers ist dieser nicht gegen den Wind zu werfen. Ferner ist es vorteilhaft, enganliegende Kleider zu tragen und nach der Arbeit sofort eine gründliche Waschung vorzunehmen. *Jeder Alkoholgenuß vor, während oder nach der Arbeit ist strikte zu verbieten!* An mir selbst erlebte ich eine leichtere Vergiftung nach Streuen von „Adco" – bevor mir die Gefahr bekannt war –, als ich am gleichen Abend, ca. 5 Stunden später, ein Glas Wein zu mir nahm.

Symptomatologie: Die Vergiftungserscheinungen äußern sich (2, 3) vor allem in einer sehr starken Erweiterung der Hautgefäße des Gesichtes und der oberen Thoraxpartie, die eine intensive blaurote Verfärbung hervorrufen. Diese Erscheinungen treten schon einige Minuten nach Genuß des Alkohols auf oder kurz nach dem Einatmen des Kalkstickstoffstaubes, sofern der Alkoholgenuß vorausging. In schweren Fällen kommt es gleichzeitig zu Schwindel, Kopfschmerzen, Atemnot, Pulsbeschleunigung und Druck auf der Brust sowie Kältegefühl in den Extremitäten. Die evtl. Heiserkeit und der Hustenreiz beruhen wohl mehr auf der lokal reizenden Wirkung des auf den Schleimhäuten frei werdenden Ätzkalkes. Gewöhnlich verschwinden die Vergiftungserscheinungen wieder innerhalb 24 Stunden.

Auf der Haut können nach einem Intervall von einigen Tagen papulovesikulöse und bullöse Dermatitiden auftreten. Chronische Vergiftungen sind nicht bekannt. JORDI (3) führt folgenden charakteristischen Fall an:

„Ein Arbeiter war in einem Schleppkahn mit dem Umladen von Kunstdüngersäcken (‚schwärzliches Pulver') beschäftigt, wobei es durch einige zerrissene Säcke zu einer starken Staubentwicklung kam. Der Arbeiter beobachtete, daß seine Kollegen während der Arbeit plötzlich rote Köpfe bekamen und über Herzklopfen klagten. Bei ihm selbst traten die Erscheinungen erst auf, als er auf dem Heimweg einen Kaffee mit Schnaps zu sich nahm. Er litt an Rötung und Hitze des Kopfes und der Hände und raschem Puls. In der Straßenbahn fiel sein Aussehen den Leuten auf. Zu Hause Erbrechen. Bis am nächsten Morgen ordentliche Erholung."

Differentialdiagnose: Dieses Vergiftungsbild ist vollkommen identisch mit der Pilzvergiftung durch den *Faltentintling (Coprinus atramentarius)* und mit dem Effekt von „Antabus", wo auch nur bei gleichzeitigem oder nachherigem Alkoholgenuß die vollkommen analogen Vergiftungserscheinungen auftreten. Es ist also beim Vorliegen dieses Vergiftungsbildes immer auch nach dem evtl. Genuß von Pilzen zu fragen. Die gleiche Wirkung zeigt auch das *n-Butyraldoxim* (Butanaloxim), das als Zusatz zu Druckereifarben verwendet wird, wobei die inhalierten Dämpfe schon in Spuren die gleichen Symptome bei Alkoholgenuß hervorrufen (4), sowie *Thiuram,* seltener das INH.

Therapie: JORDI (3) konnte durch die intramuskuläre Injektion von 0,2 g *Cystein hydrochloric.* („Roche" oder „Siegfried") (2 ml Amp.) den experimentell beim Menschen ausgelösten Anfall unterbrechen. Günstig wirkt auch die i. v. Injektion einer Ampulle *Ferro-Redoxon®*.

Literatur

1 FLURY, F., F. ZERNIKE: Schädliche Gase. Springer, Berlin 1931
2 VEILCHENBLAU, L.: Münch. med. Wschr. (1932) 432
3 JORDI, A.: Schweiz. med. Wschr. (1947) 805
4 LEWIS, W., L. SCHWARTZ: A. M. A. Arch. industr. Hlth. 13 (1956) 628

Alkohole

Methanol (Methylalkohol)

Methanol (CH_3OH) oder „Holzgeist" ist ein in der Industrie für Farben und Lacke gebrauchter Stoff, der im Krieg und z. T. später noch als Ersatzbrennstoff und als Beimischung zum Benzin im Winter (Schweiz) verwendet wurde. Die hauptsächlichsten Vergiftungen entstehen immer wieder durch die Verwechslung dieses sehr giftigen Methylalkohols mit Äthylalkohol, oder durch eine mehr oder weniger starke Verunreinigung von Spirituosen mit diesem Alkohol. Solche Vergiftungen haben in Europa, namentlich in den vom Kriege heimgesuchten Ländern, eine starke Häufung erfahren. Für eine ausführlichere Darstellung des Vergiftungsbildes sei auf die schöne Arbeit von ROE (1) (82 Fälle) verwiesen.

Toxizität: Die Toxizität schwankt außerordentlich. 5–30–(100) ml, LESCHKE (3) sah Todesfälle schon mit nur 5 ml. Diese hängt vor allem davon ab, ob gleichzeitig Äthanol genossen wurde (Senkung der Toxizität) und vom Magenfüllungszustand.

Die *Aufnahme* erfolgt in den meisten Fällen oral, doch kann es bei langdauernder Einatmung in Dampfform auch zu chronischen Vergiftungen führen (MAK = 200 ppm).

Die *Ausscheidung* erfolgt in kleinen Mengen durch die Lungen, der größte Teil wird aber, im Gegensatz zum Äthylalkohol, im Organismus mehrere Tage retiniert und nur sehr langsam als *Ameisensäure* im Urin ausgeschieden. ROE (1) hat gezeigt, daß das Vergiftungsbild beim Menschen und Tier sich in wesentlichen Punkten unterscheidet und deshalb nicht ohne weiteres verglichen werden darf.

Pathogenese: Der Methylalkohol wird im Gegensatz zum Äthylalkohol im Körper nur sehr langsam oxydiert. Dabei entstehen organische Säuren wie Ameisensäure, die von KEESER (4) erstmals nachgewiesen werden konnte, aber auch Milchsäure (5). Durch diese Säuren kommt es beim Menschen zu einer sehr schweren Azidose mit einem ausgeprägten Abfall der Alkalireserve bis auf Werte von 4,5 mval/l. Der nähere Mechanismus ist aber noch nicht restlos geklärt. KEESER (4) vertritt die Ansicht, daß die Giftwirkung, wie schon LEWIN (6) 1929 vermutete, vor allem auf die Bildung von Formaldehyd zurückgeht. ROE (2) u. a. glauben, daß Methylalkohol sich vor allem an das Eisen des Hämoglobins und der Zellfermente bindet und so die Oxydationsvorgänge im Körper blockiert. Hierdurch soll es zu der ausgesprochenen Zyanose und auch zu der typischen Schädigung der Netzhaut kommen, wo ein sehr hoher O_2-Bedarf besteht und gleichzeitig ein hoher Fe-Gehalt nachzuweisen ist. *Wesentlich für die Klinik ist vor allem die Erkenntnis der schweren Azidose geworden, deren frühzeitige Bekämpfung es heute ermöglicht, die meisten Vergifteten zu retten.*

Die Erkrankung ist eine vorwiegende Vergiftung der Primaten, d. h. sie *verläuft beim Menschen und Affen anders als bei den kleineren Säugetieren*, wo es nicht zu einer Azidose kommt (7, 8). Die Vergiftung zeigt in ihrem Ablauf die folgenden drei Stadien:

1. *Narkotisches Stadium.*
2. *Azidotisches Stadium:* Diese Azidose kann mit Alkalitherapie bekämpft werden und soll durch die Äthanoltherapie verhindert werden können, da sie nach Ansicht dieser Autoren auf der Bildung von *Formaldehyd* beruht.
3. *Stadium der zentral-nervösen Läsion:* Ödem der Retina, fixierte dilatierte Pupillen, Erblindung, Nekrose der Basalganglien (Putamen) mit motorischer Inkoordination.

Auch dieses dritte Stadium soll durch die Äthanoltherapie verhindert werden können.

Nachweis: Sofortige Entnahme von 10 ml Blut und Untersuchung durch ein gerichtsmedizinisches Institut. (Bei Gegenwart von Äthanol siehe die Methode von MASON (9).

Methylalkohol kann auch mit dem Drägerschen Gasspürgerät nachgewiesen werden.

Akute Vergiftung

Vergiftungsbild: Die ersten Symptome können in schweren Fällen schon eine Stunde nach der Einnahme auftreten, häufiger ist aber eine verzögerte Giftwirkung, wobei die Erscheinungen erst nach einer Latenz von 12 bis 24 Stunden einsetzen.

Die ersten Symptome sind *Schwindel, Schwächegefühl, Zittern, Kopfschmerzen, Nausea* und *Erbrechen,* manchmal gefolgt von *Abdominal-* und *Lumbalschmerzen,* ferner frühzeitige *Sehstörungen* („Nebliges Sehen"), evtl. mit Störungen in der Farbempfindung, die rasch in Erblindung übergehen können. Innerhalb 1–2 Stunden kann sich eine schwere azidotische Atmung einstellen. Charakteristisch für diese Fälle ist auch eine ausgeprägte Zyanose, die eine *Mischung von Rubeose und Zyanose* darstellt. Die Patienten sind sehr unruhig, werfen sich ständig im Bett herum, allmählich sinken sie in ein tiefes Koma, die *Pupillen werden weit und reaktionslos,* und unter *terminalen Krämpfen* und Zeichen einer Atemlähmung kann der Tod eintreten. Bei sofortiger Äthanol- und Alkalitherapie können selbst noch schwere komatöse Fälle gerettet werden.

Die klinische Untersuchung ergibt schon frühzeitig einen typischen Abfall der Alkalireserve, die in schwersten Fällen bis auf 4,5 mval/l abfällt. Zyanose und Sehnervenschädigungen treten vor allem bei den Fällen mit einer Alkalireserve unter 9 mval/l auf, sind aber nicht ausschließlich auf diese Fälle beschränkt. Die Azidose kann sich unter Umständen noch bis zum 4. Tag entwickeln. *Die Alkalireserve muß deshalb in solchen Fällen unbedingt fortlaufend bis zum 5. Tage kontrolliert werden!* Terminal sieht man evtl. eine Hyperglykämie und einen Anstieg der Harnsäure, was wahrscheinlich auf die Hypoxämie zurückzuführen ist (1).

Neben der Azidose stehen klinisch die schweren Störungen von seiten der Netzhaut und des Sehnerven im Vordergrund. *Bei der ophthalmoskopischen Untersuchung* findet man in Frühfällen meistens keinen pathologischen Befund, später evtl. eine akute Papillitis mit Schwellung der Venen und anschließender Atrophie des Sehnervs mit Abblassung der Papille. In leichteren Fällen bleibt evtl. nur eine temporale Abblassung der Papillen zurück.

Differentialdiagnose: Die weiten Pupillen lassen evtl. an eine *Vergiftung der Belladonnagruppe (Atropin, Datura stramonium, Akonitum, Muskarin)* oder an einen *Botulismus* denken. Beim Botulismus ist aber die Ptose der Augenlider und das gleichzeitige Vorliegen anderer Augenmuskellähmungen charakteristisch, die hier auch bei evtl. schon vollkommener Erblindung immer fehlen. Außerdem ist beim Botulismus im Gegensatz zur Methylalkoholvergiftung das Bewußtsein bis kurz vor dem Tode völlig erhalten. Bei der Atropinvergiftung treten die auffallende Trockenheit der Mundschleimhaut, die Rötung des Gesichtes, die Tachykardie und die evtl. Delirien in den Vordergrund, alles Erscheinungen, die hier fehlen. An die Methanolvergiftung ist vor allem bei *unklaren Massenvergiftungen* zu denken.

Diagnose: Diese kann in Zweifelsfällen durch den Nachweis einer stark erhöhten Ameisensäureausscheidung im Urin (über 70 mg/Tag) bewiesen werden (MÜLLER (9a)).

Prognose: Die Prognose richtet sich vor allem danach, wie lange und ausgeprägt die Alkalireserve schon erniedrigt war. Schwere Amblyopien können sich bei energischer Alkali- und Äthanoltherapie wieder völlig zurückbilden, wenn sie erst einige Stunden bestanden; dauerten sie länger, so bleiben meistens schwere Sehstörungen oder Erblindungen zurück. Ohne die kombinierte Äthanol- und Alkalitherapie verlaufen sehr viele Fälle tödlich, z.B. kamen von 12 unbehandelten Fällen alle ad exitum, während von 6 behandelten Fällen 5 gerettet werden konnten (10).

Pathologische Anatomie: Der pathologisch-anatomische Befund ist wenig charakteristisch. Neben dem typischen Fuselgeruch des Mageninhaltes und der starken Rötung der Magen-Darm-Schleimhaut findet man hauptsächlich eine Hyperämie des Gehirns und evtl. eine Verfettung der Leber.

Therapie

Wichtig ist es, bei allen Vergiftungsfällen sofort auch alle Mitbeteiligten zu behandeln, die evtl. noch gar keine Vergiftungssymptome aufweisen.

Der Äthylalkohol wurde erstmals 1904 (11) für die Behandlung der Methanolvergiftung vorgeschlagen. ASSER (12) stellte 1914 beim mit Methanol vergifteten Hund unter Äthylalkohol eine vermehrte Formiatausscheidung fest. BARTLETT (13) konnte bei Ratten mittels radioaktiven C^{14}-gezeichneten Methylalkohols bei Zugabe von Äthylalkohol einen verzögerten Abbau des Methylalkohols feststellen. GILGER (7, 8) fand bei Mäusen und MOESCHLIN und GARSON (14) auch bei Meerschweinchen einen völlig negativen Effekt.

Die Azidose tritt aber nur beim Menschen und Affen („Primaten") auf (8), und deshalb sind die von uns und andern durchgeführten negativen Versuche an Kleintieren gar nicht stichhaltig. Versuche an Rhesusaffen bewiesen (8), daß durch Äthanol das gefährliche Stadium II und III verhindert werden kann. Massenvergiftungen in Mexiko (1959 und später) ergaben bei kombinierter Äthanol- und Alkalitherapie nur eine einzige Erblindung (trotz Dosen bis zu 100 ml Methanol!) und bestätigten damit voll die früheren klinischen Ergebnisse von ROE (1) und AGNER (15).

1. Äthylalkohol: In *Verdachtsfällen gibt man sofort prophylaktisch, bevor eine Überführung ins Krankenhaus stattfindet, 30–40 ml Äthylalkohol (also z.B. 90–120 ml Whisky oder Kirsch)*, wenn nötig durch die Magensonde. Läßt sich eine Spitalüberweisung eventuell überhaupt nicht durchführen, so können die Patienten unter Umständen durch die während 5–6 Tagen weitergeführte Äthanoltherapie gerettet werden. Der *Äthanolspiegel* sollte ständig um 1 Promille gehalten werden. Bei komatösen Patienten kann man den Äthylalkohol auch in einer 2%igen Lösung i. v. als Tropfinfusion verabreichen und am besten mit der Alkaliinfusion kombinieren.

2. Magenspülung mit Zusatz von 3 bis 4 Eßlöffeln Kohle. Wenn die Patienten schon bewußtlos und in schlechtem Zustand sind, so hat diese anstrengende Prozedur besser zu unterbleiben.

3. Peritonealdialyse: Diese ergibt eine 5mal stärkere Clearance als die forcierte Diurese (16) und kann *lebensrettend wirken!* Sie sollte in allen Frühfällen sofort durchgeführt werden und ist mit der Äthanol- und Alkalitherapie zu kombinieren.

4. Alkalitherapie: CHEW u. Mitarb. (17) haben neben dem Äthanol folgendes Vorgehen empfohlen:

a) wenn möglich, sofortige *Blutentnahme* zur Bestimmung der Alkalireserve.
b) *Natriumbikarbonat-Infusion* ($^1/_6$ molar) bei fortlaufender Kontrolle der Alkalireserve!
c) *Natriumbikarbonat:* Alle 15 Minuten je 4 g oral, wenn nötig mit der Magensonde, während 1 Stunde.
d) Nach Durchführung dieser Maßnahmen *erneute Kontrolle der Alkalireserve und Wiederholung der obigen Therapie.* Gewöhnlich muß diese Prozedur 3–4mal wiederholt werden, um die Alkalireserve vom Ausgangswert von 4,5–13,5 wieder auf 18–22,5 mval/l zu bringen. Ist dies erreicht, so kann die Alkalitherapie mit kleineren Dosen peroral unter täglicher Kontrolle für die nächsten 5 Tage weitergeführt und dann abgesetzt werden.
e) *Ist eine Bestimmung der Alkalireserve nicht möglich, so kann man sich nach der Reaktion des Urins richten. Man wird dann zuerst 1–2 Alkalistöße im obigen Sinne verabreichen und je nach der Reaktion des Urins weiter 1–2stündlich 2 g Natriumbikarbonat oral geben, bis der Urin auch mit Phenolphthalein deutlich alkalisch reagiert* (pH 7,8).

5. Analeptika: Bei Bewußtlosigkeit 2 mg Strychnin s.c., ferner 1,5 ml *Micoren®* i.v.; evtl. zu wiederholen.

6. Reichliche Flüssigkeitszufuhr, als isotonische Glukose (keine Lävulose!), um die Ausscheidung der giftigen Oxydationsprodukte möglichst zu beschleunigen.

7. Augendeckverband: Für mehrere Tage sind die Augen vor jedem Lichteinfall durch einen Deckverband zu schützen.

8. Wärmezufuhr: Gegen die starke Abkühlung, wenn die Patienten trinken können, heiße Getränke, ferner warme Bettflaschen, Thermophor usw.

Chronische Methylalkoholvergiftung

Die Existenz einer chronischen Vergiftung wird von JOHNSTONE (17a) angezweifelt. Wahrscheinlich kommen aber bei Inhalationen und vor allem auch bei peroraler wiederholter Aufnahme kleiner Mengen dieses Stoffes doch chronische Vergiftungen vor. Selbst sahen wir den nachstehenden Fall, der von DREYFUS (18) bereits ausführlich mitgeteilt wurde, und bei dem es sich in Anbetracht anderer ähnlicher Beobachtungen doch sehr wahrscheinlich um eine chronische Methylalkoholvergiftung handelte.

Fall St. E., 60j., Mechaniker (KG 214/100, 1945)

1940 und 1941 in einer Großgarage gearbeitet, sehr viel Kontakt mit Methylalkohol, den er als Ersatzbrennstoff in Tanks abfüllte. Mußte dabei mehrmals im Tage mit dem Mund am Heberschlauch die Flüssigkeit ansaugen. Dabei gelangte immer etwas Methylalkohol in den Mund. Nach $^1/_2$ Jahr erstmals Schmerzen in der Thoraxgegend und starke Schmerzen im Hinterkopf, Leiserwerden der Stimme, allmählich auch Schmerzen an anderen Körperstellen und Parästhesien, so daß er sich in ärztliche Behandlung begeben mußte. *Befund:* Nervöse Störungen zentraler Natur und Zeichen einer peripheren Polyneuritis: relative Skotome im Bereiche der Gesichtsfelder beider Augen. Beidseitiger Befund einer Akustikusneuritis, Internusparese, Tremor, Schlaflosigkeit, Verlangsamung der Bewegung und Antriebslosigkeit, vermehrter Speichelfluß, leichtes psychoorganisches Syndrom, Druckempfindlichkeit der größeren Nervenstämme, subjektiv Schmerzen im Hinterkopf und Ameisenlaufen in den Extremitäten. Keine sicheren Anhaltspunkte für eine Arteriosklerose. Der Fall wurde von der Versicherung übernommen.

Der wiedergegebene Fall gleicht sehr demjenigen von SCHWARZMANN (19) und anderen (6, 20, 21) mitgeteilten Beobachtungen. Es fanden sich hier im wesentlichen *zentralnervöse Störungen* von seiten der Augen, ferner von seiten des Zwischenhirns im Sinne eines leichten *Parkinsonschen Syndroms*. Gleichzeitig bestand eine *periphere Polyneuritis* und eine beidseitige *Akustikusneuritis*. Wahrscheinlich sind solche Vergiftungen sehr selten, weil durch den unangenehmen Geruch des Methylalkohols in der Regel die Inhalation größerer Mengen unterbleibt.

Literatur

1 Roe, O.: Methanol poisoning. Acta med. scand. Suppl. 182 (1946)
2 Roe, O.: Acta med. scand. 113 (1943) 558
3 Leschke, E.: Die wichtigsten Vergiftungen. Lehmann, München (1933) 137
4 Keeser, E., J. Alberty: Klin. Wschr. (1948) 212
5 Harrop, G.A., E.W. Benedict: J. Amer. med. Ass. 74 (1920) 25
6 Lewin, L.: Gifte u. Vergiftungen, 1929
7 Peek-Gilger, A., A.M. Potts, L.V. Johnson: Amer. J. Ophthal. 35, II (1952) 113
8 Peek-Gilger, A., A.M. Potts, I. Farkas: Amer. J. Ophthal. 42, II (1956) 244; Amer. J. Ophthal. 48, II (1959) 153
9 Mason, M.F., R. Solow: J. biol. Chem. 187 (1950) 831
9a Müller, E.: Diss. Univ. Halle, Wittenberg 1939
10 Kobro, M.: Acta pharmacol. (Kbh.) 2 (1946) 107
11 Wood, C.A., F. Buller: J. Amer. med. Ass. 43 (1904) 972, 1058, 1117, 1213, 1289
12 Asser, E.: Z. exp. Path. Ther. 15 (1914) 322
13 Bartlett, G.R.: Amer. J. Physiol. 163 (1950) 614
14 Moeschlin, S., H. Garson: Schweiz. med. Wschr. 85 Nr. 3 (1955) 61
15 Agner, K., O. Höök, B. v. Porat: Quart. J. Stud. Alcohol 9 (1949) 515
16 Kane, R.L., u. Mitarb.: Arch. environm. Hlth. 17 (1968) 119
17 Chew, W.B., E.H. Berger, O.A. Brines, M.J. Capron: J. Amer. med. Ass. 130 (1946) 61
17a Johnstone, R.T.: "Occupational Medicine and Industrial Hygiene." Edit. C.V. Mosby Co., St. Louis 1948, S. 109
18 Dreyfus, A.: Z. Unfallmed. Berufskr. (1946) 1
19 Schwarzmann, A.: Samml. Vergiftungsf. 5 (1934) 129
20 Fühner, H., W. Blume: Medizinische Toxikologie Thieme, Leipzig (1947) 130
21 Gleister, J.: Med. jurisprudence and toxicology, 1945

Äthanol (Äthylalkohol) C_2H_5OH

Der Verbrauch alkoholischer Getränke ist in der Schweiz (wir stehen an der 3., Frankreich an der 1. Stelle!) und zahlreichen anderen Ländern immer noch erschreckend hoch, und vor allem sind die chronischen Vergiftungsfälle sehr häufig, wobei je nach Landesgegend und Trinkgewohnheiten mehr der Wein oder Schnaps und auch Apéritifs oder Apfel- und Birnenwein („Most") verantwortlich sind. Der jährliche Konsum, umgerechnet in absoluten Alkohol, betrug 1961/65 im Durchschnitt (3) pro Person der Bevölkerung der drei Hauptkonsumenten: Frankreich 18,1, Italien 13,8, Schweiz 10,0 Liter; es folgen Österreich mit 9,6, Deutschland 9,1, Großbritannien 5,6, USA 5,6, Schweden 4,2, Holland 3,4 Litern. – So entfallen auf unsere männlichen Patienten in den Wintermonaten bis zu 30% chronische Alkoholiker, wobei aber die Mehrzahl wegen anderen Leiden (Myodegeneratio cordis, Pneumonie, Diabetes usw.) eingewiesen werden. In den USA steht die Alkoholvergiftung unter den zum Tode führenden Intoxikationen knapp hinter der CO-Vergiftung an zweiter Stelle (1), und man rechnet allein in Nordamerika mit 4 Millionen übermäßigen Trinkern und davon 1 Million chron. Alkoholikern (2).
Die Schweiz gibt für alkoholische Getränke jährlich die schöne Summe von rund 2 Milliarden Franken aus, d.h. rund 350 Franken pro Einwohner! Dabei macht sich in den letzten Jahren eine Verlagerung auf den Bierkonsum bemerkbar, wobei das gewöhnliche schweizerische Bier leider 4%, und nicht 2% Alkohol wie in vielen andern Ländern, enthält. Mehr und mehr verlagern sich auch bei uns die Alkoholschäden auf die *Biertrinker* analog zu Deutschland, während die durch Wein bedingten Alkoholschädigungen im Rückgang begriffen sind. *Der Alkoholgehalt des Bieres sollte deshalb auch bei uns unbedingt auf 2% reduziert werden, was schon einen deutlichen Rückgang der Alkoholschädigungen bedingen würde.*
Es ist erschütternd und mahnt zu noch größerer Strenge und zu vermehrten Kontrollen im Straßenverkehr, wenn man aus der ausgezeichneten Arbeit von Bättig (3) vom Jahre 1967 erfährt, daß allein in der Schweiz *in den letzten 25 Jahren* die *alkoholischen Psychosen* (Korsakow, Delirium tremens) prozentual *auf das Dreifache angestiegen sind*. Der Alkoholismus ist bei den Männern in der Schweiz *in 3,2% die direkte Todesursache* und *indirekt für weitere 9,7%* (Verkehrstodesfälle, Suizide etc.) verantwortlich. *Total sterben also rund 13% aller unserer Männer* – und darunter z.T. in den besten Jahren – *am Alkoholabusus*. Im Gegensatz zu Skandinavien entfällt aber bei uns auf 7 Todesfälle von Männern mit alkoholischer Zirrhose nur 1 Frau.
Toxizität: Der Äthylalkohol ist in kleinen Mengen und vor allem zum oder nach dem Essen genossen relativ harmlos. Der tägliche Genuß von mehr als 80–100 ml Äthanol, z.B. eines Liters Wein, oder von 4 Flaschen Bier mit 4% Alkohol oder mehr führt mit der Zeit meistens zu chronischen Vergiftungserscheinungen von

seiten der *Leber,* des *Herzens* und des *Nervensystems.* Dabei ist der *tägliche Abusus* (Frankreich, USA, Schweiz) deutlich gefährlicher als der periodische Abusus am Samstag/Sonntag (Skandinavien, Rußland, Polen etc.). Darauf beruht wohl zur Hauptsache der Unterschied der Zirrhoseanfälligkeit in diesen Ländern (siehe MOESCHLIN und RIGHETTI (4). Bei der intermittierenden Form können sich die Leber-, Myokard- und Ganglienzellen z.T. in der „Atempause" wieder erholen. Der Äthylalkohol wird im Körper fast restlos verbrannt (85–95%) und nur zu einem kleinen Teil durch die Ausatmungsluft (0,5–5%) und die Nieren (0,2–10%) ausgeschieden. Durch seine Lipoidlöslichkeit ist der Alkohol in höheren Dosen ebenfalls ein typisches Narkosegift. Wir geben nachstehend einige Angaben über den Alkoholgehalt der wichtigsten alkoholischen Getränke, welcher aber je nach Land und Fabrikationsart stark wechselt.

Bier	2–4,8%
Vergorener Apfel- oder Birnenmost	4–5%
(in sehr guten Jahren evtl. bis 7%)	
Leichte Weine	6–7,5%
Schwerere Weine (z.B. Schweizer Walliser)	7–9%
Wein von Süditalien, Algerien und Spanien	10–13%
Sherry, Portwein	14–16,5%
Liköre	30–40%
Tresterschnaps	30–40%
Kirsch, Kognak, Whisky	33–50%
Rum	50–55%

Selten kommt es durch Trinken (Erwachsene) oder bei Säuglingen evtl. durch Waschen mit „Kölnisch Wasser" (BRUGSCH (4a), 2jähr. Kind) oder durch Alkoholumschläge (4b) zu Vergiftungen. Besonders gefährdet sind *Kleinkinder.* Letaldosis für 5–6jährige 30 g Alkohol!

Resorption: Diese beginnt schon im Magen, doch werden ungefähr 80% erst im oberen Dünndarm resorbiert. Nach 15 Min. ist bereits die Hälfte resorbiert und nach 40 Min. wird bei leerem Magen im Blut das Konzentrationsmaximum erreicht (5). Bei vollem Magen ist die Resorption verzögert, bei Magenresezierten beschleunigt, wo bereits nach 5–10 Min. das Blut-Maximum erreicht wird (6). Bei Gastrektomierten (5, 4) steigt der Spiegel viel rascher an. Sie brauchen weniger, um sich zu berauschen und – wie einer meiner Patienten sich ausdrückte – haben nach der Operation für weniger Geld den gleichen „Genuß". Sie erkranken durch die raschere Resorption auch häufiger an Zirrhose. Im Gehirn, der Niere und der Leber wird schon nach 10 Min. ein Gleichgewichtszustand zwischen der Alkoholkonzentration im Blut und den Parenchymzellen erreicht. Vom resorbierten Alkohol werden 10% unverändert ausgeschieden, teils durch die Atemluft, teils durch den Harn. Der Rest wird in der Leber durch die Alkoholdehydrogenase und unter Mitwirkung des Diphosphorpyridinnukleotids in einer ersten Phase zu Azetaldehyd oxydiert und in einer zweiten Phase über den Krebszyklus abgebaut. Typisch ist eine auffallende Mobilisation von freien *Fettsäuren.*

Akute Alkoholvergiftung

Die typischen Erscheinungen des alkoholischen Rauschzustandes sind allgemein bekannt. Man unterscheidet die vier Stadien des *exzitativen, hypnotischen, narkotischen* und schließlich des *asphyktischen Stadiums.* Wir wollen hier nur die gefährlichen und schwersten akuten Alkoholvergiftungen der beiden letzten Stadien besprechen, die ein ärztliches Eingreifen erfordern. Solche Patienten zeigen ein mehr oder weniger tiefes Koma mit gerötetem, evtl. bereits leicht zyanotischem Gesicht, Fehlen der Sehnen- und Periostreflexe. Die Konjunktival- und Lichtreflexe sind meistens erhalten. Die Atmung wird bei tiefem Koma oberflächlich und geht manchmal in den Cheyne-Stokesschen Typ über, und in solchen Fällen kann durch Atemlähmung der Tod eintreten. Die Diagnose gegenüber der ähnlichen Schlafmittelvergiftung ist gewöhnlich infolge des typischen Geruches der Ausatmungsluft und der Rötung der Konjunktiven leicht zu stellen.

Kombination mit „Tranquilizern" oder Antihistaminika: Auf den potenzierenden Effekt dieser Mittel muß besonders hingewiesen werden. So können heute die unter der Wirkung eines „Psychoplegikums", wie z.B. Chlorpromazin, Meprobamat, Diazepam *(Valium®), Sandosten®* etc. stehenden Individuen, *vollkommen intolerant* sein und schon nach dem Genuß sonst relativ harmloser Mengen einschlafen oder ihre Reaktionsbereitschaft einbüßen (ZIRKLE u. Mitarb. (7)). *Bei der Verordnung dieser Medikamente muß man deshalb speziell die Autofahrer auf diese Gefahr aufmerksam machen!*

Kombination von Alkohol mit Schlafmitteln oder Mo-Derivaten: Auf diese Kombination ist in den betr. Kapiteln hingewiesen. Auch hier zeigt sich eine gefährliche, stark potenzierende Wirkung! –

Nachweis: Am raschesten und sichersten hat sich für die Klinik und Unfallstationen das *Drägersche Gasspürgerät* für den Nachweis des

Alkohols in der *Ausatmungsluft* bewährt. Werte von 0,2%$_{00}$ und darüber in der Exspirationsluft ergeben eine eindeutig positive Verfärbung des Prüfröhrchens, so daß sich diese Methode vor allem für Massenteste (Autobahnen) eignet. Für genaue Werte muß aber auf die Blutprobe abgestellt werden.

In allen diesen Fällen ist sofort eine Blutentnahme für die Alkoholbestimmung durchzuführen und in ein hierfür eingerichtetes Institut zu senden. Die Werte liegen bei so schweren Vergiftungen meistens über 2,5%$_{00}$, doch ist die individuelle Empfindlichkeit außerordentlich verschieden. Für die Beziehungen zwischen Blutalkoholwerten und den hierbei gefundenen Veränderungen bei leichteren Vergiftungen ergeben sich folgende Daten, wobei Jugendliche und Trinkungewohnte bei gleicher Konzentration schwerere Veränderungen aufweisen als chronische Alkoholiker:

Konzentration

0,1–0,5%$_{00}$	keine Beeinflussung,
0,5–1,0%$_{00}$	Beeinflussung der Tiefensehschärfe und Dunkeladaptation, sowie evtl. psychotechnischer Tests (8). Euphorie.
1,0–1,5%$_{00}$	Euphorie, Enthemmung, verlängerte Reaktionszeit. Gerade diese Konzentrationen führen zu den meisten Verkehrsunfällen (9).
1,5–2,0%$_{00}$	mittelschwere Intoxikation: Reaktionszeit stark verlängert, Enthemmung, leichte Gleichgewichts- und Koordinationsstörungen.
2,0–2,5%$_{00}$	starker Rauschzustand, Gleichgewichts- und Koordinationsstörungen jetzt noch mehr hervortretend,
2,5–3,0%$_{00}$	vor allem Lähmungssymptome, grobe Gleichgewichts- und Koordinationsstörungen, Schwerbesinnlichkeit, Bewußtseinstrübungen.
3,5–4,0%$_{00}$	tiefes, evtl. tödliches Koma.

Die Bestimmung der Alkoholkonzentration im Blut hat heute für die Beurteilung von Autounfällen usw. eine außerordentliche Bedeutung erlangt.

Die *tödliche Alkoholdosis* schwankt von Fall zu Fall sehr stark. Chronische Alkoholiker ertragen oft Mengen, die für andere Menschen evtl. tödlich wären. Im allgemeinen werden Alkoholdosen bis zu $^3/_4$ l noch toleriert, doch sind auch schon Todesfälle mit kleineren Dosen vorgekommen. *Kleinkinder* sind besonders empfindlich. KIESER (10) berichtet über einen 2$^1/_2$jährigen Knaben, der nach 0,4 l Weißwein während 46 Stunden in ein schweres Koma fiel und während 7 Wochen einen Myokardschaden und schwere zerebelläre und extrapyramidale Symptome davontrug. Besonders gefährlich ist die *Kombination von Alkohol mit Schlafmitteln,* indem sich beide Mittel stark potenzieren, siehe Schlafmittel-Kapitel und (11) 1956. Beim Erwachsenen werden pro Stunde ca. 7 g Alkohol abgebaut. In einigen Fällen kann der Tod auch sekundär durch eine Aspirations- oder sekundäre Bronchopneumonie evtl. durch ein Lungenödem erfolgen. Pneumonien bei schweren Alkoholintoxikationen und vor allem bei chronischen Alkoholikern zeigen, wie wir dies öfters beobachten konnten, eine auffallend schlechte Abwehrreaktion des Körpers und reagieren häufig auch nicht auf hohe Penizillindosen. Durch den Alkohol kommt es zu einer Schädigung der Leukozyten und Makrophagen. LUSBANGH (11a) fand bei alkoholvergifteten Tieren, denen er Pneumokokken s. c. injizierte, viel weniger Leukozyten und auch weniger phagozytierte Bakterien an der Injektionsstelle als bei den Kontrolltieren. Speziell gefährdet sind auch alle Vergifteten, die in ihrem Rausch längere Zeit bei tiefen Außentemperaturen im Freien liegenbleiben, da durch die Hyperämie der Haut bei solchen Patienten sehr starke Abkühlungen und evtl. Erfrierungen zustande kommen können. Ein typisches Beispiel sei hier kurz angeführt:

Fall H. J., 65j., Anschläger (KG 108/20, 1941)

Seit 5 Monaten arbeitslos. Kommt am 3. 1. 1941 morgens 5 Uhr völlig betrunken nach Hause und verläßt um 9 Uhr wieder sein Zimmer. Gegen Abend, 18 Uhr, findet man ihn schwer betrunken neben einer leeren Schnapsflasche in einem Straßengraben bei −10° Außentemperatur. Einlieferung. *Befund:* Schweres Koma, stark unterkühlt. Wangen, Nase und Extremitäten bläulich verfärbt, kalt anzufühlen. Temperatur rektal 35,8. Reagiert nicht auf Anruf oder Stechen. Riecht stark nach Alkohol. Vollständige Areflexie, Fehlen der Kornealreflexe. Konjunktiven leicht injiziert. Puls 90. Blutdruck 140/90. *Alkoholprobe im Blut:* 3,65%$_{00}$ chemisch und 3,5%$_{00}$ interpherometrisch (Prof. Schwarz, Ger. med. Institut). Urin 4,0%$_{00}$! Trotz intensiver Stimulation erwacht der Patient nicht aus seinem Koma und kommt 12 Stunden nach Spitalaufnahme an einem Lungenödem ad exitum.

Pathologisch-anatomischer Befund (Prof. v. Meyenburg, Path.anat. Institut): Hirnödem, flüssiges Blut in den Organen, hochgradige Blutfüllung der Venen im großen Kreislauf, subendokardiale und Milzblutungen, Hypostase der Lungen, Bronchitis mucopurulenta, grobtropfige Leberverfettung. Alkoholkonzentration im Gehirn 3%$_{00}$.

Die hier erhobenen Alkoholwerte sind außerordentlich hoch, namentlich auch der im Urin gefundene Wert, so daß mit Recht eine durch den Alkohol bedingte tödliche Vergiftung angenommen werden darf. In einem weiteren Fall erreichte die Alkoholkonzentration im Blut 4/$^0/_{00}$, im Gehirn 3,1$^0/_{00}$. Weitere Fälle sind mir v. a. aus der alpinistischen Literatur bekannt.

Pathologische Anatomie: AUFDERMAUR (12) fand in Frühtodesfällen im Gehirn (Methode von NICLOUX, modif. nach SCHWARZ) einen Alkoholgehalt von bis zu 4–5$^0/_{00}$ und daneben, wie in unserem obigen Fall, eine auffällige Hyperämie der Organe. Die Verfettung von Leber und Herz kann bei akuten Fällen fehlen. Bei Spättodesfällen findet man vor allem basale Pneumonien mit Einschmelzungserscheinungen. In einem Fall beobachtete er eine Purpura cerebri.

Therapie

der schweren Fälle mit Areflexie

1. *Magenspülung* mit Nachgießen von starkem Kaffee.
2. *Lävulosetherapie:* Der Äthylalkoholabbau wird durch Fruktose wesentlich beschleunigt (13). Bei mäßigem Rausch führt oft schon die langsame i. v. Injektion von 40proz. Lävulose 40 ml zur Ernüchterung. In schweren Fällen i. v. Tropfinfusion mit 1000 ml 10proz. Lävulose.
3. *Analeptika:* Können versucht werden, sollen aber auf keinen Fall überdosiert werden.
4. *Lungenödem:* Bei Anzeichen davon siehe Therapie auf S. 18.
5. *Prophylaxe und Bekämpfung der hypostatischen Pneumonie:* In schwersten Fällen von Anfang an hohe Dosen *Penizillin*, täglich 5 Millionen E i. m. kombiniert mit 1 g Streptomycin.
6. *Bei Aufregungszuständen:* Das Mittel der Wahl ist heute wie beim Delirium tremens das *Diazepam (Valium®)*, (10–20–50 mg i. v.).
7. *Kontrolle der Alkali-Reserve:* Bei Abfall *Natriumbikarbonat* i. v., siehe Elektrolyt-Kapitel.

Chronische Alkoholvergiftung

Die Folgen der chronischen Alkoholvergiftung sind allgemein bekannt. In unserem klinischen Material überwiegen die Veränderungen von seiten des Nervensystems, dann folgen die Störungen von seiten des Myokards und der Leber. In andern Ländern sind, wie ich mich in England, Schweden und USA selbst davon überzeugen konnte, die in der Schweiz beobachteten Leberveränderungen im Sinne einer Fettzirrhose und späteren Laennecschen Zirrhose viel seltener, obschon der Alkoholkonsum manchmal ebenfalls recht erheblich ist (z. B. in Schweden). Diese Unterschiede sind wohl weniger auf die verschiedenen Arten der konsumierten Getränke zurückzuführen als vor allem auf die Tatsache, daß in der Schweiz der Alkohol, wie wir oben schon erwähnten, täglich, in den nordischen Ländern mehr zum Wochen- und evtl. Monatsende (Zahltag) genossen wird, so daß die Leber sich in der Zwischenzeit wieder regenerieren kann (4).

Klinisches Bild: Das klinische Bild der chronischen Vergiftung ist bei einiger Übung leicht zu erkennen. Ein *allzu guter affektiver Rapport*, verbunden mit den typischen *Kapillarerweiterungen im Gesicht* und der charakteristischen *„zigarettenpapierartigen" atrophischen Haut über dem Handrücken*, dem eventuellen *Palmarerythem* und den *Spider-Naevi*, sind schon äußerst verdächtige Symptome. Finden sich auch deutliche Zeichen von *Polyneuritis* (Wadendruckschmerz!) evtl. sogar mit einer *Truncus-Parese*, ferner die typische hypazide bis anazide *Gastritis*, und läßt auch die *Leber*-Veränderungen im Sinne einer beginnenden Zirrhose (vergrößerte Fettleber oder geschrumpfte derbe Leber, femininer Behaarungstyp, Fehlen der Axillarhaare), eiweißchemische Veränderungen erkennen, so ist die Diagnose so gut wie gesichert. Häufig kommen dazu auch ausgesprochene Zeichen einer Myokardinsuffizienz. Für die *charakteristischen psychoorganischen Veränderungen* und für den *Korsakow* und das *Delirium tremens* sei auf die ausgezeichnete Darstellung von BLEULER (14) verwiesen. Über die *Alkohol-Nikotin-Amblyopie* siehe bei der Nikotinvergiftung. Beim chron. Alkoholiker führt eine akute Alkoholintoxikation zu einem deutlichen Anstieg der *Transaminasen*. Häufig ist auch der Bromsulphaleintest deutlich erhöht. Für den *Absinthismus* siehe Artemisia (S. 417).

Hier noch ein paar statistische Zahlen über die *Alkoholzirrhose*:

Die Todesfälle an Leberzirrhose betragen nach der WHO-Statistik (3) in Frankreich 34, Portugal 31, Italien 23, Spanien 18, Schweiz 16, USA 12,5, Schweden 6 pro 100 000 der Bevölkerung. Unter den Patientenaufnahmen unserer Medizinischen Klinik Solothurn (4), siehe Abb. 63, überwiegen eindeutig die Männer, 114:18. Bei der hepatitischen Zirrhose ist die Verteilung zwischen den Geschlechtern annähernd gleich.

Akutes muskuläres Syndrom: Dieses (15) ist selten, kommt aber, wie wir bestätigen können, vor und

Alkoholismus

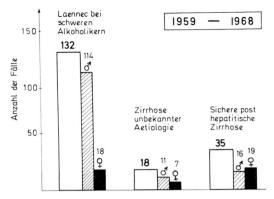

Abb. 63. Ätiologie der Leberzirrhosen in den letzten 10 Jahren (1959-1968) in Solothurn (Medizinische Klinik, Bürgerspital).

äußert sich in Schmerzen und Druckempfindlichkeit der Muskulatur mit oft gleichzeitigem subkutanem und muskulärem Ödem, so daß fälschlicherweise eventuell an eine Phlebothrombose gedacht wird.
Sternalmark: Wie bei den Leberschäden beobachtet man auch hier eine Vakuolisierung der Neutrophilen und seltener der Erythroblasten. Allmählich kommt es, wie wir es sahen, auch zu den Zeichen eines typischen Folsäuremangels (Chromatinveränderungen).
Zieve-Syndrom: Ein bei chronischen Alkoholikern seltenes Syndrom, das eine Trias von *Hyperlipämie, hämolytischer Anämie* und *Ikterus* darstellt. Häufig sind abdominelle Krisen. Die Erscheinungen gehen spontan bei Abstinenz zurück. Therapie symptomatisch. Literatur siehe BLASS (16).

Therapie

des chronischen Alkoholismus

1. *Vollständige Alkoholentziehung:* Diese muß meistens in einer geschlossenen Anstalt durch eine längere Kur durchgeführt werden.
2. *Gegen die Leberschädigung:* Die *Fettleber* erholt sich schon innerhalb 14 Tagen durch *Alkoholabstinenz* und zusätzlicher Lävuloseinfusionen. Beim Vorliegen einer schon deutlich insuffizienten Leber Vorsicht mit der Eiweißzufuhr (Cave Ammoniakvergiftung), hier zuerst *Leberschutztherapie* (siehe Amanitavergiftung) und erst nach Erholung vorsichtige Steigerung des Eiweißes. Cave Ammoniumchlorid oder (Acetazolamid = *Diamox®*), Gefahr der Ammoniakvergiftung mit akuter gelber Leberdystrophie! Bei evtl. Ösophagusvarizen- oder Ulkusblutung sofort *Neomycin-Schutz* p.o., um die bakt. Ammoniakbildung zu drosseln, siehe bei Amanitavergiftung (S. 460).
3. *Gegen die Polyneuritis:* Täglich während 4–6 Wochen s.c. Vitamin B_1, 20–40 mg (*Betaxin®* oder *Benerva forte®*).
4. *Gegen die Entziehungs-Symptome:* Zur Beruhigung und Prophylaxe des evtl. verstärkt auftretenden Tremors (selten epileptischen Anfälle) haben sich sowohl *Hydantoin* (oder *Diphenylhydantoin*) und das *Diazepam (Valium®)* besonders bewährt. Dosierung: *Hydantoin (Antisacer®)* 100 mg, 4× tägl., evtl. zusammen mit tägl. 2–3mal *Diazepam (Valium®)* je 10–20 mg.
5. *Spezielle Entwöhnungskuren:*

a) *Apomorphin:* Näheres siehe (17):

„Bei einem nüchternen, in einem Isolierzimmer untergebrachten Patienten wird 2stündlich Apomorphin injiziert (Tag und Nacht). Gleichzeitig mit den Injektionen erhält er seine bevorzugten alkoholischen Getränke. Dosierung des Apomorphins: Beginn mit 6 mg, wenn der Patient erbricht, heruntergehen auf 5 mg, Fortsetzung dieser Therapie bis zum Auftreten eines absoluten Ekels und der Unmöglichkeit, alkoholische Getränke einzunehmen. Dann erhält er während 6 Stunden weiterhin alle Stunden 4, dann 3 und dann 2 mg Apomorphin. In der folgenden Stunde injiziert man 10 E Insulin und setzt dann dem Patienten gezuckerten Tee und eine reichliche Mahlzeit vor. Die Dauer der Kur variiert je nach dem Fall zwischen 2–10 Tagen."

b) *Disulfiram:* (Tabletten à 0,5 g)

$$\begin{array}{c} C_2H_5 \\ \diagdown \\ N-C-S-S-C-N \\ C_2H_5 \diagup \| \| \diagdown C_2H_5 \\ S S \end{array}$$

Chemisch handelt es sich bei den unter verschiedenen Namen (*Antabuse®, Aversan®, Abstinyl®* usw.) im Handel befindlichen Präparaten um ein Tetraäthylthiuramdisulfid, wofür die Welt-Gesundheits-Organisation die einheitliche Bezeichnung *Disulfiram* eingeführt hat. Selbst sahen wir (18) bei klarer Indikationsstellung eine Reihe sehr schöner Erfolge. Ohne Alkoholgenuß wird das Medikament meist ohne Nebenwirkungen ertragen; nach Alkoholzufuhr kommt es zu einem starken Anstieg des Azetaldehyds und dadurch zu einer *akuten Azetaldehydvergiftung*. *Antabuse®* ruft bei Alkoholgenuß die gleichen Symptome hervor, wie wenn nach der Zyanamid- sowie Nitroglykol- und Pilzvergiftung durch Tintlinge Alkohol genossen wird (s. S. 203 und S. 452). Eine analoge Reaktion wird evtl. auch nach *Tolbutamid* (Sulfonylharnstoff = *Rastinon®, Artosin®*), einem Antidiabetikum, beobachtet (19). Eine ebenfalls günstige Wirkung entfaltet das *Metronidazole (Flagyl®)*, ein sonst gegen die *Trichomonaden* und die *Amöben* verwendetes Chemotherapeutikum, das den Alkoholgenuß neben der Dehydrogenasehemmung durch die *geschmackliche Veränderung* hemmt. Die Patienten empfinden dann eine Aversion, weil nach Alkoholgenuß zusätzlich zu einem leichten Blutdruckabfall ein unangenehmer Geschmack auftritt (20, 21).

WARIS (22) hat über eine Vergiftung mit 18 g *Antabuse®* ohne Alkohol bei einer 24j. Frau berichtet. Die Symptome waren Nausea, Erbrechen, Gastroenteritis, Kopfschmerzen, Ataxie und eine vorübergehende Albuminurie; Erholung innerhalb 5 Tagen. MERLEVEDE (23) zeigte, daß ungefähr die Hälfte des *Antabuse®* zu *Schwefelkohlenstoff* abgebaut wird. Doch sind diese kleinen Mengen wahrscheinlich harmlos. ALTHOFF (24) berichtet über einen eigenen und verschiedene Fälle der Literatur mit hämorrhagischen tödlichen Nekrosen des Gehirns.

Kontraindikationen: Alle schweren Kreislaufstörungen, sowie Apoplexiegefahr. Bei den leichteren Kreislaufstörungen, ebenso wie bei leichten Leber- und Nierenschädigungen ist große Vorsicht am Platz. In allen Fällen daher klinische Voruntersuchung (EKG, Herz- und Leberuntersuchungen). Eine Gravidität bildet heute keine Kontraindikation mehr.

Behandlungsschema (nach einer leicht modifizierten von der Schw. Ärztezeitung herausgegebenen Weisung: 35 (1954) 474):

a) *Schwere Fälle:* Diese sollten zuerst klinisch entgiftet und dann eingestellt werden. Zu Beginn der Kur müssen der Patient und seine Angehörigen eingehend über den Wirkungsmechanismus und die Gefahren der Antabusbehandlung aufgeklärt und mit Nachdruck vor jedem weiteren Alkoholgenuß gewarnt werden. Zunächst erfolgt eine Entgiftung mit Lävuloseinfusionen, Leberschondiät und Leberhydrolysaten (z.B. *Litrison®*) und strenger Alkoholabstinenz. Totale Kur 2–3 Wochen.

Als Einleitung der Antabuskur erhält der Kranke dann an drei aufeinanderfolgenden Tagen eine Dosis von je 1,0 g (= zwei Tabletten) *Antabuse®*, die ihm morgens, in Wasser aufgelöst, unter Kontrolle gegeben wird. Am Nachmittag des dritten Tages erfolgt hierauf ein Vorversuch, bei welchem der Patient, je nach seinen Trinkgewohnheiten, entweder 20 ml Kirsch oder Whisky, oder 100 ml Wein oder 200 ml Bier (= je 10 g absoluten Alkohol enthaltend) einnehmen muß. Nach zwei bis zehn Minuten tritt in der Regel eine mäßig starke, bis zu Stunden dauernde Antabus-Alkoholreaktion ein, bei welcher unangenehme Kreislauf- und Atembeschwerden im Vordergrund stehen.

b) *Leichtere Fälle:* Leichte, nicht toxische Fälle dürfen heute auch ambulant eingestellt werden. Bekanntlich sind Antabusstützungen Alkoholkranker nur dann sinnvoll, ungefährlich und erfolgversprechend, wenn die Tabletten den Trinkern durch neutrale, sich aktiv einsetzende Vertrauensleute, Mitarbeiter, Fürsorger o. dgl. verabreicht werden, die die Trunksüchtigen gleichzeitig durch straffe Kontroll- und Betreuungsmaßnahmen vor Rückfällen zu schützen versuchen. Es ist deshalb vorteilhaft, solche Patienten, die man ambulant einstellen will, einer hierfür eingerichteten Kontrollstelle einer psychiatrischen Poliklinik zu übergeben.

Symptomatologie: Kopf- und Nackenrötung, Rötung der Konjunktiven bis zum Konjunktivalödem, Schwitzen, Dyspnoe und Hyperpnoe, Tachykardie, Absinken des Blutdruckes, gelegentlich bis zum Kreislaufkollaps, Erbrechen und Schläfrigkeit. Subjektiv werden Wärmegefühl, Schwindel, Kopfschmerzen, Engigkeit und Druckgefühl auf der Brust, Herzklopfen, Taubheitsgefühl, Nausea, Müdigkeit und Schlafbedürfnis und oft starke Angst empfunden.

Ein allfälliger leichter Vasomotorenkollaps während dieses sogenannten Probetrunkes kann meist durch Horizontallagerung behoben werden. Bei Auftreten bedrohlicher Zwischenfälle (25) sofort i.v. 500 mg Ascorbinsäure und 20 bis 40 mg Eisen, wodurch die Blockade der Aldehydoxydase sofort aufgehoben wird. Auch *Benadryl®* i.v. vermag die Reaktion sofort zu kupieren (26).

Der Vorversuch, der eventuell in mehrtägigen Abständen noch ein- bis zweimal durchzuführen ist, demonstriert dem Patienten eindrücklich seine Alkoholintoleranz und vermag ihn besser als alle Ermahnungen von der Notwendigkeit der Abstinenz zu überzeugen. Es ist erwünscht, dabei eine zwar nicht bedrohliche, aber doch den Patienten beeindruckende Reaktion hervorzurufen. Der verschieden starke Ausfall der Antabus-Alkoholreaktion gibt einen Hinweis auf die notwendige Erhaltungsdosis, welche durchschnittlich $1/4$ bis $1/2$ Tablette täglich beträgt. In den meisten Fällen kann im Anschluß an den Probetrunk nach einem einfachen Dosierungsschema vorgegangen werden: Der Patient erhält während drei Monaten, dreimal pro Woche, eine Tablette zu 0,5 g. In den folgenden Monaten werden noch zwei Tabletten pro Woche, z.B. am Mittwoch und Samstag, verordnet. Nach einem Jahr kann die Behandlung auf Zusehen hin abgebrochen werden. Die schwer löslichen Antabustabletten sind besser verträglich, wenn sie vor der Einnahme mehrere Stunden in Wasser eingelegt oder in der Suppe oder im Kaffee zerdrückt gegeben werden. Die regelmäßige Tabletteneinnahme muß von einer Vertrauensperson (z.B. Fürsorger, Vorgesetzte, Freunde, Verwandte, Ehefrau) kontrolliert werden. *Eine Antabuskur ohne strenge Überwachung* durch eine Vertrauensperson, den sog. „Antabuscurator", *ist wertlos.* Wichtig ist daneben auch die ambulante Weiterbetreuung, welche ungefähr monatlich stattfinden sollte und hauptsächlich zur Aussprache und suggestiven Beeinflussung des Patienten und zum regelmäßigen Kontakt mit dem „Antabuscurator" dient. Zudem kann in größeren Abständen der Probetrunk wiederholt werden, besonders wenn sich Zweifel erheben, ob die bisherige Erhaltungsdosis noch genügt; im allgemeinen werden allerdings die Antabus-Alkoholreaktionen mit der Zeit immer schwerer, da Antabus im Organismus wahrscheinlich kumuliert. Jeder Trinker sollte einen *Antabusausweis* bei sich tragen, damit im Falle von Komplikationen (Ohnmachten usw.) zu Hilfe eilende Ärzte usw. orientiert sind. Auf dem Ausweis muß auch die Adresse zuständiger Hilfspersonen vermerkt sein. Rückfälle sind ein Anlaß, die Dosen vorübergehend zu erhöhen und die Einnahme der Tabletten besser zu sichern.

Cave während der Kur: In Alkohol gelöste Medikamente *(Tinkturen),* z.B. Baldriantropfen, und *Weinessig* (0,8% Alkohol) im Salat!

Antabuse®-Tabletten-Implantation: Eignet sich für „rebellische", aber doch noch lohnende *Fälle* (27) und kann für solche Patienten auf Grund eigener Erfahrungen sehr empfohlen werden. Es werden 8–10 sterile Tabletten à 100 mg subkutan, z.B. unter die Bauchhaut, implantiert. Die Wirkung hält je nach Resorption 4–6 Monate an und muß dann wiederholt werden.

c) *Kalziumkarbimidzitrat:* Bei Patienten mit zu starker Antabuswirkung oder auch in leichten Fällen ein gutes Mittel. Im Handel als *Dipsan®* („Lederle") oder *Temposil®*, Tbl. à 50 mg. Durchschnittsdosis: 1 Tbl. tgl.

d) *Metronidazol (Flagyl®):* Hemmt den Alkoholgenuß durch den dabei auftretenden Metallgeschmack und durch eine leichtere Antabuswirkung (Hemmung der Dehydrogenase; s.o.) und kann deshalb unter Zustimmung oder, da weniger gefährlich, evtl. unter Täuschung – z.B. als angebliches „Lebermittel" oder für eine angebliche Ureteritis oder Vaginitis – in einer Dosis von täglich 2 — 1 Tbl. à 250 mg verabreicht werden. Es gibt viel weniger schwere Blutdruckkrisen und eignet sich deshalb vor allem für schwer zu überwachende Patienten.

Delirium tremens

1. Sofortige absolute *Alkoholabstinenz.*
2. *Diazepam (Valium®):* Heute das beste Mittel, i.v. oder, wenn wegen Agitation des Patienten unmöglich, i.m. mit nachfolgendem Einmassieren, in leichteren Fällen 20 mg, in schweren Fällen bis zu 50 mg als Anfangsdosis. Beim Wiederauftreten der ersten Symptome Wiederholung in Dosen von (10–)20 mg.
3. *Bei evtl. Kollaps: Hydrocortison* 100–150 mg i.v. um die ausgefallene Nebennierenfunktion zu überbrücken, evtl. zusätzlich Noradrenalin-Infusion *(Arterenol®* 5–10 mg/500 ml).
4. *Unterstützung der Leberfunktion: Laevulose* 500 ml 10% und physiol. NaCl-Lösung (500 ml) pro Tag mit Zusatz von Vitamin B_1 (200 mg), *Vitamin* B_{12} (200–500 gamma) und Folinsäure (50 mg).
5. *Abschirmung gegen Infekte* (Pneumonie): tgl. 5 Mio. E Penizillin.

Korsakow: Gleiche Therapie, doch genügen hier kleinere Dosen Chlorpromazin (50–100 mg pro dosi). Von den Cortisonpräparaten allein sahen wir keinen Erfolg.

Brennspiritus enthält in der Schweiz keinen Methylalkohol, sondern 94 Vol.% Äthylalkohol, der mit 1,6% *Methyläthylketon* und 0,4% Methylisobutylalkohol vergällt ist. Diese Zusätze bewirken in dieser Konzentration keinerlei zusätzliche Giftwirkung.

Industriesprit enthält in der Schweiz 94% Äthylalkohol und nur 0,05% Methylalkohol, der praktisch in dieser Konzentration keine Rolle spielt und daneben 1% Benzol.

Schellack (Gummilack, Resina Lacca). Meist in Brennspiritus gelöste Harze. Können durch Trinken bei Kindern zu Alkoholvergiftungen und durch Klumpenbildung im Darm zu *Ileus* führen.

Thiuram: (Tetramethylthiuramdisulfid): Ein Abkömmling des *Antabus,* wird als *Fungizid* und als Akzelerator in der Gummiindustrie verwendet. Es hat die gleichen toxischen Eigenschaften wie Antabus und ruft bei akzidenteller Einnahme ohne Alkohol (Letaldosis ca. 0,5 g/kg KG) Nausea, Erbrechen, Durchfälle, Ataxie, Hypothermie, Hypotonie und schließlich eine aszendierende Paralyse mit evtl. tödlicher Atemlähmung hervor.

Therapie: Magenspülung, Natriumsulfat 30 g. Keine Fette wegen Fettlöslichkeit (Rizinus oder Milch verboten). Absolutes Verbot von Alkohol für mindestens 10 Tage. Im übrigen symptomatische Therapie.

Literatur

1 DRILL, V.: Pharmacology in medicine. 2. Aufl., New York 1958
2 THOMPSON, G.: Alcoholism. Springfield 1956
3 BÄTTIG, K.: Zum Problem des Alkoholismus in der Schweiz. Blaukreuz-Verlag, Bern 1967
4 MOESCHLIN, S., P. RIGHETTI: ,,Wine and Cirrhosis", Symposium 1969, Nordiska Bokhandelns Förlag Stockholm (1970) 301
4a BRUGSCH, H.: Vergiftungen im Kindesalter. Enke Stuttgart (1956) 5
4b GIMENEZ, E. R., u. MITARB.: Clin. Toxicol. 1 (1), (1968) 39–48
5 NEUMAYR, A.: Wien. Z. inn. Med. 40 (1959) 99
6 DICK, W., u. MITARB.: Dtsch. med. Wschr. 8 (1959) 311
7 ZIRKLE, G. A., u. MITARB.: J. Amer. med. Ass. 173 (1960) 1823
8 LEVAUX, P.: Contribution à l'étude du comportement psychomoteur de l'homme sous l'influence de l'alcool. (Méd. Légale, Univ, de Liège. Hrsg. von R. Marée, Nivelles (Belg.) 1957
9 SCHWARZ, F.: Die quantitative Alkoholbestimmung und ihre Bedeutung für Medizin und Rechtspflege, in ,,Alkoholfrage in der Schweiz". Hrsg. von St. Zurukzoglu 1946
10 KIESER, CH.: Schweiz. med. Wschr. 87 (1957) 542
11 WEINIG, E., W. SCHWERD: Fortschr. Med. 74 (1956) 497
11a LUSBANGH, CH.: Amer. J. Path. 18 (1942) 742
12 AUFDERMAUR, M.: Schweiz. med. Wschr. (1948) 560
13 PLETSCHER, A.: Helv. med. Acta 20 (1953) 100
14 BLEULER, E.: Lehrbuch der Psychiatrie. 5. Aufl., Springer, Berlin (1930) 207
15 HED, R., u. MITARB.: Acta med. scand. 171 (1962) 585
16 BLASS, B.: Amer. J. Med. 40 (1966) 283
17 MORSIER, G. DE, H. FELDMANN: Schweiz. med. Wschr. (1950) 465
18 SIEGENTHALER, W.: Schweiz. med. Wschr. 84 (1954) 213; Fürsorger 22 1954 2; Schweiz. Bl. Krankenpflege 47 (1954) 8
19 BÜTTNER, H.: Dtsch. Arch. klin. Med. 207 (1961) 1
20 TAYLOR, J. A. T.: Bull. Los Angeles neurol. Soc. 29 (1964) 158
21 BAN, T. A., u. MITARB.: Un. méd. Can. 95 (1966) 147
22 WARIS, E.: Nord, Med. 51 (1954) 455
23 MERLEVEDE, E.: Verh. vlaam. Acad. Geneesk, Belg. 22 (1960) 164
24 ALTHOFF, H.: Germ. med. Monthly 13 (1968) 180
25 WÖRNER, H.: Dtsch. med. Wschr. 79 (1954) 778
26 ZUCKER, D.: J. Amer. med. Ass. 153 (1953) 895
27 KELLAM. A. M. P., J. M. WESOLKOWSKI: Lancet 1968/I, 925

Weitere Alkohole

Propylalkohol ,,Propanol" (C_3H_7OH) und der **Butylalkohol** (C_4H_9OH) werden in der Industrie als Lösungsmittel gebraucht. Außer einem lokal reizenden Effekt haben sie ähnliche Wirkungen wie der Äthylalkohol. Der Isopropylalkohol führt schon bei niedrigeren Blutkonzentrationen als der Äthylalkohol zum Koma und kann daher heute, wo er in der Industrie weitgehend an die Stelle des Äthylalkohols getreten ist, zu Vergiftungen mit Koma führen (1). Die Therapie entspricht derjenigen der akuten Äthylalkoholvergiftung, die Prognose ist im allgemeinen gut.

Amylalkohol ($C_5H_{11}OH$) ist durch seinen sehr unangenehmen Geruch relativ wenig gefährlich, obschon seine Toxizität diejenige des Äthylalkohols übertrifft.

Äthylmerkaptan (C_2H_5SH): Ein in der Industrie selten verwendeter, farbloser, flüssiger Thioalkohol mit einem Siedepunkt von 36° und einem beißenden, stechenden Geruch (es werden noch $1/460$ Millionstel mg wahrgenommen). Er verursacht in niedrigen Konzentrationen Nausea, Erbrechen, Schwindel, Kopfschmerzen und leichte Albuminurie (2). Hohe Konzentrationen wirken narkotisch, wobei es zu Kollaps, Zyanose und Pulsanstieg kommt und Krämpfe in Erscheinung treten können.

Andere aliphatische und aromatische Merkaptane sind (3) experimentell untersucht worden und zeigen eine *analoge Wirkung* mit Ausnahme des zentral erregend wirkenden *Methylheptanthiols*.

Therapie: Siehe Benzin-Vergiftung.

Literatur

1 MCCORD, W. M., P. K. SWITZER, H. H. BRILL: Sth. med. J. 41 (1948) 639
2 v. OETTINGEN, W. F.: Publ. Hlth. Bull. 281 (1943) 1; Poisoning. Hoeber, New York (1952) 385
3 FAIRCHILD, E. J., H. E. STOKINGER: Amer. industr. Hyg. Ass. Quart 19 (1958) 171

Organische Säuren

Ameisensäure

HCOOH: Wird in der Industrie ausgedehnt verwendet, kommt aber auch in Pflanzen und Tiergiften (Ameisen) und in kleinen Mengen auch im normalen Organismus vor.
Die Ameisensäure entsteht beim Menschen in toxischen Mengen auch bei der Methanolvergiftung (s. dort). Die akzidentellen und suizidalen Vergiftungen haben in den hygienisch fortschrittlichen Ländern in den letzten Jahren stark zugenommen, da die 40–85%ige *Ameisensäure als Entkalker* für die heute sehr verbreiteten Luftbefeuchter verwendet wird. Die Schweizerische Giftkommission hat deshalb die Konzentration dieser Säure in den handelsüblichen *Entkalkern auf maximal 20% beschränkt,* die aber immer noch stark ätzend wirkt.
Die Dämpfe dieser stechend riechenden farblosen Flüssigkeit sind stark reizend für die Schleimhäute und führen zu Konjunktivitis, Lidödem und Rhinitis. Auf der Haut kommt es zu Entzündung und Ulzerationen. Oral eingenommen führt sie zu schweren *lebensgefährlichen Säureverätzungen,* zu schwerer *Azidose, Hämolyse* mit *Ansteigen des Bilirubins* und evtl. zu *Nierenschädigungen* wie in dem folgenden Fall:

Fall L. E., 32j. (KG 46275/1394, 1970)
Vorgeschichte: Ein 32jähriger Arbeiter trinkt am 12.11.1969 um 15.00 Uhr in suizidaler Absicht 100 ml 85%ige Ameisensäure. Er leidet seit Jahren an einem chronischen Asthma bronchiale. Sonst war er nie ernstlich krank.
Befunde: Beim Eintritt in die Klinik am 12. 11. 1969, 45 Minuten nach dem Ereignis, fanden wir einen blassen, stark schwitzenden Patienten, mit freiem Sensorium, dessen Kreislauf mit einem Blutdruck von 130/80 und einem gut gefüllten, regelmäßigen Puls von 84 kompensiert war. Als Hauptbefund stellten wir Verätzungen an den Lippen, der Zunge und der Mundhöhle fest, aus welcher massiv dunkles Blut strömte. Die physikalische Untersuchung von Herz und Lungen ergab außer einem verlängerten Exspirium und vorwiegend trockenen RG keinen pathologischen Befund. Bei der Palpation des Epigastriums klagte der Patient über einen sehr starken Schmerz. Die Untersuchung des Abdomens sowie der übrige internistische Status zeigten keinen pathologischen Befund, insbesondere waren Leber und Milz nicht vergrößert, Nierenlogen und Blase frei.
Laborbefunde: Beim Eintritt Hb 14,7 g%. Leukozyten 7'500 mit normaler Verteilung. Hämatokrit 48%. SR 3/8 mm. Blutzuckerprofil normal. Quick 60%. Ges. Eiweiß 6,4 g%. Bilirubin 2,1 mg%. Harnstoff 50 mg%. Elektrolyte normal. Alkalireserve 15 mval/l. Blut-pH 7,24. Urinsediment: viele ausgelaugte Erythrozyten, freies Hb 2,9 g%. GOT 65 E., GPT 14 E. Alkalische Phosphatase 23 E. Cholesterin 233 mg%. EKG: Sinusrhythmus, Mitteltyp, partieller Rechtsschenkelblock.

Therapie und Verlauf: Beim Eintritt in die Klinik erhielt der Patient sofort ein Milch-Eiweiß-Magnesium-Usta-Getränk, nachträglich zusätzlich zur Schmerzstillung *Novesin®*. Zur Sedierung verabreichte man *Valium®* und zur antibiotischen Abschirmung *Penizillin/Streptomyzin®* und *Pyopen®*. Nach Infusion von 1000 ml 4%igem Natriumbicarbonat normalisierten sich innerhalb 4 Stunden Blut-pH und die Alkalireserve. Zur Verhinderung von Ösophagusstrikturen haben wir ab 2. Tag eine Kortisontherapie mit täglich 200 mg *Ultracortenol-H.* eingeleitet. In den ersten Tagen war der Allgemeinzustand des Patienten sehr schwer, und der Patient befand sich in akuter Lebensgefahr. Es entwickelte sich durch die resorbierte Ameisensäure eine *deutliche Hämolyse* und Abfall des Hämoglobins auf 10,9 g% und *Ansteigen* des *Bilirubins* auf 2.09 mg%. Durch diese Hämolyse stiegen die Retikulozyten in den folgenden Tagen auf maximal 76%₀ an. Das *Serumeisen* war mit 115 g% im Normbereich. Durch die in den Nieren ausgeschiedene Ameisensäure oder ihre Stoffwechselprodukte kam es zu einer *deutlichen Hämaturie* mit Ansteigen des *Harnstoffes* auf maximal 351 mg% am 16. Tage. Das therapeutische Prozedere sowie der klinische Verlauf während der gesamten Hospitalisation sind in Abbildung 64 zusammengefaßt. Vom 9. Tage an kam es zur massiven Abstoßung der nekrotischen Schleimhaut, wobei ganze Fetzen erbrochen wurden. Die erste Röntgenuntersuchung war erst am 15. Krankheitstag möglich und ergab eine blinde Ösophagusfistel in der Höhe der Bifurkation sowie eine sackförmige Ausstülpung im unteren Drittel des Ösophagus. Daneben bestand eine Ausweitung des gesamten Ösophagus mit schwerster Destruktion der Schleimhaut (siehe Abb. 65). Zwei Tage später, am 17. Krankheitstage, trat eine schwere Melaena mit Hämoglobinabfall bis 5,3 g% auf. Gleichzeitig stellten wir ein perikarditisches Reiben fest. Der Serumharnstoff stieg auf 330 mg%, das Serumkreatinin auf 3,8 mg%. Nach 12 Bluttransfusionen und weiterer antibiotischer Abschirmung und Cortisontherapie besserte sich der Zustand des Patienten. Die am 30. Krankheitstag durchgeführte Ösophagus- und Magenpassage zeigte einen weniger stark dilatierten Ösophagus mit weiterhin schwersten Schleimhautdestruktionen und Ulzerationen. Auf den am 55. Krankheitstage angefertigten Röntgenbildern kam die Fistel in der Höhe der Bifurkation

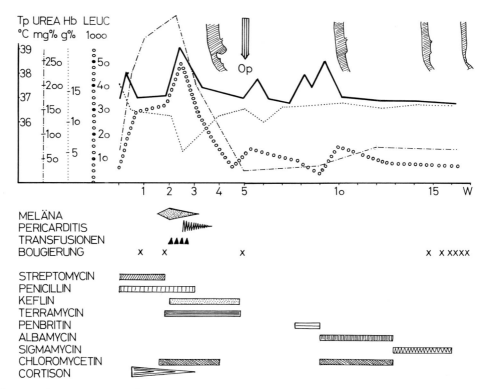

Abb. 64. *Schwerste Ameisensäurevergiftung* (85%ige Lösung) bei einem 32jährigen Manne.
Die Kurve zeigt deutlich die verschiedenen Phasen der Vergiftung:
Ulcerationen und *Zerstörungen des Ösophagus, Hämolyse* (1. Abfall des Hämoglobins) und *toxische Nephropathie* (Urea-Anstieg in der ersten Phase bis 300 mg%) sowie die Spätkomplikationen, d. h. *Melaena, Mediastinitis* und *Perikarditis*. Ein halbes Jahr später mußte ein artefizieller Oesophagus angelegt werden.

sowie die Taschenbildung im unteren Ösophagusdrittel unverändert zur Darstellung.
Die Ernährung erfolgte bis zum 63. Krankheitstage ausschließlich parenteral. Der Patient hatte mehr als 10 kg an Gewicht abgenommen. Zur Durchführung einer Gastrostomie zwecks Umstellung auf Sondenernährung verlegten wir den Patienten auf die chirurgische Abteilung. Von dieser wurde auch die Ösophagusbougierung von diesem Zeitpunkt an durchgeführt. Ein septisches Zustandsbild 3 Wochen postoperativ konnte mit *Chloromycetin®*, *Streptomycin®* und *Albamycin®* beherrscht werden. Die Ösophagus-Magen-Passage am 111. Krankheitstage zeigte eine starke klinische Besserung. Die Fistelbildung in der Bifurkationshöhe sowie die Ausstülpung im distalen Ösophagusdrittel konnten röntgenologisch nicht mehr nachgewiesen werden. Es bestand lediglich noch eine Engstellung des Ösophagus im distalen Drittel (Abb. 66). 4 Monate nach Krankheitsbeginn konnte jegliche medikamentöse Therapie abgebrochen werden. Die Umstellung auf Normalkost wurde sehr gut ertragen. Der Patient konnte in subjektiv beschwerdefreiem Zustand nach Hause entlassen

werden. Die Bougierung des Ösophagus wurde ambulant durch einen ORL-Spezialisten fortgesetzt.
Ein halbes Jahr später mußte infolge der zunehmenden Stenose ein *artefizieller Oesophagus* (Hochziehen des Colon transversum unter die Brusthaut) angelegt werden (fecit Prof. R. Berchtold, Chefarzt, Chir. Abteilung).

Epikrise: Dieser dramatische Fall zeigt mit aller Deutlichkeit die sehr *große Gefährlichkeit der Ameisensäure*, und die Industrie sollte sich unbedingt bemühen, harmlosere Entkalker zu führen. Eine analoge schwere Vergiftung sahen wir konsiliarisch im Krankenhaus Wattwil, dort bei einem 30j. Mann mit einer nur 28%igen Lösung.

Therapie: Siehe Säurevergiftungen, S. 173.
Für Toxizität der *Formiate* siehe: v. OETTINGEN, W. F.: Arch. industr. Hlth. 20 (1959) 517.

Literatur: siehe unsere Zusammenstellung in: ESCHER, J., U. KISSLING, S. MOESCHLIN: Festschrift Franz Borbely. Verlag Schweiz. Toxikologisches Informationszentrum, Zürich (1970) 43–50.

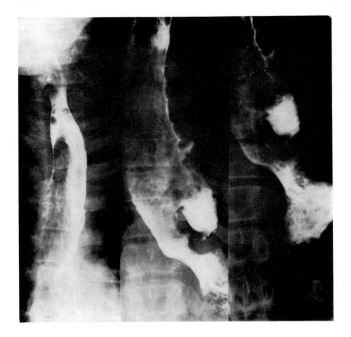

Abb. 65. 32jähriger ♂. *Schwere Ameisensäurevergiftung*. 15. Krankheitstag. Schwerste Schleimhautzerstörung und enorme Ausweitung des ganzen Ösophagus. Kleine blinde Fistel etwas unterhalb der Bifurkation und große, sackförmige Ausstülpung im unteren intrathorakalen Ösophagusdrittel nach links.

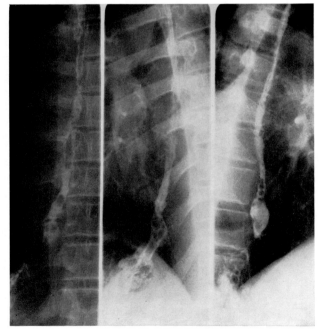

Abb. 66. 32jähriger ♂. *Schwere Ameisensäurevergiftung*. 111. Krankheitstag. Narbige Engstellung der distalen Hälfte des Ösophagus mit leicht verzögerter Passage. Die Ausstülpung im distalen Ösophagusdrittel ist nicht mehr feststellbar.

Oxalsäure

Vergiftungsquellen: Die Oxalsäure (COOH-COOH) selbst führt nur selten zu Vergiftungen, häufiger kommt ursächlich das *Kleesalz* (Kaliumoxalat) in Frage, das im Haushalt, im Gewerbe und in der Industrie vielfach zum Entfernen von Rostflecken, zum Bleichen, zum Beizen von Holz usw. gebraucht wird. Bei Kindern kann der übermäßige Genuß von *Sauerampfer* (Rumex acetosa) in seltenen Fällen zum gleichen Vergiftungsbild führen (1). In Kriegszeiten kommen immer wieder Todesfälle durch die Verwendung von *Rhabarberblättern* als Spinat vor. Erwähnt sei noch, daß es auch eine endogene, bisher unabgeklärte Oxalsäurevergiftung mit Kalziumoxalat-Schrumpfniere gibt (2, 3). *Bei chronischer Benetzung der Haut* kann es durch die Resorption zu schweren Gefäßschädigungen mit *Gangrän der Finger* kommen (4, 5). HOLSTEIN (5) sah experimentell bei Ratten Schädigungen der Arterien mit Zellinfiltraten, Intimaaufquellung und Thromben. Oxalsäure darf daher zum Bleichen von Holz nicht ohne Schutzmaßnahmen (Gummihandschuhe!) verwendet werden! *Spinatvergiftungen* bei Säuglingen beruhen nicht auf der darin enthaltenen Oxalsäure (0,8%) sondern auf den darin evtl. angereicherten *Nitraten,* die sich dann vor allem bei längerer Aufbewahrung in *Nitrite* zersetzen können (s. Natriumnitrit-Vergiftung).

Toxizität: Die gefährliche Menge wird mit 1–5 g angegeben; Todesfälle sind schon durch 5–15 g aufgetreten.

Rhabarber und Sauerampfer:

STREICHER (6) weist darauf hin, daß gerade bei Kindern beim Essen von rohen Rhabarberblättern nur wenig Oxalsäure aufgenommen wird und daß die Hauptgiftwirkung der Rhabarberblätter, vor allem im Frühjahr, auf ihrem hohen Gehalt an *Anthrachinonen* 0,5–1% beruht. In der giftigen nichtoxydierten Form rufen sie wie bei der Cortex frangulae starken Brechreiz hervor. Demnach wären vor allem die *Anthraglykoside* für die Giftwirkung des Rhabarbers und des Sauerampfers verantwortlich.

Vergiftungserscheinungen der Oxalsäure

Die Wirkung der Oxalsäure ist im Organismus einerseits wie bei jeder Säure eine direkte Ätzwirkung auf die Schleimhäute (Frühsymptome), anderseits kommt es nach der Resorption zu einer Verarmung des Gewebes an Kalzium, indem das Oxalion Ca an sich reißt und dann als Kalziumoxalat ausfällt. Wahrscheinlich kommt es dabei in der Niere durch die ausfallenden Kalziumoxalatkristalle zu einer Verstopfung der Nierenkanälchen mit Anurie oder Oligurie.

Akute Vergiftung

Frühsymptome: Nach der peroralen Einnahme treten sofort *heftige Magenschmerzen, Brennen in der Speiseröhre, Brechreiz und Erbrechen* von schwärzlichen Massen auf. Bereits in diesem Stadium kann $1/2$–1 Stunde nach der Giftaufnahme im tiefen Kollaps der Tod eintreten. Als Folge der starken Kalziumverarmung entwickeln sich evtl. schwere Krämpfe. Meistens überleben die Patienten dieses erste Stadium, und es treten anschließend die eigentlichen Spätsymptome der Vergiftung auf.

Spätsymptome: Zuerst kommt es zu einer *Oligurie,* in schweren Fällen besteht von Anfang an *Anurie.* Der evtl. noch ausgeschiedene Urin zeigt ein niederes spezifisches Gewicht, Albumen und im Sediment massenhafte Kalziumoxalatkristalle (Briefkuvertform) und einzelne Zylinder. Es entwickelt sich dann das typische Bild einer mehr oder weniger schweren *Urämie* mit Ansteigen des Rest-N und des Blutdrucks, wobei klinisch, wenn nichts von der Vergiftung bekannt ist, zuerst häufig an eine entzündliche Nephritis gedacht wird. Das negative Urinsediment (keine Erythro-, keine Leukozyten, nur vereinzelte Zylinder) sollte aber in solchen Fällen den Verdacht auf das Vorliegen einer Vergiftung lenken. Die Anurie kann tödlich sein, meistens erholen sich aber die Patienten wieder, wenn auch sehr langsam, und die Nierenfunktion kehrt allmählich, wie in dem untenstehenden Falle, vollkommen zurück. Häufig ist auch eine mäßige *Leberschädigung (Anstieg des Bilirubins auf 2–3 mg%, Ansteigen der Transaminasen auf 300–400 E).* Eine schwere Hämolyse gehört aber nicht dazu.

Fall M. H., 42j., Maler (KG 92/129, 1948)

Der Patient wird als Magenblutung eingewiesen, soll angeblich 2 Gläser schwärzliche Massen erbrochen haben.

Befund: Ordentlicher AZ, kein Erbrechen mehr. Auffallend das hohe Hb. von 20,8g% (Bluteindickung!) trotz der angegebenen Blutungen. Puls 90, ordentlich gefüllt, Blutdruck 110/70. Leukozyten 10100 (77% Neutro., davon 22% Stabkernige). *Diurese:* am 1. Tag löst Pat. gar keinen Urin, am 2. Tag 100 ml mit einem spezifischen Gewicht von 1009, am 3. und 4. Tag je 200 ml (spez. Gewicht 1009), am 5. Tag 250, am 6. Tag 600 ml, dann kommt die Diurese unter Infusionen und reichlicher Flüssigkeitszufuhr wieder deutlich in Gang. *Albuminurie* anfänglich 2%₀, geht dann auf 0,6–0,3%₀ zurück und verschwindet am 6. Tage. *Sediment* nur vereinzelte Zylinder, keine Ec, keine Leukozyten, massenhaft Oxalate. Rest-N im Blut steigt von 40 mg% beim Eintritt auf 124 am 8. Tag und fällt dann sukzessive wieder ab. Chloride nie erniedrigt, Xanthropotein maximal 45 (normal 20–30). SR am 2. Tag 15, am 12. Tag 45 mm, dann langsamer Rückgang auf 20 mm nach 4 Wochen. *Blutdruck* steigt von 110/70 am 1. Tag auf maximal 170/90 nach 14 Tagen und fällt dann allmählich wieder auf normale Werte ab. Kalzium leider erst am 8. Tag bestimmt, nicht erniedrigt, 10,4 mg%. Nierenfunktionsprüfung nach 3 Wochen: Verdünnung gut, Konzentration aber nur bis 1016, nach 4 Wochen wieder bis 1021. Entlassung nach 4 Wochen in gutem AZ.

Die Diagnose war anfänglich unklar, auf intensives Befragen gab Pat. schließlich nach 2 Wochen zu, daß er am Tage vor dem Klinikeintritt in suizidaler Absicht eine Tasse voll Wasser mit einer „Handvoll" Kleesalz zu sich genommen hatte. Anschließend seien sofort starke Magenschmerzen und Erbrechen schwärzlicher Massen aufgetreten.

Epikrise: In dem obigen Falle handelte es sich um eine typische Oxalsäurevergiftung, bei der die Initialsymptome eine Magenblutung vermuten ließen. Das klinische Bild gestattete anfänglich keine sichere Diagnose. Das erhöhte Hämoglobin (Bluteindickung) sprach gegen eine Blutung. Das Fehlen von Erythrozyten und Leukozyten im Sediment und vor allem das niedere spezifische Gewicht des Urins ließen trotz der Oligurie eine entzündliche akute Nephritis ausschließen. Das Geständnis des Patienten klärte schließlich die Diagnose.

Therapie

Akute Vergiftung

1. *Magenspülung mit Zusatz von reichlich Kalziumglukonat* oder *-laktat* zum Spülwasser. Zum Schluß führt man noch ein Depot einer Aufschwemmung von 40 g Kalziumglukonat durch den Schlauch ein. Wenn kein Kalziumglukonat zur Hand ist, sofortiges Trinkenlassen von Milch evtl. mit Zusatz von pulverisierter Kreide (Kalk!). Auch eine Spülung mit 300 ml einpromilliger Kaliumpermanganatlösung und nachherige Instillation von 60 ml durch den Schlauch ist wirksam.
2. *I.v. Injektion von 20 ml 20%igem Kalziumglukonat,* nach 1 Stunde zu wiederholen; beim Auftreten von Krämpfen weitere Injektionen.
3. *Sofortige Dauertropfinfusion von 5%iger Lävuloselösung,* ca. 2 l/24 Stunden plus 2 Amp. *Lasix®,* um die Diurese anzuregen und das Ausfallen von Kalziumoxalat in den Harnkanälchen möglichst zu verhindern.
4. *Schocktherapie* s. S. 15.
5. *Spätfälle mit bereits eingetretener Nierenschädigung:* siehe *Peritoneal-* oder *Hämodialyse* S. 23.

Chronische Vergiftung

Aus der Literatur sind uns nur wenig Fälle bekannt. BEHRE (7) berichtet über ein 12jähriges Mädchen, dem monatelang Natronkleesalz verabreicht worden war. Das Kind erkrankte mit Kopf- und Magenschmerzen, Erbrechen schwärzlicher Massen und einer auffallenden Braunfärbung der Fingernägel und Steifigkeit der Glieder. HOWARD (8) erwähnt einen Fall, bei dem während längerer Zeit immer wieder die Dämpfe heißer Oxalsäure eingeatmet wurden, wobei es zu starker Abmagerung mit einer chronischen Entzündung der oberen Luftwege, hartnäckigem Husten sowie „Magenblutungen" mit Erbrechen, blutigen Stühlen, Albuminurie und auffallenden Schmerzen in der Lendengegend kam. GROLNICK (4) erwähnt einen Arbeiter, der während 2 Jahren Fußböden mit Oxalsäure reinigte und dann mit einer *Gangrän der Finger* erkrankte, HOLSTEIN (5) einen ähnlichen Fall eines Schreiners, der nach 2 Jahren Kontakt Fingernekrosen zeigte.

Therapie u. Prophylaxe (chronische Vergiftung)

Kleesalzlösungen dürfen nur bei Schutz der Hände mit Gummihandschuhen verwendet werden. Bei Anzeichen von Schädigungen Verbot des Weiterarbeitens und intensive Behandlung mit gefäßerweiternden Mitteln (z.B. *Azapetin = Ilidar®* „Roche"), Wechselbäder, Procainblokkade usw.

Literatur

1 VOLLMER, H.: Samml. Vergiftungsf. 10 A 816 (1939) 175
2 VISCHER. W.: Schweiz. Z. Path. 10 (1947) 285
3 ZOLLINGER, H.U., H.ROSENMUND: Schweiz. med. Wschr. 82 (1952) 1261
4 GROLNICK, M.: N.Y. med. J. 29 (1929) 1461
5 HOLSTEIN, E.: Arch. Toxikol. 19 (1961) 1
6 STREICHER, E.: Dtsch. med. Wschr. 89 (1964) 2379
7 BEHRE, A.: Samml. Vergiftungsf. 2, A 61 (1931)
8 HOWARD, C.D.: J. industr. Hyg. 14 (1932) 283

Oxalchlorid ($COCl \cdot COCl$): Eine bei 63°C siedende farblose Flüssigkeit, die als Dampf eingeatmet die Schleimhäute stark reizt, verursacht Husten, Nausea, Erbrechen, Appetitverlust, Müdigkeit und schon nach kleinen Anstrengungen auftretende Atemnot.

Vergiftungen mit Essig-, Zitronenoder Milchsäure

Das *Vergiftungsbild* und die *Therapie* dieser nur seltenen (Anwendung in verdünntem Zustande!) organischen Säurevergiftungen entsprechen den anorganischen Säurevergiftungen, auf die hier verwiesen sei (S. 173). Bei Einnahme von größeren Mengen der konzentrierten Säure können, vor allem bei Kindern, tödliche Vergiftungen vorkommen.

Zitronensäure: ZANGGER (1) berichtete über einen tödlichen Fall mit 25 g Zitronensäure. Hier kommt es wie bei der Oxalsäure zu einem starken Abfall des ionisierten Serum-Kalziums. Todesfälle sind auch bei protrahierten Transfusionen von zitriertem Blut oder Plasma vorgekommen (2).

Milchsäure: FÜHNER (3) sah eine 27j. Frau, bei der irrtümlich statt Magnesiumsulfat bei der Duodenalsondierung 100 ml einer 33proz. Milchsäurelösung eingegeben wurden. Es kam zu den typischen Erscheinungen einer schweren Säurevergiftung. Trotz sofortiger energischer Therapie kam es zum Exitus nach 12 Stunden.

Essigsäure: Gefährlich ist vor allem der „Eisessig" („Essigessenz"), der 96–100% Essigsäure enthält und der unverdünnt eine schwere evtl. bei 20–50 g tödliche typische Säurevergiftung zur Folge haben kann (4), dabei kann es zu Hämolyse kommen. In der Atemluft sollte die MAK 10 ppm nicht übersteigen.

Essigsäure-Anhydrid: Führte in einem unserer Fälle bei akzidenteller Einatmung zu schwerster akuter *„asthmoider Bronchitis"* mit beginnendem *Lungenödem* und akuter Reizung der Konjunktiven und Nasenschleimhaut. Besserung nach 12 Stunden.

Tartarsäure: führt, wenn eingeatmet (1 mg freie Säure pro ml), zu Arrosionen der Zähne (5).

Trichloressigsäure: wirkt stark ätzend!

Äthylazetat $CH_3COOC_2H_5$ (Essigester, Essigäther, Aether aceticus) wird als Riechmittel und wegen seines angenehmen Geruches als künstliches Fruchtaroma gebraucht. Es ist in diesen Dosen ungefährlich (MAK = 400 ppm). In größeren Mengen eingeatmet, wirkt es aber narkotisch und hat deshalb z. B. in geschlossenen Tanks schon zu tödlichen Unfällen geführt.

Butylazetat ($CH_3COOC_4H_9$) und **Amylazetat** ($CH_3COOC_5H_{11}$) werden als Lösungsmittel für Nitrozellulose gebraucht. Sie reizen die Schleimhäute und wirken in stärkeren Konzentrationen ebenfalls narkotisch (MAK = 200). Amylazetat kann evtl. ein *Lungenödem* auslösen!

Literatur

1 ZANGGER, H.: Persönliche Mitteilung
2 BUNKER, J. P., u. Mitarb.: J. Amer. med. Ass. 157 (1955) 1361

3 FÜHNER, H., W. BLUME: Medizinische Toxikologie. Thieme, Leipzig (1947) 147
4 KÄRBER, G.: Samml. Vergiftungsf. 11, A 848 (1940) 97
5 ELSBURY, W. B., R. C. BROWNE, J. BOYES: Brit. J. industr. Med. 8 (1951) 179

Urethan

Dieser *Karbaminsäureäthylester* ($NH_2COO.C_2H_5$) wurde ursprünglich als leichtes Hypnotikum gebraucht, ist aber beim Menschen in dieser Beziehung praktisch nicht wirksam, dagegen im Tierversuch bei intravenöser Injektion. Es war das erste chemotherapeutische Mittel, das neben dem Arsen und Colchizin eine einigermaßen selektive Mitosegiftwirkung (1) auf gewisse experimentelle Tumoren und beim Menschen auf die als neoplastische Erkrankungen aufzufassenden *chronischen Leukämien* (vor allem die chronisch myeloische Form) und *Myelome* zeigte. Bei anderen tumorösen Erkrankungen ist seine Wirkung leider nicht wesentlich. Die normale Dosierung beträgt 1,5 bis maximal 3 g täglich, höhere Dosen wirken schon deutlich toxisch.

Vergiftungserscheinungen: Beim normalen Menschen bewirkt das Urethan in den therapeutischen Dosen durch seine mitosehemmenden Eigenschaften ein oft fast vollkommenes Verschwinden der *Lymphozyten* (2), im Sinne einer sogenannten *Alymphozytose*, während die normalen Granulozyten (3) sowie die Erythrozyten und Thrombozyten für gewöhnlich nur leicht abfallen. Bei einem schon vorgeschädigten Mark (Knochenmetastase, frühere Röntgentherapie usw.) kann es aber zu schweren Granulozytopenien und bei langdauernder Verabreichung zu evtl. tödlichen Agranulozytosen führen (4), so daß bei therapeutischer Anwendung die Leukozytenzahl fortlaufend zu kontrollieren ist. Neben dieser Wirkung auf die blutbildenden Organe hat das Urethan aber auch eine schädigende Wirkung auf das *Myokard*, die *Leber* und auf das Zentralnervensystem und führt subjektiv zu Appetitlosigkeit, Nausea und Erbrechen. MARKOFF (5) sah bei einem mit Urethan behandelten Falle eine Trübung der Kornea durch die sich nadelförmig in derselben auskristallisierenden Kristalle. Vergiftungen durch absichtliche oder versehentliche Einnahme sind mir nicht bekannt. Interessanterweise vermag auch das Urethan wie alle anderen Mitosegifte und Zytostatika (Arsen, Röntgen- und Radiumstrahlen, Nitrogen mustard, TEM usw.) experimentell die Entwicklung von *Tumoren* auszulösen (Lungentumoren bei Mäusen: 6, 7, 8; bei Ratten: 9). Beim Menschen liegen aber noch keine sicheren Beobachtungen über Tumorentstehung vor. *Urethan* wird auch bei lokaler Applikation in evtl. toxischen Mengen resorbiert (10).

Literatur

1 HADDOW, A., W. A. SEXTON: Nature 157 (1946) 500
2 MOESCHLIN, S., J. MEILI: Schweiz. med. Wschr. (1947) 1351

3 PATERSON, E., U. MITARB.: Lancet 150 6402 (1946) 677
4 MOESCHLIN, S., A. BODMER: Blood 6 (1951) 242
5 MARKOFF, N.: Schweiz. med. Wschr. (1948) 987
6 HENSHAW, P. S., H. L. MEYER: J. Nat. Cancer Inst. 4 (1944) 523 u. 5 (1945) 415
7 NETTLESHIP, A., P. S. HENSHAW: J. Nat. Cancer Inst. 4 (1943) 309
8 MOESCHLIN, S., A. NAEF: Schweiz. med. Wschr. (1948) 458
9 GUYER, M. F., P. E. CLAUS: Proc. Soc. exp. Biol. (N.Y.) 64 (1947) 3
10 LEVY, L. L., T. W. DUKE: J. amer. med. Assoc. 162 (1956) 882

Glykole und Glykol-Derivate

Glykol ($HOCH_2CH_2OH$) und seine zahlreichen Derivate werden in der Industrie als Lösungsmittel, Schmiermittel, Füllungsmittel für hydraulische Systeme immer mehr verwendet. Sie sind bei gewöhnlicher Raumtemperatur nicht flüchtig und können daher nur bei peroraler Aufnahme oder beim Verdampfen durch Erhitzen zu Vergiftungen führen. Von praktischer Bedeutung ist vor allem der *Äthylenglykol (Glykol)* geworden, da er heute als *Kühlerantifrostmittel* weitgehende Verbreitung erlangt hat und so durch Verwechslungen oder absichtliches Trinken als „Alkoholersatz" zu tödlichen Vergiftungen führen kann. Auch der *Diäthylenglykol* ($CH_2OHCH_2OCH_2CH_2OH$) scheint recht giftig zu sein. ZEHRER (1a) sah schwere Vergiftungsfälle mit einem tödlichen Ausgang nach einem vermeintlichen „Glyzerin"-Klistier dieser Substanz, und in den USA kamen durch die Verwendung dieses Stoffes als Lösungsmittel für ein injizierbares Sulfonamidpräparat 1937 Massenvergiftungen mit 93 Todesfällen vor. In der Industrie werden vor allem noch *Glykolmonoäthyläther* („Cellosolve") (MAK = 200 ppm), *Glykolmonomethyläther* („Methyl Cellosolve") (MAK = 25) und *Diäthylenglykolmonoäthyläther* („Carbitol") verwendet. Für weitere zahlreiche Derivate sei auf die Tabelle von BORBÉLY (1) verwiesen.

Akute Vergiftung

Man nahm früher an, daß die Giftwirkung all dieser Substanzen auf der Umwandlung in Oxalsäure beruhe und daß durch den Ausfall von Oxalaten in den Nierenkanälchen ähnliche Nierenschädigungen wie durch die Oxalsäurevergiftung zustande kommen. Nach anderen Untersuchungen (2) scheint die Giftwirkung neben der narkotischen Wirkung auf der großen Verteilungsfähigkeit dieser zweiwertigen Alkohole im Körper zu beruhen. Es kommt wahrscheinlich zu schweren ausgeprägten Störungen der Osmose und des Wasserhaushalts, was sich vor allem in den Nieren in einer schweren Schädigung des resorptiven Nephrons und später auch des Glomerulus äußert. Daß es sich nicht bloß um eine Oxalsäurewirkung handeln kann, geht schon daraus hervor, daß der Blutkalziumspiegel keinen Abfall zeigt; dagegen ist das lokale Freiwerden von Oxalsäure in der Niere (3) wahrscheinlich möglich. Durch ihr goßes Diffusionsvermögen reichern sich die Glykole vielleicht (4) vor allem im Liquor an und führen zu schweren zentralnervösen Schädigungen. Die tödliche Dosis dürfte (4) bei ca. 100 ml Glykol liegen. Wir verfügen über keine eigenen Beobachtungen. In der Literatur (4) sind 18 tödliche Fälle, die bei Soldaten durch das *Trinken* von Glykol als Ersatz für Spirituosen zustande kamen, beschrieben. *Die Vergiftungserscheinungen treten rasch auf* und bestehen in *Kopfschmerzen, Schwindel, Trunkenheit und Somnolenz*; dazu gesellen sich *Reizerscheinungen* von seiten *des Magen-Darm-Kanals*, wie *Magenschmerzen, Erbrechen* evtl. *mit Durchfällen*. Bei schweren Vergiftungen tritt rasch *Bewußtlosigkeit,* dann ein tiefes Koma und schließlich Exitus innerhalb weniger Stunden ein. *Verläuft die Vergiftung mehr schleichend, so entwickeln sich analog der Oxalsäurevergiftung schwere Nierenschädigungen.* Es kommt zu einer Hämaturie und Albuminurie, schließlich zu Anurie und Urämie.

Pathologisch-anatomisch fanden PONS und CUSTER (4) in ihren Fällen im Gehirn von der einfachen Hyperämie mit Gehirnödem bis zu dem Bilde einer schweren chemisch bedingten „Meningo-Enzephalitis" alle Übergänge. Wenn die Vergiftung lange genug bestanden hat, so zeigen sich auch in der Niere schwere Schädigungen (2). JENSEN erwähnt (3) den Ausfall von feinen Oxalatkristallen in Gehirn und Niere.

Chronische Vergiftung

Bei chronischen Vergiftungen kann es zu toxischen *Enzephalopathien* und vielleicht auch zu Schädigungen des *Knochenmarks* kommen. Hierbei scheint vor allem der *Glykolmonomethyläther* zu ähnlichen Vergiftungen führen zu können wie das Benzol, vielleicht vor allem, weil er bei Verwendung zum Kragenstärken erhitzt und deshalb in größeren Mengen eingeatmet wurde (5). So erwähnt GREENBURG (6) Beobachtungen, bei denen es neben zentralen und peripheren nervösen Störungen (Tremor, Störungen der Merkfähigkeit, neurotische Erscheinungen) unter 16 von 19 Personen zu Blutveränderungen im Sinne von Makroplanie, Anämie, Thrombozytopenie und Linksverschiebung der Granulozyten kam. Andere (7, 8, 9) betonen, daß bei der chronischen Inhalationsvergiftung die psychischen Symptome im Vordergrund stehen: Kopfschmerzen, Vergeßlichkeit, Schwindel, Interesselosigkeit, Schlaflosigkeit oder abnormes Schlafbedürfnis, Appetitlosigkeit, Tremor usw.

Therapie

Bis zum Jahre 1965 war die Therapie ziemlich hoffnungslos. Dann berichtete erstmals WACKER (10) über 2 sehr schwere Fälle, die durch Äthanolinfusionen geheilt werden konnten.

1. *Magenspülung* mit Kaliumpermanganatlösung 1:5000.
2. *Sofortiges Eingeben von 50–60 ml Äthanol* per os, z.B. Kirsch, Whisky 100–150 ml, sofern noch möglich, dann *Äthanolinfusion* 5%ig zusammen mit 50 g Glukose pro Liter, total maximal 2–3 Liter in 24 Std., d.h. zu Beginn ca. 300 ml/Std., später weniger. (Der Mechanismus ist ein ähnlicher wie bei der Methanolvergiftung, d.h. eine Beanspruchung der Dehydrogenase für den Äthanolabbau, so daß der gefährliche Abbau des Äthanol-Glykols verhindert wird (11)). Sofern die Diurese gut bleibt und eine weitere Behandlung noch angezeigt ist, wird diese während 3 Tagen fortgesetzt.
3. *Überwachung der Elektrolyte* und der sich evtl. entwickelnden *Azidose*: Evtl. Korrekturen mit THAM oder Natriumbikarbonatlösung (s. Elektrolyt-Kap.).
4. *Zitrat-Therapie:* Debray (12) konnte im Tierversuch zeigen, daß eine Zitrattherapie die Letalität des Äthylenglykols stark herabsetzt (Bildung von Äthylenglykol-Zitrat). Empfohlene Dosierung beim Menschen 20 g tgl., z.B. 4×5 g p.o. evtl. durch Nasensonde, z.B. als Na-Zitrat. Heute durch Äthanoltherapie wohl überholt.
5. *Bei Niereninsuffizienz:* Peritonealdialyse oder Hämodialyse.

Literatur

1a ZEHRER, G.: Med. Klin. (1948) 369
1 BORBÉLY, F.: Erkennung und Behandlung der organischen Lösungsmittelvergiftungen. Huber, Bern (1946) 87
2 SCHOLTZ, J.: Klin. Wschr. 28 (1950) 69
3 JENSEN, H.: Nord. Med. (1947) 2391
4 PONS, C.A., R.P. CUSTER: Amer. J. med. Sci. 211 (1946) 544
5 HAMILTON, A.: Industrial toxicology. Oxford University Press, New York (1945) 632
6 GREENBURG, L.: J. industr. Hyg. 20 (1938) 134
7 DONLEY, D.E.: J. industr. Hyg. 18 (1936) 57
8 PARSONS, C.E., M.E.M. PARSONS: J. industr. Hyg. 20 (1938) 124
9 GROETSCHEL, H., D. SCHÜRMANN: Arch. Toxikol. 17 (1959) 243
10 WACKER, zit. nach Ch. Debray
11 PETERSON, D.I. u. MITARB.: J. Amer. med. Ass. 186 (1963) 955
12 DEBRAY, CH. u. MITARB.: Sem. Hôp. Paris (1968) 3001

1,4-Dioxan:  Diäthylendioxyd, ein organischer Glykolabkömmling, wird in der Industrie als Lösungsmittel für Nitro- und Azetylzellulose, für Harze, Lacke und Öle gebraucht. Bei langer Inhalation von größeren Konzentrationen kommt es zu Anorexie, Kopfschmerzen und Brechreiz. Wenn die Giftaufnahme nicht unterbrochen wird, führt das Dioxan schließlich zu schweren evtl. tödlichen Leberschädigungen (Lebernekrosen) (1) mit Lebervergrößerung, doch ohne Ikterus und zu einer hämorrhagischen Nephritis mit Anurie. In kleineren Konzentrationen bewirkt es bei chronischer Aufnahme leichte Blutveränderungen, wie Abfall der Erythrozyten (Anämie) und eine Zunahme der Stabkernigen (2). MAK = 100 ppm. Hohe Konzentrationen führen evtl. zu zerebralem Koma.

Therapie: wie bei der Trichloräthylenvergiftung.

Tetrahydrofuran (THF): Wird heute als sehr gutes Lösungsmittel in der Industrie in steigendem Maße verwendet. Es wirkt reizend auf die Schleimhäute und in größeren Mengen narkotisch. HOFMANN und OETTEL (3) sahen in ihren Tierversuchen keine Nieren- und Leberschädigungen. Vielleicht beruhen frühere Mitteilungen auf der Giftwirkung von evtl. sich nach längerer Zeit im THF bildender Peroxyde.

Therapie: s. Trichloräthylen-Vergiftung.

Nitroglykol: s. Nitro-Kohlenwasserstoffe.

Äthylenoxyd $\begin{array}{c} CH_2 \\ | \\ CH_2 \end{array}\!\!\!\diagdown\!\!\!\diagup O$: Der bei Zimmertemperatur gasförmige Stoff (MAK = 50 ppm) zeigt einen angenehmen aromatischen Geruch. Er wird zum Teil zur Bekämpfung von Ratten, Mäusen und anderem Ungeziefer verwendet (T-Gas, Äthox = 9 Teile Äthylenoxyd + 1 Teil CO_2, Cartox = 1 Teil Äthylenoxyd + 9 Teile CO_2). Die Vergiftungserscheinungen bestehen beim Menschen (4) in Kopfschmerzen, Nausea, Erbrechen, Singultus, Atemnot und Zyanose, Konjunktivitis und hartnäckigem Hustenreiz. In höheren Konzentrationen wirkt er narkotisch, und es kommt vielleicht durch Bildung von Aldehyd zu einem evtl. tödlichen Ausgang. Nach unserem Vorschlag ist von TILLING (5) bei einem solchen Fall die Alkalireserve untersucht worden, die sich als erniedrigt erwies. Bei direkter Einwirkung können vor allem durch wäßrige Lösungen schwere Haut- und Augenschädigungen auftreten. JACOBSEN (6) schlägt auf Grund von Tierversuchen vor, die MAK auf 50 ppm zu reduzieren (früher 100 ppm). Analoge Wirkung zeigen: *Isobutylenoxyd, Styroloxyd, Erythrendioxyd. Äthylenimin* ist als monomere Verbindung ungefähr gleich toxisch (7) wie Äthylenoxyd. Reines Polymeres wäre oral relativ harmlos, praktisch ist es jedoch immer mit Monomeren verunreinigt.

Propylenoxyd: Gleiche Wirkung, Toxizität nur $1/3$, d.h. MAK = 100 ppm (8).

Therapie: Da die Giftwirkung vielleicht auf einen ähnlichen Mechanismus wie bei der Methylalkoholvergiftung zurückzuführen ist, sollte die dort angegebene Therapie versucht werden.

Glyzerin ($C_3H_5(OH)_3$), ein dreiwertiger Alkohol, ist beim Erwachsenen bis zu 50 ml harmlos. Bei höheren Dosen oder bei den sehr empfindlichen Kindern kann es zu einem Rauschzustand mit Kopfschmerzen, Zyanose, Nierenschmerzen und blutigen Durchfällen kommen (9).
Prognose: gut ($2^{1}/_{2}$jähr. Kind mit 300 ml nach Koma genesen). Intrauterin ist Glyzerin als Abortivum verwendet worden.

Triazetin = Triazetat des Glyzerins: Siedepunkt von 258–259°C. Wird heute in der Industrie in ausgedehntem Maße als Weichmacher verwendet. Im Körper wird es wahrscheinlich als Glycerid ähnlich wie die Fette verseift und in Glyzerin und Essigsäure gespalten. Toxische Wirkungen oder eigentliche Vergiftungen sind mir aus der Literatur nicht bekannt.

Therapie: symptomatisch.

Literatur

1 BARBER, H.: Guy's Hosp. Rep. 84 (1934) 267
2 HAMILTON, A.: Industrial toxicology. Oxford University Press, New York (1945) 633
3 HOFMANN und OETTEL, H.: Naunyn-Schmiedeberg's Arch. exp. Path. Pharmak. 222 (1954) 233
4 METZ, E.: Ärztl. Sachverstztg. (Berlin) (1938) 155
5 TILLING, W.: Ärztl. Wschr. 9 (1954) 282
6 JACOBSEN, K.H. u. MITARB.: A.M.A. Arch. industr. Hlth. 13 (1956) 237
7 THIESS, A.M.: Arch. Toxikol. 21 (1965) 67
8 ROWE, V.K. u. MITARB.: A.M.A. Arch. industr. Hlth. 13 (1956) 728
9 BRUGSCH, H.: Vergiftungen im Kindesalter. Enke, Stuttgart (1956) 53

Aldehyde

Formaldehyd (HCHO): Die gasförmige Substanz ist von stechendem Geruch und führt daher nur selten zu Vergiftungen. Sie wird in großen Mengen bei der Fabrikation von Kunstharz gebraucht und ruft evtl. Reizungen der Nase, der Konjunktiven und des Rachens, nicht aber der tieferen Luftwege hervor. Vielfach wird Formaldehyd auch zur Raumdesinfektion benötigt. Unangenehm ist namentlich für Medizinalpersonen die stark sensibilisierende Wirkung, die zu hartnäckigen Ekzemen führen kann. Die MAK sollte 5 ppm nicht übersteigen.

Nachweis: Formaldehyd läßt sich mit dem Drägerschen Gasspürgerät rasch nachweisen.

Formalin: *Akute Vergiftung:* Klinisch häufiger sind suizidale Vergiftungen durch *Formalin*, d. h. der 35%igen wässerigen Lösung. Die tödliche Dosis liegt evtl. schon bei 10–20 ml. Das Formalin führt durch seine stark eiweißfällenden Eigenschaften zum Auftreten schwerer Nekrosen in Mund, Ösophagus, Magen und den oberen Darmabschnitten. Die subjektiven Erscheinungen gleichen daher sehr den Säurevergiftungen. Es kommt sofort zu starkem Brennen im Rachen, zum Auftreten von Würgekrämpfen und Magenschmerzen mit evtl. blutigem Erbrechen. Durch Resorption kann es zu Nierenschädigungen mit Albuminurie und Versiegen der Harnsekretion kommen. Typisch scheinen für die Vergiftung ferner Atemnot und das Auftreten von Beklemmungsgefühl in der Herzgegend zu sein. In schweren Fällen tritt rasch Bewußtlosigkeit (1) und evtl. Exitus ein; manchmal sterben die Patienten aber auch nach anfänglicher Erholung an den Folgen einer Magenperforation (2).

Chronische Vergiftung: Bei Arbeitern, die ständig in einer Formalinatmosphäre arbeiten müssen, kommt es gerne zu chronischer Konjunktivitis und Nasopharyngitis. Die Hauptgefahr bildet die bei vielen Personen eintretende Sensibilisierung der Haut, indem es häufig zu hartnäckigen Ekzemen kommt. Prophylaktisch die Hautschutzsalbe gegen Formaldehyd der „Fissan"-Werke.

Nachweis: 2 ml Urin werden im Reagenzglas mit 0,1 ml in 10%igem Natriumhydroxyd gelöstem 1%igem Phloroglucin vermischt. Hierbei entsteht bei Gegenwart von Formaldehyd eine rosa bis orangerote Verfärbung, die anfänglich immer mehr an Intensität zunimmt, um dann allmählich ins Violette überzugehen.

Therapie

1. *Sofortige Magenspülung,* wobei dem Spülwasser zur Neutralisierung 60–70 g Harnstoff und Kohle zugesetzt werden. Wegen des starken Würgens gelingt die Einführung der Sonde evtl. nur durch die Nase (dünne Sonde).
2. *Ammoniumkarbonat:* Zum Schluß durch den Magenschlauch 100 ml einer 2%igen Ammoniumkarbonatlösung eingeben + 20 g Harnstoff. Dadurch wird das Formaldehyd in das wenig giftige Hexamethylentetramin übergeführt.
3. *Harnstoff:* Eßlöffelweises Eingeben einer Lösung von 20 bis 30 g in Wasser.
4. *Alkalireserve:* Kontrolle der Alkalireserve, da Formaldehyd im Körper zum Teil in Methylalkohol übergeht und es denkbar wäre, daß, ähnlich wie bei der Vergiftung durch diesen Stoff, eine Azidose entsteht, die durch i.v. Zufuhr von Natriumlaktat oder -bikarbonat bekämpft werden könnte.
5. *Bekämpfung der Schmerzen:* Trinkenlassen einer $1/2$%igen Procainlösung, 20–30 ml, was evtl. alle 2–3 Stunden wiederholt werden kann. *Anästhesin®*-Tabletten, evtl. *Dilaudid®*. Evtl. *Schockbekämpfung,* siehe dort. *Kortison-Therapie:* siehe Säurevergiftung.
6. *Bekämpfung evtl. Sekundärinfekte:* siehe Säurevergiftung.
7. *Bei Inhalation von Formaldehyd:* Einatmen der Dämpfe einer verdünnten Ammoniaklösung.

Hexamethylentetramin (*Urotropin®*, *Amphotropin®*, *Zyklotropin®*): Alle diese Präparate sind relativ harmlos. Es ist aber *viel zu wenig bekannt, daß sie nie* (z. B. bei Zystopyelitis usw.) *mit Sulfonen kombiniert oder kurze Zeit nach einer Sulfonbehandlung verabreicht werden dürfen,* da, wie oben erwähnt, das Formaldehyd mit den Sulfonen in den Nierenkanälchen als unlösliche Verbindung ausfällt, was evtl. *vollständige Anurie* und durch Urämie den Tod der Patienten zur Folge haben kann, wie ich dies in zwei auswärtigen Fällen gesehen habe (siehe auch ALKEN und HELBIG (3, 4)).

Literatur

1 SCHEIDEGGER, S.: Samml. Vergiftungsf. 7 (1936) 627
2 BALÁZS, J.: Samml. Vergiftungsf. 2 (1931)
3 ALKEN, C. E.: Leitfaden der Urologie. Thieme Stuttgart 1955
4 HELBIG, D.: Ärztl. Wschr. 3 (1948) 521

Azetaldehyd (CH_3CHO): MAK = 200 ppm, hat eine ähnliche Wirkung wie Formaldehyd. Wahrscheinlich entsteht er bei der Zyanamid- sowie bei der Butyraldoxim-Vergiftung, bei der Vergiftung mit dem Tintling und bei der therapeutischen Verwendung des *Antabuse®* (Disulfiram und Tolbutamid, sofern nachher Alkohol getrunken wird, in vermehrtem Maße als Abbauprodukt. Wahrscheinlich spielt er auch bei der Metavergiftung eine Rolle. Bei chronischer Einatmung kommt es zur Vermehrung des interstitiellen Bindegewebes in der Leber und zu Gefäßschädigungen.

Paraldehyd $(CH_3CHO)_3$ wird als Schlafmittel verwendet. Die Vergiftung entspricht den Schlafmittelvergiftungen, siehe dort. Tödliche Dosis 25–30 g. Bei chronischer Anwendung Anämie, Verdauungsstörungen und psychische Störungen wie bei chronischer Schlafmittelvergiftung.
Bei *akuter Vergiftung* durch Dosen von 100 ml und mehr kommt es zu schwerer *metabolischer Azidose* (2) (die auch experimentell reproduziert werden kann), Behandlung siehe dort.

Akrolein (Allylaldehyd) $CH_2 = CH\text{-}CHO$ (MAK = 0,1 ppm!) ist ein die Schleimhaut sehr stark reizendes Gas, das bei der durch Hitze erfolgenden Zersetzung von Fetten und Glyzerin auftritt. Gefährlich kann es vor allem beim Schweißen von Fett- oder Ölkesseln durch die hier erfolgende Anreicherung des Gases in den engen Kesselräumen werden. Es ist noch toxischer als Formaldehyd. KOELSCH (1) beschrieb 2 Vergiftungsfälle beim Schweißen eines Rapsöltankes, wovon der eine tödlich endete.

Therapie: siehe Formalin.

Literatur

1 KOELSCH, F.: Zbl. Gew.-Hyg. 5 (1928) 353
2 GUTMAN, R. A.: Am. J. Med. 42 (1967) 435

Metaldehyd $(CH_3CHO)_4$ ist ein weißes, in Wasser unlösliches Polymerisationsprodukt, das unter dem Namen „*Meta*" als „Trockenspiritus" vielfach verwendet wird. Es führt namentlich dadurch zu Vergiftungen, daß die weißen Tabletten evtl. von Kindern genascht werden, doch kommen auch Suizidfälle vor (1). Metaldehyd wird auch vermengt mit Kleie und anderen Lockmitteln zur Bekämpfung der Schnecken verwendet (*Satan®* usw.) und kann auch so durch Verwechslung zu Vergiftungen führen. LÜDIN (2) hat zwei Mordfälle mitgeteilt.

Das gefährliche Metaldehyd sollte heute als Brennstoff unbedingt durch ungefährliche andere feste Kohlenwasserstoffe ersetzt werden, wie ein solcher z. B. in Österreich schon als *Tus®*, der als aktiven Bestandteil vor allem Hexamethylentetramin enthält, im Handel ist. Obschon dieser beim Verbrennen in kleinen Mengen Zyan abgibt, ist er harmloser, und ich habe nie Vergiftungen davon gesehen.

Giftwirkung und toxische Dosis: Metaldehyd wandelt sich unter der Einwirkung der Magensalzsäure in Azetaldehyd und wahrscheinlich noch in andere giftige Produkte um. Die tödliche Dosis liegt für den Erwachsenen evtl. schon bei einer Tablette (= 4 g), und für Kinder kann bereits eine halbe Tablette lebensgefährlich werden.

Vergiftungserscheinungen

Infolge der starken Reizwirkung auf die Magenschleimhaut tritt zuerst eine hämorrhagische Gastritis in Erscheinung, die zu Nausea, Erbrechen und leichten Magenschmerzen führt. Durch die Resorption treten dann im Verlaufe von 1 bis mehreren Stunden auch zentrale Reizerscheinungen mit Reflexsteigerung, Muskelrigidität, Krämpfen, namentlich der Gesichtsmuskulatur (Trismus und Zungenbiß), aber auch epileptiforme Krämpfe der Körpermuskulatur mit Opisthotonus, Atemstillstand und Zyanose auf. Gelegentlich werden anfänglich choreatische Muskelzuckungen beobachtet. Chvostek und Trousseau sind positiv. Das Sensorium bleibt anfänglich klar, dann tritt Verwirrtheit, später evtl. Bewußtlosigkeit auf. Die epileptiformen Krämpfe können sich während mehreren Tagen wiederholen und sind oft mit Temperatursteigerungen bis zu 40°C verbunden. Das Blutbild zeigt eine Leukozytose mit Linksverschiebung. Im Urin fällt die Reaktion auf Eiweiß und Azeton gewöhnlich positiv aus. Das Sediment ist reich an Zylindern. Im Anschluß an die Vergiftung sieht man oft langdauernde schwere Störungen der Merkfähigkeit, und meistens besteht für die Vergiftung selbst eine retrograde Amnesie. Leberstörungen scheinen nicht vorzukommen (1). Das EEG zeigt schwere Veränderungen (3).

Vergiftung durch Metadämpfe: Beim Abkochen in Zelten, Biwaks und Iglus kann es bei mangelnder Ventilation durch Einatmen der Dämpfe zu leichten bis schweren Vergiftungen kommen. So beobachtete ich mehrmals Somnolenz, unkoordinierte Bewegungen, Nausea, Schwindel und in Einzelfällen sind mir von Soldaten auch Fälle von Koma und Auftreten von Krämpfen gemeldet worden. Die Kochstellen für Metabrenner sind deshalb von dem eigentlichen Biwak abzutrennen und gut zu ventilieren!

Therapie

Wird man telephonisch avisiert und ist der Patient noch bei Bewußtsein, so zwinge man sofort zum Trinken von 15 g Kochsalz (= 1 gehäufter Suppenlöffel) auf 1 Glas warmes Wasser, um Erbrechen hervorzurufen (wenn nötig zusätzliche Reizung der Rachenhinterwand) und lasse dies bis zum Eintreffen des Arztes mehrfach wiederholen.

1. *Magenspülung* mit lauwarmer isotonischer Natriumbikarbonatlösung (zur Neutralisation des HCl) unter Zusatz von reichlich Carbo medicinalis. Die Spülungen sind evtl. 2–3mal täglich zu wiederholen, da Tablettenreste sehr lange im Magen haftenbleiben. Cave Milch oder Eier, da fettlöslich!
2. *Salinische Abführmittel*: Am Schluß durch den Magenschlauch 2 Eßlöffel Natriumsulfat eingeben, ferner *Paraffinöl* 3 ml/kg. Kein Rizinusöl, da fettlöslich!
3. *Azidosebekämpfung* wie bei der Methylalkoholvergiftung, s. dort, zusammen mit *reichlich parenteraler Flüssigkeitszufuhr*, forcierte Diurese mit Mannitollösung und *Lasix®*, s. dort S. 34. *Kein Alkohol!*
4. *Gegen die Krämpfe*: Beruhigungsmittel, vor allem *Chloralhydrat* als Klysma (3 g beim Erwachsenen), evtl. *Luminal®* 0,2 g i.m. Bei ganz schweren Fällen *Diazepam (Valium®)* je nach Alter und Schweregrad 10–20 mg i.v. und Wiederholung nach Bedarf.
5. *Bei Koma und Zyanose*: Sauerstoff, evtl. Intubation und künstliche Beatmung mit Kurarisierung. Evtl. Tracheotomie. *Exchange-Transfusion* soll evtl. lebensrettend wirken können, vor allem bei Kindern.
6. *Bei Hyperthermie*: Siehe im einleitenden Kapitel, S. 17.

Literatur

1 VISCHER, A.: Schweiz. med. Wschr. (1935) 827
2 LÜDIN, M.: Schweiz. med. Wschr. 88 (1958) 389
3 CHRISTEN, J.P., M.JACCOTTET: Rev. méd. Suisse rom. 77 (1957) 657

Tetramethylendisulfotetramin: In der Industrie werden sehr viele Kondensationsprodukte des Formaldehyds verwendet. Die Kondensationsprodukte mit Sulfonen galten bisher als harmlos, sie wurden ja auch therapeutisch, z.B. *Formo-Cibazol®*, wegen ihrer schlechten Resorbierbarkeit als gute Darmdesinfektionsmittel bei Cholera und Enteritiden verwendet. HAGEN (1) konnte aber beobachten, daß unter Umständen bei der Herstellung von solchen Kondensationsprodukten auch giftige Verbindungen auftreten können. Sehr wahrscheinlich handelt es sich dabei um das Tetramethylendisulfotetramin. So sah er bei der Inhalation des Staubes von mit solchen Kondensationsprodukten des Formaldehyds imprägnierten Fasern in einer Matratzenfabrik schwere Vergiftungsfälle. Die Vergiftung trat nach einer Latenz von mehreren Stunden auf und äußerte sich in Kopfschmerzen, Magenbeschwerden, Erbrechen, Bewußtlosigkeit und schweren epileptiformen Krämpfen. Das Vergiftungsbild entspricht also weitgehend der oben geschilderten Metaldehydvergiftung, Therapie siehe dort.

Literatur

1 HAGEN, J.: Dtsch. med. Wschr. 75 (1950) 183

Glycidaldehyd (Epihydrinaldehyd):

$$H_2C - \underset{H}{\overset{O}{\overset{|}{C}}} - C\overset{O}{\underset{H}{\diagdown}}$$

Eine farblose Flüssigkeit von stechendem Geruch, wird in steigendem Maße in der chem. Industrie und beim Gerben von Leder verwendet. Experimentell ist es mäßig toxisch sowohl bei Einnahme, Inhalation oder perkutaner Resorption. Durch seine eiweißfällende Eigenschaft kann es zu Haut- und Schleimhautreizungen führen, eventuell zu Lungenödem und Schock. In toxischen Dosen führt es zu Miosis, Lakrimation und Salivation, Lungenödem; evtl. auch zu Leber- und Nierenschäden und Leukopenie. Beim Menschen sind schwere Vergiftungen meines Wissens noch nicht beobachtet worden.

Literatur

1 HINE, C.H. u. MITARB.: Arch. environm. Hlth. 2 (1961) 23

Ketone

Azeton: Das $CH_3CO \cdot CH_3$ ist ein relativ harmloser Stoff (MAK = 1000 ppm), der nur sehr selten zu akuten Vergiftungen führt. Azeton wird in der Industrie vor allem als Lösungsmittel für Fette, Zellulose und für Reinigungsmittel benützt. Die Aufnahme erfolgt durch die Lungen oder enteral bei versehentlicher oder absichtlicher Einnahme. Die von uns klinisch beobachteten 2 Fälle zeigten außer einem brennenden Gefühl im Mund und Rachen keine Vergiftungserscheinungen, obschon in einem Falle bis zu 50 ml Azeton eingenommen worden waren. GREENBURG (1) fand bei den Arbeitern in einem Betrieb, welche in einer Atmosphäre arbeiteten, die bis zu 45 ppm Azeton enthielt, keine Vergiftungserscheinungen, obschon alle Arbeiter Azeton im Urin ausschieden. SACK (2) sah eine akute Vergiftung mit langdauernder Narkose und Erbrechen. HARRIS (3) beobachtete 2 Fälle, die durch Inhalation (Azeton-Plastikverbände) nach einer typischen *Latenzzeit* von 6 Stunden mit Erbrechen, schließlich unter Blutbeimengung, Stupor, Kußmaulscher Atmung, Durst und Kollaps erkrankten. Siehe auch (4).

Therapie

Bekämpfung der Azidose mit Natriumlaktat- oder Natriumbikarbonat-Infusionen, evtl. Butlerscher Lösung. Kontrolle der Alkalireserve. Ferner Überwachung der Atmung, evtl. künstliche Beatmung.

Butanon (Methyläthylketon) (MAK = 200 ppm) und

Pentanon (Methylpropylketon) (MAK = 200 ppm): Beide Stoffe haben eine deutlich narkotische Wirkung.

Keten ($CH_2=CO$)

Keten wird in der Industrie vor allem als Azetylierungsmittel gebraucht. Diese Verbindung ist ungefähr ebenso toxisch wie *Phosgen,* und auch das klinische Bild mit Lungenödem entspricht praktisch der Phosgenvergiftung, nur daß dazu noch eine stark reizende Wirkung auf die Schleimhäute kommt (5). Die letztere Eigenschaft erklärt, warum eigentliche Vergiftungen relativ selten sind. Die Therapie entspricht derjenigen der *Nitrose-Gasvergiftung,* S. 147.

Literatur

1 GREENBURG, L., M.R.Mayers, L.J.GOLDWATER, W.J. BURKE: Industr. Hyg. Bull., Albany 18, May 1939
2 SACK, G.: Arch. Gewerbepath. Gewerbehyg. 10 (1940) 80
3 HARRIS, L.C., R.H.JACKSON: Brit. med. J. 2 (1952) 1024
4 RENSHAW, P.K., R.M.MITCHELL: Brit. med. J. 1 (1956) 615
5 WOODSTER, H.A. u. MITARB.: J. industr. Hyg. 29 (1947) 56

Äther

Der **Diäthyläther** ($C_2H_5OC_2H_5$) ist ein typisches Narkosegift (MAK = 400 ppm), das durch seine medizinische Verwendung allgemein bekannt ist. Für nähere Ausführungen sei deshalb auf die einschlägige Narkoseliteratur verwiesen.

Nachweis: Kann im Blut durch die Gaschromatographie (1) nachgewiesen werden. In der Ausatmungsluft mit dem Drägerschen Gasspürgerät.

Vergiftungsmöglichkeiten: Er wird in der Industrie als gutes Lösungsmittel für Nitrozellulose und Fette häufig verwendet, doch meistens nur in geschlossenen Apparaten, so daß Vergiftungen selten vorkommen. Auch die sog. Äthersucht, d.h. das absichtliche Trinken von Äther, evtl. gemischt mit Alkohol, ist heute ein seltenes Vorkommnis. Sowohl bei oraler Einnahme als bei Inhalation der Dämpfe durchläuft die Vergiftung alle Stadien der typischen Narkose, d.h. zuerst ein Exzitationsstadium mit euphorischer Stimmung, dann folgt allmählich eine tiefe Narkose, wobei zuerst vor allem die Großhirnrinde betroffen wird. Bei sehr hohen Konzentrationen und längerer Einwirkung kann es schließlich zu Exitus durch Lähmung des Atemzentrums kommen. Die eingeatmeten Ätherdämpfe wirken reizend auf die Bronchialschleimhäute; die Ausscheidung erfolgt vor allem durch die Atemluft, was in Zweifelsfällen rasch die Diagnosestellung durch den charakteristischen Geruch gestattet. In den von uns beobachteten Vergiftungsfällen, bei denen Äther in suizidaler Absicht eingenommen worden war, sahen wir keine Todesfälle. Die eingenommene Menge betrug in einem Falle ein Trinkglas und führte zu einer vorübergehenden tiefen Narkose. *LD* p.o. ca. 30 ml oder darüber.

Chronische Vergiftung: Der wiederholte Genuß von Äther führt zu den gleichen Schädigungen wie der chronische Alkoholismus, d.h. zu Polyneuritiden und evtl. korsakowähnlichen Bildern. Chronische Vergiftungen durch Inhalation kleinerer Mengen über längere Zeit sind wahrscheinlich selten, sie führen zu Kopfschmerzen, allgemeinen neurasthenischen Symptomen, Appetitlosigkeit, Abmagerung und psychischen Störungen. Selten ist die *Äthersucht*.

Therapie

In leichteren Fällen erwachen die Vergifteten nach einer gewissen Zeit mit den typischen Katererscheinungen, so daß eine Therapie nicht nötig ist. In Frühfällen wird man eine Magenspülung vornehmen und Paraffinöl eingeben; ist die Narkose schon eingetreten, so ist sie wegen der Gefahr der Aspiration besser zu unterlassen. Bei Fehlen der Pupillenreflexe und Verschlechterung der Atmung Injektion von *Micoren*® i.v., Sauerstoff, evtl. Intubation und künstliche Beatmung.

Literatur

1 SCHLUNEGGER, U.P.: J. Chromatogr. 27 (1967) 237
2 LEHMANN, K.B., F. FLURY: Toxikologie und Hygiene der technischen Lösungsmittel. Berlin (1938) 248

Aliphatische Kohlenwasserstoffe

Benzin („Gasoline"), Petrol, Rohöl, Heizöl

Aus dem Rohpetrol (MAK = 500 ppm) werden durch Destillation verschiedene Produkte von aliphatischen Kohlenwasserstoffen gewonnen, die vor allem im Vergleich zu den giftigen zyklischen Verbindungen (Benzolate) relativ ungiftig sind. Leider ist es dadurch, daß in verschiedenen Sprachen das Wort „Benzin" zum Teil auch für Benzol gebraucht wurde, zu Verwechslungen mit dem gefährlichen Benzol gekommen. Das *Leichtbenzin* (Petroläther, Gasolin) enthält vor allem die Kohlenwasserstoffe mit niederem Siedepunkt, das toxischere *Schwerbenzin* die höheren Kohlenwasserstoffe und Paraffine mit höheren Siedepunkten. Auch das „mineral seal oil", das als Lösungsmittel für Möbelpolituren, z.B. „Old English red furniture polish", gebraucht wird, besteht aus aliphatischen Kohlenwasserstoffen von höherem Molekulargewicht. Es hat vor allem bei Kindern (1) zu Vergiftungen geführt. Chemisch besteht das Handelsbenzin vor allem aus Hexan, Heptan und Oktan.

Vorkommen: Benzin wird heute, da es relativ ungiftig ist, in der Industrie in großem Maße verwendet, vor allem als Lösungsmittel für Farben und Lacke, ferner als Reinigungsmittel und Entfettungsmittel und in ausgedehntem Maße als Treibstoff. Bei dem letzteren kommen im Handel Mischungen mit Benzol vor, ferner das 0,6% Bleitetraäthyl enthaltende „Bleibenzin" und noch mehr solche Antiklopfmittel enthaltende Flugbenzine (siehe hierüber Näheres im Bleikapitel). Bei Vorkommen von eigentlichen chronischen „Benzinschädigungen" ist hauptsächlich immer nach Benzol und anderen giftigen Begleitstoffen zu forschen.

Tödlich akzidentelle Vergiftungen kommen vor allem noch in geschlossenen Tanks oder größeren Silos beim Einatmen der sich hier am Boden anreichernden Dämpfe vor. Seltener sind letale Fälle durch suizidale *intravenöse Benzininjektionen* (15 ml führten innerhalb 8 Std. zum Tode; 6 ml i.v. wurden trotz hämorrhagischer Lungeninfiltrate und EKG-Veränderungen in einem andern Falle überstanden; Lit. s. (4). Es kommt zur akuten Hämolyse plus Lungeninfiltrate und Schock.

Nicht so selten ist heute vor allem bei Kindern (2) die „*Benzin-Sucht*", wobei durch Inhalation ein Rausch mit Euphorie angestrebt wird.

Toxizität: Die im Petroleum und Benzin enthaltenen Kohlenwasserstoffe sind stark lipoidlöslich, und es liegen also hier ebenfalls typische Narkosegifte vor. Die Giftigkeit steigt vor allem mit der Flüchtigkeit, so daß die leichtverdunstenden Benzine leichter zu akuten Vergiftungen führen als die schwerer verdunstenden höheren Fraktionen. Bei Erwachsenen kann die Einatmung (MAK = 200 ppm) oder die perorale Aufnahme von 20 bis 50 g Benzin zu schweren Vergiftungserscheinungen führen. LD p.o. 7,5 g/kg. 7000 ppm führen schon nach 5 Min. zu pränarkotischen Symptomen und 10000 ppm sind evtl. von rasch tödlicher Wirkung. Bei Kindern sind tödliche Vergiftungen schon mit 10 bis 15 g vorgekommen (3). Die Aufnahme des Benzins erfolgt vor allem durch die Lungen; der Aufnahme durch die Haut kommt praktisch keine Bedeutung zu. Die Ausscheidung erfolgt in unveränderter Form hauptsächlich durch die Lungen, was durch den typischen Geruch der Ausatmungsluft solcher Patienten evtl. von diagnostischer Bedeutung ist. Die Hauptgefahr bei der oralen Einnahme bildet die bei fehlendem Glottisschluß (Verschlucken, Husten, Erbrechen) durch die starke Oberflächenspannung bedingte rasche Ausbreitung des Benzins oder Petrols auf den feuchten Schleimhäuten des Respirationstraktes bis in die feinsten Bronchiolen und Alveolen (analog wie sich ein Tropfen Benzin sehr schnell über eine große Wasserfläche ausbreitet). Hierdurch kommt es zu Epithelschädigungen mit evtl. konsekutiver *hämorrhagischer Pneumonie* und *Pleuritis* nach einer Latenzzeit von 12 bis 24 Stunden (siehe Abb. 67).

Nachweis: Benzin läßt sich rasch mit dem Drägerschen Gasspürgerät nachweisen. In Körperflüssigkeiten (Blut) mittels der Gaschromatographie (4).

Symptomatologie

Akute Benzin-Vergiftung:

a) *Leichte Vergiftungen:* Bei kleineren Mengen kommt es wie bei vielen anderen organischen Lösungsmitteln zu „Reizerscheinungen", d.h. zum Auftreten von Kopfschmerzen und Schwindel, verbunden mit Euphorie im Sinne einer evtl. ausgesprochenen Trunkenheit. Dazu kommen Reizerscheinungen von den Schleimhäuten der Kon-

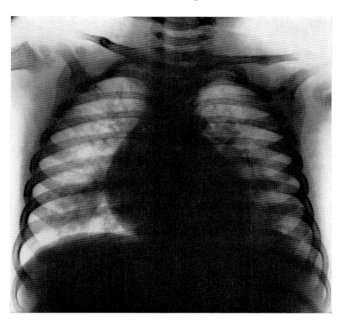

Abb. 67. Typisches Bild einer schweren *Benzin-Vergiftung* mit hämorrhagischer Pneumonie bei einem 1½jährigen Knaben am 2. Krankheitstag nach peroraler akzidenteller Einnahme von „einem Schluck Reinigungsbenzin" (KG 24155/289, 1966). Durch die große Oberflächenspannung kommt es bei unvollkommenem Glottis-Verschluß sehr rasch zu einer Ausbreitung des Benzines bis in die feinsten Bronchiolen und Alveolen mit entsprechender Epithelschädigung und Superinfektion. In dem obigen Falle heilten die Veränderungen unter einer Penizillin-Streptomyzin-Behandlung zusammen mit Prednison innert 8 Tagen ohne Folgeerscheinungen wieder ab.

junktiven und der oberen Luftwege evtl. mit Auftreten von basalen *Bronchopneumonien*. Erfolgte die Aufnahme durch den Magen-Darm, so tritt gewöhnlich starkes Erbrechen ein, weshalb schwere Vergiftungen bei peroraler Aufnahme relativ selten sind. Nach unseren Beobachtungen kann es aber bei solchen Vergiftungen doch zu einer vorübergehenden Leberschädigung kommen, wobei es allerdings schwierig zu entscheiden ist, ob hierfür evtl. gewisse Begleitstoffe des Petrols verantwortlich zu machen sind. So sahen wir neben einer positiven Galaktoseprobe einen vorübergehenden Anstieg der Transaminasen.

Fall K. F., 43j., Baumeister (KG 92/108, 1949)

Abstinenter Baumeister trinkt versehentlich aus einer mit Petrol gefüllten Mineralwasserflasche drei „kräftige Schlucke". Sofortiges heftiges Brennen im Rachen und in der Magengegend, versucht zu erbrechen, doch ohne Erfolg. Klinikeinweisung. *Befund:* Keine eigentlichen Vergiftungserscheinungen. Sofortige Magenspülung. Pat. fühlt sich am folgenden Tag wohl. Die Galaktosebelastung ergibt aber die sehr stark pathologisch vermehrte Ausscheidung von 10,6 g! Prothrombinwert ging leider verloren. Weltmann flockt bis $0,175^0/_{00}$ $CaCl_2$. Bilirubin 1,0 mg%; am 6. Tag Galaktosebelastung wieder negativ (2,3 g). Subjektiv immer beschwerdefrei.

Diese vorübergehende Leberschädigung hängt wohl mit der großen Lipoidlöslichkeit dieser Kohlenwasserstoffe zusammen und entspricht wahrscheinlich ganz dem Bilde einer akuten Alkoholschädigung der Leber. Bei der Benzininhalation oder auch bei peroraler Aufnahme kann es infolge von Aspiration zu *Blutaustritten in der Lunge* kommen, und wahrscheinlich ist auch das sehr frühzeitige Auftreten von *Pleuraschmerzen und Pleuraergüssen* auf den gleichen Mechanismus zurückzuführen, wobei aber die Erscheinungen nach einigen Tagen wieder abklingen. Durch die Aspiration kann es auch zu sekundären *Pneumonien* kommen (s. Abb. 67). ZUCKER und Mitarbeiter (4a), die diese Fälle gesammelt haben, weisen auf die Häufigkeit rechtsseitiger basaler Pneumonien hin. RICHARDSON (5) hat die Gefährlichkeit der Aspiration schon kleiner Mengen (1 Teelöffel) in experimentellen Untersuchungen an Hunden und Kaninchen sehr eindrucksvoll belegt. Bleibende Schädigungen sind nach überstandenen akuten Vergiftungen nicht gesehen worden. Benetzte das Benzin bei solchen Vergiftungen längere Zeit die Haut, so kann sich diese in großen Fetzen abheben (6).

b) *Schwere Vergiftungen:* Hier kommt es nach einem leichten Exzitationsstadium rasch zu tiefer Bewußtlosigkeit mit evtl. Krämpfen. In schweren Fällen tritt durch Atemlähmung oder Kreislaufinsuffizienz (Fall HELBING 6) der Tod ein.

Chronische Vergiftung

In seltenen Fällen ist eine eigentliche „Benzinsucht" beobachtet worden (3). Die Existenz einer chronischen Vergiftung wird von JOHNSTONE (7) überhaupt in Frage gestellt. Wahrscheinlich sind in solchen Fällen die Erscheinungen viel eher auf evtl. Beimengung von Benzol, Toluol oder von Schwefelkohlenstoff zurückzuführen, da gerade in den eigentlichen Benzinraffinerien mit der früher sehr starken Exposition chronische Vergiftungen nie beobachtet wurden. Im Gegensatz hierzu vertreten andere (8, 9) die Ansicht, daß die Inhalation größerer Benzinmengen über eine längere Zeit zu deutlichen Störungen im Sinne eines psychoorganischen Syndroms führen können. Hierbei sollen sich aber alle diese Erscheinungen nach einer gewissen Erholungszeit im Gegensatz zur Benzolschädigung wieder vollkommen zurückbilden. Selbst sahen wir den folgenden Fall:

Fall G. W., 29j., Werkzeugschlosser
(KG 84/186, 1943)
Arbeitet seit 5 Jahren als „Läpper" in einer Werkzeugfabrik, d.h., er muß Stahlstücke auf rotierenden Gußplatten mit Benzin und Schmiergelstaub polieren. Bis 1940 war das gebrauchte Benzin klar, seither (Krieg) gelb-bräunlich. Arbeitete in gebückter Stellung, wobei es zur direkten Einatmung eines Teiles der Dämpfe kam (0,9 l Benzin pro Tag). Keine Abzugsvorrichtung, Hände ständig mit Benzin befeuchtet. Nach Angaben der Frau roch die Ausatmungsluft abends deutlich nach Benzin. Seit Anfang 1942 zunehmende Schwäche, Zittern, Schwitzen, Müdigkeit bei gestörtem Schlaf. Bei Aussetzen der Arbeit jeweils deutliche Besserung. Juni 1943 Verstärkung der Symptome, Impotenz, jetzt auch zeitweise Bauchschmerzen mit kurzdauernden Durchfällen. Den Mitarbeitern fiel das schlechte Aussehen des Patienten auf. Setzt Arbeit 2 Wochen aus, dann Klinikaufnahme.
Status: Reduzierter AZ, blasse, etwas gelbliche Haut, Skleren gelblich, Hb. 16,3%, Leukozyten 8100, Blutbild o. B. Serumbilirubin 1,0 mg%, Takata neg., Prothrombin erniedrigt auf 70%, steigt auch nach Synkavit nicht über 70%. Während des 11tägigen Klinikaufenthaltes rasche Besserung der Beschwerden und des Aussehens. Beschwerdefrei entlassen. Untersuchung des verwendeten Benzins (Prof. Schwarz, Gerichtsmedizinisches Institut, Zürich) ergibt einen etwas reichlichen Destillationsrückstand, der relativ viel ungesättigte Verbindungen enthält. Es lassen sich aber kein Benzol, keine halogenen Kohlenwasserstoffe und keine schwefel- oder stickstoffhaltigen Verbindungen nachweisen.

Epikrise: Hier hat also ein schlechtes Benzin mit relativ reichlich ungesättigten Kohlenwasserstoffen zu einem typischen psychoorganischen Syndrom mit Schwäche, Schlaflosigkeit, Müdigkeit, Zittern, Schwitzen, Impotenz und einer leichten Leberschädigung geführt. Alle Erscheinungen klangen aber nach einer 4wöchigen Arbeitsunterbrechung restlos wieder ab. ZANGGER (8) weist für solche Fälle noch auf das evtl. Vorkommen des „Gefühls der fremden Hand" hin. Auf Grund unserer Fälle scheinen doch vorübergehende Leberschädigungen vorzukommen, was bisher in der Literatur nicht angeführt wurde. SCHWARZ (10) erwähnt, daß die wiederholte Einnahme von etwas größeren Mengen unter Umständen zu einer vorübergehenden *Polyneuritis* führen kann. Erwähnt sei auch, daß die Haut bei chronischem Kontakt häufig mit ekzematösen *Veränderungen* reagiert. WANG und IRONS (11) fanden neben einem Lungenödem eine *hämorrhagische Pankreatitis*.

Pathologisch-anatomisch: Bei akuten Vergiftungen fällt der typische Benzingeruch der Lungen und evtl. des Magens auf, daneben finden sich Zyanose, Stauung und evtl. kapillare Blutaustritte in den Lungen und inneren Organen. HELBING (6) sah eine schwere hämorrhagische Bronchiolitis.

Therapie

der akuten Vergiftung

1. *Rasche Entfernung aus dem gefährlichen Raum* und Verbringung an die frische Luft. Bei peroraler Aufnahme sofortiges Einnehmen von 200 ml Paraffinöl und dann Magenspülung mit Zusatz von Kohle (in Seitenlage und Tieflage des Oberkörpers). Bei Kleinkindern ist die Magenspülung wegen der Aspirationsgefahr besser zu unterlassen, da diese Kohlenwasserstoffe hier schwere Pneumonien hervorrufen.
2. *Micoren®* 1,5 ml langsam i.v. bei drohender Atemlähmung wiederholen. *Cave Adrenalin- oder Ephedrin-Präparate* (kein *Arterenol®*!) wegen der *Gefahr des Kammerflimmerns* wie bei andern Kohlenwasserstoffen! Bei Auftreten von Kammerextrasystolen *Procainamid (Pronestyl®)* 1000 mg i.v., wenn nötig Wiederholung bis Totaldosis von 1,5 bis 2 g oder *Lidocain®*-Tropfinfusion. Wenn vorhanden, Gebrauch des Defibrillators.
3. *Sauerstoffinhalation,* evtl. künstliche Beatmung.
4. *Bei starken Erregungszuständen:* Sedativa wie *Diazepam (Valium®)* 10–20 mg i.m.
5. *Penizillin:* Prophylaktisch in allen schweren Fällen 6 Mio. E plus 2 g Streptomycin i.m. zur Verhütung von evtl. Lungenkomplikationen. Bei schweren Pneumonien ein Breitspektrum-Antibiotikum (z.B. Tetrazyklin plus Chloramphenicol). *Prednison:* am ersten Tag

1 mg/kg, dann weiter $^1/_2$ mg/kg und allmähliches Ausschleichen!

Bleibenzin: siehe *Bleitetraäthyl*.

Karzinogene Petroleumdestillate. In den katalytisch gewonnenen Petroleumdestillaten mit höherem Siedepunkt finden sich zahlreiche karzinogene Substanzen, so z. B. in den beim Schneiden der Metalle verwendeten „*Schneideölen*" (12, 13 u. a.). Sie führen bei den damit in Kontakt kommenden Arbeitern (siehe GILMAN (13a)) nach 15–20 Jahren evtl. zu Hautkarzinomen. Eine kanzerogene Wirkung haben auch gewisse dem Petroleum nahestehende *Schiefer-Mineralöle*, die z. B. in den englischen *Baumwollspinnereien* verwendet werden. HENRY (14) zählte bis 1947 in der Baumwollindustrie 1389 berufliche Hautkrebse. Die Ölpartikel werden in den Spinnereien durch die hohen Tourenzahlen der Spindeln (5000 U/Min.) ständig zerstäubt, so daß die Spinner immer von einem feinen Sprühregen benetzt werden.

Literatur

1 GRIFFIN, J.W. U. MITARB.: J. Pediat 45 (1954) 13
2 PRUITT, M.: J. Amer. med. Ass. 171 (1959) 2355
3 LESCHKE, E.: Die wichtigsten Vergiftungen. Lehmann, München (1933) 201
4 STOFER, A. R.: Z. Unfallmed. Berufskr. (1968) 152
4a ZUCKER, R. et al.: Arch. industr. Hyg. 2 (1950) 17
5 RICHARDSON, J. A., H. R. PRATT-THOMAS: Amer. J. med. Sci. 221 (1951) 531
6 HELBLING, V.: Diss. Univ. Zürich, 1950
7 JOHNSTONE, R.T.: Occupational medicine and industrial Hygiene. Mosby, St. Louis (1948) 101, 202
8 ZANGGER, H.: Siehe Flury und Zangger: Lehrbuch der Toxikologie. Springer, Berlin (1928) 173
9 BORBÉLY, F.: Erkennung und Behandlung der organischen Lösungsmittelvergiftungen. Huber, Bern (1946) 74
10 SCHWARZ, H. G.: Dtsch. Med. Wschr. (1932) 449
11 WANG, CH. C., G. V. IRONS: Arch. environm. Hlth. 2 (1961) 114
12 WOODHOUSE, D. L. U. MITARB.: J. Hyg. (Lond.) 48 (1950) 121
13 SMITH, W. E. U. MITARB.: Arch. industr. Hyg. 4 (1951) 299
13a GILMAN, J.P.W., U. MITARB.: Brit. J. ind. med. 12 (1955) 244
14 HENRY: J. Amer. med. Ass. 109 (1937) 1667

Azetylen und Methylazetylen

$CH \equiv CH$ wirkt narkotisch. Der Geruch beruht beim unreinen Azetylen auf kleinen Verunreinigungen mit Phosphorwasserstoff. *Methylazetylen* $CH_3 + C \equiv CH$ hat neben der narkotischen auch eine lungenreizende Wirkung (HORN, H. J.: A. M. A. Arch. industr. Health 15 (1957) 20). Vergiftungen beim Arbeiten mit *Schweißbrennern*, die mit einem Gemisch von Azetylen und O_2 betrieben werden, sind nicht durch Azetylen. sondern durch *nitrose Gase* bedingt (s. dort).

Nachweis: Am besten mit dem Drägerschen Gasspürgerät.

Halogen-Kohlenwasserstoffe (nicht zyklische)

Diese Stoffe spielen eine sehr große Rolle als Lösungsmittel und Ausgangsmittel für chemische Synthesen in der modernen Industrie, ein kleinerer Teil davon wird auch in Kühlanlagen verwendet. Wir geben nachstehend zuerst eine Übersicht der am häufigsten verwendeten Verbindungen. Die Vergiftungserscheinungen der einzelnen Derivate sind sich sehr ähnlich.

Abkömmlinge der Fettreihe:

1. Gesättigte

a) *Methanderivate:* Methylbromid (CH_3Br), Methylchlorid (CH_3Cl), Methyljodid (CH_3J).

Neben diesen Monohalogenmethanen spielen auch gewisse Di- bis Tetrachlormethane eine Rolle (CH_2Cl_2 bis CCl_4).

b) *Äthanderivate:* Mono- bis Hexachloräthan = C_2H_5Cl, $C_2H_4Cl_2$ usw.

2. Ungesättigte

a) *Äthylenderivate:* Mono- bis Tetrachloräthylen (hier vor allem wichtig das *Trichloräthylen* und *Tetrachloräthylen*). Äthylenchlorhydrin.

b) Chloropren.

Gesättigte Halogen-KW

Methanderivate

Methylbromid (CH₃Br), Monobrommethan

Methylbromid ist ein bei Zimmertemperatur gasförmiger Stoff von ätherischem Geruch (Siedepunkt 4,6°C). Er wird in der Industrie als Methylierungsmittel, ferner in Feuerlöschapparaten, zum Teil noch als Kühlmittel in Kühlanlagen und als Insektengift gebraucht. Die Gase sammeln sich durch ihre höhere Dichte vor allem in den unteren Raumschichten an. In Feuerlöschapparaten wurde Methylbromid früher zusammen mit Tetrachlorkohlenstoff verwendet, so daß evtl. kombinierte Vergiftungen entstehen konnten. Ähnlich wie das Methylchlorid sollte es heute als Feuerlöschmittel, Insektengift und als Kühlgas durch das harmlosere *Freon* ersetzt werden (siehe Ausführungen beim Methylchlorid).

Toxizität: Diese ist sehr hoch, beträgt doch die MAK 20 ppm. Cave Hautresorption!

Giftwirkung: Die Giftwirkung ist auch heute noch nicht restlos geklärt. Die schlechte Löslichkeit in Lipoiden bedingt eine nur geringe narkotische Wirkung; um so schwerwiegender sind dagegen die nervösen Schädigungen im zentralen Nervensystem.

v. OETTINGEN (1), der dieses Gebiet ausführlich bearbeitet hat, kommt zu der Auffassung, daß das vom CH₃Br abgespaltene Br oder die Entstehung von Methylalkohol die langdauernde Giftwirkung hervorrufen. KOHN-ABREST (2) und seine Mitarbeiter fanden in den parenchymatösen Organen eine starke Anhäufung von Brom und Methylalkohol.

Nachweis: Methylbromid läßt sich mit dem Drägerschen Gasspürgerät rasch nachweisen.

Vergiftungsbild

Die Vergiftung ist gekennzeichnet durch die Trias: *Lungenödem, Kreislaufinsuffizienz* und *nervöse Störungen.* Je nach der Schwere der Vergiftung treten mehr die Herz-Lungen-Erscheinungen oder die nervösen Störungen in den Vordergrund.

a) *Schwere, tödliche Vergiftungen:* Diese Fälle zeigen das Bild eines *akuten Lungenödems* mit ausgesprochener Zyanose und einem sich rasch entwickelnden Koma; unter Ansteigen des Pulses und der Temperatur tritt schließlich innerhalb 2–3–24 Stunden der Tod ein. PRAIN und HARVEY SMITH (3) sahen bei 6 von 8 Fällen epileptiforme Krämpfe und in einzelnen Fällen eine Urämie durch Anurie infolge Schädigung der Nierentubuli.

b) *Mittelschwere Vergiftungen:* Hier kommt es nach einer *typischen Latenzzeit* von evtl. mehreren Stunden zuerst zu starken Kopfschmerzen, Erbrechen, Schwindel, Diplopie, Akkommodationsstörungen und dann zu Koordinationsstörungen der Bewegungen mit schwankendem Gang. Charakteristisch ist eine lang anhaltende Zyanose (4), verbunden mit typischem süßlichem Geruch der Ausatmungsluft. Überleben die Patienten die ersten 2 Tage, so ist die Prognose im allgemeinen günstig. Dauerschädigungen bleiben gewöhnlich bei einmaligen Vergiftungen nicht zurück.

c) *Chronische Vergiftung:* Diese Vergiftungen sind häufig und oft sehr schwer zu erkennen. Nach einer mehrere Wochen oder Monate anhaltenden Inhalation wiederholter unterschwelliger Dosen kommt es zum Auftreten schwerer nervöser Schädigungen vom enzephalitischen Typus, wobei vor allem *Striatum, Cerebellum* und die *Pyramidenbahnen* befallen sind. Die ersten Erscheinungen sind 1–6 Monate nach Beginn der Vergiftung: *Kopfschmerzen, Nausea, Somnolenz, Trunkenheit, Tremor, Überempfindlichkeit der Hörnerven und Dysarthrie mit Stottern* (5). Nach den Beobachtungen von JOHNSTONE (6) (34 Vergiftungsfälle, die beim Einpacken von mit CH₃Br gegen Ungeziefer behandelten Datteln auftraten) sind vor allem *Sehstörungen, Sprachstörungen* und *Verwirrtheitszustände* die häufigsten und ersten Symptome. Wird in diesem Moment der Patient nicht aus der gefährdenden Atmosphäre entfernt, so treten (5) schwere *zerebelläre und labyrinthäre Schädigungen* in Erscheinung, wie zerebelläre Ataxie, Vertigo mit Erbrechen, Intentionstremor und Adiadochokinese. Zu diesen Symptomen gesellen sich oft auch noch *psychische Störungen* mit *Verwirrtheitszuständen,* eigentliche *Delirien* und schizophrenieähnliche *Halluzinationszustände,* ferner Konzentrationsschwäche und Schlaflosigkeit.

Als *motorische Störungen* durch Schädigungen der Pyramidenbahnen und des Striatums sieht man Lähmungen, Hemiplegien, myoklonische Zuckungen, choreatisch-athetotische Bewegungen, lokalisierte oder generalisierte Krampfzustände. An *sensorischen Schädigungen* wurden Parästhesien, Hyperästhesien, Amblyopien und vorübergehende Amaurosen beobachtet. In seltenen Fällen können auch andere Teile des zentralen Nervensystems geschädigt werden.

Die Prognose der chronischen Vergiftungsfälle ist viel ernster als diejenige der akuten Vergiftungen. So zeigten 3 der 6 Fälle von DECHAUME (5) nach einem Jahr noch immer organische Schädigungen. Je früher die Vergiftung erkannt und der weitere Kontakt mit dem Gas vermieden wird, um so besser ist die Dauerprognose. In allen Fällen ist aber mit einer langen Arbeitsunfähigkeit und Behandlung zu rechnen.

d) *Erfrierungen der Haut:* Auf der Haut vermag das Methylbromid, vor allem, wenn es flüssig auf Kleidungsstücke verspritzt wird, typische Erfrierungen 1.–3. Grades zu erzeugen (1). Ferner kann es durch Hautresorption zu tödlichen Vergiftungen führen (7).

Pathologische Anatomie: Bei den durch die akute Vergiftung zustande kommenden Todesfällen findet man entsprechend dem klinischen Bild ein schweres Lungenödem mit Hyperämie der Lungen und evtl. subpleuralen Blutungen, daneben auch eine Hyperämie des Gehirns und der Hirnhäute, evtl. mit Gehirnödem, Purpura cerebri und degenerativen Veränderungen der Ganglienzellen.

Prophylaxe: Alle mit diesem Gas arbeitenden Leute sind auf die große Gefährlichkeit dieses Giftgases aufmerksam zu machen. Beim akzidentellen Verschütten oder bei Undichtwerden von Behältern sollen sich alle Personen der Umgebung sofort in Sicherheit bringen, und die vergifteten Räume sind nur mit entsprechenden Frischluftgeräten oder Sauerstoffmasken zu betreten.

Therapie

Akute Vergiftung

1. *Sofortiger Transport des Vergifteten aus der toxischen Atmosphäre* an die frische Luft, sorgfältiges, aber rasches *Entfernen von evtl. mit der Flüssigkeit getränkten Kleidungsstücken* (Achtung auf Erfrierungswunden!). CH_3Br vermag auch Gummihandschuhe zu durchdringen! Gefahr der Resorption durch die Haut bei der ersten Hilfe.
2. Wenn noch symptomfrei sofortige *prophylaktische Injektion* von BAL i.m., Dosierung siehe Arsen-Kapitel.
3. *Absolute Ruhe,* jede Bewegung vermeiden wegen der sich dadurch steigernden Gefahr des Lungenödems. *Wärme* in Form von Wolldecken, warmen Bettflaschen usw.
4. *Sauerstoff-Therapie* durch Nasensonde während 12–24 Stunden. Verschlechtert sich die Atmung oder setzt sie aus, dann Intubation und künstliche Beatmung.
5. *Gegen das Lungenödem:* Prophylaktische *Injektion von Kortisonpräparaten* (und Behandlung des Lungenödems, siehe Spezialkapitel S. 18
6. *Bei schweren Aufregungszuständen: Diazepam (Valium®)* 10–20 mg i.m., evtl. i.v. und evtl. Wiederholung.
7. *Hauterfrierungen:* Sorgfältige Reinigung der geschädigten Hautpartien von Kleidungsstücken usw., dann Bepinselung mit *Mercurochrom.*

Chronische Vergiftung

1. *Entfernung vom gefährdenden Arbeitsplatz* und Aussetzen der Arbeit für mehrere Wochen.
2. *Vitamin B_1* in hohen Dosen, z.B. *Betaxin®* oder *Benerva®* 500 mg täglich i.m.
3. Wenn nötig *Sedativa.*
4. Evtl. *Höhenaufenthalt.*

Allyldibromid: Wird in der Industrie verwendet und kann durch seine Dämpfe zu Nausea, Erbrechen, Bradykardie, Lakrimation, Konjunktivitis, Tremor, Adiadochokinese und zu Papillenödem führen (8).

Chlorbrommethan: Führt bei der Inhalation zuerst zu *gastroenteralen Reizerscheinungen* und dann zu schweren zentralen Symptomen, d.h. zu einer tiefen *Narkose* evtl. mit *Atemlähmung* und *zentralen Krämpfen* (9). Behandlung siehe oben, dazu *Sauerstoff* und *künstliche Beatmung.*

Literatur

1 v. OETTINGEN, W.F.: Nat. Inst. Hlth. Bull. 185 (1946) 1 und: The halogenated hydrocarbons of industrial and toxicological inportance. Elsevier, Amsterdam (1964)
2 KOHN-ABREST, E. u. MITARB.: Arch. Mal. prof. 7 (1946) 85
3 PRAIN, J.H., G.HARVEY SMITH: Brit. J. industr. Med. 9 (1952) 44
4 GRAY, P.H.K. u. MITARB.: Ref. Praxis 35, (1946) 132
5 DECHAUME, J., L. BOURRAT, B. SCHOTT, BUFFARD: J. Méd. Lyon (1948) 323
6 JOHNSTONE R.T.: Industr. Med. Surg. 14 (1945) 495
7 JORDI, A.U.: J. Aviat. Med. 24 (1953) 536
8 MÖCKEL, W., J. SENSING: Arch. Toxikol. 15 (1955) 495
9 RUTSTEIN, H.R.: Arch. Environ. Health 7 (1963) 440–444

Methylchlorid (CH₃Cl), Monochlormethan

Dieser Chlor-Kohlenwasserstoff von süßlichem Geruch mit einem Siedepunkt von 24° C wird heute noch in ausgedehntem Maße in Kühlanlagen verwendet, ferner in einzelnen Ländern als Feuerlöschmittel und zur Ungezieferbekämpfung. Die MAK beträgt 50 ppm. Heute sollte es als Kühlmittel durch das ungefährlichere und ebensogut verwendbare „Freon" (Dichlordifluormethan CCl₂F₂) (1) ersetzt werden (MAK hier 1000 ppm), was in den USA schon in weitgehendem Maße geschehen ist. Daneben wird CH₃Cl auch in der chemischen Industrie vor allem in der Farbenindustrie verwendet.

Giftwirkung: Auch hier erfolgt wie beim Methylbromid wahrscheinlich eine Abspaltung des Cl-Ions, wodurch intrazellulär Salzsäure und Methylalkohol entstehen. Dabei produziert jedes Gramm Methylchlorid 0,63 g Methylalkohol (2). Wie bei der Methylalkoholvergiftung läßt sich hier im Harn auch Ameisensäure nachweisen (3) (siehe unsere Ausführungen bei der Methylalkoholvergiftung).

Vergiftungsbild

Dieses entspricht weitgehend der Vergiftung mit Methylbromid (s. dort), so daß hier nur gewisse Unterschiede hervorgehoben werden müssen. Bei der *akuten Vergiftung* kommt es nicht zum Lungenödem, sondern nach einer kurzen Vorperiode mit *Schwindel, Kopfschmerzen, Sehstörungen* und evtl. *gastrointestinalen Erscheinungen* zu einer *ausgesprochenen Schlafsucht*, die in ein tiefes *Koma mit schwerer Zyanose und Krämpfen* übergeht. In diesem Stadium kann der Tod durch Atemlähmung eintreten. Bei *leichteren Vergiftungen* kommt es nach einer typischen freien *Latenzperiode* zum Auftreten ähnlicher nervöser Störungen wie bei der Methylbromidvergiftung. Hervorzuheben sind neben den dort erwähnten Symptomen die evtl. vorhandene Amblyopie (ähnlich wie beim Methylalkohol) sowie Strabismus mit Doppeltsehen, Akkommodationsstörungen und Ptosis. Auf diese Weise können mit den evtl. *gastrointestinalen Störungen* (Erbrechen und wässerige Durchfälle) dem Botulismus recht ähnliche Bilder entstehen. Der typische süßliche Geruch der Ausatmungsluft, der sich oft noch nach 1–2 Tagen nachweisen läßt, und später oft dem Geruch von Azeton weicht (positive Azeton-, Azetessigsäure- und Ammoniumformiatprobe im Urin), läßt aber die beiden Krankheitsbilder auseinanderhalten. Die starke Dehydratation führt evtl. zu einer schweren Exsikkose mit allen ihren Folgeerscheinungen, wie Temperatursteigerung, Blutdruckabfall und Pulsanstieg, so daß die Vergiftung mit einer infektiösen Gastroenteritis verwechselt werden kann. Von seiten der Niere sind durch die Ausscheidung der giftigen Abbauprodukte vorübergehende Oligurie und Albuminurie mit Zylindrurie und evtl. Mikrohämaturie beobachtet worden (4). In vereinzelten Fällen ist auch ein Subikterus (Leberschädigung) festgestellt worden (5), charakteristisch ist ein persistierender *Singultus*.

Ähnlich wie beim Methylbromid überwiegen auch hier die durch wiederholte Inhalation kleiner Mengen (Arbeiter in Kühlanlagen) zustande kommenden chronischen Vergiftungen, bei denen die beim Methylbromid geschilderten nervösen Störungen im Vordergrund stehen. Als Initialsymptom kann dabei (6) starkes Hautjucken auftreten.

Pathologisch-anatomisch findet man eine ausgesprochene Hyperämie der Lungen, der Nieren und der Leber sowie zahlreiche Blutungen in den serösen Häuten (4). SCHWARZ (7) fand auch Degenerationen in den Vorderhörnern.

Die **Prognose** leichter akuter Vergiftungen ist wie bei der Methylbromidvergiftung gut, wie der folgende von uns beobachtete Fall zeigt.

Fall G. A., 38j., Kühlschrankmechaniker
(KG 100/198, 1940)

Pat. arbeitet als Monteur für Kühlanlagen, bei denen Chlormethyl verwendet wird. Am 9. 9. bemerkte er, daß Gas entwich, arbeitete aber trotzdem bis zum 13. 9. weiter. Dann Auftreten von Schwindelgefühl, Kopfschmerzen, war wie „benebelt". Die Erscheinungen verschlimmerten sich so stark, daß er die Arbeit abbrechen mußte und nachher die Besinnung verlor. Abends in die Klinik eingeliefert.

Befund: Noch leicht somnolent, schwer besinnlich, *starker Singultus*. Reflexe gesteigert, keine pathologischen. Sehr starker azetonähnlicher Foetor ex ore. Lungenbefund: Auskultatorisch etwas Giemen, sonst o. B. Thoraxaufnahme ergibt leichtes Lungenödem in den beiden Mittel- und Unterfeldern. Herz o. B. Keine Durchfälle. Puls etwas klein, Bradykardie. Leukozyten 15200 (19% Stabkernige, 49% Segmentierte), Ec 5,1 Mill, Rest-N an der oberen Grenze der Norm, 38 mg%. Das leichte Lungenödem verschwindet schon in den ersten Stunden, Pat. noch ein paar Tage somnolent, dann rasche Erholung. Entlassung in gutem AZ am 29. 9.

Therapie siehe Methylbromid-Vergiftung. Zusätzlich empfiehlt sich hier die Gabe von Äthanol und die *Verabreichung von Natrium-*

bikarbonat zusammen mit *Traubenzucker* i.v. als Tropfinfusion (siehe Methylalkoholvergiftung), zur Bekämpfung der wahrscheinlich teilweise durch den Methylalkohol ausgelösten Azidose.

Literatur

1 JOHNSTONE, R.T.: Occupational medicine and industrial hygiene. Oxford University Press, New York (1945) 142
2 QUERIES, NOTES: J. Amer. med. Ass. 133 (1947) 145
3 FÜHNER, H., W.BLUME: Medizinische Toxikologie. Thieme, Leipzig (1947) 123
4 KEGEL, A.H., W.D. McNALLY, A.S. POPE: J. Amer. med. Ass. 63 (1929) 353
5 SYMANSKI: Dtsch. med. Wschr. (1949) 586
6 TAEGER, H.: Die Klinik der entschädigungspflichtigen Berufskrankheiten. Springer. Berlin (1941) 188
7 SCHWARZ, F.: Dtsch. Z. ges. gerichtl. Med. 7 (1926) 278

Dichlordifluormethan (CCl_2F_2 = Freon)

Ist, wie schon oben erwähnt, weitgehend nicht toxisch, so daß es heute als Lösungs- und Spraymittel (z.B. für Insektenspraymittel) verwendet wird. MAK 1000 ppm. Es darf aber als Spraymittel wie alle chlorierten Kohlenwasserstoffe nicht mit heißen Oberflächen in Kontakt kommen wegen der Gefahr der Phosgenbildung, die zu tödlichen Vergiftungen führen kann. DALHAMN (1) berichtet über zwei Todesfälle. Der eine Patient starb nach dem Sprayen seines Zimmers (gegen Fliegen) infolge der Zersetzung des Freons an der Glühspirale des eingeschalteten elektr. Strahlofens.

Methyljodid (CH_3J), Monojodmethan

Vergiftungen mit diesem Stoff sind sehr selten, da er nur wenig verwendet wird. Die Vergiftungserscheinungen entsprechen im wesentlichen der Methylbromidvergiftung (2).

Dichlormethan (CH_2Cl_2 = „Methylenchlorid"): Hat einen niedrigen Siedepunkt von 40° und wurde deshalb für Kurznarkosen „Solaesthin" benützt. Technisch wird es wenig verwendet (Lösungsmittel für Gummiklebemittel), da es zu dem typischen Kater-Syndrom führt. MAK = 500 ppm. Peroral aufgenommen, hat es neben der narkotischen evtl. eine krampfauslösende Wirkung.

Nachweis: Am besten mit dem Drägerschen Gasspürgerät.

Therapie: siehe Methylbromid.

Trichlormethan ($CHCl_3$ = *Chloroform*): Hat einen Siedepunkt von 62° und wird nur noch vereinzelt zur Narkose benützt, weil es im Vergleich zu anderen Narkotika eine deutlich erhöhte Toxizität aufweist. MAK = 50 ppm.
Tödliche Dosis: Vergiftungen mit bis zu 80 g sind überstanden worden, doch ist die individuelle Empfindlichkeit sehr verschieden. SCHOEN (3) sah eine tödliche Vergiftung durch 50 ml, die versehentlich bei einer Bandwurmkur verabreicht worden waren (Duodenalsonde).
Nachweis: Kann im Blut nach MORRIS, L.E. u. Mitarb. (J. Pharmacol. exp. Ther. 101 (1951) 56) durch den Zusatz von Alkali und Pyridin, wobei eine Gelbfärbung auftritt, nachgewiesen werden.
Symptome: Seine Wirkungen sind hinreichend bekannt. Erinnert sei hier nur an die Gefahr des *Kammerflimmerns* bei zu rascher Narkotisierung, ferner an die Gefahr der *Atemlähmung* und die nach der Narkose zurückbleibende, meist reversible, aber deutliche *Leberschädigung*. Schwere Leberschädigungen mit Ikterus und evtl. subakuter gelber Leberdystrophie kommen meist nur bei schon vorher stark reduzierten Kranken vor. REICHARD u. Mitarb. (4) (1960) haben gezeigt, daß schon eine leichte Anästhesie mit nur 10 g Chloroform, das auf eine offene Maske getropft wird, zu deutlichen über mehrere Tage anhaltenden Leberstörungen führt. *So steigen die Transaminasen (SGO-T und SGP-T), wie dies für eine solche Leberschädigung charakteristisch ist, im Vergleich zur Kontrollgruppe deutlich an.* Die Anwendung der Chloroformnarkose darf deshalb nicht mehr verantwortet werden!
Absichtliche oder versehentliche enterale Einnahme führt rasch zu tiefer Narkose mit Puls- und Blutdruckabfall, Weiterwerden der Pupillen und evtl. Atemlähmung. Wie beim Äther kommt es manchmal zu „*Chloroformsucht*".

Therapie

1. *Bei oraler Einnahme sofortige Magenspülung* mit Kohle.
2. *Bei Inhalationsunfällen* sofort Sauerstoff, künstliche Beatmung. Injektion von *Micoren*® 1,5 ml i.v., Adrenalinderivate sind (Gefahr des Kammerflimmerns) auf jeden Fall zu vermeiden! Bei Herzstillstand (Verdacht auf Kammerflimmern) *Pronestyl*® 0,5 g oder *Lidocain* 30 mg i.v., wenn vorhanden Defibrillator (geschlossener Brust-A.C.-Defibrillator).
3. *Bei Leberschädigungen:* Leberschutztherapie siehe Amanitavergiftung (S. 460). Zur Pro-

phylaxe *Disulfiram,* siehe Seite 242 bei der CCl₄-Vergiftung.

Literatur

1 DALHAMN, T.: Nord. hyg. T. 39 (1958) 165
2 JAQUET: Dtsch. Arch. klin. Med. 71 (1901) 370
3 SCHOEN, R.: Dtsch. med. Wschr. (1953) 1057
4 REICHARD, H. U. MITARB.: Acta obstet. gynec. scand. 39 (1960) 661

Tetrachlorkohlenstoff (CCl₄), Tetrachlormethan

Der Tetrachlorkohlenstoff mit einem süßlichen Geruch, ähnlich dem Chloroform, hat einen Siedepunkt von 77° und wird auch heute noch („Tetra") in ausgedehntem Maße in der Farben-, Lack- und Gummiindustrie, ferner zum Entfetten von Metallteilen und in verschiedenen Fleckenwassern als Lösungsmittel gebraucht. Außerdem wird er in gewissen Apparaten als Feuerlöschmittel verwendet. Außerordentlich gefährlich wird er bei Verwendung in „flüssigen Waschmitteln", z.B. gemischt mit Benzin, Azeton, Trichloräthylen, wie sie teilweise in der Schweiz eine Zeitlang für Nylonwäsche usw. angepriesen wurden. (Siehe den hier weiter unten aufgeführten Fall). Hierbei kann sich beim Feuerlöschen neben den gefährlichen Tetrachlorkohlenstoffdämpfen durch Umwandlung auch Phosgen bilden, was evtl. zu kombinierten Vergiftungen führt (1). Medizinale Vergiftungen sind früher durch seine Anwendung als Anthelmintikum zustande gekommen (2).

Giftwirkung und Toxizität: CCl₄ zeigt eine ausgesprochene Lipoidlöslichkeit und wirkt daher in größeren Dosen stark narkotisch. Nach einer gewissen Latenzzeit entfaltet er eine ausgesprochene Giftwirkung auf die Zellen der Leber und Niere. CHRISTIE und JUDAH (3) vermuteten, daß CCl₄ direkt die Zell-Mitochondrien angreift. SMUCKLER (4) vermutet eine Störung der Proteinsynthese. Sicher wird auch das *endoplasmatische Retikulum* geschädigt (5) und vor allem die Mikrosomen (Lit. s. (22)). Es ist möglich, daß ein Teil der Leberzellschädigung durch giftige Nebenprodukte verursacht wird, siehe die Untersuchungen von KHALIL (6). Die MAK bei Inhalation beträgt 10 ppm. Oral können schon 2–4 ml tödlich wirken („Council on Industrial Health"), bei Kindern schon 1–2 g. Die ersten narkotischen Erscheinungen beginnen (7) bei der Inhalation von 40 mg/l schon nach 3 Minuten, und 60 mg/l führen schon in 1½ Minuten zu Bewußtlosigkeit. *Hautverbrennungen:* Durch seine entfettende Wirkung kann er bei längerem Hautkontakt (z.B. benetzte Kleider) zu „Hautverbrennungen" ersten und zweiten Grades (Rötung und evtl. Blasenbildung mit Ulzerationen) führen, siehe Abb. 68.

Giftaufnahme: Der Tetrachlorkohlenstoff führt am häufigsten durch Inhalation, seltener durch orale Aufnahme (absichtliches oder versehentliches Verschlucken) und ganz selten durch perkutane Aufnahme (Haarwaschen) zu Vergiftungen. MCCOLLISTER u. Mitarb. (8) konnten mit der isotopen Form zeigen, daß beim Affen bis zu 30% des inhalierten Gases retiniert werden und daß durch die Lungen noch während 75 Tagen CCl₄ ausgeschieden wird!

Nachweis: Für die quantitative Bestimmung sei auf die Methode von ALFORD (9) verwiesen. Einfacher Nachweis mit dem Drägerschen Gasspürgerät.

Vergiftungsbild: *Akute Vergiftungen* kommen durch eine einmalige massive Inhalation oder perorale Aufnahme sowie durch die mehrfache Inhalation größerer Konzentrationen zustande. *Chronische Vergiftungen* entstehen durch die über eine längere Zeit erfolgte Inhalation kleinerer Mengen oder durch den immer wiederholten Kontakt der Haut mit Tetrachlorkohlenstoff. Besonders gefährdet sind alle Leute mit vorbestehenden Leberschädigungen, wie Äthyliker, Diabetiker und Personen mit Nierenleiden, ferner Hypertonien und dekompensierte Herz-Patienten (10–12). Sehr empfindlich sind auch Kinder!

Akute Vergiftung

Typisch für die akute und subakute Vergiftung ist die Zweiphasigkeit der Vergiftung, d.h. der Beginn mit *narkotischen Erscheinungen* und dann nach einem relativ freien Intervall von 1–2 Tagen, in Ausnahmefällen sogar von mehreren Tagen (DUDLEY (13)), das Auftreten einer schweren hepatorenalen und evtl. auch nervösen Schädigung. Die einmalige Einatmung einer massiven Dosis führt zu typischen narkotischen Erscheinungen, beginnend mit Schwindel, Kopfschmerzen, Gefühl von Berauschtheit mit Verwirrungszuständen und Nausea. Bei sehr hohen Konzentrationen geht dieser Zustand rasch in einen komatösen Zustand über, in dem der Tod durch Atemlähmung eintreten kann.

Als Vorläufer der schweren hepatorenalen Schädigung stellen sich häufig ausgesprochene *gastrointestinale Störungen* mit Erbrechen, evtl.

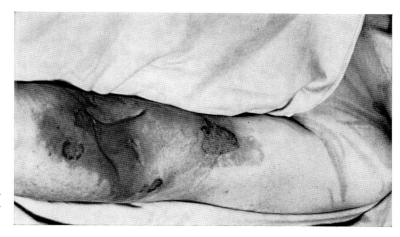

Abb. 68. Schwere Hautulzerationen durch Tetrachlorkohlenstoff.

Durchfällen und starken abdominalen Koliken ein. Da gleichzeitig auch Fieber auftreten kann, werden solche Fälle sehr oft als infektiöse Magen-Darm-Erkrankungen oder als Gallenleiden, Ileus usw. verkannt (siehe unseren unten wiedergegebenen 2. Fall).
Die *Leberschädigung* ist gekennzeichnet durch eine ausgesprochen toxische Hepatitis mit allen Zeichen einer schweren Zellschädigung, d. h. große druckempfindliche Leber, Ikterus, Ansteigen der *Transaminasen* (*SGP-T* und *SGO-T*), des Serumeisens, stark positive Bromsulphaleinprobe, schwere Veränderungen im eiweißchemischen Bild mit positiven Flockungsreaktionen (Takata, Kadmium, Kephalin, Ansteigen der Senkungsreaktion). Das *Prothrombin* fällt stark ab und kann zum Auftreten einer hämorrhagischen Diathese führen. In schwersten Fällen entwickelt sich eine akute bis subakute Leberdystrophie mit tödlichem Ausgang oder Übergang in eine Leberzirrhose. Wertvolle Anhaltspunkte über den Verlauf und für die Prognose ergibt die fortlaufende Kontrolle der Transaminasen, diese können hier außerordentlich hoch ansteigen (z. B. (14), 27 840 E!).
Im *Leberpunktat* findet man schwere Leberzellnekrosen und Verfettungen der Zellen (15) und in den Spätstadien evtl. Zellinfiltrate und Bindegewebswucherungen und Leberzellregenerate.
Nephrose des unteren Nephrons: Die ersten Erscheinungen dieser schweren Nierenschädigung treten gewöhnlich erst 24–48 Std. oder mehrere Tage nach den initialen Vergiftungserscheinungen auf. Durch Rückresorption des CCl_4 kommt es zu einer Schädigung des Tubulusepithels mit leichter bis schwerer Oligurie und evtl. sogar Anurie. Die ersten Erscheinungen sind Albuminurie, Zylindrurie und das Auftreten vereinzelter Leukozyten und Erythrozyten im Sediment. Sinkt die Urinmenge stark ab, so kommt es zu einem Ansteigen des Reststickstoffs, des Blutdrucks und evtl. schwerer Urämie mit Hyperkaliämie und Azidose. Die Anurie kann in schweren Fällen 10–20 Tage bestehenbleiben und in diesen Fällen ist eine genaue Überwachung der Ionen-Verhältnisse unerläßlich. Nach der Oligurie oder Anurie folgt im Falle der Erholung eine Polyurie, wobei die tägliche Urinmenge auf 7–8 l ansteigen kann. In dieser Phase kommt es nicht selten zu einer lebensbedrohlichen Hypochlorämie und Hypokaliämie, die dann unbedingt eine künstliche Zufuhr von Chlor und Kalium nötig macht. Die polyurische Phase dauert gewöhnlich 4 bis 7 Tage, kann aber auch 2–3 Wochen anhalten (16). Die Konzentrationsfähigkeit bleibt am längsten geschädigt und bildet sich evtl. erst nach 100–200 Tagen zurück.
Die schwere hepatorenale Schädigung kann sich im Verlaufe von evtl. mehreren Wochen allmählich wieder völlig zurückbilden, in schweren Fällen führt die Vergiftung unter den Zeichen eines Leberkomas mit Urämie innerhalb 1–2 Wochen zum Tode.
Lungenveränderungen gehören nicht zum Bilde der reinen Vergiftung; solche Beobachtungen dürften wohl in den meisten Fällen auf die bei großer Hitze (z. B. Glühspiralen) auftretenden Zerfallsprodukte Phosgen und Cl zurückzuführen sein.
Pankreatitis: Im Tierversuch sind (Lit. s. (17) degenerative Pankreasschädigungen angetroffen worden, die zu einer Pankreasfibrose führten. Bei unseren Vergifteten sahen wir keine Erhöhung der Diastase. Die zwei von SPECKMANN (17) mitgeteilten Fälle waren gleichzeitig neben CCl_4 auch mit Pyrethrum und Hexachlorzyklohexan

in Kontakt, so daß sie fraglich erscheinen. Unter 8 Fällen (17a) fand sich dreimal eine erhöhte *Serumlipase* (max. 1500).

Akute Vergiftung durch orale Aufnahme

Hier kommt es neben den narkotischen Erscheinungen zum Bilde einer schweren akuten Gastroenteritis mit unstillbarem Erbrechen und starken evtl. blutigen Durchfällen, an das sich dann das hepatorenale Stadium anschließt.
Nachstehend ein typisches Beispiel einer akuten Vergiftung durch Trinken von Fleckenwasser:

Fall 1: W. O., 49j., ♂ (KG 104/235, 1940)

Schluckt am 7. 9. 40 aus Versehen ein Likörgläschen voll Fleckenwasser, das hauptsächlich Tetrachlorkohlenstoff, etwas Monochlorbenzol und Trichloräthylen enthält. Keine narkotischen Erscheinungen, aber Kopfschmerzen, Nausea, Schwächegefühl und Durchfälle. Am folgenden Tag häufiges Erbrechen bis zu 12mal mit starken Abdominalschmerzen in der Magen- und Lebergegend. Flimmern vor den Augen. Am 3. Tag Oligurie mit dunkelbraunem Urin. Klinikeinweisung.

Befund: Deutlicher Ikterus von Haut und Skleren. Oligurie von 250 ml. Urin dunkelbraun, spez. Gew. 1012, Eiweiß neg., Zucker neg., Bilirubin pos. Sediment: viele Erythrozyten und Leukozyten. Blutbild: Lkz. 4400 mit Linksverschiebung von 56%!, vergröberten Myelozytengranula und Vakuolisierung der Neutrophilen als Zeichen der Leberschädigung. Erythrozyten 4,6 Mill. Serumwerte: Rest-N gesteigert auf 91 mg%! Bilirubin auf 6,7 mg%, Hypoproteinämie von 5,7 mg%, Quick verlängert, 33%. Takata anfänglich neg., später + + +. Unter Traubenzuckerinfusionen Rückgang des Erbrechens und Ansteigen der Diurese. Rest-N steigt noch bis zum 7. Krankheitstag, dann allmählicher Abfall. Anstieg der Senkungsreaktion auf 40 mm 1. Std. Bilirubin fällt vom 8. Tage an allmählich ab, und das Prothrombin normalisiert sich ungefähr parallel damit. Pat. erholt sich nur allmählich. Nach 5 Wochen immer noch eine erhöhte Senkungsreaktion von 29 mm 1. Std. bei sonst normalen Serumwerten.

Sehr gefährlich sind evtl. im Handel befindliche Fleckenreinigungsmittel (z.B. seinerzeit *Troll®*, *Tétrilène®*), die neben CCl_4 mit Benzin und anderen Lösungsmitteln gemischt sind, wenn sie als „flüssige Waschmittel" angepriesen oder verwendet werden, wie dies der folgende tödliche Fall zeigt. Diese Vergiftung zeigt auch eindrücklich, wie gefährlich die narkotischen CCl_4-Dämpfe selbst bei offenem Fenster werden können, da sie sich zufolge ihrer Schwere als „See" am Boden des Zimmers ansammeln!

Fall 2: B. Th. E., 54j., Hausfrau (KG 102900/61)

Am 26. 4. 61 morgens wollte Frau B. bei geöffnetem Badezimmerfenster die übliche Frühlingsreinigung der Kleider ausführen mit dem Fleckenreinigungsmittel *Troll®*. (*Troll®* enthielt damals $2/3$ Tetrachlorkohlenstoff und $1/3$ Reinbenzin mit 3% Xylol.) Sie goß eine 5-Liter-Kanne voll Troll in einen in der Badewanne stehenden Eimer. Sie tauchte einen Rock und eine Bluse ein und bedeckte den Eimer mit einem andern, versorgte die leere Kanne im Estrich, wobei es ihr bereits schwarz wurde vor den Augen, so daß sie am offenen Küchenfenster tief Atem holen mußte. Nachdem sie im Dorf Kommissionen besorgt hatte, nahm sie die gereinigte Bluse aus dem Eimer und hängte sie an einem Draht im Badezimmer auf. Sie war eben im Begriffe den gereinigten Rock ebenfalls herauszunehmen, als sie das Bewußtsein verlor und auf den nassen Rock fiel. Der Unfall mußte sich zwischen 10–11 Uhr ereignet haben. Der Ehemann fand die Frau mittags 12.15 Uhr tief komatös neben der geschlossenen Badezimmertüre bei offenem Fenster auf dem beinahe trockenen Kleid liegend.

Eintrittsbefund: Tief komatöse Patientin mit starkem Trismus und Tremor. Blaßgraue Haut mit schweren Verbrennungswunden, z. Teil bullös, collier-artig am Hals, in der linken Ellenbeuge, rechten Achselhöhle, am Oberteil der Brust und ausgedehnt am Rücken. Starker Foetor der Atemluft nach Tetrachlorkohlenstoff. Atmung oberflächlich, BD 160/90. Puls tachykard, 90. Patientin erbricht.
Hier stand nicht die *Leberschädigung,* sondern die schwere Nierenläsion im Vordergrunde, vielleicht weil bei vorwiegend kutaner und pulmonaler Resorption der Kreislauf nicht so stark betroffen wird, wie bei oraler Aufnahme. Transaminasenanstieg nur auf SGO-T 98, SGP-T 172 E, Prothrombinsturz auf 48%, Bromsulphalein aber 38%! Die mäßige Leberschwellung geht allmählich zurück. Dagegen kommt es zu einem Ileus und einer schweren Nephrose mit tödlicher Urämie, der die Patientin mit terminaler Hämaturie (Papillennekrosen) und einem Harnstoffanstieg bis 550 mg% am 24. Krankheitstage erliegt.

Subakute Vergiftung

Die wiederholte oder langdauernde Inhalation von weniger stark toxischen Dosen führt in der ersten Phase zu *Kopfschmerzen, Schwindel, Müdigkeit, Nausea, Erbrechen, Sehstörungen und zu Hustenreiz mit blutig-schleimigem Auswurf.* Anschließend kommt es nach einer Latenzzeit oder wiederholten Expositionen zu schweren hepatorenalen Schädigungen, wie sie oben geschildert wurden. Das erste Zeichen, das den Patienten gewöhnlich veranlaßt, ärztliche Behandlung aufzusuchen, ist im allgemeinen die dunkle Verfärbung des Urins. Als typisches Bild

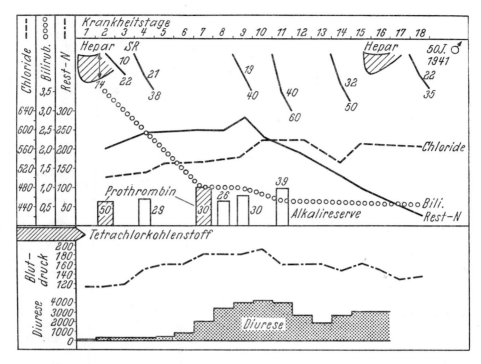

Abb. 69. *Subakute Tetrachlorkohlenstoffvergiftung bei 50j. Kleiderreiniger* mit typischer schwerer *hepatorenaler Insuffizienz* und nur sehr langsamer Erholung. Man beachte den starken Abfall des Prothrombins und das Ansteigen der Blutsenkungs-Reaktion.

sei der folgende von uns beobachtete Fall aus einer Kleiderreinigungsanstalt mitgeteilt (Abb. 69). Charakteristisch ist in diesem Falle die Fehldiagnose eines Subileus durch den einweisenden Arzt.

Fall 3: Schw. R., 50j., Kleiderreiniger
(KG Abs/289, 1941)

Wegen Kriegsschwierigkeiten verwendete der Chef einer Kleiderreinigungsanstalt statt des sonst gebrauchten *Trichloräthylens* eine Mischung von 30 l *Tetrachlorkohlenstoff* + 60 l Trichloräthylen. Eine Woche später erkrankt er selbst am 13. 8. mit Durchfall, Erbrechen und zunehmender Müdigkeit, eine Woche später gesellen sich dazu noch Temperaturen zwischen 37–38° und krampfartige, mehrere Minuten anhaltende Schmerzen in der Nabelgegend. Der zugezogene Hausarzt denkt an einen Subileus. Klinikeinweisung 14 Tage nach Beginn der ersten Erscheinungen (Abb. 69).

Befund: Pat. sehr mitgenommen, starkes Erbrechen, deutlicher Subikterus. Leber deutlich vergrößert, druckempfindlich, Serumbilirubin 3,5 mg%, Prothrombin vermindert auf 50%! Rest-N 200 mg%! Oligurie 100–150 ml, Eiweiß ++ (2°/₀₀ Esbach). Urinsediment: 1 mm, reichlich Erythrozyten, vereinzelte Leukozyten. Blut: Leukozyten 7700 mit 32% Stabkernigen und vergröberten Myelozytengranula. Leichte Hypoproteinämie von 5,8 g%, Chloride erniedrigt auf 500 mg% (normal 570–620), Blutdruck 115/60, steigt dann in den folgenden Tagen bis max. 180/80 mm Hg und Rest-N am 20. Krankheitstag auf 278! Xanthoproteine erhöht auf 89 mg%. Die anfängliche Oligurie macht vom 19. Krankheitstage an einer überschießenden Diurese Platz. Gleichzeitig normalisiert sich auch allmählich der erhöhte Blutdruck. Allmählicher Rückgang der Urämie auf normale Werte am 30. Krankheitstag. Der Ikterus klingt rascher ab als die Urämie und ist schon am 18. Tage verschwunden, wobei sich gleichzeitig auch die übrigen Zeichen der Leberschädigung zurückbilden. Die SR steigt max. auf 40, auch beim Austritt am 30. Krankheitstage mit 20 mm/1. Std. noch immer deutlich erhöht. In der Folge noch sehr müde und nur langsame Erholung. Kann seine Arbeit erst 2 Monate nach der Vergiftung wieder aufnehmen.

An *nervösen Störungen* kommen Schädigungen des Optikus vor [(18), 3 Fälle 1950; (19), 2 Fälle 1954)], während andere nervöse Schädigungen fehlen. Die Häufigkeit von Magen-Duodenum-Ulzera bei solchen Vergiftungen scheint das normale Vorkommen deutlich zu übertreffen (20).

Chronische Vergiftung

Hier kommt es vor allem zu *Kopfschmerzen, Schwindel, auffallender Müdigkeit, Appetitverlust und Gewichtsabnahme*. Neuritische Erscheinungen werden in der Literatur wiederholt erwähnt, doch gehören sie nicht zum Bilde der reinen Tetrachlorkohlenstoffvergiftung. Auch bei der chronischen Vergiftung können leichte Leber-Nieren-Schädigungen vorkommen (erhöhtes Bilirubin, Eiweiß im Urin usw.). STRAUS (21) sah nach häufigen wiederholten Expositionen (Kumulation ähnlich dem Benzol) *aplastische Anämien*. Durch die starke Entfettung der Haut können schwere *Dermatosen* auftreten, doch kommen auch *ekzematöse Veränderungen* auf allergischer Basis vor. Auf die evtl. Verbrennungen mit Blasen- und Geschwürsbildung wurde schon hingewiesen.

Therapie

der akuten und chronischen Vergiftung

a) *Orale Aufnahme:* Sofortiges Eingeben von 200 ml Paraffinöl (wird nicht resorbiert!) und dann *Magenspülung* mit Wasser und reichlich *Tierkohle*, Einfließenlassen von 30 g Natriumsulfat. *Cave* Rizinus oder Milch, da Fette die Resorption beschleunigen! Im übrigen Therapie wie unten.

b) *Vergiftungen durch Inhalation:* Alle schwereren Fälle sind vorsichtshalber zu hospitalisieren.

1. *Rasche Entfernung des Vergifteten aus der gefährlichen Zone!* Ruhe und Wärme.
2. *Sauerstoff* evtl. mit Intubation und künstlicher Beatmung ist vor allem bei komatösen Patienten nötig.
3. *Stimulation:* Bei wachen Patienten heißer starker Kaffee. Bei Bewußtlosen keine Analeptika. **Cave Anwendung von Adrenalin:** Nach den Untersuchungen von CHENOWETH (22) neigen die mit Tetrachlorkohlenstoff vergifteten Menschen und Tiere sehr zum Auftreten von *Kammerflimmern*, wenn Adrenalin gegeben wird. *Da der schwere Kollaps solcher Patienten sehr dazu verleitet, muß diese Gefahr ganz besonders hervorgehoben werden!* (Cave auch sämtliche Adrenalinderivate, wie Ephedrin, Noradrenalin!)
Bei Kammerarrhythmien: Sofort Procainamid (Pronestyl®) 500–1000 mg i. v. evtl. sukzessive bis total 1,5 g wenn nötig. In der Klinik *Lidocain®*-Infusion wie beim Kammerflimmern anderer Genese und *Defibrillation*.
4. *Lävuloseinfusion:* 1500–2000 ml isoton. Lösung. Die reichliche Zufuhr von Flüssigkeit zur Verdünnung des in den Nieren zum Teil wieder ausgeschiedenen Giftstoffes und zur Unterstützung der durch das häufige Erbrechen verlorengegangenen Flüssigkeit ist sehr wichtig und die Zufuhr der Lävulose für die Leber wesentlich.
5. *Kalzium-Therapie:* täglich 20 ml 10%ige Lösung i.v. Der Kalziumspiegel ist oft deutlich erniedrigt (23), außerdem bewirkt das Kalzium vielleicht auch eine gewisse Membran-Schutzwirkung der Leberzellen.
6. **Antabuse® (Disulfiram)-Prophylaxe:** SCHOLLER u. Mitarb. haben 1970 (24) gezeigt, daß experimentell der Abbau des CCl_4 (und auch des Chloroforms!) durch *Tetraäthylthiuramdisulfid* gehemmt wird. Ratten überstanden eine sonst tödliche Dosis. Beim Menschen sollten also in Zukunft sofort 1,5–2 g *Disulfiram* verabreicht werden, dann weiter tgl. 0,5–1,0 g p.o. (Sollte mit Mannitoltherapie kombiniert werden, s.u.).
7. **Behandlung der Leberinsuffizienz:** siehe Amanita, S. 460 (Cortisonpräparate sind sehr wichtig).
8. **Prophylaxe der Nierenschädigung:** Vielleicht kann die Rückresorption heute durch die sofortige prophylaktische Verabreichung von Mannitol verhütet werden. Man gibt in den ersten 6 Stunden 50 g *i.v.* als 20%ige Lösung, dann 20 g (= 100 ml) alle 6 Stunden in den folgenden 5 Tagen bis kein CCl_4-Geruch mehr in der Atemluft nachweisbar ist. (Kalium- und Chlorid- sowie H_2O-Verlust kompensieren).
9. **Behandlung der Nierenschädigung:** Wie bei allen Urämien, die durch eine Schädigung des unteren Nephrons zustande kommen, müssen in diesen Fällen die Na-, Cl- und K-Werte sowie die Alkalireserve im Blut genau überwacht werden. Wichtig ist bei schwerer Nierenbeteiligung die Vermeidung einer Natrium- und Flüssigkeitsretention. Die Einnahme von Na und Flüssigkeit ist also einzuschränken.
Flüssigkeitsaufnahme: Menge der Diurese vom Vortag plus evtl. Volumen des Erbrochenen, plus 600 ml (Verlust durch Atemluft und Perspiration).
Ernährung: Man verabreicht 1500–2000 Kalorien als ungesalzenen gekochten *Reis* mit *Lävulosesirup*, oder Zwieback mit Butter und Konfitüre, wodurch viel Kohlehydrate (zur Vermeidung des gesteigerten Eigenprotein-

abbaus, der eine weitere Steigerung des Rest-N und Kaliums bewirkt) und praktisch kein Natrium zugeführt werden. Als Infusion sollen täglich 500–700 ml einer 10%igen Lävuloselösung verabreicht werden. In schweren Fällen, wenn möglich, Anwendung der *künstlichen Niere* oder *Peritonealdialyse,* wodurch dem Körper Zeit zur Rückbildung der reversiblen Nierenschädigung gegeben wird.
Cave Digitalispräparate da es durch die fehlende Ausscheidung zu Überdigitalisierung kommen kann!
Behandlung der Hyperkaliämie: Durch die gestörte Kaliumausscheidung und den vermehrten Eiweißzerfall (1 g zerfallendes Körpereiweiß liefert 2,4 g Kalium!) kommt es häufig zu schweren und evtl. tödlichen Hyperkaliämien. Die ersten Zeichen sind hohe enge T-Wellen mit schmaler Basis oder der Anstieg des Kaliums im Blut (Bestimmung mit Flammen-Photometer). Ist dies der Fall, dann Einführung einer *Miller-Abbott-Doppelsonde* (ohne Ballon) in den Magen. Anlegen einer kontinuierlichen Absaugvorrichtung durch die eine Öffnung und Anschließen der anderen an eine größere Tropfflasche mit destilliertem Wasser. 5–6 l werden langsam durchgespült und abgesogen, wobei aber darauf zu achten ist, daß keine Flüssigkeit zur Resorption kommt. Auf diese Weise kann eine beträchtliche Menge Kalium entfernt werden. Die Anwendung des ebenfalls wirksamen *Carboresins* wird gewöhnlich durch den starken Brechreiz verunmöglicht. *Hydrocortison* i.v., 1. Tag 150–200 mg, 2. Tag 150 mg, dann weiter 75 bis 100 mg. Das beste Mittel zur Bekämpfung der Hyperkaliämie ist die *Dialyse.* Siehe im übrigen Elektrolytstörungen: Hyperkaliämie (S. 23).
Behandlung der Hypochlorämie und Hypokaliämie im Stadium der Diurese: Tägliche Kontrolle der Serumchloride, des Kaliums und des Elektrokardiogramms, therapeutische Maßnahmen siehe Kap. *Hypochlorämie* und Hypokaliämie (S. 22).

c) *Chronische Vergiftungen:* Längerer Arbeitsurlaub und Höhenaufenthalt, Roborantia, Sedativa.
d) *Schädigungen der Kornea:* Beim Hineinspritzen von CCl_4 in die Augen sofortige Ausspülung des Auges unter fließendem Wasser während mindestens 10–15 Minuten, dann einträufeln von *Novesin®*-Augentropfen und Paraffin. liquidum, Deckverband.
e) *Hautverbrennungen:* Eröffnen der Blasen, Pinseln mit Mercurochrom zur Verschorfung der Haut. Trocknen mit Fönapparat. Wenn möglich offen behandeln wie bei Verbrennungen.

Literatur

1 RÜST, E., A. EBERT: Unfälle beim chem. Arbeiten. 2. Auflg. Rascher, Zürich (1948) 248
2 WOLFF, J.W.: Geneesk. T. Ned.-Ind. 67 (1927) 254
3 CHRISTIE, G.S., J.D. JUDAH: Proc roy. Soc. Med. B 142 (1954) 241
4 SMUCKLER, E.A. u. MITARB.: Biochem. biophys. Communic. 5 (1961) 270
5 PLAA, G.L., R.E. LARSON: Environmental Health 9 (1964) 536
6 KHALIL: Lancet 1926/I, 547
7 LEHMANN, K.B., L. SCHMIDT-KEHL: Arch. Hyg. (Berl.) 116 (1936) 131
8 MCCOLLISTER, D.D. u. MITARB.: J. Pharmacol. exp. Ther. 102 (1951) 112
9 ALFORD, W.C.: J. industr. Hyg. 29 (1947) 396
10 RAYMOND u. MITARB.: Méd. Usine (1948) 278
11 NORWOOD, W.D. u. MITARB.: Arch. industr. Hyg. 1 (1950) 90
12 AUFDERMAUR, M., E. MUHEIM: Z. Unfallmed. Berufskr. 4 (1953) 275
13 DUDLEY, S.F.: J. roy. nav. med. Serv. 21 (1935) 296
14 WROBLEWSKI, F., J.S. LA DUE: Ann. intern. Med. 43 (1955) 345
15 KRENTZ, K.: Internist 2 (1961) 261
16 PARTENHEIMER R.C., P.S. CITRON: Arch. intern. Med. 89 (1952) 216
17 SPECKMANN, K.: Ärztl. Wschr. 8 (1953) 1051
17a DUME, TH. et al.: Dtsch. med. Wschr. 33 (1969) 1644
18 SMITH, A.R.: Arch. industr. Hyg. 1 (1950) 348
19 HARDIN, B.L.: Arch. industr. Hyg. 23 (1954) 93
20 SMITH, A.R.: J. industr. Hyg. 29 (1947) 134
21 STRAUS, B.: J. Amer. med. Ass. 155 (1954) 737
22 CHENOVETH, M.B.: J. industr. Hyg. 28 (1946) 151
23 ALLISON, B.R.: Ann. intern. Med. 16 (1942) 81
24 SCHOLLER, K.L. u. MITARB.: Arzneimittel-Forsch. 20 (1970) 289

Dimethylnitrosamin: Ein gelegentlich gebrauchtes Lösungsmittel, führt experimentell zu Leberzellnekrosen. Beim Menschen können schwere Vergiftungen analog dem Tetrachlorkohlenstoff (s. dort) auftreten (1). Die gleiche Wirkung hat das *Diäthylnitrosamin.*

Literatur

1 BARNES, J.M., P.N. MAGEE: Brit. J. industr. Med. 11 (1954) 167

Äthanderivate

1. Chloräthyl (MAK = 1000 ppm) **und Bromäthyl** (MAK = 200 ppm) (C_2H_5Cl und C_2H_5Br): Beide Stoffe wirken typisch narkotisch; über eine spezifische Giftwirkung ist nichts bekannt. Chloräthyl wird medizinisch zur Kälteanästhesie gebraucht. **Jodäthyl** (C_2H_5J): Hat in der chem. Industrie, bei mehrfacher Exposition, zu Polyneuritis der unteren Extremitäten geführt (1).

2. Dichloräthan $CH_2Cl \cdot CH_2Cl$ (fälschlicherweise auch „Äthylendichlorid" genannt, nicht zu verwechseln mit „Dichloräthylen" und Azetylendichlorid ($CH_2 = CCl_2$)), ist eine bei 84° C siedende Flüssigkeit von chloroformähnlichem Geruch, die sich nur schwer in H_2O löst. Dichloräthan wird als Lösungsmittel, ferner zur Schädlingsbekämpfung und als Feuerlöschmittel verwendet.

In der Giftigkeit steht dieser Stoff dem Chloroform und Tetrachlorkohlenstoff nahe, und es ist eigentlich erstaunlich, daß Vergiftungen erst in den letzten Jahren bekannt geworden sind (2). Als MAK wird 100 ppm angegeben. Es ist also deutlich weniger toxisch als Tetrachlorkohlenstoff, dessen MAK 10 ppm beträgt. MENSCHICK (3) hält auf Grund seiner Beobachtung von Vergiftungen diesen Wert für zu hoch. WEISS (4) sah zwei tödliche Vergiftungen durch akzidentelle Einnahme eines „Nervenbalsams", LOCHHEAD (5) durch Austrinken einer Plastiklösung (30 ml).

Nachweis: Dichloräthan läßt sich mit dem Drägerschen Gasspürgerät leicht nachweisen.

Akute Vergiftung

Bei Inhalation, aber auch bei peroraler Aufnahme zeigt sich ebenfalls wie beim Tetrachlorkohlenstoff und Tetrachloräthan eine typische Zweiphasigkeit der Wirkung. Zuerst treten die narkotischen Erscheinungen mit Kopfschmerzen, Nausea und einem ausgeprägten Erregungs- und Reizzustand (6), welcher bei höheren Dosen rasch in eine tiefe Narkose übergeht, in Erscheinung. Das narkotische Stadium ist (7) durch eine ausgesprochene blau-zyanotische Verfärbung der Schleimhäute, die mit der Blässe der Haut auffallend kontrastiert, gekennzeichnet. Während dieser Narkose kann durch Atemlähmung der Tod eintreten (Fälle von HUEPER und SMITH (8), Fall 1 von BLOCH (6), Fall 1 von STUHLERT (9)). Die Verwendung dieses Chlorkohlenwasserstoffes als Narkosemittel wurde seinerzeit wegen der Toxizität und dem Auftreten von Hornhauttrübungen wieder fallengelassen (10). Bei den neuerdings beschriebenen Vergiftungsfällen (6, 7) ist diese Hornhauttrübung nicht beobachtet worden. Nach Überstehen des narkotischen Stadiums kommt es zum Auftreten der zweiten typischen *gastroenteritischen Phase* mit häufigem Erbrechen und Durchfällen, die evtl. blutig sein können, sowie abdominalen Koliken. Bereits in diesem Stadium treten dann wie bei der Tetrachlorkohlenstoffvergiftung schwere *Leberzellschädigungen* mit evtl. Leberzellnekrosen, verbunden mit einer *nekrotisierenden Nephrose*, in Erscheinung. Die Patienten können im Kreislaufkollaps oder Leberkoma oder an einer schweren Anurie mit Urämie ad exitum kommen. So starben zwei Fälle (7) je 30 und 33 Stunden nach der Inhalation an einer Anurie mit leichtem Ikterus. In anderen Fällen (6, 9) war Dichloräthan als „Berauschungsmittel" oral eingenommen worden. Häufig bleiben nach der Vergiftung *Restschäden* (pathologisches EEG, psychische Schädigungen) von seiten des Gehirns zurück (s. auch (12)).

Chronische Vergiftung

MCNALLY und FOSTNEDT (11) berichten über 2 Fälle, die je 2 und 5 Monate unter Einwirkung von Dichloräthandämpfen standen. Als Vergiftungssymptome wurden Appetitlosigkeit, Nausea, Erbrechen, gastrointestinale Erscheinungen, Nystagmus und Tremor beobachtet.

GUERDJIKOFF (13, 14) sah in seinen zwei Fällen vor allem neurovegetative Störungen.

Pathologische Anatomie: Die Veränderungen entsprechen im großen und ganzen denen bei der Tetrachlorkohlenstoffvergiftung, d.h., es finden sich (7) schwere nekrobiotische Schädigungen in Leber und Niere (Hauptstücke und Glomerulusdeckzellen). Daneben besteht bei peroraler Aufnahme eine schwere nekrotisierende hämorrhagische Schädigung der Magen-Darm-Schleimhaut (6, 9).

Therapie

siehe Tetrachlorkohlenstoffvergiftung. Auch hier prophylaktisch Disulfiram und Mannitol! Bei Kleinkindern evtl. Austauschtransfusion.

3. Dibromäthan (Äthylenbromid): Hat eine ganz ähnliche Wirkung wie das Dichloräthan, ist aber noch toxischer. Nach dem Überstehen der akuten Vergiftung kann es zum Auftreten von Herzstörungen kommen (15). MAK = 25 ppm.

4. Trichloräthan (Methylchloroform) ($CH_2Cl \cdot CHCl_2$) hat ebenfalls eine deutliche Reizwirkung auf die Augenschleimhaut und wirkt narkotisch. Sonst keine spezifischen Giftwirkungen. MAK = 200 ppm. Es wird durch die Lungen rasch ausgeschieden. Literatur siehe (15a).

5. Tetrachloräthan (Äthylentetrachlorid) ($CHCl_2$-$CHCl_2$): Dieser Chlorkohlenwasserstoff wurde früher häufig als Lösungsmittel gebraucht, ist aber wegen seiner ausgesprochenen *Gefährlichkeit* glücklicherweise weitgehend durch ungefährlichere Stoffe verdrängt worden und sollte heute überhaupt nicht mehr verwendet werden. Die *Aufnahme* erfolgt gewöhnlich durch die Lungen, seltener durch die Haut. MAK = 1 ppm!

Akute Vergiftung

Die Vergiftung gleicht der ausführlich geschilderten Tetrachlorkohlenstoffvergiftung. Es treten zuerst typische Reizerscheinungen von seiten der Nasen- und Augenschleimhäute auf, dann folgen ein rauschartiger Erregungszustand und später eine tiefe Narkose, welche durch Atemlähmung zum Tode führen kann. Auch hier beobachtet man bei akuten Vergiftungen die typische Zweiphasigkeit mit einem *pränarkotischen bis narkotischen Vorstadium* und dem nach einem Intervall folgenden schweren *Spätstadium mit hepatorenalem Syndrom*. Außerdem kommt es auch zu ausgesprochenen nervösen Störungen mit schwerer Polyneuritis.

Chronische Vergiftung

Eine langdauernde wiederholte Inhalation kleinerer Mengen führt, ähnlich wie beim Tetrachlorkohlenstoff, zu *gastrointestinalen Störungen*. Die ersten Erscheinungen sind Appetitlosigkeit, Verlust der Geschmacksempfindung, Schwäche, Schwindel und Nausea und evtl. Erbrechen. Später folgen Bauchkrämpfe, und allmählich entwickelt sich eine mehr oder weniger schwere *Leberzellschädigung* mit allen typischen Folgeerscheinungen wie beim Tetrachlorkohlenstoff. Durch den schweren Prothrombinsturz kann es zu evtl. tödlichen Blutungen kommen. ZOLLINGER (15b) hat auf das Vorkommen von Fällen mit Übergang in Leberzirrhose hingewiesen. Im Gegensatz zur Tetrachlorkohlenstoffvergiftung *fehlen hier schwere Niereninsuffizienzerscheinungen* im Sinne von Oligurien mit Urämie, obschon es zu einer leichten toxischen Nephritis mit Albuminurie und Makrohämaturie kommen kann.

Ganz typisch sind für das Tetrachloräthan im Gegensatz zum Tetrachlorkohlenstoff ausgesprochene *polyneuritische Erscheinungen*. Die am häufigsten befallenen Nervenstämme sind der *Ulnaris, Radialis* und *Tibialis*. Der Beginn ist durch sensible Ausfallerscheinungen, wie Ameisenlaufen, Kribbeln und Anästhesie bestimmter Gebiete („Gefühl der fremden Hand"), gekennzeichnet, später treten schmerzhafte Neuralgien im Gebiete der betroffenen Nerven auf.

Charakteristisch ist in vielen Fällen die *Störung der Geschmacksempfindung*. Später folgen motorische Störungen, wobei vor allem die Innervation kleinerer Muskeln gestört wird, die grobe Kraft der größeren Muskeln dagegen meist erhalten bleibt. Neben diesen polyneuritischen Störungen sind auch zentrale Schädigungen im Sinne einer toxischen Enzephalose beobachtet worden. Typisch ist ein ausgeprägter *Tremor* (16).

Die *Prognose* der chronischen Formen ist im allgemeinen gut, doch zieht sich die Rekonvaleszenz sehr in die Länge. Bei allen länger dauernden Fällen kommt es zu einer mehr oder weniger *ausgesprochenen Anämie* und *Blässe der Haut,* was die Vergiftung ebenfalls wieder von der Tetrachlorkohlenstoffvergiftung unterscheidet, bei der das Knochenmark in der Regel nicht befallen ist. Die Monozyten sind öfters vermehrt und zeigen degenerative Veränderungen wie Vergrößerung der Granula und Vakuolisierung, wie auch bei andern Lebergiften.

Hautschädigungen: Durch die stark entfettende Wirkung kann auch dieses Lösungsmittel wie die übrigen Fettlösungsmittel zu einer chronischen Reizdermatitis führen.

Therapie

Akute Form siehe *Tetrachlorkohlenstoff*. *Chronische Form* siehe *Schwefelkohlenstoff*.

6. Tetrabromäthan: $CHBr_2 \cdot CHBr_2$ wird heute wegen seines hohen spezifischen Gewichtes zum Teil als Quecksilberersatz in Apparaten usw. verwendet. Nach den eingehenden Tierversuchen (17) scheint es nur peroral gefährlich zu sein, nicht aber bei Inhalation des nur sehr wenig flüchtigen Stoffes.

7. Halothan (= Fluothan): 2-bromo, 2-chloro-1,1,1-trifluoräthan wird seit 1956 in ausgedehntem Maße als Narkosemittel gebraucht. Es wurde anfänglich als völlig harmlos angesehen. Auf Grund genauer Untersuchungen (18) besteht heute kein Zweifel mehr, daß es zu Leberschädigungen führen kann. So sah ich in zwei Fällen, einmal nach einer Leistenbruchoperation und einmal nach einer Appendektomie eine 2–3 Tage dauernde Bilirubinämie. *Am gefährlichsten ist es, wenn ein solcher Patient, der nach der ersten Halothananwendung im Anschluß daran Fieber oder eine Bilirubinämie zeigte, erneut später eine Halothannarkose erhält. Dann kann es zu einer evtl. tödlichen akuten gelben Leberdystrophie kommen* (19). – Im Durchschnitt ist aber nur mit einem fatalen Fall auf total 10 000 Halothannarkosen zu rechnen. Es scheint sich also vielleicht um einen *Sensibilisierungsmechanismus* zu handeln. Bei hepatisch vorgeschädigten Patienten kann es zu einer evtl. tödlichen *akuten gelben Leberdystrophie* führen (20) (3 Fälle siehe auch (21)). Nach unserer Auffassung *sollte dieses Narkotikum deshalb heute bei Lebergeschädigten* (Alkoholiker, Hämochromatosen) *nicht mehr verwendet werden!* – wohl aber bei Gallenblasen- und Gallengangsaffektionen (22). Für die *Therapie* siehe beim Tetrachlorkohlenstoff. Wie bei anderen chlorierten Kohlenwasserstoffen besteht auch hier eine *große Gefahr bei der Anwendung von Adrenalin* oder dessen Derivaten (auch Metaraminol-bitartrat = *Aramin®!*), indem es zu Kammerarrhythmien und evtl. zu Kammerflimmern kommen kann (23). Weitere Übersichten der heute riesigen Halothan-Literatur siehe (24, 25 u.a.).

8. β-Dimethylaminoäthyl- und Diäthylaminoäthyl-Chlorid: Wird heute bei zahlreichen chemischen Synthesen verwendet (z.B. Antihistaminika) und führt zu starken Reizerscheinungen von seiten der Nasenschleimhaut und der Augen. Ferner bewirkt es eine mehr oder weniger ausgeprägte *Ophthalmoplegia interna* mit Akkomodationsstörungen und *Mydriasis*.

9. α- und β-Dichlordiäthyläther: ein Verwandter des Senfgases, hat schwer lungenreizende Eigenschaften und sollte industriell nicht verwendet werden. Es kann zu schwerer *Bronchitis*, Bronchopneumonie, Bronchiektasen, *Lungenemphysem* und durch Sensibilisierung zu *Asthma bronchiale* führen.

Polymere Fluorkohlenstoff-Verbindungen: s. Plastik-Kapitel, S. 323.

Literatur

1 Schwartz, J.H.: Arch. Derm. Syph. (Berl.) 40 (1939) 962
2 Jordi, A.: Z. Unfallmed. Berufskr. 37 (1944) 131
3 Menschick, H.: Arch. Gewerbepath. Gewerbehyg. 15 (1957) 241
4 Weiss, F.: Arch. Gewerbepath. Gewerbehyg. 15 (1957) 253
5 Lochhead, H.B. u. Mitarb.: J. Amer. med. Ass. 146 (1951) 1323
6 Bloch, W.: Schweiz. med. Wschr. (1946) 1078 (hier ausführliche Literatur über Dichloräthan)
7 Brass, K.: Dtsch. med. Wschr. (1949) 553
8 Hueper, W.C., C. Smith: Amer. J. med. Sci. 189 (1935) 778
9 Stuhlert, H.: Dtsch. med. Wschr. (1949) 1542
10 Dubois, Roux zit. nach Bloch
11 McNally, W.D., G. Fostnedt: J. industr. Hyg. 24 (1942) 13
12 Hinkel, G.K., B. Munde: Kinderärztl. Prax. 37 (1969) 343
13 Guerdjikoff, C.: L'intoxication prof. par le dichloréthane. Reggiani, Genève 1955
14 Guerdjikoff, C.: Rev. Lyon. Méd. 10 (1961) 1173
15 Taeger, H.: Die Klinik der entschädigungspflichtigen Berufskrankheiten. Springer, Berlin (1941) 207
15a Stewart, R.D.: J. Amer. med. Assoc. 215 (1971) 1789–1792
15b Zollinger, F.: Arch. f. Gewerbepath. 2 (1931) 298
16 Lovo-Mendonça, R.: Brit. J. industr. Med. 20 (1963) 50
17 Gray, M.G.: Arch. industr. Hyg. 2 (1950) 407
18 *Leading article:* „Safety of Halothane". Brit. med. J. 1966/II, 904
19 Davidson, C.S., B. Babior, H. Popper: New Engl. J. Med. 275 (1966) 1497
20 Brody, G.L., R.B. Sweet: Anesthesiology 24 (1963) 29
21 Bunker, J.B., Ch. Blumenfeld: New Engl. J. Med. 268 (1963) 531
22 Dawson, B. u. Mitarb.: Anesth. et Analg. 42 (1963) 759
23 Catenacci A.J. u. Mitarb.: J. Amer. med. Ass. 183 (1963) 662
24 Trey, Ch. u. Mitarb.: New Engl. J. Med. 279 (1968) 798
25 *Editorial:* New Engl. J. Med. 279 (1968) 830

Ungesättigte Chlorkohlenwasserstoffe

Äthylenderivate

1. Dichloräthylen („Dioform"):
$$\begin{array}{c} CHCl \\ \| \\ CHCl \end{array}$$
wird in der Industrie als Lösungsmittel (Wachs, Gummi, Azetylzellulose) viel gebraucht. Es hat eine leicht narkotische Wirkung (MAK = 200 ppm), ohne daß spezifisch toxische Giftwirkungen bekannt sind. Ähnlich wie das Trichloräthylen darf dieser Chlorkohlenwasserstoff nicht bei offener Flamme verwendet werden, da sich dann Phosgen bildet.

2. Trichloräthylen („Chlorylen", Äthylentri-
$$\begin{array}{c} CHCl \\ \| \\ CCl_2 \end{array}$$
chlorid, Azetylentrichlorid): ist eine bei 88° siedende Flüssigkeit von aromatischem, angenehmem Geruch, die heute unter dem Namen „Tri" eines der meistgebrauchten Lösungsmittel in der Industrie ist, da es durch ein sehr gutes Lösungsvermögen und seine Nichtbrennbarkeit ausgezeichnet ist (Lösungsmittel für Gummi, Harze, Kunstharze, Lacke, Fette, Verwendung für Klebstoffe, Feuerlöschmittel, Entfetten von Metallteilen, Kleiderreinigung usw.). An offenen Flammen, heißen Metallen usw. zersetzt es sich ebenfalls zu Phosgen, wodurch es bei der Verwendung als Feuerlöschmittel gefährlich werden kann. Bei Gegenwart von Aluminium entsteht Salzsäure, beim Kontakt mit Alkalien das selbstentzündliche Chloräthylen (1). Als „Trichloren" und als „Trilene" wird es in der Geburtshilfe zu Rauschnarkosen benützt. Auch das flüssige „Steinwachs" enthält gewöhnlich Trichloräthylen.

Giftigkeit: Die Aufnahme erfolgt vor allem durch Inhalation der sich schon bei Zimmertemperatur entwickelnden Dämpfe. Durch seine ausgesprochene Lipoidlöslichkeit wirkt Trichloräthylen ebenfalls als ein typisches Narkotikum und kann auf diesem Wege zu schweren zentralnervösen Störungen führen. Durch seine berauschende Wirkung führt es evtl. zur sog. „Trisucht" (2, 3 u. a.). Die MAK ist in USA und England mit 100 ppm noch zu hoch und sollte nach den sorgfältigen Untersuchungen aus Schweden (4, 5) und der Schweiz (6) keinesfalls mehr als 30 ppm betragen, was im Urin ungefähr einer Trichloressigsäureausscheidung von 75 mg pro Liter entspricht (5). Seine Anwendung als Narkotikum in der Geburtshilfe (1) scheint uns nicht empfehlenswert. Bei langdauerndem, wiederholtem Kontakt kann es auch perkutan resorbiert zu Schädigungen führen (7).

Nachweis: Die Ausscheidung erfolgt hauptsächlich durch die Lungen, ein kleiner Teil wird aber zu Trichloressigsäure oxydiert und kann im Urin mit der Pyridin-Alkali-Reaktion (8) nachgewiesen werden. Diese hat vor allem eine prophylaktische Bedeutung bei der Kontrolle von ganzen Belegschaften auf eine evtl. Intoxikationsgefahr. Werden täglich nur 20 mg pro l Urin ausgeschieden, so besteht keine Gefahr, bei 40 bis 75 mg traten bei ca. der Hälfte der Leute Vergiftungssymptome auf, bei 100 mg in fast allen Fällen (9). Zum raschen Nachweis des Trichloräthylens und *Dichloräthylens* bei akuten Vergiftungen in der Ausatmungsluft hat sich das Gasspürgerät der Firma *Dräger* praktisch am besten bewährt.

Vergiftungsbild

Akute Vergiftung durch perorale Aufnahme: Bei dieser sehr seltenen Vergiftung des Trichloräthylens kommt es rasch zu einem schweren Koma. GRABER (10) sah bei 5 Personen, die irrtümlich eine solche Flasche „Schnaps" tranken, 4 Todesfälle. Die Autopsie ergab eine schwere katarrhalische bis fibrinösmembranöse Gastroenteritis, degenerative Veränderungen im Gehirn, in der Leber und petechiale Blutungen unter dem Peri- und Endokard.

So wurde mir freundlicherweise von Kollege Wicke (Chefarzt d. Inn. Abt., Krankenhaus Osterode, Deutschland) der Fall eines 54j. Mannes mitgeteilt, der um 19.25 Uhr bewußtlos an einer Bushaltestelle aufgefunden wurde, nachdem er durch Verwechslung Tri aus einer Bierflasche zwischen 16.30 bis 16.50 eingenommen hatte und um 17.30 Uhr noch von einem Arbeitskollegen in der Stadt angetroffen wurde. Für die Zeit von 17.30 an bestand eine retrograde Amnesie. Die tiefe Bewußtlosigkeit dauerte 3½ Tage, unterbrochen von Phasen motorischer Unruhe und Verwirrtheit, dann war der Patient wieder völlig klar (Trichloressigsäureprobe im Urin stark positiv). Einen analogen Fall, bei dem der Patient in den ersten 24 Stunden noch kein schweres Bild bot, dann aber zwei Tage lang in tiefer Bewußtlosigkeit verblieb, verdanke ich Kollege von Rechenberg (Chefarzt Inn. Abt., Krankenhaus Baden, Schweiz), siehe auch (11).

Akute Vergiftung durch Inhalation: Bei sehr hohen Konzentrationen kann die Narkose ziemlich plötzlich eintreten, ohne daß der Betroffene sich vorher der Gefahr bewußt wird. Bei weniger starken Konzentrationen kommt es gewöhnlich erst zu einem mehr oder weniger ausgesprochenen Erregungszustand, der dann ziemlich plötzlich in Bewußtlosigkeit übergeht. Meistens erholen sich die Vergifteten rasch und vollkommen von ihrer Narkose, und es bleiben nur für kurze Zeit gewisse Katersymptome und keine Dauerschädigungen zurück (12), was im Vergleich zu Vergiftungen mit anderen Kohlenwasserstoffen speziell hervorgehoben werden muß. BAADER (13) sah aber in einem Falle eine Optikusatrophie. In vier von uns klinisch genau untersuchten akuten Fällen fanden wir nachher keinerlei Leberstörungen oder andere pathologische Veränderungen. Vereinzelte schwere Vergiftungen können tödlich verlaufen. STÜBER (14) fand 1931 unter 284 Vergiftungen 25 Todesfälle, was nach neueren Untersuchungen vor allem auf das Auftreten von polytopen Extrasystolien oder *Kammerflimmern* zurückzuführen ist (15, 16, 17). Paranoide Psychosen sind von TODD (18) beschrieben.
Lungenveränderungen gehören nicht zum Bilde der akuten Trichloräthylenvergiftung. Die in der Literatur mitgeteilten Fälle mit Lungenödem usw. betreffen wohl immer Fälle, bei denen sich das Trichloräthylen an erhitzten Gegenständen oder offenen Flammen in Phosgen und evtl. Cl zersetzt hatte.
Schwere Leberschädigungen fehlen bei der akuten Trichloräthylenvergiftung, und es dürfte sich bei den vereinzelten Fällen der Literatur um Verunreinigungen mit anderen Lösungsmitteln gehandelt haben. Blutschädigungen sind nicht bekannt.
LACHNIT und PIETSCHMANN (19) konnten aber zeigen, daß die bekannte Alkoholintoleranz der Tri-Arbeiter doch auf einer *latenten Leberschädigung* bei chronischer Inhalation von Tri beruht. Führt man nämlich bei solchen Arbeitern eine zusätzliche Alkoholbelastung durch (100 ml, 40% Alkohol), so kommt es im Gegensatz zu einem fehlenden Anstieg bei Kontrollpersonen hier in 50% der Fälle zu einem deutlichen SGO-Transaminaseanstieg.
Arrhythmien: Bei schweren Vergiftungen kann es auch ohne Adrenalin-Pp. (Cave vor deren Anwendung, s. u.) am 2. bis 3. Tag zu schweren Arrhythmien (11) kommen, die auf *Lidocain*®-Therapie gut ansprechen.
Chronische Vergiftung: Auf Grund einwandfreier und zahlreicher Beobachtungen europäischer Autoren ist an der Existenz einer chronischen Vergiftung (4, 5, 6, 12, 20) nicht zu zweifeln. Am häufigsten ist in leichten Fällen ein *neurasthenisches Syndrom* mit Klagen über Vergeßlichkeit, Müdigkeit, Schlaflosigkeit, Schwindel, Kopfschmerzen, Affektlabilität usw. HOSCHEK (21) beschrieb eine „antabusartige" *Intoleranz* gegenüber *Alkohol,* die mir von KAHLER (22) bestätigt wurde. Die Reizleitungs- und Reizbildungsstörungen (EKG) scheinen gehäufter vorzukommen (5). Das neurasthenische Syndrom tritt bei einer MAK von über 40 ppm und einer monatelangen kontinuierlichen Exposition bei einem Großteil der Arbeiter auf (5, 6). BORBÉLY (23) sah bei ausgesprocheneren Vergiftungen vor allem *toxische Enzephalosen* zum Teil mit retrobulbärer Neuritis des Nervus opticus von einigen Wochen bis zu jahrelanger Dauer, die sich wieder zurückbilden können oder allmählich in ein *organisches Psychosyndrom* mit Störungen des Gedächtnisses, des Denkens, der Affektivität und evtl. in ein typisches *Korsakowsches Syndrom* mit zentralen und peripheren Lähmungen übergehen. Wir sahen einen solchen Fall bei einer Patientin, die während 2 Jahren „Tri" zur Schmerzstillung einer Trigeminusneuralgie mehrmals täglich auf Anraten des Arztes inhalierte. MCBIRNEY (7) beobachtete Fälle, bei denen nach monatelangem Kontakt der Finger mit „Tri" trotz einwandfreier Abzugsvorrichtungen durch *kutane Resorption* (Reinigung von Linsen) schwere Störungen der Taktilität, Motilität und Unmöglichkeit des Greifens im Sinne einer peripheren Neuritis auftraten. Ein Teil der Fälle zeigt auch Polyneuritiden und Diplopie. Häufig kommt es zu *Ekzemen* der Haut.
Nach WEBER (12), der 45 Fälle der Schweizerischen Unfallversicherungsanstalt zusammenstellte, sind leichte allgemeine Veränderungen der Psyche, wie Müdigkeit, Arbeitsunlust und Schlafstörungen, die häufigsten Erscheinungen. In zwei Fällen sah er ein schweres psychoorganisches Syndrom. In 6 Fällen traten Neuritiden auf, und in einem Drittel aller Fälle lagen Störungen des vegetativen Systems vor. Charakteristisch sind nach seinen Beobachtungen auch Magen-Darm-Störungen. Auf das Blutbild hatte sich die Vergiftung nur in 6 Fällen als leichte Anämie ausgewirkt. Häufig waren Hautschädigungen im Sinne eines Gewerbeekzems. ALEXANDER (24) führt ähnliche Symptome auf. HAMILTON (25) und andere Nachuntersucher lehnen die früher als spezifisch angesehene sensible Trigeminuslähmung als ein typisches Zeichen der Vergiftung ab. Sie kommt aber zweifellos in seltenen Fällen

vor; so fanden sich unter 45 Fällen der schweizerischen Unfallversicherung 2 Patienten mit leichter *Trigeminuslähmung* (12)
In einem unserer Fälle, einem 25j. Manne, der jahrelang unter schlechten Ventilationsverhältnissen gearbeitet hatte und sehr wahrscheinlich auch „trisüchtig" war, standen die starke Gewichtsabnahme sowie Klagen über Schwindel und Müdigkeit im Vordergrunde. Ein weiterer Fall hält einer strengen Kritik nicht stand, da hier gleichzeitig eine Hypertonie und ein chronischer Alkoholismus vorlagen. Interessanterweise kam es bei dem noch jungen Manne (40j.) unter anderen zentralen Störungen auch zum Auftreten eines *Wallenbergschen Syndroms,* wie es auch von WEBER (12) bei einer Trichloräthylenvergiftung beobachten konnte. Es ist möglich, daß sich bei unserem Patienten die sehr starke Exposition mit dem Trichloräthylen und der chronische Alkoholismus in ihren Wirkungen kombiniert haben. Der Fall sei hier unter allem Vorbehalt kurz wiedergegeben. Seither habe ich in Solothurn einen weiteren Fall beobachtet.

Fall F. E., 40j., Mechaniker (KG 92/14, 1950)
Anamnestisch 1949 erstmals Hypertonie von 170/105 festgestellt. Chronischer Alkoholismus.

J. L.: Arbeitet seit 2 Jahren in einer kleinen Firma bei der Herstellung von Putz- und Waschmitteln. Hierbei muß er täglich ca. 4–5 Stunden gewisse seifenartige Substanzen in einem großen offenen Kübel ohne jede Abzugsvorrichtung mit Trichloräthylen mischen. Bei dieser Arbeit und vor allem gegen Abend öfters Unwohlsein, Schwindelgefühl, Kopfschmerzen, Gefühl von Berauschtheit. Explorand wurde aber nie bewußtlos.
Am 30. 10. 49 plötzlich starke Kopfschmerzen, Schwindelanfälle, Erbrechen. Falltendenz nach links, dann Heiserkeit, Schluckstörungen und Parästhesien der linken Gesichtshälfte und der rechten Körperhälfte, Doppelbilder, Einweisung.
Befund: Guter AZ und EZ, Sensorium frei, gibt vollkommen geordnete Auskunft. Klagt über Kopfschmerzen vor allem links und über Schwindel. Blutdruck 170/105, Herz nicht vergrößert. EKG o. B.
Neurologisch: Augenhintergrund o. B., kein Nystagmus, Okulomotoriusparese rechts (Parese des M. rectus inf. rechts mit Doppelbildern, Horner links). Ausfall des linken Trigeminus (abgeschwächte Kornealreflexe und Sensibilität). Parese des Glossopharyngeus und Vagus links. Zentrale Parese des rechten Fazialis. Hemihypästhesie und -analgesie mit thermanästhesie rechts. Ataxie der rechten Körperhälfte. Abweichen und Falltendenz nach links. Leichte Hyperreflexie rechts. *Lumbalpunktion:* Eiweiß normal, Kurve o. B. WaR im Blut und Liquor negativ. Innerhalb 4 Monaten Spitalbehandlung bilden sich die Veränderungen wieder weitgehend zurück. Blutdruck beim Austritt 130/95.

Diagnose: Zentrale Blutungen zum Teil im Bereiche der Arteria cerebelli inf. post. bei Hypertonie, Äthylismus und evtl. Trichloräthylenschädigung.

Prophylaxe: Gute Abzugsvorrichtungen, Arbeiten in geschlossenen Systemen, Einschalten von Kühlanlagen sind heute die beste Prophylaxe. Ein Ersatz durch das Tetrachloräthylen (Perchloräthylen) kommt wegen eventuell noch größerer Giftigkeit desselben nicht in Frage (12).

Therapie

Akute Vergiftung

Gleiche Therapie wie bei der akuten Tetrachlorkohlenstoffvergiftung (siehe S. 242) evtl. *Lidocain*®; Cave Adrenalinpräparate!

Chronische Vergiftung

Gleiche Therapie wie bei der chronischen Schwefelkohlenstoffvergiftung (siehe S. 199).

3. Tetrachloräthylen, $\begin{matrix}CCl_2\\ \|\\ CCl_2\end{matrix}$ (Perchloräthylen, „Perawin", „Tetralex"). Dieser Chlorkohlenstoff wird heute in der Industrie in ausgedehntem Maße als Lösungsmittel angewendet. In höheren Konzentrationen eingeatmet, wirkt er ebenfalls deutlich narkotisch. Dagegen wird er im Magen-Darm-Kanal sozusagen nicht resorbiert, wenn gleichzeitig keine Fette genossen werden. Er wurde deshalb gegen gewisse Eingeweidewürmer verwendet. FRIBERG u. Mitarb. (26) fanden in Tierversuchen entgegen der gelegentlichen Auffassung einer geringeren Toxizität (siehe z.B. „Queries" (27)) eine sogar höhere Giftigkeit! Auch hier kam es zu einer Ausscheidung von *Trichloressigsäure* im Urin. Diese Ergebnisse stimmen mit den noch spärlichen Beobachtungen beim Menschen überein. So berichtet LOB (28) über 10 Vergiftungsfälle mit vorwiegend *neurologischen Schäden* (z.T. bleibender Natur analog denjenigen durch Trichloräthylen) mit Ausnahme eines tödlichen Falles durch Lungenödem. Auch GRANDJEAN (29) schließt sich dieser Auffassung einer höheren Toxizität auf Grund von Tierversuchen an. Er fand eine tödliche Schwelle von 5000–12000 ppm. Selbst sahen wir den folgenden Fall mit *gastrointestinalen* und *hepatischen Störungen:*

Fall E. A., 40j. (KG 392/53, Mediz. Klin. Zürich)

Nie schwer krank. Seit 18 Jahren arbeitet er mit Reinigungsmitteln, mehrmals davon Intoxikationszeichen. Früher Trichloräthylen und Benzin, seit 6 Jahren Perchloräthylen. Die Intoxikationszeichen waren fast immer dieselben: Magenkrämpfe, Kopfweh, Obstipation, Erbrechen und nach 1–2 Tagen kurzer Fieberschub. Am 11. 4. morgens bekam Patient Magenkrämpfe, Erbrechen, Kopfweh. Da die Schmerzen nicht zurückgingen, wurde er am selben Tag eingewiesen.

Befund: Guter EZ. Temperatur 36,5°, SR: 15/23. Lkz. 6000, Neutr. 95%, Stab. 41%, BD 140/80. Keine neurolog. Erscheinungen. Sensorium frei. Psyche unauffällig. Am 2. Tag fühlte sich Pat. vollkommen wohl. Am 3. Tag Temperaturanstieg auf 38°, der 3 Tage anhielt, ohne weitere Erscheinungen. Lkz. 4200, SR auf 21/32 erhöht, Thoraxaufn. o. B. EKG o. B. Zeichen einer leichten Leberschädigung: Bilirubin 1,5 mg%, Serumeisen erniedrigt 40γ%, Blutzuckerbelastung: path. Kurvenverlauf, Bromsulf. I 30%, II 22%, Takata neg., Diastase im Urin o. B., Rest-N 36,4, dann 28,4. Weltmann 0,3. Magensaft hypazid. Ambulante Nachkontrolle nach 20 Tagen: vollständig beschwerdefrei. Bilirubin 0,8 mg%, Cholesterin 177 mg%. Serumeisen 177 γ%. Takata neg., Kephalin neg. Quick 80%. Bromsulfalein I 13%, II 4%. Magensaft weiter hypazid. Blutzuckerbelastung: normale Kurve.

Literatur

1 WITTGENS, H.: Dtsch. m. Wschr. (1951) 377
2 BAADER, E.W.: Arbeitsschutz 4 (1949)
3 JORDI, A.: Schweiz. med. Wschr. (1935) 530; (1937) 1285
4 AHLMARK, A., L. FRIBERG: Nord. hyg. T. 36 (1955) 165
5 ANDERSSON, A.: Acta med. scand. Suppl. 323 (1957) 220
6 GRANDJEAN, E. u. MITARB.: Z. Präv.-Med. 1 (1956) 13
7 MC BIRNEY, R.S.: Arch. industr. Hyg. 10 (1954) 130
8 FORSSMAN, S.: Svenska Läk.-Tidn. (1945) 1964
9 AHLMARK, A., S. FORSSMAN: Arch. industr. Hyg. 3 (1951) 386
10 GRABER, H.: Dtsch. Z. ges. gerichtl. Med. 40 (1950) 88
11 DHUNÉR, K.G., P. NORDQVIST, B. RENSTRÖM: Acta anaesth. scand. 1 (1957) 121
12 WEBER, H. v.: Diss. Univ. Zürich, 1945
13 BAADER, E.W.: Zbl. Gew.-Hyg. 14 (1927) 391
14 STÜBER, K.: Arch. Gewerbepath. Gewerbehyg. 2 (1931) 398
15 GEIGER, A.J.: J. Amer. med. Ass. 123 (1943) 141
16 WATERS, R.M., O.S. ORTH, N.A. GILLESPIE: Anesthesiology 4 (1943) 1
17 KLEINFELD, M., I, R. TABERSHAW: Arch. industr. Hyg. 10 (1954) 134
18 TODD, J.: Brit. med. J. 4859 (1954) 439
19 LACHNIT, V., H. PIETSCHMANN: Industr. Med. Surg. 29 (1960) 523
20 TAEGER, H.: Die Klinik der entschädigungspflichtigen Berufskrankheiten. Springer, Berlin (1941) 211
21 HOSCHEK, R.: Med. Welt 38 (1954) 1275
22 KAHLER, O.H.: (St. Georgen, Deutschl.) pers. Mitteilung
23 BORBÉLY, F.: Erkennung und Behandlung der organischen Lösungsmittelvergiftungen. Huber, Bern (1946) 124
24 ALEXANDER, M.: Dtsch. Gesundh.-Wes. (1948) 237
25 HAMILTON, A., R.T. JOHNSTONE: Industrial toxicology. Oxford University Press, New York (1945) 641
26 FRIBERG, L. u. MITARB.: Acta pharmacol. (Kbh.) 9 (1953) 303
27 *Queries and Minor Notes:* J. Amer. med. Ass. 131 (1946) 1468
28 LOB, M.: Arch. Gewerbepath. Gewerbehyg. 16 (1957) 45
29 GRANDJEAN, E.: Industr. Organisation 7 (1959)

4. Äthylenchlorhydrin (Glykolchlorhydrin)

$$\begin{array}{c} CH_2OH \\ | \\ CH_2Cl \end{array}$$

. Chemisch gehört dieser Stoff zu den Glykolderivaten und ist eine glyzerinähnliche Flüssigkeit von sehr hoher Giftigkeit, sowohl bei Inhalation der Dämpfe (MAK = 5 ppm) als bei der Resorption durch die Haut (1). Nach den bisher in der Literatur vorliegenden tödlich verlaufenen Fällen (2, 3, 4, 5, 6) scheint er sowohl für die Lunge als auch für das Zentralnervensystem von hoher Giftigkeit zu sein, wobei sich die Wirkung bei wiederholter Exposition kumulieren kann (1). Die Vergiftungserscheinungen sind anfänglich *Schwindel, Kopfschmerzen, Erbrechen, Reizung der Augen,* dann *motorische Unruhe, Delirium, gastrointestinale Erscheinungen, Krämpfe* und schließlich *Lungenödem.*

Pathologisch-anatomisch fanden sich Gehirnödem, Lungenödem sowie Nekrosen in der Leber und degenerative Veränderungen in der Niere.

Dieser sehr gefährliche Stoff sollte daher in der Industrie auf keinen Fall mehr verwendet werden. Er wird in Kalifornien in ausgedehntem Maße zur Anregung des Wachstums der Kartoffelkeimlinge frischen Saatgutes, das sonst eine Ruheperiode von ca. 90 Tagen aufweist, verwendet, wobei ebenfalls Todesfälle beobachtet wurden (7).

5. Dichlorhydrin

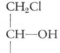

. Ebenfalls ein gutes Lösungsmittel für Zellulose, Lacke usw. Neben einer starken Reizwirkung auf die Schleimhäute führt es zu narkotischen Wirkungen, verbunden mit gastrointestinalen Erscheinungen und zu *Leberkoma* infolge der hepatozellulären Schädigung (8). Das Auftreten einer schweren hämorrhagischen Diathese (9, 10) ist dabei sicher durch die Hypoprothrombinämie bedingt.

Therapie: siehe Tetrachlorkohlenstoff, S. 242.

Literatur

1 GOLDBLATT, M.W., W.E. CHIESMAN: Brit. J. industr. Med. 1 (1944) 207
2 KOELSCH, F.: Zbl. Gew.-Hyg. 4 (1927) 312
3 MIDDLETON, E.L.: J. industr. Hyg. 12 (1930) 265
4 CAVALAZZI, D.: Samml. Vergiftungsf. 12, A. 910 (1941)
5 DIERKER, H., P.G. BROWN: J. industr. Hyg. 26 (1944) 277
6 BALLOTA, F. u. MITARB.: Brit. industr. Med. 10 (1953) 161
7 BUSH, A.F., H.K. ABRAMS, H.V. BROWN: J. industr. Hyg. 31 (1949) 352
8 GESSNER, O., G. SCHRADER: Samml. Vergiftungsf. 13 A 939 (1943) 43
9 WERNER, M.: Samml. Vergiftungsf. 13, A 955 (1943) 113
10 SEELKOPF, K.: Samml. Vergiftungsf. 4, A 350 (1933)

Chloropren (Chlorbutadien)

$CH_2 = C \cdot Cl\text{-}CH = CH_2$ ist eine farblose Flüssigkeit mit einem Siedepunkt von $60°$ und intensivem charakteristischem Geruch, die eine ausgesprochene Neigung zur Polymerisation mit Übergang in eine halbfeste zähe Masse zeigt. Chloropren wird heute bei der Fabrikation von künstlichem Gummi verwendet und hat so zu Vergiftungen geführt (1). Die MAK liegt bei 25 ppm.

Vergiftungsbild

Akute Vergiftung: Bei der Inhalation großer Mengen kann es zu narkotischen Wirkungen mit Exitus an Atemlähmung kommen.

Chronische Vergiftung: NYSTRÖM (1) sah zwei Symptomenkomplexe, die je nach der Art der Beschäftigung variierten. Bei den Arbeitern in der *Polymerisationsabteilung* trat ein ausgesprochener *Haarausfall* auf, der manchmal zu einer völligen *Alopezie* der Kopfhaut führte. Die übrigen Haare waren nicht betroffen. Der Haarausfall begann frühestens einen Monat nach Beginn des Chloropren-Kontaktes und nahm dann rasch zu. Wurden die betreffenden Arbeiter aus dem Betrieb herausgenommen oder an einen anderen Arbeitsplatz versetzt, so wuchs das Haar wieder nach. Nur bei einem kleinen Teil dieser Fälle traten auch Druckgefühl in der Brust und Herzklopfen bei Anstrengungen in Erscheinung.

Bei den mit der *Chloroprendestillation* beschäftigten Arbeitern kommt es häufig zu einer auffallenden *Müdigkeit* und bei zahlreichen Leuten nach Anstrengungen zu einem *ausgesprochenen Druckgefühl in der Brust, vor allem unter dem Brustbein* und in der Gegend des Larynx, verbunden mit *Dyspnoe und Herzklopfen*. So kann es vorkommen, daß die Arbeiter auf der Heimfahrt mit dem Velo ihre Fahrt wegen Atemnot und Herzklopfen unterbrechen müssen. Typisch ist auch eine *auffallende Reizbarkeit* der betroffenen Leute.

NYSTRÖM (1) fand in Tierversuchen bei der protrahierten Inhalation kleiner Mengen degenerative Veränderungen in der Niere und eine starke herabgesetzte Harnstoff-Clearance, ferner degenerative Veränderungen in der Leber. Bei höheren Konzentrationen kam es zu einem Abfall des arteriellen Blutdrucks unter Ansteigen des Vorhofdrucks. EKG-Veränderungen konnten weder in den untersuchten Vergiftungsfällen noch im Tierversuch nachgewiesen werden.

Literatur

1 NYSTRÖM, A.: Nord. hyg. T. 10 (1946); Acta Med. scand. Suppl. 219 (1948) 1

Für weitere hier nicht aufgeführte *Halogen-Kohlenwasserstoffe* siehe die Monographie von: OETTINGEN, v., W.F.: *The Halogenated Hydrocarbons*. Public Health Service Publ. No 414 (1955), Washington.

Nitro-Kohlenwasserstoffe (nicht zyklische)

Diazomethan (CH_2N_2)

Diazomethan ist ein gelbliches geruchloses Gas, das heute in der Industrie und in Laboratorien relativ häufig als Methylierungsmittel gebraucht wird. Wegen seiner explosiven Eigenschaft wird es häufig nicht als Gas, sondern gelöst in Äther oder Benzol verwendet. Bereits der Entdecker dieses Stoffes (PECHMAN (1)) zog sich eine recht schwere Vergiftung zu. Die Vergiftungserscheinungen beruhen wahrscheinlich darauf, daß die hochaktive Verbindung zahlreiche vitale Enzymsysteme zu blockieren vermag.

Vergiftungserscheinungen

In kleinen Mengen eingeatmet, ruft es (2) Atemnot, Schmerzen längs der Trachea mit starkem, evtl. mehrere Tage anhaltendem Hustenreiz, Konjunktivitis, ferner Benommenheit des Kopfes und ein dumpfes Gefühl in den Ohren hervor. Charakteristisch soll bei wiederholter Einatmung auch das Auftreten von Überempfindlichkeitserscheinungen sein, die ganz an ein Asthma bronchiale erinnern können. LE WINN (3) beschreibt eine tödlich verlaufene Vergiftung eines 28j. Chemikers, der wahrscheinlich größere Mengen des Gases einatmete. Dieser erkrankte mit Hustenreiz, substernalen Schmerzen und Müdigkeit. Der intensive Hustenreiz blieb unstillbar, und am 3. Tage traten Temperaturen und die physikalischen Zeichen einer Pneumonie auf. Trotz Penizillin kam der Chemiker am 4. Tage unter Erstickungserscheinungen (R. 44, Puls bis 170, Blutdruckanstieg bis 180/90) und Erbrechen von blutigen Massen ad exitum. Experimentell zeigte Diazomethan eine *karzinogene Wirkung* (4).

Pathologische Anatomie: Es fand sich in diesen Fällen eine weitgehende Zerstörung der Schleimhaut des Respirationstraktes mit sekundären, schwer entzündlichen Veränderungen im Sinne einer ausgedehnten Tracheitis und Bronchiolitis mit Bronchopneumonien. Daneben fanden sich toxische Veränderungen und Nekrosen im Herzmuskel, in der Leber und eine Schwellung der Glomeruli in der Niere. Außerdem zeigten die Fälle eine akute Ösophagitis, Gastritis und Duodenitis.

Therapie: Die Behandlung entspricht der bei der sehr ähnlichen Nitrosegasvergiftung angeführten Therapie.

Tetranitromethan $C(NO_2)_4$

Eine gelbe, geruchlose Flüssigkeit, die heute als Explosivmittel in Kombination mit Kohlenwasserstoffen verwendet wird. Es ist ein schweres Schleimhautreizgift und erzeugt beim Menschen (5) und im Tierversuch (6): Salivation, Entzündung von Augen und Nase, Schädigung der Bronchialschleimhäute und Alveolen mit Lungenödem, eitriger Bronchitis und pneumonischen Infiltraten, Zyanose, Dyspnoe, Zephalaea, schließlich Koma, Krämpfe und evtl. Exitus. Bei der chronischen Vergiftung sah HAGER (5): Kopfschmerzen, Schläfrigkeit, Schwindel und zentralnervöse Störungen sowie Bradykardie, Methämoglobinämie und Anämie.
MAK: 1 ppm.

Therapie: Für die akute Vergiftung siehe *Nitrosegasvergiftung*, für die chronische Form siehe *Schwefelkohlenstoff*.

Literatur

1 PECHMAN, H.: Ber. dtsch. chem. Ges. 27 (1894) 1888; 28 (1895) 855
2 RÜST, E., A. EBERT: Unfälle bei chemischen Arbeiten. Rascher, Zürich (1948) 19 u. 187
3 LE WINN, E. B.: Amer. J. med. Sci. 218 (1949) 556
4 SCHOENTAL, R.: Nature 188 (1960) 420
5 HAGER, K. F.: Industr. and Eng. Chem. 41 (1949) 2168
6 HORN, H. J.: Arch. industr. Hyg. 10 (1954) 213

Acrylnitril (Ventox) und Verwandte

Acrylnitril ($CH_2 = CH\text{-}C \equiv N$), eine wasserklare Flüssigkeit von senfölartigem Geruch, wird als insektentötendes Mittel (Firma Degesch, Frankfurt a. M.) und bei der Herstellung des Orlons und Buna-Gummis verwendet. Es ist eine für den Menschen sehr giftige Substanz (MAK = 20 ppm). Ähnliche Wirkung haben (1) das *Metacrylnitril* und *Trichlorazetonitril (Tritox)* (2). Für den Menschen kann bei oder nach Insektenvergasungen die fehlende Warnwirkung des erst bei gefährlichen Konzentrationen mit dem Geruchssinn wahrnehmbaren Gases und seine lange Adsorption in Matratzen, Mauern usw. gefährlich werden, wobei auch hier wie beim Zyan das Gas vor allem bei Erwärmung der betreffenden Räume frei wird. Die Giftwirkung beruht vielleicht auf einer direkten Wirkung des Acrylnitrilmoleküls (3), möglicherweise aber auch auf der Abspaltung von Zyan im Organismus (5, 6). Es erscheint uns dabei heute noch nicht abgeklärt zu sein, ob diese Abspaltung von Zyan evtl. erst postmortal eintritt. DUDLEY und NEAL (4) konnten in ihren Tierversuchen keine Blausäure nachweisen, während GRUNSKE (5) und LORZ (6) die Abspaltung als erwiesen betrachten.

Vergiftungen

Die Vergiftungserscheinungen entsprechen praktisch ganz der Blausäurevergiftung, so daß auf eine nähere Schilderung verzichtet wird. Nach den bisher vorliegenden Mitteilungen scheinen Kinder besonders gefährdet zu sein. Am häufigsten kommt die Vergiftung durch Inhalation kleiner, nicht mehr wahrnehmbarer Mengen in vorher desinfizierten Räumen (GRUNSKE (5)) zustande; außerdem hat LORZ (6) aber auch eine Vergiftung durch perkutane Aufnahme bei einem 10j. Mädchen beobachtet, dem 50 ml Ventox als Cuprex-Ersatz zur Entlausung in die impetiginisierte Kopfhaut eingerieben wurden.

Pathologisch-anatomisch fand sich (4, 5) das typische Bild einer Zyanvergiftung mit hellroter Hautfarbe, massiver Hyperämie der Organe, fest kontrahiertem Herzen, flüssigem Blut und dem intensiven Geruch nach bitteren Mandeln. GRUNSKE (5) konnte dabei auch mit der Schönbeinschen Methode Blausäure in den Lungen und im Gehirn nachweisen.

Prophylaxe: GRUNSKE (5) empfiehlt, das Ventox nur zusammen mit einem stark riechenden Warnungsstoff zu verwenden und mindestens 48 Stunden zu lüften und zu heizen, bevor die Wohnung wieder betreten wird. Angrenzende Wohnräume sollten immer geräumt werden, da selbst durch kleinste Ritzen tödliche Mengen diffundieren können.

Therapie: siehe Zyanvergiftung.

Literatur

1 McOMIE, W. A.: J. industr. Hyg. 31 (1949) 113
2 TREON, J. F., K. V. KITZMILLER, H. SIGMON, F. DUTRA, W. YOUNKERS: J. industr. Hyg. 31 (1949) 235
3 DUDLEY, H. C., P. H. NEAL: J. industr. Hyg. 24 (1942) 27
4 NEAL, P. A., W. F. v. OETTINGEN: Addendum zu DUDLEY: J. industr. Hyg. 24 (1942) 255
5 GRUNSKE, F.: Dtsch. med. Wschr. (1949) 1081
6 LORZ, H.: Dtsch. med. Wschr. (1950) 1087

Acrylamid

$CH_2-CH-CONH_2$: Wird heute in der Industrie als eine sehr wirksame Substanz bei der Herstellung von Polymeren, Plastik usw. verwendet.

Acrylamid hat eine sehr ausgeprägte *neurotoxische Wirkung*, die schon nach der Resorption kleiner Mengen auftritt, während einmalige, akute Dosen merkwürdigerweise manchmal relativ wenig toxisch sind. Die Giftwirkung tritt sowohl bei oraler, als kutaner oder konjunktivaler Resorption auf (1, 2).

Vergiftungserscheinungen: Diese bestehen in schweren neurotoxischen Schäden, die sich durch Gangstörungen, Tremor, visuelle und akustische Halluzinationen und muskuläre Atrophie äußern. Die einmal durchgemachte Vergiftung hinterläßt eine erhöhte Anfälligkeit bei erneuter Exposition. Die Schädigungen sind reversibel, aber ein schwerer Fall kann bis zur völligen Restitution evtl. Jahre brauchen.

Therapie: Ein wirksames Antidot ist nicht bekannt. Wichtig sind vor allem die prophylaktischen Maßnahmen, im übrigen siehe Triorthokresylphosphat-Vergiftung.

Nitropropan

Nitropropan, ein Nitroparaffin, wird gelegentlich in der chemischen Industrie verwendet. SKINNER (3) sah bei den damit geschädigten Arbeitern starke Kopfschmerzen und gastrointestinale Störungen. In Tierversuchen (4) kam es zu Zyanose, Atemnot, Krämpfen und schließlich zu Koma und Tod. Pathologisch-anatomisch fanden sie eine generalisierte Schädigung des Gefäßendothels, Lungenödem und Hämorrhagien sowie Schädigungen der Gehirn-, Leber- und Nierenzellen. Bei Katzen kam es auch zur Methämoglobinbildung und zum Auftreten von Heinz-Körperchen. Toxisch waren beim Menschen schon Konzentrationen von 15–45 ppm (3). Die in den USA angegebene MAK von 25 ppm erscheint mir deshalb zu hoch und sollte nicht über 5–10 ppm betragen.

Therapie: siehe Nitrobenzol, S. 282. Gegen die Krämpfe *Diazepam (Valium®)* und *Phenobarbital*.

Trimethyltrinitroamin

Dieser chemische Stoff wird in USA als RDX, in England als „Cyclonite", in Frankreich als „Hexogene" und in Italien als „T_4" bezeichnet. BARSOTTI u. CROTTI (5) berichten über Vergiftungen, die bei 17 Arbeitern, die diese Substanz in Pulverform bei der Arbeit inhalierten, auftraten. Die Patienten erkrankten nach einigen Minuten plötzlich unter Bewußtseinsverlust an typischen *epileptiformen Krampf-*

anfällen mit Verschwinden der Reflexe, Zungenbiß, Salivation, Enuresis und Ejakulation. Anschließend an diese Anfälle wurde ein mehrere Stunden anhaltendes Koma beobachtet. Alkoholgenuß schien, ähnlich wie bei einer Epilepsie, das Auftreten der Anfälle zu begünstigen.

Nitrodimethylamin: ist ein hochtoxisches *Lebergift* (6).

Literatur

1 GOLZ, H.H.: Lecture, Kettering Laboratories. Cincinnati, Ohio, March 1956
2 STOKINGER, H.F.: A.M.A. Arch. industr. Hlth. 14 (1956) 206
3 SKINNER, J.B.: Industr. Med. Surg. 16 (1947) 441
4 TREON, J.F., F.R. DUTRA: Arch. industr. Hyg. 5 (1952) 52
5 BARSOTTI, M., G. CROTTI: Med. d. Lavoro 40 (1949) 107
6 JACOBSON, K.H.: A.M.A. Arch. industr. Hlth. 12 (1955) 622

Nitroglykol

$$\begin{array}{l} CH_2\!-\!O\!-\!NO_2 \\ | \\ CH_2\!-\!O\!-\!NO_2 \end{array}$$

d.h. Äthylenglykoldinitrat, ist eine ölige Flüssigkeit, die sich wenig in Wasser, aber gut in Fett löst und die in der Sprengstoffindustrie in ausgedehntem Maße verwendet wird. Die starke Flüchtigkeit nimmt vor allem mit steigender Raumtemperatur zu und kann dann durch Einatmung zu tödlichen Vergiftungen führen. Der Sättigungsgrad der Luft beträgt bei 20°: 300 mg/m³, erreicht aber bei 35° bereits 950 mg/m³. Es ist vor allem der Verdienst von SYMANSKI (1), auf die Gefährlichkeit dieses Stoffes eindrücklich an Hand von über 47 Todesfällen, darunter 3 eigene Beobachtungen, hingewiesen zu haben.

GROSS u. Mitarb. (2) konnten experimentell eine deutliche kutane Resorption des Giftes nachweisen. Prophylaktisch sind daher Schutzkleidungen, tägliche Duschen sehr wesentlich.

Vergiftungserscheinungen

Die in den Betrieben beschäftigten Arbeiter klagen in der Regel besonders über Kopfschmerzen, ein Gefühl von Trunkenheit, Appetitlosigkeit, ferner evtl. über ein Wärmegefühl im Körper und unangenehme Herzempfindungen. Allmählich tritt eine Gewöhnung ein, die Kopfschmerzen gehen zurück, um sich nach Arbeitsunterbrechung wieder zu verstärken. Die Alkoholintoleranz ist sehr ausgesprochen, wobei schon nach 1 bis 2 Glas Bier heftigste Kopfschmerzen auftreten. Typisch für die unter dieser chronischen Gifteinwirkung stehenden Arbeiter ist ein auffallend niederer Blutdruck (95/60 bis 110/80) sowie eine Bradykardie (48–64). Heinzsche Innenkörper treten nicht auf, da es sich nicht um einen aromatischen Nitrokörper handelt. Merkwürdigerweise kann es nach einer protrahierten Einwirkung, und vor allem im Anschluß an eine übermäßige Inhalation größerer Mengen an heißen Tagen, nach einer längeren Latenzzeit von 24 oder 28 Stunden, bei leichterer körperlicher Anstrengung plötzlich zum Auftreten einer tödlichen akuten Gefäß- oder Herzlähmung kommen.

Interessanterweise kommt es *vor allem nach der Abstinenz der Nitro-Einwirkung von Samstag/Sonntag am Montag zu den plötzlichen Todesfällen* (3). Die Arbeiter fühlen sich auch am Montagmorgen oft sehr elend und die Erscheinungen („Karenz") bessern sich erst allmählich, wenn sie wieder Nitrokörper aufnehmen.

Die in der amerikanischen Industrie vorgekommenen 37 Todesfälle dieser Art, die an und für sich ja für eine Vergiftung nicht unbedingt beweisend waren, sind seit Einführung der Frischluftzufuhr in Kopfhöhe der Arbeiter vollkommen verschwunden. So darf man wohl SYMANSKI (1) recht geben, wenn er einen Kausalzusammenhang zwischen diesen Kollaps-Todesfällen und der chronischen Einwirkung des Nitroglykols annimmt.

Therapie und Prophylaxe:

1. Sehr gute Entlüftungsanlagen und Frischluftzufuhr in Kopfhöhe der Arbeiter sind wohl die wichtigsten Maßnahmen. Ferner relatives Tiefhalten der Raumtemperatur zur Vermeidung einer zu starken Verdunstung des Nitroglykols.
2. *Cave* Vergiftungen durch *perkutane Resorption!*
3. Bei akuten Kollapszuständen kräftige Stimulation, evtl. Noradrenalin-Tropfinfusion (4 mg *Arterenol®*/300 ml 5%ige Lävulose i.v.), *siehe Schockkapitel.*

Literatur

1 SYMANSKI, H.: Arch. Hyg. (Berl.) 136 (1952) 139
2 GROSS, E. u. MITARB.: Arch. Toxikol. 18 (1960) 194
3 LANFRANCHI, A., P. BERAND: Presse méd. 77 (1969) 795

Aromatische Kohlenwasserstoffe

Benzol

Vorkommen: *Benzol* und seine Methylderivate *Toluol*, $C_6H_5CH_3$, und *Xylol*, $C_6H_4(CH_3)_2$, finden als Lösungsmittel, ferner in Brennstoffgemischen im Gewerbe und in der Industrie eine ausgedehnte Verwendung. Man hat heute durch die bitteren Erfahrungen früherer Jahre die Verwendung des Benzols gesetzlich weitgehend eingeschränkt und fortlaufende Kontrollen der hygienischen Maßnahmen angeordnet. Wenn immer möglich, ist das Benzol durch seine Homologen Toluol, Xylol oder durch das noch harmlosere *Benzin* (d.h. eine Mischung von nicht zyklischen Kohlenwasserstoffen der Fettreihe) oder andere harmlosere Lösungsmittel zu ersetzen. Trotzdem schleicht sich das so gefährliche Benzol in der Industrie vereinzelt immer wieder ein, wie beim „Tiefdruck", Zifferblätterdruck, ferner als Gummiklebemittel in der Schuh- und Gummiindustrie, als Lösungsmittel für Farben und Zelluloselacke und als Zusatz zu Bodenwachsen, Bodenreinigungsmitteln usw. Die Hauptgefahr liegt darin, daß sich diese Stoffe sehr oft unter ganz harmlosen Decknamen verbergen. Während des Krieges nahmen die Vergiftungsfälle in allen Ländern zu, weil man zum Teil gezwungen war, nicht mehr erhältliche andere Lösungsmittel durch diese Produkte zu ersetzen.

Die im Handel unter dem Namen „Benzol" vorhandenen Lösungen sind immer Gemische von verschiedenen aromatischen Stoffen mit Benzol. Je höher der Siedepunkt, um so weniger giftig ist im allgemeinen das Gemisch, da weniger zur Verdunstung kommt; so enthält z.B. *Solventnaphtha* mit einem Kochpunkt von 140° bis 170° 70% Xylol und 25% Cumol, das sog. „Benzol" aber vor allem Benzol neben etwas Schwefelkohlenstoff und Zyklopentadien, die ebenfalls schwere Gifte darstellen. Im englischen Sprachgebiet wird das Benzol als „*Benzene*" bezeichnet, was zu Verwechslungen Anlaß gegeben hat.

Aufnahme: Weitaus die wichtigste Rolle spielt die Aufnahme durch die Lungen. Akzidentell oder suizidal sieht man Vergiftungen durch enterale Resorption. Dagegen spielt die Aufnahme durch die Haut (1) wahrscheinlich keine wesentliche Rolle.

Nachweis: Benzol und Toluol werden in Lösungen und in der Atmosphäre quantitativ nach der Butanon-Methode (Methode von SCHRENK, siehe Verbesserung von FABER, R. u. Mitarb.: Ann. pharmac. franc. 8 (1950) 613) nachgewiesen. Zur Bestimmung der Luftkonzentration hat P. ÖVRUM (Brit. J. industr. Med. 13 (1956) 210) eine sehr exakte und empfindliche Methode angegeben (Adsorption der Benzoldämpfe an Silica Gel). Zur Überprüfung, ob eine Lösung Benzol enthält, eignet sich zur groben Prüfung das *Drakorubin-Test-Papier* der Firma Helfenberg AG., Dresden.

Für die Klinik empfiehlt sich zum raschen Nachweis bei akuter Vergiftung das Drägersche Gasspürgerät.

Toxizität: Das Benzol weist eine ausgesprochene Lipoidlöslichkeit auf. Es reichert sich daher, in größeren Dosen aufgenommen, vor allem im Gehirn an und hat eine typisch narkotische Wirkung. In niedrigeren Konzentrationen über eine längere Zeit eingeatmet, zeigt es eine ausgesprochene Affinität zum Knochenmark und führt zu schweren Störungen in der Blutbildung. SCHRENK und Mitarb. (2) fanden in den Erythrozyten gegenüber dem Plasma die doppelte Konzentration; das Knochenmark, das Fettgewebe und der Urin enthielten ungefähr die 20fache Konzentration des Blutes. Die *Ausscheidung* war infolge der Aufspeicherung großer Mengen im Fettgewebe bei akuten Vergiftungen erst nach 137 Stunden beendigt.

Es ist bis jetzt ungeklärt, warum das Benzol eine so lang anhaltende Wirkung auf das Knochenmark entfalten kann, vor allem, wenn man an die Fälle denkt, bei denen evtl. bei der ersten Untersuchung sogar noch ein hyperplastisches Mark gefunden wird. Würde die Schädigung nur auf einer vorübergehenden Zerstörung gewisser Wuchsstoffe oder auf der vorübergehenden Hemmung der Mitosen beruhen, so sollte doch anzunehmen sein, daß sich das Knochenmark nach Wegfall der Noxe wieder relativ rasch erholt. Im Gegensatz zum hochtoxischen Benzol sind seine doppelt methylierten Derivate *Toluol* und *Xylol* für den Menschen relativ harmlos. Erstens haben sie einen höheren Siedepunkt und es wird daher auch schon eine viel geringere Menge eingeatmet. Zweitens rufen beide im Gegensatz zu dem auch für das Knochenmark der Tiere parenteral hochtoxischen Benzol, im Tierversuch bei s.c. oder i.m. Verabreichung gar *keine Knochenmarksschäden hervor!* (3). Die durch autoradiographische Untersuchungen

256 Benzol

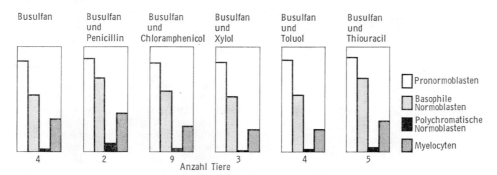

Abb. 70. Die autoradiographischen Befunde von 27 Tieren zeigen keine signifikanten Unterschiede. Insbesondere liegt die Markierung der jungen erythroiden Vorläufer bei sämtlichen Gruppen im gleichen Bereich. Zwischen 85,5 und 91,5% der Pronormoblasten (Makroblasten), 53,2–71,4% der basophilen Normoblasten und 1,3–9,2% der polychromatischen Normoblasten sind markiert. Die Markierung der Myelocyten schwankt zwischen 20,8 und 37,5%.

mit ^{3}H-Thymidin gewonnenen eigenen Resultate (4) sind in *Abb.* 70 dargestellt. Im Gegensatz zum Benzol zeigt sich hier gar keine Hemmung der DNS-Synthese. Frühere Mitteilungen in der Literatur über eine angeblich toxische Wirkung des Toluols und Xylols auf das Knochenmark beruhen wohl darauf, daß früher auch häufig mit Benzol verunreinigte Fraktionen Verwendung fanden.

Die Einatmung einer mit 2%igem Benzol verunreinigten Luft (= 20 000 ppm) kann schon innerhalb 5–10 Minuten tödlich sein, und 7500 ppm werden schon innerhalb 30–60 Minuten gefährlich (5). Für die chronische Vergiftung genügen aber schon viel kleinere Mengen, und in den USA ist die höchstzulässige Konzentration, d.h. die MAK = 10 ppm festgesetzt worden, wobei dieser Wert bei jahrelanger Exposition vielleicht immer noch zu hoch ist.

Man weiß, daß 30–75% der resorbierten Benzoldämpfe durch die Lungen wieder ausgeatmet werden (6); der übrige Teil wird oxydiert, wobei schließlich unter Aufspaltung des Ringes die ungefährliche Muconsäure gebildet wird. Die als Zwischenprodukte entstehenden Phenole werden in der Leber durch Schwefelsäure und Glu-

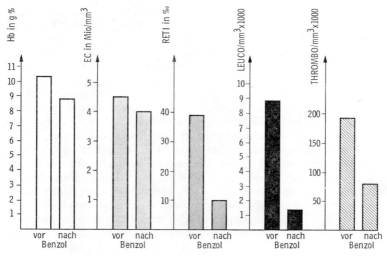

Abb. 71. Durchschnittswerte aus dem peripheren Blut von 19 Tieren, bei welchen unter einwandfreien Bedingungen die autoradiographische Untersuchung durchgeführt werden konnte. Man beachte den eindeutigen Abfall der Leuko-, Thrombo- und Reticulocytenwerte bei nur leichtem Absinken des Hämoglobins und der Erythrocytenzahl nach der Benzolverabreichung.

Abb. 72. Die autoradiographischen Befunde an Normoblasten von 4 Normaltieren werden denjenigen von 19 Benzoltieren gegenübergestellt. Das Absinken der Markierung der basophilen Normoblasten (= $K^{1}/_{2}$) von 84,5% (S.D. 2,6%) beim Normaltier auf 30,2% (S.D. 16,5%) beim Benzoltier illustriert eindrücklich die Verminderung der proliferativen Potenz der Knochenmarkzellen auf dieser Ausreifungsstufe. Bei den polychromatischen Normoblasten (= $K^{1}/_{4}$) sank die Markierung von 2,5% (S.D. 1,05%) beim Normaltier auf 0,52% (S.D. 0,49%) beim Benzoltier.

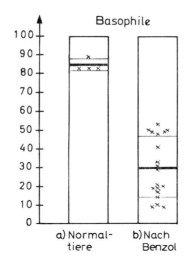
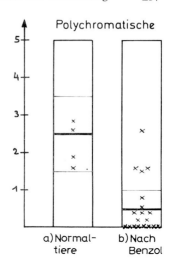

kuronsäure entgiftet und durch die Nieren ausgeschieden. Auf diesem Umstand beruht die von zahlreichen Autoren empfohlene Methode, aus der Bestimmung der im Urin ausgeschiedenen Menge der organischen Sulfatester Rückschlüsse auf die evtl. Aufnahme von Benzol ziehen zu können. Das Verhältnis der organischen zu den anorganischen Sulfaten, von denen die letzteren normalerweise überwiegen, kann sich in solchen Fällen zugunsten der organischen verschieben. Diese Feststellung berechtigt aber keineswegs zur Annahme einer Vergiftung, sie erweckt höchstens den Verdacht, daß in vermehrtem Maße Benzol aufgenommen worden ist. Diese Untersuchung kann aber selbst in sicheren Vergiftungsfällen mit dauernder Benzolaufnahme negativ ausfallen (7), so daß ihr keine sehr große Beweiskraft zufällt. Werte von über 50% Sulfatestern bedingen aber (8) eine sehr sorgfältige Überwachung, da die Gefahr einer Vergiftung in solchen Fällen recht hoch ist.

Mechanismus der Giftwirkung auf das Knochenmark: Auf Grund unserer autoradiographischen Untersuchungen (3) mit ³H-Thymidin konnten wir nachweisen, daß das Benzol zu einer *schweren Störung in der DNS-Synthese* in den Knochenmarksvorstufen der Erythropoese sowie der Myelo- und Thrombopoese führt. Viel-

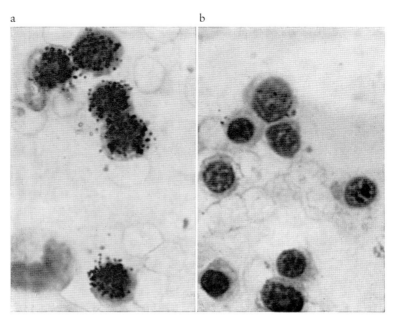

Abb. 73. – a) Ausschnitt aus einem autoradiographischen Präparat eines Normaltiers. Man beachte die starke Markierung der basophilen Normoblasten. – b) Autoradiographischer Befund bei einem Benzoltier. Auffallend ist die fehlende Markierung bei den erythroiden Vorläufern. Unten ein Myelocyt, der ebenfalls nicht markiert ist.

leicht wird durch das Benzol oder eines seiner Abbauprodukte irgendein für diese Synthese lebenswichtiges Enzymsystem gehemmt. Auf alle Fälle ist es nicht die gleiche Störung wie beim Chloramphenicol (s. dort). In der Abb. 71 erkennt man den Abfall aller Blutelemente bei unseren benzolvergifteten Kaninchen. In Abb. 72 sieht man die Abnahme der ^{3}H-Thymidin-Markierung bei den benzolvergifteten Tieren gegenüber den Kontrollen und in Abb. 73 ist dies photographisch für die Erythroblasten festgehalten. Die fehlende Markierung, d. h. also der fehlende Einbau des Thymidins zeigt die fast völlig darniederliegende DNS-Synthese dieser Zellen an. Diese benzolvergifteten Knochenmarkszellen können sich also auch nicht mehr vermehren, da die hierfür nötige Kernsubstanz nicht mehr genügend gebildet werden kann.

Prophylaxe: Wichtig ist der weitgehende Ersatz des Benzols durch seine Homologen Toluol und Xylol oder durch andere relativ ungiftige Lösungsmittel, wie z. B. durch das Benzin. Dort, wo die Verwendung des Benzols nicht zu umgehen ist, ist eine regelmäßige und genaue ärztliche Kontrolle solcher Betriebe sowie der darin tätigen Arbeiter unerläßlich. Größte Vorsicht ist auch gegenüber allen unter irgendeinem Phantasienamen verwendeten Entfettungs-, Lösungs-, Reinigungs- und Farblösungsmitteln am Platz. Für den Kliniker ist zur raschen Orientierung die von BORBÉLY (9) angegebene Methode für die Untersuchung verdächtiger Flüssigkeiten von praktischer Bedeutung. Man taucht ein Stück *Drakorubinpapier* in die verdächtige Lösung, wobei bei positivem Ausfall eine rote Verfärbung eintritt (bis zu 5% Benzol + !). Bei der Reinigung von größeren Behältern und Tanks, in denen die Gase auch bei längerem Öffnen infolge ihres schweren spezifischen Gewichtes liegenbleiben, ist die Verwendung von Frischluftgeräten oder Sauerstoffmasken zur Vermeidung von akuten Vergiftungen unumgänglich.

Akute Vergiftung

Die akute Vergiftung kommt am häufigsten durch Einatmung der Benzoldämpfe, z. B. beim Reinigen von Tankanlagen ohne Schutzmaßnahmen usw. vor, seltener durch Trinken von Benzol, wobei schon 30 g tödlich wirken können. Das akute Vergiftungsbild entspricht vollkommen dem der akuten Benzinvergiftung, worauf hier verwiesen sei. Auch hier kommt es nach einem nur kurze Zeit dauernden Stadium der Berauschtheit mit Euphorie rasch zu einer typischen tiefen *Narkose*. Wird der Vergiftete in diesem Stadium nicht aus der Benzolatmosphäre herausgebracht, so erfolgt bald der Tod an Atemlähmung, wobei terminal schwere Krämpfe auftreten können. Erholen sich die Vergifteten wieder, so bleiben nur für einige Tage leichte Katersymptome zurück, die nachher wieder verschwinden. In kleineren Dosen führt die Vergiftung zu dem typischen *Pränarkose-Kater-Syndrom*, Kopfschmerzen, Schwindel und zeitweise auch vorübergehenden leichten Reizwirkungen auf die Schleimhäute des Respirationstraktes und des Magen-Darm-Kanals. So wurde uns ein Bauarbeiter, der zum erstenmal mit Benzol in größeren Mengen zu tun hatte, nach 6 Stunden Arbeit wegen sehr heftigen Erbrechens überwiesen. Die Erscheinungen klangen aber rasch wieder ab. Vereinzelt kann das euphorische Stadium solcher Pränarkosen, ähnlich wie beim Äther und Benzin, zu einer eigentlichen *Benzolsucht* führen.

Chronische Vergiftung

Bei der chronischen Vergiftung kommt es vor allem zu einer typischen Schädigung des Knochenmarks und evtl. auch der Kapillaren. Charakteristisch ist hierbei die sehr unterschiedliche *individuelle Empfindlichkeit*. So ist es mehrfach beobachtet worden, daß unter gleichen äußeren Bedingungen in einem Betrieb einzelne Arbeiter tödlich erkranken und andere keinerlei Intoxikationserscheinungen aufweisen. Typisch ist ferner für die chronische Vergiftung die *lange Latenzzeit* von Monaten bis Jahren bis zum Auftreten der ersten Erscheinungen. Die eigentlichen Vergiftungserscheinungen können sich evtl. auch erst mehrere Monate nach dem Verlassen des gefährdenden Arbeitsplatzes entwickeln. Die Erholungszeit für das Knochenmark kann 16–24 Monate benötigen. Andererseits verläuft die einmal aufgetretene Knochenmarksschädigung oft progressiv und endet trotz allen therapeutischen Maßnahmen und sofortiger Unterbrechung der gefährdenden Arbeit in vielen Fällen tödlich.

Inkubationsperiode: Die ersten subjektiven Erscheinungen sind mehr neurasthenischer Art und äußern sich vor allem in Müdigkeit, Schwindel, Schlaflosigkeit, ferner in Schwächegefühl, Abmagerung, Blässe und Auftreten von Herzklopfen bei Anstrengungen. Solche Erscheinungen können aber auch vollkommen fehlen, und der Betroffene kann ganz plötzlich an Schleimhautblutungen oder einer ausgesprochenen Anämie vom Typus der aplastischen Anämie erkranken. Bei Frauen treten als erstes Zeichen häufig verstärkte Mensesblutungen auf. In seltenen Fällen treten, verbunden mit Thrombozytopenien, plötzliche, schwere, vermutlich parenchymatöse Blutungen aus dem Magen-Darm-Trakt auf. So sahen wir folgenden Fall, bei dem allerdings die Ätiologie nicht absolut sichergestellt ist, den wir aber hier anführen, um die Aufmerksamkeit auf evtl. gleichartige Beobachtungen zu lenken:

Fall E. K., 33j., Autospritzlackierer
(Mediz. Univ. Klinik Zürich, 1946)

Anamnese: Keine Blutkrankheiten in der Familie. Früher immer gesund, nie Magen-Darm-Beschwerden. J. L.: Arbeitet seit 1927, d.h. seit *19 Jahren*, mit Autolacken und Spritzfarben! Die hygienischen Einrichtungen waren dabei zum Teil ungenügend, meistens arbeitete er in einer zwar auf einer Seite offenen Garage, doch bei windigem Wetter und im Winter war die Türe zum Teil geschlossen. Die verwendeten Spritzfarben enthielten bei einer Untersuchung des eidgenössischen Fabrikinspektorates zum Teil *Benzol* und *Methanol*. Den Mitarbeitern des Patienten fiel seine zunehmende Blässe auf. 1938, also nach 11 Jahren Arbeit als Spritzlackierer, plötzlich schwere Magenblutung mit Hämatemesis und Pechstühlen, Klinikeinweisung. Erythrozyten 2,2 Mio., Hb. 7,4g%, Thrombozyten 27000, nach 3 Tagen 57000, nach 10 Tagen 233000. Blutungs- und Gerinnungszeit normal. Die fraktionierte Magenaushebung ergibt *subazide Werte*, die Magendurchleuchtung verdickte Schleimhautfalten, keine Anhaltspunkte für Ulkus. Auf Bluttransfusionen relativ rasche Erholung. Man rät ihm davon ab, weiter als Spritzlackierer zu arbeiten, was er eine Zeitlang einhält; schließlich nimmt er aber aus finanziellen Gründen seine frühere Arbeit wieder auf.
Januar 1939, nachdem er wieder seit $1/2$ Jahr auf diesem Beruf gearbeitet hat, *erneute schwere Magenblutungen*. Auch jetzt ergeben Ösophagoskopie und Durchleuchtung gar keine Anhaltspunkte für eine Blutungsquelle im Sinne von Varizen oder Ulkus. Arbeitet nach einiger Zeit wieder als Spritzlackierer im gleichen Betrieb. *1940 dritte Blutung*, wiederum klinisch keine Blutungsquelle. Gibt dann seine Tätigkeit eine Zeitlang auf. *1943*, nachdem er wieder seit einigen Monaten auf seinem Berufe gearbeitet hat, *vierte schwere Blutung*. Obschon auch jetzt alle klinischen Untersuchungen keine Anhaltspunkte für ein Ulkus oder ein Papillom ergaben, entschließt man sich zu einer Probelaparotomie. Auch bei genauer Kontrolle von Magen und Darm kein Ulkus zu finden, Schleimhaut intakt. Trotz aller Vorstellungen nimmt er nach einiger Zeit seine Tätigkeit wieder auf. *1946 zum 5. Mal wiederum sehr schwere Blutung. Befund:* Hb. 9,4g%, Erythrozyten 2,8 Mill. F. I. 1,05! Blutungszeit $2^{1}/_{2}$ Min., Gerinnungszeit $10^{1}/_{2}$ Min. (Lee White). Thrombozyten 15⁰/₀₀ = 42000. Leukozyten 7700. Neutrophile 64%, davon 28% Stabkernige. Eosinophile 2%, Monozyten 8,5%, Lymphozyten 25%. Gastroskopie, röntgenologische Untersuchung wiederum o. B. Pat. erholt sich diesmal nur sehr langsam. *Er wechselt jetzt seinen Beruf, seither ohne Rezidiv.*

Epikrise: Bei einem seit 19 Jahren als Spritzlackierer mit zum Teil benzolhaltigen Farben arbeitenden Mann tritt erstmals nach 11 Jahren eine akute Magenblutung auf. Diese Blutung wiederholte sich im Verlaufe der folgenden Jahre noch viermal, und zwar immer dann, wenn er seine Arbeit als Spritzlackierer wieder für einige Zeit ausgeübt hat. Anhaltspunkte für ein Ulkus konnten röntgenologisch nie gefunden werden, und auch die Ösophago- und Gastroskopie fielen negativ aus. Das Fehlen einer Deformierung des Bulbus und der übrige, immer negative Röntgenbefund sowie die Abwesenheit von Magenbeschwerden sprechen am ehesten für eine „parenchymatöse Magenblutung", die hier wahrscheinlich auf eine durch das Benzol bedingte Kapillarschädigung zurückzuführen ist. Von MITNIK und GENKIN (10) sind kapillarmikroskopisch schwere Veränderungen gesehen worden. Wahrscheinlich treten die Blutungen jeweils erst dann in Erscheinung, wenn auch die Thrombozyten einen Abfall zeigen.

Blutveränderungen: Früher wurden stets die Leukopenie und Anämie als die ersten Zeichen einer beginnenden Benzolschädigung angeführt. Größere Reihenuntersuchungen haben aber gezeigt, daß die ersten und konstantesten Zeichen eine *mäßige Makroplanie* und ein *leicht erhöhter Färbeindex* sind (11, 12) während die Leukopenie ein viel selteneres Anfangssymptom darstellt (11, 13). GREENBURG (11) fand bei leichteren Vergiftungen in 48% der Fälle eine Verminderung der Erythrozytenzahl unter 4,5 Mill., in 47% eine Makroplanie und in 33% eine Verminderung der Plättchen. Eine Anämie (unter 13 g Hb/100 ml) sowie evtl. Leukopenie fanden sich nur in je 15% der Fälle. Eosinophilie gehört auf keinen Fall zum charakteristischen Bild (14). Es muß aber hervorgehoben werden, daß das Benzol neben einer Verminderung der einen oder anderen Zellform in initialen Fällen auch eine deutliche Vermehrung einzelner Zellformen hervorrufen kann. Für die Lymphozyten trifft dies gewöhnlich nicht zu; die sog. „Lymphozytose" der Benzolvergifteten, von der viele Autoren sprechen (15), entspricht nur in den seltensten Fällen einer echten Vermehrung der Lymphozyten. Es handelt sich viel häufiger um absolute Lymphopenien mit evtl. relativer Lymphozytose zufolge der noch stärkeren Verminderung der Granulozyten. Daneben sind aber mehrfach durch Benzol verursachte Polyglobulien und Leukozytosen beobachtet worden, wobei gleichzeitig die anderen Zellkomponenten normal oder vermindert sein können. Auch hier zeigt sich eben das biologische Gesetz, daß ein Gift

260 Benzol

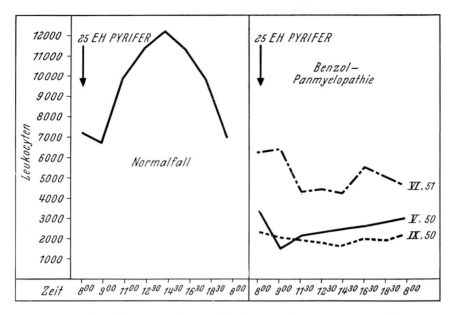

Abb. 74. *Benzolvergiftung: Knochenmarksfunktionsprüfung* mit 25 E „Pyrifer" (eine Aufschwemmung abgetöteter apathogener Colibazillen) i.v. (s. MOESCHLIN, Helv. med. Acta 12 (1945) 299). Links ein Normalfall, rechts eine Benzolschädigung. Man erkennt deutlich die viel tiefer liegende und zuerst abfallende flache Kurve der Granulozytenausschwemmung bei dem durch Benzol geschädigten Knochenmark (siehe auch Abb. 77 des gleichen Patienten).

in kleinen Dosen anregend und in größeren lähmend wirken kann. Man darf deshalb bei der Kontrolle von benzolgefährdeten Belegschaften keineswegs auf ein einzelnes Symptom abstellen, sondern muß immer das ganze Blutbild verwerten, und jede konstant auffindbare Anomalie im Blutbild ist bei solchen Arbeitern ein Warnungszeichen. LAMBIN (16), der über eine große Erfahrung verfügt, drückt dies folgendermaßen aus: „A notre avis, la constatation, dûment contrôlée, d'une seule anomalie hématologique franche (anémie, leucopénie, neutropénie, thrombopénie ou retard de coagulation) doit entrainer le retrait définitif du milieu toxique, pour autant qu'un examen clinique approfondi n'arrive pas à l'expliquer par une affection intercurrente, cas auquel une élimination temporaire de l'ouvrier pourra être suffisante."

Bei den durch stärkere Konzentrationen vergifteten Fällen sind *Leukopenien* (bis zu 30%) und auch schwere *Thrombozytopenien* häufiger anzutreffen als bei durch schwächere Konzentrationen Vergifteten. (Isolierte Thrombozytopenie, s. Fall von SCHATZMANN (17)).

Durch das Benzol können nach jahrelanger Latenzzeit auch echte Leukämien ausgelöst werden, worauf wir unten näher eingehen.

Knochenmarksbefunde: Die Knochenmarksschädigung, die sich wahrscheinlich immer ganz schleichend entwickelt, kann evtl. jahrelang ohne subjektive Symptome bestehen, bis dann plötzlich durch eine Mehrbelastung (Angina, Pneumonie, Gravidität, Blutung usw.) die latent vorhandene Knochenmarksinsuffizienz manifest wird. Es ist eine Erscheinung, die man bei vielen anderen Panmyelopathien immer wieder beobachten kann. Die von uns (18) entwickelte Knochenmarksfunktionprüfung mit einer pyrogenen Substanz vermag in solchen Fällen schon relativ frühzeitig das Vorhandensein einer solchen Insuffizienz aufzudecken (s. Abb. 74). Unsere Befunde sind von REJSEK (19) bestätigt worden. Je nach der Dauer und der individuellen Empfindlichkeit kann das Knochenmark ein sehr verschiedenes Bild zeigen. Unter 15 genau untersuchten Fällen fand MALLORY (20) bei pathologisch-anatomischen Studien in 6 Fällen eine Zellverarmung des Markes, in 9 Fällen dagegen eine Hyperplasie.

Zahlreiche Autoren haben das Verhalten des intravitalen *Sternalpunktates* bei Benzolvergiftungen untersucht (21). Auch hier sind die erhobenen Befunde ähnlich wie im Blut je nach Zeitpunkt und Intensität der Gifteinwirkung und der individuellen Reaktion sehr verschieden. So fanden wir einerseits ein *scheinbar hyperplastisches*, meistens aber dann deutlich nach *links verschobenes Mark* mit Zeichen der Ausreifungshemmung (Abb. 76) im Sinne von großen Makroblasten und evtl. vermehrten, auffallend großen Promyelozyten. Diese zeigen oft Lappungen und Vakuolisierung, wie wir es bei den von uns aus dem Neuenburger Jura beschriebenen Fällen fanden (22). Selten finden sich auch Formen, die manchmal kaum von Megaloblasten zu unterscheiden sind. SCHILDKNECHT (23) hat an Hand instruktiver Fälle auf dieses Moment speziell hingewiesen. In anderen Fällen dagegen liegt ein fast leeres Mark oder Punktat vor, in dem neben der Verminderung der normalen Markelemente die sehr starke Vermehrung der Retikulumzellen hervorspringt, wie in dem folgenden interessanten Falle (Abb. 75). Dieser Patient hat lange Zeit diagnostische Schwierigkeiten bereitet, retrograd muß aber doch eine sichere Benzolschädigung angenommen werden.

Fall H. O., 32j., Fabrikarbeiter (KG 100/211, 1947)

F. A.: Keine Blutkrankheiten. P. A.: o. B. J. L.: Von 1945 bis 1946 *während 14 Monaten* im Militär beim Stollenbau tätig. Hierbei mußte er vor allem die fertig ausgemauerten Stollen mit „flüssigem Teer" anstreichen; die Ventilation war sehr schlecht, der Gang eng, und bei der Arbeit roch es immer sehr stark nach der verwendeten Flüssigkeit. Mit dem Kopf war er zufolge der schlechten Beleuchtung immer sehr nahe der gestrichenen Fläche. 3-4mal im Tag habe er sich die Vorderarme mit dem Armeebenzin gewaschen (Während des Krieges mehr oder weniger stark mit Benzol vermengter Motorbrennstoff der schweizerischen Armee). 2 Monate nach der Rückkehr aus dem Militärdienst wird er von seinen Kameraden auf seine Bleichsucht aufmerksam gemacht. Er fühlt sich sehr müde. Ohrensausen, friert auffallend leicht. Zeitweise leichte Temperaturen bis 37,8, muß seine Arbeit abbrechen und tritt 3 Wochen später in ein Landspital ein, wo man folgendes Blutbild erhebt: Hb. 5,3g%, Erythrozyten 1,9 Mill., F. I. 0,92, Leukozyten 3400 mit 87% Neutrophilen, davon 6% Stabkernige, Lymphozyten 12% (= 408), Eosinophile 0. Polychromasie, Anisozytose und basophile Punktierung. Retikulozyten 2⁰/₀₀. Wiederholte Sternalpunktionen ergeben nur Blut, kein Mark. Histologisch in der trepanierten Tibia nur Fettmark, im Ausstrich keine Knochenmarkszellen. Zur Behandlung und Abklärung wird Pat. nach 7¹/₂ Monaten, während denen das Hb mit 32 Transfusionen zwischen 6,4–8g% gehalten werden konnte, zu uns verlegt.

Befund und Verlauf: Ordentlicher AZ und EZ, klagt über Müdigkeit, sonst beschwerdefrei. Haut blaß, gelblich, keine Petechien, Skleren weiß, keine vergrößerten Lymphknoten, perkutorisch leicht vergrößerte Milz von 12 cm, übriger Status o. B. *Blutbild:* Hb. 8,5g%, Ec 2,26 Mill., F. I. 1,15! Retikulozyten 16⁰/₀₀. Leukozyten schwanken zwischen 3100 bis 3200, davon Neutrophile 79,5, Stabkernige 28,5, Eosinophile 0,5, Basophile 1,0, Monozyten 2,0, Lymphozyten 16,5, Myelozyten 0,5, keine Erythroblasten. Thrombozyten schwanken zwischen 33 000 bis 63 000. Blutungszeit 1¹/₂ Min., Gerinnungszeit normal, 8¹/₂ Min. Eine erste Sternalpunktion ergibt nur etwas Blut, hierauf erneute Punktion, worauf nur ganz kurz aspiriert und dann der Nadelinhalt zur Untersuchung ausgeblasen wird. Der Ausstrich mit dem (Abb. 75a) so gewonnenen Tropfen Markflüssigkeit ergibt ein ähnliches Bild wie bei einer lymphatischen Leukämie, d. h., es finden sich fast nur kleine „lymphoide Zellen", die sich nicht sicher zu Retikulumzellen oder Lymphozyten einreihen lassen. Zwischen denselben nur selten Erythroblasten und Myelozyten, wobei diese eine deutliche Linksverschiebung im Sinne einer Ausreifungshemmung erkennen lassen. *Myelogramm:* Lymphoide Zellen 68%! Myeloblasten und Promyelozyten 0,9, Myelozyten unreife 1,7, halbreife 3,0, reife 0,7, Meta. 5,0, Neutrophile stabkernige 15,7, segmentkernige 5,0, Eosinophile 1,0. Auf die 100 weißen Zellen entfallen nur 22,3 Erythroblasten, davon basophile 2,3, polychromatische 17,0, orthochromatische 3,0. Keine plasmazellulären Retikulumzellen. *Milzpunktion* ergibt 88% Lymphozyten mit 0,2% Erythroblasten und 0,6% Myelozyten, vereinzelte Megakaryozyten. *Chemische Blutwerte:* Serumeiweiß 7,5, Bilirubin 1,0, Kalzium 8,4, Serumeisen 170γ%, Prothrombin 90%, Cholest. gesamt 153, frei 76 mg%.

Auf Grund der starken Durchsetzung des Markes mit kleinen lymphoiden Zellen und der gleichzeitigen Milzvergrößerung denkt man zuerst an das Vorliegen einer *aleukämischen lymphatischen Leukose*. Zwar spricht das Milzpunktat mit seinen 88% Lymphozyten nach unseren Untersuchungen bei Fällen lymphatischer Leukosen (24) eher gegen das Vorliegen einer Leukose, weil wir dort gewöhnlich noch etwas höhere Lymphozytenwerte (92 bis 98%) vorfinden. Eine leichte extramedulläre Myelopoese kann man auch dort beobachten. Der Fall wird daher vorerst versicherungsrechtlich in ablehnendem Sinne beantwortet. Der Patient wird nach insgesamt 16¹/₂ Monaten Spitalbehandlung und total 69 Bluttransfusionen auf eigenen Wunsch in unverändertem Zustand, aber mit 14,4g% Hb. und 3200 Leukozyten nach Hause entlassen. Erscheint nicht mehr zur Kontrolle, doch zu Hause weitere Erholung. Kontrolle nach 6 Monaten, d. h. 1¹/₂ Jahre nach dem Aufhören des Benzolkontaktes, ergibt überraschenderweise wieder ein Hb. von 17g% bei 5 Mio. Erythrozyten (F. I. 1,06) und 5700 Leukozyten mit normaler Verteilung, trotzdem er keine Bluttransfusionen mehr erhielt! *Myelogramm:* Wieder

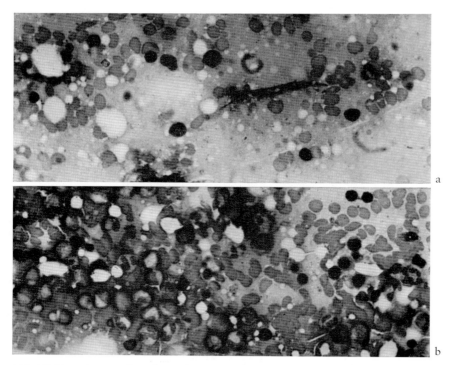

Abb. 75. *Benzolpanmyelopathie: aplastische Form* (32j. ♂) mit 14 Monaten Exposition.
a) Fast nur noch lymphoide Retikulumzellen, nur ganz selten ein Myelozyt oder Erythroblast.
b) 18 Monate nach Aufhören des Benzolkontaktes hat sich das Mark wieder vollkommen erholt. Normale Myelo- und Erythropoese, zellreiches Mark. Patient brauchte 18 Monate und 69 Bluttransfusionen bis zur Erholung.

(Abb. 75b) normales Mark, in dem vielleicht als Zeichen der durchgemachten Schädigung nur eine deutliche Vermehrung der plasmazellulären Retikulumzellen (29 auf 100 Leukozyten) nachweisbar ist. Keine Vermehrung der kleinen lymphatischen Retikulumzellen mehr. Auch die leichte Milzschwellung, die wahrscheinlich nur auf die gehäuften Bluttransfusionen zurückzuführen war, hat sich wieder zurückgebildet.
Dieser Fall zeigt eindeutig, daß sich die schwere Benzolschädigung des Knochenmarks nicht nur in einer Zellverarmung, sondern evtl. auch in einer reaktiven Wucherung des Retikulums äußern kann. In diesem Falle stand vor allem die schwere Störung der Erythropoese im Vordergrund, während die Leuko- und Thrombopoese weniger stark betroffen waren.
LOB (25) hat bei Heliographie-Arbeitern gelegentlich schon vor dem Auftreten deutlicher peripherer Blutschäden eine schwere Aplasie des Sternalmarkes mit Retikulum-Zellwucherung und Vermehrung des Fettmarkes nachweisen können. Er empfiehlt daher in allen Verdachtsfällen, auch immer eine Sternalpunktion durchzuführen.
Der folgende Fall, der 2 Jahre in unserer Behandlung stand, betraf eine schwere, durch Benzol und dessen Homologen bedingte Panmyelopathie, bei der zwar eine deutliche Linksverschiebung im Mark im Sinne einer Knochenmarkshemmung, aber keine Zellverarmung vorlag.

Fall F. E., 25j., Festungswächter (KG 100/137, 1949)

F. A.: o. B. P. A.: März 1949 wegen Bronchitis 3 Tage in einem Spital, damaliges Blutbild: Hb. 14,1g%, Ec 4,94 Mill., Leukozyten 5460 mit normaler Verteilung. SR 2 mm.
J. L.: Arbeitete wie der obige Patient in einer Festung. Mußte während des Aprils 1949 in geschlossenen engen Festungsräumen ohne Ventilation und Fenster den Boden mit schwarzer Naphthafarblösung, die neben Benzol wahrscheinlich auch Xylol und Toluol enthielt, anstreichen. Pat. war dabei auf den Knien und bückte sich nach vorne, so daß er direkt die von der Farbe aufsteigenden Dämpfe einatmete. Fühlte sich jeden Abend wie betrunken und hatte Kopf-

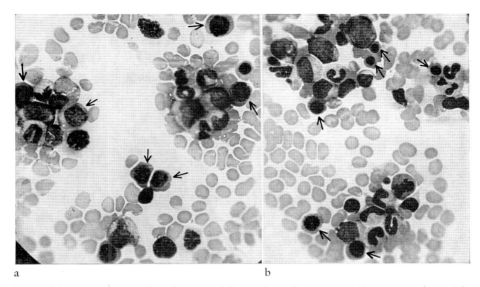

a b

Abb. 76. *Knochenmark* bei *Benzolpanmyelopathie: pseudohyperplastische Form* (25j. Festungswächter, siehe auch Abb. 77).

a) Das pseudohyperplastische Mark mit reichlich unreifen Myelozyten, wenig Metamyelozyten und Stabkernigen und scheinbar vermehrter Erythropoese mit vorwiegend basophilen und polychromatischen Makroblasten (↑). Sehr wenig kleine Erythroblasten und Ausreifungsformen.

b) 2 Jahre später Markbild annähernd normal mit vorwiegend reifen Myelozyten, Metamyelozyten und Stabkernigen sowie kleinen Normoblasten. Pat. brauchte 18 Monate bis zur Erholung und 68 Transfusionen.

schmerzen, Schwindel neben Brechreiz und Erbrechen nach dem Abendessen. Appetitabnahme. Mitte Mai Verschlechterung, Spitaleinweisung: Hb. 10,2g%! Erythrozyten 3,0 Mio., Leukozyten 2600! mit 53% Lymphozyten. Aniso-, Makro- und Poikilozytose, Polychromasie, Thrombozytopenie. Blutungszeit 15 Min.! Gerinnungszeit 18 Min.! Leichte subfebrile Temperaturen. Sternalpunktion ergibt eine starke Ausreifungshemmung ohne Zellverarmung. Trotz wiederholten Bluttransfusionen, Leberpräparaten usw. keine Besserung, nach 2 Monaten Verlegung auf die Mediz. Klinik.

Befund und Verlauf: Blaßgelbliches Aussehen. Skleren weiß. Milz perkutorisch leicht vergrößert, nicht palpabel. *Blutbild:* Hb. 9,9g%, Erythrozyten 2,03 Mio., F. I. 1,55! Leukozyten schwanken dauernd zwischen 1100–2000. Differenzierung: Neutrophile 49, davon 14 Stabkernige, Eosinophile 0,5, Basophile 0, Monozyten 6,0, Lymphozyten 44,5. Thrombozyten immer zwischen 4–20°/₀₀. Granula der Neutrophilen leicht vergröbert. Hämatokrit 29,3%, Blutungszeit 6$^{1}/_{2}$ Min., Gerinnungszeit 14 Min., osmotische Resistenz 0,46–0,32, Bilirubin 1,3 mg%, Serumeiweiß 6,4g%, Serumeisen erhöht, 180 γ%. *Sternalpunktat* (21. 7. 49): Zellreiches Mark mit sehr wenigen Megakaryozyten, die vorwiegend unreif sind. Erythro- und Myelopoese: deutliche Ausreifungshemmung mit großen Zellen und Vermehrung der unreifen Formen. Differenzierung (Methodik Rohr): Retikulumzellen 6,8, plasmazelluläre Retikulumzellen 0,4, *Erythro-* *blasten* 110,2, davon 7,0 basophile, 100,0 polychromatische, 3,2 oxyphile; Myeloblasten und Promyelozyten 4,2%, unreife Myelozyten 4,6%, halbreife Myelozyten 11,2%, reife Myelozyten 7,8%, Metamyelozyten 11,6%, Neutrophile stabk. 38,0%, segmentk. 3,2%, Eosinophile 3,8%, Basophile 0%, Monozyten 0,2%, Lymphozyten 15,4% (s. Abb. 76a).

Knochenmarksfunktionsprüfung nach MOESCHLIN mit 25 E Pyrifer i.v. und nachheriger 2stündlicher Leukozytenkontrolle ergibt die typische flache Kurve einer schweren Panmyelopathie (s. Abb. 74). Trotz intensiven Bluttransfusionen, Leberpräparaten, Vitamin B_{12} und B_6 in großen Dosen usw. keine Besserung. Blut- und Markbefund bleiben während eines Jahres unverändert. Vorübergehende Retinablutung. Dann leichte Besserung, statt alle 2 Wochen nur noch alle Monate eine Transfusion nötig. Milzexstirpation wird vom Pat. abgelehnt. *Sternalpunktion* (22. 9. 50): Retikulumzellen 64,8, plasmazelluläre Retikulumzellen 2,6; *Erythroblasten* 193,0, davon 26,2 basophile, 158,2 polychromatische, 8,6 oxyphile. Myeloblasten und Promyelozyten 5,4%, unreife Myelozyten 10,6%, halbreife Myelozyten 20,8%, reife Myelozyten 10,8%, Metamyelozyten 11,0%, Neutrophile stabk. 33,8%, segmentk. 3,0%, Eosinophile 2,6%, Basophile 0,2%, Lymphozyten 1,8%. *Blutbild* (6. 11. 50): Hb 14,4g%, Erythrozyten 3,70 Mio. F. I. 1,21; Leukozyten 3500. Differenzierung: Neutrophile 65$^{1}/_{2}$%, davon 14$^{1}/_{2}$ stabk., Monozyten 4$^{1}/_{2}$%, Lymphozyten 30%; Thrombozyten 13000.

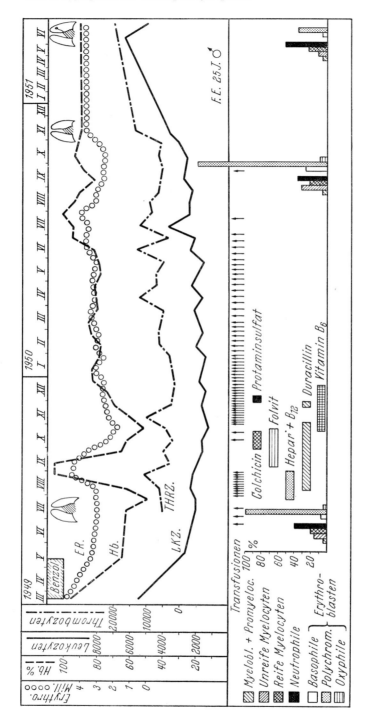

Abb. 77. Benzolpanmyelopathie, pseudohyperplastische Form, (25j. ♂) nach vierwöchiger Exposition mit Benzolnaphtha. Schwere Knochenmarkschädigung ohne Zellverarmung, d. h. „pseudohyperplastisches Mark" mit Linksverschiebung. Man beachte die relative Vermehrung der Erythroblasten im Vergleich zu der weißen Reihe. Therapeutische Maßnahmen ohne jeden Einfluß; Zeitspanne bis zur beginnenden Erholung 18 Monate! Von da an keine Transfusionen mehr nötig, doch auch nach 2 Jahren noch immer leichte Knochenmarkinsuffizienz bei der Pyriferbelastung (siehe Abb. 74). Allmähliche Rückbildung der Linksverschiebung im Knochenmark. Thrombozytopenie persistiert am längsten. Vielleicht infolge Resistenzschwäche Entwicklung eines tuberkulösen Infiltrates am Ende des 2. Jahres. (Myelogrammdifferenzierung nach Methodik ROHR, d. h. rote Zellen pro 100 weiße.)

Seit November 1950 erstmals keine Transfusionen mehr. April 1951 guter AZ, Hb 15,2g%! F. I.: 1,2, Thrombozyten: 30000. Pyriferbelastung: noch immer flache pathologische Kurve (siehe Abb. 74). 1963: Völlig beschwerdefrei, normales Blutbild.

Sternalpunktat 1951: Noch leichte Links-Verschiebung, aber weniger ausgesprochen als früher (Abb. 76b), siehe die graphische Darstellung der Myelogramme in Abb. 77.

Dieser Fall zeigt, wie auch eine relativ sehr kurze Expositionszeit von 4 Wochen bei Einwirkung stärkerer Konzentrationen zu einer schweren zwei Jahre andauernden Markschädigung führen kann. Anderseits zeigt dieser Fall auch, daß bei noch eher zellreichem gehemmtem Mark die Prognose günstiger ist als bei den gewöhnlich letal verlaufenden atrophischen Fällen und daß selbst nach über 1½ Jahren noch eine Erholung möglich ist (siehe graphische Darstellung in Abb. 77).

Ferner möchten wir noch kurz auf die von uns im Neuenburger Jura 1960 erneut beobachteten Fälle in der Uhrenindustrie hinweisen (22). Es kam hier zu 7 tödlichen Vergiftungen (1957 bis 1960). Unter dem Fantasienamen „Benzine de houille" war von einer Firma reines Benzol zum Waschen der Zifferblätter geliefert worden. Die im Raum nachträglich gemessene Benzolkonzentration betrug 60–75 ppm, am Arbeitsplatz direkt über dem Mikroskop 210–420 ppm! Siehe Abb. 78. Von den in dieser Fabrik in dem betreffenden Arbeitsraum beschäftigten Arbeitern erkrankten 14 und davon 6 tödlich! – Dazu kommt ein weiterer Fall aus einem andern Betrieb. 2 der 7 letalen Fälle starben an einer *akuten Leukose*. Die Expositionszeit betrug im Durchschnitt 7 Jahre.

Fassen wir nachstehend die Hauptsymptome der chron. Benzolvergiftung kurz zusammen:

Klinik der chronischen Benzolvergiftung

Empfindlichkeit: Individuell stark verschieden
Expositionszeit: Monate bis Jahre
Erste Symptome: Müdigkeit, Schlaflosigkeit, Schwindel usw.
Blutbefunde: Thrombozytopenie
Anämie (meist hyperchrom)
Leukopenie (Granulozytopenie)
Knochenmark: 1. Zellverarmung bis Panmyelophthise, pseudohyperplastisches Mark
2. akute oder chronische Leukämie

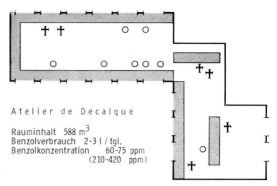

Abb. 78. Arbeitsraum einer Zifferblattfabrik (im Schweizer-Jura), in welchem von 1957 bis 1960 6 tödliche und 8 leichtere Benzolvergiftungen auftraten. Die Exposition betrug zwischen 7–31 Jahre. Zuerst starben zwei Personen im Raum r., später die beiden Sekretärinnen am Längstisch zwischen den beiden Arbeitsräumen und zuletzt die beiden Arbeiterinnen im großen Saal (oben links).

Differentialdiagnose: In allen diesen Fällen müssen natürlich andere Ursachen einer Panmyelopathie oder aplastischen Anämie, wie Gold-, Arsen-, Chloramphenicol-, Röntgenschädigung und auch die durch eine sog. „Hypersplenie" bedingten Fälle, um nur einige zu nennen, ausgeschlossen werden können. Fälle mit einer ausgesprochenen Makroplanie können evtl. zuerst den Verdacht auf das Vorliegen einer Perniziosa oder einer Leberzirrhose erwecken; die Sternalmarkuntersuchung und das Fehlen der übrigen typischen Symptome (keine Achylie) führt jedoch gewöhnlich rasch auf die richtige Spur. Schwierig kann die Abgrenzung zu Beginn evtl. gegen eine chronisch aleukämische Leukose werden.

Prognose: Die Prognose ist immer mit großer Vorsicht zu stellen. In den beiden obigen Fällen kam es erst nach 18 Monaten zu einer allmählichen Besserung, im Fall von BJÖRKMANN (26) nach 22 Monaten. Ein zunehmender Abfall der Leukozyten und Thrombozyten ist kein günstiges Zeichen. Häufig kommen die Patienten 2–3 Jahre nach Beginn der Erkrankung ad exitum.

Durch Benzol und seine Homologen ausgelöste Leukämien

LIGNAC (27) hat 1932 experimentell bei Mäusen sowohl lymphatische als myeloische Leukosen und auch Lymphosarkomatosen hervorrufen können. BÜNGELER (28) gelang das gleiche mit dem Pyrinderivat des Benzols, dem „Indol". In der Literatur liegen bis jetzt ca. 40 Beobachtungen über Leukosen bei Menschen, die jahrelang mit Benzol in Kontakt gekommen waren, vor. So führen bereits MALLORY und Mitarbeiter (20) 10 Fälle an und wir fügen selbst 4 eigene Fälle von akuten myeloischen Leukosen (2 aleukämische und 2 leukämische) hinzu. Seither sind ca. weitere 70 Fälle in der Literatur beschrieben worden, darunter auch *Lymphadenosen, Lymphosarkome* und vereinzelte *akute Erythroblastosen*, zur Hauptsache aber *akute Leukosen* und vereinzelte *chronische myeloische Leukämien*.

Selbst haben wir 6 sichere Fälle, 2 chronisch myeloische und 4 akute Leukämien beobachten können, wovon einer angeführt sei. Sehr wahrscheinlich sind zahlreiche weitere Fälle zufolge ungenügender Blutuntersuchungen fälschlicherweise als aplastische Anämien aufgefaßt worden. Ganz ähnliche Beobachtungen liegen auch für andere typische Knochenmarksnoxen, d. h. die Röntgen- und Radiumstrahlen, vor, wo neben aplastischen Anämien auch typische Leukosen entstehen können.

1. Chronisch myeloische Leukämie: Fall V. G., 35.j, Automechaniker (KG 104b/174, 1944) (Abb. 79).

F. A.: Keine Blutkrankheiten. Schwester des Vaters an Unterleibs-Ca gestorben! **P. A.:** Außer häufigen Anginen o. B. **J. L.:** Seit 16 Jahren als Automechaniker tätig, *mußte von 1930 bis 1937 sehr viel mit einer Druckpistole Benzol zum Reinigen von Motorbestandteilen in meist geschlossenen Räumen und ohne besondere Ventilation und Schutzmaßnahmen verspritzen.* Den Mitarbeitern sei damals seine zunehmende Blässe aufgefallen. Fühlte sich manchmal wie aufgepeitscht und nachher auffallend müde und litt trotzdem an Schlaflosigkeit. In den folgenden Jahren nur noch wenig Kontakt mit Benzoldämpfen. *1940, also 10 Jahre nach Beginn der Benzoleinwirkung und 3 Jahre nach Sistieren dieser Tätigkeit,* erstmals Druckgefühl im linken Oberbauch, arbeitete aber immer weiter bis 1942. Damals subfebrile Temperaturen und eine hartnäckige Bronchitis. Arzt findet eine Milzschwellung, und das daraufhin angefertigte Blutbild ergibt das typische chronisch myeloische Leukämie. Klinikeinweisung.

Befund und Verlauf: *Blutbild:* Hb 9,1g%, Erythrozyten 2,65 Mio., F. I. 1,08, *Leukozyten 425000,* davon Myeloblasten und Promyelozyten 10, Myelozyten $33^2/_3$, Neutrophile $46^2/_3$, davon $31^1/_3$ Stabkernige, Eosinophile 4, Basophile $3^1/_3$, Lymphozyten $2^1/_3$. Thrombozyten 190000. 3 Erythroblasten auf 200 Leukozyten. Retikulozyten 25%‰. SR 45 mm. Serumeisen 85 γ%. Prothrombin 50%. Milz mächtig vergrößert (26 cm), reicht bis zum Nabel, derb.

Sternalpunktion: Deutlich hyperplastisches, neutrophil myelozytäres Knochenmark mit Verminderung der Erythropoese und sehr wenigen Megakaryozyten. Differenzierung: Myeloblasten 0,4, *unreife Myelozyten 10,2!,* halbreife 16,6, reife 2,4, Meta 4,0, Neutrophile stabkernige 36,6, segmentkernige 20,6, Eosinophile 6,6, Basophile 1,8, Monozyten 0,6, Erythroblasten pro 100 Leukozyten nur 0,8 polychromatische! Unter Bluttransfusionen und Arsentherapie mit Liquor Fowleri in 5 Wochen Rückgang der Milz auf 12 cm. Leukozyten 9200, Hb auf 17,6g% angestiegen. In der Folge Dauerbehandlung mit Arsen täglich 2–3mal 8–10 Tropfen. Bleibt so arbeitsfähig bis 1944, und die Leukozyten können um 20000 gehalten werden mit nur 1–4% unreifen Formen. 1944 Auftreten eines typischen terminalen akuten Paramyeloblastenschubes, der auf keine Therapie mehr anspricht. Milz stark vergrößert, druckempfindlich, 22 cm. Exitus. Terminal Leukozyten 135000 mit 46% promyelozytoiden Paramyeloblasten und Thrombopenie von 3000 und Anämie von 3,7g%. Sternalpunktat: jetzt hyperplastisches myeloblastär-promyelozytäres Mark mit deutlicher Vermehrung der Eosinophilen (14) und Basophilen (8). (27% Myeloblasten, 18% unreife Myelozyten.) Unter den Myeloblasten jetzt zahlreiche Mikromyeloblasten. *Sektion* (Path. anat. Institut. Zürich, Prof. von Meyenburg): ergibt das typische Bild einer chronisch myeloischen Leukose mit terminalem Myeloblastenschub, leukämischen Infiltraten in fast allen Organen und eine schwere hämorrhagische Diathese.

Epikrise: Im obigen Falle (Abb. 79) traten, nachdem während 7 Jahren ein ausgedehnter Kontakt mit Benzol stattgefunden hatte, ca. 3 Jahre nach dem Sistieren dieser Arbeit und ca. 10 Jahre nach Beginn der Benzoleinwirkung, die ersten Erscheinungen einer chronisch myeloischen Leukose auf. Auch die übrigen Fälle der Literatur sind alle erst nach einer langdauernden Einwirkungszeit (Fall von DREYFUSS (29) 13 Jahre, VIGLIANI (30) und SAITA (31) 5–6 Jahre und nach einer längeren Latenzzeit aufgetreten. Fälle, bei denen die Einwirkungsdauer unter 5 Jahren lag, sind uns überhaupt nicht bekannt. Daneben spielen aber natürlich auch die Menge und Konzentration eine wesentliche Rolle. *Es kann deshalb heute als erwiesen gelten, daß durch eine jahrelange immer wieder sich summierende schädigende Einwirkung auf das Knochenmark durch Benzol, ähnlich wie bei der chronischen Einwirkung von Röntgen- oder Radiumstrahlen, schließlich eine leukämische Entartung ausgelöst werden kann.*

Wie bei anderen Neoplasien ist auch hier anzunehmen, daß es durch die langjährige chronische Schädigung des Markes nur dann zu einer leukämischen Entartung kommt, wenn auch eine gewisse Anlage zum Auftreten solcher Neopla-

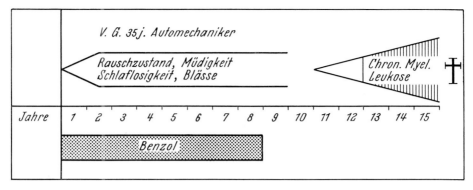

Abb. 79. *Chronisch myeloische Benzol-Leukämie* bei einem 35j. Automechaniker nach 8jähriger Einatmung von Benzoldämpfen (Reinigen von Motorbestandteilen mit Spritzpistole). Typisch ist die lange Latenzzeit von wahrscheinlich ca. 10 Jahren bis zum Auftreten der Leukämie. Näheres s. Text.

sien *(Leukosen) vorliegt.* FURTH (32, 33) und seine Mitarbeiter haben sehr eingehende Untersuchungen über die Entstehung von Leukosen bei Tieren durch karzinogene Stoffe und Röntgenstrahlen angestellt und eindeutig zeigen können, daß alle diese Faktoren nur dann Leukämien auszulösen vermögen, wenn schon eine gewisse vererbte Disposition zu einer solchen Entartung vorhanden ist. Wir haben deshalb die Versuche von LIGNAC (27) absichtlich mit einem unserer Mäusestämme, der in zahlreichen Versuchen noch nie einen einzigen Fall von Spontanleukämie gezeigt hatte, wiederholt, und sahen trotz einer während 6 Monaten (!) durchgeführten Benzolbehandlung (100 Versuchstiere und 100 Kontrolltiere) gar keine Leukämien, sondern nur 7 Lymphosarkome und 4 adenomatöse Karzinome. Die interessanten Versuche von GROSS (34) weisen darauf hin, daß wenigstens bei Mäusen ein schon intrauterin von der Mutter auf den Feten übertragenes *Virus* für diese „Disposition" verantwortlich ist.

Versicherungsrechtlich glauben wir zusammenfassend sagen zu können, daß heute der Zusammenhang einer Leukämie mit einer vorausgegangenen Schädigung durch Benzol dann bejaht werden darf, wenn folgende Bedingungen erfüllt sind:

1. Nachweis, daß der Betroffene tatsächlich mit *Benzol* in Kontakt kam.
2. *Langjährige Einwirkungszeit* von wahrscheinlich mindestens 3, meistens aber 5 und mehr Jahren.
3. *Nachweis oder überzeugende Wahrscheinlichkeit, daß relativ hohe Konzentrationen* (schlechte Ventilation, kleine Räume usw.,

evtl. Auftreten von Blutschädigungen bei anderen Mitarbeitern) *vorlagen,* die neben der chronischen Schädigung des Knochenmarks auch zu momentanen Vergiftungserscheinungen führten (Kopfschmerzen, Schwindelgefühl, evtl. Berauschtheit, Schlaflosigkeit usw.).

Es liegt in der Natur solcher leukämischer Entartungen, daß neben einer relativ langen Einwirkungszeit der schädigenden Noxen meistens auch eine auffallend lange *Latenzperiode* der eigentlichen Leukose vorausgeht. Es ist deshalb (vgl. angeführten Fall) durchaus möglich, daß die Erkrankung sich erst einige Jahre nach dem Sistieren der gefährdenden Arbeit entwickelt.

Pathologische Anatomie:

a) *Akute Vergiftung:* Hier findet man analoge Erscheinungen wie bei Narkosetodesfällen und Erstickungen, d. h. flüssiges Blut, Petechien der serösen Häute. Typisch ist in schweren Fällen der intensive Geruch der Organe nach Benzol (z. B. des Gehirns). Die oberen Luftwege können infolge der lokalen Reizwirkung eine gerötete bis braunrote Schleimhaut aufweisen.

b) *Chronische Vergiftung:* Hier sei auf die näheren Ausführungen bei der Besprechung des Knochenmarkes verwiesen. Neben diesem ganz verschiedenartigen Verhalten des Markes fällt eine Atrophie des lymphatischen Apparates, evtl. eine schwere hämorrhagische Diathese und Anämie auf.

Therapie

Akute Vergiftung

1. *Sofortiges Herausbringen des Vergifteten aus der gefährdenden Zone,* aber nur unter Beobachtung der hierbei nötigen Schutzmaßnah-

men (Frischluftgerät, Sauerstoffmaske usw.), da bei hohen Konzentrationen vor allem bei dem sich anstrengenden Helfer evtl. sehr rasch eine schwere Vergiftung eintreten kann.
2. *Magenspülung:* Erfolgte die Aufnahme durch den Magen, dann sofortige Magenspülung mit Zusatz von reichlich Tierkohle und Magnesia usta durch den Schlauch. Zuletzt Einflößen von 200 ml *Paraffinöl* plus 30 g *Natriumsulfat*. Verbot von Milch, Rizinus, Alkohol, da fett- und alkohollöslich!
3. *Micoren®* i.v. 1,5 ml (langsam injizieren) zur Anregung des Atemzentrums.
4. *Sauerstoff*, evtl. Intubation und künstliche Beatmung.
5. *Absolutes Verbot von:* Adrenalin, Noradrenalin oder Ephedrin wegen *Gefahr des Auftretens von Kammerflimmern!* wie bei allen Kohlenwasserstoffen.
6. *Bei Kammerextrasystolen:* prophylaktisch *Procainamid (Pronestyl®)* 500 mg i.m., evtl. zu wiederholen bis maximal 1–1,5 g in 24 Std. In der Klinik *Lidocain*-Infusion.

Chronische Vergiftung

1. *Sofortiges Sistieren der gefährdenden Arbeit beim Auftreten der geringsten Erscheinungen!* und absolutes Verbot, je wieder mit Benzol zu arbeiten, da alle solchen Leute bei erneuter Einwirkung besonders gefährdet sind. Evtl. längerer Höhenaufenthalt.
2. *Gegen die Knochenmarksschädigung:* Ein sicher wirkendes Mittel ist bisher nicht bekannt. Am meisten bewähren sich wiederholte Frischbluttransfusionen, am besten direkt vom Spender zum Empfänger, da anzunehmen ist, daß gewisse die Blutbildung anregende Stoffe so am wenigsten leiden (1–2mal wöchentlich 200–400 ml). Dadurch gelingt es gewissermaßen, den Geschädigten so lange über Wasser zu halten, bis sich sein Knochenmark wieder erholt, was evtl. mehr als ein Jahr dauern kann. Verschlechtert sich trotz dieser Behandlung die Leukopenie und Thrombopenie nach einem halben Jahr, so ist die Prognose im allgemeinen schlecht. Alle anderen Mittel, wie Leberpräparate, Vitamin B_{12}, Eisen, Verabreichung von rohem Knochenmark usw., haben höchstens eine unterstützende Wirkung, sollen aber in jedem Falle versucht werden. DUBOIS-FERRIÈRE (35) will in zwei Fällen einen Erfolg von Vitamin B_6 *(Benadon®)* gesehen haben, leider hatten wir damit gar keinen Erfolg. *Vitamin C* kann symptomatisch verabreicht werden. Eine *Knochenmarkstransfusion* hat hier keinen Sinn, da auch die transfundierten Zellen der gleichen Regenerationsstörung verfallen. Auch die *Cortisonpräparate* haben versagt.
Bei Blutungen infolge *schwerer Thrombozytopenie* können silikonisierte Transfusionen oder *Thrombozytenkonserven* helfen, die lebensgefährliche Phase zu überbrücken.
3. *Vermeidung jeder weiteren Belastung des Knochenmarks:* Penizillinprophylaxe bei jedem kleinsten Infekt. Evtl. Ovulationshemmer bei starken Mensesblutungen. Vermeidung von Pyramidon, Salvarsan, Gold usw.
4. *Milzexstirpation:* Wir verfügen über keine eigenen Beobachtungen, doch sind die Erfolge nach der Literatur eher negativ zu bewerten (36). Wir möchten hiervor warnen, da nicht anzunehmen ist, daß die meistens vorhandene schwere Thrombopenie nach der Exstirpation rasch zurückgeht und daher schwere tödliche Blutungen vorkommen können.

Trotz all dieser Maßnahmen ist der tödliche Ausgang in einzelnen Fällen leider nicht aufzuhalten; das Wichtigste bleibt deshalb die *Prophylaxe* und die *frühzeitige Erkennung* der ersten Vergiftungserscheinungen.

Literatur

1 NUNZIANTE-CESARO, A.: Med. d. Lavoro 37 (1946) 151
2 SCHRENK, H.H. u. MITARB.: J. industr. Hyg. 23 (1941) 20
3 MOESCHLIN, S., B. SPECK: Acta haemat. (Basel) 38 (1967) 104
4 SPECK, B., S. MOESCHLIN: Schweiz. med. Wschr. 98 (1968) 1684
5 LESCHKE, E.: Die wichtigsten Vergiftungen. Lehmann, München 1933
6 GUEFFROY F. LUCE: Arch. Gewerbepath. Gewerbehyg. 8 (1938) 426
7 BOWDITCH, M. u. MITARB,: J. industr, Hyg. 21 (1939) 321
8 FORSSMAN, S., K.O. FRYKHOLM: Acta med. scand. 128 (1947) 256
9 BORBÉLY, F.: Erkennung und Behandlung der organischen Lösungsmittelvergiftungen. Huber, Bern (1946) 141
10 MITNIK, GENKIN: Arch. Gewerbepath. Gewerbehyg. 2 (1931) 457
11 GREENBURG, L. u. MITARB.: J. Amer. med. Ass. 118 (1942) 573
12 HUMPERDINCK, K., A. ABLER: Ärztl. Forsch. 3 (1949) 117
13 HUNTER, F.T.: J. industr. Hyg. 21 (1939) 331
14 NILSBY, J.: Nord. Med. (1949) 1225
15 RIEUX, J., J. BOUILLOT: Traité des maladies professionnelles. Doin, Paris (1948) 155
16 LAMBIN, P.: Arch. belges Méd. soc. (1946) 25
17 SCHATZMANN, H.J.: Schweiz. med. Wschr. 85 (1955) 1123
18 MOESCHLIN, S.: Helv. med. Acta 12 (1945) 299
19 REJSEK, K.: Internat. Congress of Industr. Med. Naples 1954

20 MALLORY, T. B. u. MITARB.: J. industr. Hyg. 21 (1939) 355
21 ROHR, K.: Das menschliche Knochenmark. 2. Aufl. Thieme, Stuttgart (1949) 220
22 SCHOENENBERGER, E. M.: Schweiz. med. Wschr. 93 (1963) 1469
23 SCHILDKNECHT, O.: Helv. Med. Acta 19 (1952) 119
24 MOESCHLIN, S.: Die Milzpunktion. Schwabe, Basel (1947) 132
25 LOB, M.: Schweiz. med. Wschr. (1952) 1125
26 BJÖRKMANN, S. E.: Acta haemat. (Basel) 27 (1962) 124
27 LIGNAC, G. O. E.: Krkh.forschg. 9 (1932) 403
28 BÜNGELER, W.: Klin. Wschr. 1932/II, 1982
29 DREYFUSS, A.: Z. Unfallmed. Berufskr. (1944) 305
30 VIGLIANI, E., G. SAITA: Med. d. Lavoro 10/11 (1943)
31 SAITA, G.: Med. d. lavoro 36 (1945) 143
32 FURTH, J., O. B. FURTH: Amer. J. Cancer 28 (1936) 54
33 FURTH, J., M. C. BOON: Science 98 (1943) 138
34 GROSS, L.: Blood 9 (1954) 557
35 DUBOIS-FERRIÈRE, H.: Persönliche Mitteilung
36 CAIN, A., R. CATTAN, S. HERTZ: Presse méd. (1938) 457

Toluol und Xylol: Das Methylbenzol (Toluol) und die Dimethylbenzole o-, m- und p- Xylole werden in der Industrie sehr ausgedehnt als Lösungsmittel und für chemische Synthesen verwendet. Durch ihren höheren Siedepunkt sind sie relativ harmlos, führen aber bei peroraler Aufnahme zur Narkose analog dem Benzol. Auch hier ist eine sogenannte *Toluol-* oder *Xylol-Sucht* beobachtet worden. Im Körper werden sie über Benzolsäure zu Hippursäure entgiftet und mit dem Urin ausgeschieden. In unseren experimentellen Untersuchungen sahen wir tierexperimentell (1) keine Knochenmarksschäden. Diese Stoffe werden seit Jahren in der Industrie in breitem Rahmen verwendet. Bei erhöhten Temperaturen und schlechten Abzugsvorrichtungen kann es beim Toluol zu *chronischen Enzephalopathien* kommen (2). Bei Konzentrationen von 10000–30000 ppm kam es innert 1 Minute zu Narkose (2) ohne Folgeerscheinungen. Analog wie Toluol und Xylol wirken *Mesitylen* (Trimethylbenzol), *Cumol* (Isopropylbenzol), *Cymol* (Methylisopropylbenzol).

Styrol (Cinnamol), $C_6H_5CH = CH_2$, eine scharf riechende, dem Toluol verwandte Flüssigkeit mit einem Siedepunkt von 145° wird heute in der Kunstharz-Industrie verwendet. Die Dämpfe wirken stark reizend auf die Schleimhäute und können Konjunktivitis, Rhinitis, Pharyngitis, Bronchitis sowie Müdigkeit und Schwäche hervorrufen (4). Blutschäden sind nicht bekannt. MAK = 100 ppm.

Literatur

1 SPECK, B., S. MOESCHLIN: Schweiz. med. Wschr. 98 (1968) 1684
2 LONGLEY, E. D. et al.: Arch. environ. Health. 14 (1967) 3
3 KNOX, J. W., J. R. NELSON: New Engl. J. Med. 275 (1966) 1494
4 WILSON, R. H.: J. Amer. med. Ass. 124 (1944) 701

Butyltoluol ist in seiner Wirkung mehr dem Benzol verwandt als dem Toluol. Bei chronischer Einwirkung kommen neben Schädigungen des Knochenmarkes auch solche der Leber, der Nieren, des kardiovaskulären und des zentralen Nervensystems vor. MAK = 10 ppm.

Literatur

1 HINE, C. H. u. MITARB.: Arch. industr. Hyg. 9 (1954) 227

Naphthalin ($C_{10}H_8$)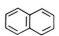

Das aus zwei kondensierten Benzolringen bestehende Naphthalin ($C_{10}H_8$) ist als Mottenmittel viel im Gebrauch und kann bei Kindern durch Verwechslung oder bei Erwachsenen durch absichtliche Einnahme zu Vergiftungen führen. In einem von uns beobachteten Fall erschienen die Mottenkugeln wieder unresorbiert im Stuhl, und der Patient zeigte keine Vergiftungserscheinungen. Vergiftungsgefahr besteht vor allem, wenn Naphthalin gleichzeitig mit Fetten eingenommen wird, da es sich im Wasser kaum, in Fett dagegen sehr gut löst. ZUELZER und APT (1) haben bei 4 Kindern schwere hämolytische Anämien gesehen und das Vergiftungsbild auch experimentell näher studiert. Aus ihren Untersuchungen geht klar hervor, daß es bei Resorption von Naphthalin zum Auftreten von Innenkörperanämien kommt, ähnlich wie bei organischen Nitro- und Anilinverbindungen, und wie wir sie auch für gewisse Sulfonamide beschrieben haben. Vergiftungsfälle wurden schon früher mitgeteilt (Lit. s. ZUELZER (1)), ohne daß aber der Vergiftungsmechanismus erkannt wurde.

Tödliche Dosis: 2 g (= 2 Mottenkugeln) können bei Kindern tödlich sein. Beim Erwachsenen evtl. schon 2,8 g. (Siehe auch *Paradichlorbenzol*-Mottenkugeln, wo 25 g tödlich wirken können.)

Nachweis: Naphthalin wird im Urin teilweise als β-Naphthol ausgeschieden und dieses kann nach Alkalisierung des Urins mit Natronlauge durch seine bläuliche Fluoreszenz nachgewiesen werden (2).

Vergiftungserscheinungen

Innerhalb 2–7 Tagen entwickelt sich je nach der Menge des eingenommenen Naphthalins eine

mäßige bis schwere Anämie. Im Blut findet man bei der Färbung mit Brillantkresylblau (gewöhnliche Retikulozytenfärbung) zahlreiche typische Heinzsche Innenkörperchen (s. Abb. 80), und im Ausstrich zeigt sich eine Fragmentation der Erythrozyten. Das Serum nimmt infolge der Hämolyse eine gelblichbräunliche Farbe an, und in schweren Fällen kann es auch zu Hämoglobinurie evtl. mit Verstopfung der Nierenkanälchen und Schädigung der Nierenfunktion kommen. Auf Grund der dabei auftretenden Zyanose handelt es sich wahrscheinlich um den gleichen Mechanismus wie beim Anilin und Nitrobenzol (Näheres s. dort) mit Auftreten von Methämoglobin. Als Folge der starken Hämolyse können eine deutliche Reizleukozytose, ferner ein typischer Rubinikterus und Retikulozytenanstieg auftreten. In zahlreichen Fällen wurden wahrscheinlich als Folge der Anurie, vielleicht aber auch durch zentralnervöse Schädigungen deliriöse Zustände beobachtet. PROCHOWNIK (3) (6j. Knabe, 7mal 0,25 g gegen Oxyuren) und KONAR (4) (Dosis unbekannt) sahen je einen tödlich verlaufenen Fall. Inhalation von *Naphthalin-Dämpfen (Vaporin®)* führte bei einem Säugling zu lebensbedrohlicher Zyanose (5). Naphthalin wird auch durch die *Haut* resorbiert (1).
Nach den heutigen Forschungsergebnissen (siehe beim Plasmochin) ist für die schweren akuten Hämolysefälle ein Mangel an *Glukose-6-phosphat-Dehydrogenase* in den Erythrozyten verantwortlich zu machen.

Diagnose: An diese Vergiftung muß vor allem bei Kleinkindern beim plötzlichen Auftreten von hämolytischen Erscheinungen gedacht werden. Der typische Geruch der Fäzes und des Urins nach Naphthalin vermag evtl. auf die richtige Spur zu führen. Differentialdiagnostisch muß beim Nachweis der Innenkörper auch an andere aromatische Blutgifte, wie Anilin und Nitrokörper, gedacht werden.

Therapie

1. In frischen Fällen *Apomorphin* 0,01 g i.m. (nicht bei Kleinkindern), da die großen Mottenkugeln mit dem Magenschlauch nicht herausgespült werden können.
2. *Salinische Abführmittel* (Natriumsulfat, 20 bis 30 g). Cave Rizinus wegen der Fettlöslichkeit! Aber 100 ml Paraffinöl p.o., da hierin löslich, aber nicht resorbierbar. Bei Kindern 3 ml/kg Körpergewicht.

3. *Bei schwerer Anämie* gleiche Behandlung wie bei Nitrobenzolvergiftung.

Literatur

1 ZUELZER, W.W., L. APT: J. Amer. med. Ass. 141 (1949) 185
2 EDLEFSEN, zit. nach W.F. v. OETTINGEN: Poisoning. P. Hoeber Inc. New York (1952) 196
3 PROCHOWNIK, zit. nach (1)
4 KONAR, zit. nach (1)
5 HAUSSLER, H.: Dtsch. med. Wschr. 89 (1964) 1794

Naphthol ($C_{10}H_7OH$)

Therapeutisch wird nur das β-Naphthol

verwendet (Dermatologie). Bei Resorption durch größere Hautbezirke kann es zu ähnlichen Erscheinungen wie bei der Phenolvergiftung, d.h. zu Albuminurie und Hämaturie, kommen. Daneben hat es aber, wie das Naphthalin, eine hämolytische Wirkung und führt zur Hämoglobinurie. Wahrscheinlich treten auch hier, wie beim Naphthalin, Heinzsche Innenkörper auf, obschon hierüber in der Literatur nichts erwähnt wird. Ähnlich verlaufen auch Vergiftungen mit größeren Mengen (über 5 g) *Thymol* (Methylisopropylphenol).
Auch das verwandte *Phenolphthalein* kann durch seine zwei Phenolgruppen schon in therapeutischen Dosen zu Nierenreizungen und Hämaturie führen. In hohen Dosen starke Durchfälle, Kollaps und Atemnot, gelegentlich mit Blasen und Ulzera in Haut und Schleimhäuten, die monatelang persistieren können. Selten soll ein LE-Syndrom auftreten (1).

Nachweis: Extraktion des Urins mit Chloroform, dann wird der Extrakt mit einem kleinen Stück Kaliumhydroxyd geschüttelt, wobei Alphanaphthol eine himmelblaue, Betanaphthol eine blaugrüne Farbreaktion ergibt (2).

Therapie

Bei *frischer Vergiftung* sofort 50 ml *Propylenglykol* verdünnt mit 50 ml H_2O und anschließend Magenspülung. Sonst *Paraffinöl* p.o., Kinder 10 ml/Lebensjahr, Erwachsene 200 ml und *Carbo medicinalis*.

Tetrahydronaphthalin (Tetralin)
und
Dekahydronaphthalin (Dekalin)

Diese Stoffe werden als Lösungsmittel in der Industrie für Wachse, Fette, Gummi usw. verwendet, ferner auch als Zusatz zu Motortreibstoffen und als Abbeizmittel „Tetralin" wird als „Cuprex" auch als Ungeziefermittel gebraucht. Beide Stoffe sind relativ ungiftig, verursachen aber nicht selten Ekzeme. Eigentliche gewerbliche Vergiftungen wurden nicht beobachtet. Dagegen haben sie bei oraler Aufnahme wahrscheinlich eine ähnliche Wirkung wie das Naphthalin, da auch hier im Tierversuch (3) Methämoglobinbildung festgestellt wurde. Beim Menschen ist unseres Wissens bis jetzt keine Katarakt durch Dekalin beobachtet worden, dagegen im Tierversuch (4). Tetralin-Einatmung führt zu einer grünen Verfärbung des Urins, die aber harmlos ist.

Nachweis: Unterschichtung des Urins mit konzentrierter H_2SO_4 ergibt an der Berührungsfläche einen grünen Ring. Wenn der durch Essigsäure angesäuerte Urin mit einer Lösung von Natriumnitrat vermischt wird, so entsteht eine grüne Farbreaktion, die nach Zugabe von einigen Tropfen Kaliumzyanidlösung in eine intensiv blaue Farbe umschlägt (5).

Literatur

1 LEWIN, K.J.B.: Arch. Toxikol. 20 (1963) 28
2 PELLERIN, G.: Bull. sc. pharmakol. 33 (1926) 220
3 GROSS, E.: zit. nach LEHMANN und FLURY: Toxikologie und Hygiene der technischen Lösungsmittel, Berlin (1938) 222
4 BADINAND, A., L. PAUFIQUE, I. RODIER: Arch. Mal. prof. 8 (1947) 124
5 KOELSCH, F.: Abderhaldens Hcb. biol. Arbeitsmeth. 4 (Pt. 16), (1932) 465

Anthrazen und seine Derivate

Das Anthrazen, $C_{14}H_{10}$, ist wegen seiner geringen Flüchtigkeit relativ ungiftig und kommt z.B. im Karbolineum vor. Dagegen haben einige Abkömmlinge (Teerstoffe) als *kanzerogene Substanzen* auch eine gewisse praktische Bedeutung. Am gefährlichsten ist das *Methylcholantren*, dann folgt das *3,4-Benzpyren*. Das letztere kommt auch im Tabakrauch vor und ist wohl zur Hauptsache für die Entstehung der Lungenkarzinome verantwortlich (s. bei Nikotin S. 397). Die Auspuffgase der Dieselmotoren enthalten ebenfalls recht hohe Konzentrationen (1). Kanzerogen sind ebenfalls Derivate des *Benzanthrazens* (1,2,5,6-Dibenzanthrazen).
Gefährdet sind Teerarbeiter (Korkindustrie, Straßenarbeiter) und die Arbeiter an den Retorten bei der Leuchtgasfabrikation (2). Zu erwähnen sind nach BAUER (3) auch Heizer (Hochofen), Dachdecker (Dachpappe), Fischer (Lippen, teergetränkte Nadeln und Netzfaden), Siloarbeiter, Kaminfeger (Skrotum), Rohsackträger (Ohren), Kork-I. (Skrotum); Eisenbahnarbeiter (Schwellenholz) und Telefonmonteure (Telegraphenstangen), beide durch Kresol (Skrotum); Paraffinarbeiter (Mineralöl, Hände).

Fluoren

1941 anläßlich der Toxizitätsprüfung als Insektizid entdeckte WILSON (4) die hohe kanzerogene Wirkung (Ratten) der 2-Amino- und 2-Acetyl-amino-Derivate, während das Fluoren selbst inaktiv ist (5). Man wird gut tun, alle irgendwie analogen Verbindungen für den Menschen auch in Zukunft streng zu vermeiden.

Literatur

1 KOTIN, P. u. MITARB.: A.M.A. Arch. industr. Hlth. 11 (1955) 113
2 KENNAWAY, E.L., N.M. KENNAWAY: Brit. J. Cancer 1 (1947) 26
3 BAUER, K.H.: Oncologia (Basel) 10 (1957) 187
4 WILSON: zit. nach Schinz
5 SCHINZ, H.R.: Schweiz. med. Wschr. 85 (1955) 1045

„Smog". Toxischer Rauchnebel

Die ausgedehnte Industrialisierung sowie die starke Zunahme des Automobilverkehrs haben es mit sich gebracht, daß heute gewisse Industriegebiete (*Maastal* (Nebelkatastrophe Dezember 1930); *Donora* in Pennsylvania (Oktober 1948); Ruhrgebiet und große Städte in relativ schlecht belüfteten Gegenden (*Los Angeles,* Beginn 1944); *London* (Nebelkatastrophe vom Dezember 1952); im Herbst und Winter *Pittsburg* usw.) während längerer Perioden des Jahres von einer schwärzlichen „Dunstwolke" oder einem dunklen Nebel eingehüllt sind. Dieser „Smog", wie er im englischen Sprachgebiet heißt, ist in den letzten Jahren durch englische und amerikanische Forscher eingehend studiert worden. Ein Hauptbestandteil der Flugasche sind Kohlepartikelchen, die für Deutschland nach HANSTEDT (1) pro Jahr einen Kegel von der Höhe des Kölner Doms und einem Durchmesser von 500 m füllen würden. Der Anteil des Ruhrgebietes an dieser Flugasche soll pro Jahr allein schon 800 000 bis 1 000 000 Tonnen betragen!

Die ungeheure Zunahme des Autoverkehrs hat heute (1970) in großen amerikanischen Städten zu einem beängstigenden Ansteigen der Luftverunreinigung geführt, so daß spezielle Lösungen sich aufdrängen (Auspufffilter, Elektromobile etc.). Eine ganz wesentliche Verbesserung wurde in England, speziell in London, schon durch das Verbot der Kohleheizung (Umstellung auf Gas etc.) und die Sanierung der Industrieabgase erzielt. Der Smog und sogar der früher berüchtigte Londoner Nebel sind weitgehend verschwunden.

Für die Bedeutung der Luftverunreinigung durch *Blei* und *Kohlenmonoxyd* (CO) sei auf die betreffenden Kapitel verwiesen. Auch hier ist der zunehmende Autoverkehr der Hauptlieferant. O_3, Ozon bildet sich v. a. bei starker Sonnenstrahlung.

Die reizenden gasförmigen Stoffe im Smog sind vor allem auf seinen Gehalt an *Schwefeldioxyd* (SO_2) und *Stickstoffoxyden* (nitrose Gase) zurückzuführen. Bei starker Sonneneinstrahlung (Los Angeles, San Franzisko) kommt dazu noch ein weiterer Faktor, nämlich, daß gewisse organische Stoffe, vor allem *zyklische Kohlenwasserstoffe,* die in großen Mengen in den Auspuffgasen und Verbrennungsabgasen enthalten sind, zusammen mit den *nitrosen Gasen* unter der starken Sonneneinstrahlung photochemisch (O_3) zur Bildung von neuen stark reizenden Substanzen führen. Dadurch wird die Reizwirkung auf die Schleimhäute (Augen, Bronchien) und auch die schädigende Wirkung auf das Pflanzenwachstum noch weiter verstärkt (2, 3, 4). Dabei stammen in Los Angeles 54% dieser nitrosen Gase aus den Auspuffgasen der Automobile (3).

Das *Schwefeldioxyd* ist ein regelmäßiger Bestandteil des Smog. Die Konzentration schwankt aber sehr stark und ist besonders dort hoch, wo zum Heizen schwefelhaltige Kohle oder schwefelhaltiges Rohöl verwendet wird. Normalerweise sollte die MAK nicht mehr als 5 ppm betragen, sie kann aber bei starkem Nebel und fehlendem Wind im Winter, z.B. in Salford, bis zu 164 ppm erreichen, was ungefähr der 8fachen Konzentration in jener Gegend für den Monat Januar entspricht (Salford, 30. Jan. 1959, s. Lancet 1959/I, 305). Entsprechend steigen während diesen Perioden auch die Zahlen der Spitaleinweisungen für respiratorische Erkrankungen und auch die dadurch bedingten Todesfälle deutlich an.

Der giftige Rauchnebel tritt in England, im Maastal und in Pennsylvania im Herbst oder Winter, d.h. während der Nebelperiode, auf, indem sich dann durch die fast fehlende Luftzirkulation diese toxischen Substanzen in den Nebelteilchen stark anreichern und schließlich auch für den Menschen zu evtl. gefährlichen Konzentrationen ansteigen können. Ein weiteres Problem bildet der Gehalt des Smog an *kanzerogenen Stoffen*. Bei jeder Verbrennung entstehen Benzpyrene und andere analoge Stoffe. So werden solche Benzpyrene und andere analoge Stoffe vor allem vermehrt in Städten mit Rohölheizungen gefunden (2). Auch in Los Angeles wird die *Mehrzahl* der in der Luft vorhandenen Karzinogene (Pyren; 1,2- und 3,4-Benzpyren; 1,2-Benzperylen, Anthantren und Coronen) aus der Verbrennung von Petroleumdestillaten oder Rohöl (5) gebildet.

Schon GRABER (6) zeigte, daß wir es heute hier nicht mehr mit einem Lokalproblem zu tun haben, sondern daß der SO_2- und CO_2-Gehalt der atmosphärischen Luft auf der ganzen Erde im Ansteigen begriffen ist. Der zunehmende CO_2-Gehalt wird sich vielleicht für die Zukunft auch auf die Wetterverhältnisse ungünstig auswirken. Zur Giftwirkung auf Menschen und Tiere kommt noch die große materielle Einbuße durch die Schädigung des Pflanzenwachstums hinzu. So schätzt man allein den jährlichen Verlust, den die Landwirtschaft in der Umgebung von Los-Angeles erleidet, auf 3 Millionen Dollars und den in den ganzen USA auf 3 Billionen Dollars pro Jahr! (6). GRABER schreibt: „It was the industrial revolution which really started the air pollution snowball rolling, and it is the atomic age which promises to turn into an avalanche."

Giftwirkung

Die Giftwirkung äußert sich vor allem in einer Überbeanspruchung der Schleimhäute der Atem-

wege (Staubteile plus Reizwirkung der oben erwähnten Stoffe). Ozon und Schwefeldioxyd hemmen und lähmen schließlich die für die Abwehr so wichtige Tätigkeit der Zilien (7). Gefährdet sind vor allem die *älteren Leute* mit *Emphysem* oder Patienten mit schon vorbestehendem Asthma oder anderen Lungenaffektionen und Herzkranke mit Lungenstauung, die bei einer solchen Nebelkatastrophe evtl. mit einer tödlich endenden *Bronchiolitis*, Verschlechterung des Asthmas oder der Herzinsuffizienz und evtl. *sekundären Bronchopneumonien* reagieren können. So zeigt heute die Bevölkerung aus stark luftverunreinigten Städten (St. Louis) im Vergleich zu Städten mit noch wenig verunreinigter Luft (Winnipeg) eine *viel höhere Zahl von Emphysempatienten.* Das Emphysem tritt früher auf und nimmt rascher zu (8). Außerdem besteht aber auch die Möglichkeit einer sich erst nach einer sehr langen Latenzperiode (30-40 Jahre) auswirkenden *karzinogenen Wirkung,* indem schon heute die Karzinome in städtischen Bezirken häufiger zu sein scheinen als in ländlichen Gegenden (9, 10). Manche dieser Stoffe sind vielleicht auch ausgesprochene Enzymgifte. Für das Ozon ist dies für die Polysaccharid-Synthese (Bronchialschleimhaut) erwiesen (11).
Eine sehr deutliche Zunahme des kanzerogenen *Benzpyrens* zeigen heute vor allem die Zentren der Großstädte (11), wo durch die Atemluft jährlich evtl. bis zu 200 mg aufgenommen werden, während ein starker Raucher, der täglich 40 Zigaretten inhaliert, auf ungefähr 150 mg pro Jahr kommt (HILLBOE, zit. nach HAMILL (12)). Dies zeigt sich heute auch aus den sehr schönen Untersuchungen von GEOFFREY DEAN (zit. nach HAMILL (12)), der in Südafrika zeigen konnte, daß der Lungenkrebs unter den britischen Einwanderern im Alter von 45-64 Jahren um 44% höher ist als bei den in Südafrika geborenen Männern der gleichen Altersklasse, die als schwere Raucher bekannt sind. EASTERCOTT (zit. nach HAMILL (12)) konnte für Neuseeland ebenfalls eine um 30% höhere Todesrate für die in England geborenen Männer und Frauen feststellen. Es sollte dies für alle Stadtbewohner ein weiterer Ansporn sein, die zusätzliche Benzpyren-Quelle des Zigarettenrauchens zu vermeiden und nicht, wie es vielfach geschieht, diese Ursache neben der Luftverunreinigung zu bagatellisieren. *Denn gerade die Summation dieser beiden Faktoren wirkt sich heute bereits katastrophal auf die Zunahme des Lungenkrebses aus.* Nach zahlreichen Untersuchungen setzt die Luftverunreinigung auch die Abwehr (z.B. Hemmung der Alveolarmakrophagen) gegen bronchogene Infekte deutlich herab (13).

Prophylaxe: Hier wird der Staat in den nächsten Jahren sehr wichtige und vielseitige Probleme zu erfüllen haben, die eine weitere Zunahme der Verunreinigung der Luft verhindern. Im Rahmen dieses Buches kann hierauf leider nicht näher eingegangen werden.

Literatur

1 HANSTEDT: Zit. nach PORTHEINE
2 TEBBENS, B. D. u. MITARB.: A. M. A. Arch. industr. Hlth. 13 (1956) 567
3 FELDSTEIN, M.: Clin. Toxicol. 2 (1969) 307
4 FELDSTEIN, M.: Clin. Toxicol. 2 (1969) 303
5 KOTIN, P. U. MITARB.: A.M.A. Arch. industr. Hlth. 9 (1954) 153 u. 164
6 GRABER, R.C.: Arch. environm. Hlth. 1 (1960) 241
7 DALHAMN, T., L. STRANDBERG: J. Air Water Pollut. 4 (1961) 154
8 ISHIKAWA, S. u. MITARB.: Arch. environm. Hlth. 18 (1969) 660
9 STOCKS, P. u. MITARB.: Brit. med. J. 2 (1955) 923
10 KRÖNING, F.: Naturwissenschaften 45 (1958) 73
11 ORDIN, L. u. MITARB.: Arch. environm. Hlth. 18 (1969) 623
12 HAMILL, P.V.V.: Arch. environm. Hlth. 1 (1960) 241
13 BANYAI, A.L.: Arch. environm. Hlth 3. (1961) 396 (siehe auch „9th AMA Air Pollution Medical Research Conference", Denver: Arch. environm. Hlth. 18, No. 4 (1969) 457.)

Phenole

Monophenole

Karbolsäure, Kresol (Methylphenol) und Lysol: Die Karbolsäure ist eine 10%ige, das Karbolwasser eine 1–3%ige wässerige Lösung des gewöhnlichen Phenols (= Oxybenzol) C_6H_5OH, während das *Lysol* eine „Kresolseifenlösung" darstellt. Diese Stoffe sind durch ihren typischen Geruch bei Vergiftungsfällen leicht zu erkennen. Die Phenole finden eine ausgedehnte Anwendung in der Industrie (Kunstharz, Nylon, Farbstoffe), ferner als Desinfektionsmittel und Imprägnierungsmittel (Karbolineum). Vergiftungen kommen vor allem durch versehentliches oder absichtliches Trinken der Flüssigkeit vor. Früher sah man Vergiftungen durch Blasen- und Uterusspülungen und Schädigungen durch perkutane Resorption bei Karbolumschlägen. Beim Militär können Vergiftungen beim Abfüllen (Hautkontakt) der Napalmbomben, die als aktiven Stoff Kresol, d.h. Methylphenol $(C_6H_4(CH_3)OH)$ enthalten, auftreten.

Giftwirkung und letale Dosis: Die Phenole sind starke Protoplasmagifte. Von der Karbolsäure sind im allgemeinen für den Erwachsenen 10 bis 15 g, vom Lysol 50–100 g tödlich, doch können beim Lysol auch schon 30 g tödlich wirken, wie wir dies in einem Falle sahen. Die Entgiftung des resorbierten Lysols erfolgt in der Leber durch Kupplung an Schwefelsäure und Glukuronsäure und nachherige Ausscheidung durch die Niere. Dadurch nimmt der Urin solcher Patienten eine dunkle, braungrüne Farbe an.

Nachweis: Im Urin fällt die Eisenchloridreaktion positiv aus.

Vergiftungserscheinungen

1. Haut: Auf der Haut führen Phenole zu Anästhesie, was die Gefahr der Vergiftung durch Resorption begünstigt, weil selbst schwere Schorfbildungen keine Schmerzen auslösen. Dringt das Phenol tiefer in das Gewebe ein, so kommt es durch Gefäßschädigungen zum Auftreten der typischen Phenolgangrän, diese kann an Fingern und Zehen schon durch 2–3%ige Lösung auftreten. Erfolgt die Resorption durch größere Hautbezirke, so können tödliche Vergiftungen auftreten. JOHNSTONE (1) berichtet über einen Arbeiter, dem konzentrierte Karbolsäure über einen größeren Bezirk des Körpers floß und der trotz sofortiger Abwaschung der Haut nach 15 Minuten ad exitum kam.

Prophylaxe: Schutzhandschuhe, Schutzsalbe (fettfreie Fissan-Schutzsalbe).

2. Einatmung: Der typische Geruch verhindert meistens das Zustandekommen solcher Vergiftungen. Längeres Einatmen von Phenoldämpfen kann zu zerebralen Erscheinungen in Form von Schwindel, Kopfschmerzen, Erbrechen, Ohrensausen, Schlaflosigkeit evtl. auch zu Nierenreizung in Form von Albuminurie und Hämaturie führen. Die MAK wird mit 5 ppm angegeben.

3. Enterale Aufnahme: Trinken von Karbolsäure oder Lysol führt zu schweren Verschorfungen von typischer weißlicher Farbe in Mund, Ösophagus und Magen. Beim Lysol ist wahrscheinlich durch die Seifenbeimengung die Reizwirkung noch stärker. Die Resorptionswirkung äußert sich bei kleineren Mengen in Benommenheit, Schwindel, Ohrensausen evtl. mit Schwerhörigkeit und Speichelsekretion. Häufig kommt es in diesen Fällen auch zu Bewußtlosigkeit. Der Puls ist eher verlangsamt. Bei der Ausscheidung durch die Niere kommt es zu Schädigungen der Glomeruli und der Tubuli, was sich klinisch im Auftreten von Eiweiß und Erythrozyten im Urin und in einer Verminderung der Harnmenge äußert.

Bei Einnehmen der letalen Dosis kann der Tod schon nach einigen Minuten (Atemlähmung) oder nach 10 bis 60 Minuten infolge Auftreten eines schweren Kollapszustandes mit Ansteigen der Pulsfrequenz auf 120–160 und evtl. Krämpfen unter den Zeichen einer Atem- oder Herzlähmung eintreten. So sahen wir einen Vergiftungsfall, der nach Einnahme von 30 ml Lysol nach 45 Minuten trotz intensiver Schocktherapie ad exitum kam. Werden die Patienten schon in komatösem Zustand angetroffen, so ist die Diagnose durch die charakteristischen weißlichen Schorfe im Mund und durch den intensiven Geruch der Ausatmungsluft sowie des Magenspülwassers gewöhnlich leicht zu stellen. Erstaunlicherweise erholen sich manchmal auch schwerste Vergiftungsfälle wieder. Allerdings sind in solchen Fällen Bronchopneumonien eine häufige Spätkomplikation, wie wir dies bei zwei Patienten sahen. Auch Strikturen des Ösophagus und des Darmes können relativ spät auftreten.

Seltener sind heute die Fälle, in denen das Lysol oder ähnliche Stoffe zur Auslösung eines Abortes intrauterin injiziert werden, wobei es durch Resorption ebenfalls zu tödlichen Vergiftungen kommen kann. In diesen Fällen steht evtl. die Hämolyse durch die hierzu verwendete *Seifenlösung* (Karbol, Lysol) im Vordergrunde, und die Giftwirkung des Phenols kann zurücktreten. Ein typischer solcher Fall ist bei der Seifenvergiftung aufgeführt.

Pathologisch-anatomisch: Charakteristisch sind auch hier die weißlichen Schorfe, der intensive Phenolgeruch der Organe und der braungrüne Urin.

Prognose: Übersteht der Patient die ersten 12 Stunden, so ist die Prognose gewöhnlich gut.

Therapie

a) bei peroraler Aufnahme

1. *Olivenöl und Eiweiß:* Vor Ankunft des Arztes gebe man sofort reichlich Olivenöl oder irgendein anderes pflanzliches Öl sowie Eiweiß peroral. Mineralöle sind sinnlos, da sie Phenol nur sehr wenig lösen. Cave Alkohol, da dadurch die Resorption noch gesteigert wird.
2. *Magenspülung* mit reichlich lauwarmem Wasser unter Zusatz von 10% Glyzerin oder Natriumsulfat und je 1–2 Suppenlöffel Tierkohle, Magnesia usta und Kalziumglukonat, um das Phenol zu binden und unschädlich zu machen. Zum Schluß gießt man als Depot durch den Schlauch eine Aufschwemmung von je 2–3 Kaffeelöffel dieser Stoffe in den Magen.
3. *Natriumsulfat* 20 g per os als Abführmittel, kein Rizinus!
4. *Schmerzbekämpfung:* Trinkenlassen von Milch, Eiweiß und Schleimlösungen. $^{1}/_{2}$% Procainlösung 10–20 ml p.o. oder Anästhesintabletten.
5. *Reichliche Flüssigkeitszufuhr:* Infusion einer 5%igen Traubenzuckerlösung, um die Ausscheidung des Phenols möglichst zu beschleunigen und die Giftwirkung auf die Nieren durch die Verdünnung gleichzeitig herabzusetzen.
6. *Schockbekämpfung:* siehe Schock-Kapitel, S. 15.
7. *Gegen die Atemlähmung:* O$_2$-Zufuhr, evtl. Intubation und künstliche Beatmung.
8. *Penizillinprophylaxe:* Die ersten 5 Tage 5 Mio. E *Penizillin* und 1 g Streptomycin i.m. täglich, um dem Auftreten von Bronchopneumonien entgegenzuwirken.

b) bei Aufnahme durch die Haut

1. *Sofortige Entfernung aller mit Phenol getränkten Kleidungsstücke.*
2. *Abwaschen der Haut mit Olivenöl* oder *Arachidöl* (kein Alkohol, kein Glyzerin!), um möglichst alles Phenol zu entfernen. Noch besser ist das Abwaschen mit „*Polyäthylenglykol 400*".
3. Im übrigen gleich wie oben bei der peroralen Vergiftung unter 5, 6 und 7.

c) **Spritzer in die Augen:** Gleiche Therapie wie bei Laugen- und Säurespritzern, s. S. 172.

Literatur

1 JOHNSTONE, R.T.: Occupational Medicine, Mosby, St. Louis (1948) 216
2 VON OETTINGEN, W.F.: Nat. Inst. of Health Bull. 190 (1949) 1–408, (hier ausführliche Literatur u. exper. Untersuchungen).

Chlorocresolum, Dichloroxylenolum (=Sagrotan®)

Eine desinfizierende Lösung von Chlor-m-Kresol und Chlorxylenol in Fettseife für externen Gebrauch, kann bei versehentlicher Einnahme (Kinder!) tödlich wirken. Durch die Chlorkomponente weicht die Vergiftung von der üblichen Kresolvergiftung ab und führt vor allem zu schweren *Leberschäden* (1) ohne Schleimhautverätzungen, wobei wahrscheinlich vor allem die Ammoniakwerte ansteigen.

Therapeutisch: Rasche Magenentleerung, Leberschutztherapie und evtl. Dialyse mit Kationenaustauscher (1).

Literatur

1 JOPPICH, G.: Dtsch. med. J. 11 (1960) 20 und 13 (1962) 691

Hydrochinon

Diese Substanz wird in der Industrie und im Fotogewerbe als Entwickler, ferner als Zwischen- oder Ausgangsprodukt für viele chemische Substanzen gebraucht. *Tödliche Dosis:* 5–12 g.

Nachweis: Nach PELLERIN, G. (Bull. sc. pharmacol. 33 (1926) 220) wird der Urin mit Chloroform extrahiert und dieser dann mit einem kleinen Stück Kaliumhydroxyd geschüttelt, wobei eine gelbe Farbe auftritt.

Vergiftung

Bei Arbeitern, die den Dämpfen von Hydrochinon ausgesetzt sind, kann es zum Auftreten von zwei verschiedenartigen Läsionen der Kornea und der Konjunktiven kommen. Die eine äußert sich in einer oberflächlichen, grünbraunen Verfärbung der Kornea und der Konjunktiven, die andere ist von grauweißer Farbe und betrifft alle Schichten der Kornea (1). Wahrscheinlich entstehen diese Veränderungen durch das Zwischenprodukt Benzochinon. Die Veränderungen sind gewöhnlich nicht schwerwiegender Art und bilden sich nach Absetzen der Arbeit teilweise wieder zurück. Andere Giftwirkungen sind bei *oraler Aufnahme:* Erbrechen, Durchfall, Zyanose, hämolytische Anämie und Leberstörungen.

Resorzin $C_6H_4(OH)_2$: führt zu Zyanose und Hämoglobinurie mit Innenkörperbildung (2). Bei Säuglingen können bei offenen Hautstellen schon 2 bis 5proz. Lösungen gefährlich werden (3). LIEBENAM (4) berichtet über einen tödlichen Fall bei kutaner Applikation einer 20proz. Salbe.

Pyrogallol $C_6H_3(OH)_3$: Tödlich sind ca. 10 g. Das Vergiftungsbild (5) zeigt eine schwere Zyanose und Hämolyse. *Therapie* wie beim Phenol, ferner evtl. Austauschtransfusionen.

Chrysarobin: kann bei der Verwendung als Salbe bei Psoriasis usw. zu Nierenreizungen mit Hämaturie führen.

Literatur

1 STEINER, J.H., F.L.OGLESBY, B.ANDERSON: J. industr. Hyg. 29 (1947) 60
2 GASSER G.: Helv. paediat. Acta 9 (1954) 285
3 FÜHNER, H., W.BLUME: Medizinische Toxikologie, 2. Aufl. Thieme, Leipzig (1947) 166
4 LIEBENAM, L.: Med. Welt (1935) 1217
5 KONRÁDY, L.: Samml. Vergiftungsf. 7, A 637 (1936) 179

Phthalsäureester (Weichmacher)

Diese Ester der Benzoldikarbonsäure werden in der Industrie als Lösungs- und Weichmachungsmittel verwendet (Dimethyl [Palatinol M], Diäthyl [Pal. A] und Dibutylphthalat [Pal. C]). CAGIANUT (1) sah nach 10 g Dibutylphthalat p. o. Schwindel, Erbrechen, eine toxische Nierenschädigung und heftige Keratokonjunktivitis. Die Augenreizung war vielleicht durch die Ausscheidung von Butylalkohol oder Azetaten als Abbaustoffe durch die Tränenflüssigkeit (starke Reizstoffe) bedingt. Die Phthalsäure wird unverändert ausgeschieden. Praktisch sind die Phthalate wasserunlöslich und daher in der Regel ungiftig.

Phthalsäureanhydrid: Ein kristallinischer Puder mit einem Schmelzpunkt von 130,8°. Seine Dämpfe sind stark schleimhautreizend und rufen Konjunktivitis, Rhinitis, Nasenbluten und bronchiale Reizung hervor. Langdauernde Einwirkung führt zu allgemeinem Schwächegefühl und Müdigkeit. Die gleiche Wirkung zeigt **Maleinsäureanhydrid** (2). Aus beiden Stoffen entsteht bei Gegenwart von Wasser die stark ätzende freie Säure. *Phthalsäureanhydrid* wird heute zur Herstellung von Pthalsäureestern (Phthalate) in der Industrie (Kunststoffe und Lacke) ausgedehnt verwendet, ferner zur Herstellung von Farben (Phenolphthalein) und von Antrachinon.

Literatur

1 CAGIANUT, B.: Schweiz. med. Wschr. 84 (1954) 1243
2 MERLEVEDE, E., J.ELSKENS: Arch. belges Méd. soc. 15 (1957) 445

Höhere Phenole

Tri-Kresyl-Phosphat (TOP): $(C_6H_4CH_3O)_3$-PO ist eine farb- und geruchlose Flüssigkeit von öliger Beschaffenheit, die durch ihre mannigfache Verwendung in der Industrie zum Teil als Glyzerinersatz, ferner als Lösungsmittel für Nitrozellulose und als Schmiermittel für Maschinengewehre (unempfindlich gegen Kälte) schon sehr zahlreiche schwere Vergiftungen hervorgerufen hat.

Entgegen den früheren Annahmen sind die übrigen 8 Isomeren giftiger als o-o-o-Trikresylphosphat. Am giftigsten sind o-m-m-, o-m-p- und o-p-p-Trikresylphosphat. (Chem. Ztg. 82 [1958] 893). Ortho-Kresolfreies Kresol liefert wahrscheinlich ungefährliches Trikresylphosphat (1a).

Toxische Dosis: Die Grenzdosis ist nicht sicher bekannt. Lähmungen sind schon nach Einnahme von 1–2 g aufgetreten.

Vorkommen der Vergiftung: Die meisten Vergiftungen kamen durch versehentliche oder absichtliche Verwechslung dieses „Öls" mit Speiseöl zustande. So kam es in der schweizerischen Armee dadurch zu einer schweren Massenvergiftung, da bei der nächtlichen Dislokation einer Kompanie solches in Kannen abgefülltes Maschinengewehröl in der Dunkelheit irrtümlich auf einen Lastwagen mit dem Küchenmaterial verladen wurde. Dieses Öl wurde dann versehentlich zum Backen von Brotschnitten verwendet, wodurch bei den Soldaten schwere und zum Teil bleibende Schädigungen auftraten (1, 2). Ähnliche Beobachtungen sind namentlich während des Krieges in zahlreichen anderen Staaten gemacht worden (3). Zu einer schweren Massenvergiftung – 20000 Personen! – kam es 1929 bis 1931 in den USA durch einen TOP enthaltenden „Ingwerextrakt" („Ginger-Paralysis"). Schwere Vergiftungen entstanden früher durch einen in TOP gelösten Petersilienextrakt (Apiol), der als Abortivum viel gebraucht wurde. Tausende von Fällen kamen 1962 in Marokko durch vergiftetes „Olivenöl" vor. BORGMANN (4) hat auf das Vorkommen von perkutanen Vergiftungen durch das Tragen von mit TOP als „Weichmacher" vorbehandeltem Kunstharz (Polyvinylchlorid) hingewiesen. MICHAUD (5) sah einen Vergiftungsfall bei einem Arbeiter, der während vieler Jahre mit einer Spritzpistole einen Lack, der als Lösungsmittel $2^{1}/_{2}\%$ TOP enthielt, zerstäuben mußte.

Giftaufnahme: Die Giftaufnahme erfolgt gewöhnlich durch Resorption aus dem Magen-Darm-Kanal, doch können auch schon genügende Giftmengen durch die intakte Haut resorbiert werden (6).

Nachweis: Die Substanz kann in Speiseresten und Ölresten durch die intensive bläuliche Fluoreszenz im Ultraviolettlicht leicht nachgewiesen werden.

Giftwirkung: Dieser Stoff hat *eine fast spezifische Giftwirkung auf die peripheren und weniger ausgesprochen auch für die zentral motorischen Neuronen, wobei es zu einem Zerfall der Markscheiden kommt.* BLOCH (7, 8) hat ausgehend von der Beobachtung (7), daß ein Vitamin-E-Mangel eine starke Herabsetzung der Cholinesterase zur Folge hat, experimentell zusammen mit HOTTINGER (9, 10) feststellen können, daß Triorthokresylphosphat eine sehr starke *Hemmung der Cholinesterase* und der Lipase hervorruft und ferner nachgewiesen, daß durch die Verabreichung von Vitamin E die Kreatinurie bei mit TOP vergifteten Kaninchen erheblich herabgesetzt werden kann. Wie die Schädigung des Neurons zustande kommt, ist auch heute nicht abgeklärt. Wesentlich ist es, daß sie experimentell durch die Verabreichung von Cortisonpräparaten verhindert oder herabgesetzt werden kann (11).

Vergiftungsbild

Die vergifteten Personen erkranken bei Einnahme größerer Mengen evtl. zuerst mit gastroenteritischen Erscheinungen, d. h. Erbrechen und Durchfällen, die aber rasch abklingen. In schweren Fällen treten schon innerhalb weniger Tage, in den meisten Fällen aber erst nach der *typischen Latenzzeit von 2–3 Wochen* (NANDELSTADH (12) durchschnittlich 17 Tage!) Kribbeln und Schmerzen in den befallenen Extremitäten auf. Dann folgen anfänglich *schlaffe, symmetrische Lähmungen der Extremitäten, wobei vor allem die Füße und Unterschenkel und weniger die Arme, meistens aber die kleineren Handmuskeln befallen sind* (3).

Die Patienten zeigen einen typischen beidseitigen Steppergang. Die Sensibilität ist im Gegensatz zu einer gewöhnlichen polyneuritischen Lähmung erhalten. Die Sehnenreflexe fehlen, wobei (3) speziell darauf hingewiesen wurde, daß in mehreren Fällen im Gegensatz zu den fehlenden Achillessehnenreflexen und dem herabgesetzten Tonus der Unterschenkelmuskulatur (Erkrankung des peripheren motorischen Neurons) sich gesteigerte Patellarsehnenreflexe und Patellarklonus sowie spastische Veränderungen der Oberschenkelmuskulatur (Pyramidenbahnsymptome) nachweisen lassen. Es kann dadurch zu einem der *amyotrophen Lateralsklerose* sehr ähnlichen klinischen Bild kommen. Im Liquor finden sich (12) gelegentlich erhöhte Eiweißwerte, wie dies auch bei anderen toxischen Neuritiden festgestellt werden kann. Die Rückbildung der Lähmungen erfolgt gewöhnlich sehr langsam, und es können schwere dauernde Peronäusschädigungen zurückbleiben. ISELIN (13) fand nach 9 Jahren von 86 Vergiftungsfällen der Schweizer Armee noch 62 mit leichter bis schwerer Erwerbsschädigung, davon 11 mit 100% Arbeitsunfähigkeit! SCHWAB (14) hat zwei akute durch TOP verursachte *Psychosen* beobachtet.

Differentialdiagnostisch ist vor allem das völlige Fehlen von Sensibilitätsstörungen hervorzuheben, die bei anderen Polyneuritiden (Arsen, Alkohol usw.) mit Ausnahme der ebenfalls rein motorischen Bleineuritis kaum fehlen.
Als Beispiel einer leichteren Vergiftung sei der folgende Fall aufgeführt:

Fall L. R., 24j., Maschinengewehrschütze
(KG 104a/4, 1941)

Erkrankt im Militärdienst, wo er als Maschinengewehrschütze sehr oft mit Triorthokresylphosphat (Maschinengewehröl) zu tun hatte, nach dem Mittagessen an Erbrechen und Durchfällen. Nach 3 Tagen kann er wieder zur Truppe, 15 Tage nach den gastroenteritischen Erscheinungen Auftreten von Wadenschmerzen bds., am 17. Tage Schwäche in den Beinen und Hinken, am 18. Tag kann er nur noch mit dem Fahrrad zum Arzt. Einweisung am 24. Tag.

Befund: Gehirnnerven o. B. Händedruck bds. deutlich erniedrigt. Tenar- und Interdigitalmuskulatur bereits bds. deutlich atrophisch. Adduktion und Opposition des Daumens nur noch sehr schwach. Trizeps-, Radius- und Ulnarreflex + +, bds. gleich. Untere Extremitäten: völlige Lähmung der Zehen und der Peronäusgruppe. Sensibilität intakt. *Patellarreflexe bds.* + +, *ASR bds. fehlend*. Keine pathologischen Reflexe. Ausgesprochener Steppergang mit Einwärtshängen beider Füße. Nach 3 Monaten nur wenig gebessert zu einer Badekur entlassen. Allmähliche völlige Rückbildung der Erscheinungen.

In einem anderen von uns beobachteten Fall hatte eine 28j. Hausfrau wegen Ausfall der Menses 12 Kapseln Apiol eingenommen. Sie erkrankte ebenfalls am 17. Tage mit Wadenschmerzen und zeigte am 20. Tage ein analoges Bild wie der obige Fall. KATE (15) u.a. haben tödliche Apiolvergiftungen mit schweren zerebralen Schädigungen beschrieben.

Therapie

1. *In Frühfällen,* wenn die Verwechslung noch rechtzeitig festgestellt wird: sofortige Magenspülung mit lauwarmem Wasser unter Zusatz von 10% Glyzerin und Tierkohle.
2. *Als Laxans:* Natriumsulfat 20 g am Schluß durch den Magenschlauch einflößen. Cave Rizinus!
3. *Cortison:* Die sehr schönen experimentellen Untersuchungen von GLEES (11) an Hühnern zeigten einen eindeutigen therapeutischen Effekt bei frühzeitiger Verabreichung von Cortisonazetat. Es sollte daher in allen Fällen möglichst frühzeitig tgl. 2 mg *Prednison*/kg Körpergewicht p.o. oder als *Prednisolonazetat* i.m. verabreicht werden. Nach 3 Wochen Reduktion auf 1 mg/kg tgl. und nur langsames Ausschleichen.
4. *Vitamin E* (Tokopherol): Auf Grund experimenteller Versuche (7, 8) scheint auch das Tokopherol eine prophylaktische Wirkung zu entfalten. Dosierung: täglich 3mal 300 mg i.m.
5. *In Spätfällen:* Sind schon motorische Störungen aufgetreten, so ist zusätzlich zur Cortison- und Vitamin-E-Behandlung die übliche Therapie schwerer Polyneuritiden anzuwenden. NANDELSTADH (12) sah in Vergleichsgruppen deutlich bessere Erfolge bei frühzeitiger Behandlung mit Vitamin B_1 und Strychninnitrat. Es empfiehlt sich deshalb, täglich 100 mg *Aneurin* i.m. und *Strychnin nitr.* 2–3mal täglich 1 mg s.c. zu verabreichen.
6. *Nach Abklingen der akuten Erscheinungen:* Physikalische und Übungstherapie (Massage, Glühlicht, Elektrotherapie, Bäderbehandlung usw.).

Literatur

1a NEUMANN, W., D. HENSCHLER: Naturwissenschaften 44 (1957) 329
1 STÄHELIN, R.: Schweiz. med. Wschr. 71 (1941) 1
2 WALTHARD, K.M.: Schweiz. med. Wschr. 71 (1941) 392
3 VOGEL, P.: Dtsch. med. Wschr. (1947) 500
4 BORGMANN, W.: Med. Mschr. (1952) 281
5 MICHAUD, L.: Bull schweiz. Akad. med. Wiss. 1 (1944) 97; 6 (1950) 125
6 HODGE, H.C., J.H. STERNER: J. Pharmacol. exp. Ther. (1943) 225
7 BLOCH, H.: Helv. chim. Acta 25 (1942) 793
8 BLOCH, H.: Helv. med. Acta 8, Suppl. 7 (1941) 15
9 BLOCH, H., A. HOTTINGER: Z. Vitaminforsch. 13 (1943) 9
10 HOTTINGER, A., H. BLOCH: Helv. chim. Acta 26 (1943) 142
11 GLEES, P.: Dtsch. med. Wschr. 86 (1961) 1175
12 v. NANDELSTADH, O.W.: Nord. Med. (1947) 2379
13 ISELIN, E.: Mitt. Lebensmitt.Hyg. 41 (1950) 33
14 SCHWAB, A.: Dtsch. med. Wschr. 73 (1948) 124
15 KATE, H. u. MITARB.: Lancet 1956/I, 937

Nitro- und Aminoderivate aromatischer Kohlenwasserstoffe

Diese Verbindungen (ausführliche Lit. s. v. OETTINGEN (1)) spielen heute eine große Rolle bei der Synthese von Sprengstoffen und die Nitrophenolverbindungen als Ausgangsprodukte für Farbstoffe. Außerdem werden sie in ausgedehntem Maße in der chemischen Industrie bei sehr zahlreichen Reaktionen verwendet. Die Mehrzahl dieser Verbindungen sind mehr oder weniger ausgesprochene Hämoglobingifte, indem sie (s. MOESCHLIN 3). Für eine rasche Orientierung über das Vorkommen von Innenkörpern ist auch die Betrachtung im Phasenmikroskop sehr geeignet, sie treten dort als dunkle Gebilde in den leuchtend gelblichen, roten Blutkörperchen deutlich hervor (s. Abb. 81) (MOESCHLIN 4).
Neben zerfallenden Eiweißstoffen enthalten die Innenkörper auch Abbauprodukte des Hämo-

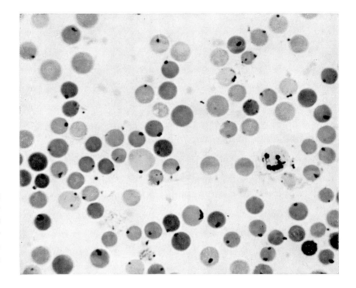

Abb. 80. Typische *Innenkörper* durch Sulfonamide (Sulfapyridin) in der Brillantkresylblaufärbung. Man beachte die meist exzentrische Lage der Innenkörper. Rechts außen ein Retikulozyt. (Aus S. MOESCHLIN, Schweiz. med. Wschr. 70 (1940) 786.) S. E. 45j. ♀.

ger ausgesprochene Hämoglobingifte, indem sie durch einen auch heute noch nicht restlos geklärten Mechanismus zur Bildung von Methämoglobin und durch Angriff am Porphyrinring zu weiteren Oxydationsstoffen des Hämoglobins führen. Wahrscheinlich sind hierfür gewisse Abbaustoffe dieser aromatischen Körper verantwortlich zu machen (s. HEUBNER (2) und seine Schule), die möglicherweise die Peroxydase der roten Blutkörperchen blockieren, wobei dann durch das nicht zerstörte Wasserstoffsuperoxyd (H_2O_2) solche pathologische Oxydationsstufen zustande kommen können. Daneben haben diese Gifte auch noch eine schädigende Wirkung auf die Eiweißsubstanzen der roten Blutkörperchen und führen zu der typischen Bildung von *Heinzschen Innenkörpern*, die durch ihre Färbung mit Vitalfarbstoffen (Methylenblau, Brillantkresylblau, Abb. 80) leicht erkannt werden können

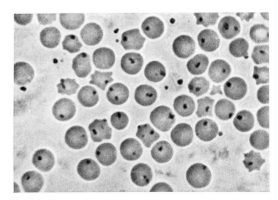

Abb. 81. *Innenkörper* im ungefärbten Vitalpräparat unter dem Phasenkontrastmikroskop (Firma Wild, Heerbrugg, Schweiz). Die Innenkörper treten als dunkle Gebilde in den gelblichen Scheiben der Erythrozyten deutlich hervor (s. MOESCHLIN, Acta Haemat. (Basel) 2 (1949) 399.

globins und geben eine positive Eisenreaktion. Das Auftreten von Innenkörpern ist immer ein Zeichen für eine schwerere Schädigung der Erythrozyten, und diese Zellen werden allmählich aus dem Kreislauf eliminiert. Dadurch kommt es zum Auftreten von oft sehr schweren Anämien und als Folge davon wiederum zu allen Zeichen einer gesteigerten Hämolyse mit Ansteigen des Bilirubins, des Serumeisens usw. Kompensatorisch tritt dann schon nach 2–3 Tagen eine starke Zunahme der Retikulozyten ein (Abb. 82).

Mechanismus: Eine große Rolle spielt der Gehalt der Erythrozyten an *G-6 PD* (Glukose-6 Phosphat-Dehydrogenase). Ist diese vermindert oder fehlt sie weitgehend, so tritt evtl. schon bei sehr kleinen Mengen eine ausgeprägte Zyanose und Hämolyse auf.

Ursächlich sind hierfür die Abbauprodukte für die Oxydation des Hämoglobins verantwortlich. Beim *Anilin* entsteht durch Oxydation das *Phenylhydroxylamin,* das die Bildung von Methämoglobin und beim Menschen auch von Sulfhämoglobin auslöst. Beim *Nitrobenzol* entsteht im Organismus *Nitrosobenzol* C_6H_4NO, ferner wie auch beim Anilin *Phenylhydroxylamin,* C_6H_5NHOH und *p-Aminophenol,* $H_2NC_6H_4OH$, welche die Methämoglobinbildung auslösen. Dabei kommt die gleiche Menge immer wieder zur Wirkung, so daß schon eine sehr kleine Quantität große Hämoglobinmengen zu oxydieren vermag. Gleichzeitiger Alkoholgenuß kann die Methämoglobin-Blausucht sehr verstärken *(Alkoholintoleranz!),* so daß ein Glas Bier evtl. bedrohliche Symptome auszulösen vermag.

Nitroderivate

Nitrobenzol

„Mirbanöl", „falsches Bittermandelöl", ist eine gelbliche Flüssigkeit mit einem Siedepunkt von 205°, die sehr intensiv nach bittern Mandeln riecht und dadurch leicht zu erkennen ist. Nitrobenzol wird in der chemischen Industrie bei der Herstellung von Sprengstoffen, Parfums, Mandelseifen, von Bäckern bei der Herstellung der „*Amaretti*" (Mandelgebäck), ferner für Schuhwichsen und als Lösungsmittel für Farbstoffe verwendet. MAK = 1 ppm.

Aufnahme und Ausscheidung: Nitrobenzol wird sehr leicht durch die Haut resorbiert. So berichtet JOHNSTONE (5) über einen Fall, bei dem es durch das Verschütten der Flüssigkeit auf die Hosen zu einer tödlichen Vergiftung kam. Die meisten akuten Vergiftungen entstehen durch versehentliches oder absichtliches Trinken der Flüssigkeit in suizidaler Absicht oder zur Herbeiführung eines Abortes. Die Ausscheidung erfolgt durch die Lunge und die Nieren, wobei der Stoff zum Teil unverändert ausgeschieden wird und die Atemluft und der Urin noch tagelang deutlich nach bittern Mandeln riechen; zum Teil wird er auch als Paraaminophenol im Urin ausgeschieden.

Giftigkeit: Bei peroraler Aufnahme können schon einige ml der Flüssigkeit tödlich wirken, bei raschem Eingreifen und energischer Therapie haben wir aber auch Fälle mit 10–20 ml durchgebracht. Die Hauptgiftwirkung hat das Nitrobenzol auf den Blutfarbstoff; daneben wirkt es

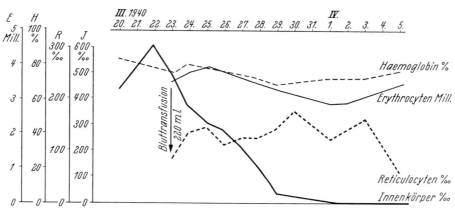

Abb. 82. *Innenkörperanämie* durch blutschädigende Sulfone (Sulfapyridin). (Aus MOESCHLIN: Schweiz. med. Wschr. 70 (1940) 786.) S. E. 45j. ♀.

in großen Dosen auch lähmend auf das zentrale Nervensystem.

Nachweis: Nitrobenzol wird im Urin als Aminophenol ausgeschieden und kann als solches durch die Indophenolreaktion nachgewiesen werden (s. Anilin, S. 288).

Akute Vergiftung

Bei der oralen Aufnahme kann die Giftwirkung zufolge der Wasserunlöslichkeit des Stoffes evtl. verzögert nach 1–3 Stunden auftreten. Hierbei kommt es gewöhnlich zuerst zu starkem Erbrechen mit schmerzhaften Magenkoliken. Daneben treten Kopfschmerzen, Benommenheit und evtl. Bewußtlosigkeit auf. Manchmal sind die Patienten sehr unruhig, leiden unter einer schweren Dyspnoe und bieten mit der intensiven blaugrauen Zyanose und dem kleinen frequenten Puls ein sehr bedrohliches Bild. In schweren Fällen entwickelt sich durch die lähmende Wirkung auf das Zentralnervensystem ein tiefes Koma, die Pupillen erweitern sich und reagieren nicht mehr auf Licht, die Sehnenreflexe verschwinden, und es kommt zu epileptiformen Krämpfen (s. Fall E. H.).
Die *Diagnose* ist auf Grund der schweren Zyanose, dem typischen intensiven Bittermandelgeruch der Atmungsluft und der schokoladebraunen Verfärbung des Blutes leicht zu stellen. Der Urin ist durch die beigemengten Blutfarbstoffe (Methämoglobin, Hämatin und Gallenfarbstoffe) dunkelrotbraun. Das Hämoglobin sinkt im Blut zufolge der schweren Hämolyse rasch ab. Trotz sehr schwerer Vergiftungen haben wir in unseren Fällen keine Anurie durch Verstopfung der Nieren wie bei anderen Hämolysen beobachten können, wahrscheinlich weil hier die Hämolyse viel langsamer durch allmähliche Elimination der mit Innenkörper versehenen Erythrozyten zustande kommt.

Prognose: Der Tod kann in schweren Fällen im Frühstadium nach einem tiefen Koma mit Krämpfen und allmählicher Atemlähmung eintreten. Überleben die Patienten die ersten 24 Stunden, so können die Patienten meistens, trotz der sehr bedrohlichen Zustandes, durchgebracht werden. Leberschädigungen sahen wir in unseren Fällen nicht.
Typisch für eine akute Vergiftung ist unter 3 ähnlichen von uns beobachteten Fällen die folgende Krankengeschichte:

Fall E. H., 23j., Blumenbinderin (KG 103/130, 1945)
J. L.: Abends 9 Uhr nimmt die im 5. Monat schwangere Frau ca. 1–2 ml reines Nitrobenzol in etwas Wasser aufgeschwemmt, das sie von ihrem Bräutigam als Abortivum erhalten hatte. Bereits 1 Stunde darauf zunehmende Erregung, Dyspnoe und Tachykardie, Einweisung in die Klinik 3 Stunden nach Giftaufnahme.

Befund und Verlauf: Bei der Aufnahme tiefste Blässe, kombiniert mit blau-schwarzer Zyanose, vor allem der Schleimhäute. Pupillen starr und weit. Schwere Dyspnoe, klonische Krämpfe aller vier Extremitäten und Brechreiz. Die Patientin, die ante exitum ist, erholt sich auf sofortige Zufuhr von Sauerstoff und Coramin zunächst ordentlich, wird wieder ansprechbar. Pupillen reagieren wieder auf Licht. Auch die Zyanose und Blässe nehmen vorerst ordentlich ab. Die Krampfanfälle folgen sich aber in ziemlich regelmäßiger Reihenfolge. Magenspülung, Kohle und Rizinus. Leukozyten 26800. EKG: schwerer *Myokardschaden* mit Senkung der Zwischenstücke und abgeflachte T-Wellen in I und V_5. Herztöne, die bei der Aufnahme leise waren, wieder deutlich zu hören. Im Blutbild ausgesprochene Linksverschiebung, ohne toxische Granulation, Lymphopenie, Thrombopenie. Hb 12,6g%, Erythrozyten 3,75 Mill. *Urin:* vereinzelte bestäubte und granulierte Zylinder, sonst o. B.

Neurologisch: BDR fehlen, PSR vorhanden, normal lebhaft, ASR fehlen, keine pathologischen Reflexe.

Blutserum: leichte Erhöhung des Rest-N, Xanthoproteins und Bilirubins. Takata, Weltmann neg.
Am Morgen des 2. Tages wiederum zunehmende Verschlechterung, häufige Krampfanfälle, Pupillen wieder extrem weit, nicht reagierend, starke Blässe und Zyanose. Patientin erbricht, wird langsam somnolent, schließlich bewußtlos trotz Sauerstoff und Stimulation. Bluttransfusion von 200 ml. Darauf nach ca. 30 Min. auffallende, bleibende Besserung. Während der Rekonvaleszenz bleibt die grau-blaue Zyanose und der Bittermandelgeruch der Ausatmungsluft noch eine ganze Woche bestehen. Als Zeichen der Nitrobenzolschädigung hochgradige Innenkörperbildung (bis 823%). Am 7.–9. Tage Abfall der Innenkörper auf normale Werte mit gleichzeitigem Auftreten von freiem Hb im Serum und Abfallen der Hb-Werte des Blutes auf 7,2g%, so daß eine neue Transfusion notwendig wird. Die Retikulozyten steigen als Ausdruck der Regenerationstätigkeit des Knochenmarks langsam auf 145%, Hb auf 9,6 g%. Retikulozyten fallen später, Innenkörper verschwinden. 14 Tage nach der Giftaufnahme wieder guter AZ. Aschheim-Zondeck negativ, Frucht abgestorben. *Weder im Blut noch im Urin konnte während des ganzen Verlaufes Methämoglobin festgestellt werden.* Nach 1 Monat Abort. 4 Wochen nach Gifteinnahme in gutem AZ entlassen.

Von einem zweiten Fall sei die typische Blutkurve wiedergegeben. (Abb. 83).

Folgeerscheinungen: Die Erholung kann sich sehr in die Länge ziehen, indem dauernde zentrale Störungen, wie Vergeßlichkeit, Störung der Merkfähigkeit usw. zurückbleiben. ADLER (6)

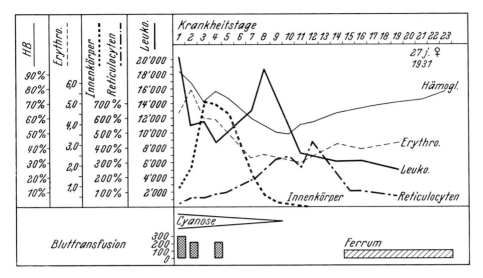

Abb. 83. *Nitrobenzolvergiftung*. Man beachte das Hinaufschnellen der Innenkörper bis auf 700⁰/₀₀ am 3. Tage und den damit zusammenhängenden Hämoglobinabfall bis minimal 7,7 g% am 10. Tage. Die Retikulozyten beginnen gleichzeitig mit dem Blutzerfall zu steigen, erreichen aber ihren Höhepunkt erst am 12. Tage der Vergiftung.

hat eine dauernde Pallidumschädigung beobachtet. Wahrscheinlich handelt es sich hier um Folgen der Anoxämie und nicht um spezifische Schädigungen.

Pathologisch-anatomisch sind die schokoladenbraune Farbe des Blutes mit allen Zeichen einer schweren Hämolyse und der starke Geruch aller Organe nach Bittermandelöl charakteristisch.

Chronische Vergiftung

Chronische Vergiftungen sind selten. Sie können neben einer Anämie und hämolytischem Ikterus zu Leberschädigungen und zu nervösen Störungen führen. Gelegentlich treten auch ekzematöse Veränderungen auf (5), siehe im übrigen die chronische Dinitrobenzolvergiftung.

Therapie

a) Orale Aufnahme

1. *Sofortige Magenspülung* mit Tierkohle und nachherigem Eingeben von 30 g Natriumsulfat durch den Schlauch zusammen mit 150 ml Paraffinöl (unresorbierbar).
2. *Sauerstoff*. Bei beginnender Atemlähmung *Intubation* und künstliche Beatmung.
3. *Schockbekämpfung:* siehe Schock-Kapitel, S. 15.
4. a) *Thionin:* Sofortige Injektionen von 10 ml der 0,2%igen Lösung i.v. und 10 ml i.m. (Helthion® oder Katalysin®), siehe unsere Ausführungen im Antidot-Kap., S. 11. Evtl. mehrmals Wiederholung nach Abklingen der Wirkung, d.h. nach $^{1}/_{2}$ Stunde. Ist kein Thionin vorhanden, so kann man auch eine 2%ige Methylenblaulösung 10 ml (7) verwenden, doch ist das Thionin diesem vorzuziehen.
   b) *Toluidinblau:* Dieser Farbstoff scheint das Methämoglobin noch rascher zu Hämoglobin zu reduzieren (8). Intravenöse Injektion von 10 mg/kg Körpergewicht, z.B. 20 ml einer 4%igen Lösung, evtl. Wiederholung nach 3–4 Stunden nötig.
   c) *Ascorbinsäure:* i.v. Injektion von 1000 mg (Redoxon®).
5. *Bluttransfusionen:* Gegen die schwere Zyanose und Dyspnoe hilft am besten eine Transfusion von 300 ml Frischblut. Hat sich der Patient dann aus dem schweren Kollapszustand erholt, so führt man vorteilhaft eine teilweise Exchange-Transfusion aus, wobei abwechslungsweise ca. 300 bis 500 ml Blut entnommen und die entsprechende Menge Frischblut infundiert wird (Rh-Faktor beachten!). In schweren Fällen evtl. in 24 Std. bis zu total 7000 ml.

6. *Infusionen:* Dauertropfinfusion von isotonischer Traubenzucker- und Natriumchloridlösung (2 l in 24 Stunden) zur Anregung der Diurese und zur Bekämpfung des Flüssigkeitsverlustes (Erbrechen).
7. *Cave die Gabe von Milch, Rizinusöl oder Alkohol* (Analeptikum), da durch die Fett- und Alkohollöslichkeit des Nitrobenzols die Resorption des Giftes sehr stark gesteigert wird!

b) Giftaufnahme durch die Haut

1. *Sofortiges vollständiges Entfernen der mit Nitrobenzol durchtränkten Kleidungsstücke!*
2. *Sorgfältiges Abwaschen der betroffenen Hautstellen mit 75 %igem Alkohol.*
3. Im übrigen gleiche Therapie wie für die perorale Aufnahme (mit Ausnahme der Magenspülung).

c) Chronische Vergiftung

Prophylaxe siehe bei der Dinitrobenzolvergiftung. Therapeutisch empfiehlt sich evtl. eine Höhenkur mit eiweißreicher, aber fettarmer Kost.

Literatur

1 v. OETTINGEN, W.F.: The aromatic amino and nitro compounds, their toxicity and potential dangers. Publ. Hlth. Bull. (Wash.) 271 (1941) 1
2 HEUBNER, W., LO SING: Naunyn-Schmiedeberg's Arch. exp. Path. Pharmak. 188 (1938) 143
3 MOESCHLIN, S.: Folia haemat. 65 (1941) 345
4 MOESCHLIN, S.: Acta haemat. (Basel) 2 (1949) 399
5 JOHNSTONE, R.T.: Occupational medicine and industrial hygiene. Mosby, St. Louis (1948) 215
6 ADLER, A.: Samml. Vergiftungsf. 6, A 547 (1935)
7 POLLET, L. u. MITARB.: Bull. Soc. Méd. Paris 64 (1948) 974
8 FRIEHOFF, J., H. LÖBERMANN: Ther. d. Gegenw. 91 (1952) 446

p-Chlor-nitrobenzol (p-Nitro-chlorbenzol)

$C_6H_4Cl \cdot NO_2$ hat einen ganz ähnlichen Geruch wie Nitrobenzol und wird unter anderem auch in der Sprengstoffindustrie verwendet. Die Vergiftungserscheinungen entsprechen der Nitrobenzolvergiftung, doch ist das Chlornitrobenzol noch gefährlicher. Bei Zimmertemperatur verdampft es nur wenig, so daß es durch die Lungen nur gefährlich wird, wenn die in erhitztem Zustand frei werdenden Dämpfe eingeatmet werden (1).

Literatur

1 FAVRE-GILLY, M.J., M. BRUEL: Arch. Mal. prof. 12 (1951) 317

m-Dinitrobenzol ($C_6H_4[NO_2]_2$)

Praktisch kommt nur das industriell vor allem in der Sprengstoffindustrie als „Tritol" verwendete m-Dinitrobenzol in Frage, das feste Kristalle mit einem Schmelzpunkt von 117° bildet. Die Aufnahme erfolgt wahrscheinlich hauptsächlich durch die Haut, wo sich der feine Staub ablagert, in zweiter Linie wahrscheinlich auch durch Einatmung durch die Lungen (1, 2). Experimentell liegen Untersuchungen an Hunden (3) vor, die vor allem eine Giftwirkung auf die Leber und Erythrozyten sowie zentral bedingte Lähmungen ergaben. MAK 1 mg/m^3.

Nachweis: Eine einfache Methode ist uns nicht bekannt, eine Laboratoriumsmethode wurde von F. KOELSCH (Zbl. Gewerbehyg. 6 (1918) 195) mitgeteilt.

Akute Vergiftung

Die akute Vergiftung ist selten und gleicht der akuten Nitrobenzolvergiftung, auf die hier verwiesen sei. Manchmal kommt es zu Subikterus und den Zeichen einer Leberschädigung. Auch hier können durch die zentral lähmende Wirkung bei schweren Intoxikationen Bewußtlosigkeit mit Krämpfen und ein eventueller Ausfall der Reflexe auftreten. Auffallend ist die lange Rekonvaleszenz, die solche Patienten benötigen. Charakteristisch ist das Rezidivieren der Symptome selbst 6 Wochen nach der Vergiftung, wenn etwas *Alkohol* genossen wird (1 Glas Bier!), oder wenn die Patienten dem hellen Tageslicht oder der *Sonne* ausgesetzt sind (3 Monate nach Überstehen der Vergiftung im Falle von REJSEK, als der Patient in der Sonne auf den Zug wartete!). REJSEK (1) konnte experimentell zeigen, daß das Dinitrobenzol im Fettgewebe gespeichert wird, aus dem es z.B. durch fettlösliche Mittel (Alkohol) wieder mobilisiert werden kann. Hierbei kommt es zum Wiederauftreten der schweren Zyanose, der Nausea und des Erbrechens, und im Blut können dann Nitrokörper polarographisch wieder nachgewiesen werden (1). Solchen Patienten ist für mehrere Wochen der Alkohol strikte zu verbieten, und die mit diesen Nitrokörpern arbeitenden Leute sollten während der Arbeit absolut keinen Alkohol genießen.

Subakute bis chronische Vergiftung

Diese Vergiftungsform ist viel häufiger als die akute. Die Diagnose wird durch die typische Gelbfärbung der Nägel, Hände und Zehen, ferner durch die rötliche Tingierung der Augenbrauen (4), den Subikterus der Skleren, den braunen Urin, sowie die Blässe und die mehr oder weniger ausgeprägte Zyanose der Patienten erleichtert. Der Nachweis von Heinzschen Innenkörpern kann fast in allen Fällen erbracht werden; das Allgemeinbefinden ist anfänglich wenig gestört, doch können Kopfschmerzen, übler Geschmack im Mund, Nausea und Appetitlosigkeit auftreten. Mit der Zeit tritt immer mehr der Ikterus in den Vordergrund, vermischt mit einer mehr oder weniger starken Zyanose. Die Leber nimmt an Größe zu und wird druckempfindlich Wenn die Giftaufnahme nicht aufhört, so kann sich schließlich das Bild einer akuten gelben Leberdystrophie entwickeln. Die Schädigungen von seiten des Nervensystems treten im Gegensatz zur akuten Vergiftung zurück; beschrieben sind Optikus- und Akustikusschädigungen (2).

Prophylaxe: Häufiges Wechseln der Kleider, Tragen von Holzschuhen, gründliche Reinigung der Haut, der Hände und des Körpers nach Arbeitsschluß sind dringliche Erfordernisse. Eine fortlaufende Überwachung durch den Fabrikarzt ist in exponierten Betrieben unbedingt notwendig; bei den ersten Vergiftungserscheinungen ist der Arbeitsplatz zu wechseln; besonders gefährdet sind Leber- oder Herzkranke. Die Suche nach Innenkörpern im Blut läßt initiale Vergiftungsfälle rasch erkennen, und dann können solche Leute vor einer weiteren Gefährdung bewahrt werden.

Therapie: wie bei der Nitrobenzolvergiftung.

Chlordinitrobenzol: Die Vergiftungserscheinungen sind identisch (5).

Literatur

1 REJSEK, K.: Acta med. scand. 127 (1947) 179
2 TAEGER, H.: Die Klinik der entschädigungspflichtigen Berufskrankheiten. Springer, Berlin (1941) 157
3 KIESE, M.: Naunyn-Schmiedeberg's Arch. exp. Path. Pharmak. 206 (1949) 505
4 GLAHN, M., P. SCHECK-SCHÖN: Nord. Med. (1947) 2135
5 v. OETTINGEN, W. F.: Publ. Hlth. Bull. (Wash.) 271 (1941) 104

Trinitrotoluol ($C_6H_2 \cdot CH_3[NO_2]_3$)

Die gelblich kristallisierende und erst bei 84^0 schmelzende Verbindung wird vor allem in der Sprengstoffindustrie verwendet. MAK = 1,5 mg/m^3. Die gleiche Giftwirkung hat auch *Dinitrotoluol*. Die Aufnahme erfolgt hauptsächlich durch Einatmung des Staubes oder durch Inhalation der beim Erhitzen sich entwickelnden Dämpfe und außerdem, wie bei anderen aromatischen Nitrokörpern, auch durch die Haut (1). Die Ausscheidung erfolgt teilweise durch die Lungen, größtenteils aber durch den Urin in der Form des 2,6-Dinitro-4-hydroxyl-aminotoluols (2).

Nachweis: Eine qualitative Methode ist von WEBSTER (3), eine quantitative von SNYDER und OETTINGEN (4) mitgeteilt worden.

Vergiftungserscheinungen

Dieser Nitrokörper schädigt einerseits in typischer Weise die Leber und die Erythrozyten, wie die anderen bereits oben besprochenen Nitroverbindungen (1). In zweiter Linie führt das Trinitrotoluol zum Auftreten aplastischer Anämien, die den aplastischen Anämien durch Benzol oder Toluol entsprechen. Der eingeatmete Staub führt in den Luftwegen zu *bronchitischen Erscheinungen* mit starkem Hustenreiz. Der in den Darmtrakt gelangende Staub ruft eine *Gastroenteritis mit Erbrechen, Magenbeschwerden und eventuellen Durchfällen* hervor (2). Im übrigen kommt es zu den gleichen Erscheinungen wie beim Dinitrobenzol (s. dort), d.h. zu *braunroter Verfärbung der Haare, gelblicher Verfärbung der Haut und Nägel* und zu einer mehr oder weniger ausgesprochenen *Innenkörperanämie mit Zyanose*. Die Leberschädigung läßt sich bei ca. 20% der Arbeiter nachweisen (5) und führt zu einem Subikterus mit erhöhten Transaminasen, Bilirubin und Cholesterin im Blutserum und braunroter Verfärbung des Urins. In schweren Fällen kann es unter Zunahme des Ikterus innerhalb Tagen bis Wochen zum Auftreten einer evtl. tödlich verlaufenden *akuten gelben Leberdystrophie* kommen. In anderen Fällen führt die Leberschädigung allmählich zu einer *Leberzirrhose* (6). Auch dieser Nitrokörper wirkt stark ekzematogen.

McCONNELL und FLINN (7) sahen 22 tödliche Fälle, 8 starben an einer toxischen Hepatitis, 13 an aplastischer Anämie und ein Fall an der Kombination beider Schädigungen.

Die *aplastische Anämie* tritt nur in seltenen Fällen und wahrscheinlich erst nach einer längeren Expositionszeit auf. So fanden McCONNELL und FLINN (7) in den von ihnen beobachteten 14 Fällen eine durchschnittliche Expositionsdauer von 216 Tagen, und es waren hauptsächlich ältere Personen befallen. Als erstes Zeichen kommt es wie beim Benzol oft zu Schleimhautblutungen infolge der Thrombozytopenie, die gewöhnlich der eigentlichen Anämie vorausgeht. Im Gegensatz hierzu treten die toxischen Hepatitisfälle vor allem bei jüngeren Arbeitern auf. Die *Prognose* ist immer sehr ernst (15 tödliche Fälle von 24) (8).

In einem von uns beobachteten Falle bestand wie beim Dinitrobenzol eine *ausgesprochene Empfindlichkeit gegenüber Alkohol*, und es kam ferner als Zeichen einer *zentralen Schädigung* zu Aufregungszuständen und zu einem starken Tremor der Hände. Diese Symptome verschwanden nach dem Abklingen der Vergiftungserscheinungen.

Fall Schr. R., 48j., Sprengstoffarbeiter
(KG 84/222, 1940)

Pat. arbeitet seit 5 Monaten in einer Munitionsfabrik, wobei er Trinitrotuluol (Staub) ausgesetzt ist, das er als Pulver in die Flakmunition abfüllen mußte. Als erstes Vergiftungszeichen bräunlich-rötliche Verfärbung der Haare und Gelbfärbung der Fingernägel, dann Auftreten von Geschmacklosigkeit im Mund und Appetitlosigkeit, magert 13 kg ab! Schlaf wird sehr schlecht, schwitzt auffallend stark bei der geringsten Anstrengung, wird mit der Zeit sehr labil, regt sich wegen Kleinigkeiten stark auf, ausgesprochener Tremor der Hände. Verträgt gar keinen Alkohol mehr, wird schon nach einem Glas Bier schwindlig und zyanotisch.

Befund: Sehr aufgeregter abgemagerter Patient, intensiver Tremor der Hände, starkes Schwitzen. Gesicht deutliche Zyanose, Skleren gelblich. Zunge weißlich belegt. Klagt über Brechreiz und Durchfälle. Kein Husten. Leber leicht vergrößert, überragt den Rippenbogen um 3 Querfinger. Deutliche Zeichen von Leberschädigung: positive Galaktoseprobe. Weltmann verlängert. Magensaft hypazid mit reichlich Leukozyten im Sinne einer toxischen Gastritis. *Blutbild:* Hb 14,1 g%, Ec 4,5 Mill., Retikulozyten 15°/₀₀, vereinzelte deutliche Innenkörper, Leukozyten 10 500, Thrombozyten vermindert, 25 000. Während des 6wöchigen Klinikaufenthaltes allmähliche Besserung und Verschwinden aller Vergiftungserscheinungen, Gewichtszunahme von 8½ kg.

Prophylaxe: siehe bei Dinitrobenzol. Einmal geschädigte Patienten müssen den Kontakt mit dieser Substanz für immer vermeiden.

Therapie: Siehe bei der Nitrobenzolvergiftung und in bezug auf die aplastische Anämie bei der Benzolvergiftung. Für die Behandlung einer evtl. akuten Leberdystrophie sei auf die Amanitavergiftung verwiesen.

Literatur

1 v. Oettingen, W. F. u. Mitarb.: Publ. Hlth. Bull. (Wash.) 285 (1944)
2 Taeger, H.: Die Klinik der entschädigungspflichtigen Berufskrankheiten. Springer, Berlin (1941) 159
3 Webster: Lancet 1916/II, 1029
4 Snyder, R. K., W. F. v. Oettingen: J. Amer. med. Ass. 123 (1943) 202
5 Stewart, A., L. J. Witts, G. Higgins, O'Brien: Brit. J. industr. Med. 2 (1945) 74
6 Coyer, H. A.: Industr. Med. Surg. 13 (1944) 230
7 McConnell, W. J., R. H. Flinn: J. industr. Hyg. 28 (1946) 76
8 Crawford. M. A. D.: Brit. med. J. 4885 (1954) 430

Nitrophenol, Nitroxylol und Trinitroxylol haben ähnliche Wirkungen wie das Nitrobenzol, kommen aber wegen ihrer seltenen Verwendung praktisch für Vergiftungen kaum in Frage.

Dinitrophenol und Dinitroorthokresol

Praktisch von Bedeutung ist von den verschiedenen Isomeren nur die 1,2,4-Verbindung.

und das 4,6-Dinitro-o-kresol

Vorkommen und Verwendung: Dinitrophenol wurde früher als Explosivstoff verwendet. Tainter und Cutting (1) gebrauchten den Stoff erstmals als Abmagerungsmittel, und später hat man (2) hierfür auch das 4,6-Dinitro-orthokresol verwendet. Wegen der Giftwirkung und gelegentlichen Todesfällen (3) ist diese Medikation heute allgemein wieder verlassen worden. In der chemischen Industrie werden diese Körper zum Teil als Ausgangsstoffe für Teerfarben und andere aromatische Verbindungen benützt. Dinitrophenol wird zur *Imprägnierung von Holz* (4) und das Dinitro-ortho-kresol als *Insektengift* für die Winterspritzung der Bäume benützt. Infolge seiner Eigenschaft, Blattpflanzen, nicht aber Getreidehalme zu benetzen, wird es auch als *Unkrautmittel* zum Spritzen von Getreidefeldern verwendet. Dadurch führen diese Mittel heute wieder auf einem ganz anderen Gebiete zu evtl. schweren Vergiftungen. Diese Stoffe werden glücklicherweise im Erdboden abgebaut und können sich deshalb nicht in Pflanzen, Früchten usw. anreichern. Die Jahresproduktion ist in der Schweiz bereits auf 40 Tonnen angestiegen (4). Handelspräparate sind hier das *Veralin 3®*, *Tufan®*, *Stirpan®* und *Estirpan®*. In den USA werden vor allem das 2-Zyklohexyl-4,6-Dinitrophenol und sein Salz mit Dizyklohexylamin verwendet.

Aufnahme und Toxizität: Die Aufnahme erfolgt hauptsächlich durch die Inhalation des feinen Staubes oder der Tröpfchen beim Bespritzen der Bäume. Bei den Pflanzenspritzern kommt auch die Aufnahme durch die Haut in Frage. MAK $= 0,2$ mg/m^3! Wichtig ist nach amerikanischen Untersuchungen (5), daß die verwendete Standardlösung nicht mehr als 19% Na-DNOK, und die zum Spritzen verwendete Verdünnung nicht mehr als 0,02–0,04% enthält! Außerdem ist die tägliche Beschäftigung als Spritzer auf einige Stunden zu beschränken. Dadurch wurden in den USA in den letzten Jahren keine Vergiftungen mehr beobachtet, im Gegensatz zu England, wo durch höhere Konzentrationen (0,5–0,8%) Todesfälle vorkamen.

Nachweis: Im Urin kann Dinitrophenol nach der folgenden Methode (6) nachgewiesen werden: 10 ml Urin werden mit 2 ml Eisessig und einer Messerspitze Zinkstaub vermischt und 15 Minuten stehengelassen. Nach Filtration werden, ohne umzurühren, 2 Tropfen einer 0,1%igen Kaliumbichromatlösung zugegeben, wodurch sich bei Gegenwart von Dinitrophenol der obere Teil der Flüssigkeit sofort rosa färbt.

Giftwirkung und Vergiftungserscheinungen: Die Dinitrokörper (auch das Pentachlorphenol) bewirken eine Entkoppelung des Oxydations- und Phosphorylierungsprozesses (7, 8) und blockieren die Phosphatbildung (ATP) und lösen dadurch eine starke Oxydationssteigerung (Sauerstoffverbrauch bis auf das Zwölffache gesteigert!) aus, die zu einer Verminderung der Kohlehydratreserven führt (Glykogenverarmung von Leber und Muskeln). Als Folge davon kommt es zu einer Hyperpyrexie, Azidose und Parenchymschädigung der Niere, Leber und des Myokards mit Abfall des Blutdruckes und Ansteigen der Herzfrequenz. SIEDEK (9) nimmt auf Grund seiner Untersuchungen neben der peripheren Wirkung auch eine zentrale Wirkung auf das Zwischenhirn an.

Letaldosis: 0,35–3 g des Dinitrokresols. Hierbei spielt eine evtl. vorausgegangene Kumulation eine große Rolle. Dinitrokresol wirkt ungefähr dreimal so stark wie das Dinitrophenol. Bei heißem Wetter steigt die Letalität (Hitzestauung).

Akute Vergiftung

Diese ist seltener als die chronische bis subakute Vergiftung. v. OETTINGEN (10) sah nach enteraler Einnahme ein plötzliches Auftreten schwerer Vergiftungserscheinungen, die bis zu dem gewöhnlich rasch einsetzenden tödlichen Ende in unverminderter Stärke anhielten. Im Vordergrund stehen gastrointestinale Störungen, schmerzhafte Koliken, Durchfälle, hohes Fieber, starker Durst und profuse Schweiße. Die Lippen und Ohren sind deutlich zyanotisch und die Haut zeigt evtl. eine leichte ikterische Verfärbung. Tägliche orale Dosen von 75 mg haben beim Menschen nach 3–5 Tagen einen Blutspiegel von 15–20 ppm zur Folge, der durch weitere Exposition unter Auftreten von Vergiftungserscheinungen bis zu 40–48 ansteigt.

Der Puls ist sehr frequent und arrhythmisch und es besteht eine schwere Dyspnoe, wobei vor allem die Inspiration erschwert ist (im Gegensatz zum Asthma) und über den Lungen finden sich bald Zeichen eines Lungenödems. Die Patienten sind sehr aufgeregt und leiden unter starken Angstgefühlen. Im Schlußstadium kommt es zum Auftreten von *metabolischer Azidose*, Krämpfen, Delirien und schließlich zu Koma und Exitus im Lungenödem. SEEL (11) sah einen Anstieg des Rest-N und einen Cholesterinabfall im Blut. In dem von RICHSTEIN (12) beobachteten Falle fehlten abdominale Symptome.

Im Tierversuch (Ratten) sieht man daneben noch eine Albuminurie, Glykosurie, Phosphaturie und Aminoazidurie (Diabète gluco-phospho-aminé (13)).

Die folgende Beobachtung verdanke ich Kollege MÜHLETHALER, Chef des Pathol. Institutes, Kantonsspital, Aarau:

M. H., 23j., Arbeiter: Nimmt in suizidaler Absicht mittags 1 Messerspitze Dinitroorthokresol in Wasser. Um 16 Uhr klagt er über *Fieber* und *Bauchschmerzen* und begibt sich auf sein Zimmer. Ein Arzt sieht den Patienten um 17.50 Uhr. Temp. 40°C. Rasseln über beiden Lungen. Er denkt an eine Pneumonie und verordnet Mo und Penizillin. Um 19.05 ruft man ihn dringend wieder zum Patienten, er kann aber nur noch seinen Tod feststellen. Erschwerend kam hier wohl dazu, daß der betreffende Arbeiter täglich 40%iges DNOK aus großen Säcken in kleine

Packungen abfüllen mußte und dabei die nötigen Schutzvorschriften (Maske und Handschuhe) nicht beachtete, so daß wahrscheinlich schon eine leichte chronische Vergiftung vorgelegen hatte. Bei der Autopsie fanden sich im Blut auf papierchromatographischem Wege (Gerichtl. Med. Inst. Zürich) 200 gamma DNOK in 100 g und im Urin 110 gamma/100 ml, was auf eine tödliche Dinitroorthokresolvergiftung hinweist.

Man muß also bei einer Vergiftung mit hohem Fieber immer an die Möglichkeit einer eventuellen DNOK-Vergiftung denken!

Chronische Vergiftung

Das Vergiftungsbild ist *subjektiv* durch Kopfschmerzen, Mattigkeit, neurovegetative Labilität mit Neigen zu starkem Schwitzen, auffallendem Wärmegefühl, Bauchschmerzen und durch Appetitlosigkeit charakterisiert (3, 4). Objektiv findet man eine leichte Gelbfärbung der Haut, dann vor allem eine starke *Gewichtsabnahme* (so nahm ein Chemiker (4) in 6 Monaten von 72 auf 59,1 kg ab!), Steigerung des *Grundumsatzes* und der *Temperatur,* evtl. bis auf 40°, dann die *Vermehrung der Milchsäure und des Azetons* im Blut und als Folge der Herzschädigung *Zyanose, Tachykardie und Blutdruckabfall.* Charakteristisch soll nach TAEGER (14) eine starke Erhöhung der Atemfrequenz mit Abnahme der Atemtiefe bei subjektiver Atemnot sein. Im Blut lassen sich evtl. *Innenkörper* nachweisen. Durch die Sensibilisierung der Haut kann es zu einer *exfoliativen Dermatitis* kommen. Ganz typisch ist der evtl. erst nach mehreren Monaten in Erscheinung tretende subkapsuläre Star (15). Seltene Schädigungen sind Panhämozytopenien oder Agranulozytosen (16 u. a.), ferner Akustikusschädigungen und Parästhesien der Extremitäten (17). SAITA (18) sah *hämolytische* Anämien und Anämien mit Neutropenie und Eosinophilie.

Prognose: In schweren perakuten Fällen ist die Prognose schlecht; leichtere Fälle heilen meistens mit Ausnahme der evtl. erst viel später in Erscheinung tretenden Katarakte ohne Folgen aus.

Pathologisch-anatomisch finden sich keine charakteristischen Befunde, so daß vorher nicht geklärte Vergiftungen evtl. der Diagnosestellung entgehen.

Therapie

Akute Vergiftung

(orale Aufnahme)

1. Sofortige Magenspülung mit einer 5%igen Natriumbikarbonatlösung und Zusatz von Carbo medicinalis.
2. Als Abführmittel 25 g Natriumsulfat durch den Magenschlauch (kein Rizinus wegen der Fettlöslichkeit!). Paraffinöl 200 ml.
3. *Gegen das Lungenödem:* Aderlaß (400 ml), i. v. Injektion von 60 ml 40%iger Traubenzuckerlösung und $^1/_4$ mg Strophanthin. Sauerstoff. (Siehe auch Kap. Lungenödem S. 18).
4. *Gegen das hohe Fieber:* Kühle Packungen, die man häufig wechselt. Kühle Bäder.
5. *Evtl. Austauschtransfusion.*
6. Gleiche Maßnahmen wie bei der subakuten Vergiftung.

Subakute und chronische Vergiftung

1. *Infusion von größeren Mengen 5%iger Lävuloselösung* (H_2O-Verlust!).
2. *Kühle Bäder* bei Hyperthermie, ferner Chlorpromazin 1–3mal 25 mg täglich.
3. *Methyl-* oder *Propyl-Thiouracil* zur Herabsetzung des stark gesteigerten Grundumsatzes (experimentelle und klinische Versuche (3, 4)). Je nach der Höhe des Grundumsatzes täglich 200 bis 400 mg.
4. *Vitamin A:* Begünstigt nach den gleichen experimentellen Untersuchungen die Glykogenanreicherung in der Leber, Dosis 3mal 6 mg täglich i. m.

Literatur

1 TAINTER u. CUTTING: zit nach HOFMANN-CREDNER
2 DODDS u. POPE: zit. nach HOFMANN-CREDNER
3 HOFMANN-CREDNER, D., H. SIEDEK: Klin. Med. 4 (1949) 361
4 JORDI, A.: Helv. med. Acta 14 (1947) 540
5 BATCHELOR, G.S. u. MITARB.: A.M.A. Arch. industr. Hlth. 13 (1956) 593
6 MEYER, A., H. DRUTEL: Bull. Soc. Chim. biol. (Paris) 17 (1935) 1455
7 SLATER, E.C.: Rev. appl. Chem. 8 (1958) 221
8 STAUB, H.: Klin. Wschr. (1935) 185
9 SIEDEK, H.: Klin. Wschr. (1934) 1462
10 v. OETTINGEN, W.F.: Nat. Inst. Hlth. Bull. 190 (1949) 257
11 SEEL, H.: Naunyn-Schmiedeberg's Arch. exp. Path. Pharmak. 207 (1949) 625
12 RICHSTEIN, K.: Dtsch. med. Wschr. 85 (1960) 1649
13 HUGUENIN, A. u. MITARB.: Path. et Biol. 10 (1962) 1707
14 TAEGER, H.: Die Klinik der entschädigungspflichtigen Berufskrankheiten. Springer, Berlin (1941) 164
15 VOGT, A.: Schweiz. med. Wschr. 67 (1937) 873
16 SILVER, S.: J. Amer. med. Ass. 103 (1934) 1058
17 HITCH, J.M., W.F. SCHWARTZ: J. Amer. med. Ass. 106 (1936) 2130
18 SAITA, G.: La medicina d. lavoro 40 (1949) 5

Dinitronaphthol („Martiusgelb") hat eine ähnliche Wirkung wie das Dinitrophenol.

Plastiksprengstoff: Wie ich von befreundeten USA- und Israeli-Ärzten hörte, ist es vor allem bei den Soldaten in Vietnam zu gehäuftem Auftreten von hämolytischen Anämien durch das Kauen dieses neuen, angenehm schmeckenden plastischen Nitrokörpers gekommen (Ersatz für Kaugummi).

Trinitrophenol (Pikrinsäure) $C_6H_2OH(NO_2)_3$

Diese Verbindung löst sich in Wasser schlecht (nur ca. 1%), recht gut aber in Alkohol und ist von stark bitterem Geschmack, was bei oraler Aufnahme meistens zu Erbrechen führt, so daß Vergiftungen durch orale Aufnahme selten zum Tode führen. Häufiger sind chronische Vergiftungen in der Sprengstoffindustrie. In kleinen Dosen ist die Pikrinsäure auch zur Vortäuschung eines „Ikterus" benützt worden, da es die Haut und Skleren intensiv gelb färbt, ohne aber die Leber zu schädigen. Einen „gefälschten Ikterus" kann man leicht dadurch erkennen, daß sich von den *in den Urin getauchten Textilfäden (24 Stunden) nur Seide und Wolle, nicht aber Baumwolle gelb färben.*

Akute Vergiftungen kommen, wie erwähnt, praktisch kaum vor, sie verlaufen durch den starken Brechreiz meist harmlos.

Chronische Vergiftung: Bei den in Sprengstofffabriken vorhandenen Konzentrationen von Pikrinstaub kommt es zu keinen eigentlichen toxischen Erscheinungen, doch färben sich charakteristischerweise die Haare und die Haut deutlich gelb. Ferner treten Reizerscheinungen von seiten der Schleimhäute, d. h. speziell der Konjunktiven, der Nase und Luftwege auf, und Hautekzeme sind häufig.

Bei wiederholter Aufnahme von 1 g und mehr bei absichtlichen Vergiftungen tritt die erwähnte Gelbfärbung in Erscheinung. Es kann hierbei zu starken Reizerscheinungen von seiten des Magen-Darm-Kanals und zu neuritischen Symptomen kommen. Eine Blutschädigung wie bei den anderen Nitrokörpern tritt nicht auf.

Therapie

1. *Bei akuter Vergiftung Magenspülung,* die aber meistens wegen des starken Erbrechens nicht mehr viel Pikrinsäure zutage fördert. Verabreichung von 25 g Natriumsulfat durch den Schlauch. Ferner sofort *Milch mit Eiereiweiß* einflößen.

2. *Bei chronischer Vergiftung:* Täglich nüchtern 1 Kaffeelöffel Karlsbader Salz als Abführmittel.

Ammoniumpikrat führt nur zu allergischen Hauterscheinungen und zu der typischen Verfärbung von Haut und Haaren.

Trinitroanisol, C_6H_2, $OCH_3(NO_2)_3$: Die Vergiftungserscheinungen entsprechen der Pikrinsäurevergiftung.

Nitronaphthalin, $C_{10}H_7NO_2$: ist praktisch ungiftig.

Di-, Tri- und Tetranitronaphthaline, $C_{10}H_6(NO_2)_2$ usw. (Sprengstoffindustrie) führen nur zu Schleimhautreizungen.

Aminoderivate

Anilin

„Aminobenzol", „Phenylamin", ist eine ölige Flüssigkeit von typischem Geruch mit einem Siedepunkt von 184°, die sich durch Oxydation an der Luft allmählich schwärzlich färbt. In Wasser löst sich Anilin nur zu 3%, sehr gut dagegen in Alkohol und anderen Fettlösungsmitteln. Es wird vor allem in der Farb- und Gummiindustrie verwendet. Früher kamen viele Vergiftungen durch Anilin enthaltende Schuhfärbemittel vor (1).

Aufnahme: Die Aufnahme erfolgt meistens durch die Haut, seltener durch Einatmung der Dämpfe oder durch Trinken der Flüssigkeit.

Toxizität: Bei peroraler Aufnahme können 25 ml tödlich wirken, wenn durch Erbrechen nicht ein Teil der Flüssigkeit wieder aus dem Magen entfernt wird. Der „MAK"-Wert beträgt für die Dämpfe 5 ppm.

Nachweis: Anilin wird im Körper hauptsächlich in Paraaminophenol umgewandelt und kann als solches im Urin durch die *Indophenol-Reaktion* nachgewiesen werden. Ausführung: Der Urin wird mit Salzsäure ($^1/_4$ seines Volumens) angesäuert, zu dieser Mischung gibt man 5 Tropfen einer 3%igen Phenollösung und 5 Tropfen Wasserstoffsuperoxyd. Beim Vorhandensein von p-Aminophenol tritt eine Rotfärbung auf, die nach Zugabe von Ammoniak in Blaufärbung übergeht (2). Die gleichen Autoren haben auch eine quantitative Nachweismethode mitgeteilt.

Giftwirkung: Anilin führt schon in Spuren (Mechanismus siehe Seite 280) zur Bildung von Methämoglobin und bewirkt ähnlich wie das Nitrobenzol außerdem auch einen Zerfall der Eiweißkomponente des Hämoglobins, was zur Bildung von Heinzschen *Innenkörpern* (Abb. 80) führt, die aber feiner sind als bei den Nitrobenzolen. Diese Innenkörper sind wahrscheinlich ein Zeichen des beginnenden Absterbens der Erythrozyten (3), und es kommt bei diesen Innenkörperanämien zu einer gesteigerten Hämolyse mit allen ihren Folgeerscheinungen. Außer dieser Giftwirkung auf die roten Blutzellen hat das Anilin in hohen Konzentrationen auch neurotoxische Eigenschaften. Charakteristisch ist ferner eine starke Reizwirkung auf die Blase, da fast alles Anilin durch den Urin ausgeschieden wird.

Akute Vergiftung

Die akute Vergiftung gleicht weitgehend der akuten Nitrobenzolvergiftung. Es kommt zu einer ziemlich rasch auftretenden blauschwarzen Zyanose, doch anfänglich im Gegensatz zum Nitrobenzol ohne eigentliches subjektives Vergiftungsgefühl, sondern sogar mit *ausgesprochen euphorischen Nebenerscheinungen*, sog. „Anilinpips". Erst bei sehr *schweren Vergiftungszeichen* kommt es dann zu ähnlichen Symptomen wie beim Nitrobenzol, d. h. zu *Schwindel, Kopfschmerzen, Nausea, Erbrechen und Blasenreizung mit Hämaturie*. Als Folge der weitgehenden Hämoglobinumwandlung treten schließlich auch hier Atemnot und Tachykardie auf; terminal werden die Patienten somnolent, komatös, es treten evtl. Krämpfe auf, und unter den Zeichen einer Atemlähmung kann schließlich der Tod eintreten. Im übrigen sei auf die Schilderung der Nitrobenzolvergiftung verwiesen.

Die *Diagnose* läßt sich durch den Nachweis der zahlreichen Innenkörper, die schon nach einigen Stunden zu erscheinen beginnen, ihren Höhepunkt aber erst am 3.–4. Tage erreichen, ferner durch den Nachweis des Hämiglobins im hämolysierten Blute stellen. Der Nachweis der Abbauprodukte des Anilins im Urin gelingt nach JASINSKI (4) durch den Zusatz von Bromwasser, wobei ein weißer Niederschlag auftritt.

Chronische Vergiftung

Hier stehen vor allem neurasthenische Symptome im Vordergrund, wie Schwächegefühl, Schwindel, Müdigkeit und Appetitlosigkeit. Objektiv findet man eine Anämie von hypochromem Typus und vereinzelte Innenkörper und je nach dem Schweregrad auch eine leichte oder ausgesprochene Zyanose. Häufig sind ekzematöse Veränderungen.

Nach jahrelanger Einwirkung und einer Latenz von ca. 20 Jahren kann es bei Arbeitern, die mit gewissen karzinogenen Anilinderivaten – nicht aber, wie man früher glaubte, durch Anilin selbst (5) – zu tun haben, zum Auftreten von *Blasenpapillomen* und schließlich zu *Blasenkrebs* kommen. Besonders gefährlich ist die Beschäftigung mit *Benzidin* und Alpha- und Beta-*Naphthylamin*, Orthoaminoazotoluen und 2-Azetylaminofluorin (5). Beim *Benzidin* ist nicht dieses selbst, sondern es sind hierfür wahrscheinlich die (durch die im Urin enthaltene β-Glukoronidase) entstehenden obigen Abbauprodukte verantwortlich (6). Heute sind solche Folgeerscheinungen durch die guten gewerblichen Schutzmaßnahmen sehr selten geworden.

SCOTT (7) berichtet über 60 Blasenkarzinome, von denen 30 eine längere Exposition mit „Benzidin" und 16 mit β-Naphthylamin aufwiesen. Es ist auch experimentell gelungen, solche Blasentumoren hervorzurufen (8, 9).

BONSER und Mitarbeiter (10) fanden bei experimentellen Untersuchungen mit Naphthylamin an Hunden, daß im Urin neben anderen Derivaten auch ein *1-Naphthol-hydrochlorid* ausgeschieden wird, das bei lokaler Applikation auf das Blasenepithel der Maus die gleichen karzinogenen Eigenschaften wie das Methyl-cholantren zeigte. Eine starke karzinogene Wirkung auf die Blase haben auch *4-Aminodiphenyl* und *Aminotriphenylmethan* (Magenta-Farbstoff), die bei der Herstellung von Farbstoffen *(Auramin u. Magenta)* benützt werden (11). Experimentell gelang es beim Hund, mit Aminodiphenyl Blasen-Ca hervorzurufen, es scheint nach englischen Erfahrungen für die Blase noch gefährlicher als das *2-Acetylaminofluoren* zu sein (12).

Therapie

Akute Vergiftung

Bei Vergiftungen durch die Haut: Sofortiges Entfernen der Kleider, Abwaschen der Haut mit warmem Wasser oder besser mit Lutrol® von der BASF (Badische Anilin- und Sodafabrik) hergestellt, ein Polyäthylenoxyd-Kondensationsprodukt. Alkohol sollte nicht verwendet werden, da durch die erhöhte Löslichkeit die Resorption evtl. noch gesteigert wird. Notfalls mit Essig oder 5%iger Essigsäurelösung spülen. Im übrigen gleiche Therapie wie bei der Nitrobenzolvergiftung (s. S. 282).

Chronische Vergiftung

1. Entfernung des Vergifteten vom gefährdenden Arbeitsplatz. Höhenkuren und roborierende Diät.
2. *Verhütung von Blasenkarzinomen:* BILLIARD-DUCHESNE (5) empfiehlt folgende prophylaktischen Maßnahmen:
   a) Arbeiter nicht länger als 5 Jahre am gefährdenden Arbeitsplatz beschäftigen.
   b) Gute Ventilation, geschlossene speziell entlüftete Räume für besondere Arbeitsprozesse, häufiges Händewaschen, tägliche Duschen, periodische Kontrolle von Blutbild und Urin.
   c) Nachher, wenn 5 Jahre in Kontakt mit Anilinpräparaten, jährliche Zystoskopie, um die Erkrankung möglichst in den Frühstadien zu erfassen und sofort einer spezialärztlichen Behandlung zuzuführen.

Literatur

1 ULLMANN, H.: Dtsch. med. Wschr. 52 (1926) 998
2 LESTER, D., L. A. GREENBERG: J. Pharmacol. exp. Ther. 90 (1947) 68
3 MOESCHLIN, S.: Folia Haemat. 66 (1942) 308
4 JASINSKI, B.: Schweiz. med. Wschr. 78 (1948) 1282
5 BILLIARD-DUCHESNE, J.L.: J. Urol. Néphrol. 53 (1946) 401
6 GLENN, J.F.: Arch. environm. Hlth. 10 (1965) 822
7 SCOTT, J.S.: Brit. J. industr. Med. 9 (1952) 127
8 HUEPER, W. C. u. MITARB.: J. industr. Hyg. 20 (1938) 46
9 MORIGAMI, S., T. NISHIMURA: ref. in J. industr. Hyg. 23 (1941) 147
10 BONSER, G.M. u. MITARB.: Lancet 1954/II, 261, 286
11 CASE, A.R.M., J.T.PEARSON: Brit. J. industr. Med. 11 (1954) 213
12 DEICHMANN, W. B. u. MITARB.: A.M.A. Arch. industr. Hlth. 13 (1956) 8

Anilin-Derivate

Ganz ähnliche Erscheinungen wie das Anilin lösen zahlreiche Derivate aus. Es seien hier nur die wichtigsten erwähnt:
„Tetryl" (analog wirkt auch „*Trotyl*"): *Tetranitromethylanilin* ist ein wichtiger Sprengstoff. MAK = 1,5 mg/m³. Hier kombiniert sich die Nitrovergiftung, d.h. die typische Gelbfärbung der Haut, Konjunktiven und Haare mit nervösen Störungen und Schleimhautreizungen. Am häufigsten kommt es zu Ekzemen des Gesichts und Nackens, ferner klagen die Betroffenen (1) über Nasenbluten, und gelegentlich sieht man kleine Nasenulzera. An Allgemeinerscheinungen beobachtet man Anorexie, Übelkeit, Meteorismus und abdominale Krämpfe, ferner trockenen Husten, Kopfschmerzen, Schlaflosigkeit, Gereiztheit und allgemeine Müdigkeit. NORO (2) sah zahlreiche Fälle mit deutlicher Anämie. Als Spätfolge kann sehr wahrscheinlich bei schwerer Exposition nach 2–3 Jahren eine *Leberzirrhose* mit evtl. tödlichem Ausgang auftreten (3).

Literatur

1 WITKOWSKI, L.J. u. MITARB.: J. Amer. med. Ass. 119 (1942) 1406
2 NORO, L.: Acta med. scand. Suppl. 120 (1941) 1
3 HARDY, H.L., C.C.MALOOF: Arch. industr. Hyg. 1 (1950) 545

Chloranilin, Nitroanilin, Toluidin, Xylidin, Phenylhydrazin, Anisidin und Benzidin rufen praktisch die gleichen Vergiftungserscheinungen hervor wie das Anilin, wobei das Phenylhydrazin sehr gerne zu Ekzemen führt. *Xylidin* (Dimethylanilin) ist als Zusatz zu Benzintreibstoffen verwendet worden (1). Die MAK für Toluidin wird mit 5 ppm angegeben.
Bei Benetzung der Haut mit *Xylidin* ist diese sofort mit 5%iger Essigsäure und nachher mit Seife und Wasser abzuwaschen. Bei interner Einnahme Spülung mit einer 5proz. Essigsäurelösung, dann ausgiebiges Auswaschen mit Wasser. Als Abführmittel 25 g Natriumsulfat. Im übrigen gleiche Behandlung wie bei der Anilinvergiftung. Die chronische Vergiftung wird vor allem durch eine regelmäßige Kontrolle des Blutbildes bei den gefährdeten Arbeitern erkannt (Anämie, Innenkörper, erhöhtes Bilirubin usw.). Solche Personen müssen unbedingt von den Arbeitsplätzen entfernt werden. Über *Blasenkarzinome* s. Anilin. MEIGS u. Mitarb. (2) zeigten, daß *Benzidin* vor allem durch die Haut aufgenommen wird.

Nachweis: Benzidin und seine Derivate können nach der Methode von GLASSMAN und MEIGS (3) nachgewiesen werden.
Cryogénine® (ein Phenylsemikarbazid), das in Frankreich therapeutisch bei Sepsisfällen verwendet wurde, ruft die gleichen schweren Vergiftungserscheinungen hervor wie Phenylhydrazin, d.h. es ist ein schweres Gift für die Erythrozyten.

Therapie: Siehe Nitrobenzolvergiftung S. 282.

1,2,4-m-Toluylendiamin ($C_6H_3CH_3(NH_2)_2$): wird in der Farbenindustrie benützt, ferner auch zum Färben von Pelzen. Es ruft ein ähnliches

Vergiftungsbild hervor wie das p-Phenylendiamin (s. unten), d.h. es kommt neben den Blutveränderungen auch zu einer schweren *Leberschädigung* mit evtl. tödlichem Ausgang durch akute gelbe Leberdystrophie.

p-Phenylendiamin $(1,4-C_6H_4(NH_2)_2)$ und ähnliche Ursole sowie eine ganze Reihe komplizierter ähnlicher Aminoderivate werden als sog. „Oxydationsfarben" unter Zusatz von Oxydationsmitteln namentlich in der Pelzindustrie, zum Teil wurden sie früher auch zum Haarfärben, ferner als Zusatz zu Nagellack und für die Feinkornentwicklung von Filmen gebraucht. Diese Stoffe sind dadurch charakterisiert, daß sie bei einer sehr großen Zahl von Personen (zwei Drittel) zu einer *Allergie der Haut* (4) im Sinne von *hartnäckigen Ekzemen* oder evtl. auch zu einem durch diese Stoffe hervorgerufenen typischen *Asthma bronchiale* führen. Daneben kann es zu Reizerscheinungen von seiten der Augen und Nasenschleimhaut ähnlich wie beim Heufieber kommen.
Das *chronische Ekzem* ist vor allem am Handrücken und im Gesicht lokalisiert, kann aber auch andere Stellen befallen. Wichtig ist für die Haftungsfrage die Abklärung der Überempfindlichkeit mit der Kutanprobe.

Therapie

Gleiche Therapie wie bei Ekzem und Asthma bronchiale anderer Genese. Entfernung aus den gefährdenden Betrieben.

Chronische Vergiftung

Bei chronischen Vergiftungen kann es neben den allergischen Erscheinungen, wie bei anderen Anilinderivaten, auch zum Auftreten einer Zyanose kommen. Vereinzelt sind auch Fälle von *Leberzellschädigung* mit evtl. tödlicher gelber Leberdystrophie gesehen worden (5).

Phenylaminopyrazol: Führt ebenfalls wie Anilin durch starke Innenkörperbildung und Hämolyse zu ausgesprochener Anämie (6).

Gentianaviolett: Staubinhalation (Äpfelpacker in Kalifornien) kann zu *Nasenbluten* führen (7).

Literatur

1 v. OETTINGEN, W.F. u. MITARB.: Nation. Institute Hlth. Bull. 188 (1947) 1
2 MEIGS, J.W. u. MITARB.: J. industr. Hyg. 9 (1954) 122
3 GLASSMAN, G.M., J.W. MEIGS: Arch. industr. Hyg. 4 (1951) 519
4 MAYER, R.L.: Arch. Gewerbepath. Gewerbehyg. 1 (1930) 436
5 TAEGER, H.: Die Klinik der entschädigungspflichtigen Berufskrankheiten. Springer, Berlin (1941) 180
6 BUESS, H.: Praxis 53 (1964) 1620
7 QUINBY, G.E.: Arch. environm. Health. 16 (1968) 485

Methylviolett („Tintenstift")

Dieser Anilinfarbstoff (Chloride des Penta- und Hexamethyl-p-rosanilins) wird vor allem als Kopierstift, „Tintenstift", verwendet und hat durch seine alkalische Reaktion, wenn er in Wunden oder bei Verletzungen in die Augen, die Haut oder durch Verschlucken in den Magen gelangt, eine starke gewebstoxische Wirkung. In der Literatur liegen Fälle vor, bei denen sich durch das Verschlucken eines Tintenstiftes ein Magenulkus entwickelte (1). Kleine Partikelchen die in das Auge gelangen, können zu einer Nekrose der Binde- und Hornhaut führen.

BEER (2) beschrieb einen Fall, bei dem anschließend an eine Verletzung der Hand $4^1/_2$ Monate später eine lymphatische Leukämie festgestellt wurde. Dieser Fall erscheint mir keineswegs beweisend für einen kausalen Zusammenhang, da schon 5 Tage nach der Verletzung Drüsenschwellungen auftraten und damals keine Blutuntersuchung durchgeführt wurde. Auch das Intervall von $4^1/_2$ Monaten ist im Hinblick auf die jahrelange Latenz der Benzol-, Radium- und Röntgenleukosen wohl viel zu kurz.

Therapie

Sofortige breite Exzision der verletzten Stelle. Bei Augenverletzungen und auch als Hilfsmaßnahme bei den Verletzungen anderer Organe, während 24 Stunden immer wiederholtes Ausspülen mit einer 2%igen Fluoreszinlösung, wodurch der Farbstoff neutralisiert und ausgewaschen wird (3).

Literatur

1 ILKOFF, J.: Dtsch. med. Wschr. 56 (1930) 1132
2 BEER, K.: Praxis 39 (1950) 287
3 HOSFORD, G.N., J.G. SMITH: J. Amer. med. Ass. 150 (1952) 1482

Methylenblau (Tetramethylthioninchlorid): Ist in kleineren Mengen harmlos und wurde früher als Redoxsystem für die i.v. Behandlung der CO-Vergiftung (s. dort) empfohlen. Es bewirkt aber selbst eine Methämoglobinbildung und ruft in hohen Dosen Kollaps, Schwitzen, Erbrechen, Dyspnoe, Parästhesien, brennendes Gefühl in Mund und Magen hervor. So trat durch die Spülung einer Pleurahöhle mit einer so durch die Spülung einer Pleurahöhle mit einer 5%igen Lösung nach $1^{1}/_{2}$ Stunden der Tod ein. Akzidentelle s.c. Injektionsverletzungen können zu langdauernden entzündlichen Infiltraten führen. *Prophylaxe:* Methylenblau sollte heute innerlich nicht in höheren Konzentrationen als 0,2% verwendet werden, wobei die Dosis von 0,4 g nicht überschritten werden darf.

Cave intrathekale Injektion: EVANS und KEEGAN (1) sammelten 14 Fälle, bei denen es nach der intrathekalen Injektion von 1–2 ml Methylenblau zu folgenden sofortigen Schäden, aber eventuell auch zu Spätfolgen kam: Schmerzen, Lähmungserscheinungen, Paraplegie, Quadriplegie, Harn- und Stuhlinkontinenz, Impotenz, Optikuslähmung, Anosmie, Dementia usw. Diese Erscheinungen können vorübergehend auftreten, manchmal aber auch als Dauerschäden. Der Liquor zeigte hohe Eiweißwerte. *Methylenblau darf also heute auf keinen Fall mehr intrathekal injiziert werden!* –

Literatur

1 EVANS, J.P., H.R. KEEGAN: J. Amer. med. Ass. 174 (1960) 856

Buttergelb (Dimethylamino-azobenzol): Wirkt stark kanzerogen und wurde deshalb in der Schweiz schon 1943 verboten. Interessant ist es, daß dieser Stoff in Tierversuchen nach einer ganz bestimmten Totaldosis zum Auftreten des Krebses führt, unabhängig davon, ob diese Menge in einem Mal oder verteilt in kleinsten Dosen über eine sehr lange Dauer verabreicht wird. Ebenfalls stark kanzerogen wirken *Scharlachrot,* o-Aminoazotoluol, Sudan-I und Sudanbraun RR (1).

Trypanblau und Evans-Blau: erzeugen im Tierversuch (2) bei Ratten injiziert maligne Lebertumoren und lymphosarkomähnliche Wucherungen in den Lymphdrüsen und der Bronchialschleimhaut, ferner fetale Mißbildungen.
Diese Stoffe sollten deshalb heute für Kreislaufbestimmungen beim Menschen auf keinen Fall mehr verwendet werden.

Azetanilin und Phenazetin: Siehe im Kapitel: Analgetika.

Phenolrot (Phenolsulfonphthalein): Führte bei einer intrathekalen Injektion zu einem transitorischen *„Cauda equina-Syndrom"* (3). Farbstoffe für die intrathekale Injektion sind heute absolut zu vermeiden, sie können für den Fistelnachweis durch harmlose Isotope ersetzt werden.

Literatur

1 DRUCKREY, H.: Z. f. Krebsforsch. 60 (1955) 344
2 MARSHALL, A.H.E.: Acta path. microbiol. scand. 33 (1953) 1
3 STRIK, F.: Psychiatr. Neurol. Neurochir. 70 (1967) 135

Sulfonamide $\quad H_2N-\langle\rangle-SO_2-NH-R$

Die zahlreichen, therapeutisch verwendeten Sulfone wie *Sulfadiazin, Sulfadimethylpyrimidin, Sulfadimethylisaxozol* usw., so wie heute auch die häufig gebrauchten langwirkenden „Depot-Sulfonamide", wie *Sulfodimethoxin (Madribon®), Sulfamethoxypyridazin (Lederkyn®), Sulfaphenazol (Orisul®)* usw. sind in therapeutischen Dosen harmlos. Sensibilisierungen bei längerer Verabreichung sind häufig (ca. 20%), dabei kommt es evtl. zu Gruppensensibilisierung, so daß gleichzeitig eine Empfindlichkeit gegenüber Novocain vorliegen kann (1), siehe unten.

Cave die Kombination therapeutischer Dosen mit *Hexamethylentetramin (Urotropin®),* da die Sulfonamide mit dem daraus freiwerdenden Formaldehyd zu unlöslichen Verbindungen ausfallen und durch Verstopfung der ableitenden Harnwege (Tubuli, Nierenbecken und Ureter) zu einer evtl. *tödlichen Anurie* führen können (zwei eigene Beobachtungen; siehe ferner ALKEN (2)).

Nachweis: Eine einfache Methode am Krankenbett besteht darin, daß man einen Tropfen Urin (oder pulv. Tbl.-Rst) auf ein Zeitungspapier (gutes Papier nicht anwendbar) bringt und einen Tropfen konz. Salzsäure dazugibt. Normaler Urin ergibt eine Gelbfärbung. Sulfaderivate eine deutliche *Orangefärbung* (spezifisch).

Nierenschädigung: Gewisse frühere Präparate wie *Sulfapyridin (Dagénan®)* und Sulfathiazol hatten noch den Nachteil, daß sie namentlich bei saurem Urin und geringgradiger Diurese vor allem bei hochdosierter Therapie (Meningitis) in den Harnwegen ausfielen und so evtl. zu tödlicher Urämie führen konnten. Bei den heutigen neueren Derivaten besteht diese Gefahr nicht mehr, da sie auch im sauren Milieu und in der azetylierten Form, in der sie größtenteils ausgeschieden werden, noch eine hohe Löslichkeit aufweisen. Zu warnen ist vor dem *Sulfamerazin (Septazil®)*, wir sahen damit eine vollkommene Anurie von 3 Tagen Dauer bei einem 32j. Mann, der nur durch Ureterenspülungen mit warmer isotonischer Natriumbikarbonatlösung gerettet werden konnte.

Erythrozyten: Sulfone bilden mehr oder weniger kleine Mengen von Methämoglobin und können deshalb zu massiver Innenkörperbildung (s. Abb. 80 u. 81) und Anämie führen. Sehr ausgesprochen waren diese Veränderungen bei gewissen anfänglich verwendeten Präparaten (3, 4). Auch durch Sensibilisierung hervorgerufene erworbene *hämolytische Anämien* kommen, wenn auch sehr selten, vor (Fälle mit Sulfathiazol, ohne Innenkörperbildung (5, 6). HITZIG u. Mitarb. (6a) beschrieben eine extreme Überempfindlichkeit mit Innenkörperbildung auf Sulfonamide, die durch ein anomales familiär vorkommendes Hämoglobin bedingt ist.

Arzneifieber und Exantheme: Diese werden in ca. 20–30% der länger behandelten Fälle beobachtet, ferner *Exantheme* von rubeoliformem oder scarlatiniformem Typus, und evtl. *arthritische Reaktionen, Konjunktivitis* und selten auch eigentliche *Schüttelfröste* (7). Evtl. kann es auch zu einem der Mononukleose analogen Bild kommen (8).

Agranulozyten wurden vor allem beim *Sulfapyridin*, seltener beim Sulfathiazol, Sulfaguanidin und Sulfapyrimidin und nur noch ganz vereinzelt durch Sulfadimethylpyrimidin und Sulfadimethylisaxozol und *Diamox®* (8a), ein diuretisch wirkendes SA-Derivat, beobachtet. Für das *Sulfapyridin* konnten wir nachweisen (9), daß hier, analog wie beim Pyramidon, die Entstehung von Antikörpern, welche die Leukozyten agglutinieren, für die Agranulozytose verantwortlich zu machen ist. Siehe unsere Ausführungen beim Pyramidon.

Granulozytopenien kommen namentlich bei längerer Verabreichung (2–4 Wochen) auch heute noch vor und sind teilweise vielleicht auf die Hemmung der Coliflora im Darm und die dadurch verminderte Resorption von für die Blutbildung wichtigen Aufbaustoffen zurückzuführen. Experimentell konnte ihre Entstehung durch die gleichzeitige Verabreichung von Folinsäure verhindert werden. Seltener sind anaphylaktisch bedingte *Thrombozytopenien* (10).

Leberschädigungen: Die früher zahlreichen mitgeteilten Hepatitisfälle (10a) sind teilweise vielleicht auf konkommittierende Virusinfektionen (Transfusionen, Injektionshepatitis) zurückzuführen, sicher kommt den Sulfonen aber eine gewisse leberschädigende Wirkung zu, die vor allem im Tierversuch deutlich ist (11). Bei gewissen Derivaten, wie den in der Leprabehandlung (und früher bei der Tbc) verwendeten Disulfonen und den nicht direkt hierher gehörenden ähnlichen Derivaten wie *Promin, TB_1*, usw., sind hämolytische Anämien und Leberschädigungen häufiger gesehen worden (12).

Nervöse Störungen in Form einer vorwiegend motorischen Polyneuritis wurden vor allem bei den Disulfonen (Uliron usw.) beobachtet, weshalb diese Präparate wieder verlassen wurden. Schwere Ischiasschädigungen sind durch Injektion der *stark alkalischen* Lösungen dieser Präparate in den Ischiasnerv zustande gekommen.

Periarteriitis nodosa: Von verschiedenen Autoren ist auf das evtl. Auftreten dieser gefährlichen Erkrankung auf Grund von Sensibilisierungserscheinungen gegen Sulfonamide hingewiesen worden (13, 14). Selbst haben wir zwei Fälle gesehen. Auch das LE-Phänomen kann positiv werden (15).

Photosensibilisierung: Diese ist unter normalen Verhältnissen selten und tritt nur auf, wenn eine Sensibilisierung gegen das in der Haut durch Licht bestrahlte Sulfon entstanden ist. Bei im Krankenhaus behandelten Fällen haben wir sie nie gesehen. PETERKIN (16) sah sie aber häufig bei im Krieg im Freien mit Sulfanilamidpuder behandelten Soldaten, ferner ist sie in Australien häufiger (Sonne!). *Sulfamethoxypyridazin*, ein langsam ausgeschiedenes Sulfonamid, führt vielleicht durch den gleichen Mechanismus relativ häufig zu einem *Stevens-Johnson-Syndrom* (World Health Report 1966). Selten sind auch *Porphyrinurien* (17).

Gruppensensibilisierung: Bekanntlich beruht die hemmende Wirkung der Sulfonamide bei gewissen Bakterienstämmen auf der Blockierung der Rezeptoren der Bakterien für die Paraaminobenzoesäure. So erklärt sich einerseits die spezifisch antagonistische Wirkung z. B. des *Procains* (= Diäthylaminoäthylester der p-aminobenzoesäure) und anderseits die Tatsache der evtl. sehr gefährlich werdenden Gruppensensibilisierung. *Patienten, die eine Überempfindlichkeit (Exantheme, Fieber) auf Sulfonamide entwickelt haben, können auf Procain ebenfalls überempfindlich sein und z. B. bei einer Lokalanästhesie mit einem lebensgefährlichen Schock reagieren!* (18).

Therapie

Beim Auftreten *allergischer Erscheinungen* ist das Präparat zu wechseln oder abzusetzen, meistens verschwinden dann alle toxischen Erscheinungen rasch.
Bei *akzidenteller Überdosierung* (Kinder): Magenspülung mit $^1/_2\%_{00}$ Kaliumpermanganatlösung 150–300 ml. Dann 2–4 g Natriumbikarbonat, Rizinus, evtl. Sauerstoff.
Bei *Agranulozytose:* siehe Aminopyridin-Agranulozytose. Die mit den heutigen Präparaten nicht mehr zu beobachtende Nierenschädigung erforderte *Ureterenkatheterismus* und *Spülungen* mit 45°C heißer 10%iger Natriumbikarbonatlösung, um die ableitenden Nierenwege von den auskristallisierten Kristallen wieder frei zu legen.
Bei *Leberschädigungen* Absetzen der Sulfone und Leberschutztherapie, siehe bei Amanita.

Literatur

1 WEISENBERG, G.: Allergie 3 (1954) 6
2 ALKEN, C. E.: Leitfaden der Urologie. Thieme, Stuttgart 1955
3 MOESCHLIN, S.: Schweiz. med. Wschr. 70 (1940) 789
4 MOESCHLIN, S.: Folia Haemat. 65 (1941) 345
5 ROTHSTEIN, J., S. COHEN: Ann. intern. Med. 16 (1942) 152
6 BUNIM, J. J., M. ISRAEL: Ann. intern. med. 16 (1942) 333
6a HITZIG, W. H., u. MITARB.: Helv. paedr. Acta 15 (1960) 499
7 MOESCHLIN, S.: Schweiz. med. Wschr. 72 (1942) 510
8 PRIBILLA, W.: Münch. med. Wschr. 93 (1951) 3
8a PEARSON, J. R., u. MITARB.: J. amer. med. Ass. 157 (1955) 339
9 MOESCHLIN, S.: Schweiz. med. Wschr. 84 (1954) 1100 und Verh. dtsch. Ges. inn. Med. 60 (1954) 253
10 WHITTINGTON u. Mitarb.: Amer. J. med. Sci. 205 (1943) 247
10a KRUSIUS, F. E.: Ann. med. int. Finnl. 36 (1947) 83
11 MOESCHLIN, S., E. STEINER: Schweiz. med. Wschr. 70 (1944) 928
12 MOESCHLIN, S., H. CH. STOLLER: Schweiz. med. Wschr. 73 (1947) 1176
13 RICH, A. R.: Harvey Lect. 42 (1947) 106
14 HAWKING, F., J. S. LAWRENCE: The Sulfonamides. London 1950
15 HOFFMANN, B. J.: Arch. Derm. 51 (1945) 190
16 PETERKIN, G.: Brit. med. J. (1945) 4409, ref. Ars. med. (1945) 9
17 RIMINGTON, C.: Lancet 1938/I, 770
18 GRONEMEYER, W.: ,,Arzneimittel-Allergie". In: HANSEN, K., ,,Allergie". Thieme, Stuttgart 1957

Sulfonamid-Derivate

Acetazolamid (Diamox)

Ein 2-acetylamino-1,3,4-thiadiazol-5-sulfonamid wirkt über eine Hemmung der Carboanhydrase diuretisch und entquellend (Glaukom, Gehirnödem).

Nebenerscheinungen sind gelegentliche Parästhesien, Anorexie und Nausea, sowie Magen-Darm-Beschwerden und Durchfall.

Vergiftungen kommen bei Überdosierung und vor allem bei Leberschädigungen (Leberzirrhose) durch eine zufolge fermentativer Hemmung der Carboanhydrase bedingten *Ammoniakvergiftung* (Anstieg des Ammoniaks im Blut!) mit einem sich daraus entwickelnden *akuten* und in diesem Falle häufig tödlich verlaufenden *Coma hepaticum (akute, gelbe Leberdystrophie)* vor! (1). Bei einer beginnenden Leberinsuffizienz (Laennecsche Zirrhose mit pathologischer Leberfunktion, schwerer Leberstauung, biliärer Zirrhose mit Aszites usw.) sei man daher mit der Anwendung von *Diamox*® sehr zurückhaltend! Durch Sensibilisierungen kann es auch hier zu *Agranulozytosen* (2, 3) oder zu *Thrombozytopenien* (4) kommen. Akzidentelle Vergiftungen sind mir bisher nicht bekannt.

Therapie der evtl. Ammoniakvergiftung mit schwerer Leberschädigung siehe Amanitavergiftung.

Literatur

1 RISSEL, E. u. MITARB.: Schweiz. med. Wschr. 88 (1958) 39 946
2 PEARSON, J. R. u. MITARB.: J. Amer. med. Ass. 157 (1955) 339
3 UNDERWOOD, L. C.: J. Amer. med. Ass. 161 (1956) 1477
4 REISNER, E. H., M. C. MORGAN: J. Amer. med. Ass. 160 (1956) 206

Salidiuretika (Chlorothiazid-Derivate)

Von dem ursprünglichen *Chlorothiazid* sind sehr zahlreiche, weniger toxische Derivate abgeleitet worden, die heute in ausgedehntem Maße zur Behandlung von Ödemen und Hypertonien verwendet werden. Sie bewirken eine stark vermehrte Kalium- und Natriumdiurese und können dadurch vor allem bei kochsalzfreier Kost oder bei zu hoch dosierter oder langdauernder Anwendung zu schweren *Hypokaliämien*, s. Abb. 84, typischen EKG-Veränderungen, evtl. Arrhythmien und Digitalisüberempfindlichkeit, Atonie, Somnolenz usw. führen und auch zu *Hypotonien*. FAHLGREN u. Mitarb. (2) sahen eine schwere Hypokaliämie mit *Myoglobinurie, Muskelparalysen* und *Myokardnekrosen*. Vorsicht ist vor allem auch bei *Leberkranken* am Platz und überall dort, wo eine normale Elektrolytaufnahme im Darm nicht gewährleistet ist. Selten wurden auch Thrombozytopenien mit Purpura gesehen

(3). Zu akzidentellen Vergiftungen ist es vor allem bei Kindern gekommen. Bei Diabetes mellitus und älteren Leuten gelegentliche Blutzuckerkontrolle, da es evtl. den *Blutzuckerspiegel erhöht* und die Kohlehydrattoleranz herabsetzt (4). Bekannt ist auch das evtl. Ansteigen der *Harnsäure* im Blut, was namentlich bei Gichtpatienten zum Auftreten von Gichtanfällen führen kann (5).

Prophylaktisch: Kontrolle der Kaliumwerte im Blut und evtl. zusätzliche Kaliumzufuhr (z.B. *Kaliglutol®*, Kalium citricum 1–2 g tgl.). Vorsicht bei Gichtpatienten!

Therapie: Bei Vergiftungen sofortige Kaliumkontrolle und evtl. Kaliumzufuhr, bei schwerer Hypotonie evtl. Noradrenalininfusion. Oft sind enorme Mengen nötig.

Ethakrinsäure: Wird als Diuretikum gebraucht und kann bei Überdosierung zu *Leberschaden* (6) und *Akustikus*-Lähmung (7) führen. Bei Tinnitus sofort absetzen.

Literatur

1 OECHSLIN, R.J., J.R. SCHMID: Dtsch. med. Wschr. 89 (1964) 1898
2 FAHLGREN, H. U. MITARB.: Op. med. (1962) 51
3 NORDQVIST, P. U. MITARB.: Lancet 1959/I, 271
4 GOLDNER, M.G. U. MITARB.: New Engl. J. Med. 262 (1960) 403
5 OREN, B.G.U. MITARB.: J. Amer. med. Ass. 168 (1958) 2128
6 DESMUKH, S.N., U. MITARB.: Brit. med. J. 1967/I, 152
7 SCHNEIDER, W.J. U. MITARB.: Arch. intern. Med. 117 (1966) 715

Antidiabetika

Zahlreiche Abkömmlinge der Sulfonamidreihe *Carbutamid* (BZ 55) = *Nadisan®* usw. und analoger Nicht-Sulfone (Tolbutamid, Chlorpropamid) usw. sind heute als Antidiabetika beim Insulinmangeldiabetes der älteren Leute im Gebrauch. Sie wirken auch auf den normalen Blutzucker senkend und können so bei akzidenteller oder absichtlicher Einnahme zu Vergiftungen mit *Hypoglykämie,* Koma und Krämpfen führen (1a). Bei Leberstörungen können sie durch den verzögerten Abbau auch in therapeutischen Dosen zu evtl. mehrere Tage andauernden Hypoglykämien führen, so sahen wir eine Frau mit Leberzirrhose, die nach zwei Tabletten Carbutamid während vier Tagen immer wieder Traubenzuckerinjektionen benötigte, weil der Blutzucker auf 40 mg% abgefallen war. Das chemisch differente aber analog wirkende *Tolbutamid (Rastinon®, Artosin®)* führt eventuell zu einer Alkoholintoleranz wie beim *Antabuse®*, siehe dort. Daneben steigert Tolbutamid die Salzsäuresekretion im Magen um ca. 75% und kann

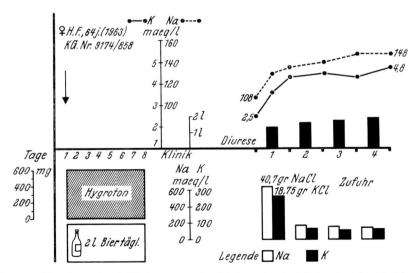

Abb. 84. *Schwerste Salidiuretika-Vergiftung* bei 64jähriger Frau, die sich in wahrscheinlich suizidaler Absicht während 8 Tagen einschloß und täglich 600 mg Chlorthalidon (Hygroton®) und 2 Liter Bier einnahm. Befund beim Eintritt: Hypovolämie; schwere Hypokaliämie (2,5 mval), Hyponatriämie (108 mval) und Hypochlorämie. Die Patientin konnte nur durch sehr große Mengen KCl (18,75 g) und NaCl (40,7 g) innerhalb der ersten 24 Stunden aus ihrem schweren Zustand herausgebracht werden. Näheres siehe Kurve sowie auch Publikation meines Mitarbeiters OECHSLIN (1).

dadurch zum Auftreten eines *Ulcus pepticum* führen (1).
Durch *Sensibilisierung* kann es gelegentlich zu *Drugfever, Exanthemen* und selten *Thrombozytopenien* (2), *Agranulozytosen* (3) kommen. Selbst sahen wir einen Fall von tödlicher *Periarteriitis nodosa* (ohne andere ersichtliche Ursache) durch Tolbutamid *(Rastinon®)* drei Monate nach Beginn der Behandlung, was aber eine große Seltenheit darstellen dürfte. (61j. Mann, der nach der Einnahme von total 100 g Tolbutamid verstarb.) Beim *Chlorpropamid (Diabinese®)* sind cholostatische Hepatosen, Erythema multiforme, Dermatitis exfoliativa und ulzeröse Proctocolitis beschrieben worden (4). Eine 20j. gesunde Frau starb nach Einnahme von 100 Tabl. Tolbutamid (6).

Therapie:

1. *Vergiftungen:* Magenspülung, Glukoseinfusionen unter Kontrolle des Blutzuckers. Bei Kindern evtl. Austauschtransfusion.
2. Bei *schwerer Hypoglykämie:* Glucagon-Infusion, da die Glukosezufuhr allein nicht genügt.
3. *Bei Sensibilisierungen:* Weglassen des Mittels, Antihistaminika; evtl. Prednison plus Erhöhung der Insulindosis (diabetogene Wirkung).

Salazopyrin®: Eine Salizyl-Sulfapyridin-Verbindung, die heute vor allem zur Therapie der Colitis ulcerosa Anwendung findet, ruft wie das Sulfapyridin ausgesprochene hämolytische Innenkörperanämien hervor (5).

Literatur

1a Berger, W.: Schweiz. med. Wschr. 101 (1971) 1013
1 Weiss, A., J. Sciales: Ann. intern. Med. 55 (1961) 406
2 Phemister, J.C.: Scot. med. J. 2 (1957) 199
3 Sandkühler, St.: Persönliche Mitteilung 1956
4 Rothfeld, E.L. u. Mitarb.: J. Amer. med. Ass. 172 (1960) 54
5 Spriggs, A.I. u. Mitarb.: Lancet 1958/I, 1039
6 Pribilla, O.: Arch. Toxikol. 23 (1968) 153

Dichlor-sulfonamid-benzoesäure: „Halazon": wird zur Desinfektion von Trinkwasser verwendet und ist in den vorgeschriebenen Mengen (2 Tabl. = 8 mg pro $^1/_2$–1 l Wasser) harmlos. Die akzidentelle Einnahme von 152 mg führte zu Bewußtlosigkeit, Tremor und Krämpfen, Pat. erholte sich aber innerhalb 2 Wochen wieder vollkommen (1).

Chloramin: Diese organische Chlorverbindung (p-Toluensulfonchloramid) wird als Desinfektionsmittel viel gebraucht. Es gilt als wenig toxisch, doch sind bei irrtümlicher enteraler Einnahme Todesfälle vorgekommen. Die Vergiftung führt zu rasch einsetzender Bewußtlosigkeit und, wenn in dieser Phase nicht schon der Tod eintritt, zu einem schweren Kollaps mit Zyanose, kaum meßbarem Blutdruck und evtl. Krämpfen. Bei Kleinkindern oft tödlich (2).

Therapie: Magenspülung mit Kohle, Analeptika, Austauschtransfusion.

Literatur

1 Schmitt-Halin, E.S.: Med. Klin. 44 (1949) 247
2 Serin, F.: Acta pharmacol. (Kbh.) 5 (1949) Suppl. 1

Diaminodiphenylsulfone u. Thiosemicarbazone: *Promin®, Conteben®, DADPS®* „Bayer", *DDS®, Dapsone®, Sulfetron®, Solapsone®,* etc. werden heute ausgedehnt in der Lepra- und Tbc-Therapie, ferner bei Mastitis der Kühe verwendet. In Dosen von bis zu 100–150 mg täglich verursachen sie nur leichte *Innenkörperbildung* und *Anämien.* In höheren Dosen und vor allem bei *Kindern* bei akzidenteller Einnahme aber evtl. schwere *Zyanose* und *Leberschädigungen!* Selten sind Panmyelophthisen.

Bromsulphalein: kann durch Sensibilisierung bei einer Zweitinjektion zu evtl. tödlichem Schock führen. (**Literatur** siehe Kothe, J.: Münch. med. Wschr. 101 [1959] 1047.)
In einem unserer Fälle (48j. Mann) trat durch den Schock und die schlechte Koronardurchblutung ein Herzinfarkt auf.

Astérol® „Roche": (2-Dimethylamino-6-(beta-diäthylaminothoxy-)benzothiazol dihydrochlorid) ist eine stark fungizid wirkende Substanz, die kutan angewendet harmlos ist. Oral eingenommen (akzidentell oder durch Verschmieren) kann es bei Kindern ein der Metaldehydvergiftung sehr ähnliches Bild mit schweren Krämpfen auslösen (1, 2).

Therapie: Sofortiges Absetzen des Medikamentes, cave Anwendung bei Kindern unter 10 Jahren. Phenobarbital gegen die Krämpfe, siehe im übrigen Metavergiftung.

Literatur

1 Thurston, D.L. u. Mitarb.: Amer. J. Dis. Child. 91 (1956) 581
2 Christen, J.P., M.Jaccottet: Rev. méd. Suisse rom. 77 (1957) 657

Zyklische Stickstoffverbindungen

Pyridin, Aminopyridin und andere Derivate

a) Pyridin

$$\begin{array}{c} CH=CH \\ CH \quad\quad N \\ CH-CH \end{array}$$

ist eine bei 116° siedende Flüssigkeit von unangenehmem typischem Geruch, die als Lösungsmittel und Ausgangsstoff für viele Synthesen aromatischer Verbindungen in der Industrie häufig gebraucht wird.

Vergiftungserscheinungen

Bei längerem Einatmen der Dämpfe kommt es zu Reizerscheinungen der Schleimhäute (Augenbrennen, Hustenreiz), ferner zu Übelkeit und Erbrechen. Häufen sich die Einwirkungen, so kann es außerdem zu Appetitlosigkeit, Schwäche, Müdigkeitsgefühl, starkem Durst, beschleunigter Darmtätigkeit und allmählich zum Auftreten von zentralnervösen Schädigungen kommen. So sahen Rüst und Ebert (1) zwei Fälle, bei denen es neben den obigen Erscheinungen schließlich zum Auftreten von *Krämpfen* kam. Ludwig (2) berichtet über zwei Beobachtungen, bei denen es nach längerer Einwirkung neben den erwähnten Allgemeinerscheinungen zur Ausbildung eines Hirnstammsyndroms vom Typus der *Polioenzephalitis Wernicke* kam. Diese trat in beiden Fällen ganz plötzlich, d.h. apoplektiform, in Erscheinung und machte eine Spitalbehandlung nötig. Geschädigt waren hier der Fazialis, Vagus, die Augenmuskelinnervation; ferner bestand Hemiparese, Hemianästhesie und zerebelläre Ataxie. Meyer (3) beschreibt eine *chronische Vergiftung*, die nach 13jährigem Kontakt mit Pyridin auftrat. Die Erscheinungen entsprachen einer Pseudotabes mit Ataxie, Blasenlähmung, neuritischen und pyramidalen Symptomen.

Therapie: Vermeidung jedes weiteren Kontaktes mit Pyridin. Vitamin-B-Präparate.

b) Aminopyridin: Eine schwere akute Vergiftung sah Schmid (4) bei einem Arbeiter der chem. Industrie, der größere Mengen von α-Aminopyridin in einem Mörser verreiben mußte und in ausgedehntem Maße den Staub inhalierte. Nach 3 Stunden mußte er die Arbeit wegen Kopfschmerzen unterbrechen, und dann entwickelte sich ziemlich rasch ein sehr schweres Vergiftungsbild mit Kreislaufkollaps, Koma und schweren *epileptiformen Krämpfen*. Dieser zentralnervöse Erregungszustand hielt mehrere Stunden an. Der Patient erholte sich, nachdem mehrere Tage Somnolenz und Desorientiertheit bestanden, innerhalb drei Wochen wieder vollkommen. In anderen Fällen trat innerhalb 24 Stunden durch *Lungenödem* der Tod ein (5,6).

Therapie: Gleich wie bei der Pyramidonvergiftung.

c) 3-Phenylazo 2,6-diamin-pyridin: Führt ähnlich wie Anilin zu Zyanose und Methämoglobinbildung (7). *Therapie* s. bei Nitrobenzolvergiftung.

d) 2-Chlor-4-methyl-6-dimethylaminopyrimidin „Castrix": ein Mäuse- und Rattengift. Führt beim Menschen in toxischen Dosen zu Zuckungen, Unruhe, Krämpfen, Speichelfluß, Durstgefühl und Durchfällen (8).

Therapie: Magenspülung, Sedativa. Ein *spezifisches Antidot* ist im Tierversuch (9) das *Pyridoxin* = Vitamin B_6 *(Benadon®)*, 25 mg/kg parenteral.

Literatur

1 Rüst, E., A. Ebert: Unfälle beim chemischen Arbeiten. Rascher, Zürich (1948) 228
2 Ludwig: Zur Toxikologie des Pyridins und seiner Homologen. Arch. Gewerbepath. Gewerbehyg. (1934) Bd. 5
3 Meyer, A.: Z. Unfallmed. Berufskr. 43 (1950) 144
4 Schmid, J.: Z. Unfallmed. Berufskr. 39 (1956) H. 2
5 Spolyar, L.W.: Industr. Hlth. Bull. 11 (1951) 119
6 Watrous, R.M., H. Schulz: Industr. Med. Surg.: 19 (1950) 317
7 Crawford, S.E. u. Mitarb.: J. Amer. med. Ass. 146 (1951) 24
8 Goldbach: Med. Klin. 45 (1950) 961
9 Karlog, O., E. Knudsen: Nature 200 (1963) 790

e) Nikotinsäure (β-Pyridincarbonsäure). Wird heute als gefäßerweiterndes Mittel und zur Senkung des Cholesterinspiegels ausgedehnt angewendet. In hohen Dosen oder bei empfindlichen Individuen kann es zu *Leberstörungen* mit *Hypoalbuminämie, Ödemen* und *pathologischen Leberfunktionsproben* führen (1). Da Nikotinsäure in der Leber methyliert wird (N_1-Methylnikotinsäureimid), so beruht die evtl. Giftwirkung vielleicht auf einer Verarmung von Methyldonatoren mit daraus resultierender *Leberverfettung*.

Therapie: Sofortiges Absetzen des Medikamentes.

Literatur

1 Pardue, W.O.: J. Amer. med. Ass. 175 (1961) 137

Isonikotinsäurehydrazid (INH)

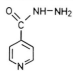

Dieses Derivat der Isonikotinsäure (*Rimifon®, Neoteben®, Nydrazid®, Isoniazid®* usw.) hat seit 1951 große Bedeutung in der Chemotherapie der Tuberkulose erlangt. Seine Toxizität ist im Vergleich zu der wirksamen niedrigen therapeutischen Dosierung klein. Etwas stärker ausgeprägt waren die Nebenwirkungen beim *Iproniazid* (1), das als *Marsilid®* in der Therapie der Angina pectoris ausgedehnte Verwendung fand und bei Überdosierung oder empfindlichen Individuen zu *orthostatischem Kollaps*, ferner zu *Euphorie* und *pyramidalen Störungen* führte (2). Selten wurden auch Fälle von akuter gelber Leberdystrophie gesehen, so daß das Präparat zurückgezogen wurde (3, 4).

Chronische Vergiftung

Nebenerscheinungen treten nur sehr selten schon bei den therapeutischen Dosen von 5–10 mg pro kg Körpergewicht in Erscheinung. Doch treten bei 15 und 20 mg/kg nicht selten evtl. toxische Schädigungen auf. Die häufigsten Symptome sind *Reizerscheinungen von seiten des zentralen und autonomen Nervensystems,* wie Kopfschmerzen, Schwindel, Hyperreflexie, Muskelzuckungen, Ameisenlaufen in Händen und Füßen („burning feet"), Impotenz und evtl. Erregungszustände. Außerdem sahen wir vor allem Polyneuritiden der unteren Extremitäten mit Lähmungen (Pyridoxinmangel). Gelegentlich kommt es zu Obstipation, Miktionsstörungen, Trockenheit im Mund und evtl. zu leichten Akkomodationsstörungen und Tendenz zu Blutdruckabfall und orthostatischem Kollaps. Beobachtet wurden auch Durchblutungsstörungen der Extremitäten (5). Bei noch höheren Dosen oder wenn die Ausscheidung des Mittels durch eine gestörte Nierenfunktion, z.B. Nieren-Tbc, Nephrosklerose usw., herabgesetzt ist, können schwere Vergiftungserscheinungen wie *Erregungszustände, epileptiforme Krämpfe, Somnolenz* und *Koma* auftreten. Besonders empfindlich sind Kinder und Epileptiker. So sah SELIKOFF (1) einen Todesfall bei einem Epileptiker mit 15 mg/kg. Die Reizwirkung auf das Großhirn scheint durch die gleichzeitige Verabreichung von Adrenalin und gewissen Antihistaminika noch gesteigert zu werden. Häufig kommt es auch zu *Alkoholintoleranz.*

Gewisse Individuen *bauen das INH sehr wenig ab* (angeborener Enzymmangel) und weisen dann auch bei normaler Dosierung *toxische Blutspiegelwerte* auf!

Leberschädigung: Die histologischen Veränderungen bei der INH-Hepatitis entsprechen praktisch denjenigen der Virushepatitis. Auch klinisch kann unter der therapeutischen Dosis das Vollbild einer Hepatitis mit Erhöhung der Transaminasen, des Bilirubins, Abfall des Prothrombins und Ansteigen des Serumeisens beobachtet werden. Im Gegensatz zur Virushepatitis gehen die Erscheinungen beim Absetzen des INH rasch zurück und rezidivieren bei Wiederaufnahme der Verabreichung (eigene Beobachtung).

Relativ selten sind Arzneifieber, hämolytische Anämie, Methämoglobinbildung, Thrombo- und Leukopenien, sowie ein reversibles LE-Phänomen.

Fibrosierende Arthropathie („Algodystrophie"): Eine noch viel zu wenig beachtete Komplikation, die man kennen muß, da es sonst zu evtl. irreversiblen Schäden kommen kann (Literatur siehe GEMPERLI (6)). Neben den zwei von uns publizierten Patienten fanden sich bis 1968 ca. 60 Fälle in der Literatur. Die Veränderungen beginnen frühestens nach 2–3 Wochen, meist aber 2–4 Monate nach Beginn der INH-Therapie mit *Gelenkschmerzen, Fibrose der Kapseln* und *Sehnenscheiden* und *frühzeitigen Funktionseinschränkungen.* Typisch ist vor allem das Befallensein der proximalen *Interphalangealgelenke,* siehe Abb. 85. Absetzen des INH führt

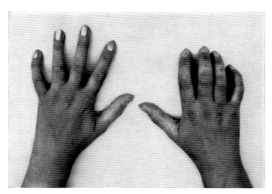

Abb. 85. Ausgesprochene *fibrosierende Arthropathie* bei 42j. Spanierin, die bei uns für eine schwere Tbc-Meningitis täglich 15 mg/kg *Isoniazid (Rimifon®)* erhielt. Die ersten Symptome der Arthralgie und Fibrosierung begannen 4 Wochen nach Einsetzen der Therapie. Hier der Zustand in der 8. Woche. Beachte die Schwellung der proximalen Interphalangealgelenke und die Beugehaltung. Befallen war auch der Mittelfuß. Rheumaabklärung negativ. Es blieb ein dauernder Funktionsausfall zurück (siehe Schweiz. med. Wschr. 99 [1969] 1762.

zum Rückzug des Syndroms, doch kommt es oft zu einer Defektheilung (s. u.).

Karzinogene Wirkung: INH löst bei Albino-Mäusen Lungen- und Lymphknotentumoren aus, nicht aber bei andern Tieren (7). Beim Menschen liegen bisher trotz 20jähriger Anwendung keine Anhaltspunkte für eine solche Wirkung vor.

Akute Vergiftung: Letaldosis ohne Therapie für den Erwachsenen ca. 200 mg/kg, bei Kindern oder Epileptikern evtl. schon weniger. Akzidentell bei Kleinkindern oder suizidal bei Erwachsenen bewirkt das INH *schwere klonische Krämpfe*, eine ausgesprochene *metabolische Azidose* mit *Koma* und evtl. *terminaler Atemlähmung* (8). Dabei kann es auch zu Nephrosen, seltener zu *Leberschädigungen* kommen. Bei raschem Eingreifen ist die Prognose im allgemeinen gut. Die CO_2-Werte schwanken zwischen 11–43 Vol.%, die ph-Werte zwischen 6,98 bis 7,32. Die Ursache dieser Azidose ist noch ungeklärt, vielleicht liegt eine Blockierung der Konversion von Laktat zu Pyrovat durch Hemmung des LDH und DPN vor. Als Komplikation kommt es durch Aspiration in der konvulsiven Phase oft zu Aspirationspneumonien.

Therapie

Chronische Einwirkung

Die Polyneuritis kann durch gleichzeitige Verabreichung von *Pyridoxin* verhindert werden. INH sollte immer mit *Pyridoxin* kombiniert werden. Bei andern Folgeerscheinungen Absetzen des Mittels und Übergang auf ein anderes Tuberkulostatikum. Cave *Alkohol. Vorsicht bei Epileptikern*, evtl. muß die Dosis der Antikonvulsiva gesteigert werden.

Akute Vergiftung

a) Sofortige Magenspülung mit reichlich Kohle.
b) *Dialysebehandlung:* INH ist gut dialysierbar. In leichten Fällen forcierte Diurese mit Mannitol (siehe Schlafmittelvergiftung, S. 340), in schweren Fällen Peritonealdialyse oder Hämodialyse. Der Blutspiegel fällt dadurch rasch ab, diese Behandlung kann in vielen Fällen lebensrettend wirken.
c) *Behandlung der metabolischen Azidose:* (siehe auch S. 22). Sofort 90 bis 130 mval. Natriumbikarbonat i.v. als Tropfinfusion bis zum Vorliegen der exakten Blutanalysen, dann entsprechend der Azidose weitere Gaben.
d) *Für die Krämpfe:* Am besten bewährt hat sich das *Diazepam (Valium®)* je nach Alter und Schwere der Konvulsionen 10–20 mg i.v. und Wiederholung. Genügt dies nicht, so gibt man zusätzlich *Phenobarbital* 60–300 mg i.v. und evtl. *Diphenylhydantoin*.
e) *Intubation und künstliche Beatmung für alle schweren Fälle:* Bei Konvulsionen ist evtl. die Tracheotomie vorzuziehen, sonst endotracheale Intubation und künstliche Beatmung.
f) *Pyridoxin (B_6):* Intramuskulär 500 mg, evtl. Wiederholung.

Literatur

1 Selikoff, I.J. u. Mitarb.: J. Amer. med. Ass. 150 (1952) 973
2 Zbinden, J., S. Moeschlin: Cardiol. Suppl. 35 (1959) 62
3 Kahn, M., V. Perez: Amer. J. Med. 25 (1958) 898
4 Pare, C.M.B., M. Sandler: Lancet 1959/I, 282
5 Auersbach, K., H. Grunze: Dtsch. med. Wschr. 78 (1953) 1767
6 Gemperli, R.: Schweiz. med. Wschr. 99 (1969) 1762
7 Terman, D.S., D.T. Teitelbaum: Neurology 20 (1970) 299
8 Editorial: Lancet 1966/II, 1452

Piperazin (Diäthylendiamin): Wird bei Gicht und vor allem als Wurmmittel verwendet. In hohen Dosen hat es bei älteren Leuten und bei Überdosierung oder akzidenteller Einnahme bei Kindern zu toxischen Erscheinungen geführt. Unruhe, Angst, Schwindel, Kopfschmerzen, Erbrechen, Durchfall, Ataxie und Tremor, muskuläre Atonie. Seltener sind Farbsehen, Akkomodationsstörungen, Miosis und evtl. Halluzinationen, langdauernde Abszenzen, Krämpfe und Benommenheit bis zum Koma (1). Selten ist eine Hämolyse. Die Prognose ist gut. Vorsicht bei Fieber und nach durchgemachten Krankheiten des Nervensystems (2) und zentralnervös geschädigten Kindern (3).

Therapie: Absetzen des Medikamentes. Die Krämpfe und Absenzen sprechen auf Antikonvulsiva an.

Literatur

1 Greuel, D.: Med. Klin. 52 (1957) 129
2 Wechselberg, R.: persönliche Mitteilung
3 Stephan, U.: Mtschr. Kinderheilk. 112 (1964) 237

Analgetika und Antipyretika

Salizylsäure und Azetylsalizylsäure (Aspirin)

Die *Salizylsäure* oder Ortho-oxybenzoesäure, (die meistens als Natriumsalz verwendet wird) das *Methylsalizylat (Wintergrünöl)* und die *Azetylsalizylsäure (Aspirin®)* verursachen ungefähr die gleichen Vergiftungserscheinungen, so daß sie zusammen besprochen werden können. Die meisten Vergiftungen (51 Fälle unter 2056 Vergiftungen der Züricher Klinik) kommen in suizidaler Absicht zustande, seltener durch eine Überdosierung als Medikament oder bei Kindern durch die Einnahme der Tabletten in einem unbewachten Augenblick.

Die Vergiftung ist in Mitteleuropa relativ selten, in England und den USA, wo viel mehr Aspirin verwendet wird, sehr häufig.

Bei offenen Hautstellen können bei Kleinkindern auch toxische Mengen aus einer z.B. 1%igen Salizyl-Salbe resorbiert werden (1).

Giftwirkung: Beide Mittel, vor allem aber die reine Salizylsäure, haben eine deutlich *ätzende Wirkung* auf die Schleimhäute. Es kommt immer zu einer leichten *hämorrhagischen Gastritis* und durch Reizung der ableitenden Nierenwege zu einer *Mikrohämaturie,* die aber belanglos ist. Früher wurde allgemein angenommen, daß die Giftwirkung durch eine direkte Azidose bedingt sei, wofür die klinisch leicht erniedrigte Alkalireserve und die „azidotische" große Kußmaulsche Atmung sprachen. Es ist vor allem das Verdienst von ODIN (2), nachgewiesen zu haben, daß der eigentliche Mechanismus komplizierter und anfänglich nicht azidotischer Natur ist. Die Salizylsäure ruft nämlich auch in der neutralen Form als Natriumsalz eine *Reizung des Atemzentrums* hervor. Durch die so ausgelöste Hyperventilation kommt es zu einer vermehrten Abatmung von CO_2, wodurch das pH im Blut ansteigt (Alkalose) und der Organismus als Gegenmaßnahme dann alkalischen Urin ausscheidet. Erst hierdurch wird nun die Alkalireserve um 20–30% vermindert (Relative Azidose), doch nie so ausgesprochen wie beim Coma diabeticum.

Bei der erniedrigten Alkalireserve handelt es sich also gewissermaßen nur um eine „*Pseudoazidose*" (3), und die pH-Bestimmung im Blut erlaubt es sofort, die Richtigkeit dieser Auffassung zu belegen. Diese neueren Erkenntnisse sind für die Therapie der Vergiftung von ausschlaggebender Bedeutung geworden, indem eine beschränkte Alkalizufuhr richtig ist, aber für den Patienten gefährlich wird, wenn sie in zu reichlichem Maße erfolgt.

Als *Nebenwirkungen* sieht man selten *Thrombozytopenien* (4), häufiger *allergische Exantheme* und seltener ein salizylbedingtes *Asthma bronchiale.* Zufolge seiner evtl. *teratogenen Wirkung* (5) soll es bei Schwangeren vor allem in den ersten 3 Monaten) nicht verabreicht werden.

Tödliche Dosis: Diese liegt bei oraler Aufnahme als Einzeldosis evtl. schon bei 30 bis 40 g, gewöhnlich aber eher etwas höher. Beim Azetylester (Aspirin) ist die Ätzwirkung geringer, aber die Vergiftung selbst stärker ausgeprägt als bei der freien Salizylsäure.

Vergiftungsbild

Leichte Vergiftungserscheinungen, wie Nausea, Erbrechen, Magenschmerzen, Schwindel und Ohrensausen mit Herabsetzung der Hörfähigkeit, treten schon bei therapeutischen Dosen von 8 bis 12 g (Gelenkrheumatismus) in Erscheinung. Es empfiehlt sich deshalb, die Salizylsäure immer mit der gleichen Menge Natriumbikarbonat zu kombinieren, wodurch schwerere Erscheinungen vermieden werden können. Bei höheren Dosen kommt es zu *Atemnot* und tiefer Atmung vom „azidotischen Typus" wie beim Coma diabeticum, ferner zu starkem *Schwitzen,* evtl. auch zu anhaltendem Erbrechen, Unruhe, Reizbarkeit und Verwirrtheit, die bald einer Somnolenz weichen. Das *Gesicht ist gerötet* und zeigt gelegentlich ein periokuläres Ödem. Es kann zu schwerer *Exsikkose* kommen, schließlich zu *Hyperthermie* mit Kollaps und Koma. Terminal treten gelegentlich auch Blutungen auf, weil durch die Salizylsäure die Bildung des *Prothrombins* in der Leber gestört wird, worauf von zahlreichen Autoren hingewiesen wurde. Typisch sind schwere *Hypokaliämien* mit den charakteristischen EKG-Veränderungen. Seltener sind *Hypoglykämien, vor allem bei Kindern* (6).

Diagnose: Verdächtig für das Vorliegen einer Salizylsäurevergiftung sind eine *hochgradige Hyperpnoe und Atemnot mit starkem Schwitzen*

beim Fehlen einer eigentlichen Zyanose oder eines kardialen oder pulmonalen Prozesses, welche die Atemnot zu erklären vermögen. Von einer eigentlichen Vergiftung kann man dann sprechen, wenn der Blutspiegel 20 mg% übersteigt.
Im Urin findet man bei schweren Vergiftungen Azeton und Eiweiß, so daß zusammen mit der tiefen Atmung irrtümlich evtl. zuerst ein Coma diabeticum angenommen wird. Das starke Schwitzen gehört aber nicht zum diabetischen Koma, und auch das gleichzeitige Fehlen des Urinzuckers lenkt auf die richtige Diagnose. Die gelegentlich vorhandene *Hyperpyrexie* läßt evtl. irrtümlich zuerst einen infektiösen Prozeß vermuten.

Nachweis der Salizylsäure: Dieser gelingt im Urin durch die typische *Violettfärbung* bei tropfenweisem Zusatz einer 10%igen Eisenchloridlösung. Hierbei entsteht zuerst ein weißer Niederschlag von Eisenphosphat, und dann wechselt die Farbe bei Gegenwart von Salizylsäure zu Purpurviolett. Zur Unterscheidung der gleichsinnigen Reaktion von Azetessigsäure kocht man den Urin im Reagenzglas zuerst, kühlt ihn dann ab und führt jetzt die Reaktion durch. Handelt es sich um Azetessigsäure, so fällt die Reaktion im gekochten Urin negativ aus, während sie bei Anwesenheit von Salizylsäure erneut positiv ist.
Unter den sehr zahlreichen in die Klinik eingelieferten Aspirinvergiftungen sahen wir nur einen tödlich verlaufenen Fall eines 43j. schwervergifteten Mannes, der in suizidaler Absicht 50 g Aspirin eingenommen hatte. Neben dem typischen klinischen Bild und einer Leukozytose von 14 600 war hier der im Serum auf 57 mg% erhöhte Rest-N und der sehr hohe Xanthoproteinwert von 360 (normal 20 bis 30) auffällig.

Pathologisch-anatomisch fanden sich in diesem Falle Petechien und Blutungen in den serösen Häuten und der Hirnhaut. Die parenchymatösen Organe zeigten eine trübe Schwellung und Verfettung. In der Niere können degenerative Veränderungen an den Glomeruli und Tubuli gefunden werden.

Chronische Vergiftung

Die chronische Einnahme größerer Salizylatdosen (4–8 g tgl.) kann in seltenen Fällen zu zentraler Verwirrtheit mit Agitation, Stupor und evtl. zum Koma führen (7). Differentialdiagnostisch muß bei Hysterie, Coma diabeticum und andern organischen Delirien an diese Möglichkeit gedacht werden.

Panzytopenien: Aspirin führt nur sehr selten zu Störungen des Knochenmarks. Die einzig sicheren Fälle, die mir bekannt sind (positiver Belastungsversuch in 2 Fällen) stammen von WIJNJA u. Mitarb. (8).

Therapie

1. *Bei oraler Aufnahme:* Magenspülung mit Zusatz von Tierkohle, am Schluß Einflößen von 30 ml Rizinusöl durch die liegende Sonde. Spülungen mit Natriumbikarbonat sind zu meiden, weil dadurch die Löslichkeit des Aspirins gesteigert wird. Da bei diesen Vergiftungen durch die Reizung der Magenschleimhaut meistens Pylorospasmus auftritt, so ist die Resorption oft verzögert, und die Spülung hat deshalb auch in verspäteten Fällen noch einen Sinn!
2. **Leichte Fälle:** Alkalizufuhr ist günstig und sollte in allen Fällen durchgeführt werden; sie muß aber, wie wir oben näher ausführten, in allen Fällen genau überwacht werden, da sonst infolge der hier vorliegenden „Pseudoazidose" durch eine evtl. entstehende Alkalose Tod durch Atemlähmung eintreten kann (9). Man gebe also bei Dyspnoe anfänglich als i.v. Tropfinfusion eine isotonische Lösung von $1/6$ molarem Natriumbikarbonat. *Sobald die azidotische Atmung wieder in die normale Atmung übergeht – was bei Erwachsenen gewöhnlich schon nach Zufuhr von 300 bis 400 ml der Fall ist! – wird die Infusion sofort abgebrochen* (3). Will man die Zufuhr der nötigen Alkalimenge auf Grund der Erniedrigung der Alkalireserve im Blut berechnen, so bekommt man viel zu hohe Werte (3–4mal zu hoch!). Dagegen erlauben fortlaufende *pH-Bestimmungen* eine gute Kontrolle (10).
3. **Schwere Fälle:** Am besten bewährt hat sich nach den sorgfältigen Untersuchungen von LAWSON (11) aus der Klinik von MATTHEW in Edinburgh die *forcierte alkalische Diurese* mit *reichlich Kaliumzusatz,* d.h. die „Cocktail-Diurese":

Physiologische NaCl	0,9%	500 ml	als Mischung 2 Liter/Std. i.v. verabr. während 3 Std.
Lävulose	5%	1000 ml	
Natriumbikarbonat	1,26%	500 ml	
Kaliumchlorid		3 g	

Diese forcierte Diurese bewirkt einen raschen Abfall des Salizylatspiegels, eine Korrektur

des pH und verhütet durch die stündliche Zufuhr von 40 mval Kalium die gefürchtete Hypokaliämie.
4. **Vitamin K:** *Konakion®* 2 Amp. i. v. oder direkt in die Infusion, um die gestörte Prothrombinbildung in der Leber möglichst zu unterstützen und der evtl. Blutungsgefahr durch eine Hypoprothrombinämie vorzubeugen.

Literatur

1 WECHSELBERG, R.: Pädiat. Prax. 7 (1968) 431
2 ODIN, O.: Acta med. scand. Suppl. 50 (1932) 177
3 PETERS, J. T.: Acta med. scand. 128 (1947) 51
4 NIEWEG, H. O. u. MITARB. Am. rheum. Dis. 22 (1963) 440
5 GOLDMAN, A. S., W. C. YAKOVAC: Envir. Health 8 (1964) 648
6 LIMBECK, G. A. u. MITARB.: Amer. J. Dis. Child. 109 (1965) 165
7 GREER III, H. D. u. MITARB.: J. Amer. med. Ass. 193 (1965) 555
8 WIJNJA, L. u. MITARB.: Lancet 1966/II, 768
9 GRELLAND, R., P. AHNFELT-ANDERSEN: Nord. Med. 8 (1948) 2258
10 ROBIN, E. D. u. MITARB.: Am. J. Med. 26 (1959) 869
11 LAWSON, A. A. H., u. MITARB.: Quart. J. Med. 38, (1969) 31

Paraaminosalizylsäure (PAS)

PAS wird heute seit den grundlegenden Arbeiten von LEHMANN (1) sehr ausgedehnt als hochwirksames Chemotherapeutikum gegen die Tuberkulose verwendet. Oral wird es in täglichen Dosen von 10 bis 16 g relativ gut vertragen. Bei empfindlichen Personen kann es zu Durchfällen, Meteorismus und Nausea kommen. Intravenös haben wir bei Meningitis-Tbc-Patienten monatelang bis zu 40 g täglich ohne Vergiftungserscheinungen verabreichen können (2). Im Gegensatz zur reinen Salizylsäure führt es in diesen Dosen nicht zur Azidose. Wichtig ist aber die Verwendung chemisch sehr reiner Präparate. Die Lösungen sollten immer frisch verwendet werden, da es durch Zersetzung zum Auftreten von *m-Aminophenol* kommen kann, wodurch schwere hämolytische Anämien mit Zyanose, *Methämoglobinbildung* und massenhaft *Innenkörpern* beobachtet werden können. Bei reinen und frischen Lösungen kommen aber solche Komplikationen nicht vor. Strumen konnten wir nicht beobachten.
Bei ca. 5% der Patienten kommt es bei protrahierter PAS-Verabreichung zum Auftreten von Sensibilisierungserscheinungen mit Fieber, Schüttelfrost, scarlatiniformen Exanthemen und Eosinophilie (3). Gelegentlich kann es (wie auch durch *Luminal®!*) zu einem allergisch bedingten *Drüsenfieber* (Mononucleosis) mit dem typischen Blutbild und Drüsenschwellungen (4,5) kommen (zwei eigene Beobachtungen). Selten sind *akute hämolytische Anämien* durch Autoantikörperbildung (6) oder akute *Thrombozytopenien* (7).

Literatur

1 LEHMANN, J.: Lancet 1946/II, 6384
2 MOESCHLIN, S., W. LÖFFLER: Helv. Med. Acta 18 (1951) 441
3 MORANDI, L. u. MITARB.: Schweiz. med. Wschr. 81 (1951) 1301
4 GAULHOFER, W., P. SJOUKES: Med. Tschr. Geneesk. 96 (1952) 2001
5 LICHTENSTEIN, M. R., W. CANNEMEYER: J. Amer. med. Ass. 152 (1953) 606
6 MACGIBBON, B. u. MITARB.: Lancet 1960/I, 10
7 GREGG, J. A., R. L. MAYCOCK: J. Amer. med. Ass. 172 (1960) 1909

Antifebrin [Azetanilid]

Antifebrin (Azetanilid) wird heute kaum mehr verwendet, da seine therapeutische Breite zu klein ist und schon Dosen von 1 g Vergiftungserscheinungen wie Zyanose, Somnolenz, Kollapserscheinungen mit profusen Schweißen hervorrufen. Auch hier kommt es wie beim Anilin (s. dort) zur Bildung von *Methämoglobin* mit allen seinen Folgeerscheinungen. Das chronische Vergiftungsbild entspricht weitgehend der chronischen Phenacetinvergiftung.

Therapie der akuten Vergiftung: siehe Nitrobenzolvergiftung. Zusätzlich empfiehlt sich eine Spülung mit 250 ml Kaliumpermanganatlösung 1:1000. Nachweis siehe Anilin.

Phenacetin [4-äthoxy-acetanilid]

wird heute vermischt mit anderen Antineuralgika noch in vielen Kombinationspräparaten gebraucht. Die Bildung von pathologischen Abbaustufen des Hämoglobins ist weniger ausgeprägt als beim Antifebrin, führt aber namentlich bei chronischem Gebrauch und bei empfindlichen Personen (G-6-PD-Mangel) zu deutlicher

Zyanose. Auch hier kann es im Blute zum Auftreten von Innenkörpern (1, 2) und infolge der gesteigerten Hämolyse zu erhöhten Retikulozytenwerten und gelegentlich zu einer leichten Anämie kommen. Besonders empfindlich sind Säuglinge und Kleinkinder (3), wo es zu schweren hämolytischen Innenkörperanämien mit Zyanose kommen kann. Phenacetin darf deshalb bei Kleinkindern nicht verwendet werden.

Nachweis: 10 ml Urin werden im Reagenzglas 3 Minuten gekocht und dann mit der gleichen Menge einer 10%igen Bleinitratlösung versetzt, um die evtl. vorhandene Salizylsäure zu zerstören. Zum Filtrat gibt man einige Tropfen Ferrichloridlösung. Bei Gegenwart von Antipyrin tritt eine Rotfärbung auf, die nach Zugabe einer Säure oder Lauge im Überschuß wieder verschwindet (4).

Akute Vergiftung

Bei Einnahme größerer Mengen kommt es neben der Zyanose zum Auftreten von Schwindel, Ohrensausen, Flimmern vor den Augen und Somnolenz. Die Temperatur und der Blutdruck fallen ab, der Puls wird weich und frequent. Schließlich verlieren die Vergifteten das Bewußtsein und fallen in ein tiefes Koma. Todesfälle sind aber auch hier selten. Wir sahen 2 Fälle von schweren Vergiftungen mit *Saridon*® (1 Tablette = Phenacetin 0,25, Isopropylantipyrin 0,15, *Persedon*® 0,05, Koffein 0,05):

Eine 48j. Frau hatte am Vorabend 200 Tabletten (= 50 g Phenacetin) aufgelöst in Wasser eingenommen. Sie wurde am Morgen in komatösem Zustand im Bett aufgefunden. Bei der Einlieferung tiefes Koma, ausgesprochene Zyanose. Sehnenreflexe erloschen, Korneal- und Pupillenreflexe erhalten. Im EKG flache bis leicht negative T-Wellen und leichte Senkung der Zwischenstücke. Urin rötlich (Antipyrin). Auf i.v. Stimulation und Infusion rasche Erholung. Keine Folgeerscheinungen. Das EKG normalisiert sich wieder vollkommen. Ein zweiter Fall einer 20j. Patientin, die 100 Tabletten eingenommen hatte, bot ein ganz ähnliches Bild.

Therapie

Magenspülung, Stimulation mit Coffein, Phenyl-(a-piperidyl)-essigsäuremethylester *(Ritalin*®*)*, usw., reichliche i.v. Flüssigkeitszufuhr, um die Ausscheidung zu beschleunigen. Bei Kindern evtl. Austauschtransfusion.

Paracetamol = N-acetyl-p-aminophenol: Man hat in den letzten Jahren empfohlen, das Phenacetin in Kombinationspräparaten durch diesen Stoff zu ersetzen, doch führt auch dieser zu Anämie (5), so daß dies keine Vorteile aufzuweisen scheint, wenn nicht die Suchtgefahr geringer ist, worüber Erfahrungen noch fehlen. *Letaldosis* 15 g und evtl. mehr, dabei kommt es häufig zu *Lebernekrosen,* seltener zu *tubulärer Nekrose* (6, 7).

Therapie: Bei akuter Vergiftung Magenspülung. Peritonealdialyse und Hämodialyse sind wirkungslos, da der Paracetamol-Globulin-Komplex nicht dialysierbar ist. Leberzellschutz-Therapie mit Hydrocortison und einem Antihistaminikum.

Phenacetinsucht und chronische Phenacetinschäden

Der Phenacetinabusus hat in den letzten Dezennien in der Schweiz in erschreckendem Maße zugenommen. Betroffen sind davon vor allem die Industriegebiete und in ganz speziellem Maße die *Uhrenindustrie*. Im Gegensatz zu Deutschland, wo solche phenacetinhaltige Kombinationspräparate nur in Apotheken erhältlich sind, können in verschiedenen Kantonen der Schweiz diese Medikamente rezeptfrei in Drogerien verkauft werden. Früher wurden solche Tablettenpackungen sogar in Kiosken und Automaten angeboten (Abb. 86 und 87). Darin liegt wohl

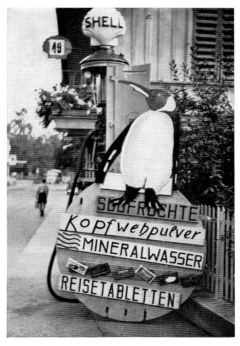

Abb. 86. Typische Kioskreklame, auf der neben Früchten auch die begehrten phenacetinhaltigen Mittel figurieren, friedlich behütet vom vertrauenspendenden Pinguin.

einer der Hauptgründe für die viel ausgeprägtere Häufung dieser Fälle in der Schweiz, doch spielen dabei auch andere Faktoren eine Rolle. Aber auch in andern Ländern (Skandinavien, USA, Australien) nimmt der Verbrauch stark zu.

Phenacetinverbrauch. Ein sehr deutliches Bild ergeben die in den Jahren 1950–1957 in der Schweiz verbrauchten Phenacetinmengen (5): 1950: 28000 kg, 1955: 42000 kg, 1956: 45000 kg. In Dänemark 1951: 31000 kg, 1957: 65000 kg! Bedauerlicherweise sind ab 1958 von der Industrie keine offiziellen Zahlen mehr zu erhalten. In den USA stieg der Konsum von 1940 bis 1948 auf das Doppelte. Der Verbrauch pro Kopf der Bevölkerung war 1954 für die USA und die Schweiz gleich, nämlich 22 g pro Jahr.

Einer meiner Patienten, ein Drogist, der vor der Behandlung selbst täglich bis zu 20 (seine Frau 10–15, sein 16jähriger Sohn 4–6) *Saridon*®-Tabletten schluckte, erzählte mir, daß er in einer Ortschaft von 500 Einwohnern pro Tag im Durchschnitt 800–1000 Tabletten verkaufe. Eine Konsumfiliale in Solothurn setzte 1956 monatlich für ca. 1000 sFrs. *Saridon*® um. Rechnet man die Menge auf die zwanzig oder mehr Jahre alten Personen der schweizerischen Bevölkerung um, so ergibt dies einen Jahresverbrauch von zirka 90 Tabletten. Der Großteil dieser Tabletten wird aber von den Süchtigen verbraucht, die pro Tag durchschnittlich 4–15 Tabletten einnehmen. In den letzten 16 Jahren habe ich allein in der Praxis und im Spital über 400 Fälle von schwerem Phenacetinabusus behandelt. Die Zahl der wegen schwerer Analgetikasucht psychiatrisch internierten Patienten stieg in Basel von 25 im Jahre 1944, auf 135 im Jahre 1954! Nach der Enquête von MÜLLER und KIELHOLZ (8) waren der Hälfte der Ärzte in der Schweiz im Jahre 1956 rund 5500 Patienten mit Phenacetinabusus bekannt, die tatsächlich vorhandene Zahl dürfte nach eigenen vorsichtigen Schätzungen bei ungefähr 20000 liegen! Das heißt zirka $4^0/_{00}$ der Schweizer Bevölkerung. Es ist zu hoffen, daß die im Jahre 1963 getroffenen Maßnahmen (Verbot des freien Verkaufs, Beschränkung der Reklame, intensive Aufklärung der Bevölkerung über die Gefahren) eine Besserung bringen.

Ursachen der gegenwärtigen Zunahme des Phenacetinabusus. Die Ursachen dieser beängstigenden Zunahme des Tablettenmißbrauches sind sehr verschiedenartiger Natur:

1. Zunahme der Akkordarbeit,
2. unphysiologische Arbeitsbedingungen,
3. Zunahme der nervösen Beanspruchung und damit der vegetativen Labilität.

Die Umstellung auf die Akkordarbeit ist wohl besonders in der Uhren- (Kanton Solothurn) und Textilindustrie (Kanton St. Gallen) einer der wesentlichsten Gründe. Verlangt sie doch vom Arbeiter, und vor allem von der noch mit der zusätzlichen Familien- und Haushaltbetreuung überlasteten Arbeiterin, eine Konzentration und Anspannung, welcher diese heute oft nicht mehr gewachsen sind. Dieses Versagen verleitet sie dann, eventuell durch solche Mittel eine vermeintliche Mehrleistung zu erzielen. In gewissen Fällen mögen es auch unphysiologische Arbeitsbedingungen sein, die zum Auftreten von Kopfschmerzen und dadurch zur Tablettensucht führen. So sind gerade in der Uhrenindustrie Klagen

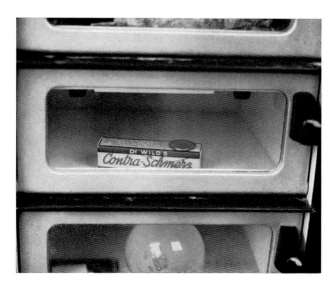

Abb. 87. Automat, in dem das Phenacetinsuchtmittel zwischen der lichtspendenden elektrischen Lampe und der energiespendenden Dauersalamiwurst figuriert.

der Arbeiter über grelles Licht, starke Lichtkontraste (9) beim Arbeiten mit Lupen in einer oft auffallend trockenen Luft und einem lärmigen Saal nicht selten. Daneben spielt wahrscheinlich auch die ganz allgemein bei einem Großteil der Bevölkerung beobachtete Zunahme der vegetativen Labilität – zum Teil verursacht durch die zunehmende Hast und Unruhe unserer Zeit und das fehlende Ausspannen an den Feiertagen – eine gewisse Rolle.

Warum führen die phenacetinhaltigen Kombinationspräparate in gewissen Fällen zur Entwicklung einer eigentlichen Sucht? Die Hauptgründe liegen im Phenacetin selbst, das neben einer analgetischen eine deutlich euphorisierende Wirkung hat. Die Momente, die eventuell zur *Suchtauslösung* führen, lassen sich folgendermaßen zusammenfassen:

1. Dämpfung von Unlustgefühlen (Euphorie), eventuell verstärkt durch Zusatz kleiner Sedativmengen.
2. Verschwinden von eventuell vorbestehenden Kopfschmerzen.
3. Zentrale Stimulation durch den Coffeinzusatz.
4. Phenacetinkater bei chronischem Gebrauch mit Auftreten von Kopfschmerzen und Irritabilität, was durch erneute Einnahme bekämpft wird.
5. Allmähliche Gewöhnung und damit Dosissteigerung.

Es sind namentlich die heutigen Kombinationspräparate von *Phenacetin mit Coffein* und dem eventuellen Zusatz einer kleinen Menge eines *Sedativums* (*Persedon®* im schweizerischen *Saridon®*, oder Barbiturate), die allmählich bei hierfür disponierten Individuen zur Tablettensucht führen können.

Durch das Phenacetin werden eventuelle Unlustgefühle sowie unangenehme Körpersensationen, Kopfschmerzen und Katergefühl aufgehoben und durch eine angenehme Euphorie überdeckt; das Coffein behebt als Anregungs- und Weckmittel eventuelle Ermüdungserscheinungen. Die meistens gleichzeitig vorhandene Nervosität wird durch die kleine Beigabe des Sedativums gedämpft oder ausgeschaltet. So kommt tatsächlich für einige Stunden bei gewissen Menschen eine vermehrte Arbeitsleistung zustande, die allerdings bald einem darauffolgenden Phenacetinkater weicht, welchen der Süchtige nun gewöhnlich durch erneute Tabletteneinnahme zu betäuben versucht. Manche dieser Patienten nehmen schon frühmorgens vor dem Verlassen des Bettes 2–3 Tabletten, die auf dem Nachttisch bereitliegen. *Bei der Mehrzahl der Phenacetinisten treten als direkte Folge des Abusus sehr hartnäckige Kopfschmerzen auf.*

Zusammen mit der eintretenden Gewöhnung führt dies durch einen ständigen Circulus vitiosus zu einer allmählichen Steigerung der Dosis, so daß dann viele dieser „Tablettomanen" von anfänglich 3–4 Tabletten schließlich auf einen Tageskonsum von 10–30 Tabletten, d. h. von 2,5–7,5 g Phenacetin kommen. Bei noch höheren Dosen treten direkte toxische Nebenerscheinungen wie Schwindel, Benommenheit und schwere Zyanose auf, so daß eine Grenzdosis von 30–40 Tabletten nur selten überschritten wird.

GSELL (11) erwähnt den Fall eines Baslers, der täglich sogar 70 Tabletten verzehrte.

Wir wollen hier nicht auf die uns müßig erscheinende Streitfrage eingehen, ob es sich um eine eigentliche Sucht handelt oder nicht, und verweisen auf KIELHOLZ (12) und HAAS (13), die diese Frage ausführlich behandelt haben.

In der Schweiz verwendete Präparate: Die hauptsächlichsten Phenacetinkombinationspräparate sind in der folgenden Tabelle zusammengestellt, die wir mit kleinen Ergänzungen der Arbeit von SCHWEINGRUBER entnehmen.

Häufigste Phenacetinpräparate

Aspiphenin	Gewodin	Poudre Omega
Cachets Faivre	Kafa	Quadronal
Cerebrol	Kalmine	Sanalgin
Contra-Schmerz	Kefol	Saridon
Dolviran	Malex	Sigaprin
Escalgin	Médialgyl	Spalttabletten
Fortacyl	Melabon	Stellacyl
Gelonida antineuraligica	Néalgyl Phenalgin	Treupel Xaril

An erster Stelle stand in der Schweiz das *Saridon®*, heute häufig das *Kafa®*, *Contra-Schmerz®* oder *Xaril®*. Die in den Präparaten pro Tablette enthaltene Phenacetinmenge beträgt gewöhnlich 0,25 g, beim Treupel sogar 0,5 g. Doch führen gerade die Treupeltabletten weniger häufig zur Sucht, da hier die Codeinbeigabe stark sedativ wirkt und die anregende Wirkung dadurch größtenteils wegfällt.

Toxische Dosis: Die toxische Grenzdosis bei chronischem, jahrelangem Gebrauch liegt wahrscheinlich ungefähr bei 1 g (SCHWEINGRUBER, Food and Drug Administration (1941)), d. h. bei Erwachsenen ist durch Einnahme von vier und mehr der gebräuchlichen Tabletten pro Tag eventuell mit dem Auftreten von Dauerschädigungen zu rechnen. Die letale Einzeldosis ist wahrscheinlich sehr hoch; so sahen wir eine Frau, die trotz der Einnahme in suizidaler Absicht von 200 Tabletten Saridon auf einmal, d.h. 50 g Phenacetin, noch mit dem Leben davonkam. Viel empfindlicher sind *Kinder*. Hier können, wie vor allem CERNY (3) aus der Basler Kinderklinik hervorhebt, bei Säuglingen schon nach 1–2–3 Treupelsupp. à 0,125 g schwere Zyanosen und Anämien auftreten. *Bei Säuglingen sind also phenacetinhaltige Mittel streng kontraindiziert!*

Nachweis: Der Abusus kann durch Untersuchung des Urins auf *Para-Aminophenol* bewiesen und quantitativ erfaßt werden. Methodik siehe (10).

Prophylaxe des Phenacetinabusus:
1. Rezeptzwang,
2. optimale Arbeitsbedingungen,
3. zweimalige Kaffeepause,
4. Aufklärung über die Gefahren,
5. phenacetinfreie Kombinationspräparate.

Am besten wäre es, wenn in der Schweiz, wie in Schweden (1961), alle phenacetinhaltigen Mittel rezeptpflichtig würden. So ging dadurch in Schweden der Phenacetinverbrauch von 33,4 Millionen Tabletten im Jahre 1959 auf 2,25 Millionen im Jahre 1962 zurück. Wichtig ist ferner die Aufklärung der Bevölkerung, vor allem in der Industrie, über die großen Gefahren dieser Mittel, doch wird man namentlich in Betrieben mit Akkordarbeit diesen Mißbrauch nur dann stärker einschränken können, wenn man wie in England dazu übergeht, den Arbeitern eine kurze Entspannung und gleichzeitig ein ungefährliches Anregungsmittel, in Form der dort allgemein gebräuchlichen *Kaffeepause* am Vor- und Nachmittag, zu gestatten. Das kann durch Aufstellung geeigneter Automaten oder Cafeterias geschehen und hat sich in gewissen Betrieben Solothurns, wo man zu diesem System übergegangen ist, schon sehr bewährt. Der Kaffee ist wohl seit dem Altertum das harmloseste und ungefährlichste Genuß- und Anregungsmittel. Ein wesentlicher Punkt, der gerade von GRANDJEAN (9) und seiner Gruppe betont wird, ist die Verbesserung der physiologischen Arbeitsbedingungen an den Arbeitsplätzen (Beleuchtung usw.). Wichtig ist es auch, daß wir für die eventuell auftretenden Kopfschmerzen über phenacetinfreie und trotzdem wirksame Mittel verfügen. Hier hat die Industrie ein dankbares Feld vor sich, da leider auch heute noch die analgetische Wirkung der phenacetinhaltigen Präparate gegen Kopfschmerzen den übrigen nicht-phenacetinhaltigen Präparaten deutlich überlegen ist. Vielen Patienten hilft ein starker Kaffee (Nescafé) schon mit z.B. einem *Alcacyl*® (Ca-Salicylat), anderen das *Migränin*® (Antipyrin mit Coffein). Recht gut hat sich auch das phenacetinfreie *Solco 7*® bewährt (14), das aber Aminopyrin enthält. Bei *Säuglingen* sollten phenacetinhaltige Präparate (Treupelsupp. pro infantibus) überhaupt nicht verwendet werden (siehe auch CERNY (3)).

Toxische Folgeerscheinungen: Diese betreffen vor allem die folgenden drei Systeme:
 I. Blut,
 II. Nervensystem,
 III. Nieren.

I. Blut

Phenacetin ist ein Anilinabkömmling und führt als solcher zur Bildung von „Verdoglobin-S", d.h. einer nicht mehr reversiblen Oxydationsstufe des Hämoglobins, und manchmal auch zum Auftreten kleiner Mengen Methämoglobin (= „Hämiglobin"), (15). Die Empfindlichkeit ist individuell sehr verschieden. So sah ich Patienten, die schon nach 3–4 Tabletten täglich die „schmutzig-graue Zyanose" aufweisen, während bei anderen Patienten diese Veränderung erst bei 8–10 Tabletten oder mehr in Erscheinung trat. Es ist möglich, daß analog zum *Primaquine* auch hier diese Anfälligkeit auf individuellen Unterschieden im Enzymgehalt der Erythrozyten an Glukose-6-phosphat-Dehydrogenase beruht (siehe Primaquine). Der Nachweis des Verdoglobin-S gelingt spektometrisch nach Hämolyse des Blutes durch das typische Adsorptionsband bei 619 mμ, das durch Reduktionsmittel nicht verschwindet, sowie an Hand der Vermehrung des „inaktiven Hämoglobins" über 0,3/100 ml Blut. Gleichzeitig mit dem Auftreten pathologischer Blutpigmente kommt es in den Erythrozyten zur Bildung der typischen Heinzschen Innenkörperchen (Abb. 80 und 81). Im Gegensatz zu anderen Autoren konnten wir diese Innenkörper in schweren Fällen häufig nachweisen. Sie sind aber, wie auch bei anderen Anilinabkömmlingen, hier sehr feinkörnig und nur bei sorgfältiger, 10–15 Minuten langer Färbung mit Brilliantkresylblau zu erkennen. Am besten gelingt ihr Nachweis im ungefärbten Präparat im Phasenmikroskop, wo die Innenkörperchen als dunkle Kontrastflecke sich deutlich abheben (16). Da durch den vermehrten Abbau dieser geschädigten roten Blutkörperchen im Sinne einer toxischen hämolytischen Anämie auch regelmäßig *erhöhte Retikulozytenwerte* von 30–70 bis eventuell 100⁰/₀₀ als Zeichen der kompensatorisch einspringenden vermehrten Erythropoese auftreten, werden sie von den Laborantinnen meistens als punktierte Retikulozyten mitgezählt und übersehen. Der gesteigerte Abbau der Erythrozyten führt zu allen klinischen Zeichen einer *mäßigen hämolytischen Anämie*, d.h. neben erhöhten Retikulozytenwerten auch zu einer leichten bis schweren Anämie von 5,5–10 g% Hb. und einem eventuell leicht erhöhten *Bilirubin* und *Serumeisen* (siehe unten). Die Überlebenszeit dieser Erythrozyten ist deutlich verkürzt (17, 18). In seltenen Fällen kann es durch Phenacetin auch zu einer durch Sensibilisierung bedingten erworbenen hämolytischen Anämie (19) mit positivem Coombs-Test kommen. *Agranulozytosen* durch reines Phenacetin sind sehr selten (3 eigene Fälle unter 400 Agranulozytosen), weitere Lit. s. Bock (20).

Symptome der hämolytischen Innenkörperanämie

Hb.:	5,5–10 g%
F I.:	Normal bis leicht erhöht, 1,0–1,2, selten leicht erniedrigt
Erythrozyten:	1,8–3 Millionen
Retikulozyten:	30–70⁰/₀₀
Innenkörper:	30–140⁰/₀₀
Polychromasie	der Erythrozyten
Chemisch:	Eventuell Nachweis von Verdoglobin (Adsorptionsstreifen 619 mμ), Serumeisen 140 bis 180 γ%, Bilirubin 1,2 bis 2,0 mg%
Knochenmark:	Erythropoese + + +, Fe-Speicherzellen + +
Klinischer Aspekt:	Eventuell braun-graubläuliche Verfärbung der Haut.

Unter 200 Fällen bestand als Folge der jahrelang fortgesetzten gesteigerten Hämolyse auch siebenmal eine mäßige *Milzvergrößerung*. Die Leukozyten- und Thrombozytenwerte lagen im Bereich der Norm (doch haben wir in einem Fall auch eine durch *Saridon®* ausgelöste *Agranulozytose* mit positivem Belastungsversuch auf Phenacetin gesehen). Im Knochenmark finden sich neben einer deutlich *gesteigerten Erythropoese* (die aber in den Spätstadien beim Vorhandensein der Nierenschädigung fehlt!) die für die hämolytischen Anämien typische *Vermehrung der Eisenspeicherzellen*, die besonders eindrücklich ist (siehe Abb. 88). Diese Hämosiderose ist auch bei den fortgeschrittenen Nierenschädigungsfällen (interstitielle Nephritis) immer nachweisbar, und zwar schon vor einer eventuell durchgeführten Behandlung mit multiplen Trans-

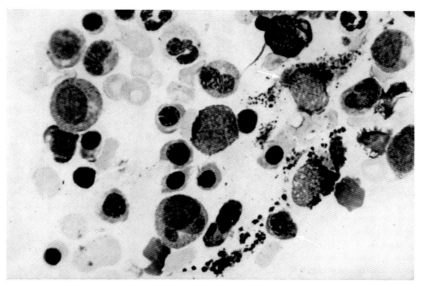

Abb. 88. Typische Eisenspeicherzellen (Fe-Makrophagen), die mit Feritin und Hämosiderin beladen sind, im Knochenmarkspunktat einer phenacetinsüchtigen Patientin. Man beachte daneben die deutliche Vermehrung der Erythropoese durch die hämolytische Anämie. Oft haben uns erst diese stark vermehrten Fe-Speicherzellen auf die richtige Diagnose geführt, da der Abusus häufig abgestritten wird.

fusionen. Das Vorkommen von solchen *Eisenspeicherzellen bei Urämien* ist nach unseren Erfahrungen häufig ein Hinweis dafür, daß wir es in diesen Fällen mit einer eigentlichen *Phenacetinnephritis* zu tun haben.
Die schwere Anämie (Hb. 4,8–6,4 g%) bei Fällen mit interstitieller Nephritis erklärt sich durch drei Faktoren. Einmal durch die hier, infolge der geschädigten Niere, verzögerte Ausscheidung des Phenacetins und seiner Abbauprodukte, anderseits durch die zufolge der Urämie noch gesteigerte Hämolyse. Entsprechend ist auch die Lebensdauer transfundierter Erythrozyten in solchen Fällen deutlich verkürzt. Drittens durch die urämisch-toxische Hemmung des Knochenmarks, wie wir sie auch bei anderen Urämien antreffen.
Fehldiagnosen sind bei solchen Anämien häufig, wenn man nicht an die Möglichkeit einer Phenacetinschädigung denkt. Viele dieser Anämien werden als okkulte Blutungsanämien, achylische oder hämolytische Anämien unbekannter Ursache usw. verkannt. Die bei sorgfältiger Untersuchung in der Regel vorhandenen Innenkörper, zusammen mit der typischen „schmutzig-graubräunlichen Zyanose" und die zahlreichen *Fe-Speicherzellen* im Sternalpunktat weisen dann auf die richtige Spur.

Therapie

1. Bei allen diesen Fällen ist das sofortige Weglassen aller phenacetinhaltigen Präparate die wichtigste Maßnahme. Früher wurde das ärztliche Verbot vom Patienten meistens nicht beachtet; seitdem wir aber wissen, daß dieser Abusus auch zu schweren, eventuell tödlichen Nierenschädigungen führen kann, hat man damit den Patienten gegenüber ein viel wirksameres Druckmittel in den Händen.
2. *Vorübergehend Sedativa: Chlorpromazin (Largactil®, Megaphen®)* 3–6mal 25 mg täglich; in leichten Fällen *Diazepam (Valium®)* 10 mg 3–4mal täglich.
3. *Bei schweren Anämien*: Bluttransfusionen.
4. *Evtl. phenacetinfreie Analgetika*: Aspirin plus Coffein; *Solco 7®*.

II. Nervensystem

Übersicht der wichtigsten Störungen des Nervensystems

Nervosität, Affektlabilität, Tremor;
Abnahme der Merkfähigkeit;
Schlaflosigkeit;
vegetative Störungen ⟋Kopfschmerzen; ⟍Obstipation;
evtl. epileptische Anfälle in der Entwöhnungsphase.

Als Folge der chronischen Einwirkung phenacetinhaltiger Präparate beobachtet man eine sich allmählich immer mehr steigernde *Nervosität* mit deutlichem Tremor, verbunden mit Affektlabilität und sich erst sekundär entwickelnden, sehr ausgeprägten chronischen *Kopfschmerzen*. Das Gedächtnis verschlechtert sich, wobei vor allem die Merkfähigkeit leidet. Gelegentlich entwickelt sich auch eine ausgesprochene Schlaflosigkeit, die ihrerseits wieder zu einem eventuellen Schlafmittelabusus führt. KIELHOLZ (12) hat bei plötzlichen Entwöhnungen epileptische Anfälle beobachtet. Selbst haben wir dies nur in einem Falle gesehen. Über eine Beeinflussung des vegetativen Nervensystems ist wahrscheinlich auch die fast regelmäßig auftretende *Obstipation* zu erklären.

III. Interstitielle Phenacetinnephritis

SPÜHLER und ZOLLINGER (21) haben 1953 erstmals auf den eventuellen Zusammenhang zwischen chronischem Phenacetinabusus und dem Auftreten einer interstitiellen Nephritis hingewiesen. ZOLLINGER (22) hat in zahlreichen Arbeiten das histologische Bild dieser Nierenschädigung näher untersucht und beschrieben. Heute besteht auf Grund der Beobachtungen einschlägiger Fälle, bei denen der Phenacetinabusus dem Auftreten der Nierensymptome und auch den Kopfschmerzen vorausging (siehe auch die hier aufgeführten eigenen Fälle), kein Zweifel mehr, daß die langdauernde Einnahme größerer Mengen von Phenacetin bei gewissen Individuen nach 6-8-10-20 Jahren zu einer eventuell tödlichen Nierenschädigung im Sinne einer interstitiellen Nephritis mit tubulärer Schädigung führen kann. Es sei hier vor allem auf die Arbeiten von GSELL u. Mitarb. (11, 16) (Basel), HENSLER (23) (St. Gallen), MOESCHLIN (24, 25) (Solothurn), SCHEIDEGGER (26) (Basel), SCHMID (27) (Schaffhausen) und THOELEN (28) (Basel) hingewiesen. In den letzten Jahren sind zahlreiche Beobachtungen aus Skandinavien (29, 30, 31) und auch Beobachtungen aus den USA (32) hinzugekommen. Häufig kommt diese Nierenschädigung auch in *Australien* vor (Editorial: Brit. Med. J. 1962/II, 602). Auf die pathologisch-anatomischen Symptome wollen wir hier nicht näher eingehen, sondern verweisen auf die erste Darstellung von SPÜHLER und ZOLLINGER (21), sowie ZOLLINGER (33) und SCHEIDEGGER (26) und auf die kritische und umfassende Arbeit von UEHLINGER (34) (Symposion Freiburg i.Br., Jan. 1958). Es sei hier nur erwähnt, daß sich die in unseren Fällen durch Herrn Dr. Vetter (Chefarzt des pathologischen Institutes Aarau, Schweiz) erhobenen Befunde mit denjenigen der obigen Autoren vollkommen decken! Besonders häufig kommt es bei dieser Form zu *Papillennekrosen*.

Pathogenese: Diese ist auch heute noch ungeklärt, und der experimentelle Beweis läßt sich bis heute nicht erbringen. Den eindrücklichsten klinischen Beweis für einen direkten Zusammenhang der Analgetika-Einnahme und dem nach 10 bis 15 Jahren erfolgenden Auftreten einer tödlichen Phenacetinnephritis, liefern die Beobachtungen in einem Eisenwerk in Schweden, wo die männliche Belegschaft seit 1919 begann, ein Phenacetin-Mischpräparat, das ursprünglich gegen „Grippe" von einem Arzt verschrieben wurde, als Doping zu verwenden (30). Der Pathologe wurde dann auf die hohe Zahl der aus diesem Werk stammenden tödlichen interstitiellen Nephritisfälle aufmerksam, die in andern Betrieben der gleichen Gegend fehlten. Hier liegt gewissermaßen ein ungewolltes Experiment am Menschen vor! Das gleiche sahen wir an einem Eisenwerk im Kanton Solothurn bei der männlichen Belegschaft (siehe Abb. 92).

Trotz sehr zahlreicher Versuche an verschiedenen Tierarten ist es bisher nie gelungen, die „Phenacetinnephritis" beim Tier experimentell zu reproduzieren (16, 28, 35 und viele andere). Man kann sich deshalb heute ernstlich fragen, ob beim Menschen neben einer evtl. toxischen Einwirkung des Phenacetins oder seiner Abbauprodukte, nicht auch eine *Sensibilisierung auf eines dieser Produkte* im Sinne einer „allergischen Nephritis" in Frage kommt? Es erkranken ja auch lange nicht alle Phenacetin-Süchtigen an einer interstitiellen Nephritis, was auf eine individuelle Überempfindlichkeit hinweisen könnte. Daneben wird das große Problem noch dadurch kompliziert, daß es sich in fast allen bisher beim Menschen beobachteten Fällen um den Abusus von Mischpräparaten, die neben Phenacetin noch Koffein und (z.B. in Schweden, nicht in der Schweiz) auch Aspirin enthielten, handelt. Man kann im Tierversuch bei Ratten durch sehr hohe Dosen Phenacetin *Papillennekrosen* hervorrufen und dies gelingt noch viel leichter, wenn man dem Phenacetin Aspirin und Koffein hinzufügt (36). In diesem Zusammenhang ist es auch von Interesse, daß *Paracetamol* (N-acetyl-p-aminophenol), der Hauptmetabolit des Phenacetins, speziell in der Papille und Medulla konzentriert wird (37) und vielleicht diese Nekrosen hervorruft.

Erst seit 1966/67 (38) ist ein weiterer Hauptmetabolit der Sulfatester von 2-Hydrooxyphenetidin identifiziert worden. Er stellt das Endprodukt des Phenacetinabbaus über das *Phenetidin* dar. DUBACH (39) konnte zeigen, daß, wenn bei Ratten die verabreichte Phenacetinmenge um das 9fache erhöht wird, die *ausgeschiedene Phenetidinmenge* dann um das 90fache ansteigt. *Mit zunehmender Dosis verschiebt sich also der Abbau immer mehr in Richtung des Phenetidins.* Es könnte sein, daß dieses durch Rückresorption im Tubulusabschnitt die interstitielle Nephritis und Papillennekrose auslöst, der experimentelle Beweis für die ursächliche Rolle des Phenetidins steht aber noch aus. Andere Untersucher (40, 41) vermuten, daß das experimentell sich in den Nieren anreichernde *Pigment-Lipofuscin* toxisch wirken könnte.

Eigene Beobachtungen

Jedem Kliniker und Pathologen der Schweiz, der in einem der hauptsächlichsten Phenacetinabususgebiete (Basel, Solothurn, St. Gallen, Zürich) tätig ist, fällt die Zunahme der interstitiellen Nephritiden in den beiden letzten Jahrzehnten auf. Noch eindrücklicher wird aber der klinisch in die Augen springende Zusammenhang, wenn man alle Niereninsuffizienzen nach pathologisch-anatomischen Diagnosen unterteilt und untersucht, wie sich der Phenacetinabusus auf die einzelnen Gruppen verteilt. In der folgenden Tabelle sind unsere Resultate einer in den Jahren 1955–1957 in Solothurn durchgeführten klinischen Untersuchung dargestellt.

Es ergibt sich die interessante Tatsache, *daß innerhalb eines Zeitraums von drei Jahren von 27 phenacetinsüchtigen Nierenpatienten 26 auf die Gruppe der interstitiellen Nephritiden entfallen*, und nur ein Fall eine arteriosklerotische Niereninsuffizienz betrifft. *Trotz mehr oder weniger starker Kopfschmerzen nahmen die 60 übrigen Patienten keine phenacetinhaltigen Präparate ein.*

Es ist interessant, diese Ergebnisse mit den Untersuchungen von GSELL (42) und seinen Mitarbeitern in Basel (1969) zu vergleichen. Von 150 Patienten der Poliklinik (1962–1965), die eine mittlere Gesamtmenge von 12000–35000 Tabletten eingenommen hatten, wiesen 60%

Chronische Niereninsuffizienzen 1955–1957 am Bürgerspital Solothurn

	a) ohne Phenacetinabusus	b) mit Phenacetinabusus
1. Arteriosklerotische Schrumpfniere	12	1
2. Chronische Glomerulonephritis	6	0
3. Chronische „Pyelonephritis"	18	13
4. Interstitielle Nephritis ohne nachweisbare Pyelitis	5	13
5. Diabetes, Tbc u.a.	11	0
6. Mißbildungen	8	0
	60	27

Total 87

eine Erkrankung der Nieren auf (91 Personen). Bei einem Drittel aller Abususfälle wurde das Bild der chronischen interstitiellen Nephritis mit nachweisbarer Niereninsuffizienz gefunden (50 Patienten). Es handelte sich vorwiegend um Frauen mit einem langdauernden Abusus von 8–14 Jahren und einer Dosis von 4–7 Tabletten. In nur 7 von 91 Fällen, d.h. in 7% lag ein vorbestehendes Nierenleiden vor.

Klinisches Bild: Wenden wir uns nun den klinischen Erscheinungen zu, so muß von vornherein hervorgehoben werden, daß sich diese in keiner Weise von den übrigen Formen der interstitiellen Nephritis unterscheiden. Es muß nur unterstrichen werden, daß gewöhnlich die Anämie auffallend ausgeprägt und die Senkung besonders stark erhöht ist, ohne daß diese beiden Momente aber eine Abgrenzung gegenüber den durch anderweitige Ursachen bedingten Formen erlauben würden.

Die wichtigsten klinischen Symptome der „Phenacetinnephritis" lassen sich dahin zusammenfassen, daß wir eine langsame, im Verlauf der Jahre sich verschlimmernde chronische Niereninsuffizienz von vor allem tubulärem Typus vor uns haben. Das erste Zeichen ist gewöhnlich eine herabgesetzte Konzentrationsfähigkeit durch mangelnde Rückresorption im tubulären Apparat, d.h. *niedriges spezifisches Gewicht, helle Urinfarbe* und beim Fortschreiten des Prozesses ein allmähliches Ansteigen des Harnstoffs (schlechte U-Clearance) und des Kreatinins mit zunehmender *Azidosis* (Abfall der Alkalireserve, niedrige Ca-Werte) bei in der *Regel fehlender Blutdrucksteigerung*. Ein prognostisch schlechtes Zeichen ist das Ansteigen der Kaliumwerte. Die Natriumwerte zeigen kein typisches Verhalten. Die Anämie ist, im Vergleich zu den Urämiefällen anderer Genese, auffallend stark ausgeprägt, auf die Gründe sind wir oben näher eingegangen. Typisch ist für die unkomplizierten Fälle das Fehlen eines wesentlichen Sedimentbefundes, und daß der Urin kein oder nur Spuren Eiweiß enthält.

Klinische Symptome der Phenacetinniere

Mangelnde Rückresorption
- Niedriges spezifisches Gewicht (1008–1015)
- Urea ↗, Kreatinin ↗
- Xanthoprotein ↗
- Schlechte Ureaclearance

Versagen der
- NH_3-Bildung
- Carboanhydrase

Elektrolytstörungen
- Kalium ↘↗, Natrium ↗↘
- Kalzium ↘, Phosphat ↗
- Azidose (Alkalireserve ↘)

Fehlende Blutdrucksteigerung

Urin: *Sediment:* Unbedeutend (Ec. +, Lkz. +, Zyl. +)
Chem.: Evtl. Spuren E

Ausgesprochene Anämie (Urämiewirkung auf Knochenmark plus Hämolyse) (5,5–8 g%)

Graubraune Pigmentierung der Haut.

In den terminalen Phasen kann eine mäßige Blutdrucksteigerung hinzutreten. In der Regel ist aber das Fehlen der Blutdrucksteigerung für diese und andere Formen der interstitiellen Nephritis charakteristisch.
Es scheint in den Spätstadien ein häufiges Ereignis zu sein, daß in dem schwer geschädigten Nierenbecken (schlechte Durchblutung, Ödeme) sich sekundär eine Pyelitis aufpfropft, die in dem resistenzlosen Gewebe leicht Boden faßt und nur sehr schwierig zu bekämpfen ist. Wir wollen auf eine Besprechung dieser wahrscheinlich superinfizierten Phenacetinnephritisfälle nicht eingehen, da sie für die Phenacetinätiologie nicht beweisend sind.
Die Frauen sind, wie auch in den Beobachtungen anderer Autoren, in unserem Krankengut häufiger vertreten als die Männer, d. h. auf 4 Männer entfallen 9 Frauen.
Drei Momente sprechen aus der klinischen Beobachtung sehr für einen kausalen Zusammenhang des Phenacetins mit der interstitiellen Nephritis. Es sind dies:

A. Die eventuelle Besserung der Niereninsuffizienzerscheinungen nach rigorosem Absetzen des Phenacetins in einzelnen Frühfällen.
B. Die Tatsache, daß häufig auch Patienten mit einer interstitiellen Nephritis erkranken, die das Phenacetin nicht wegen Kopfschmerzen, sondern aus anderen Gründen (Arthritis, Knochenschmerzen) eingenommen haben.
C. Störung der Nierenfunktion in Frühfällen ohne subjektive Symptome. So fanden wir vor allem eine frühzeitige (nach 4–5 Jahren) nachweisbare herabgesetzte Jod^{33}-Hippuran-Clearence in der Isotopenmethode.

A. Fälle mit Besserung der Niereninsuffizienz nach Absetzen des Phenacetins

Sehr eindrücklich sind in diesem Zusammenhang die beiden folgenden Krankengeschichten:

Fall 1. L. A., 43jährig, Sekretärin (Abb. 89). Urin bei früheren Untersuchungen verschiedentlich vom Hausarzt kontrolliert, immer o. B. Seit acht Jahren zunehmender Saridonabusus, anfänglich 5, später 10 Tabletten, zum Teil auch mehr, wegen Föhnempfindlichkeit und Zephalgie. Im Januar 1955 Thrombose der linken Zentralvene mit völliger Erblindung links. Bei dieser Gelegenheit wird eine ausgeprägte Anämie festgestellt. Anläßlich des zweiten Aufenthaltes in der Augenklinik, Mai/Juni 1955, wird ein hoher Harnstoffspiegel festgestellt und die Patientin in die medizinische Abteilung verlegt.

Befund: Stark reduzierter AZ, schmutzig-graue Zyanose, sehr blaß, neurovegetative Stigmata. *Blutbefunde:* Hb. 5,8 g%, Erythrozyten 1,86 Millionen, Innenkörper + +, Leukozyten 8800, Lymphozyten 9%, Blutdruck 135/70. Urea 211 mg%, Xantho. 56 E. *Urin:* Eiweiß mehrfach negativ, im Sediment Ec. (+), Leuko. + +, spezifisches Gewicht 1002, Konzentration nur bis 1010. Spontane Tagesmenge 1600 ml, nach Infusion bis 3700 ml ansteigend. BSR 87/136 mm.

Kontrolle Februar 1958: Immer arbeitsfähig, nur noch selten Kopfschmerzen, Urea 76 mg%, Hb. 10,4 g%, SR 9/37 mm, Blutdruck 140/80. *Urin:* Eiweiß Spur, Sediment: einige Erythrozyten, Leukozyten und Zylinder. Seit Spitalaustritt noch 9 Bluttransfusionen.
1970: Beschwerdefrei, Urea 60 mg%.

In diesem Fall hat sich der Nierenschaden nach einer anfänglichen Besserung nun seit 15 Jahren ungefähr stationär verhalten, es besteht noch immer eine deutlich gestörte Konzentrationsfähigkeit (nur bis 1014) und eine leicht erhöhte

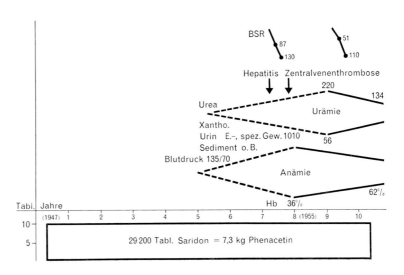

Abb. 89. Fall 1, L. A., 43jährige Sekretärin, Kurve.

Urea, aber die Patientin hat ihre Kopfschmerzen weitgehend verloren und geht voll ihrer Arbeit nach.

Fall 2. T. L., 34jährige Hausfrau (Abb. 90). Ausgesprochene Psychopathie. Seit 10 Jahren Saridonabusus in steigenden Mengen, anfänglich 5–8 Tabletten, später mehr. Erste Nierensymptome 2 Wochen vor Spitaleintritt in Form von Erbrechen.

Befund: Sehr schwerer AZ, soporös, mit großer azidotischer Atmung und urämischen, schweren eklamptischen Anfällen. *Blutbefunde:* 7 g% Hb., 2,2 Millionen Erythrozyten, FI 1,02, Leukozyten 27100, Retikulozyten 100°/₀₀, Innenkörper 148°/₀₀, Blutdruck 135/95, Urea 351 mg%, Xantho. 204 E. *Urin:* Eiweiß +, Ec. (+), Leuko + + +, spezifisches Gewicht 1004–1007.

Verlauf: Unter Alkalitherapie, Lävuloseinfusionen, Kalzium und Bluttransfusionen keine Besserung. Deshalb Peritonealdialyse mit 30 Litern in 24 Stunden. Harnstoff fällt von 370 auf 264 mg%. Nach 6 Tagen Wiederholung, wobei der Harnstoff von 240 auf 106 mg% zurückgeht, Xantho. bei der ersten Dialyse von 204 auf 172, bei der zweiten von 115 auf 76 E. Unter der üblichen Therapie dann langsame Erholung, so daß die Patientin schließlich nach drei Monaten in gebessertem Zustand mit einem Harnstoff von 60 mg% nach Hause entlassen werden kann. Hb.-Anstieg auf 10 g% Keine Kopfschmerzen mehr.

Kontrolle: Ging bis vor 2 Monaten gut, hat immer voll gearbeitet. Brauchte noch alle 14 Tage eine Bluttransfusion. Hb. 11,2 g%, Harnstoff 60–80 mg%. Dann kam es im Dezember 1957 zu einer schweren Grippepneumonie, von der sich die Patientin nur mit Mühe erholte. Seither haben sich die Nierenfunktionen wieder etwas verschlechtert. Eine klinische Kontrolle vom 20.–22. 2. 58 ergab die folgenden Resultate: Hb. 8,2 g%, SR 6/16, Blutdruck 160/105, Urea 108 mg%, Xantho. 71 E, Ureaclearance 7,2%, Alkalireserve 30 Vol%. *Volhard* Konzentration bis 1009, Verdünnung bis 1004, Urinmenge in 4 Stunden 360 ml, in 24 Stunden 2200 ml.

Dieser Fall ist besonders eindrucksvoll, denn hier handelte es sich um eine schwerkranke, moribunde Patientin, die nur durch eine zweimalige Peritonealdialyse gerettet werden konnte. Seither nahm die Patientin kein Phenacetin mehr und besorgte noch während 2 Jahren ihren Haushalt. Die Patientin kam 1959 an ihrer interstitiellen Nephritis ad exitum.

Ein weiterer Fall, der sich nach Absetzen des Phenacetins deutlich besserte (Fall 5), ist im folgenden Abschnitt aufgeführt s. S. 314.

B. Patienten, die das Phenacetin nicht wegen Kopfschmerzen einnahmen

Bei diesen Patienten trifft also der Einwand, daß sie das Phenacetin wegen einer vorbestehenden interstitiellen Nephritis mit dadurch ausgelösten Kopfschmerzen einnehmen, auf alle Fälle nicht zu.

Fall 3. K. F., 64jährig, Chemiker (Abb. 91). 1943 schmerzhafte Schenkelhalsfraktur, die operativ reponiert werden mußte. 1950 Herniotomie mit Komplikationen. Seit 1943 wegen der Schmerzen Saridonabusus. Seit 13 Jahren durchschnittlich 10 Tabletten pro Tag, täglich ein *Sedormid*®. Seit 1955 zunehmende Anämie, Frühling 1956 erstmals erhöhte Urea von 139 mg% und Hb. von 7,8 g% festgestellt.

Befund: AZ sehr reduziert, leicht ermüdbar, blaßgelblich-graues Kolorit. *Blutbefund:* Hb. 5,1 g%, Färbeindex 0,9, Retikulozyten 12°/₀₀, Innenkörper + +, BSR 20/40, Leuko. 4800. *Urin:* Eiweiß +, später –, Sediment, Erythrozyten und Leukozyten +, später Ery. +, Leuko. (+), Urinmenge pro Tag 1470 ml, unter Infusionen auf 2500 ml steigend. Spezifi-

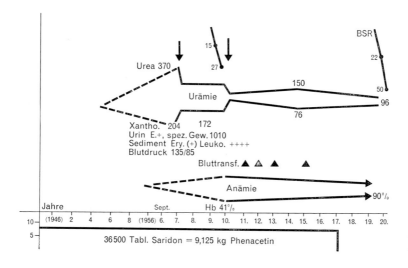

Abb. 90. Fall 2, T. L., 34jährige Hausfrau. Exitus 1959

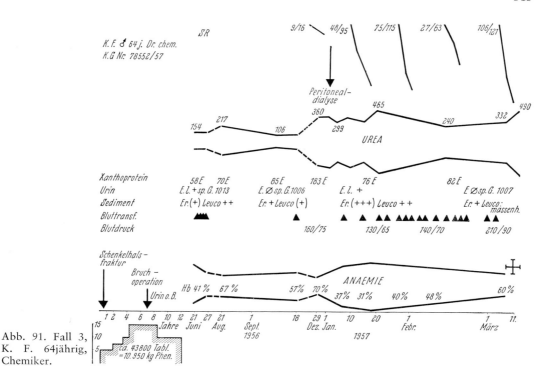

Abb. 91. Fall 3, K. F. 64jährig, Chemiker.

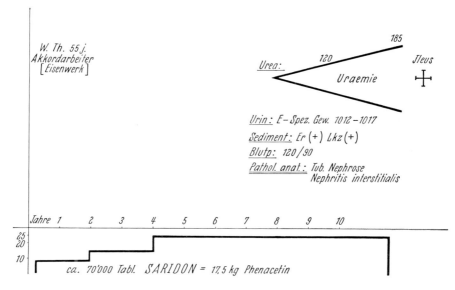

Abb. 92. Fall 4, W. T., 55jährig, Eisenarbeiter. Typischer Fall eines Akkordarbeiters, der zur Leistungssteigerung immer mehr Phenacetin einnahm und schließlich der schweren interstitiellen Nephritis erlag.

sches Gewicht 1002 bis maximal 1010. Clearance bei 2facher Kontrolle = 10% des Normalwertes. Urea 154 mg%, später 217 mg%, Xantho. 58 E, später 70 E. Blutdruck 160/85, Alkalireserve 41 Vol.% Leberfunktionen normal.
Unter der Standardtherapie sinkt der Harnstoff von 217 auf 106 mg%, das Hb. steigt unter Transfusionen auf 10,7 g%. Patient hat seine Arbeit wieder aufnehmen können, ist aber weiterhin sehr müde und reduziert. Harnstoff bleibt erhöht.
In der Folge kommt es am 29. 12. wieder zu einer Verschlimmerung, so daß er wieder in die Klinik aufgenommen werden muß. *Befund:* wieder stark erhöhter Harnstoff (301 mg%), Xantho. 183 E, Urin E negativ. Sediment: Erythro. +, Leuko. +++, spezifisches Gewicht 1009, Hb. 10 g% (64%), SR 9/16. Trotz zweimaligem Anschluß an die künstliche Niere keine Besserung mehr. Exitus am 11. 3. *Pathologisch-anatomische Diagnose:* schwere interstitielle Nephritis mit Übergang in Schrumpfniere und beginnender Arterio- und Arteriolosklerose.

Hier begann der Abusus zufolge der schweren Knochenschmerzen (Schenkelhalsfraktur) und einer durch Komplikationen sehr schmerzhaften Herniotomie und wurde nachher in Form einer eigentlichen Sucht mit täglich 10 Tabletten (= 2,5 g Phenacetin) während 13 Jahren weitergeführt, bis es zur irreversiblen Nierenschädigung und schließlich zum Exitus des Patienten kam.
Der in Abb. 92 dargestellte Fall 4 betrifft einen 55jährigen Eisenarbeiter, der angesteckt von einem Arbeitskameraden nun zum Phenacetin griff, um seine Arbeitsfähigkeit als Akkordarbeiter zu steigern, ohne daß Kopfschmerzen bestanden.
Im Fall 5 nahm eine 53jährige Frau wegen einer chronischen progressiven Polyarthritis rheumatica mit schwersten Gelenkdeformationen und dauernden starken Schmerzen täglich 4–5–6 Tabletten *Treupel*® (= 2–3 g Phenacetin täglich) und zeigt nun nach 8 Jahren ebenfalls klinisch eine deutliche interstitielle Nephritis mit einem erhöhten Harnstoff von 164 mg%, Xanthoprotein 69 und einer Konzentrationsschwäche bis 1015, bei noch guter Verdünnung bis 1003. Während der klinischen Behandlung ging der Harnstoff bis auf 43 mg% zurück.
Auch der Fall 6 (63jährige Frau), nahm seit 25 Jahren infolge eines primärchronischen Rheumatismus täglich zwischen 5–8–10 Tabletten ein. Auch hier führte dieser Abusus schließlich nach 25 Jahren zum Exitus an Niereninsuffizienz, wobei sich terminal eine Pneumonie hinzugesellte. Pathologisch-anatomisch (Dr. Vetter, Aarau) fand sich wiederum das typische Bild der schweren interstitiellen nephritischen Schrumpfniere. Pyelitische Schübe waren hier nie aufgetreten.
Das folgende Beispiel (Abb. 93, Fall 7) zeigt einen 53jährigen Autoexperten, bei dem die Urinkontrollen 1951–1954 immer o.B. waren und der seit 1954 wegen Überlastung als Autoexperte in steigenden Mengen *Saridon*® sowie 40–60 Zigaretten täglich konsumierte.
Zusammenfassend können wir also festhalten,

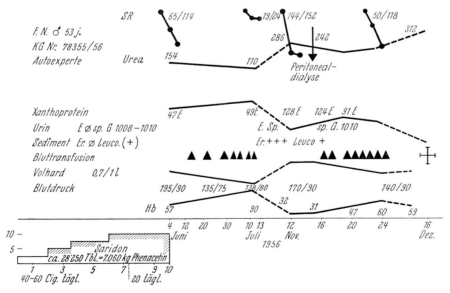

Abb. 93. Fall 7, F. N., 53jährig, Autoexperte. Saridonabusus wegen Arbeitsüberlastung und Föhnempfindlichkeit.

daß in den obigen 5 Fällen der Phenacetinabusus nicht wegen Kopfschmerzen begann, sondern aus verschiedenen anderen Gründen. Hier fällt also sicher das Gegenargument, das immer wieder angeführt wird, daß der Phenacetinabusus nicht die Ursache dieser Nierenschädigung, sondern eine Folge einer schon vorbestehenden interstitiellen Nephritis und der dadurch auftretenden Kopfschmerzen sei, dahin.

Gründe für den Kausalzusammenhang mit dem Phenacetin aus klinischer Sicht:

1. Fälle, die Phenacetin wegen Gliederschmerzen oder nur zur Leistungssteigerung und nicht wegen Cephalaea einnehmen.
2. Besserung bei Absetzen des Phenacetins in Frühfällen.
3. Häufung der Fälle in den letzten 20 Jahren.
4. Häufung in *Gegenden mit Akkordarbeit* (Schweiz. Uhrenindustrie, schwedische Elektroindustrie) und *großem Phenacetinverbrauch* (Australien!).
5. Fehlen des Phenacetinabusus bei den übrigen chronischen Niereninsuffizienzen.

Phenacetin und Nierentumoren

Aus Schweden wurden 1969 Beobachtungen über das Auftreten von Nierenkarzinomen bei *chronischen Phenacetinisten* mit *chronischer interstitieller Nephritis* mitgeteilt (43). So fand man z.B. in Stockholm unter 103 Patienten mit Papillennekrose 6 Fälle von Nierenbeckenkarzinom, darunter 5 Patienten mit Phenacetinabusus. Selbst haben wir in Solothurn bisher nur zwei Fälle beobachtet. Der kausale Zusammenhang bleibt vorläufig fraglich.

Prognose: In den Frühfällen ist die Prognose noch relativ gut, es kann zu weitgehenden Remissionen kommen, wenn das Phenacetinverbot strikte eingehalten wird. Meistens bleibt aber eine Dauerschädigung zurück, indem die Clearance weiter vermindert und die Konzentrationsfähigkeit weiter eingeschränkt sind. Die Spätfälle haben dagegen eine schlechte Prognose. Eine wesentliche Verschlechterung des weiteren Verlaufs bedeutet das evtl. *Hinzutreten von Superinfekten* der ableitenden Nierenwege. Diese werden vielleicht vor allem durch die schlechte Durchblutung der Nierentubuli und des Nierenbeckens, infolge des interstitiellen Ödems und der Infiltrate, und durch die dadurch herabgesetzte Abwehrkraft gegen bakterielle Erreger begünstigt. Hierdurch kann es zu einer raschen Verschlechterung der Nierenfunktion kommen.

Notwendige Maßnahmen

Die zahlreichen Mitteilungen der letzten Zeit und unsere eigenen Beobachtungen zeigen, daß die Phenacetinsucht in den letzten 30 Jahren in zahlreichen Ländern in beängstigendem Maße im Ansteigen begriffen ist und daß sie zu schweren gesundheitlichen Schädigungen von seiten des Blutes, des Nervensystems und vor allem auch zu evtl. tödlichen interstitiellen Nephritiden führen kann. Es ist daher im Interesse der Volksgesundheit dringend notwendig, daß von den zuständigen Stellen energische Maßnahmen gegen die weitere Ausbreitung dieser Sucht getroffen werden. Nach unserer Auffassung wäre es am besten, wenn alle phenacetinhaltigen Präparate unter Rezeptpflicht gestellt würden, wie dies in Schweden geschehen ist. Als Ärzte haben wir die Pflicht, unsere Patienten und unser Pflegepersonal immer wieder auf die durch den übermäßigen Gebrauch solcher Mittel entstehenden Gefahren aufmerksam zu machen.

Therapie

A. Frühfälle: Absolute Phenacetinkarenz! Wenn nötig Ersatz des Phenacetins durch phenacetinfreie Analgetika (z.B. *Solco 7®*, *Migraenin®*).

B. Spätfälle: Hier entspricht die Behandlung vollkommen den Prinzipien, die für die *chronische Niereninsuffizienz* gelten, d.h.:

1. *Reichliche Flüssigkeitszufuhr* (3 l), evtl. Einschränkung der Eiweißzufuhr.
2. *Elektrolyt-Korrektur*.
3. Evtl. *Bekämpfung des Superinfektes*.
4. *Hämoglobin auf 8 g% erhalten* durch evtl. Transfusionen.
5. Bei schwerer Urämie evtl. *Peritoneal-* oder *Hämodialyse* (Shunt-Anlegung). (Die Hälfte unserer Dialysepatienten sind in Solothurn „Phenacetinnephritis"-Fälle).
6. *Nierentransplantation:* Diese kommt in der Regel nicht mehr in Frage (Alter der Patienten, Suchtpatienten).

Literatur

1 Schilling, V.: klin. Med. 108 (1928) 709
2 Moeschlin, S.: Schweiz. med. Wschr. 87 (1957) 123
3 Cerny, M.: Praxis 39 (1950) 634
4 Pellerin, G.: Bull. sci. pharmacol. 33 (1926). 204
5 Pletscher, A. u. Mitarb.: Schweiz. med. Wschr. 88 (1958) 1214
6 Maclean, D. u. Mitarb.: Lancet 1968/II, 849
7 Proudfoot, A. T. u. Mitarb.: Brit. Med. J. 1970/II, 557

8 MÜLLER, T., P.KIELHOLZ: Bull. Eidg. Gesd. amt, Beilage B, 53 (1957)
9 GRANDJEAN, E. (ETH, Zürich, Inst. f. Hyg. u. Arbeitsphys.): Persönliche Mitteilung
10 DUBACH, U.C.: Dtsch. med. Wschr. 92 (1967) 211
11 GSELL, O.: Nebenwirkungen von Arzneimitteln auf Blut und Knochenmark. Int. Symp. Malmö 1956. Schattauer, Stuttgart 1957
12 KIELHOLZ, P.: Schweiz. med. Wschr. 87 (1957) 1131
13 HAAS, H.G.: Schweiz. med. Wschr. 86 (1956) 401.
14 GAENSSLEN, H.: Praxis 5 (1962) 125
15 SCHAUB, F., A.BÜHLMANN, C.MAIER: Schweiz. med. Wschr. 83 (1953) 626
16 MOESCHLIN, S.: Acta haemat. (Basel) 2 (1949) 399
17 GSELL, O. u. MITARB.: Dtsch. med.Wschr. 82 (1957) 1673
18 LORENZEN, I., M.SCHWARTZ: Acta med. scand. 168 (1960) 461
19 MACGIBBON, B. u. MITARB.: Lancet 1960/I, 10.
20 BOCK, H.E.: Regensburger Jb. ärztl. Fortbild. 5 (1956) 1
21 SPÜHLER, O., H.U. ZOLLINGER: Z. klin. Med. 151 (1953) 1
22 ZOLLINGER, H.U.: Schweiz. med. Wschr. 85 (1955) 746
23 HENSLER, L.: Dtsch. med. Wschr. 82 (1957) 202
24 MOESCHLIN, S.: s. SARRE, H. u. MITARB.: Phenacetinabusus und Nierenschädigung. Symp. Freiburg i.Br. 1958, S. 53. Thieme, Stuttgart 1958
25 MOESCHLIN, S.: Proc. 6th Internat. Congr. Int. Med. Basel, (1960) 169
26 SCHEIDEGGER, S.: Bull. Schweiz. Akad. med. Wiss. 14 (1958) 139
27 SCHMID, H.J.: Veska 22 (1958) 63
28 THOELEN, H. u. MITARB.: Schweiz. med. Wschr. 86 (1956) 946 u. 978
29 LARSEN, K., C.E,MÖLLER: Acta med. scand. 164 (1959) 53
30 GRIMLUND, K.: Acta med. scand. Suppl. 405 (1963) 1–26
31 NORDENFELT, O., N.RINGERTZ: Acta med. scand. 170 (1961) 385
32 MOOLTEN, S.E., I.B. SMITH: Amer. J. Med. 28 (1960) 127
33 ZOLLINGER, H.U.: J. Urol. 9 (1955) 61
34 UEHLINGER, E.: Phenacetinabsus und Nierenschädigung. Symp. Freiburg i.Br., Thieme, Stuttgart 1958
35 SHELLEY, J.H.: Clin. Pharmac. Ther. 8 (1967) 427
36 KINCAID-SMITH, P. u. MITARB.: Med. J. Aust. 1968/I 203
37 BLUEMLE, L.W., M.GOLDBERG: J. Clin. Invest. 47 (1968) 2507
38 BÜCH, H. u. MITARB.: Biochem. Pharmac. 16 (1967) 2247
39 DUBACH, U.C., J.RAAFLAUB: Experientia 25, (1969) 956
40 STUDER, A., K.Schärer: Schweiz, med. Wschr. 95 (1965) 933
41 HAUDENSCHILD, CH.: Path. Microbiol. 33 (1969) 193
42 GSELL, O. u. MITARB.: Dtsch. med. Wschr. 93 (1968) 101
43 EDITORIAL: Lancet 1969/II, 1233

Dulcin (p-Phenetolkarbamid): Dieser Verwandte des Phenacetins wird als Süßstoff gebraucht. In den gewöhnlichen Mengen harmlos, kann er aber bei Kindern in Grammdosen genossen tödlich wirken. BUHR (1) sah einige Vergiftungsfälle bei Erwachsenen durch eine größere Menge Dulcin (30–35 g), die in einem Gebäck erhitzt wurde. In der Schweiz ist Dulcin seit 1955 verboten.

Vergiftungserscheinungen

Methämoglobinbildung, Schwindel, Ataxie, Nausea, Zyanose, Kollaps und evtl. Gastroenteritis und Krämpfe (1, 2).

Therapie: siehe akute Phenacetinvergiftung und Nitrobenzolvergiftung.

Saccharin: Ein chemisch ganz anderer Körper, nämlich ein *o-Benzoesäuresulfimid*, wird als Süßstoff seit Jahrzehnten sehr ausgedehnt verwendet und ist ungefährlich, kann aber vereinzelt zu allergischen Erscheinungen führen wie *Durchfall* und *Erbrechen*. Bei sehr hohen toxischen Dosen (200 Tbl. 9j. Knabe) kann es zu Nausea und Erbrechen, Magenschmerzen und einer *hämorrhagischen Nephritis*, selten mit leichten Krämpfen, Rötung des Gesichts, Tachykardie und evtl. Delirien und akustischen Halluzinationen kommen. Die Prognose ist gut (3, 4, 5). In Cholesterin suspendiertes Saccharin erzeugte bei Mäusen in die Blase eingeführt in ca 50% *Blasenkrebs* (6). Diese Ergebnisse lassen sich aber kaum auf den Menschen übertragen.

Natrium-Cyclamat (Na-cyclohexansulfamat): Ein in Europa viel gebrauchter Süßstoff hat im Tierversuch in sehr hohen Dosen Tumoren hervorgerufen und wurde deshalb in den USA verboten (Food and Drug Adm. 1970) und nur noch als Beimengung für Drogen zugelassen.

Literatur

1 BUHR, G.: Med. Klin. 43 (1948) 105
2 ROST, E., A.BRAUN: Arb. Reichsgesd.amt Berlin 57 (1926) 212
3 BRUGSCH, H.: Vergiftungen im Kindesalter. Enke, Stuttgart (1956) 109
4 PÄTIÄLÄ, R., T.RAEKALLIO: Ann. Med. exp. Finn. 29 (1951) 191
5 ROSENBERG, M.: Med. Welt (1929) 1600
6 BRYAN, G.T. et al.: Science 168 (1970) 1237

Aminophenazon, Dimethylaminoantipyrin (Pyramidon ®)

Das *Pyramidon*® kann durch zwei ganz verschiedene Mechanismen zu schweren Schädigungen führen, d.h. einerseits durch *Einnahme größerer toxischer Mengen* und andererseits durch die bei zahlreichen Menschen bei längerem Gebrauch evtl. sehr kleiner Dosen ganz plötzlich auftretende allergisch bedingte *Pyramidon-Agranulozytose*.

Das Pyramidon oder „Amidopyrin" (Dimethylamino-phenyldimethyl-pyrazolon) wird klinisch heute in Europa noch häufig in Kombinationspräparaten verwendet. Seltener in hohen Dosen (bis zu 2–4 g täglich) bei der akuten Polyarthritis.

Vergiftungen kommen durch irrtümliche Verabfolgung zu großer Mengen, vor allem i.v. Injektionen bei Kindern (1) oder durch die absichtliche Einnahme bei Suizidversuchen vor.

Nachweis: 5 ml Urin werden im Reagenzglas mit einer Mischung von 1 ml Jodtinktur, die man mit 10 ml dest. Wasser verdünnte, überschichtet. Bei Gegenwart von Amidopyrin tritt an der Berührungsstelle ein rotbrauner Ring auf (2).

Vergiftungserscheinungen

a) Toxische Form: Amidopyrin verursacht in großen Mengen auf einmal eingenommen Krämpfe. Diese werden nach den Untersuchungen von KOCH und HÜBNER (1) wahrscheinlich durch die Reizung kortikaler und subkortikaler Zentren ausgelöst und können durch Barbitursäuren unterbrochen werden. STARKENSTEIN (3) nimmt für die Krämpfe einen ähnlichen Mechanismus wie für die Strychninkrämpfe an, was aber nach den Untersuchungen der obigen Autoren nicht zutreffen dürfte. Die tödliche Dosis liegt für den Erwachsenen bei oraler gleichzeitiger Einnahme bei ca. 8 bis 10 g (4), als Klysma evtl. schon unter 5 g (5). Bei Kindern sind Todesfälle durch 0,8 g bei einem 7 Monate alten Kind (6), 3 g bei einem 1³/₄ j. Kind und 6 g bei einem 12j. Kind (7) aufgetreten. Bei intravenöser Verabreichung der therapeutisch verwendeten 20%-igen oder 10%igen Lösung können die Krämpfe während der Injektion auftreten. So sahen KOCH und HÜBNER (1) in ihrem Falle bei einem 8j. Knaben durch die irrtümliche Injektion von 2 g Pyramidon (10 ml in 20%iger Lösung) innerhalb 4 Minuten ein dem Status epilepticus ähnliches Bild mit besorgniserregender Verschlechterung des Kreislaufes. Die unmittelbare Todesursache ist gewöhnlich eine Atemlähmung. Wir selbst haben unter den zahlreichen in unsere Klinik eingelieferten Suizidfällen mit Pyramidon keine Todesfälle gesehen. Sehr häufig sind kombinierte Vergiftungen mit Schlafmitteln, wobei dann aber die Wirkung der Barbitursäuren im Vordergrunde steht (z.B. *Allonal*®).

Diagnose: In Zweifelsfällen wird die Pyramidonvergiftung durch die typische rötliche Verfärbung des Urins (Rubazonsäure) relativ leicht erkannt.

Therapie

1. *Bei peroraler Aufnahme:* Sofortige *Magenspülung* unter Zusatz von reichlich Tierkohle. Zum Schluß Eingabe von Rizinusöl 20 ml + 300 ml schwarzen Kaffee. Sind schon Krämpfe aufgetreten, so sind zuerst die Krampferscheinungen zu bekämpfen.
2. *Beim Vorliegen von Krämpfen:* Diazepam (*Valium*®), beim Erwachsenen 10–20 mg i.v., beim Kind 2–5 mg je nach Alter, evtl. i.m. und bei Bedarf wiederholen.
3. *Kreislaufstimulation: Coffein* 0,2–0,5 g i.m. darf gegeben werden. *Cave Analeptika* wie *Cardiazol*® oder *Coramin*®, da sie die Krampfgefahr erhöhen. In schweren Fällen *Noradrenalin-Infusion*, siehe Schock-Kapitel.
4. *Forcierte Diurese:* Mit *Mannitol* und *Fursemid* (*Lasix*®), s. S. 340, hier mit THAM-Zusatz. Bei Kleinkindern evtl. *Exsanguinotransfusion*.
5. *Bekämpfung einer evtl. auftretenden Atemlähmung: Prethcamid* (= *Micoren*®) 0,25 g i.m., Sauerstoffbeatmung bei intratrachealer Intubation.

b) Pyramidon-Agranulozytose: Pyramidon-Agranulozytosen treten vor allem bei Allergikern auf. Solche Fälle werden besonders bei Rheumatikern und Asthmapatienten nach längerer Einnahme von Pyramidon gesehen. Viele Patienten wissen überhaupt nicht, daß die von ihnen gebrauchten Mittel Pyramidon enthalten, da sehr viele Schmerz- und Schlafmittel Kombinationspräparate mit Pyramidon darstellen (z.B. *Allonal*®, *Cibalgin*® usw.). Bei der plötzlich eintretenden Sensibilisierung kommt es zu einem Verschwinden der Granulozyten im Blut.
Es gelang uns seinerzeit (8), durch verschiedene serologische und experimentelle Untersuchungen nachzuweisen, daß es sich hier, im Gegensatz zu der früheren Auffassung, um eine *periphere Zerstörung der Granulozyten* handelt. So führte die Transfusion von 300 ml Blut eines pyramidonempfindlichen Patienten (3 Std. nach Verabreichung von 0,3 g Pyramidon oral) beim blutgruppengleichen Empfänger innerhalb von 20 bis 40 Minuten zu einer ausgesprochenen Granulozytopenie, die sich erst nach 3–5 Stunden wieder zurückbildete (siehe Abb. 94). Kontrolltransfusionen bewirken bei den gleichen Empfängern keinen Leukozytenabfall (siehe gestrichelte Kurve in Abb. 94). Im Serum und Plasma läßt sich nach der Verabreichung des Pyramidons bei den sensibilisierten Individuen eine Substanz nachweisen, welche eigene und fremde *Leukozyten zur Agglutination bringt* (siehe Abb. 95). Diese agglutinierten Zellen werden dann wahrscheinlich in den Lungen zerstört (9).
Wir haben also hier einen ganz ähnlichen Mechanismus vor uns, wie bei gewissen erworbenen

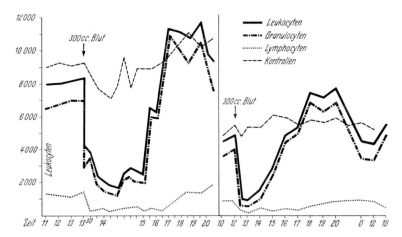

Abb. 94. Transfusionen von je 300 ml Blut 3 Stunden nach Belastung einer pyramidonempfindlichen Patientin mit 0,3 g Pyramidon führen bei beiden Empfängern zu einem plötzlichen und sehr starken Abfall der Leukozyten. Kontrolltransfusionen eine Woche später, sowie Belastungen mit 0,6 g Pyramidon bewirkten dagegen bei den gleichen Empfängern keinen Leukozytenabfall (siehe MOESCHLIN u. WAGNER (8)).

hämolytischen Anämien für die Erythrozyten und bei gewissen Thrombozytopenien (Sedormid®, essentielle Thrombozytopenie) für die Thrombozyten (10). Sehr wahrscheinlich sind auch die übrigen anaphylaktischen Agranulozytosen (z.B. Sulfonamide, s. MOESCHLIN (11) 1954) auf einen ähnlichen Mechanismus zurückzuführen. Durch diesen enormen Mehrverbrauch der Peripherie kommt es dann zu einer allmählich immer stärkeren Entleerung des Knochenmarks, wobei zuerst die reifen Myelozyten verschwinden und allmählich auch die anderen Vorstufen, so daß in den schwersten Fällen schließlich nur noch Retikulumzellen und Erythroblasten übrigbleiben (siehe Abb. 37).

Die *subjektiven Erscheinungen* der Patienten sind plötzlich auftretendes Fieber, evtl. mit Schüttelfrost, und als Folge der fehlenden bakteriellen Abwehr entzündliche Veränderungen des Zahnfleisches, der Tonsillen (Angina, evtl. Geschwürbildung). Wenn man nur an das Vorliegen einer Agranulozytose denkt, so ist die

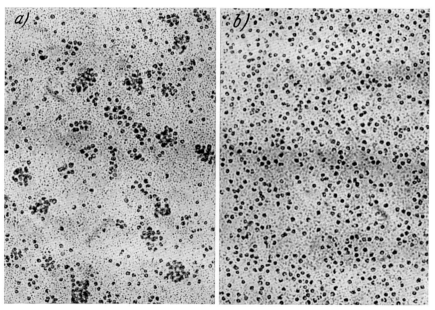

Abb. 95. Serum eines pyramidonempfindlichen Menschen (3 Stunden nach peroraler Aufnahme von 0,3 g Pyramidon), vermischt mit blutgruppengleichen Granulozyten, führt zu einer deutlichen Agglutination (links) der Leukozyten, die im blutgruppengleichen Kontrollserum fehlt (rechts). (MOESCHLIN und WAGNER, Acta Haematol. 8 (1952) 29.)

Prognose heute im Zeitalter der Antibiotika gewöhnlich gut, während früher viele Fälle tödlich ausgingen. Sehr wichtig ist es, daß der Betroffene später nie wieder Pyramidon einnimmt. Am besten verbietet man solchen Leuten alle Analgetika außer *Aspirin* und gestattet von leichteren Schlafmitteln nur *Phenobarbital*, die beide praktisch nur äußerst selten Agranulozytosen hervorrufen.

Therapie

1. *Sofortiges Absetzen aller Mittel, die zusätzlich Amidopyrin enthalten.* Gegen die Schmerzen nötigenfalls etwas *Pethidinum.* An Schlafmitteln gebe man, wenn nötig, nur reine Barbitursäurepräparate. *In Spitälern empfiehlt es sich, einen großen Warnungszettel an die Bettaufschrift zu heften „Verbot aller Medikamente außer ... usw.",* damit das evtl. wechselnde Ärzte- und Schwesternpersonal immer auf die Gefahr aufmerksam wird.
2. *Verabreichung von Antibiotika:* Penizillin täglich 10 Millionen E. Da das Penizillin gegen gewisse Anaerobier und Koli zu wenig wirksam ist, sollte es in schweren Fällen immer mit *Streptothenat®*, täglich 2 g i.m., kombiniert werden. In ganz schweren Fällen *Methicillin (Celbenin®)* alle 4 Std. 2 g i.m. oder i.v. Durch diese doppelt so hohe Dosierung (Staphylokokken!) konnten wir in den letzten Jahren auch verzweifelte Fälle mit vollkommenem Fehlen der Granulozyten und leerem Knochenmark durchbringen.
3. *Prednison:* In schweren Fällen täglich 75 mg *Prednisolonsuccinat* (z.B. *Meticortelone solubile®*) i.v., d.h. in Tropfinfusion, um die Autoantikörperbildung zu drosseln. In Remission langsam abbauen. (Größere Dosen erhöhen die Infektgefahr).
4. *Bluttransfusionen:* Alle Tage 200 ml *Frischblut!* Obschon die zugeführten fremden Granulozyten sofort zugrunde gehen, ist doch anzunehmen, daß durch die Zufuhr von Frischblut dem Organismus auch wichtige Abwehrstoffe zugeführt werden. Blutkonserven sind deshalb hier besser nicht zu verwenden. Die Verabreichung von Nukleoproteiden, Leberpräparaten usw. ist sinnlos, da sich das Blutbild unabhängig von der Verabreichung dieser teuren Mittel meistens nach einer Latenzzeit von 6 bis evtl. 14 Tagen erholt. Die Ausreifungszeit der Granulozyten beträgt nach unseren Untersuchungen (12) rd. 6–8 Tage, was ohne weiteres die immer nachweisbare Latenzzeit bis zur Erholung erklärt.

Natrium novaminsulfonicum Dipyron = Novalgin®, Baralgin®: Führt bei Überdosierung zu den gleichen Vergiftungserscheinungen wie Pyramidon und kann, wenn auch seltener, ebenfalls zu Agranulozytose führen (zwei eigene Beobachtungen; ferner Lancet 1958/I, 647 und (13).

Antipyrin (Phenyldimethylpyrazolon) hat heute praktisch keine Bedeutung mehr. Toxikologisch entspricht es dem Pyramidon. Es kann schwere *Allergien* (vor allem bei Kindern) mit Exanthemen auslösen (siehe BRUGSCH, H.: Vergiftungen im Kindesalter. Enke, Stuttgart 1956, S. 14).

Literatur

1 KOCH, R., A. HÜBNER: Med. Klin. 44 (1949) 1571
2 JOLLES, A.: Wien. klin. Wschr. 11 (1898) 330
3 STARKENSTEIN, E.: Klin. Wschr. 4 (1925) 114
4 GEILL, T.: Dtsch. Z. gerichtl. Med. 7 (1926) 344
5 ERCKELENS, K.: Dtsch. Z. gerichtl. Med. 39 (1949) 469
6 BESSAU, G. u. MITARB.: Fühners Slg. v. Verg.fällen 13 (1943) 17
7 NIXDORF: Dtsch. Gesdhtswes. 4 (1949) 204
8 MOESCHLIN, S.: Acta haemat. (Basel) 8 (1952) 29
9 MOESCHLIN, S. u. MITARB.: Acta haemat. (Basel) 11 (1954) 73
10 HARRINGTON, W.J. u. MITARB.: J. Lab. clin. Med. 38 (1951) 1
11 MOESCHLIN, S.: Schweiz. med. Wschr. 84 (1954) 1100
12 MOESCHLIN, S.: Schweiz. med. Wschr. 76 (1946) 1051
13 HUGULEY, CH. M.: J. Amer. med. Ass. 188 (1964) 817

Butazolidin ® (Phenylbutazon)

1,2-Diphenyl-3,5-dioxo-4-n-butyl-pyrazolidin

Ursprünglich nur als Lösungsmittel für das Aminopyrin verwendet *(Irgapyrin®)*, zeigte es sich bald, daß diese Substanz selbst ebenfalls eine ausgesprochen antirheumatische Wirkung entfaltet. Heute ist es wohl eines der am meisten verwendeten antirheumatischen Mittel.

Toxische Nebenerscheinungen: Bei den üblichen therapeutischen Dosen von 200–600 mg täglich (maximal 3 Tabletten) sind solche nach unseren Erfahrungen relativ selten. Sie äußern sich vor allem im Auftreten von *Ödemen* (= NaCl- und H_2O-Retention), diese Gefahr besteht vor allem bei älteren Leuten mit geringer kardialer Reserve. Ferner kann es zu Unverträglichkeitserscheinungen von seiten des Magens (Nausea, Gastritis, Durchfälle) und bei ulkusdisponierten Individuen zur Entwicklung eines *Ulcus ventr.* oder *duodeni* kommen, evtl. mit Hämatemesis = Melaena, da dieses Präparat auch den Prothrombinspiegel gelegentlich deutlich absenkt (HUMBLE (1) 30% der Patienten). Bekannt sind allergische Erscheinungen wie Hauterytheme, *Thrombozytopenien,* Anämien, *Agranulozytosen* (2). Bei diesen Blutveränderungen handelt es sich um analoge Vorgänge, wie wir sie bereits für das Pyramidon besprachen. Das Präparat verlangt also regelmäßige Überwachung des Blutbildes und soll bei Herzkranken und bei früheren Ulkuspatienten nie angewendet werden, dann sind Komplikationen relativ selten (3). Bei simultaner Alkoholeinnahme können antabusähnliche Erscheinungen auftreten (4). *Toxische Dosen* führen wie das Aminopyrin bei *Kindern* zu Krämpfen, evtl. mit tödlichem Ausgang. Bei Erwachsenen (5) zu Schock, *Anurie* (6), Alkalose und evtl. *Leberdystrophie. Tanderil®* kann die gleichen Komplikationen wie das *Butazolidin®* hervorrufen (7).
Todesfälle sind bis heute, soweit mir bekannt, vor allem durch die hier erwähnten Nebenerscheinungen (Ulkus-Perforation, -Blutungen, Agranulozytosen, Anurie, Erythrodermien) aufgetreten. Eine tödliche Vergiftung durch vom Hausarzt verabreichte zu hohe Dosen *Irgapyrin®* (12 Spritzen in 14 Tagen! = 8,4 g *Butazolidin®*) sah ich bei einer 48j. Frau. Die Symptome waren Nausea und Erbrechen während einer Woche, dann Ikterus und Koma: Spitaleinweisung.
Befund: Koma. Völlige Anurie, in 24 Std. nur 50 ml Urin. Schwerste toxische Nephrose, E + + +, massenhaft Zylinder, mäßig Erythrozyten. Harnstoff im Blut 180 mg%, Subikterus, Serumbilirubin 3,5 mg%. Keine Hypochlorämie. Leber überragt handbreit den Rippenbogen. Trotz energischer Therapie Exitus nach 36 Stunden mit terminalen Krämpfen. Leukozyten 22 000.
Bei Überempfindlichkeitsreaktionen kann evtl. auch das LE-Zellphänomen positiv werden (8).
Leukämogene Wirkung? Eine solche muß nach den bisher vorliegenden Untersuchungen abgelehnt oder wenigstens als nicht bewiesen erachtet werden (9).

Therapie

Bei peroraler Aufnahme größerer Mengen gleiche Therapie wie bei Pyramidon. Am besten hat sich nach GAULTIER u. Mitarb. (5) die *Exsanguinotransfusion* bewährt (1 Fall mit 10 g!). Agranulozytosen siehe Pyramidon-Agranulozytose. Bei Thrombozytopenien und Erythrodermien Versuch mit ACTH-Therapie (40 E als i.v. Tropfinfusion täglich oder Prednison 60 mg p.o. und dann langsam absteigend auf eine Dosis von 30/20 mg) bis zur Erholung.

Literatur

1 HUMBLE, J.G.: Proc. of Empire Rheum. Counc. Symposium, Nov. 1953
2 KIELY, M., J.M. STICKNEY: Proc. Mayo Clin. 28 (1953) 341
3 CURRIE, J.P.: Docum. Rheumatol. (Basel) 5 (1954) 54
4 LÄUPPI, E.: Schweiz. med. Wschr. 84 (1954) 1281
5 GAULTIER, M. U. MITARB.: Rev. Prat. (Paris) 12 (1962) 2340
6 STREICHER, E.: Dtsch. med. Wschr. 89 (1964) 429
7 BELFRAGE, S.: Svenska Läkartidg. 61 (1964) 1619
8 OGRYZLO, M.A.: Canad. med. Ass. 75 (1956) 980
9 RECHENBERG, H.K. Schweiz. med. Wschr. 95 (1965) 525

Pethidinum und analoge Hypnoanalgetika

Dieses von der IG Farben synthetisierte Piperidinderivat *(Dolantin®)*, das eine zentrale analgetische und eine spasmolytische Wirkung, ähnlich derjenigen des Morphins, hat, ist heute unter sehr zahlreichen Namen im Handel: *Sauteralgyl®* (Schweiz), *Dolosal®* (Frankreich) und in anderen Ländern als *Centralgin®, Demerol®, Isonipecaine®, Meperidine®, Pethidine®* usw. Ebenfalls suchtgefährliche und verwandte Mittel sind das Bemidon, Keto-Bemidon und eine Reihe anderer neuerer Piperidinderivate, wie das *Cliradon®*. Die therapeutische Dosis liegt bei 0,025–0,05–0,1 g (Tabl. à 0,025, Amp. à 0,1 g).
Einige Hustensirupe z.B. *Sedulon®* („Roche") enthalten als Sedativum ebenfalls ein Piperidinderivat. Schwere Vergiftungen habe ich durch das heimliche Naschen bei einigen Arztkindern gesehen. Flaschen daher immer gut einschließen!

Vergiftungserscheinungen

Die Vergiftungserscheinungen gleichen zum Teil denjenigen des Morphins, zum Teil denjenigen des Kokains.

Die Hauptgefahr dieser Mittel liegt in der Erzeugung einer eigentlichen „Dolantinsucht". Wir sahen bei der Einführung des Mittels, als diese Gefahr noch nicht bekannt war, selbst mehrere Fälle, die schließlich zu einer Entziehungskur interniert werden mußten. Charakteristisch ist die allmähliche Gewöhnung und durch das Auftreten der unangenehmen Abstinenzerscheinungen die rasche Steigerung der Dosis. Gewöhnlich werden dabei die orale und parenterale Applikation kombiniert. Eine von uns beobachtete 38j. Krankenschwester spritzte sich in 15 Injektionen täglich bis zu 30 Ampullen (= 3 g)! In der Literatur liegen aber sogar Mitteilungen über tägliche Dosen von 8–14 g vor (1).

Die Vergiftungserscheinungen gleichen zum Teil der Kokainvergiftung. FISCHER (1) erwähnt als typische Symptome „Mydriasis, Sehstörungen, Trockenheit im Mund, Tachykardie, Schwindel, eine Art Rauschzustand, Temperaturanstieg, Muskelzittern im Gesicht, Krämpfe, Atemerschwerung, Abnahme der Libido und Anästhesie, so daß Schmerz und Kälte kaum empfunden werden. Die große Gefahr liegt darin, daß bei an hohe Dosen Gewöhnten plötzlicher Bewußtseinsverlust eintritt, was häufig Stürze mit Frakturen zur Folge haben kann." Bei sehr hohen Dosen kann der Tod durch eine Atemlähmung unter Krämpfen und Zyanose auftreten (2). Tödlicher Fall bei 16j. Jüngling mit 100–150 mg *Cliradon®* p.o. (3).

Diagnose: *Dolantinsüchtige* zeigen ein ähnliches Bild wie chronische Morphinisten, d.h. schlechtes Aussehen, blaßgelbliche Haut, starke Abmagerung, halonierte Augen und multiple Stichstellen der Haut, manchmal mit Sekundärinfekten. Charakteristisch sind (1) größere bretthartе Indurationen der Haut im Injektionsgebiet. Daneben fehlen in keinem Falle schwere psychische Veränderungen. Die Süchtigen wirken abgestumpft und interesselos; die Merkfähigkeit nimmt stark ab, und es kann zum Auftreten von akuten Delirien kommen (4). Oft besteht ausgesprochene Schlaflosigkeit (5).

Nachweis: JATZKEWITZ (6) hat eine papierchromatographische Methode für den Nachweis solcher „basischer Suchtmittel" (*Dolantin®*, *Cliradon®*, *Polamidon®*, *Dromoran®* und *Morphin®*) angegeben, die sich vor allem für die Untersuchung von Süchtigen eignet. Die untere Nachweisgrenze soll bei 15–20 γ-Substanz pro 10 ml Harn liegen. Siehe auch WILLNER (7).

Therapie

Akute Vergiftung: siehe Morphiumvergiftung.

Chronische Vergiftung:

Bei der Dolantinsucht kommt nur eine Entwöhnungskur in einer geschlossenen Anstalt in Frage. Die Abstinenzerscheinungen sind weniger schwer als beim Morphin und bestehen vor allem in allgemeinem Unwohlsein, Schlaflosigkeit und Reizbarkeit. Entwöhnung nur allmählich unter Prednison- und Chlorpromazin-Therapie (siehe Morphinismus).

Methadonum (Polamidon® usw.)

$$H_3C-CH_2-CO-\underset{\underset{\text{Phenyl}}{|}}{\overset{\overset{\text{Phenyl}}{|}}{C}}-CH_2-\underset{\underset{N(CH_3)_2}{|}}{CH}-CH_3$$

(4-4-Diphenyl-6-dimethyl-aminoheptanon-3).

Diese Substanz wurde erstmals von den Höchst-Werken als Analgetikum synthetisiert und ist heute unter Namen wie *Adanone®*, *Amidone®*, *Dolophine®*, *Methadon®*, *Polamidon®*, *Physeptrone®* usw. im Handel. Dieses Mittel und seine Derivate *Isomethadon*, *Heptalgin* zeichnen sich durch eine besonders starke analgetische Wirkung aus, die ungefähr doppelt so groß ist wie diejenige des Morphins oder fast 10mal stärker als diejenige des Dolantins. Die gewöhnliche Dosierung beträgt zwischen 3–6–10 mg s.c. Die Wirkung entspricht sehr weitgehend derjenigen des Morphins, und im Gegensatz zum Dolantin ruft das Methadon ebenfalls Miosis hervor. Dem Morphin ähnlich ist auch die stark depressive Wirkung auf das Atemzentrum. Ebenfalls zu Sucht führt das chemisch sehr ähnliche *Ticarda®* (Hustentropfen), siehe (8), und ist bei Säuglingen und Kleinkindern bei Überdosierung gefährlich. Verhängnisvoll kann, wie bei Mo-Ersatzmitteln und -Derivaten, auch hier die stark *potenzierende Wirkung des Alkohols* werden (Todesfall eines Polamidonsüchtigen nach 33 mg Polamidon bei einem Blutalkoholspiegel von 1,26 $^0/_{00}$ durch Atemlähmung (9).

Nachweis: siehe CROHNHEIM, G., P.A. WEISE: J. Pharmacol. Exp. Ther. 92 (1948) 98.

Therapie der akuten Vergiftung siehe Morphinvergiftung.

Methadonsucht: Methadon und seine Derivate sind typische Suchtgifte. Das klinische Bild gleicht weitgehend dem Morphinismus. Die Abstinenzerscheinungen unterscheiden sich aber, wie FISCHER (1) hervorhebt, von denjenigen des Morphins. Auffallend ist hier der späte Beginn nach erst 3 bis 4 Tagen „mit Schlaffheit, Ängstlichkeit, *abdominalen Beschwerden,* Anorexie und Schlaflosigkeit". Die Erscheinungen erreichen ihren Höhepunkt am 5. bis 6. Tage, sind aber nie so schwer und bedrohlich wie beim Morphin. Ähnlich wie beim Dolantin kann es auch hier während der Entziehung zum Auftreten von Muskelkrämpfen kommen.

Therapie: siehe Morphinismus.

Dextromoramidum

Ein Methadonderivat, das als *Jetrium®, Palfium®, Errecalme®, Pyrrolamidol®* usw. im Handel ist (= Diphenylmethyl-morpholino-butyrylpyrrodilin). Auch hier besteht hohe Suchtgefahr. Die Entziehungserscheinungen sind die gleichen wie beim Morphinismus (Lit. siehe (10)).

Therapie: siehe Morphinismus. Analoge Wirkung zeigt auch das *Levorphanol (Dromoran®).*

Literatur

1 FISCHER, H.: Ärztl. Monatsh. 5 (1949) 231 (hier ausführliche Literaturangaben)
2 POLONIO, P.: Lancet 1947/I, 592
3 SCHMIDLIN, J., H.HARTMANN: Arch. Tox. 18 (1960) 259
4 BRÜCKE, ST.: Wien. klin. Wschr. 2 (1940) 754
5 SATTES, H.: Dtsch. med. Wschr. 76 (1951) 1464
6 JATZKEWITZ, H.: Dtsch. med. Wschr. 73 (1948) 209
7 WILLNER, K.: Arch. Tox. 17 (1959). 347
8 SCHMID, J.: Dtsch. med. Wschr. 79 (1954) 1191
9 WAGNER, H.J.: Arch. Tox. 16 (1958) 159
10 BOCHNIK, H.J.: Arch. Tox. 18 (1961) 170

Atophan

Die Phenylchinolinkarbonsäure $(C_9H_5N(C_6H_5))$-COOH *Atophan®* oder *Cinchophen®, Atochinol®* war früher ein bei rheumatischen Erkrankungen und bei der Podagra viel gebrauchtes Mittel. Gefährlich waren vor allem Kombinationsmittel, die unter ganz anderen Namen Atophan enthielten, wie *Uro-Zero®, Arkanol®, Gorun®* usw. *Atophan* sollte heute nicht mehr verwendet werden, es ist ein schweres *Lebergift!*

Nachweis: Nach SKORCZEWSKI, W. und I. SOHN [Wien. klin. Wschr. 25 (1912) 593] ergibt der Urin bei Zugabe von Phosphorwolframsäure einen gelblichen Niederschlag und mit Ammoniumsulfat und Ammoniak eine dunkelgrüne Farbe.

Giftwirkung: Wahrscheinlich handelt es sich bei den schweren Leberschädigungen (1) nicht um direkte toxische Wirkungen, sondern um Überempfindlichkeitsreaktionen im Sinne einer Antigen-Antikörperreaktion (2). Das histologische Bild entspricht der *cholostatischen Hepatose* (siehe im Chlorpromazin-Kapitel). In schweren Fällen kann es auch zum Auftreten eines sogenannten *hepatorenalen Syndroms* kommen (Fall von ROSE (3) einer 64j. Frau nach 1 Amp. Atophanyl und 15 Tabletten Atophan in 5 Tagen). *Hautexantheme* und *Thrombozytopenien* (3) allergischer Natur sind nicht selten.

Vergiftungserscheinungen

Klinisch äußern sich die Vergiftungserscheinungen in einer schweren Leberzellschädigung mit evtl. Übergang in eine akute gelbe Leberdystrophie. Die Veränderungen können reversibel sein, führen aber in zahlreichen Fällen zu einem tödlichen Ausgang oder zur Entwicklung einer *Leberzirrhose.* MAIER (4) hat 3 Beobachtungen der Zürcher Klinik veröffentlicht und die betreffende Literatur gesammelt. Zwei der von ihm mitgeteilten instruktiven Fälle seien hier kurz wiedergegeben:

Fall 1. 59j. ♀

Kaufte sich selbst in einer Apotheke *Uro-Zero®* und nahm von diesem Mittel von Mitte August an täglich 3, später 1 Tablette, Gesamtdosis 60 Tabletten = 27 g Atophan. Nach 5 Wochen (20. 9. 1940) erkrankte die Patientin mit Erbrechen ohne Koliken, 2 Tage später zunehmender Ikterus. Einweisung in die Klinik in sehr schwerem AZ am 22. 10. 1940. *Befund* (2 Monate nach Beginn mit Atophan): Ausgesprochener Ikterus; Leber und Milz vergrößert, Serumbilirubin 8,2 mg%, Cholesterin 157 mg%, wovon nur 19% Ester. Serumeiweiß unter 5 g%, Fibrinogen 0,5%, Takata neg. Rest-N 52 mg%, SR 4 mm. Neben dem Ikterus bestimmte eine akut aufgetretene schwere hämorrhagische Diathese das Krankheitsbild. Diffuse Haut- und Schleimhautblutungen. Rumpel +, Gerinnungszeit nach Quick unter 5%, Thrombozyten schwanken zwischen 18000 und 61000. Auf 20 mg Synkavit kamen die Blutungen innerhalb von 24 Stunden zum Stehen. Prothrombinzeit betrug am 24. 10. 1940 75%, am 25. 10. 100%. Unter Traubenzuckerinfusionen, Percorten usw. ging der Ikterus langsam zurück, und Pat. konnte Anfang Dezember 1940 entlassen werden. Cholesterin damals 165 mg%, Ester 46%, Rest-N 15,2 mg%. Ein Cholezystogramm war negativ ausgefallen.

In einem zweiten Fall (nähere Einzelheiten s. (4)) handelte es sich um einen 37j. Sportsmann, der sozusagen nie Alkohol zu sich nahm und der nach Einnahme von 80 g Atophan vom Juli bis Dezember mit einer schweren Leberzirrhose erkrankte und schließlich an Ösophagusvarizenblutungen im April des folgenden Jahres ad exitum kam. Die Autopsie bestätigte das Vorliegen einer schweren knotigen Leberzirrhose.

Therapie: siehe Behandlung der Leberschädigung im Amanita-Kapitel.

Literatur

1 PALMER, W.L., P.S.WOODALL: J. Amer. med. Ass. 107 (1936) 706
2 SUGG, E.S.: Am. J. med. Sci. (1938) 195
3 ROSE, W.: Arch. Tox. 19 (1961) 158
4 MAIER, C.: Praxis 1945, No. 33

Plastik-Resine (Kunstharz)

Die Entwicklung der Plastik-Substanzen in den letzten 25 Jahren – später wird man unser Zeitalter vielleicht einmal die „Plastik-Zeit" benennen – ist mit Riesenschritten vor sich gegangen. Hand in Hand damit sind auch gewisse toxische Nebenerscheinungen von gewissen Kunststoffen beobachtet worden.

Chemisch stellen sie lange Ketten dar, die sowohl durch Verkupplung von Monomeren = „Additions-Polymerisation" oder dann unter Ausschaltung gewisser Molekülteile, d.h. durch „Kondensations-Polymerisation" entstehen. So kommt es zur Bildung großer Moleküle mit einem Molekulargewicht von mehreren Tausenden oder sogar Millionen. Die kleineren Moleküle können evtl. noch z.B. in Fettsubstanzen diffundieren oder beim Menschen durch die Nieren ausgeschieden werden, die größeren Moleküle diffundieren aber nicht mehr. Deshalb darf z.B. für das Einpacken von Nahrungsfetten keine plastische Substanz verwendet werden, die noch solche niedrigen Fraktionen enthält.

Erstickung durch Plastiksäcke: Diese Gefahr besteht vor allem für Kleinkinder, die sich beim Spielen Plastiksäcke über den Kopf ziehen (siehe Editorial: J. Amer. med. Ass. 170 [1959] 1667). Man schließe also Plastiksäcke vor Kleinkindern gut ab und mache die größeren Kinder auf diese Gefahr aufmerksam! Neuerdings werden solche Säcke auch in *suizidaler Absicht* verwendet.

Sensibilisierende Wirkung

a) *Durch Monomeren mit niedrigem Molekulargewicht:*

Monomeren können eventuell zu Hautsensibilisierungen führen. Ein Beispiel hierfür ist das *6-Nylon,* d.h. das *Polyepsiloncaprolactam*. Hier kann der Monomer, das *„Epsiloncaprolactam"*, das für die Haut sensibilisierend wirken kann, durch Auswaschen mit heißem Wasser von der polymeren Form abgetrennt werden. Die Gefahr für Sensibilisierungen besteht daher vor allem während der Fabrikation von Plastiksubstanzen, weniger beim Gebrauch der fertigen komerziellen Produkte.

b) *Durch Zyanatverbindungen:*

Gewöhnlich wird für die Herstellung Toluoldiisozyanat und Glykol verwendet (1).

2 OCN—R—NCO+HO—R′—OH
Isozyanat-Gruppe

OCN—RNH · CO · O—R—OCO · NH—R—NCO
Urethan-Gruppe

Kleine Mengen des Monomers können sich bei der Fabrikation verflüchtigen. Dieses *Toluoldiisozyanat* ist keine hochtoxische Substanz, doch übt es auf den Respirationstrakt einerseits eine starke Reizwirkung aus und kann asthmaähnliche Attacken auslösen, und andererseits kann es allmählich durch Sensibilisierung zu einem echten *Asthma bronchiale* führen. MAK = 0,02 ppm (nach den Angaben der ACGIH). Die fertigen Plastiksubstanzen enthalten aber keine sensibilisierenden Stoffe mehr. Wichtig sind also hier vor allem die Schutzmaßnahmen für die Arbeiter bei der Fabrikation: geschlossene Systeme, gute Absaugvorrichtungen usw.

c) *Durch Weichmacher („Plasticizers")*:

Verschiedenen Plastiksubstanzen werden verschiedene Weichmacher zugesetzt, so daß auch einmal durch diese Sensibilisierungen ausgelöst werden können.

Toxische Wirkungen bei der Erhitzung oder Verbrennung von Plastiksubstanzen

Prinzipiell kann jede brennbare Plastiksubstanz bei O_2-Mangel durch Bildung von *CO* und in gewissen Fällen, wie beim berühmten Beispiel der Nitrozellulose durch freiwerdende *Nitrosegase* (Cleveland-Clinic-Katastrophe!), zu Vergiftungen führen.

a) *HCN-Bildung*:

Eine solche kann, wie ZAPP (1) gezeigt hat, auch schon bei der Verbrennung von Seide, Wolle und Baumwolle unter O_2-Ausschluß, z.B. bei Erhitzung in einer Stickstoffatmosphäre, auftreten. Dies trifft auch für viele Plastiksubstanzen, z.B. die *Polyacrylonitrilfaser* = *Orlon-Acrylfiber,* zu.

b) *Fluorhaltige Verbindungen*:

Polymere Fluorkohlenstoff-Verbindungen = Polytetrafluoräthylen oder *Teflon-Fluorcarbon-Resine*:

Diese Kombinationsprodukte langer

$$-\overset{\overset{\displaystyle F}{|}}{\underset{\underset{\displaystyle F}{|}}{C}}-\overset{\overset{\displaystyle F}{|}}{\underset{\underset{\displaystyle F}{|}}{C}}-\overset{\overset{\displaystyle F}{|}}{\underset{\underset{\displaystyle F}{|}}{C}}-\overset{\overset{\displaystyle F}{|}}{\underset{\underset{\displaystyle F}{|}}{C}}-$$ Ketten spielen heute als

„Thermo-Plastik" („Teflon", „Fluon") bereits eine große Rolle in der Industrie. Verglichen mit andern Plastiksubstanzen sind die auffallende Plastizität selbst bei Temperaturen bis zu $-70°C$

und die chemische Widerstandsfähigkeit bis zu Temperaturen von $327°C$ bemerkenswert. Die Plastik-Substanz selbst ist ungiftig, dagegen führen die bei stärkerem Erhitzen aus dieser Masse frei werdenden fluorhaltigen Dämpfe zu typischen Vergiftungserscheinungen. Nach den Untersuchungen von ZAPP (1) und seinen Mitarbeitern traten beim Fehlen von O_2 bei einer Erhitzung von bis zu $500°C$ vor allem *Tetrafluoräthylen* (95%) und daneben noch andere toxische Fluorverbindungen in kleineren Mengen auf. Bei O_2-Zutritt verbrennen auch diese Gase weitgehend zu ungefährlichen Verbindungen.

Vergiftungserscheinungen

Die Einatmung der Dämpfe löst ähnliche Symptome wie beim „Metallfieber" (2) aus. Einige Stunden nach dem Einatmen der Dämpfe kommt es zu Krankheitsgefühl und influenzartigen Erscheinungen mit Fieber, evtl. Schüttelfrost, daneben Brennen im Hals und Rachen und Hustenreiz. In schweren Fällen kann ein Lungenödem auftreten. Experimentell konnte HARRIS (2) bei Ratten ein hämorrhagisches Lungenödem erzeugen. Die Erscheinungen verschwinden meistens innerhalb weniger Stunden und werden oft gar nicht als Vergiftungen erkannt. LEWIS (3) sah eine rezidivierende Form mit Fieber und Schüttelfrösten in einem Betrieb durch das Rauchen der mit „Teflon-Staub" belegten Zigaretten.

Therapie

Sauerstoff erleichtert die subjektiven Beschwerden. Bei evtl. Lungenödem gleiche Therapie wie beim chem. Lungenödem S. 18.

Prophylaktisch sollte eine stärkere Erhitzung der Plastikmasse, d.h. über $200°C$ vermieden werden, wichtig ist ferner eine gute Absaugvorrichtung.

c) *Chlorierte Naphthaline und Diphenyle, z.B. Perna*®:

Kunstharze, die in der elektrischen Isolierungstechnik verwendet werden und beim Erhitzen organische Chlorverbindungen als Dämpfe abgeben und für die Haut und Leber sehr toxisch sind. Näheres siehe Seite 327. Dort wird auch speziell auf die besonderen Gefahren der Umweltvergiftung durch chlorierte Diphenyle (PCB) hingewiesen, die heute schon diejenige durch das DDT übertrifft.

Toxische Wirkung durch Inhalation flüssiger Plastikteilchen in die Lunge

Polyvinylpyrrolidon (= PVP): Ist vollkommen ungiftig. Die frühere Vermutung (4) es könne durch Inhalation zu Lungenfibrose führen (Haarsprays) hat sich als unrichtig erwiesen (5).

Toxische Wirkung durch spezifisch toxische Plastikverbindungen

a) *Tetramethylendisulfotetramin:* Kann durch Inhalation vielleicht im Sinne einer Metaldehydvergiftung toxisch wirken, näheres siehe Seite 227.
b) *Paratoluolsulfochlorid (Asplit®):* siehe Seite 327. Führt zu Reizerscheinungen der Haut und Schleimhäute und eventuellen Leberschädigungen.
c) *Isozyanate*, z.B. *Desmodur®:* Sind hochtoxische Substanzen, deren Inhalation zu Schleimhautnekrosen und eventuell tödlicher Bronchiolitis führen (siehe Isozyanate, Seite 202). Vorsicht beim *Versiegeln von Böden* (genügende Lüftung).
d) Durch *Plastik-Härtemittel:* $4,4_6$-Diaminodiphenylmethan $H_2N-\langle\rangle-CH_2-\langle\rangle-NH_2$

ist ein Härtemittel für Epoxy-Resine. Es ist ein ausgesprochenes *Lebergift* (3 mg/kg bei der Katze) und hat in Epping (England) durch versehentliche Verunreinigung eines Sackes Mehl zu einer „Epidemie" von *toxischer Hepatitis* (84 Personen) durch das vergiftete Brot geführt (6).

Verschlucken von Plastiksubstanzen

Ist im allgemeinen harmlos. In einem Falle (zit. nach (7)) kam es bei einem 17jährigen Gymnasiasten, der häufig einen „Uhu-Alleskleber" als Kaugummiersatz kaute und auch verschluckte, zu einem *Obturations-Ileus* durch einen harten überpflaumengroßen Fremdkörper aus Klebstoff und Speiseresten.

Literatur

1 Zapp, J.A.: Arch. envir. Hlth. 4 (1962) 335
2 Harris, D.K.: Lancet 1951/II, 1008
3 Lewis, C.E., G.R. Kerby: J. Amer. med. Ass. 191 (1965) 375
4 Bergmann, M. u. Mitarb.: New Engl. J. Med. 266 (1962) 750
5 Giovacchini, R.P. u. Mitarb.: J. Amer. med. Ass. 193 (1965) 298
6 Kopelman, H. u. Mitarb.: Brit. med. J. 1966/I, 514
7 Greif, St.: Wien. med. Wschr. 116 (1966) 483

Aromatische Halogen-Kohlenwasserstoffe

Chlorierte Benzole

Diese Stoffe haben vor allem eine narkotische Wirkung und führen im übrigen zu ähnlichen Schädigungen wie das Benzol.

Monochlorbenzol ist eine bei 132° siedende Flüssigkeit (MAK = 75 ppm) von ganz typischem unangenehmem Geruch, die als Lösungsmittel für Lacke, Harze und Fette gebraucht wird, vor allem aber auch zu Reinigungszwecken im Haushalt als *„Puran"-Fleckenwasser*.

Vergiftungsbild: Analog dem Benzol wirkt es in hohen Dosen narkotisch und bei chronischer Einwirkung schädigend auf das Knochenmark und das Nervensystem. Die Diagnose der peroralen akuten Vergiftung läßt sich aus dem starken Geruch der Ausatmungsluft, der Magenspülflüssigkeit und des Urins, der mehrere Tage anhalten kann, leicht stellen. In dem folgenden von uns beobachteten Fall kam es durch Trinken von ca. 400 ml *Puran®* zu einer tiefen Narkose von ca. 9 Stunden Dauer mit Kreislaufkollaps, Untertemperatur, doch konnte die Patientin durch kräftige Stimulation, Sauerstoff und Verabreichung von Karlsbader Salz gerettet werden.

Fall H. K., 56j., Hausfrau (KG 107/16, 1936)

Leidet seit einigen Jahren an einer Schizophrenie mit Verfolgungsideen. Trinkt in suizidaler Absicht morgens 9 Uhr wahrscheinlich ca. 400 ml *Puran®* aus einer Halbliterflasche. Etwa eine halbe Stunde später wird sie in schwer bewußtlosem Zustande aufgefunden, Einweisung.

Befund: Tiefe Narkose, deutliche Zyanose, oberflächliche Atmung, Puls kaum zu fühlen, 100, Blutdruck 100/60, Untertemperatur von 35. Kein Lungenödem, Reflexe noch schwach auslösbar. Im Urin positive Zucker-, Azeton-, Urobilinogen- und Urobilinprobe. Sediment o. B. Leukozyten 13 000. Intensive Stimulation, Magenspülung, Karlsbader Salz und i.v. Infusion. Gegen Abend erwacht Pat. allmählich. Zucker und Azeton im Urin am 2. Tag noch positiv, dann negativ, Urobilinogen bereits am 2. Tag negativ Keine Dauerschädigungen.

REICH (1) sah einen schweren Vergiftungsfall bei einem 2j. Kinde durch Trinken von 5 bis 10 ml *Puran®*. Interessanterweise trat hier die Narkose erst ca. eine Stunde nach der Einnahme auf, ein Zeichen, daß dieser wasserunlösliche Stoff langsam resorbiert wird, wenn keine Fette im Magen-Darm-Trakt enthalten sind. Die sehr schweren narkotischen Erscheinungen begannen sich erst nach 3 Stunden zurückzubilden.

Ortho- und Paradichlorbenzol: Die Orthoverbindung (MAK = 50 ppm) ist flüssig; die feste Paraverbindung wird als Mottenmittel gebraucht *(Globol®)*. Die Giftwirkung ist die gleiche wie beim Monochlorbenzol. Wir sahen einen Vergiftungsfall in einer schlecht gelüfteten Garderobe, die am Vortage gegen „Schwabenkäfer" mit in Benzol gelöstem Paradichlorbenzol „desinfiziert" worden war. Als sich am folgenden Morgen ein Angestellter in diesem Raume, der immer noch stark nach Desinfektionsmitteln roch, umziehen wollte, brach er nach kurzer Zeit zusammen und wurde zufällig von Kameraden in tiefer Narkose aufgefunden. Im Spital kam er auf kräftige Stimulation hin nach ca. einer Stunde wieder zu sich.

OETTINGEN (2) sah bei prolongierter Inhalation von p-Dichlorbenzol auch *akute gelbe Leberdystrophien* und die Entwicklung von *Zirrhosen* (MAK = 75 ppm).

Ein bekannter 55jähriger Entomologe erkrankte nach 30jähriger täglicher Exposition mit Paradichlorbenzol-Dämpfen an einer *akuten Leukämie* (siehe auch Benzol).

Therapie

1. *Sofortige kräftige Stimulation* mit Nicaethamidum *(Coramin®)* 5 ml (25%) i.m., *Veritol®* 0,03 g s.c. usw. Cave Adrenalinpp. oder *Aramin®!!* da sie Kammerflimmern auslösen können.
2. *Magenspülung* unter Zusatz von Tierkohle, zum Schluß Eingeben von Tierkohle mit starkem schwarzem Kaffee und 20 g Karlsbader Salz (wegen Fettlöslichkeit auf keinen Fall Rizinus!) und 200 ml Paraffinöl.
3. *Sauerstoffatmung,* evtl. Intubation und künstliche Beatmung.
4. *Leberschutztherapie:* siehe Amanita-Vergiftung.

Hexachlorbenzol (C_6Cl_6): (nicht zu verwechseln mit dem Insektizid „Hexachlorcyclohexan"

$C_6H_6Cl_6$, siehe S. 351) wird heute als *Fungizid* als Spritzmittel (Zwergbrand des Weizens) und als *Saatbeizmittel* vielfach verwendet *(Amatin®, Prosat Z®, Brassicol-Super®* etc.). Führt bei Einnahme zu *Porphyria cutanea.* KANTEMIR (3) sah bei Einnahme von damit behandeltem Weizensaatgut in der Türkei eine Endemie von schwerer *Porphyrie mit kutanen Lichtsensibilisierungserscheinungen* („Toxic Skinporphyria"). Die Erkrankung trat in abgeschwächter Form auch bei Säuglingen auf, deren Mütter solches mit HCH verunreinigtes Brot gegessen hatten. Im Urin fand sich reichlich *Koproporphyrin*, selten Urobilin und Porphobilinogen. In experimentellen Untersuchungen gelang es den gleichen Autoren (4), im Urin Koproporphyrin und evtl. auch Uroporphyrin und Porphobilinogen nachzuweisen.

Weitere Fälle in der Literatur kamen durch Baden in mit diesem Insektizid verunreinigtem Wasser zustande (2), ein tödlicher Suizidfall durch Trinken von 11 g der gelösten Substanz. Analog den Dinitrophenolen (s. dort) bewirkt es eine rapide *Entkoppelung der Oxydations- und Phosphorylierungs-Prozesse* und dadurch eine starke *Steigerung des Grundumsatzes.* Frühsymptome sind: Schwitzen, Schwäche, Anorexie, Gewichtsabnahme, Schwindel, Nausea und evtl. Fieber. Unter Tachykardie, Dyspnoe, Koma und Krämpfen kann nach 3–30 Std. der Tod eintreten.

Therapie: siehe im Kapitel *Dinitrokresol* S. 287.

Pentachlorphenol: Wird zum Imprägnieren von Holz verwendet. Die Resorption erfolgt vor allem durch die *Haut* (5, 6, 7).

Literatur

1 REICH, H.: Schweiz. med. Wschr. 64 (1934) 223
2 v. OETTINGEN, W. F.: Publ. Hlth. Serv. 414 (1955) 292
3 KANTEMIR, I., U. MITARB.: Türk. Ij. tecr. Biyol. Derg. 20 (1960) 19 u. 51
4 OCKNER, R. K., R. SCHMID: Nature (London) 189 (1961) 499
5 TRUHAUD, R. U. MITARB.: Arch. Mal. prof. 13 (1952) 567
6 CHAPMAN, J. B., P. ROBSON: Lancet 1965/I, 1266
7 BURGER, E.: Z. gerichtl. Med. 58 (1966) 240

Para-Toluolsulfochlorid („Asplit")

Dieser Stoff wird heute als sog. „Asplitkitt" in der Industrie vielfach verwendet. Es handelt sich dabei um eine Art Kunstmörtel mit besonderer Widerstandsfähigkeit gegenüber Säuren. Das gelblichweiße *Pulver* besteht zur Hauptsache aus Quarzmehl und Paratoluolsulfochlorid, während die *Flüssigkeit* aus einem Phenolformaldehydharz besteht. Nach den Untersuchungen von CASPARIS (1) sind die Dämpfe, die beim Zubereiten des festen Mörtels durch Vermischen der beiden Substanzen entstehen, auf das Paratoluolsulfochlorid zurückzuführen, welches auch die Vergiftungserscheinungen hervorruft.

Vergiftungserscheinungen

Nach den mitgeteilten Beobachtungen (1, 2) sieht man vor allem *Reizerscheinungen von seiten der Haut und Schleimhäute.* In der Epidermis kommt es zur Bildung von kleinen Bläschen, die Augenlider schwellen stark an. Als eigentliche *Vergiftungserscheinungen wurden Kopfschmerzen, Müdigkeit, Übelkeit, Brechreiz, Appetitlosigkeit und Gewichtsabnahme beobachtet.* In einem Falle kam es außerdem zum Auftreten einer *anaziden Gastritis* und als Zeichen der leberzellschädigenden Wirkung zu einem *Subikterus*; in einem anderen Falle entwickelte sich ein Magengeschwür. Als Zeichen einer zentralnervös-toxischen Wirkung traten bei einem Patienten häufige Kopfschmerzen und während mehrerer Tage ein positiver Babinski auf. SCHRADER (2) sah neben diesen Befunden auch Bronchitiden und in schweren Vergiftungsfällen mehrere Tage anhaltende Bewußtlosigkeit mit Krämpfen. In seltenen Fällen kam es zu Herzbeschwerden mit Tachykardie.

Literatur

1 CASPARIS, H.: Z. Unfallmed. Berufskr. 39 (1946) 203
2 SCHRADER, E., W. RÖSGEN: Münch. med. Wschr. 86 (1939) 1239

Polychlorierte Naphthaline und Biphenyle (PCB's)

Diese Substanzen haben in den letzten Jahren eine große Bedeutung als Isoliermaterial für die Elektroindustrie erlangt (Kunstharze „Perna"). Es handelt sich um Stoffe, bei denen ein oder mehrere Wasserstoffatome durch Cl-Atome ersetzt wurden (Mono-, Di- bis Oktochlornaphthaline). Je mehr Chloratome in den Verbindungen enthalten sind, um so höher wird der Schmelzpunkt und damit auch die Giftigkeit. Die am häufigsten verwendete Mischung „Trichlornaphthalin" enthält ca. 50% Chlor und leitet sich von der Tri- und Tetra-Verbindung ab. Am gefährlichsten sind die ebenfalls zur Verwendung kommenden Penta- und Hexaverbindungen. MAK = 0,5 mg/m³, für Chlordiphenyl 1,0 mg/m³ (1).

Akute bis subakute Vergiftung

Ähnlich anderen Chlorderivaten führen sie auf der Haut zu einer ausgesprochenen Aknebildung (2). Die beim Erhitzen (z.B. Löten von damit isolierten elektrischen Drähten in Radioapparaten usw.) frei werdenden Dämpfe sind von beißendem Geruch und außerordentlich giftig. DRINKER (1) zeigte, daß die toxische Grenzdosis für die niederen Chlorderivate 10 mg/m³, für die höheren (penta und hexa) sogar nur 0,5 mg/m³ Luft beträgt. In gefährdenden Betrieben sind daher sehr gute Abzugsvorrichtungen anzubringen. Beim Vieh wurden durch diese Gifte schwere *Hyperkeratosen* gesehen (3). Die Giftwirkung betrifft vor allem die *Leberzellen* und kann zu schwerer Gelbsucht und evtl. zu akuter gelber *Leberdystrophie* führen. Besonders gefährlich ist die Kombination mit Tetrachlorkohlenstoff als Lösungsmittel. MAYERS und SMITH (4) sahen den Fall eines 18j. Mädchens, das durch die Einatmung solcher Dämpfe zuerst mit Ödemen infolge einer durch die Leberschädigung bedingten Hypoproteinämie erkrankte, an die sich später eine Leberdystrophie anschloß. Einzelne Fälle verlaufen ausgesprochen subakut und führen evtl. erst nach mehreren Wochen zum tödlichen *Leberkoma* (5).

Therapie

Bei irgendwelchen Zeichen von Leberschädigung sofortige Entfernung aus dem Betrieb und gleiche Leberschutztherapie wie bei der Amanitavergiftung. Ein späterer erneuter Kontakt mit diesem Stoff ist unbedingt zu vermeiden, da die einmal Vergifteten gegen diese Derivate überempfindlich werden. Wichtig ist in allen diesen Fällen auch die Vermeidung weiterer Lebergifte, wie Alkohol usw.

Literatur

1 DRINKER, C.K. U. MITARB.: J. Industr. Hyg. 19 (1937) 283
2 TELEKY, L.: Klin. Wschr. 6 (1927) 847
3 BELL, W.B.: Vet. Med. 48 (1953) 4
4 MAYERS, M.R., A.R. SMITH: Industr. Bull. Albany 21 (1942) 30
5 MCLETCHIE, N.G.B., D. ROBERTSON: J. industr. Hyg. 24 (1942) 156

Chronische Vergiftung und Umweltverseuchung durch polychlorierte Biphenyle (PCB)*

Polychlorierte Biphenyle (PCB's) werden als technisches Produkt durch Chlorierung von Biphenyl hergestellt und unter den Namen *Clophen, Phenoclor* resp. *Aroclor* in den Handel gebracht. Wegen ihren besonderen *Eigenschaften* haben diese Verbindungen seit ihrer industriellen Einführung vor 40 Jahren eine sehr vielseitige *Anwendung* gefunden (1): PCB's sind äußerst stabile fettlösliche Substanzen, die mit einem Chlorgehalt von 20% leichten Ölen gleichen, während sie mit steigendem Chlorgehalt den Charakter von Wachsen annehmen und beim höchsten Chlorgehalt von ca. 60% durchscheinenden Harzen gleichen. Die PCB's sind widerstandsfähig gegen Säuren und Basen, sie sind nicht korrosiv, schlecht oder nicht brennbar und gut löslich in den meisten organischen Lösungsmitteln. PCB's werden deshalb in großem Umfang in der Elektrotechnik als Transformatorenöle und Isolationsmaterial, in der Farbenindustrie als Zusatzstoffe für Schutzanstriche und in der Kunststoffindustrie als Weichmacher angewandt. Daneben werden sie auch als hydraulischen Öle, Hochdruckschmiermittel, Schneideöle etc., aber auch als Medien für den Wärmeaustausch gebraucht. Den vollständigen Überblick über die vielsetigen Anwendungsmöglichkeiten gibt das technische Bulletin der Monsanto Chem. Co. (2).

Leider ist es nicht möglich, die polychlorierten Biphenyle in ihren nützlichen Anwendungsgebieten lokalisiert zu halten. Gerade wegen ihren besonderen Eigenschaften haben sie die Tendenz, sich unkontrollierbar in der *Umwelt* zu verteilen. Weil es sich jedoch um fettlösliche Inertstoffe handelt, können sie aus der feinen Verteilung, etwa über Nahrungsketten, wieder angereichert werden. Sie gleichen auch in dieser Beziehung dem DDT. Es erstaunt deshalb nicht, daß in vielen Proben von biologischem Material neben DDT und seinen Metaboliten auch polychlorierte Biphenyle nachgewiesen werden können. 1966 gelang JENSEN (3) der Nachweis, daß die Bestimmung von DDT in biologischem Material oftmals durch Rückstände der polychlo-

---

* Diesen Abschnitt verdanke ich bestens *Dr. H. P. Bosshardt* von der „Eidg. Forschungsanstalt für Obst-, Wein- und Gartenbau, Wädenswil" der diese Zusammenstellung zuhanden der Eidg. Giftkommission, der wir beide angehören, aufstellte und welche hier mit seiner Erlaubnis in gekürzter Form wiedergegeben wird.

rierten Biphenyle gestört wird. Solche Rückstände wurden daraufhin in Fischen und Wildtieren in Europa und Nordamerika nachgewiesen (4, 5, 6, 7, 8, 9, 10). Diese Verbindungen wurden in hohen Konzentrationen auch in *Haubentauchern aus schweizerischen Gewässern nachgewiesen* (11). *Nach den Angaben von* ACKER *und* SCHULTE (12) *enthält auch Humanfett und Muttermilch mehr PCB's als DDT.* Alle diese Untersuchungen zeigen deutlich, daß die Kontaminationen mit polychlorierten Biphenylen weltweit sind, im Speziellen aber die *Mündungsgebiete des Rheins,* der *Themse* und *des Sacramento* und die *flache Ost- und Nordsee* betreffen. Diese Untersuchungen zeigen ferner, daß eine allfällig vorhandene Kapazität zum Abbau der PCB's auf physikalischem, chemischem oder biologischem Weg nicht ausreicht, um die produzierten und in die Umwelt abgegebenen PCB-Mengen innert nützlicher Frist abzubauen. Die Größe dieser Kapazität läßt sich gegenwärtig weder bestimmen noch abschätzen, da keinerlei Angaben über mögliche Abbaumechanismen der polychlorierten Biphenyle vorliegen. Es ist anzunehmen, daß diese Verbindungen biologisch nicht abbaubar sind und höchstens durch UV-Bestrahlung zersetzt werden können, weshalb die Kapazität zum Abbau möglicherweise sehr gering ist. Allein *schon aus diesem Grund würde die weitere uneingeschränkte Verwendung dieser Substanzen zu einer zunehmenden Umweltkontamination führen, die kaum mehr rückgängig gemacht werden könnte.*

Toxikologie: Da es sich bei den PCB's nicht um Pestizide handelt, sind sie in keinem Land der Erde einer Prüfungs- und Bewilligungspflicht unterstellt, sondern konnten bis anhin frei hergestellt, verkauft und angewendet werden, bevor irgendwelche Toleranzwerte, etwa in Nahrungsmitteln, hätten festgelegt werden müssen. Dieser Mangel in der *Gesetzgebung* der meisten Länder erklärt denn auch, weshalb *nur sehr wenige und ungenügende toxikologische Untersuchungen an PCB's vorliegen.* Da kein legaler Zwang vorlag, diese Stoffe zu prüfen, wurden sie aufs Geratewohl angewandt. Immerhin liegen *einige Untersuchungen vor, die mit aller Deutlichkeit zeigen, daß die polychlorierten Biphenyle zwar im Organismus nicht abbaubar, aber trotzdem sehr wirksam sind.*

JONES und ALDEN (13) erkannten schon 1936 die Toxizität dieser Verbindungen und berichteten über das Auftreten von *Chlorakne,* einer Hautkrankheit, die bei Arbeitern auftrat, welche in der Produktion von polychlorierten Biphenylen beschäftigt waren.

Chlorakne trat auch *bei Elektrikern und bei Handwerkern* auf, die *PCB's* als *Schneideöle* (15) gebrauchten. Diese Krankheit war schon 1899 von HERXHEIMER (16) beschrieben worden und trat später öfters bei Arbeitern in Chlor- und Chlorphenolfabriken (17) auf. Diese Krankheit ist jedoch wohl in den meisten Fällen auf Vergiftungen mit polychlorierten Dibenzo-p-dioxinen und nicht mit PCB's zurückzuführen. Da nach neuesten holländischen Untersuchungen (18) von Clophen- und Phenoclor-Proben Verunreinigungen von polychlorierten Dibenzo-furanen, die auch toxikologisch den polychlorierten Dibenzo-p-dioxinen sehr ähnlich sind, nachgewiesen wurden, so ist das von JONES und ALDEN (13) beschriebene Auftreten von Chlorakne bei Arbeiten in PCB-Fabriken nicht mit Sicherheit auf die polychlorierten Biphenyle, sondern vielleicht auf deren Verunreinigungen zurückzuführen.

Drei Arbeiter, die bei der Herstellung von elektrischen Kondensatoren den Dämpfen von polychlorierten Naphthalinen und polychlorierten Biphenylen ausgesetzt waren, starben nach den Angaben von GREENBURG (19) an **Leberschäden**. Auch die Experimente von DRINKER (20), der polychlorierte Biphenyle in kleinen Dosen Ratten oral, dermal und per inhalationem verabreichte, *ergaben eine hepatotoxische Wirkung* dieser Substanzen und zeigten zudem, daß geringe Dosen Tetrachlorkohlenstoff, die von Kontrolltieren gut ertragen wurden, in den mit PCB belasteten Tieren rasch den Tod an Leberatrophie verursachten. MILLER (21) *berichtet ebenfalls von Leberschäden,* die durch *polychlorierte Biphenyle* mit einem *Chlorgehalt von ca. 42%* in verschiedenen Versuchstieren hervorgerufen wurden.

Teratogene Wirkungen an *Kücken wurden von* McLAUGHLIN u. Mitarb. (22) *beobachtet,* wenn 10 mg Aroclor in Hühnereier injiziert wurden. Dieser Test wird allerdings nicht als gültiges Maß für die Beurteilung der Gefährlichkeit einer Substanz anerkannt, da er nicht auf Säuger übertragen werden kann, weil die Plazentarschranke überwunden wird und weil mit ihm teratogene Wirkungen mit einer sehr großen Anzahl von Substanzen erzielt werden können.

Neben diesen akuten Schädigungen wurden neuerdings auch subtilere Wirkungen der polychlorierten Biphenyle beschrieben: RISEBROUGH (6) wiederholte mit PCB die Versuche, die PEAKALL (23) *mit DDT und Dieldrin durchgeführt hatte,* und *beobachtete eine im Vergleich zu DDT fünfmal stärkere Induktion der mikrosomalen Leberenzyme, die durch Hydroxylierung verschiedene Steroidhormone abzubauen vermögen.* Die bei vielen Vögeln beobachteten

Störungen im *Kalziumstoffwechsel* und *die damit wahrscheinlich zusammenhängenden Veränderungen in den* **Eierschalen** *lassen sich demnach nicht allein auf die DDT-Rückstände zurückführen, sondern wohl in weit größerem Maße auf die polychlorierten Biphenyle.*

Damit im Zusammenhang könnte auch die *Beobachtung von* FRIEND (24) *stehen, daß die Mortalität von Entenkücken bei Infektion mit Entenhepatitis-Virus wesentlich höher war, wenn die Kücken zuvor während 10 Tagen mit Futter, das einen PCB-Gehalt von 25 ppm aufwies, gefüttert worden waren.*

Es ist offensichtlich, daß über die Toxikologie der polychlorierten Biphenyle zwar bei weitem noch keine Klarheit herrscht, daß sie jedoch biologisch sehr wirksam sind. Weitere toxikologische Untersuchungen werden das sicher an den verschiedensten Objekten bestätigen und es mit der Zeit erlauben, die schädlichen Nebenwirkungen der PCB's auf die Umwelt abzuschätzen.

Verunreinigung der Umwelt: Es stellt sich nun die Frage, auf welchem Weg die polychlorierten Biphenyle in die Umwelt gelangen. Nach den mit DDT und Dieldrin gemachten Erfahrungen, die zeigen, daß diese Wirkstoffe sogar aus behandelten Holzbalken im Laufe der Jahre verdampfen und so die Umgebung schwer kontaminieren können, ist diese Frage recht müßig: PCB's aus feuerhemmenden Anstrichen können verdampfen, aus Kunststoffartikeln beim Verbrennen des Plastikmaterials mit den Rauchgasen entweichen oder in Abwässern Kläranlagen passieren, wo sie kaum abgebaut werden können. Es besteht sodann die Möglichkeit, daß sie in gewissen Pestizidformulierungen als Zusatz eingesetzt wurden, eine Möglichkeit, die, von SULLIVAN (25) und von TSAO (26) geprüft, von der Monsanto Chem. Co. (2) empfohlen wurde. Neben diesen Beispielen gibt es eine Unzahl von Möglichkeiten, wie diese Substanzen in die Umwelt gelangen können: es ist im Gegenteil wohl schwierig, Anwendungsbereiche zu finden, die nicht zu einer Umweltkontamination führen müssen. *Als Möglichkeit, diese Verbindungen ohne Gefährdung der Umwelt anzuwenden, könnte allenfalls die Verwendung als Transformatorenöl in Betracht gezogen werden, jedoch nur dann, wenn die Transformatoren dicht geschlossen sind und wenn bei einem allfälligen Ersatz das abgelassene Öl quantitativ dem Hersteller zur Reinigung und Aufarbeitung zurückgegeben wird.*

Da kein Abbaumechanismus für die polychlorierten Biphenyle bekannt ist und die Umweltkontamination schon einen sehr beträchtlichen Umfang angenommen hat, sind alle Maßnahmen zu ergreifen, um eine weitere Zunahme der PCB-Rückstände zu verhindern. *Die einzige Möglichkeit, dieses Ziel zu erreichen, besteht im Verbot, polychlorierte Biphenyle in gewerblichen und Publikumsprodukten weiterhin zu gebrauchen.* Dieses Verbot kann, gestützt auf Art. 13 des Eidg. Giftgesetzes, das voraussichtlich im Jahre 1972 in Kraft treten wird, vorderhand wenigstens für die Schweiz erlassen werden. Es besteht dabei zwar kein Zweifel, daß ein Anwendungsverbot für diese Substanzen allein in der Schweiz, die Zunahme der weltweiten Kontamination nicht wesentlich beeinflussen wird, daß es aber immerhin einen Anstoß zur allgemeinen Eliminierung geben könnte.

Deutschland und Schweden erwägen ebenfalls ein Verbot der PCB's (27). Internationale Zusammenarbeit ist deshalb gerade in solchen Angelegenheiten äußerst dringend.

Literatur

1 PENNING, C.H.: Ind. Eng. Chem. 22 (1930) 1180
2 *Monsanto Chem. Co.:* „Aroclor plasticizers". Techn. Bull. Pl – 307 (1967)
3 JENSEN, S.: New Scientist 32 (1966) 162
4 HOLMES, D.C., J.H. SIMMONS AND J. TATTON: Nature 216 (1967) 227
5 HOLDEN, A.V., K. MARSDEN: Nature 216 (1967) 1274
6 RISEBROUGH, R.W., P. RIECHE, S.G. HERMAN, D.B. PEAKALL, M.N. KIRVEN: Nature 220 (1968) 1098
7 KOEMAN, J.H., M.C. TEN NOEBER DE BRAUW, R.H. DE VOS: Nature 221 (1969) 1126
8 JENSEN, S., A.G. JOHNELS, M. OLSSON, G. OTTERLIND: Nature 224 (1969) 247
9 BAGLEY, G.E., W.L. REICHEL, E. CROMARTIE: J.A.O.A.C. 53 [2] (1970) 251
10 REYNOLDS, L.M.: Residue Reviews 34 (1971) 27
11 SCHIFFERLI, A., Schweiz. Vogelwarte Sempach und L. GAY, Chem. Laboratorium der Stadt Zürich, Pestizidabteilung. Persönliche Mitteilung (1971)
12 ACKER, L., E. SCHULTE: Dtsch. Lebensmitt-Rdsch. 66 (1970) 385
13 JONES, J.W., H.S. ALDEN: Arch. Derm. Syph. (Chic.) 33 (1936) 1022
14 SCHWARTZ, L.: J. Amer. med. Ass. 122 (1943) 158
15 SCHWARTZ, L., F.A. BARLOW: Chlorance from cutting oils. Publ. Hlth. Rep. (Wash.) 57 (1942) 1747
16 HERXHEIMER, C.: Münch. med. Wschr. 46 (1899) 278
17 WHITE AND PROSSER: „The Dermatoses". Hoebner, New York (1934)
18 VOS, J.G., J.H. KOEMAN, H.C. VAN DER MAAS, M.C. TEN NOEVER DE BRAUW, R.H. DE VOS: Food. Cosmet. Toxicol. 8 (1970) 625
19 GREENBURG, L., M.R. MAYERS, A.R. SMITH: J. industr. Hyg. 21 (1939) 29
20 DRINKER, C.K., M.F. WARREN, G.A. BENNETT: J. industr. Hyg. 19 (1937) 283
21 MILLER, J.W.: Publ. Hlth. Rep. (Wash.) 59 (1944) 1085
22 MCLAUGHLIN, J., J.P. MARLIAC, M.J. VERRETT, M.K.

MUTCHLER, O. G. FILZHUGH: Toxicol. appl. Pharmacol. 5 (1963) 760
23 PEAKALL, D. B.: Nature 216 (1967) 505
24 FRIEND, M., D. O. TRAINER: Science 170 (1970) 1314
25 SULLIVAN, W. N., I. HORNSTEIN: J. Econ. Entomol. 46 (1953) 158
26 TSAO, C. H., W. N. SULLIVAN, I. HORNSTEIN: J. Econ. Entomol. 46 (1953) 882
27 HENNING, G. A.: Zeit 6 (1971) 45

Bicycloheptadiendibromid

Eine alkylierende bromierte Verbindung führte bei 3 damit arbeitenden Chemikern zu schwerem *„Asthma bronchiale"*, das in zwei Fällen völlig therapieresistent war und *zum Tode führte*. (MURRAY, J. F., A. FINK: Envir. Health 5 (1962) 1.)

Schlafmittel

Akute Vergiftung

Die Schlafmittelvergiftungen sind fast in allen zivilisierten Ländern ständig noch im Steigen begriffen.
Die Ursachen hierfür liegen einerseits in der immer stärkeren Verlagerung der Suizide auf diese Gruppe und andererseits in dem in den zivilisierten Ländern mehr und mehr ansteigenden Schlafmittelkonsum, wodurch die Mittel leichter zur Hand sind und allgemein bekannt werden.
Die Schlafmittelvergiftungen stellen auch heute noch das Hauptkontingent der zur klinischen Behandlung eingewiesenen Suizidfälle (40–50%). Daneben treten die unfallmäßigen Vergiftungen ganz in den Hintergrund. *Kriminelle* Vergiftungen mit Schlafmitteln sind relativ selten, in der Schweiz ein Genfer Familiendrama, bei dem 3 Personen, davon 2 tödlich, mit Barbital vergiftet wurden. Gelegentlich werden heute Schlafmittel auch zur Vortäuschung von andern Krankheitsbildern und zur Erlangung von Renten mißbräuchlich verwendet (1). Eine neuartige kriminelle Anwendung stellt die mißbräuchliche Verwendung zur *Provokation einer Narkose* dar, um dann den Patienten zu *berauben*, wobei 1–2 Tabletten Noludar® oder ein anderes Schlafmittel zusammen mit einem Maß oder einer Flasche Bier verabreicht werden (2). Durch den wohlbekannten potenzierenden Effekt des Alkohols fällt der Betreffende in tiefen Schlaf.
Die Zahl der jährlich in unsere *schweizerischen Spitäler eingelieferten Schlafmittelvergiftungen* beträgt im Durchschnitt ungefähr 0,25%, oder 0,3 °/₀₀ der Gesamtbevölkerung.

Tödliche Dosis bei unbehandelten Fällen: Glücklicherweise sind im letzten Jahrzehnt sehr viele Schlafmittel entwickelt worden, die rasch abgebaut und ausgeschieden werden. Es wäre aber falsch, daraus schließen zu wollen, daß kurzwirkende Präparate ohne Gefahr an Patienten mit evtl. suizidalen Ideen verschrieben werden dürfen. Die Toxizität ist hier weitgehend eine Dosisfrage. So kann es, speziell wenn die Patienten spät aufgefunden werden, z.B. durch 20 g *Heptabarbital* (= 80 Tbl.) oder 10–20 g *Glutethimid (Doriden®)* zu einem letalen Verlauf kommen. Speziell beim letzteren Mittel kann die hier so ausgesprochene respiratorische Depression zum Verhängnis werden. Die Vergiftungen mit *Glutethimid* stehen heute in Deutschland und in der Schweiz in der vordersten Linie (3, 4).
Die gefährlichsten Mittel sind aber noch immer das *Barbital (Veronal®)*, *Allobarbital (Dial®)* und seine Derivate, die eine sehr geringe therapeutische Breite aufweisen und durch die Leber nur wenig abgebaut und hauptsächlich durch die Niere ausgeschieden werden. – *Phenobarbital (Luminal®)* benötigt die längste Zeit für die Ausscheidung und kann selbst nach 9 Tagen noch im Urin nachgewiesen werden (5). Die folgende Tabelle zeigt die *approximativen Letaldosen* einiger Schlafmittel bei *unbehandelten Fällen*. Kombinationen mit Tranquilizern oder Alkohol sind viel gefährlicher, so daß dann evtl. auch niedrigere Dosen tödlich wirken können. Glücklicherweise, *sofern die Behandlung frühzeitig begonnen werden kann*, bevor es zu einem Schock oder einer Atemdepression gekommen ist, *nehmen heute Schlafmittelvergiftungen nur noch sehr selten einen tödlichen Verlauf*.

Letaldosen einiger Schlafmittel

a) *Langsam eliminierte, gefährliche Mittel:*

	Letaldosis (ohne Therapie)
Barbitalum *(Veronal®)*	6–8 g
Allobarbital *(Dial®)*	6–8 g
Phenobarbitalum *(Luminal®)*	4–6 g
Glutethimidum *(Doriden®)*	etwa 10–20 g
[in 3 Tagen ausgeschieden]	

(IBE: 7–10 g, doch diese Dosis ist wohl zu niedrig!)

b) *Rasch eliminierte und relativ weniger gefährliche Mittel*

(in absteigender Linie der Toxizität):

Chloralum hydratum	etwa 5 g
Secobarbitalum natricum *(Seconal®)*	etwa 5–10 g
(MOUREAU)	
Cyclobarbitalum *(Phanodorm®)*	etwa 20 g (= 80 Tbl.)
Methaqualon *(Toquilone®, Revonal®)*	etwa 8–10 g (40–50 Tbl.)
Heptabarbitalum *(Medomin®)*	etwa 20 g (= 80 Tbl.)
(und zahlreiche moderne andere Derivate)	
Apronalid *(Sedormid®)*	40–45 g
Hexobarbitalum *(Evipan®)*	?

Andere leichte Schlafmittel *(Persedon®)*; Methyprylonum *(Noludar®)* usw.

Serumspiegel: Der Spiegel im Blutserum kann von großer Bedeutung für die initiale Beurteilung der Schwere eines Vergiftungsfalles und für die Kontrolle und Weiterführung der therapeutischen Maßnahmen sein. Doch vergesse man nie, daß die *klinischen Symptome* des Einzelfalles die wichtigsten Kriterien für die Beurteilung darstellen, da der Serumspiegel zu Täuschungen Anlaß geben kann, wie wir dies unten näher begründen. SETTER u. Mitarb. (6) fanden bei 150 Patienten Phenobarbitalwerte von 1,9–29 mg/100 ml. Ein Koma vom Typus 1 oder 2 (nach dem Einteilungsschema von REED (7)) fand sich, mit Ausnahme eines Patienten, in allen Fällen mit einem Serumspiegel von unter 7 mg/100 ml und ein Stadium 3 oder 4 mit Ausnahme eines Falles bei einem Spiegel von über 11 mg/100 ml. Die Dauer des Komas zeigte eine lineare Korrelation zur Höhe des Serumspiegels. *Amobarbital*-Vergiftungen waren gewöhnlich leicht, wenn der Serumspiegel 5 mg/100 ml nicht überschritt, darüber lag aber ein schweres Koma vor. Das gleiche galt für *Butabarbital*. Ein Koma vom Typus 3–4 lag bei *Secobarbital* und *Phenobarbital* immer vor, wenn der Spiegel über 3 mg/100 ml betrug.

Hohe Serumspiegel können von solchen Patienten relativ gut toleriert werden, die das gleiche Mittel schon längere Zeit gewohnheitsmäßig eingenommen haben. Dies ist vor allem bei süchtigen und bei psychiatrischen Patienten zu beachten! *So können z.B. einzelne Epileptiker bei Phenobarbitalwerten von 7 mg/100 ml noch wach sein.* Dies zeigt deutlich, wie kritisch man die Serumwerte beurteilen muß. Das *klinische Bild bleibt der wesentlichste Punkt bei der Beurteilung.* Zudem nehmen *heute sehr viele Suizid-Patienten eine Kombination von Sedativa zusammen mit Alkohol ein. Solche Patienten sind dann viel schwerer vergiftet und mehr gefährdet, als man es auf Grund des niedrigen Serumspiegels vermuten würde.* Die Serumwerte sind also nur zusammen mit den klinischen Befunden zu verwerten. Dagegen ergaben serienmäßige Kontrollen des Blutspiegels sehr wertvolle quantitative Einblicke über die Auswirkung der therapeutischen Maßnahmen.

Mortalität: Diese hat in den letzten zwei Jahrzehnten stets abgenommen. Es beruht einerseits vor allem auf der Entwicklung und Einführung weniger toxischer und rascher eliminierbarer Barbiturate und Hypnotika und andererseits auf den enormen Fortschritten in der Therapie dieser Vergiftungen. Die neue Behandlung wurde zuerst von der skandinavischen Schule eingeführt (8) und dann von zahlreichen anderen Autoren weiterentwickelt. In der ausgezeichneten und kritischen Studie von MATTHEW (9) betrug die Mortalität von 776 Patienten nur noch 0,8%. Die Mortalität variiert heute je nach den lokalen Verhältnissen (Altersverteilung, Kombinationsvergiftungen, rasche Transportmöglichkeiten, Vorhandensein von Intensivstationen etc.) von Klinik zu Klinik und dürfte zwischen 0,5–2,5% liegen.

Als Ärzte dürfen wir heute einesteils froh sein, wenn die Suizidversuche, die wir ja leider nie aus der Welt werden schaffen können, sich immer mehr auf die Schlafmittel verlagern, da dies wohl heute die angenehmste, aber die unsicherste Art darstellt, um aus dem Leben zu scheiden, und weil anderteils oft gerade die durchgemachte „Schlafkur" den Patienten von seinen psychischen Problemen befreit.

Klinisches Bild: Aus didaktischen Gründen und aus therapeutischen Überlegungen unterscheidet man klinisch heute 3–4 Schweregrade der Vergiftung. Die Intoxikation kann als *leichte Vergiftung* beginnen und allmählich in eine schwere Form übergehen. Je nach dem vorliegenden Schweregrad richten sich auch die zu ergreifenden therapeutischen Maßnahmen, auf die wir unten eingehen.

REED u. Mitarb. (7) unterscheiden auf Grund früherer Einteilungen europäischer Autoren die folgenden 5 Untergruppen:

Grad 0: Patient schläft, kann aber geweckt werden.
Grad 1: Patient ist komatös, reagiert aber auf schmerzhafte Reize, Sehnenreflexe sind vorhanden, Atmung und Blutdruck normal.
Grad 2: Patient reagiert nicht mehr auf schmerzhafte Reize, die Sehnenreflexe sind noch auslösbar, Respiration und Blutdruck bleiben stabil.
Grad 3: Keine Reaktion auf Schmerzreize und Sehnenreflexe fehlen weitgehend oder vollkommen. Respiration und Blutdruck noch in normalen Grenzen.
Grad 4: Keine Reaktion auf Schmerzreize, alle Sehnenreflexe fehlen. Blutdruck und Atmung müssen unterstützt werden.

MATTHEW und LAWSON (9) unterteilen den Schweregrad je nach dem Bewußtseinsgrad folgendermaßen:

Grad 1: Benommen, aber reagieren auf mündliche Befehle.
Grad 2: Reagieren noch auf milde Schmerzreize.
Grad 3: Minimale Reaktion auf maximale Schmerzreize.
Grad 4: Keine Reaktion mehr auf maximale Schmerzreize.

Sie verwenden als Schmerzreiz das Reiben des Sternums des Patienten mit den Handknöcheln. Diese Einteilung hat sich uns besser bewährt, da die Sehnen-, Korneal- und Pupillenreflexe als Kriterien des Schweregrades von einem Patienten zum andern stark variieren können.

Leichte Vergiftungen: In leichteren Fällen (Grad 1 von REED, Grad 2 von MATTHEW) bietet der Patient nur das Bild einer mehr oder weniger ausgeprägten Narkose bei noch regelmäßiger und mitteltiefer Atmung; der Puls ist nicht beschleunigt und gut gefüllt. Die Kornealreflexe und Sehnenreflexe lassen sich leicht auslösen. Solche Patienten reagieren auf Nadelstiche und Kneifen mit Abwehrbewegungen. Diese leichteren Fälle bedürfen neben der Magenspülung im allgemeinen keiner besonderen Therapie und erwachen meist nach 24–36 Stunden spontan. Nach dem Erwachen sind die Patienten oft noch leicht benommen; sie führen sich läppisch auf, der Gang ist unsicher und torkelnd. Gelegentlich gehen aber solche anfänglich leichte Vergiftungen durch die weitere Resorption des Giftes allmählich in ein schweres Koma über, was sich vor allem durch Abnahme der Atemfrequenz und -tiefe und allmähliches Erlöschen der Kornealreflexe äußert.

Mittelschwere Vergiftung: (Grad 2–3 von REED, Grad 3 von MATTHEW). Die Sehnenreflexe können teilweise noch auslösbar sein. Die Kornealreflexe fehlen meistens, doch die Pupillenreflexe sind noch vorhanden. Als wichtigstes Zeichen zeigt der Patient keine oder nur minimale Reaktion auf stark schmerzhafte Reize (s.o.). Die Respiration ist meistens schon deutlich vermindert, aber doch ausreichend. Der Blutdruck ist noch im normalen Bereich.

Schwere Vergiftung: Bei schweren Vergiftungen ist der Patient schwer komatös und reagiert auch nicht mehr auf maximale Schmerzreize. Im Initialstadium ist das Gesicht oft gerötet, dann wird der Patient aschgrau und schließlich zyanotisch. Die *Atmung* wird oberflächlich, ist anfänglich oft noch langsam und in späteren Phasen beschleunigt. Der Puls zeigt eine Tendenz zum Ansteigen und mit zunehmender Kreislaufinsuffizienz wird er rascher und schlechter gefüllt und ist schließlich kaum noch zu tasten. Das Verhalten der *Pupillen* variiert von Fall zu Fall. Häufig sind sie eher eng, doch zeigen sie im Gegensatz zur Morphinvergiftung noch immer eine leichte Reaktion auf Licht. Oft variieren sie an Größe und selten sind sie stark dilatiert, was dann ein schlechtes Zeichen darstellt. Bei schwerer *Glutethimidvergiftung* zeigt der Patient neben einer ausgesprochenen Atmungsdepression gelegentlich eine *Mydriasis,* wobei die Pupillen ihre rundliche Form verlieren. Bei den schweren Vergiftungen verschwinden die Sehnenreflexe in den meisten Fällen schließlich vollkommen, doch kommen auch hier Ausnahmen vor. Die Larynx- und Trachealreflexe verschwinden, was zu einer Anhäufung und Retention des Schleimes in den Luftwegen führt, die, wenn sie nicht behandelt wird, zur respiratorischen Insuffizienz mit allen ihren Folgen führen kann.

Schock: Ein Schock kann sich schon in den Frühstadien entwickeln, sofern der Patient sehr hohe Dosen eingenommen hat, wahrscheinlich auf Grund einer *toxischen Einwirkung.* Häufig aber entwickelt sich der Schock in einer späteren Phase auf Grund eines *vaskulären* oder *respiratorischen,* seltener zufolge eines *kardialen Versagens.* Ganz typisch für die schwere Schlafmittelvergiftung (Grad 4), vor allem durch Barbital, ist das Auftreten eines *hypovolämischen Schocks.* Diese Form ist durch einen schweren *Plasmaverlust* mit gleichzeitigem Abfallen des Blutdrucks und einem Ansteigen der Pulsfrequenz charakterisiert. *Der Hämatokritwert steigt parallel mit einem ausgeprägten Abfall des Gesamteiweißes im Blut!* Eine frühzeitige Erkennung dieser speziellen Form des hypovolämischen Schocks ist sehr wesentlich, da hier die Zufuhr großer Plasmamengen neben den anderen Maßnahmen von außerordentlicher Bedeutung ist. Bei allen Formen des Schocks kann der *Blutdruckabfall* zu der bekannten Beeinträchtigung der Nierenfunktion mit Ansteigen des Harnstoffes führen, parallel mit einer Beeinträchtigung der Sauerstoffversorgung des Herzens und des Gehirns.

Andere Komplikationen

Dekubitus: Als Folge der schweren Kapillarschädigung, sei es nun durch den reduzierten Blutstrom, vielleicht aber auch durch eine toxische Wirkung, kommt es bei Schlafmittelvergiftungen häufig zu sehr *frühzeitigen* und *ausgedehnten Dekubitalgeschwüren*. Sie entwickeln sich dabei nicht nur an den üblichen Stellen, sondern charakteristischerweise gelegentlich auch unter den Schulterblättern und in der Gegend der Wirbelsäule. Die Sakralregion ist natürlich speziell gefährdet. Zu diesen Komplikationen kommt es vor allem bei zu spät aufgefundenen Vergiftungsfällen und solchen, die eine lange Zeit in unphysiologischer Position verharren mußten. Bei früh aufgefundenen und behandelten Fällen sind diese Komplikationen äußerst selten.

Schwere, ischämische Muskelnekrosen: Auch bei jungen Leuten kann es in schweren Vergiftungsfällen zu Nekrosen selbst ganzer Extremitäten kommen. Bei allen diesen Fällen handelt es sich um *kombinierte Einwirkungen*, meistens nämlich eine arterielle Kompression durch eine inadäquate Körperposition zusammen mit zirkulatorischen Störungen (Schock) und einer eventuell ausgeprägten Hypothermie durch allzu starke Abkühlung. So sahen wir einen 22jährigen Italiener, der in einem schweren Phenobarbital-Koma in einem nicht geheizten Toilettenraum aufgefunden wurde, eingeklemmt zwischen der Wand und dem Klosett. Er hatte hier in einem sehr kalten Winter wahrscheinlich ca. 36 Std. in dieser eingeklemmten Position verbracht. Der Patient wurde im schwersten hypovolämischen Schock mit kompletter Anurie eingewiesen. Nach einer entsprechenden Schockbehandlung mit großen Plasmamengen wurde der Patient mit einer Peritonealdialyse während einigen Tagen behandelt. Trotz schwerer hypostatischer Pneumonie beidseits erholte er sich langsam. Das linke Bein blieb aber vollkommen kalt und zeigte keinen Puls, weder in der Femoralis noch in der Poplitea, der Patient starb schließlich nach 3 Wochen. Die Autopsie ergab völlig nekrotische und gelbliche Muskelpartien des ganzen linken Beines. Die linke Femoralis war vollständig durch eine Thrombose unterhalb des Inguinalringes verschlossen. Im Urin fand sich eine typische *Myoglobinurie* und dieser Befund wurde auch bei der histologischen Untersuchung der Nieren anläßlich der Autopsie bestätigt. Zu so schweren Muskelnekrosen kann es auch bei der Kohlenoxydvergiftung kommen (siehe S. 191), sie sind vor allem häufig bei kombinierten Vergiftungen von Barbituraten mit Kohlenmonoxyd, wie wir es in zwei eigenen Fällen beobachteten. In der Literatur haben Howse und Seddon (10) vier ähnliche Fälle bei Kohlenmonoxyd- oder Barbituratvergiftungen beschrieben. Die *Serumkreatinin-Kinase* ist in solchen Fällen stark erhöht.

Lungenödem: Dies ist eine relativ häufige Komplikation bei der Barbituratvergiftung. Einige Fälle sind vielleicht auf eine Überdosierung von therapeutisch zugeführter Flüssigkeit zurückzuführen. Andere wiederum, aber wahrscheinlich selten, gehen auf eine kardiale Insuffizienz zurück, und einige weitere, vor allem bei jüngeren Leuten, sind zentral toxisch bedingt (ähnlich den Lungenödemen bei Gehirntumoren). Es besteht kein Zweifel, daß Barbiturate in sehr hohen Dosen ein Lungenödem auslösen können, vor allem die Barbiturate vom kurzwirkenden Typus (6).

Pneumonie und Lungenabszess: Beide Komplikationen sind keine seltenen Ereignisse bei Schlafmittelvergiftungen. Doch haben sie seit Einführung der besseren Behandlungsmethoden zur Behandlung der Hypostase und der vermehrten Aufmerksamkeit, die der Reinigung der Luftwege geschenkt wird, deutlich abgenommen. Einige Patienten kommen aber schon mit einer Aspirationspneumonie in die Klinik, da sie in der prähospitalen Phase erbrochen und aspiriert haben. Die Magenspülung selbst hat in unseren Fällen nie eine Aspirationspneumonie hervorgerufen, nötige Voraussetzungen sind aber: *Verwendung nur in der Frühphase, Trendelenburgsche Lagerung und Intubation bei allen komatösen Patienten.* – (Behandlung siehe Therapieabschnitt.)

Blutveränderungen: Auch beim Fehlen von pneumonischen Komplikationen zeigen die Schlafmittelvergiftungen meistens eine Leukozytose, die zwischen 15000 bis 30000 variiert, mit einer deutlichen Linksverschiebung der Neutrophilen, wahrscheinlich als Folge der relativen Azidose, analog wie dies auch bei andern Vergiftungen beobachtet wird. Dabei fehlt eine toxische Granulation der Neutrophilen im Gegensatz zum Verhalten bei infektiösen Komplikationen. Treten solche auf, so weisen sie immer auf eine bakterielle Superinfektion hin, meistens auf eine Komplikation von seiten der Atemwege (eitrige Bronchitis oder Bronchopneumonie, seltener auf eine Pyelonephritis, Cystopyelonephritis (Katheterinfektion)). Bei schweren Fällen ist daher die tägliche Kontrolle des Blutausstriches von großem klinischen Wert. Die Bestimmung des *Blutsauerstoffes* kann ebenfalls von großer Bedeutung sein und sollte bei allen zyanotischen Patienten durchgeführt werden, wenn irgendwie Verdacht auf eine verminderte Sauerstoffsättigung besteht. Gelegentlich kann auch der *Blutzucker* deutlich erniedrigt sein (11). Selten fanden wir eine positive Wassermannreaktion, die aber rasch wieder verschwand. Die *Elektrolyte* müssen sorgfältig überwacht werden. Bei der Gluthethimid-Vergiftung kommt es nicht selten zu einer schweren *Hypokaliämie,* evtl. parallel der typischen Entwicklung des hypovolämischen Schocks. Der Serumspiegel der Barbiturate wurde eingangs dieses Kapitels besprochen. Glutethimid kann gelegentlich zur Bildung von *Methämoglobin* führen, wie es von FILIPPINI (12) gezeigt wurde.

Urin: Wie schon erwähnt, kann der Urin etwas Albumin und einige tubuläre Zylinder in der initialen Phase enthalten. Einige Schlafmittel, wie zum Beispiel sehr hohe Dosen von *Barbital (Veronal®)* können leichte Zeichen einer reversiblen tubulären Nephrose mit Albuminausscheidung hervorrufen. Es ist aber immer schwierig zu entscheiden, ob nicht andere Ursachen für eine Nierenschädigung vorliegen, wie ein vorausgegangener Schock oder andere Momente. Die Myoglobinurie mit einem Nierenschaden kann in seltenen Fällen einer ischämischen muskulären Nekrose beobachtet werden (siehe den oben beschriebenen und auch den von FAHLGREN (13) mitgeteilten Fall.) Die Ausscheidung der verschiedenen Mittel variiert sehr, je nach der chemischen Konstitution. Sie ist äußerst verlangsamt beim Phenobarbital und Barbital, wenn keine forcierte Diurese angewandt wird. Sorgfältige Studien von STAUB (5) zeigen, daß Phenobarbital bis zum 9. Tage im Urin nachgewiesen werden kann. Für die andern Barbiturate fand er eine durchschnittliche Ausscheidung, die sich über 8 Tage erstreckte, die aber am Tage nach der Einnahme nur noch 2–4% erreichte.

Einwirkung auf den Fötus: Bei schwangeren Frauen kommt es selten zu einem Abort nach oder während einer Schlafmittelvergiftung. Eine Ausnahme bilden hierbei kombinierte Vergiftungen mit andern Mitteln. Kommt es aber zu einer schweren Anoxämie oder zu einem ausgesprochenen Schock, dann kann auch hier ein Abort auftreten. Barbiturate werden im Fötus bis zur doppelten Konzentrationsmenge der Mutter gespeichert (14).

Elektroenzephalogramm (EEG): Das EEG zeigt bei komatösen Patienten die typischen Zeichen der Depression. Mit zunehmender Absorption des Mittels (15) treten ausgesprochene Reizrhythmen auf, die nach 10 bis 24 Std. am deutlichsten ausgeprägt sind. Die langsamen Deltawellen werden von hochgespannten frequenten Wellenbändern (12–15 Hz und 18–24 Hz) überlagert und unterbrochen. Im Gegensatz zur leichten Vergiftung nehmen dabei mit wachsender Schwere der Vergiftung die Amplituden zu und die Frequenz geht zurück. In lebensgefährlichen Fällen flacht sich die Kurve immer mehr ab. Das EEG ergibt deshalb eine sehr wertvolle prognostische und differentialdiagnostische Bereicherung der Untersuchungsmethoden (16,56).

Elektrokardiogramm (EKG): EKG-Veränderungen bei der Barbituratvergiftung sind wahrscheinlich weniger auf direkt toxische Einflüsse zurückzuführen (dies ist natürlich nicht der Fall, sofern es sich um kombinierte Vergiftungen mit Thymoleptika, vor allem mit *Imipramin* handelt. Hier kann es zu schweren myokardialen Veränderungen und Arrhythmien kommen, siehe dort). Die EKG-Veränderungen bei den Schlafmittelvergiftungen sind wahrscheinlich, obschon dies bis heute noch nicht sorgfältig experimentell untersucht wurde, vor allem auf sekundäre Engerstellung der Koronardurchblutung zurückzuführen. So kann es zu schweren pathologischen Veränderungen, wie Veränderungen der Q- und T-Wellen, Abflachung der T-Welle oder deutliche Negativität kommen. Dabei muß man immer ausschließen, daß der Patient nicht schon vorher eine Koronarschädigung hatte, da dann das EKG einem „Belastungs-EKG" einer früheren Läsion entsprechen kann. In der Regel verschwinden alle Veränderungen im EKG, nachdem sich der Patient von der Vergiftung erholt hat.

Lumbalflüssigkeit: Wie wir in früheren Untersuchungen mitgeteilt haben (17, 18), kann die Lumbalpunktion von großer prognostischer Bedeutung in besonders *schweren Fällen von*

Schlafmittelvergiftungen sein, die zu *spät zur Behandlung eingewiesen* wurden. Sofern keine schweren Gehirnschädigungen erfolgt sind, finden sich nur leichte Veränderungen, d.h. eine mäßige Parenchymkurve mit keinem deutlichen Ansteigen des Totaleiweisses. *Findet sich aber ein hohes Totaleiweiß nach Korrektion der Exsikkose, so ist dies ein schlechtes Zeichen.* Es deutet auf schwere, irreparable Gehirnschädigungen hin (Nekrosen der Ganglienzellen, gelegentliche Enzephalomalazie im Bereich des Pallidum oder andern Teilen des Gehirns, Läsion der Vertebralgefäße usw.). Es sei in diesem Zusammenhang auf die Autopsiebefunde in der Publikation von SCHEIDEGGER (19) hingewiesen. Klinisch muß man, sofern diese Erhöhung des Totalproteins in der Lumbalflüssigkeit mit schweren neurologischen Veränderungen und mit einer starken Abflachung der EEG-Kurve einhergeht, daraus den Schluß ziehen, daß eine weitere Behandlung beim Vorliegen einer solch schweren toxisch-degenerativen Veränderung keinen Sinn mehr hat. Es ist in solchen Fällen besser, jede Behandlung zu sistieren, nachdem man die klinische Situation genau abgewogen hat. Wenn man bei solchen Fällen trotzdem mit der Behandlung weiterfährt (es handelt sich meistens um Patienten, die schon 2 oder 3 Tage unbehandelt vor der Spitalaufnahme herumlagen), so resultieren daraus eventuell schwere, bleibende organische Schäden und solche Patienten bleiben invalid und müssen evtl. dauernd interniert werden.

Toxische Psychosen: *Schwere Erregungszustände* und *toxische Psychosen,* die oft einer akuten Schizophrenie gleichen, können gelegentlich in der postkomatösen Phase auftreten. Manchmal müssen solche Patienten trotz den heutigen Tranquilizern in eine psychiatrische Klinik eingewiesen werden. Bei einem unserer Patienten, es handelt sich um einen 23jährigen Mann, der 17 g Barbital in suizidaler Absicht eingenommen hatte und der während 132 Stunden im Koma gelegen hatte, dauerte ein solcher schizoider Status mit schweren Halluzinationen 3 Wochen. Er genas aber vollkommen und rezidivierte nie mehr.

Psychiatrische Überwachung: Neben diesen toxischen Reaktionen muß die *psychische Situation des Patienten* in der Rekonvaleszenzphase genau von einem Psychiater überwacht werden. Es kann zu schweren depressiven Rückfällen kommen, der Patient bedarf auch psychologischer Führung und Unterstützung. Häufig wird durch die Schlafkur eine vorausgegangene Depression sogar gebessert im gleichen Sinne wie bei den therapeutisch angewendeten Schlafkuren. Bei negativen Patienten wird der Suizid oft verneint, aber *wenn man die Patienten früh ausfrägt,* nämlich dann, wenn sie noch leicht benommen sind, *bekommt man oft eine positive Antwort über die Suizidialität,* die später negiert wird.

Polyneuritis: Eine isolierte Neuritis oder eine Polyneuritis kann gelegentlich in der Rekonvaleszenzphase auftreten. So sahen wir einen Patienten mit einer typischen Paralyse des linken Ulnarisnervs. Man hatte ihn komatös aufgefunden, wobei er auf der linken Körperseite auf dem Fußboden während 48 Std. in einem ungeheizten Raum im Winter gelegen hat. Der kombinierte Einfluß von Kälte, mechanischem Druck und die toxische Einwirkung der Barbiturate sind typisch für die meisten Fälle von solchen *Polyneuritiden* nach Schlafmittelvergiftungen. Die Erholung ist gewöhnlich eine vollständige, braucht aber evtl. mehrere Wochen.

Thrombophlebitis und Lungenembolie: Zu dieser Komplikation kam es in ungefähr 5–6% unserer Patienten (HADDEN 3 Fälle auf 50 (20)). Gefährdet sind vor allem besonders schwere Fälle mit einer langdauernden Behandlungs- und Erholungsphase. Man kann sie evtl. durch eine Antikoagulantienbehandlung vermeiden, aber es kommt dabei nicht selten zu Blutungen aus sogenannten *Stress-Ulzera.*

Kombinierte Vergiftungen: Die gleichzeitige Einnahme von andern Sedativa oder Hypnotika wie Tranquilizern, Morphin etc. und die Kombination mit andern Schlafmitteln wie Glutethimid und auch die zusätzliche Einnahme von Alkohol geben Anlaß zu einer evtl. lebensgefährlichen Potenzierung der verschiedenen Giftwirkungen. Besonders gefährlich sind in dieser Beziehung die *Morphiate,* die ja sehr enge Pupillen erzeugen, aber die manchmal auch bei andern Vergiftungen wie Glutethimid und Heptabarbital gefunden werden können. Besonders gefährlich ist auch der *Alkohol* (21) und das *Kohlenmonoxyd.* Unter diesen Bedingungen können selbst Dosen von Hypnotika, die an und für sich nicht lebensgefährlich sind, zu tödlichen Vergiftungen führen. So ist es zum Beispiel schon zu Todesfällen gekommen, wenn größere Mengen Alkohol (z.B. $^3/_4$ einer Whiskyflasche) zusammen mit der üblichen Schlafdosis von 4 Tabletten konsumiert wurden (Lancet 1958/I, 198). Zu speziellen diagnostischen Schwierigkeiten kann es bei kombinierten Vergiftungen mit Kohlenmonoxyd kommen. In allen Zweifelsfällen muß daher auch in dieser Hinsicht speziell nach CO und Alkohol geforscht werden.

Es ist allzu wenig bekannt, daß auch Cortisonpräparate einen paradoxen potenzierenden Effekt auf Schlafmittelvergiftungen entfalten. So können, wenn man Cortison in der Überwachungsphase gibt (22), die Patienten evtl. wieder in tiefen Schlaf fallen. Man sollte deshalb bei Barbituratvergiftungen oder auch bei Anästhesien während oder kurz nach dem Aufwachen kein Cortison verabreichen.

Schlafdauer: Die Schlafdauer hängt sehr von der Natur des Mittels, seinem Metabolismus und seiner Ausscheidung ab. Heute ferner vor allem von den therapeutisch vorgenommenen Maßnahmen. So kann es vorkommen, daß Patienten, die früher nach einer größeren Menge Phenobarbital bis zu 130 bis 140 Std. schliefen, durch eine forcierte Diurese schon nach 12 bis 24 Std. aufwachen. Als Durchschnittsschlafdauer gibt SETTER u. Mitarb.(6) für Patienten, die innerhalb der ersten 18 Stunden nach der Einnahme der Schlaftabletten eingewiesen wurden, 42 Std. an. In einer neueren Mitteilung (20) 36 Std. (siehe auch MATTHEW (9)).

Differentialdiagnose

Differentialdiagnostisch kommen in unklaren Fällen, wo die Anamnese im Stiche läßt, folgende andere Vergiftungen in Frage. Von der *Mo-Vergiftung* unterscheidet sich die Barbitursäurevergiftung vor allem durch die nicht maximale Verengung der Pupillen und die noch mehr oder weniger erhaltene Reaktion auf Licht. Die Abgrenzung kann unter Umständen recht schwierig sein, was aber insofern keine so große Rolle spielt, weil die Therapie im wesentlichen die gleiche ist. Die *CO-Vergiftung* läßt sich ausschließen, wenn die rote Hautfarbe nur auf das Gesicht beschränkt ist und nicht den ganzen Körper einnimmt. In Zweifelsfällen entscheidet die CO-Probe im Blut. Schwieriger kann die Unterscheidung bei einer evtl. kombinierten Wirkung beider Gifte werden. Die schweren *Alkohol- und Äthervergiftungen* sowie andere *Kohlenwasserstoffe,* die ein ganz ähnliches klinisches Bild wie die Schlafmittelvergiftung bieten, lassen sich oft durch den typischen Mundgeruch dieser Patienten unterscheiden. Wertvoll ist hier die Probe mit dem Draeger-Gasspürgerät. Das *Coma diabeticum* und *hyperosmolare* zeigt schon durch seine vertiefte azidotische Atmung ein deutliches Unterscheidungsmerkmal; im Zweifelsfalle entscheidet hier die Blutzuckerbestimmung; ein leichter Azetongeruch der Atemluft und eine leicht positive Azetonprobe kann auch im Urin bei Schlafmittelvergiftungen vorkommen (Hungerazidose), doch ist die Zuckerprobe hier in der Regel negativ. Am schwierigsten gestaltet sich evtl., besonders bei älteren Leuten, die Abgrenzung vom *apoplektischen Koma.* Namentlich wenn es sich um Enzephalomalazien in einer stummen Zone handelt oder wenn eine totale Areflexie besteht, kann die Differentialdiagnose bei völligem Fehlen anamnestischer Angaben recht schwierig werden. Manchmal führt hier die einseitige Verengerung einer Pupille auf die Diagnose, in anderen Fällen das Ergebnis der Lumbalpunktion. In allen diesen Fällen wird man eine genaue Abklärung der ganzen Situation, in der der Patient gefunden wurde, vornehmen lassen müssen, um so evtl. nähere Anhaltspunkte zu erhalten. In solchen Fällen wird man auch das *Magenspülwasser* und den *Urin,* sowie evtl. das *Blut* auf das Vorhan-

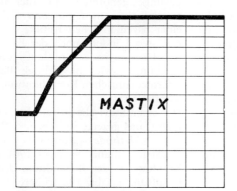
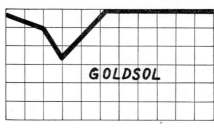

Abb. 96. *Barbitursäurevergiftung: Pathologische Mastix- und Goldsolkurve* im Sinne einer Parenchymzacke bei einer schweren, tödlich verlaufenden *Schlafmittelvergiftung* 3mal 24 Stunden nach der Gifteinnahme. Solche schweren Liquorveränderungen sind ein prognostisch schlechtes Zeichen und weisen auf meist irreparable zerebrale Schädigungen hin. Exitus am folgenden Tag.

densein von Barbitursäure-Präparaten untersuchen. KRUMP (15) hat auf die differentialdiagnostische Bedeutung des EEG zur Abgrenzung von der CO-Vergiftung und den endotoxischen Comata (uraemicum, diabeticum, hepaticum) speziell hingewiesen. Bei den letzteren eilt die Verlangsamung der Bewußtseinstrübung voraus, während bei den Barbitursäurevergiftungen ein ungewöhnlicher Kontrast zwischen dem tiefen Koma und dem Reizrhythmus im EEG besteht. Diese Unterschiede verwischen sich erst präterminal.

Nachweis: Barbiturate und andere Sedativa können spektrographisch frühzeitig im Urin nachgewiesen werden (23,56). Heute erlangt die *Papierchromatographie* eine immer größere Bedeutung für den Nachweis und die spezifische Erkennung von Barbituraten. So kann man zum Beispiel heute das *Glutethimid (Doriden®)*, das *Methyprylon (Noludar®)* und viele andere aus der Papierchromatographie sofort erkennen. Für den Nachweis haben sich besondere Laboratorien spezialisiert. Diese Institute, die heute in jedem zivilisierten Lande existieren, können von großer Bedeutung und Hilfe sein, um vor allem kombinierte Formen der Vergiftung frühzeitig zu erkennen. Es ist eine merkwürdige und alarmierende Situation, daß in unserer so rasch sich entwickelnden modernen Welt die Zahl all dieser *Sedativa* (und auch der *Stimulantien* auf der andern Seite) wie Pilze aus dem Boden schießen.

Prognose

Die Prognose richtet sich vor allem *nach der Dosis und Natur des eingenommenen Mittels* und ferner hauptsächlich *nach dem Zeitintervall zwischen Einnahme und Entdeckung der Vergiftung*. Werden solche Patienten, die sehr hohe Dosen eines gefährlichen Mittels eingenommen haben, erst 3 bis 4 Tage nachher aufgefunden, dann ist die Prognose in der Regel sehr ernst. Daneben spielt das Alter eine wichtige Rolle (Atemzentrum, Kreislauf). Ein fast immer deletäres Zeichen ist das Auftreten einer *Hyperthermie* und ein starker *Pulsanstieg* auf 140–160 trotz freien Atemwegen. Bei Fällen mit tagelangem schwerem Koma lohnt es sich auch, eine Lumbalpunktion durchzuführen (s.o.). Zeigen sich hier schwere Liquorveränderungen, wie Mastix und Goldsolzacken vom Parenchymtypus (s. Abb. 96), so liegen im allgemeinen schon schwere zentrale Störungen vor (Zwischenhirn und Hirnstamm), die auf eine schlechte Prognose schließen lassen.

Pathologische Anatomie der schweren Barbitursäure-Vergiftungen: SCHEIDEGGER (19) hat als einer der ersten in eingehenden histologisch-pathologisch-anatomischen Untersuchungen bei Schlafmittelvergiftungen schwere und zum Teil irreversible Zerstörungen im Zentralnervensystem nachgewiesen. Er fand bei Frühtodesfällen degenerative Veränderungen der Ganglienzellen und gelegentlich Erweichungsherde im Bereiche des Pallidums; daneben konnten regelmäßig Läsionen der zerebralen Gefäße, zum Teil mit thrombotischen und annulären Blutungen bei ausgesprochener Lipomatose der Gefäßwandung nachgewiesen werden. Bei den Spättodesfällen (Tod nach einigen Tagen) fanden sich die gleichen Veränderungen in noch ausgeprägterem Maße. Die Gefäße waren zum Teil zerstört, umgeben von Erweichungsherden und Hämorrhagien, daneben bestanden Ganglienzelldegenerationen und Proliferationen der Neuroglia, vor allem in der Gegend des Cortex, Pallidums und Thalamus. Klinisch ist wohl anzunehmen, daß jede Therapie erfolglos bleiben wird, wenn diese toxisch-degenerativen Veränderungen über einen gewissen Grad hinausgehen. Die oben angeführten Liquorveränderungen bieten vielleicht klinisch gewisse Anhaltspunkte dafür, ob die nervösen Störungen schon sehr weit fortgeschritten sind oder nicht.

Therapie

der Schlafmittelvergiftung

Einleitung

Alle Schlafmittelvergiftungen gehören unbedingt in klinische Behandlung. Hier ist bei den schweren Fällen die *Zusammenarbeit mit dem Anästhesisten* sehr wesentlich. Die betreffende Klinik muß über eine *Intensivstation* mit gut ausgebildetem Personal verfügen. Schlafmittelvergiftungen gehören deshalb auch auf die *Intensivstation einer medizinischen Klinik* und nicht einer psychiatrischen Klinik, wie dies leider in gewissen Ländern noch der Fall ist. Nur dann ist die dauernde Kreislauf- und Atemüberwachung sowie die richtige Behandlung der intermedizinischen Komplikationen wirklich gewährleistet.

Die skandinavische Schule hat das große Verdienst, uns gezeigt zu haben, daß die *unterstützende Methode* („supportive method") von CLEMMESEN und NILSSON 1961 (8) die besten Resultate in der Behandlung der Schlafmittelvergiftung ergibt. Die frühere Behandlung mit Stimulantien (*Cardiazol®, Pikrotoxin®, Megimid®* etc.) ist heute völlig verlassen. Diese Mittel waren vor allem deshalb gefährlich, weil sie häufig durch die neben der zentralen Erregung erfolgende Reizung des Myokards zu *Kammerflimmern* führten, ferner durch Konstriktion der Nierenarteriolen zu tubulären Nephrosen. *Diese Mittel dürfen deshalb heute nicht mehr angewandt werden!* – Das hier wiedergegebene Schema unterscheidet sich in einigen wesentlichen Punkten von demjenigen der skandinavischen Schule, und es lehnt sich weitgehend an die Erfahrungen der Edinburgher-Schule (9) sowie an unsere eigenen langjährigen Erfahrungen an.

Wesentlich für das therapeutische Handeln ist es, zu wissen, daß *schwere Schlafmittel-* (und *andere Sedativa-*)*Vergiftungen* trotz *weiten reaktionslosen Pupillen* und einem völlig *stummen EEG* sich wieder völlig erholen können. Man darf also bei solchen Fällen keinesfalls in einen therapeutischen Nihilismus verfallen.

Behandlungsschema

1. Magenspülung: In Frühfällen ist sie immer durchzuführen, in Spätfällen nur dann, wenn die Einnahme nicht länger als 4–6 Std. zurückliegt. Auch MATTHEW (19) kommt zu den gleichen Schlußfolgerungen. Die Schlafmittel werden im allgemeinen rasch resorbiert, so daß die Spülung nach 6 Std., von einzelnen Ausnahmen abgesehen, keinen Sinn mehr hat. Bei bewußtlosen Patienten muß dabei immer zuerst *intubiert werden,* dann erfolgt die Spülung in Seitenlage mit Tieflagerung des Oberkörpers. Zuerst sollte immer aspiriert und dann erst in Portionen von 250 ml gespült werden. Bei Patienten mit bereits abgeschwächten *Husten-* und *Würgereflexen,* bei denen ein endotrachealer Tubus noch nicht eingeführt werden kann, verzichtet man besser auf die Magenspülung. Kontraindiziert ist die Spülung auch in allen Fällen mit schwerer *Hypotension.* Im Gegensatz zur skandinavischen Schule, welche die Magenspülung ablehnt, gehen wir mit MATTHEW (9) einig, daß diese bei ca. 60% der Patienten indiziert ist, und daß dabei oft sehr große Mengen von Schlafmitteln eliminiert werden können. *Die Magenspülung stellt für diese Fälle eine sehr wertvolle Methode dar.* Wir möchten nicht darauf verzichten, und wir haben bei sachgemäßer Durchführung nie eine Aspiration oder eine Komplikation von dieser Maßnahme erlebt. Das Spülwasser ist aufzubewahren, ist es doch evtl. für die Bestimmung des eingenommenen Sedativums oder von allfälligen Beimischungen später noch von Interesse.

2. Lagerung und Pflege: Seitenlage des Patienten mit leichter Drehung gegen die Bauchlage und Erhöhung des Bettendes um 20–30 cm, um die Dränage der Bronchien zu erleichtern und die Gefahr der Aspiration zu beseitigen. Fersen und Ellbogen sind wegen der Gefahr des Dekubitus mit Watte und Schwammgummiringen zu polstern. Man kontrolliert die Luftwege, saugt die Bronchien mit einem Katheter ab und entfernt allfällige Zahnprothesen. Alle zwei Stunden dreht man den Patienten und beklopft den Thorax, um Lungenatelektasen zu vermeiden. Wichtig ist auch ein täglicher, kurzdauernder Wechsel von der Bauch- in die Rückenlage. Ferner reinigt man täglich sorgfältig die Mundschleimhaut mit Boraxglyzerin, um die Entwicklung eines Soors zu verhüten.

3. Fortlaufende Kontrollen: Sofortige Freilegung einer Vene und anschließend Tropfinfusion. Blutentnahme für die evtl. Bestimmung des Barbituratspiegels oder für die Durchführung der Analyse der eingenommenen Mittel. Bei unklaren Fällen ist auch eine Urinportion (Katheterurin) zur Bestimmung der ausgeschiedenen Sedativa miteinzusenden. Stündliche *Kontrolle* und Registration von: *Puls, Respiration* und *Blutdruck.* Überwachung des *Minutenvolumens,* das nicht unter 4 Liter abfallen darf. In schweren Fällen periodische Kontrolle des Hämatokrits und des Gesamteiweißes im Serum sowie Kontrolle der Elektrolyte. Auf diese Weise läßt sich die Entwicklung eines hypovolämischen Schocks frühzeitig erkennen. Bei Abfall des Minutenvolumens unter 4 Liter oder anderweitigem Verdacht auf Anoxämie (Zyanose) Blutgasanalysen. In schweren Fällen auch Bestimmung des pH und der Alkalireserve. Man richte sich bei der Behandlung nicht nach dem *Barbituratspiegel,* wie wir oben näher ausgeführt haben, sondern nach den klinischen Symptomen des Patienten. Der Barbituratspiegel kann aber für die weitere Kontrolle des Falles sehr wertvoll sein und wird am besten nach der Methode von BROUGHTON (24) bestimmt.

4. Respiration: Die Aufrechterhaltung freier Atemwege ist eine der wichtigsten therapeutischen Maßnahmen bei der Schlafmittelvergiftung. Häufiges Absaugen durch einen *oropharyngealen Tubus* und bei den Tiefbewußtlosen Stadium 3 und 4 durch einen *endotracheal* eingeführten Tubus, der aber nicht länger als 36 Std. liegen bleiben soll, ist sehr wesentlich. Nach Einführen des endotrachealen Tubus kontrolliert man die richtige Lage durch Anfertigung eines Thoraxbildes, da sonst Dekubitalgeschwüre auftreten können. Eine *Tracheotomie* wird nur durchgeführt, sofern sich dieselbe nach 24–36

Std. noch als nötig erweist. Schwerkranke Patienten müssen evtl. bronchoskopisch abgesaugt werden. Bei Verdacht auf Lungenatelektase (physikalischer Befund) gezielte Bronchoskopie und Absaugen. Sinkt das Minutenvolumen unter 4 Liter oder zeigt der Patient trotz durchgeführter Bronchialtoilette weiterhin eine deutliche Zyanose, die sich durch Blutanalysen (arterielle Sauerstoffsättigung) bestätigt, so muß unbedingt der *Anästhesist* zugezogen werden. Eine reduzierte Sauerstoffsättigung des Blutes macht immer eine Sauerstoffzufuhr nötig, am besten durch eine *Maske*. Die benötigte Menge schwankt zwischen 2 und 4 Litern pro Minute. Eine *mechanische Beatmung* (Bird etc.) wird nur dann eingeleitet, wenn der Patient trotz einer vorausgehenden Handbeatmung keine genügende Spontanbeatmung mehr zeigt.

5. Schockbekämpfung: Das Vorliegen eines Schocks darf immer dann angenommen werden, wenn der systolische Blutdruck bei Patienten von über 50 Jahren unter 90 mmHg absinkt, bei jüngeren, wenn er unter 80 mmHg abfällt. Als erste Maßnahme genügt in solchen Fällen meistens die einfache *Hebung des Fußendes des Bettes* (Kippbetten!). In den meisten Fällen genügt diese Lageänderung! Erweist sie sich als ungenügend, dann verabreicht man eine Ampulle *Metaraminol (Aramine®)* i.m., dies kann, wenn nötig, nach einiger Zeit wiederholt werden. Es genügt aber, daß der systolische Blutdruck sich um 100 mmHg hält.

Erweisen sich diese beiden Maßnahmen als ungenügend, dann liegt mit größter Wahrscheinlichkeit ein *hypovolämischer Schock* vor. (Plasmaverlust mit Bluteindickung und Ansteigen der Pulsfrequenz; Hämatokrit steigt, Gesamteiweiß normal oder erniedrigt). Hier benötigt der Patient relativ große Mengen *Plasma*, z.B. 500 ml, und wenn nicht genügend, weiter bis zur Normalisierung des Hämatokrits, der Gesamteiweiß- und Blutdruckwerte. (In einem unserer Fälle benötigte der schwer hypovolämische Patient 1500 ml Plasma.)

Führt auch diese Maßnahme nicht zum Ziel, dann versucht man noch die *intravenöse Verabreichung* von *Hydrocortison* (z.B. 300 mg). Eine allfällige *Azidose* muß durch Infusionen von *Natriumbicarbonat*lösung korrigiert werden. Spricht der Patient auf alle diese Maßnahmen nicht an, so handelt es sich um prognostisch sehr schlechte Fälle, d.h. um Patienten die gewöhnlich zu spät aufgefunden wurden und bei denen bereits irreparable zerebrale Schäden vorliegen, und die gewöhnlich auch nicht mehr auf eine i.v. Noradrenalin-Infusion ansprechen.

6. Bekämpfung der Hypothermie: Die Patienten sind bei der Einlieferung oft stark unterkühlt. In solchen Fällen ist es falsch, den Körper rasch zu erwärmen, da dadurch ein irreversibler Schock ausgelöst werden kann (9). Nach den neuen Erfahrungen ist es besser, solche Patienten in ein warmes Zimmer zu verbringen, wo sie sich nur ganz langsam erwärmen.

7. Dialyse oder forcierte Diurese: Entscheidend für die Anwendung dieser Methoden ist der *Schweregrad der Vergiftung*. Beim Schweregrad 1–2 (nach der Einteilung von MATTHEW (s.o.)) benötigt der Patient nur eine genaue Überwachung. Bei den *Stadien 3 und 4* kann die Narkosedauer durch die raschere Elimination der Schlafmittel aus dem Organismus stark abgekürzt und auch die sonst evtl. schlechte Prognose wesentlich verbessert werden.

a) Forcierte Diurese (durch die *kombinierte Alkali-Mannitol-Lasix-Methode*): Diese Methode hat sich uns als Standardmethode für Patienten mit guten Kreislaufverhältnissen (also vor allem für Patienten von jüngerem und mittlerem Lebensalter) am besten bewährt. Durch den Alkalizusatz (25, 26) wird die Diurese der Barbiturate stark vermehrt und die Rückresorption behindert. Durch diese Methode gelingt es, selbst das sonst sehr langsam ausgeschiedene Barbital und vor allem Phenobarbital schon innerhalb 8–12 Std. weitgehend aus dem Blut zu eliminieren. So erwachte der in Abb. 97 wiedergegebene Patient, der neben 8 g Phenobarbital noch reichlich Whisky eingenommen hatte und der anfänglich intubiert und künstlich beatmet werden mußte, schon nach 12 Stunden!

Kontraindikationen: Schlechter Kreislauf, ältere Leute.

Durchführung: Einlegen eines Blasenkatheters, Anlegen einer i.v. Infusion. Genaue Überwachung der Flüssigkeitsbilanz und der Elektrolyte (Kalium) und des Hämatokrits und Gesamteiweißes. Der Serumbarbituratspiegel ist wertvoll, aber nicht nötig (siehe oben). Wichtiger ist die genaue klinische Überwachung der Vergiftungserscheinungen des Patienten.

Man beginnt mit der *Infusion von 100 g Mannitol, d.h. 500 ml von der 20%igen Lösung plus 400 ml THAM (Trispuffer).* Die beiden Lösungen werden im angegebenen Verhältnis frisch vor der Infusion gemischt*). Gleichzeitig injiziert man 2 Ampullen *Fursemid (Lasix®)* i.v.,

---

*) Für entsprechende Versuche über die Mischbarkeit dieser beiden Lösungen danken wir Herrn Dr. BICHSEL, Große Apotheke Interlaken, recht herzlich. Die Mischung zeigt, wenn sie kurz vor der Verwendung gemischt wird, keine Ausfällungen.

Abb. 97. *Mannitol-Diurese bei Phenobarbitalvergiftung:* (41jähriger Patient mit chronischem Äthylismus und genuiner Epilepsie). In betrunkenem Zustande Einnahme von 80 Tabletten Phenobarbital à 0,1 mg = 8 g! in suizidaler Absicht. Eine Stunde später Hospitalisation. Mit Magenspülung kann ein Teil der Tablettenreste entfernt werden. Es kommt zum Atemstillstand, deshalb Intubation und künstliche Beatmung. Nach Mannitolinfusionen (20%ige Lösung; 500 ml in 90 Min., dann 200 ml in 2 Std.) enorme Diurese, wobei die ausgeschwemmte Flüssigkeit fortlaufend durch Infusionen ergänzt wird. *12 Std. nach Spitaleintritt ist der Patient wieder ansprechbar,* was eine enorme Verkürzung der Schlafdauer bedeutet.

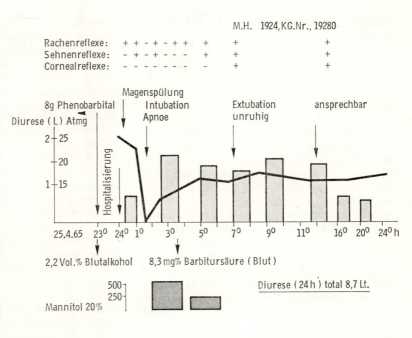

d.h. direkt in den Schlauch. Man läßt diese gemischte Lösung bei gutem Kreislauf während 1½ Stunden einlaufen, sonst langsamer. Wenn eine gute Diurese zustande kommt, schließt man anschließend zusätzlich eine zweite *Mannitol-Infusion* von 200 ml 20%iger Mannitollösung an und erneut 2 Ampullen *Lasix®*. Es kommt auf diese Weise in fast allen Fällen zu einer sehr ausgesprochenen Diurese von 8–12 Litern in 24 Std. Die Elektrolyte (besonders Kalium, Natrium, Chlor) ferner pH und Hämatokrit müssen fortlaufend überwacht werden. Die ausgeschiedene Flüssigkeit und die evtl. abfallenden Elektrolyte werden fortlaufend substituiert, wobei vor allem das *Kalium,* das immer deutlich abfällt, ersetzt werden muß! Vorteilhaft ist auch die Überwachung des *Körpergewichts* (Bettwaage). Durch die starke, gesteigerte Ausscheidung der Schlafmittel durch die forcierte Diurese erwachen die Patienten viel rascher und Komplikationen, vor allem seitens der Atemwege, sind viel seltener.

b) Peritonealdialyse: Bei *schlechtem Kreislauf* oder älteren Patienten mit schweren Vergiftungen und sehr hohen Dosen, d.h. vom Stadium 3 bis 4 ist diese Methode vorzuziehen. Für die normalen Fälle mit mittleren Dosen und harmloseren Präparaten hat sie keinen Sinn. Die *Hämodialyse* ist für den Kreislauf in solchen Fällen allzu belastend und kommt nur in Frage, wenn die Peritonealdialyse aus technischen Gründen (Verwachsungen etc.) nicht durchführbar ist. Die Technik ist auf S. 23 aufgeführt. Auch durch diese Maßnahme können innerhalb 12–24 Std. größere Mengen des Schlafmittels aus dem Organismus eliminiert werden.

8. **Antibiotika-Abschirmung:** Nach unseren Erfahrungen ist diese doch zu empfehlen. Andere Autoren (MATTHEW (9)) wenden Antibiotika nur gezielt an. Wir verabreichen bei den Stadien 3 bis 4 bei Eintritt i.m. 6 Mio. E *Penizillin* plus 2 g *Streptothenat®*. Beim Auftreten von *Komplikationen* (Pneumonie etc.) gehen wir auf *Tetracycline* über. Die Superinfektion von Atem- und Harnwegen ist so doch deutlich seltener.

9. **Rekonvaleszenz:** Die Rekonvaleszenz bei den leichteren Fällen ist gewöhnlich komplikationslos und bedarf vor allem einer guten psychischen Überwachung und Überprüfung der weiteren Suizidialitätsfrage durch einen guten Psychiater. Bei den schweren Fällen kann es zu *Pneumonien, Lungenabszessen* und *Dekubitalgeschwüren* kommen, welche die Rekonvaleszenz in die Länge ziehen können. Selten sind schwere *posthypnotische Erregungszustände,* die am besten auf Chlorpromazin *(Largactil®, Megaphen®)* ansprechen und die evtl. eine psychiatrische Internierung bedingen.

Schlafmittelsucht und chronische Schlafmittelvergiftung

Hand in Hand mit dem steigenden Verbrauch an Schlafmitteln, Tranquilizern und Phenacetin, ist auch die Zahl der eigentlichen Schlafmittelsüchtigen im Steigen begriffen. Diese Patienten, es handelt sich in 80% um Frauen, sind weniger in Spitälern anzutreffen, als in der Sprechstunde des praktischen Arztes und des Psychiaters. Es handelt sich meistens um ängstliche und nervöse Naturen, die durch Einnahme von Schlafmitteln unangenehme Zwangsideen und Angstzustände zu bekämpfen suchen. Dabei wirkt die euphorische Stimmungslage, die durch viele Schlafmittel hervorgerufen wird, suchtauslösend. Manchmal sind es auch Patienten mit einer ausgesprochenen nervösen Überlastung und Überarbeitung, die infolge von Gewöhnung immer mehr Schlaftabletten benötigen, so daß sie schließlich zur Einnahme von toxisch wirkenden Dosen (über 3–4 Tabletten täglich) kommen. Dies führt allmählich zu einem typischen *chronischen Vergiftungsbild,* das gewisse Ähnlichkeiten mit dem Bild der progressiven Paralyse (*verwaschene Sprache, ataktischer Gang, schlechte Merkfähigkeit,* Delirien, polyneuritische Erscheinungen, *Affektstumpfheit* und Störungen des normalen Tag- und Nachtrhythmus des Schlafes) aufweisen kann. LAUBENTHAL (1) erwähnt noch die folgenden Symptome: *Nystagmus,* Fehlen der Bauchdeckenreflexe, *Ataxie,* Reflexstörungen, Pyramidenbahnsymptome, so daß es evtl. zur Fehldiagnose einer „Multiplen Sklerose" oder eines „Hirntumors" kommen kann. Selten kommt es auch zum Auftreten eines *Parkinsonismus.*

Bei der plötzlichen Entziehung kann es bei solchen Schlafmittelsüchtigen zu *epileptischen Anfällen* kommen. FRASER (27) (siehe auch ISBELL (28)) konnte zeigen, daß bei Patienten, die z.B. täglich 0,8 g „*Phenobarbital*" einnahmen, beim plötzlichen Entzug des Mittels Schwächegefühl, Tremor und Angstzustände auftraten, und daß sich in 75% Krämpfe entwickelten. Bei 60% kam es zu einer toxischen Psychose, die große Ähnlichkeit mit dem *Delirium tremens* aufwies, wobei in einem Fall sogar der Exitus eintrat. Auch FIERZ (29) sah 2 Fälle von Delirium tremens bei Schlafmittelsucht. Bei 0,6 g Phenobarbital täglich beobachtete FRASER (27) beim Entzug *Angstgefühl, Tremor* und *Schwächegefühl,* doch nur selten Krämpfe und Delirien. Patienten die weniger als 0,4 g einnahmen zeigten nur unbedeutende Entziehungserscheinungen. Epileptoide Krämpfe wurden auch bei der Entziehung von *Phanodorm-* (30) und *Doriden-Süchtigen* (31) gesehen. Sie können also wahrscheinlich bei allen schwer Schlafmittelsüchtigen, unabhängig von der chemischen Konstitution des eingenommenen Mittels, auftreten. Eine spezielle Form der Süchtigkeit muß speziell besprochen werden.

Glutethimidum-(Doriden®-)Sucht: In den letzten Jahren breitete sich diese spezielle Form in der Schweiz mehr und mehr aus. Es ist das Verdienst von BATTEGAY (31), 1957 erstmals auf die Gefahren dieses *Glutarsäureimid-Derivats* – das also gar keine Barbitursäure darstellt – hingewiesen zu haben. Innerhalb von 2 Jahren sah er 6 Patienten, die täglich zwischen 5–20 Tabletten einnahmen und mit schweren, chronischen Vergiftungserscheinungen eingewiesen wurden. Diese *Doriden-Sucht* ist wahrscheinlich verbreiteter als bisher angenommen wurde. Glücklicherweise sind die Fälle durch die 1962 erfolgte Einführung des Rezeptzwanges heute in der Schweiz wieder seltener geworden. Da das Krankheitsbild noch zu wenig bekannt ist, sei hier ein typischer Fall aus unserer Klinik angeführt:

31jähr. Metzgersfrau: Asthenische, sensible, intelligente Frau. Mutter zweier Kinder von 5 und 3 Jahren. Zusammen mit ihrem Mann, der die typischen Merkmale seines Berufes als Metzger verkörpert, besorgt sie eine große Metzgerei und den Haushalt. Muß jeden Morgen um 5 Uhr aufstehen, kommt erst spät abends zur Ruhe. Allmählich entwickelt sich die heute so häufige, typische Konfliktsituation einer ausgesprochen mütterlich veranlagten, aber berufstätigen Frau, die durch ihre Geschäfts-Tätigkeit so überbeansprucht wird, daß sie keine Zeit mehr für ihre Kinder findet. Der Konflikt wird weiter verstärkt durch das Unverständnis des Mannes, der seine Abende beim Kartenspiel und Kegeln verbringt. Es entwickelt sich eine allmähliche Schlaflosigkeit, die von der Patientin seit März 1958 durch anfänglich 1 bis 2 *Doriden®* bekämpft wird. Allmähliche Gewöhnung und Dosissteigerung auf 5-6-8 Tabletten pro Nacht, wobei die ersten Tabletten um 23 Uhr, die letzten um 1 Uhr eingenommen werden.

Bei dieser Dosis treten allmählich die typischen Symptome der *chronischen Doriden-Vergiftung* auf: *Reizbarkeit und Affektlabilität, zunehmende Abnahme der Merkfähigkeit, ausgeprägte Appetitlosigkeit, halonierte eingefallene Augen.* Die schon vorher schlanke Patientin *magert in einem halben Jahr von 54 kg auf 45 kg ab.* Die Haut bekommt einen grauen Ton, es treten *Zuckungen der Gesichtsmuskulatur* und ein ausgeprägter *Zungentremor* auf. Der Gang wird unsicher und *ataktisch.* Dazu gesellen sich *Schwindel und Kopfschmerzen* und einige Male treten bei längerem Stehen *Ohnmachten* auf. Die intelligente

Frau erschrickt selbst über die ihr vollkommen bewußt werdende Süchtigkeit. Sie kann ihrer Arbeit nur noch mit Mühe nachgehen, wird interesselos und macht einen abgestumpften Eindruck. Schließlich rafft sie sich auf, den Arzt aufzusuchen, und eine Entziehungskur im Spital bringt rasche Besserung. Bei der Entziehung kommt es häufig zum Auftreten von Delirien (32, 33).

Chem. Nachweis: Für den Nachweis im Urin ist von SHEPPARD u. Mitarb. (34) eine quantitative Methode entwickelt worden.

Auch das *Ethinamat (Valamin®)* kann zu schwerem Abusus und eigentlicher Sucht führen (32).

Thalidomidum (*Softenon®, Contergan®, Distaval®* usw.): Bei der Einführung (1954) dieses barbiturfreien N-Phthalyl-Glutarsäure-imids war man anfänglich froh, über ein für suizidale Patienten ungefährliches Schlafmittel zu verfügen. Auch bei Einnahme von 144 Tabletten auf einmal (IBE und NEUHAUS (34a)) wurden keine lebensgefährlichen Vergiftungen beobachtet. Leider hat es sich aber dann bald gezeigt (35, 36, 37), daß es bei protrahierter täglicher Einnahme von 100 mg schon nach einigen Wochen oder Monaten zu *schweren Polyneuritiden* mit evtl. irreparablen Schäden führen kann.

Embryopathien = teratogene Schädigungen: 1961, nachdem das Präparat schon über 5 Jahre in Gebrauch war, wurde man auf eine zweite Schädigung aufmerksam, nämlich auf das Auftreten von fetalen Mißbildungen, d.h. *teratogenen Schädigungen* (38, 39). Der ursprünglichen Herstellungsfirma kann man daraus keinen Vorwurf machen; das Präparat war 1954 in jeder Hinsicht ausgedehnt in Tierversuchen geprüft worden. Bis zu diesem Zeitpunkt der Beobachtung solcher Schädigungen war es überhaupt nicht bekannt gewesen, daß außer den Zytostatika und den schweren Metallgiften (z.B. Thalliumsulfat) sowie Virusinfekten (z.B. Masern) auch andere, bisher für harmlos angesehene Medikamente teratogene Schädigungen hervorrufen können. Man hatte deshalb bisher in keinem Lande neue Präparate auf ihre eventuell teratogene toxische Wirkung geprüft!

Das einzig Positive an dieser verheerenden Katastrophe ist die Tatsache, daß sie uns die Augen für diese vielleicht gar nicht so seltene Möglichkeit einer teratogenen Schädigung durch an und für sich sonst harmlose Stoffe geöffnet hat! – Man wird gut tun, in Zukunft diese Prüfung für alle neu in den Handel kommenden Stoffe zu verlangen. Man ist seither auch vorsichtiger mit der Verabreichung von Medikamenten an schwangere Mütter (vor allem in den ersten 8 Wochen) geworden. Ein Fehler war nur, daß die Herstellerfirma nach Bekanntwerden der ersten Polyneuritisfälle, die zum Teil sehr schwer waren, das Präparat nicht sofort zurückzog, damit hätte die spätere Katastrophe vermieden werden können.

Vorkommende Schädigungen: Die kritische Zeit für die Entwicklung der hier vorkommenden Fehlbildung scheint zwischen dem 27. und 40. Tage (WEICKER (38): 31. und 39. Tag) nach der Konzeption zu liegen (39). Bei der Hälfte der Fälle waren von der Mißbildung nur die Arme betroffen, bei ungefähr einem Viertel die Arme und Beine, bei einem Sechstel der Fälle die Ohren. Es handelt sich also in der Hauptsache um eine Entwicklungsstörung der Extremitäten, die von einer Hypo- und Aplasie des Metokarpale I bis II zu einer solchen des Radius und zum besonders häufigen Defekt des proximalen Humerusendes oder zur eventuell totalen Amelie gehen kann.

Ursache: Die eigentliche Ursache ist noch nicht restlos geklärt. Auf Grund der Untersuchungen von FAIGLE, KEBERLE u. Mitarb. (40) erscheint es aber möglich, daß Thalidomid als ein *Antimetabolit* der Glutaminsäure wirkt.

Experimentelle Überprüfung: Diese ergab, daß sich die Schädigung gar nicht bei allen Tieren hervorrufen läßt, sie konnte aber bei Neuseeland-Kaninchen (41) reproduziert werden, d.h. von 18 Jungen kamen 13 mit Mißbildungen auf die Welt. Auch die Frequenz der Aborte nimmt im Tierversuch nach verschiedenen Autoren deutlich zu. Bei Ratten und Mäusen fallen die Versuche meistens negativ aus. SELLER (42), SPENCER (43) u.a. konnten diese Ergebnisse mit Kaninchen bestätigen. GIROUD (44) fand bei 30% der Kaninchenfeten verschiedenartige Mißbildungen.

Es scheint für die zukünftige Überprüfung der Medikamente also vor allem der Kaninchenversuch sehr wichtig zu sein. Natürlich kann aber die geeignetste Tierart von Substanz zu Substanz variieren, und es bedarf hier noch größerer Untersuchungen, bis die ganze Frage der besten Überprüfung in bezug auf eventuelle teratogene Eigenschaften geklärt ist. Es wäre falsch, aus diesen traurigen Erfahrungen eine Panikstimmung aufkommen zu lassen, wie dies leider sehr zum Schaden der weiteren Entwicklung der ganzen pharmakologisch-pharmazeutischen Forschung in einzelnen Ländern zum Teil geschehen ist. Wir dürfen nicht vergessen, daß wir gerade den Fortschritten dieser Forschungsrichtung in den letzten Jahren sehr viel zu verdanken haben und daß dadurch Tausende von Menschen von schweren Leiden geheilt werden konnten und in andern Fällen wenigstens die Leiden und der Verlauf der Erkrankungen günstig beeinflußt wurden. Hüten wir uns also davor, für die Einführung neuer Medikamente allzu schwierige Vorschriften zu erlassen. Bemühen wir uns aber, alle neuen Beobachtungen über eventuelle schädigende Einflüsse sorgfältig zu sammeln und zu überprüfen, dann wird man auch hier in Zukunft die richtige Mitte zwischen den beiden Extremen einhalten können.

Methaqualon (*Toquilone®*, *Revonal®*, *Methasedil®* etc.): Ein heute viel gebrauchtes Schlafmittel. Die Behandlung der *akuten Vergiftung* entspricht der Behandlung der übrigen Schlafmittelvergiftungen. Die Letaldosis (ohne Behandlung) dürfte bei ca. 8–10 g (40–50 Tabletten) liegen (45). Bei den evtl. typischen *Krämpfen Diazepam (Valium®)* oder künstliche Beatmung. Die gleiche Behandlung gilt auch für das Kombinationspräparat *Toquilone® compositum* (Toquilone plus Diphenhydramin). *Methaqualon-Sucht:* Ist nicht selten. Ein Patient (46) nahm bis zu 60 Tabl. tägl. à 150 mg ein! Die Entziehung löste ein *Delirium tremens* aus.

Kombinationsmittel: Eine außerordentliche Verbreitung haben in den letzten Jahren kleinere Schlafmitteldosen in der Kombination mit Phenacetin und teilweise Koffein gefunden. Wir sind hierauf an anderer Stelle ausführlicher eingegangen (18, 47). Gewisse Kombinationsmittel, wie z.B. das *Optalidon®* (eine Kombination von Sandoptal (0,05), Dipyrin (0,125) und Koffein (0,025) enthalten aber kein Phenacetin. Hier ist es wohl vor allem die kleine Menge der beigefügten Barbitursäure, zusammen mit der analgetischen und leicht anregenden Wirkung der übrigen Komponenten, die bei hierzu disponierten Individuen zur eigentlichen Sucht führen. So sind Patienten mit täglich 10 bis 15 Tabletten *Optalidon®* (48, 49) keine Seltenheit.

Porphyrie-Schübe: Bei genuinen Porphyrien können Barbitursäuren schwere Porphyrie-Schübe auslösen (50) und sind deshalb dauernd zu verbieten.

Prophylaxe: Es ist sehr wichtig, daß man sich als Arzt immer genau frägt, ob es tatsächlich nötig ist, ein Schlafmittel zu verschreiben. Oft können harmlosere Beruhigungsmittel wie *Tinctura Valeriana*, *Diazepam (Valium®)* und das sehr wertvolle *Chlorpromazin (Largactil®)*, das ebenfalls keine Sucht hervorruft, den gleichen Zweck erfüllen. Relativ ungefährlich ist in kleinen Dosen auch das Phenobarbital zusammen mit Spasmolytika, z.B. als *Priscophen®* oder *Sanalepsi®*. Schlafmittel sollen nie dauernd eingenommen werden, um eine Gewöhnung und Dosissteigerung zu vermeiden. Süchtige Patienten werden am besten im Spital oder in einer psychiatrischen Klinik einer Entziehungskur unterzogen.

Therapie

der chronischen Schlafmittelsucht

1. *Langsamer Abbau des Mittels* um das Auftreten von epileptoiden Krämpfen zu vermeiden.
2. *Chlorpromazin (Largactil®, Megaphen®)* zur Bekämpfung der Unruhe und der auftretenden Angstzustände, tagsüber 2–3 × 25 mg, abends 50 mg. Nach 3–4 Wochen kann man allmählich auch dieses Sedativum abbauen.
   BATTEGAY (31) empfiehlt in schweren Fällen noch zusätzlich:
3. *Insulintherapie:* Während 10 Tagen 3mal täglich 8–32 Einheiten Insulin zu verabreichen, um den Appetit anzuregen und die Patienten psychisch zu entspannen. Dann stufenweise Reduktion auf zwei und schließlich eine Injektion in den nächsten 1–2 Wochen.
4. *Psychotherapie*.

Sensibilisierung durch Schlafmittel

Sedormid-Thrombozytopenie (Isopropylallylkarbamid)

Das Sedormid erzeugt nicht selten infolge einer allmählichen Sensibilisierung, seltener auf Grund einer angeborenen Idiosynkrasie, eine ganz plötzlich in Erscheinung tretende Agglutination der Plättchen (Agglutinin) mit schwerer Thrombozytopenie und evtl. vollkommenem Verschwinden der Thrombozyten und den daraus resultierenden bekannten Erscheinungen einer schweren hämorrhagischen Diathese. Meist erholen sich die Patienten bei Weglassen der Noxe innerhalb etwa einer Woche von dieser anaphylaktisch bedingten Zerstörung der Thrombozyten und der Megakaryozyten, die ganz dem analogen Mechanismus der Pyramidon-Agranulozytose bei den Granulozyten gleichzusetzen ist. In schweren Fällen können jedoch Dauerschädigungen durch Retinablutungen oder durch eine Purpura cerebri zurückbleiben. Lebensgefährlich wird dieses Ereignis bei schweren Hypertonien. So sah ich zwei Todesfälle, einmal durch eine Gehirnblutung, ein anderes Mal durch eine tödliche Magen-Darm-Blutung. Das Sedormid sollte daher durch ungefährlichere Schlafmittel ersetzt werden. Für den näheren Mechanismus und die Literatur sei auf unsere frühere Arbeit (17) und auf die schönen Untersuchungen von ACKROYD (51) verwiesen. Bei Kaninchen führt Sedormid zu einer schweren *Porphyrie* (52).

Persedon® und Noludar®

Persedon® (Diäthyl-dioxotetrahydropyridin) und das verwandte *Noludar®* (Dioxo-diäthyl-methylpiperidin) sind barbiturfreie Sedativa und können in hohen Dosen ebenfalls zum gleichen Vergiftungsbild führen wie die Barbitursäuren. Durch Sensibilisierung wurden beim Persedon vereinzelt *Agranulozytosen* beobachtet (53), nicht aber beim Noludar (54). BERGER (55) sah beim *Noludar®* einen Fall von Süchtigkeit mit deutlichen Entziehungserscheinungen.

Literatur

1 LAUBENTHAL, F.: Dtsch. med. Wschr. 76 (1951) 976
2 PETERS: Persönliche Mitteilung
3 IBE, K. U. MITARB.: Internist 2 (1961) 247
4 REUTTER, F.: Internist 2 (1961) 240
5 STAUB, H.: Schweiz. Arch. Neurol. Psychiat. 65 (1950) 330
6 SETTER, J. G. U. MITARB.: Arch. intern. Med. 117 (1966) 223
7 REED, C. E. U. MITARB.: Ann. intern. Med. 37 (1952) 290
8 CLEMMESSEN, C., E. NILSSON: Clin. Pharmacol. Ther. 2 (1961) 220
9 MATTHEW, H., A. A. H. LAWSON: Quart. J. Med. 35 (1966) 539
10 HOWSE, A. J. G., H. SEDDON: Brit. Med. J. 1966/I, 192
11 COLLDAHL, H.: Acta med. scand. 120 (1947) 257
12 FILIPPINI, L.: Schweiz. med. Wschr. 95 (1965) 1618
13 FAHLGREN, H. U. MITARB.: Acta med. scand. 158 (1957) 405
14 MARTLAND, H. S.: Amer. J. Surg. 80 (1950) 270
15 KRUMP, J. E.: Kongreßband Tagung der Dtsch. Ges. Innere Medizin, Wiesbaden 1956, 133 (Springer, Berlin)
16 SWANK, R. L., J. M. FOLEY: J. Pharmacol. exp. Ther. 92 (1948) 381
17 MOESCHLIN, S.: Schweiz. med. Wschr. 72 (1942) 119
18 MOESCHLIN, S.: Schweiz. med. Wschr. 87 (1957) 123
19 SCHEIDEGGER, S.: Schweiz. Arch. Neur. 39 (1937) 388
20 HADDEN, H. U. MITARB.: J. Amer. med. Ass. 209 (1969) 893
21 FISHER, R. S. U. MITARB.: Amer. J. clin. Path. 18 (1948) 462
22 DHUNÉER, K. G., P. NORDQVIST: Acta anesth. scand. 1 (1957) 55
23 HELLDORF, J. U. MITARB.: Nord. med. 42 (1949) 1795
24 BROUGHTON, P. M. G.: Biochem. J. 63 207
25 MOLLARET, P. U. MITARB.: Presse méd. 67 (1959) 1435
26 BALAGOT, R. C. U. MITARB.: J. Amer. med. Ass. 178 (1961) 1000
27 FRASER, H. F. U. MITARB.: Arch. intern. Med. 94 (1954) 34
28 ISBELL, H.: J. Amer. med. Ass. 162 (1956) 660
29 FIERZ, H. K.: Schweiz. med. Wschr. 87 (1957) 1098
30 POHLISCH, K., F. PANSE: Über Schlafmittelmißbrauch. Thieme, Leipzig 1934
31 BATTEGAY, R.: Praxis 46 (1957) 991
32 GREVE, W., F. SCHÖNBERG: Dtsch. med. Wschr. 86 (1961) 1606
33 GRAHMANN, H.: Arch. Tox. 19 (1961) 196
34 SHEPPARD, H. U. MITARB.: J. Amer. pharm. Ass. sci. Ed. 45 (1956) 681
34a IBE, K., G. NEUHAUS u. H. REMMER: Der Internist 2 (1961) 247
35 FLORENCE, A. C.: Brit. med. J. 1960/II, 1954
36 BURLEY, D. M.: Lancet 1962/I, 271
37 SCHEID, W. U. MITARB.: Dtsch. med. Wschr. 86 (1961) 1175
38 WEICKER, H., H. HUNGERLAND: Dtsch. med. Wschr. 87 (1962) 992, 1597
39 LENZ, W., K. KNAPP: Dtsch. med. Wschr. 87 (1962) 1232
40 FAIGLE, J. W., H. KEBERLE U. MITARB.: Experientia (Basel), 18 (1962) 389
41 SOMERS, G. F.: Lancet 1962/I, 912
42 SELLER, M. J.: Lancet 1962/I, 249
43 SPENCER, K. E. V.: Lancet 1962/II, 100
44 GIROUD, A. U. MITARB.: Acad. Méd. Nat. 15. Mai 1962
45 IBE, K.: Arch. Toxikol. 21 (1965) 179
46 LACKHART EWART, R. B., R. G. PRIEST: Brit. med. J. 1967/II, 92
47 MOESCHLIN, S.: Symposium Freiburg i. Br., Thieme, Stuttgart 1958
48 KIELHOLZ, P.: Bull. eidg. Gesdh.amt, Beilage B 53 (1957)
49 BERNAYS, S.: Schweiz. med. Wschr. 87 (1957) 985
50 WALDENSTRÖM, J.: Nebenwirkungen von Arzneimitteln auf Blut- und Knochenmark, Int. Symp. Malmö, 1956, S. 27. Schattauer, Stuttgart
51 ACKROYD, J. F.: Clin. Sci. 7 (1949) 249
52 SCHMID, R. U. MITARB.: J. Lab. Clin. Med. 42 (1953) 947
53 JÜRGENS, R.: Arch. exp. Path. u. Pharmak. 212 (1951) 440
54 PRIBILLA, O.: Arch. Toxicol. 18 (1959) 1
55 BERGER, H,: J. Amer. med. Ass. 177 (1961) 68
56 MATTHEW, H.: Acute Barbiturate Poisoning. Excerpta Medica Vlg., Amsterdam 1971; S. 59–73 (Nachweis), S. 147–174 (EEG)

Thyreostatika

Thiouracil-Derivate und Verwandte

Hierher gehören neben dem Thiouracil, das heute wegen seiner sehr ausgesprochenen depressorischen Wirkung auf die Granulozytenbildung (2,5% der Fälle entwickeln eine Agranulozytose, (1)) therapeutisch nicht mehr verwendet wird, vor allem das *Methyl-*

$$\begin{array}{cc} N = COH \\ | & | \\ CS & CH \\ | & || \\ NH - CCH_3 \end{array}$$

und *Propyl-Thiourazil*. Eine ähnliche Wirkung haben auch das *Aminothiazol* und die *Thiobarbitursäure*. Alle diese Stoffe bewirken im Organismus durch ihre reduzierenden Eigenschaften ein Abfangen des Jods und führen dadurch gewissermaßen zu einem Jodmangel und bei normalen Individuen zu Hypothyreose mit Entwicklung einer Struma. Sie werden daher therapeutisch zur Beeinflussung der Hyperthyreose gebraucht. Die *Agranulozytose* ist bei den Methyl- und Propyl-Derivaten sehr selten (wir sahen in den letzten Jahren einen einzigen Fall mit Methyl-Thiourazil), doch empfiehlt sich bei allen Patienten eine regelmäßige Kontrolle der Leukozyten. Häufiger sind durch Sensibilisierungserscheinungen bedingte Exantheme und Arzneifieber. MIRRER (2) und GREENSTEIN (3) sahen Hypoprothrombinämien nach Propylthiouracil. Weitere Thyreostatika sind das „*Carbimazole*" (2-carbethoxythio-1-methylglyoxalin) und „*Tapazole*" (Methylmerkapto-imidazol). Beide Präparate können vereinzelt zu allergischen Reaktionen (Agranulozytosen, aplastischen Anämien usw.) führen (TAIT (4) u. a.).
Bei *Schwangeren* und *Stillenden* dürfen alle diese *Thyreostatika* nicht verabreicht werden, da sie auf das Kind übergehen und zu schwerer Strumabildung führen können (5, 6).
Aminothiazol wird daneben in der Industrie (z.B. Sulfonamidherstellung) verwendet und hat, als Staub eingeatmet, bei solchen Arbeitern zu Strumabildung (7) und gelegentlich zu Appetitlosigkeit, Nausea und Erbrechen geführt (8).
α-*Naphthylthioharnstoff* („ANTU", „ANT"): Wird als Rattengift verwendet, da diese Tiere hierfür speziell empfindlich sind, im Gegensatz zu der relativen Harmlosigkeit für größere Tiere und den Menschen.
CIMBEL (9) berichtet über eine Vergiftung mit etwa 27 g, wobei es zu einem starken Reizhusten, erschwerter Atmung, Zyanose, horizont. Nystagmus, Unruhe, Erbrechen, Konjunktivitis und Lungenödem kam. Therapeutisch wirkten hier Na-thiosulfat (10%) i.v. und die Verabreichung von Codein günstig.

Therapie

Bei Auftreten einer Granulozytopenie sofort Absetzen des Medikamentes und Penizillintherapie. Bei der Arbeit mit Aminothiazol Vermeidung jeder Staubentwicklung, gute Abzugsvorrichtung usw. Kontrolle der Arbeiter auf evtl. Strumaentwicklung und nötigenfalls Wechsel des Arbeitsplatzes.

2-Amino-Thiazol: Wird in der chemischen Industrie verwendet und führt bei den exponierten Arbeitern zu einer tiefbraunen Verfärbung des Urins, evtl. zu Anorexie.

Literatur

1 VAN WINKLE, W. u. MITARB.: J. Amer. med. Ass. 130 (1946) 343
2 MIRRER, G.P.: Ärztl. Forschg. 10 (1956) 112
3 GREENSTEIN, R.H.: J. Amer. med. Ass. 173 (1960) 1014
4 TAIT, G.B.: Lancet 272 (1957) 303
5 ASTWOOD, J.: Clin. Endocr. 11 (1951) 1045
6 BRUGSCH, H.: Vergiftungen im Kindesalter. Enke, Stuttgart (1956) 133
7 JEANTET, zit. nach PULVER, W.: Ther. Umschau 3 (1946) 137
8 WATROUS, R.M.: Industr. Med. 12 (1943) 832
9 CIMBEL, G.: Slg. Verg. fälle 14 (1952) 2

Insektizide

Chlorierte Kohlenwasserstoffe

Durch die Entdeckung der starken insektiziden Wirkung des DDT durch den Schweizer Chemiker und Nobelpreisträger MÜLLER im Jahre 1941 gelangte erstmals das Prinzip der Kontaktgifte zur Anwendung (1). Auf Grund einer Mitteilung (2) der WHO vom August 1969 sind in den Malaria-Gegenden der Welt, die total 550 Millionen Einwohner aufweisen, ungefähr *5 Millionen Menschen vom Tode bewahrt worden* und allein schon innerhalb der ersten 8 Jahre seiner Anwendung *100 Millionen Erkrankungen verhütet worden*. Die Todesrate ist in Indien von jährlich 750000 auf heute 1500 gesunken.

Nach Mitteilung der UNO werden jährlich ca. 33 Millionen Tonnen Brotgetreide und Reis durch Insekten vernichtet (eine Menge von der 150 Millionen Menschen ein Jahr lang leben könnten!), die modernen Insektizide haben deshalb immer mehr an Bedeutung gewonnen. Die Produktion der DDT-Derivate ist deshalb in den letzten Jahren enorm angestiegen. Die Weltproduktion wird nach Angaben der WHO für das Jahr 1968 auf 4 Millionen Tonnen veranschlagt (= 200000 Güterwagenladungen). Die total seit der Entdeckung im Jahre 1941 bis zum Jahre 1970 produzierte Menge dürfte schätzungsweise um *100 Millionen Tonnen liegen* (3). In den letzten Jahren sind in der ganzen Welt eine Unmenge von neueren Derivaten ausprobiert worden und zum Teil in den Handel gekommen, von denen wir hier nur die wichtigsten nennen können. Interessanterweise entwickelten sich bei den damit behandelten Insektenarten, ähnlich wie bei den mit Antibiotika behandelten Bakterien, relativ rasch resistente Formen, die diese Eigenschaft weiter vererben (4, 5, Erfahrungen im Koreakrieg), was die Suche nach immer weiteren und neueren Derivaten angeregt hat.

Störungen in der Tierwelt: Neben diesen segensreichen Erfolgen der chlorierten Insektizide hat sich leider in den letzten Jahren immer mehr der „Pferdefuß" dieser Entdeckung gezeigt, dessen Auswirkungen sich auch heute noch nicht sicher überblicken lassen. Die Halbwertzeit im Boden beträgt ca. 1 Jahr (6), nicht aber in der Tierwelt. Hier reichert es sich vor allem im Fettgewebe und den lipoidreichen Organen an. *So kommt es in der Tierwelt zu einer verhängnisvollen Konzentrationskette in der Ernährungsreihe der Natur von unten nach oben.* Nach einer Flächenvergiftung (2) des Festlandes am Long-Island-Sund (USA) fand man im *Meerwasser* das durch Wind und Regen verschleppte DDT in der sehr harmlosen Konzentration von nur 0,000003 ppm. Kurze Zeit darauf wies das *Plankton* schon eine Konzentration von 0,04 ppm auf. Von hier gelangte es (da es weder ausgeschieden noch zerstört wird) in die nächste Stufe der Ernährungskette, in die *kleinen Fische* und reicherte sich hier bereits zu 0,5 ppm an! Von dort gelangte es in die *größeren Fische,* die sich von den kleinen ernährten und diese wiesen bereits 2,0 ppm auf. – Das nächste Glied waren die *fischfressenden Vögel,* und hier in den Kormoranen, Gänsesägern und Fischadlern *erreichte die Konzentration bereits den Wert von 25 ppm!* Das ist das Zehnmillionenfache des DDT-Ausgangswertes im Meerwasser oder das 25fache der heute für Gemüse zugelassenen Menge. Durch einen noch unbekannten Mechanismus führt es hier bei gewissen Vogelarten (nicht bei allen) zu einer Störung des Kalkstoffwechsels in der Bildung der Eischale, wodurch beim Brüten die Schalen zerbrechen und der Nachwuchs ausfällt. So sind heute die Wanderfalken, der Fischadler, der rote Milan, der Wasserkopf-Seeadler (amerikanisches Wappentier), der Kormoran, der Pelikan, der Königsfischer und andere fischfressende Vögel vom Aussterben bedroht. Ganz falsch wäre es aber, diese Beobachtung auf alle Vögel auszudehnen. Sorgfältige Zählungen in den USA (siehe (6) und (7)) haben gezeigt, daß viele Arten (z. B. Stare) stark zugenommen haben.

Nach neueren Ergebnissen (siehe S. 328) sind diese Störungen des Kalkstoffwechsels vielleicht gar nicht auf die DDT-Kontamination, sondern auf die noch gefährlichere Umweltverschmutzung mit **chlorierten Diphenylen, „PCB's",** zurückzuführen.

Durch die Winde, Meerströmungen und herumziehenden Fisch- und Vögelschwärme ist das DDT heute über die ganze Welt verbreitet worden. So findet sich heute sogar DDT im Fett der antarktischen Pinguine und arktischen Seerobben. Wie verhält es sich nun beim Menschen, dem letzten Glied dieser Ernährungskette?

Konzentration im menschlichen Organismus: Um es vorwegzunehmen, zum Glück hat man beim Menschen bei den bis heute vorliegenden Konzentrationen – selbst bei DDT Industriearbeitern – *keinerlei toxische Folgeerscheinungen auf Wachstum, Fertilität, Nervensubstanz oder das hormonale Gleichgewicht* beobachtet, trotzdem diese Mittel heute nun schon 30 Jahre angewendet wurden. Es bestehen auch *keinerlei Anhaltspunkte für eine kanzerogene Wirkung.* Die Situation muß aber weiterhin sorgfältig überwacht werden.

Alle diese Mittel können sowohl auf enteralem Wege wie auch durch Inhalation und vor allem gelöst in Kohlenwasserstoffen auch durch die Haut resorbiert werden. Bei der relativ langsamen enteralen Aufnahme wird die Resorption durch die Anwesenheit von Fetten stark beschleunigt. Experimentell fand man deshalb auch 47–65% der oral zugeführten Menge im Chylus des Ductus thoracicus (8). Diese fettlöslichen Mittel werden auch beim Menschen im Fettgewebe gespeichert. So sind z.B. nach den experimentellen Untersuchungen von LAUG u. Mitarb. (9) nach drei Monaten darin noch 50% des anfänglich gespeicherten DDT nachweisbar. In 75 Proben von Menschenfett, die bei Operationen von mit DDT arbeitenden Personen (USA) entnommen wurden, konnten die Autoren Konzentrationen von 0,1–20,0 ppm nachweisen. In den USA fand man durchschnittlich 10 ppm (4 ppm DDT und 7,8 ppm DDE (10)), in Mitteleuropa nur 1–2 ppm (= 1–2 mg/kg). Im *Gemüse* sind heute 0,1 ppm, in den *Früchten* maximal 1 ppm zugelassen. Sehr wesentlich ist, daß die Nahrungsstoffe des Viehs und des Geflügels kein DDT enthalten, da es sich sonst im Fleisch, vor allem aber in der *Milch* und *Butter* anreichert. Kühe, die mit DDT besprizt wurden, schieden bis zu 2 mg/Liter Milch aus, die daraus gewonnene Butter enthielt 25 mg/kg (11). So kann auch die Muttermilch z.B. hohe Dieldrinwerte aufweisen (Australien bis die 70fache Menge des duldbaren Maximalwertes). Die Hauptmenge wird durch die tierischen Nahrungsfette zugeführt, so daß Vegetarier etwa die Hälfte DDT der übrigen Bevölkerung in ihrem Fettgewebe speichern. Durch ihre Fettlöslichkeit gelangen diese Stoffe auch in den im Zellprotoplasma enthaltenen Lipoiden zur Speicherung, z.B. in den Zellen der Nebennierenrinde und des Zentralnervensystems. Vielleicht blockiert das o, p-DDT in der Nebenniere bei Tieren, die Cortisol vor allem als Glukokortikoid synthetisieren, durch eine Hemmung der 17α-Hydroxylase diese Synthese, während die Bildung von Kortikosteron nicht beeinflußt wird (12). *Wesentlicher scheint der aktivierende Einfluß des DDT auf die Fermente der Leberzellmikrosomen zu sein.* So kommt es schon durch 2 mg/kg zu einer Verkürzung der Pentobarbital-Schlafdauer um 50% (13). Dadurch werden wahrscheinlich auch andere Medikamente und Substanzen rascher abgebaut. Die Speicherung im Gehirn ist nach experimentellen Untersuchungen von HUKUHARA (14) dabei ca. 50mal kleiner als im Fettgewebe. Bei Hunger werden mit dem Fettgewebe auch die gespeicherten DDT-Derivate mobilisiert. So kann es zu einem vorübergehenden Anstieg der Konzentration im Gehirn kommen. Die *Ausscheidung* erfolgt durch die Niere, den Darm und bei damit behandelten Tieren evtl. auch in merklichen Konzentrationen durch die Milch. ORTELEE (15), der 40 Arbeiter untersuchte, die während sechs Jahren sehr hohen DDT-Konzentrationen ausgesetzt waren, d.h. 200mal mehr als die durch Nahrung zugeführten Konzentrationen der übrigen Bevölkerung, konnte außer seltenen Sensibilisierungen der Haut keinerlei toxische Folgeerscheinungen feststellen. Zu den gleichen Schlußfolgerungen kommt auch JUKES (7) anhand der Beobachtungen der Arbeiter der Montrose Chem. Co., die während 19 Jahren einer 400fachen Konzentration von DDT ausgesetzt waren.

Schweden, Holland und *Dänemark* haben die DDT-Insektizide vorläufig verboten. Das mag für diese Länder angehen. *Gefährlich wäre aber ein solches Verbot für die Tropen, bevor ein ebenso wirksames, aber rascher eliminiertes Produkt vorliegt. Das DDT-Verbot würde hier zu einer Katastrophe führen, und die Situation auf die Verhältnisse von 1945 zurückführen* (16). Durch den Immunitätsverlust der Bevölkerung würde die Malaria-Letalität noch weit höher ansteigen als damals. Das Gleiche gilt für das *gelbe Fieber,* ferner die sogenannte „*River blindness*" der Tropen (40 Millionen Erkrankungen), den *Flecktyphus* (der im ersten Weltkrieg mehr Soldaten tötete als die Schußwaffen), die *Elephantiasis,* die *Schlafkrankheit* und viele andere durch Insekten übertragene Krankheiten (6).

Akute Toxizität

Die Toxizität für den Menschen geht pro kg Körpergewicht ungefähr derjenigen des Hundes parallel. Unter den Insektiziden stehen in bezug auf die Gefährlichkeit die früher besprochenen Gruppen der chlorierten Kohlenwasserstoffe, wie ein Blick auf die Tabelle A (S. 349) zeigt, an Gefährlichkeit deutlich zurücktreten und nur in relativ hohen Dosen, die für die Insektenbekämpfung gar nicht in Frage kommen, für den Menschen gefährlich werden können. Es muß also schon die versehentliche oder absichtliche Einnahme einer großen Menge vorliegen, um eigentliche akute oder gar tödliche Vergiftungen hervorzurufen. Solche Fälle sind vereinzelt bei der Fabrikation beobachtet worden (17). *Die tödliche Dosis* beträgt für den Menschen in öliger Lösung ca. 4–6 g, und ungelöst ca. 20–30 g DDT.

A) Vergleich der akuten oralen Toxizität verschiedener Insektizide mit DDT für verschiedene Labortiere (nach BISHOPP, F. F.: Mosquito News 9 [1949] 137 und ergänzt für neuere Derivate).

Insektizid	LD 50 mg/kg	Verhältnis
DDT (Dichlordiphenyltrichloräthan)	250	1
TEPP (Tetraäthylpyrophosphat)	2	125
Parathion	3,5	70
HETP (Hexaäthyltetraphosphat)	7	35
Nikotin	10	25
Endrin	10	25
Aldrin	45–60	5
Dieldrin	75	3
Chloriertes Camphen (Toxaphen)	60–100	4
Rotenon	60 (bis 3000)	4
Heptachlor	110	4
GBH (γ-Isomeres von HCH) Lindan	125	2
Lethane-384 Special	400	$5/8$
Lethane-60	500	$1/2$
ABH (α-Isomeres von HCH)	500	$1/2$
Chlordan	500	$1/2$
Thanite	1000	$1/4$
DBH (δ-Isomeres von HCH)	1000	$1/4$
Pyrethrine	1500	$1/6$
TDE (DDD)	2500	$1/10$
BBH (β-Isomeres von HCH)	> 6000	$>1/24$
Methoxychlor	> 6000	$>1/24$
„N-propylisomer" (Di-n-propyl-6,7-methylen-3-methyl-1,2,3,4-tetra-hydronaphthalin-1,2-dicarboxylat)	>10000	$1/40$
Piperonylbutoxyd	12800	$1/50$
Perthane	8–9000	$1/35$

Chronische Toxizität

Diese hängt eng mit der Speicherungstendenz dieser Substanzen zusammen. Für den Menschen praktisch ungiftig ist das DDT (Näheres siehe oben), dagegen zeigen Präparate, die zu einer stärkeren Retention im Fettgewebe neigen, wie das *Chlordan* und vor allem das *Aldrin* und *Dieldrin* bei chronischer Einwirkung eine viel ausgeprägtere Toxizität. Beim Hexachlorcyclohexan ist das γ-Isomer, das am wenigsten gespeichert wird, am ungefährlichsten, das α-Isomer aber zweimal und die β-Form durch ihre starke Neigung zur Speicherung sogar 10mal toxischer (J. Amer. med. Ass. 145 (1951) 735). Der verschiedene Toxizitätsgrad bei chronischer Einwirkung geht am besten aus der folgenden Tabelle B hervor:

B) Chronische Toxizität beim Hund (nach BISHOPP, s. o.)

Insektizid	Gehalt in der Nahrung i. ppm	Bemerkungen
DDT	2640	Tod in 50 Tagen
Toxaphen	330	Tod in 33 Tagen
Rotenon		2 g/kg, Einzeldosis; am Leben bleibend
GBH	330	Tod in 30 Wochen
ABH	2000	Tod in 44 Tagen
Chlordan	660	Tod in 4 Wochen
DBH	3960	Tod in 14 Wochen
Pyrethrine	große Mengen	am Leben bleibend
TDE	1650	während 19 Monaten am Leben bleibend
BBH	1320	Tod in 90 Tagen
Methoxychlor	10000	während 6 Monaten am Leben bleibend

Vergiftungsbild: Das Vergiftungsbild ist mit nur kleinen Varianten für die Präparate dieser Gruppe ziemlich identisch, und wir verweisen hierfür auf die Ausführungen beim DDT im folgenden Kapitel.

Pathologische Anatomie: Bei akuten Vergiftungen fand man bei den verschiedenen Präparaten im allgemeinen ziemlich analoge Veränderungen. Im Vordergrunde steht eine Verfettung der Leber, der Niere, des Myokards und der quergestreiften Muskulatur. Als Folge der aufgetretenen Krämpfe finden sich evtl. Blutpetechien und ein terminal entstandenes Lungenödem. Handelt es sich um ein in einem Lösungsmittel gelöstes Präparat, so kommen hierzu evtl. noch die durch dieses Lösungsmittel bedingten Organveränderungen.

| **Therapie** |

bei peroraler Aufnahme:

1. *Sofortige Magenspülung* mit Zusatz von reichlich *Carbo medicinalis*.
2. *Salinische Abführmittel* (Natriumsulfat 25 g). Streng kontraindiziert sind Milch oder Rizinus, da diese chlorierten Kohlenwasserstoffinsektizide ausgesprochen fettlöslich sind und ihre Resorption dadurch noch gesteigert würde. Cave Alkohol, da auch er die Resorption steigert.
3. *Paraffinöl* 200 ml p. o., um diese fettlöslichen Gifte in einer unresorbierbaren Form abzufangen.
4. *Calciumglukonat:* z.B. in Form von *Calcium Sandoz®*. *Dosierung:* Bei Kindern 5–10 ml der 10%igen Lösung i.v., beim Erwachsenen evtl. wiederholt 20 ml i.v.
5. *Phenobarbital:* 0,1–0,2 g i.m. ist gegen evtl. auftretenden Tremor und die Krämpfe das beste Mittel. Treten trotzdem noch Krämpfe auf, so gebe man *Pentothal®* oder ein anderes flüchtiges Barbitursäurepräparat i.v.
6. *Infusionen von isotonischer Kochsalzlösung* unter evtl. Zusatz von 20%igen NaCl-Ampullen bei Zeichen einer Hypochlorämie.
7. *Cave Adrenalin- oder Ephedrin-Derivate* wegen der Gefahr des Kammerflimmerns! Das gleiche gilt für Metaraminol = *Aramin®*.
8. *Fettarme Diät* in der Rekonvaleszenz, um die Ausscheidung des Giftes zu beschleunigen.

Therapie bei Hautkontamination: Sofortige Reinigung mit Seife und warmem Wasser.

DDT (Dichlordiphenyltrichloräthan)

DDT ist ein weißes, wasserunlösliches, aber in Ölen leicht lösliches Pulver und in reinem Zustand fast geruchlos. Diese Präparate sind heute unter den verschiedensten Namen, *Gesarol®*, *Neocid®*, *Trix®*, *DDT®*, *Gesapon®*, *Multacid®*, *Lucex®*, *Duolit®*, *Dicophane®* usw., im Handel und werden auch im Haushalt immer mehr gebraucht, so daß Vergiftungen durch irrtümliche oder suizidale Einnahme vorkommen können. Die Verbindung hat die folgende chemische Konstitution:

$$Cl-C_6H_4-CH(CCl_3)-C_6H_4-Cl$$

Toxizität: Die DDT-Präparate dringen leicht durch die Chitinhülle der Insekten ein und wandern dann längs den Nervenbahnen weiter, wodurch schon durch Spuren nach einer gewissen Latenzzeit die damit behafteten Insekten gelähmt werden. Die nötigen Mengen sind winzig klein, so werden Fliegen schon durch $^1/_{10000}$ von 1 Millionstel Gramm pro ml der zerstäubten Flüssigkeit abgetötet (18). Für Insekten, die keine Chitinschicht aufweisen, z.B. die Blattläuse, und auch für die Haustiere und Menschen (19, 20) ist das DDT in der üblichen Verdünnung relativ harmlos.

Die tödliche Dosis beträgt bei oraler Aufnahme in gelöstem Zustand für den Menschen wahrscheinlich ungefähr 3–6 g. Sehr eingehende Untersuchungen des „Research Laboratory" in Bethesda haben gezeigt, daß *DDT in der üblichen verwendeten niedrigen Konzentration, beim Einatmen der staubförmigen Substanz oder Kontakt mit der Lösung für den Menschen auffallend ungiftig ist* (21). Dies muß im Vergleich zu den zahlreichen übrigen gefährlichen Insektenbekämpfungsmitteln besonders hervorgehoben werden. *In öliger Lösung kann DDT durch die Haut resorbiert* und bei größeren Kontaktflächen und längerer und wiederholter Einwirkung evtl. zu Vergiftungserscheinungen führen. Beim Spritzen öliger Lösungen müssen deshalb unbedingt Schutzkleider getragen werden. Bei häufiger Berührung der Haut mit DDT können evtl. Kontaktekzeme auftreten.

Als Dosis tolerata können für den Menschen in öliger oder organischer Lösung 10–12 mg/kg Körpergewicht gelten (5), für einen 65 kg schweren Menschen also 700–800 mg DDT. Ungelöst oder aufgeschwemmt in Wasser liegt die tolerierte Dosis noch bedeutend höher, da ein Teil den Organismus unresorbiert passiert.

Nachweis: Eine photokolorimetrische Methode für die Bestimmung im Blut und Urin ist von PRICKET u. Mitarb. (22) entwickelt worden.

Akute Vergiftung

Als Frühsymptome der Vergiftung tritt eine nervöse Übererregbarkeit (Schreckhaftigkeit) mit Zuckungen der Augenlider und später generalisiertem Tremor auf. Die Zuckungen beginnen gewöhnlich in der Gesichtsmuskulatur und pflanzen sich dann kaudalwärts fort und erfassen schließlich unter Steigerung der Intensität die gesamte Muskulatur. Am stärksten sind die Extremitäten befallen. Die sich schließlich bis zu eigentlichen Krämpfen, Opisthotonus und Trismus steigernden Anfälle (21) erinnern sehr an das Bild der Strychninvergiftung, und auch hier können Geräusche und Lichtreize Anfälle auslösen. In schweren Fällen besteht eine ausgesprochene Mydriasis. Der Tod tritt gewöhnlich durch Atemlähmung oder durch Kammerflimmern ein. In der Literatur sind verschiedene tödliche Fälle beschrieben ((23): 34 g). Die als Lösungsmittel verwendeten Kohlenwasserstoffe können evtl. das klinische Bild komplizieren. Als Früh- und Spätsymptom lassen sich im EEG meistens diffuse kortikale Entladungen feststellen (17). Die meisten der seltenen akuten Vergiftungen verlaufen gutartig, indem die Krämpfe nach 24 Stunden aufhören und auch die Zuckungen nach ein paar Tagen verschwinden, das EEG kann aber noch mehrere Monate pathologisch bleiben. Dauerschädigungen treten nicht auf.

SMITH (24) berichtet über einen tödlichen Vergiftungsfall durch die versehentliche orale Einnahme von 6 g *gelöstem* DDT:

Ein 58j. Arbeiter trinkt irrtümlich aus einer Flasche 120 ml 5%ige DDT-Lösung. Er bemerkt den Irrtum und trinkt sofort $^{1}/_{4}$ l Milch und einige Gläser Bier. Innerhalb einer Stunde Auftreten von starken Magenschmerzen und Magenkrämpfen, Erbrechen von reichlich kaffeesatzähnlicher Flüssigkeit. Das Erbrechen wiederholt sich alle 30–60 Minuten. 36 Stunden nach der Gifteinnahme hält das Erbrechen noch immer an, und es treten jetzt spastische Krämpfe in den Armen und den Waden auf. Letzte Urinentleerung 2 Stunden nach der DDT-Aufnahme, dann völlige Anurie bis zur Klinikeinweisung am 6. Tag. *Befund am 6. Tag:* Temp. 37°C, R. 25, P. 66, Blutdruck 180/70, Magengegend druckempfindlich. Pupillen ungleich, keine Reaktion auf Licht und Konvergenz. Fehlen der Patellar-, Abdominal- und Cremasterreflexe. Keine pathologischen Reflexe, kein Klonus. Normaler Muskeltonus, kein Tremor. Leukozyten 11600, Ec 3,1 Mill., Hb. 12,5 g%, Rest-N 150 mg%. Chloride nicht bestimmt. Trotz Infusionen verschlechtert sich der Zustand rasch, Pat. wird komatös und stirbt am 7. Tage nach der Giftaufnahme.

In diesem Falle haben neben den zentralnervösen Störungen (Fehlen der Reflexe) durch die neurotrope Wirkung des DDT wahrscheinlich durch das ständige Erbrechen auch schwere Schädigungen im Sinne einer Hypochlorämie vorgelegen. Möglicherweise hat aber hier auch das Lösungsmittel letal gewirkt.

Temporäre Erblindung: nach Kontamination der Augen mit DDT-Puder kann vorübergehende Erblindung auftreten.

Chronische Vergiftung

Sichere chronische Vergiftungen sind trotz der gerade während des Krieges bei Millionen von Personen immer wieder durchgeführten DDT-Prophylaxe beim Menschen nicht bekannt geworden. Siehe unsere Ausführungen am Anfang dieses Kapitels (S. 347).

Vor dem Gebrauch automatischer DDT-Sprayer und Nebulatoren, die eine Zeitlang in Amerika in Lebensmittelgeschäften, Badezimmern und Küchen installiert wurden, ist zu warnen. Es kann durch die allmähliche Anreicherung von DDT-Kristallen bei den in diesen Räumen arbeitenden Personen zu einer allmählichen Sensibilisierung und Überempfindlichkeitserscheinungen kommen. So wurden neben Kopfschmerzen, Nausea, Reizung der Konjunktiven auch Urtikariafälle beobachtet (Council of Pharmacy and Chemistry: J. Amer. med. Ass. 149 (1952) 367). Ebenfalls auf einer Sensibilisierung beruhen wahrscheinlich die vereinzelt mitgeteilten Agranulozytosefälle (Fall von FRIBERG und MARTENSSON (34) mit DDT plus HCH).

Bei *enteraler Aufnahme* kam es nach den in der Literatur bisher mitgeteilten Fällen (25, 26) zu Schwindel, Kopfschmerzen, Schwächegefühl, Erbrechen, Bauchschmerzen, Durchfällen, mehr oder weniger ausgeprägten Parästhesien, schwankendem Gang und evtl. zu Kollaps; später zu den oben geschilderten übrigen nervösen Erscheinungen.

Metoxychlor (Dimethoxydiphenyltrichloräthan) Ähnlich wie DDT, aber viel weniger toxisch, da es im Fettgewebe rasch abgebaut wird. Analog verhält sich *Perthane®, Diäthyldiphenyldichloräthan* (27). Auch das *TDE* (Tetrachlordiphenyläthan) ist weniger toxisch.

Hexachlorcyclohexan (HCH) (Lindan $C_6H_6Cl_6$,* *HCH®, Jacutin®, 666®, Lindane®, Gamexan®, Pecusanol®, Pultox®, Scabicombin®, Vermexan®* usw.): Die als Insektizide verwendeten Präparate enthalten fast zu 99% die γ-Form. Die letale Dosis für den Menschen dürfte bei der enteralen Aufnahme ungefähr 150 mg/kg betragen (J. Amer. med. Ass. 147 (1951) 572), während das aus den verschiedenen Isomeren zusammengesetzte technische Produkt etwa viermal weniger gefährlich ist, wahrscheinlich deshalb, weil die α- und β-Form die krampfauslösende Wirkung der γ-Form zu blockieren vermögen (28). Die Dosis tolerata in öliger Lösung bei einmaliger Aufnahme dürfte für den Menschen bei ca. 16–18 mg/kg Körpergewicht liegen, d.h. für einen 65 kg schweren Mann als Totaldosis ca. 900–1200 mg (5). Noch giftiger ist die β-Form,

---

* *HCH* ist nicht mit *Hexachlorbenzol* zu verwechseln! (C_6Cl_6), siehe Seite 326.

da sie sehr lange gespeichert wird, während die γ-Form in 1–2 Wochen wieder aus dem Organismus ausgeschieden werden soll (29). „HCH" ist für Kälber evtl. schon bei 0,05% gelöst in Xylol tödlich (30) und bewirkt bei Hunden neben den schon erwähnten nervösen Störungen eine fettige Degeneration der quergestreiften Muskulatur und der Leber, während die glatte Muskulatur nicht betroffen ist (31).

Akute Vergiftung

Gefährlich kann es vor allem für Kinder werden (32). Hier führt es eventuell zu schweren Krämpfen, *Mydriasis* und Hyperglykämie. Gefährlich sind besonders ölige Lösungen oder die Einnahme nach einer fetthaltigen Mahlzeit, was schon zu zahlreichen Todesfällen geführt hat. Außerdem wurden vor allem *Schädigungen des Knochenmarks* (33), in einem Falle eine tödliche *Panmyelophthise* (eine Woche nach Inhalation beim Verstäuben gegen den Wind (34) gesehen. Daneben beobachteten sie gastrointestinale Störungen, Herzschädigungen (EKG) und ein Ansteigen der Senkungsreaktion. Die **aplastische Anämie** stellt wohl die Hauptgefahr dar. So berichtete allein WEST (35) aus Kalifornien über 6 Fälle, die nach Verwendung von Lindane-Sprays im Hausinnern auftraten. *Sollten sich alle diese Berichte bewahrheiten, so müßte das Lindane® vom Verkauf zurückgezogen werden.* Hexachlorcyclohexan wird wegen seines unangenehmen, schimmelartigen Geruches beim Menschen kaum verwendet, dagegen ist es bei der Bekämpfung von *Zecken* (Boophilus u. a.) sowie von Flöhen beim Vieh und bei der Schafräude, und im Haushalt gegen die Schaben, dem DDT überlegen. Es wird deshalb in der Veterinärmedizin heute ausgedehnt verwendet. Ferner ist es auch gegen Oxyuren („Vermexan") und gegen Skabies empfohlen worden. Beim Menschen treten evtl. Reizungen der direkt mit dieser Substanz in Kontakt kommenden Schleimhäute auf, wie Augen, Nase, Trachea usw., ohne daß diese lokalen Reizerscheinungen aber irgendwie gefährlich sind. Häufiger scheint (36, 37) eine wahrscheinlich durch Sensibilisierung der Haut ausgelöste Kontakt-Dermatitis zu sein, die bei den damit beschäftigten Arbeitern in bis zu 25% auftrat.

Nachweis: Eine spektrographische Methode ist von DAVIDOFF und WOODARD (38) beschrieben worden.

Eine analoge Wirkung wie *HCH* zeigen die in Frankreich gegen Maikäfer und Heuschrecken verwendeten Schwefelderivate dieser Verbindung, d. h. *SPC-Pp*.

Ein einzig sicherer tödlicher Vergiftungsfall (5) betraf ein fünfjähriges, 25 kg schweres Mädchen, das 15 ml einer 30%igen Lösung (Lösungsmittel unbekannt) eingenommen hatte (= 4,5 g). Kurz danach Auftreten von Atemnot, Zyanose und klonisch-tonischen Krämpfen. Trotz der drei Stunden nach der Gifteinnahme erfolgten Spitalbehandlung mit Magenspülung und Kreislaufstimulation starb das Kind. Die Sektion ergab eine fettige Infiltration der Leber, akute Herzdilatation und Lungenödem sowie eine auffallende ausgedehnte Nekrose der kleinen Blutgefäße in Lungen, Nieren und Gehirn. (Näheres über die Toxikologie siehe J. Amer. med. Ass. 147 [1951] 571).

Therapie: Wichtig scheint hier vor allem die Kalziumtherapie zu sein (z.B. *Calcium Sandoz®*, 10%ige Lösung, 10 ml wenn nötig mehrmals wiederholen). In schweren Fällen Intubation und künstliche Beatmung.

Chlordan (Terpenabkömmling, $C_{10}H_6Cl_8$) und **Toxaphen** (chloriertes Camphen, s. u.) sind durch ihre starke Speicherung im Fettgewebe und im Gehirn für die Säugetiere und den Menschen ca. 4–5mal toxischer als das DDT (39). Die Giftwirkung beim Säugetier ist auffallend verzögert, so daß der Tod evtl. erst nach 20 Tagen eintritt (40). Die 1,5proz. Lösung in Xylol führt bei Lämmern, Ziegen und Kälbern evtl. schon bei einmaliger Applikation zum Tode (30). Als Dosis letalis des Chlordans wurden beim Menschen 100 mg/kg beobachtet (J. Amer. med. Ass. 158 (1965) 1364). Das Vergiftungsbild entspricht weitgehend einer akuten DDT-Vergiftung, d. h., es kommt zu Konvulsionen, daneben auch zu Leberschädigung und Granulozytopenie. (Chlordan als Werrenköder zur Bekämpfung der Maulwurfsgrille, Toxaphen gegen Rapsschädlinge.)

Heptachlor *Velsicol 104®*: Wird vor allem gegen Baumwollschädlinge verwendet (USA) und ist ungefähr 3mal toxischer als Chlordan.

Aldrin: Dieses Präparat ist wesentlich gefährlicher als das DDT, da es auch durch die Haut resorbiert wird. Die Dosis letalis für den Hund beträgt als Einzeldosis nur 95–105 mg/kg (17). Das Vergiftungsbild unterscheidet sich nicht von demjenigen der übrigen Präparate (Streumittel gegen Engerlinge, Drahtwürmer, Spritzmittel gegen Raupen), doch sind epileptiforme Krämpfe häufiger.

Dieldrin, *Octalene®*, ist heute eines der wichtigsten Insektenbekämpfungsmittel (Kartoffelkäfer, Rapsschädlinge) geworden, ist aber auch gleichzeitig einer der raschesten Resistenzbildner bei Fliegen. Die letale Dosis für den Hund beträgt bei diesem relativ toxischen Präparat sogar nur 65–95 mg/kg (17). Dosis letalis für den Menschen 25 mg/kg!, toxische Dosis 10 mg/kg. **Endrin** und **Isodrin** sind viel toxischere (ungefähr gleich dem Parathion, d.h. tödliche Dosis für die Ratte nur 10–17 mg/kg!) Stereoisomere des Dieldrins. **Strobane,** ein chloriertes Terpen, besitzt jedoch die gleiche Toxizität wie das DDT.

DAVIS und LEWIS (41) sahen eine Brot-Massenvergiftung durch ein mit Endrin verunreinigtes Mehl. Drei Stunden nach der Einnahme kam es zu Bewußtlosigkeit, mit wiederholten epileptischen Krämpfen, in leichteren Fällen zu Schwindel, Schwächegefühl in den Beinen und Nausea, evtl. mit Verwirrtheit und Taubheit. Nach 24 Stunden verschwanden die meisten Vergiftungserscheinungen.

Isolan: Nicht chlorierter Urethanester (Geigy A.G., Basel), analog wirken *Dimetan®* und *Pyrolan®*. Sie gehören nach ihrer Wirkung ebenfalls zu dieser Gruppe. Einen Vergiftungsfall bei einer 22j. Frau hat THÖLEN (42) beschrieben, bei dem es neben den üblichen Erscheinungen zu Vorhofflimmern mit den Zeichen einer Koronarinsuffizienz und später zu einer Abduzensparese kam. Alle Veränderungen bildeten sich wieder vollkommen zurück.

Endosulfan (*Thiodan®*, *Cyclodan®*, *Thimol®*, *Thiofar®*, *Malix®*, *Thionex®* etc.): Ein chlorierter zyklischer Kohlenwasserstoff mit Sulfitstruktur, wirkt als zentrales Krampfgift, LD 50 (LINDQUIST (43)) 40–50 mg/kg. ISRAELI u. Mitarb. (44) berichten über 3 typische Vergiftungsfälle.

Toxaphen (ein chloriertes Camphen): Führt beim Menschen zu Magenbeschwerden und tonisch klonischen Krämpfen. Letaldosis für den Menschen 2–7 g.

Literatur

1 MÜLLER, P.: Persönliche Mitteilung und Lit. 20
2 WHO-RELEASE: Oregon State Univ. Symposium on persistent Insecticides. 18. August, 1969
3 LÖBSACK, TH.: Die Zeit 48 (1969) 61
4 HÖRING, F.O.: Dtsch. med. Wschr. 77 (1952) 1546
5 VELBINGER, H.H.: zit. nach KWOCZEK, J.: Med. Mtschr. 4 (1950) 25
6 SOBELMAN, M.: Editorial: Clin. Toxicol. 2 (1969) 371
7 JUKES, TH.H.: Editorial: Clin. Toxicol. 2 (1969) 359
8 ROTHE, C.F. u. MITARB.: Arch. Ind. Health 16 (1957) 82
9 LAUG, E.P. u. MITARB.: Arch. industr. Hyg. 3 (1951) 245
10 QUINBY, G.E. u. MITARB.: J. Amer. med. Ass. 191 (1965) 175
11 BARNES, I.M.: Toxic hazards of certain pesticides to men. WHO, Geneva (1953)
12 BERNDT, S. u. MITARB.: Arch. Pharm. exp. Path. 256 (1967) 383
13 GERBOTH, G., U. SCHWABE: Arch. exp. Path. Pharmak. 246 (1964) 469
14 HUKUHARA, T.: Arch. exp. Path. Pharmak. 242 (1962) 522
15 ORTELEE, M.F.: Arch. Ind. Health 18 (1958) 433
16 *Mitteilung von:* GUZMAN GARCIA-MARTIN, Chief, Malaria Department WHO (1969)
17 PRINCI, F. u. MITARB.: Arch. Ind. Health 16 (1957) 333
18 GEIGY: Pers. Mitteilungen
19 DOMENJOZ, R.: Schweiz. med. Wschr. 74 (1944) 952
20 MÜLLER, P. u. MITARB.: Ergebn. Hyg. Bakt. 26 (1949) 5
21 NEAL, P.A. u. MITARB.: U.S. Public Health Service, Suppl. No. 177
22 PRICKETT, C.S. u. MITARB.: Fed. Proc. 9 (1950) 309
23 *Council on pharmacy and chemistry:* J. Amer. med. Ass. 145 (1951) 728
24 SMITH,: N.J. J. Amer. med. Ass. 136 (1948) 469
25 GARETT, R.M.: J. Med. Ass. Alabama 17 (1947) 74
26 JUDE, A., P. GIRARD: Ann. méd. lég. 29 (1949) 209
27 MÜLLER, P., M. SPINDLER: Experientia 10 (1954) 109
28 HERKEN, H. u. MITARB.: Arch. exp. Path. Pharm. 215 (1952) 217
29 TOFALETTI, J.P.: Pest Control 18 (1950) No. 4. 24
30 RADELEFF, R.D., R.C. BUSHLAND: J. econ. Ent. 43 (1950) 358
31 GEREBTZOFF u. MITARB.: C. R. Soc. Biol. (Paris) 144 (1950) 460
32 STUR, O., E. ZWEYMÜLLER: Dtsch. med. Wschr. 86 (1961) 1474
33 DANOPOULOS, E. u. MITARB.: Arch. Ind. Hyg. 8 (1953) 582
34 FRIBERG, L., J. MARTENSSON: Arch. Indust. Hyg. 8 (1953) 166
35 WEST, I.: Arch. environm. Hlth. 15 (1967) 97
36 FRANCONE, M.P., W. CHENA: Semana med. 55 (1949) 573
37 BAUMGARTNER, O.: Schweiz. med. Wschr. 83 (1953) 1093
38 DAVIDOFF, B., H. WOODARD: J. Ass. Agric. Chem. 32 (1949) 751
39 MELLANBY, E.: Brit. med. J. 1951/II, 863
40 STOHLMAN, E.F., u. MITARB.: Ind. Hyg. Occup. Med. 1 (1950) 13
41 DAVIS, G.M., I. LEWIS: Brit. med. J. 1956/II, 393
42 THÖLEN, H., E. METZELER: Schweiz. med. Wschr. 85 (1955) 296
43 LINDQUIST, D.A., P.A. DAHN: Journ. Econ. Entomol. 4 (1957) 483
44 ISRAELI, R. u. MITARB.: Zbl. Arbeitsmed. 19, H. 7 (1969) 1

Cholinesterase-Blocker

Phosphorsäureester, Insektizide (Alkylphosphate)

Als weitere Kontaktgifte konnten aus der Gruppe der Alkylphosphate sehr wirksame Insektengifte gefunden werden, die heute vor allem zur Bekämpfung größerer, oder durch einen stärkeren Panzer geschützter Insekten (Heuschrecken, Kartoffelkäfer, Maikäfer etc.) sowie gewisser Milben und Läusearten, eine auf der ganzen Welt ungeheure Verbreitung erlangt haben. Die ersten derartigen Verbindungen wurden 1934 von SCHRADER (1) entwickelt und während des Krieges in Form der „Trilone" auch als Kriegsgifte bereitgestellt (siehe S. 369). Neben den *Kontaktgiften* gehören in diese Gruppe auch sogenannte *System-Insektizide* (OMPA, Demeton u.a.), die von den Pflanzen (z.B. durch die Blätter und Wurzeln) aufgenommen werden und diese für einige Wochen vor pflanzenfressenden und säugenden Insekten schützen.

Chemisches Prinzip: Nach SCHRADER (1957) haben alle wirksamen Alkylphosphate das folgende chemische Strukturbild:

$$R_1 \diagdown \overset{O(S)}{\underset{\|}{P^v}}-Acyl \; [= F \text{ oder } CN \text{ oder Rest eines Phenols oder Enols}],$$
$$R_2 \diagup$$

d.h. ein fünfwertiges P-Atom als Zentrum mit einem doppelt gebundenen O oder S, zwei Alkyl- oder Alkoxy-Reste oder auch zwei basische Reste, z.B. Reste von sekundären Basen. Für die fünfte Valenz des Phosphors muß eine Säuregruppe übrigbleiben. Eine geringere Toxizität für den Menschen und Warmblüter weisen vor allem die niederen Derivate der Dimethyl-thiophorsäure („*Methylsystox*") und der Maleinsäuredimethylester „*Malathion*", sowie auch die durch Einführung eines Chloriones abgeschwächten Alkylphosphate, „*Chlorthion*", „*Resitox*" etc. auf. Alle diese Verbindungen lösen sich in Wasser im allgemeinen schlecht, gut aber in organischen Lösungsmitteln.

Giftwirkung

Alle Alkylphosphate sind durch ihre *Blockierung der Cholinesterase* schwere Gifte und führen durch Anhäufung von Acetylcholin zu typischen Vergiftungserscheinungen.
Die Cholinesterasen reagieren dabei mit den Alkylphosphaten ähnlich wie mit Cholinestern (siehe nähere Einzelheiten in der ausgezeichneten Monographie (2) von ERDMANN und LENDLE 1958), d.h. sie spalten diese und dabei entstehen an Stelle der azetylierten Enzyme alkylphosphorylierte Esterasen. Die chemische Bindung ist aber hier so fest, daß ein hydrolytischer Zerfall extrem verzögert wird.

WILSON, der sich um die Abklärung des näheren Vergiftungsmechanismus und der therapeutischen Beeinflußbarkeit der Vergiftung sehr verdient gemacht hat (3, 4), hat in systematischer Forschungsarbeit wirksame Reaktivatoren, welche die Gruppe $R-\underset{\underset{NOH}{\|}}{C}-R$ enthalten, für die

gehemmte Cholinesterase entwickelt (quarternäre Stickstoffderivate), d.h. Hydroxamsäuren und Oxime. Am besten wirken *PAM* und das *Toxogonin*.

Durch die Hemmung der Cholinesterase kommt es zu einer *starken Zunahme des Acetylcholin-Spiegels* an den Endigungen der *postganglionären* cholinergischen Nerven sowie an den *Muskelendplatten* und auch im *Gehirn*, d.h. zu einer eigentlichen Azetylcholinvergiftung. Die Hemmung der Azetylcholinesterase führt erst dann zu Vergiftungserscheinungen, wenn ihre Aktivität auf ca. 30% abgefallen ist.

Additiver oder potenzierender Effekt: In der Anwendung dieser Mittel hat es sich gezeigt, daß gewisse Kombinationen sich gegenseitig stark potenzieren können. Am stärksten war dies bei einer Mischung von Malathion mit EPN:

$$\text{Phenyl}-\underset{\underset{S}{\|}}{\overset{OC_2H_5}{P}}-O-\text{Phenyl}-NO_2$$

wobei je nach den Tieren eine 10–50fache Erhöhung der Toxizität erzielt wurde! Diese beruht darauf, daß EPN die Entgiftung des Malathions enzymatisch hemmt. Ähnliche Verhältnisse bestehen bei anderen Mischungen (Malathion und Dipterex, Dipterex und Guthion etc.), siehe DUBOIS (5).

Giftaufnahme: Die Resorption kann *oral* sehr rasch erfolgen und die ersten Vergiftungserscheinungen können schon nach 5–10 Minuten auftreten, in gewissen Fällen ist die Resorption vielleicht durch gewisse Zusätze verzögert, *perkutan* kann die Resorption sich evtl. erst nach mehreren Stunden auswirken (MÜLLER (6), irrtümliche Anwendung für Kopfläuse, fünf Stunden Latenzzeit, dann tödlicher Verlauf). Die Schleimhautresorption erfolgt sehr rasch (Konjunktiven oder nasal, z.B. Verwechslung mit Nasentropfen (7), Tod nach 11 Stunden). Recht gefährlich ist auch die *pulmonale* Aufnahme. Sehr gefährlich ist die Kontamination des Mehls während des Transportes oder durch Verwechslung von Säcken etc. So kam es 1967 zu *Brot-Massenvergiftungen* in Saudi-Arabien (470 Patienten mit 7 Todesfällen), Mexiko (100 Fälle mit 15 tödlichen) und Kolumbien (165, davon 63 mit Exitus) (Bull. Wld. Hlth. Org. 37 (1967) 499.

Abbau: Im Gegensatz zu den DDT-Derivaten werden diese Phosphorsäureester in der Natur relativ rasch und vollkommen durch Hydrolyse abgebaut, so daß es hier zu keiner Kumulation kommt. Die im *Organismus* resorbierten P-Ester dagegen werden hier zu evtl. noch toxischeren Substanzen umgewandelt, d.h. die P=S-Verbindung in die giftigere P=O-Verbindung (Parathion → Paraoxon). Weiter kommt es durch enzymatische Hydrolyse zu Abbauprodukten, die im Urin ausgeschieden werden. So wird beim *Parathion* p-Nitrophenol ausgeschieden, beim Di-isopropylfluorphosphat (DFP) das Di-isopropylphosphat usw.

Toxizität: Die Toxizität ist für den Menschen und Warmblüter außerordentlich hoch mit Ausnahme der durch chemische Abwandlungen abgeschwächten Formen wie *Malathion, Chlorthion, Trichlorphon, Diazinon* und *OMPA*. Stark toxisch sind E 605, das *Phosphamidon Ciba* (750), das *Fosfinon-Ciba* („Oleofosfinon")!, ferner *Demeton, EPN, Systox, Di-Syston, Phosdrin* und *Thimet*. Das DFP und *Mintakol* finden in der Augenheilkunde beim Glaukom Verwendung. Beide Stoffe haben im Gegensatz zu Parathion eine *eserinartige Wirkung,* sind aber daneben ebenfalls Cholinesteraseblocker. MOORE (8) sah zwei Vergiftungen durch DFP bei Fabrikarbeitern (Resorption durch die Haut?) mit folgenden Symptomen:

1. *Magendarmtrakt:* Nausea, Erbrechen, Bauchschmerzen.
2. *Nervensystem:* Miosis, Sehstörungen, gesteigerte Sehnenreflexe, Ataxie bei stark erniedrigter Blutcholinesterase.

Die gefährlichsten sind die unter 1–11, 13, 20, 22 und 25 aufgeführten Verbindungen, die andern sind für den Menschen wegen ihrer geringeren Toxizität relativ ungefährlich. Leider sind sie aber auch gegen resistentere Insekten wenig wirksam, so daß die gefährlichen übrigen Stoffe erst dann zurücktreten werden, wenn hochaktive, für den Menschen elektiv weniger toxische neue Verbindungen gefunden werden können. Wie z.B. *OMPA* (ein sogenanntes Systeminsektizid), die orale und kutane toxische Dosis beträgt 280 bis 560 mg. Es wird erst in den lebenden Pflanzen durch chemische Umwandlung biologisch aktiv.

Vorkommen der Vergiftung: Die Häufigkeit dieser Vergiftung hat vor allem in ländlichen Gegenden zugenommen. So ist es als Suizidmittel mehr und mehr verwendet worden (oral und durch Injektion) und hat in Deutschland, Belgien und Frankreich durch die unvorsichtige und sensationelle Berichterstattung auch als Mordmittel (Fall Christa Lehmann, Worms 1954: drei Morde mit E 605, Ehemann, Schwiegervater und Mutter ihrer Freundin!) Eingang gefunden. Leider sind auch Morde durch Pralinen, ferner durch Eintropfen in die Augen und durch Einführen eines Vaginaltampons vorgekommen (9), ferner Suizide durch parenterale Einspritzungen. Daneben sind leider auch sehr zahlreiche akzidentelle Vergiftungen vorgekommen, da oft Spuren der Stammlösung in leeren Flaschen und Büchsen vor allem bei Kindern zu tödlichen Vergiftungen führen können. So z.B. durch die Zubereitung einer Suppe für die Puppen mit dem in einer gefundenen leeren Flasche geholten Wasser, wobei zwei Kinder starben! Oder das Drama jener ebenfalls tödlich vergifteten Kinder, die – in mit Parathion verunreinigtem Fett – gebackene Kartoffeln genossen hatten. Die Mehrzahl der Vergiftungen erfolgt akzidentell beim Spritzen (gegen den Wind; Gewächshäuser), seltener beim Pflücken von Gemüse und Früchten, sowie beim Reinigen von Flugzeugen. *Schutzkleider* sind beim Spritzen sehr wesentlich.

Tödliche Dosis für den Menschen: Aus den bisher vorgekommenen letalen Vergiftungsfällen läßt sich für das *Parathion* ungefähr eine tödliche Dosis von 5–15 mg/kg Körpergewicht, d.h. zirka 300–400 mg für den Erwachsenen berechnen. Für Säuglinge und kleine Kinder liegt sie wahrscheinlich noch wesentlich niedriger. So sah SEIFERT (10) den Todesfall eines Säuglings durch einen in E 605 eingetauchten „Schnuller" und MARESCH (11) berichtet über die Vergiftung eines vierjährigen Knaben durch das Kauen von mit E 605 besprengten Gräsern, wobei es sich wieder um sehr kleine Mengen gehandelt haben dürfte! MALLACH (12) schätzt die tödliche Dosis für das Parathion folgendermaßen ein:

Reiner Wirkstoff   4–15 mg/kg
E 605 forte   8–30 mg/kg
E 605 Staub   500 mg/kg

356 Tabelle der Alkylphosphate

Tabelle der wichtigsten Verbindungen und ihrer oralen LD_{50} für die Ratte
(Modifiziert und ergänzt nach ERDMANN und LENDLE)

Chem. Bezeichnung	Firmennamen	LD_{50} (mg/kg) Ratte	Verwendung und Eigenschaften
1. Tetraäthylpyrophosphat *TEPP*	Bladan, Blades, HETP bis 20%, Hexamit, Killax, Mortopal, Nifos, TEPP ab 40%, Tetraton, Treton, Vapotone	2	Kontaktinsektizid Sehr giftig, für den Menschen oral 25 mg oder 5 mg i.m. schon hochtoxisch.
2. Tetraäthyldithiopyrophosphat	ASP-47, Bladafum, E 393, Sulfotepp	5	Zur Vernichtung saugender Insekten in geschlossenen Räumen (Gewächshäuser)
3. Hexaäthyltetraphosphat		7	,,
4. Octamethyltetraamidopyrophosphat *OMPA* (Systeminsektizid)	OMPA, Pestox III, Schradan, Systam	10	Tox. Dosis (Mensch) 280–600 mg Schwaches Kontaktinsektizid. Wird erst in den lebenden Pflanzen (,,systemisch'') durch chem. Umwandlung biologisch aktiv
5. Diisopropylphosphat *DFP*	DFP, Fluostigmin in Heilkunde als Miotikum	5–10	Sehr toxisch. LD_{50} für den Menschen 2,1 mg/kg. War im 2. Weltkrieg als Giftgas vorgesehen.
6. Bis(isopropylamino)-fluor-phosphonat *Mipafox*	Isopestox, Mipafox, Pestox XV	0,5–0,7	Kontaktinsektizid (Gefahr der Polyneuritis)
7. Bis(dimethylamino)-fluor-phosphonat *Dimefox*	Hanane, Pestox XIV, Terra Sytam	0,5	Kontaktinsektizid Stärker toxisch als E 605!
8. Diäthyl-p-nitrophenyl-phosphat *Paraoxon*	Mintacol, Paraoxone, Miotisal	3,0	Kontaktinsektizid (als Miotikum: ,,Mintacol'' oder ,,E 600'') Toxisch!
9. Diäthyl-p-nitro-phenylthiophosphat *Parathion* *E 605*	Alkron, Aphannit, Arafum, Aralo, Aramul, Arax, ,,Borchers'' Corothion, DPTF, E 605, E 605 forte, Etilon, Folidol, Genithion, Kilphas, Mackothion, Niran, Paradust, Paraphos, Parathion, Paridol, Penphos, Plantthion, P-O-X, SNP, Sulphos, T 47, Thiophos, Vapophos, Veralin-Tox, Zofarol-N	6,5	Polyvalentes Kontaktinsektizid. Für den Menschen hochtoxisch, speziell für Säuglinge und Kinder. Dosis letalis der Reinsubstanz für Erwachsene oral 5–15 mg/kg, für E 605 forte (50%) 8–30 mg/kg.
10. Dimethyl-p-nitrophenylthiophosphat *Dimethyl-Parathion*	Dalf, Folidol-M, Metacide (= 20% Dimethylparathion + 80% Parathion), Nitrox	15,2	
11. Diäthyl-(4-methyl-7-oxycumarin)-thiophosphat, *Potasan*	E 838, Potasan	15,0	gegen fressende Insekten, bes. Kartoffelkäfer weniger toxisch als E 605

Eigenschaften 357

Chem. Bezeichnung	Firmennamen	LD$_{50}$ (mg/kg) Ratte	Verwendung und Eigenschaften
12. Diäthyl-(3-chlor-4-methyl-7-oxycumarin)-thiophosphat *Coumaphos*	Resitox, Asuntol, Co-Ral, Muscatox	100,0	Fliegenmittel mit langer Rückstandswirkung
13. a) Diäthyl-thiophosphorsäure-oxyäthyl-thioäthyläther *Demeton*	E 1059, System-Mercaptofos (70%), Systox	30	Insektizid. Toxizität analog Parathion.
b) Diäthyl-S-2-äthyl-2-merkaptoäthyl-phosphordithioat *Thio-Demeton*	Di-Syston, Dithio-Systox	♂: 10,5 ♀: 2,0	(Höhere Feuchtigkeit als E 605, daher gefährlich durch Inhalat. und kutane Resorption des Menschen)
14. Diäthyl-(2-isopropyl-4-methyl-pyrimidyl-(6)-thiophosphat *Diazinon*	Basudin, Dizinin, Exodin, Stratilon	76–108	wenig tox. Kontaktinsektizid, Fliegenmittel in geschlossenen Räumen
15. Dimethyl-(diäthyl-maleinsäure)-dithiophosphat, *Malathion*	Alaxon, Malathion, Sum 75, Veralin	1200	wenig tox. Insektizid und Acarizid (evtl. Polyneuritis)
16. Dimethyl-(3-chlor-4-nitrophenyl)-thionophosphat, *Chlorthion*	Bayer 22/190, Chlorthion, DMPNTP	880–980	wenig tox. Kontaktinsektizid
17. Trichloroxyäthyl-dimethylphosphonat *Trichlorphon*	(Bayer), Dipterex, Neguvon	625,0	typ. Fraßinsektizid, system. Wirkung
18. Diäthyl-S-dichlor-phenyl-thiomethyl-dithiophosphat *Phenkapton*	(Geigy), Phenkapton	182	Acarizid gegen Spinnmilben
19. Diäthyl-S-(parachloro-phenylthio)-methyl-phosphordithioat *Trithion*	Trithion	28,0	Ein Insektizid mit breitem Spektrum gegen die verschiedensten Insekten
20. Dimethyl-(methyl-2-carbo-methoxy-vinyl)-phosphat *Mevinphos*	PD 5, Phosdrin, Shell OS 2046	4–6	Sehr wirksames, *hochtoxisches* Pp., da keine Umwandlung nötig, auch sehr rasch einsetzende Giftwirkung
21. Diäthyl-S-äthyl-2-diäthylamino-phosphorthiolat-H-oxalat	R-6199	6,0!	Einzig wasserlösliches Pp! Enthält ein pos. N-Atom, daher sehr aktiv. Für Insekten sehr giftig in hoher Verdünnung, daher für den Menschen nicht so gefährlich, i.v. aber toxischer als Sarin und Tabun (METCALF (8 a) 1957)

358 Alkylphosphate

Chem. Bezeichnung	Firmennamen	LD$_{50}$ mg/kg Ratte	Verwendung und Eigenschaften
22. Diäthyl-S-äthyl-merkaptomethyl-phosphordithioat	Thimet	3,7!	Hochtoxisches, langhaftendes Sameninsektizid, wodurch die Sämlinge 4–6 Wochen geschützt bleiben
23. 2,3-p-Dioxandithiol-5,5- bis (0,0-dimethyl-phosphordithioat)	Hercules 528	200–400	Gutes, für Säugetiere und Mensch sehr wenig toxisches Pp.
24. Dimethyl-S-(N-mono-methyl)-Karbamyl-methyldithiophosphat *Dimethoate*	FJP, Rogor, Roxion, Perfekthion	250–265	Weniger toxisch, kutan wenig resorbiert, kumuliert sehr wenig. Vorsicht mit Toxogonin! nur halbe Dosis und mehr Atropin!
25. *Phosphamidon*		♂7,5 ♀10	Hochtoxisch
26. Dimethyl-(hydroxy-2,2,2-trichloräthyl)-phosphonat *Trichlorphon*	Diptarex, Dylox, Neguvon, Tugon, sowie in Delicia	560–630	Wenig toxisch, häufig in Mischpp. (Ameisen)
27. Dimethyl-2,2-dichlor-vinylphosphat *DDVP, Dichlorphos*	Nuvan, Vapona	60–80	

Akute Vergiftung

Die Vergiftungserscheinungen entsprechen denjenigen der Trilone und gliedern sich in drei Gruppen:

1. **Muskarinähnliche Wirkung:** Die Anreicherung von Azetylcholin an den Endigungen der postganglionären cholinergischen Nerven der glatten Muskulatur, des Herzmuskels und der sekretorischen Drüsen führt zu *Miosis* und *Lakrimation, Augenzwinkern, Zuckungen der Gesichtsmuskulatur, Nausea, Erbrechen, Bauchkrämpfe, Durchfälle, Ptyalismus, Schweiß, vermehrte Bronchialsekretion* und *Bradykardie*. Selten besteht zuerst *Mydriasis* (13), was evtl. eine falsche Diagnosestellung bedingt.

2. **Nikotinartige Wirkung:** Azetylcholinanreicherung an den Muskelendplatten *(„neuromuskulärer Block")* der Skelettmuskulatur führt zu: *Muskelschwäche, fibrillären Muskelzuckungen und evtl. tonisch-klonischen Krämpfen.*

3. **Zentralnervöse Wirkung:** *Angstgefühl, Kopfschmerzen, Ataxie, Koma und Krämpfe.*

Die *Blutcholinesterase* ist bei der akuten Vergiftung stark erniedrigt (unter 20%) (14). Bei der akuten Vergiftung fällt die Plasmacholinesterase rascher ab als diejenige der Erythrozyten.
Bei der chronischen Vergiftung ist aber die Bestimmung der Erythrozytencholinesterase zuverlässiger (15).

Chronische Vergiftung

Die chronische Vergiftung kommt vor allem bei Fabrikarbeitern oder landwirtschaftlichen Arbeitern vor, die dauernd mit diesen Substanzen in Kontakt kommen, evtl. auch bei Gemüse- und Obstpflückern (16). Die Gefährlichkeit der chronischen Aufnahme ist aber relativ klein, weil fast alle diese Stoffe im Körper hydrolytisch gespalten werden und rasch ihre Wirksamkeit verlieren. Doch kommen vor allem bei Aufnahme größerer Mengen sich summierende Wirkungen vor. So berichten HIRAKI und NAMBA (17), BARNES (18) über solche kumulative Vergiftungen bei Arbeitern, die täglich E 605 in Reisfeldern versprengten.

In den Nahrungsmitteln werden diese Stoffe durch die hydrolytische Spaltung relativ rasch zerstört, doch werden in den meisten Staaten heute z.B. Spinat und Obstproben laufend auf Reste von Insektiziden überprüft und bei einer den Toleranzwert (E 605, MAK = 1 ppm = 0,1 mg /m^3) übersteigenden Konzentration vom Markte zurückgezogen. Gemüse soll nicht über 0,5 ppm; Fleisch, Milch, Butter und Käse dürfen höchstens Spuren enthalten. In der Schweiz kam es 1968/69 durch allzu sorgloses Spritzen vom Holzwerk der Dachstöcke vor allem in Scheunen gegen den „Holzbock" durch Kontamination des Heus und den dadurch ausgelösten Übergang durch das Futter in die Milch zu einer starken Kontamination des daraus fabrizierten Käses. Man wurde darauf erst aufmerksam, als der Schweizerkäse in USA (es handelte sich um mehrere Schiffe) zurückgewiesen wurde. Ein Jahr vorher hatte der in den USA fabrizierte „Swiss-Cheese" das gleiche Schicksal erlebt.

Symptome der chronischen Vergiftung: Organschädigungen wurden bisher keine beobachtet. Verschiedene Autoren haben über Albuminurie und Erythrozyturie berichtet, doch ergaben Tierversuche mit solchen Stoffen und langdauernde Therapieversuche bei Myastheniepatienten keine Bestätigung. Dagegen kann es je nach dem Grade der Kumulation zu einem abgeschwächten Bild der akuten Vergiftung kommen. *Als Frühsymptom evtl. unbezwingbares Augenzwinkern* (16), *ferner Müdigkeit, Salivation, Angstgefühl, Kopfschmerzen, Muskelschwäche und Tremor, fibrilläre Zuckungen, sowie evtl. Atemlähmung und sekundäre Pneumonien, Erbrechen, Bauchkrämpfe und Durchfälle.* In gefährdenden Betrieben überwacht man am besten regelmäßig die *Cholinesterase* der *Erythrozyten* (19). Sinkt sie auf 70% ab, so muß der Arbeitsplatz sofort gewechselt werden (20). ANNIS und WILLIAMS (21) fanden außerdem einen Abfall der Alkalireserve und des Kalziums, verbunden mit einem Anstieg des Serumkaliums und -phosphors. Ein sicheres Zeichen der Resorption dieser Stoffe ist ferner das Auftreten von *p-Nitrophenol* im Urin (22), so daß bei exponierten Arbeitern auch diese Bestimmung wertvolle Hinweise gibt. GERSHON und SHAW (23) sahen auch depressive und schizoide Reaktionen.

Polyneuritische Erscheinungen: Gewisse Abkömmlinge der Alkylphosphate können (24, 25) auch zu schweren polyneuritischen Erscheinungen wie bei der Triorthokresylphosphatvergiftung führen. Auch dort wird ja die Cholinesterase blockiert. So beobachtete BIDSTRUP (25) drei Arbeiter, die mit *Mipafox* schwere Vergiftungen durchmachten, wobei zwei davon nach zehn Tagen mit typischen motorischen Lähmungen der unteren Extremitäten erkrankten. DURHAM (24) fand experimentell bei Hühnern leichte polyneuritische Erscheinungen durch *Malathion* und schwere irreversible Lähmungen durch *EPN* (O-aethyl-phenyl-p-nitrophenyl-thiophosphonat) und ebenfalls sehr schwere durch *Mipafox*. Vor allem die chronische Einwirkung kann zu schweren *Polyneuropathien* führen (26a).

Pathologische Anatomie: Das Bild ist hier nicht absolut typisch, charakteristisch sind aber in vielen Fällen der durch das Lungenödem auftretende *Schaumpilz* vor Mund und Nase, die auffallend „dunkelblaurot bis blaugrünen" *Totenflecken* (Gefäßerweiterung durch Acetylcholin) und die oft in Streckstellung bei exzessiver Totenstarre fixierten Füße mit hakenförmiger Dorsalflexion der Großzehe (11, 26).

Nachweis: Praktisch am wichtigsten (auch in der Leiche) ist die *erniedrigte Cholinesterase* in Blut und Stammhirn. SCHWERD und SCHMIDT (22) haben eine einfache Methode zum Nachweis dieser Verbindungen, die eine Nitrophenylgruppe enthalten (E 605, Folidol, Parathion, Esatox, Mintacol) angegeben. Sie beruht auf der Entstehung von Nitrophenol in stark alkalischer Lösung. Mit dieser Methode können noch Konzentrationen bis etwas unter 1 mg% erfaßt werden.

Technik: 3–5 ml Blut werden mit der gleichen Menge 20%iger Trichloressigsäure enteiweißt und das wasserklare, farblose Filtrat wird mit 4–8 Tropfen 33%-iger Natronlauge bis zur stark alk. Reaktion versetzt. Sind größere Mengen E 605 (toxische bis tödliche Dosis) im Blute, so färbt sich die Flüssigkeit bereits in der Kälte schwach gelblich. Beim Kochen wird diese Färbung wesentlich intensiver.

Prophylaxe: Ein wirksamer Schutz erfolgt bei gefährlichen Konzentrationen nur durch Verhinderung der Haut- und Lungenaufnahme durch Anlegen von *Schutzkleidungen, Gummihandschuhen* und das Tragen einer Gasmaske. Forschungsarbeiten mit solchen Mitteln dürfen nur in speziell hierfür eingerichteten Laboratorien durchgeführt werden. Die Gefährdung durch eine chronische Aufnahme kann durch Überwachung der Blutcholinesterase (s. unter chronischer Vergiftung) laufend kontrolliert und vermieden werden. Wie HOOGENDAM u. Mitarb. (27) zeigten, kann auch das EEG in Verdachtsfällen sehr wertvolle Dienste leisten, da hier schon vor evtl. klinischen Symptomen schwere Veränderungen auftreten. Man sei mit der Handhabung dieser Stoffe in der Landwirtschaft sehr vorsichtig und schließe diese Gifte immer gut ein. Leere Packungen sind sofort nach Gebrauch zu verbrennen, leere Flaschen und Büchsen am besten vergraben und nicht weiter verwenden!

Am gefährlichsten ist für den Menschen die perorale Einnahme, die kutane Resorption und die Inhalation des Nebels. Man vermeide das Spritzen gegen den Wind. Es sind zahlreiche Fälle beschrieben, in denen es durch Benetzen der Haut, Spritzer auf die Kleider usw. vor allem bei Kindern zu tödlichen Vergiftungen kam. Bei stark exponierten Arbeitern sollte die Cholinesterase periodisch kontrolliert werden. Spritzarbeiter sollten pro Tag nicht über vier Stunden mit diesen Mitteln arbeiten, um den Kontakt damit möglichst herabzusetzen. Die Kleider und der Körper müssen täglich intensiv mit Seife gewaschen werden. Verbot von Alkohol!

Therapie

der Cholinesteraseblocker-Vergiftung

Allgemeine Maßnahmen: Jeder Verdacht einer Phosphorsäureester-Vergiftung ist immer als Ernstfall zu betrachten und nach Einleitung der Soforttherapie (siehe unter 1.) sowie der Atropininjektion, beim Vorliegen sicherer Symptome rasch zu hospitalisieren. Im Krankenhaus muß der Patient dauernd auf der Intensivstation genau überwacht werden, und es sind auf alle Fälle sofort *Atropinlösung* sowie *Toxogonin®* zur i.v. Injektion und das Intubationsbesteck bereitzulegen!

1. Sofortmaßnahmen

a) **Perkutane oder durch Inhalation erfolgte Vergiftungen:** Sofortiges Entfernen der Kleider und Waschen des ganzen Körpers mit Wasser und Seife, die durch ihre Alkaleszenz die Substanzen zerstört, während 5 Minuten.
Noch besser ist eine Ammoniaklösung oder 5–10%ige Natriumbikarbonat- oder eine 1–2%ige Natriumhydroxydlösung. Dann Abwaschen mit 75%igem Alkohol, und zum Schluß nochmals mit Seife und Wasser. So gelingt es nach FREDRIKSSON (28), der mit P^{32} markiertem Parathion arbeitete, bis zu 95% der Hautverunreinigungen zu eliminieren! Die Kleider sind immer vollständig zu entfernen; cave Berührung mit den kontaminierten Teilen!

b) **Augenschutz:** Auswaschen der Augen mit 3%iger Bikarbonatlösung.
Homatropin: 1–2 Tropfen einer 1%igen Homatropinlösung mit $0,4^0/_{00}$ *Novesin®* in jedes Auge. Diese Therapie ist zu wiederholen, sobald die Augenschmerzen zurückkehren.

c) **Orale Vergiftung:** Sofortige *Magenspülung* (Vorsicht! Handschuhe tragen) mit Tierkohle, die große Mengen der Alkylphosphate zu binden vermag (29). Für die Trilone ist zufolge der sehr raschen Resorption die Kohle wohl meist wenig erfolgreich. Als Abführmittel nach der Spülung 20–30 g Na_2SO_4 instillieren, cave Rizinusöl, da fettlöslich! Liegen schon Atemnot oder Krämpfe vor, so muß zuerst die spez. Therapie eingeleitet werden.

d) **Sofortiges Einführen eines Venenkatheters** für spätere evtl. nötige Schock- oder spezifische Therapie (cave zuviel Flüssigkeitszufuhr, da Neigung zu Lungenödem).

e) **Sofortiges Freihalten der Atemwege**, Sekretaspiration, evtl. *Intubation* und *künstliche Beatmung*. O_2-Zufuhr. Hier wegen der starken Sekretion besonders wesentlich. Sobald die Zyanose behoben ist, *spezifische Therapie* mit Atropin und später Toxogonin (s. dort).

2. Spezifische Behandlung

Beim Auftreten der ersten Vergiftungserscheinungen hat die Atropinverabreichung sofort zu beginnen, da die Spanne zwischen Beginn der ersten Symptome und Auftreten der schweren Vergiftung oft sehr kurz ist (bei Kindern evtl. schon innerhalb 15–30 Minuten). Hohe Dosen von *Atropin* vermögen wohl die muskarinähnliche Wirkung (Asthma und Darmkolik) aufzuheben und zu einem kleineren Teil auch die zentralnervösen Erscheinungen (Krämpfe), sie sind aber ohne jeglichen Einfluß auf die nikotinartige Wirkung, d.h. auf den neuromuskulären Block, der in den schwersten Fällen durch Paralyse der Atemmuskulatur (Absinken der Esterase unter 30%!) und der Pharynx- und Zungenmuskulatur ohne Intubation und künstliche Beatmung zum Tode führt. Hierfür hat sich die Einführung der „*Oxime*" (4), z.B. das *PAM* und

Toxogonin, welche die blockierte Cholinesterase in vivo zu reaktivieren vermögen, sehr bewährt. *Atropin und Oxime ergänzen sich also gegenseitig, indem Atropin mehr den Muskarineffekt, die Oxime dagegen besser den neuromuskulären Block (Nikotineffekt) aufzuheben vermögen* (30).
Hierbei muß aber streng beachtet werden, daß die langsam ins Gehirn eindringenden Oxime niemals vor der sofort wirksamen Atropininjektion angewendet werden dürfen, das kann lebensgefährlich sein! Ferner muß *immer bedacht werden, daß die Oxime (Pyridin-2-aldoxin-methyliodid = Pralidoxim = Protopam-Chloride=2-PAM, oder das noch besser wirksame* BH_6 = *Toxogonin®,* E. Merck, Darmstadt) *im Gegensatz zu den nötigen und gefahrlosen wiederholten Atropininjektionen niemals „nach Wirkung" erfolgen darf, da der Blutspiegel im Anschluß an die übliche therapeutische Dosis, z.B. beim Toxogonin® von 250 mg absolut für 1–2 Stunden ausreicht!* –

Überhöhte Dosen von PAM oder Toxogonin können gefährlich sein, weil allzu hohe Konzentrationen dieser Oxime im Blut selbst eine Hemmwirkung auf die Esterasen ausüben (31) und weil sie dadurch **den gefährlichen Laryngospasmus verstärken können.** Überdosierungen können wahrscheinlich außerdem das Auftreten von **Kammerflattern und -flimmern** begünstigen (32).

a) **Atropinum sulfuricum:** Sofort 2 mg i.v., in schwersten Fällen 4 mg (die i.m. oder s.c. Injektion wirkt für die schweren Fälle zu langsam!). Diese i.v. Injektion ist in schweren Fällen nach 10–15 Minuten zu wiederholen, da die Atropinwirkung viel rascher abklingt als der Gifteinfluß. Es sind sehr hohe Dosen nötig, um die Patienten wirklich zu retten, durchschnittlich 20–30 mg in den ersten 24 Stunden und davon die Hauptmenge in den ersten 6 Stunden! Es besteht viel eher die Gefahr einer Unterdosierung. Die Injektion ist so lange zu wiederholen, bis die kardiopulmonalen Erscheinungen verschwinden, und dann ist bei eintretender Besserung das Atropin weiter, für 48 Std., evtl. sogar während mehrerer Tage, alle paar Stunden oral oder s.c. zu verabreichen. Die Alkylphosphat- und Trilonwirkung hält nämlich evtl. mehrere Tage an, während die Atropinwirkung schon relativ rasch abklingt. Beim Parathion haben hohe Dosen von Atropin lebensrettend gewirkt. Die verwendeten Dosen betrugen dabei zwischen 71,5 mg (Fall KRÄNZLE (33), 17jähr. Mädchen) in 12 Stunden, davon 56 mg i.v.! und 44 mg i.v. im Falle MAUS (34) in 24 Stunden.
Dosierung bei Kindern: 0,5–1 mg i.m. oder i.v. alle 10–15 Min. bis Zeichen einer Atropin-Intoxikation auftreten.

b) **Toxogonin®** (E. Merck, Darmstadt), Amp. à 250 mg: Ist dem PAM deshalb überlegen, weil es besser in das Gehirn hineindiffundiert und rascher wirkt (35, 36). Die Ampullen sind jahrelang haltbar, was für militärische Depots wesentlich ist. Es kann für gefährdete Fabrikbetriebe und militärische Truppen in automatischen Selbstspritzampullen à 1 ml à 250 mg *(Autule®)* für die i.m. Injektion (= ca. 3 mg/kg) verwendet werden. Durch die i.m. Injektion wird in 20 Min. ein Blutspiegel von ca. 6 gamma/ml erreicht (37).
Für die *schweren Fälle* immer *intravenös* (aber *erst nach der Atropin-Verabreichung!* s. oben) möglichst bald in der Initialdosis von 250 mg langsam zu infundieren.

Es empfiehlt sich folgendes Vorgehen:

α) *Atropinbehandlung* und wenn nötig *künstliche Beatmung* bis zum Eintreffen des *Toxogonins,* was für sich allgemein schon lebensrettend wirken kann.

β) *Toxogonin* i.v. für alle schweren Fälle, sobald es zur Hand ist und das i.v. Atropin schon einige Minuten eingewirkt hatte. Dieses Mittel wirkt aber im Gegensatz zur augenblicklichen Wirkung des Atropins erst nach einer Latenzzeit von 10–20 Minuten! *Bei günstiger Wirkung darf das Toxogonin erst nach 1–2 Std. wiederholt werden* (s.o.), um die evtl. fatale Wirkung der Überdosierung zu vermeiden. Besondere Vorsicht bei *Dimethoat* (s. Tab. S. 358, No 24), da die Intoxikation durch höhere Reaktorenkonzentration verstärkt werden kann (31). *Dimethoat-Vergiftungen brauchen also besonders hohe Atropindosen und man gebe hier nur die halbe Toxogonin-Dosis.* Beim Kriegsgift *Soman* ist sowohl PAM als Toxogonin wirkungslos (s. dort).

c) **Kammerflattern und -flimmern:** Können sowohl durch PAM als auch durch Toxogonin (32) (vielleicht auch durch hohe Atropindosen?) vor allem bei Überdosierung ausgelöst werden. So berichtete mir ein Freund über eine 42jährige Patientin mit schwerer E 605-Vergiftung, die innerhalb der ersten 3 Stunden 6 mg Atropin und 1000 mg Toxogonin erhielt, und in den folgenden $15^{1}/_{2}$ Std. noch weitere

5½ mg Atropin. Hier kam es 18½ Std. nach Beginn der Behandlung zu *Kammerflattern und -flimmern. Prostigmin®* zeigte nur eine kurzdauernde Wirkung (Antidot b. Atropin). Dreimalige Kardioversion brachte keinen Dauererfolg. Erst die *intravenöse Injektion von 2 Ampullen Isoptin®* (= 10 mg) führte einen Sinusrhythmus herbei.

3. Abschirmung gegen pulmonale Infekte: 5 Mio. E Penizillin plus 1 g Streptomycin i.m. in den ersten Tagen.

4. Kontrolle der Alkalireserve und bei Abfall des Serum-pH Infusion von Natriumbikarbonat plus 20 ml einer 20%igen Kalziumglukonatlösung. Kontrolle des Serumkaliumspiegels (evtl. Hyperkaliämien!). Behandlung der Hyperkaliämie siehe Spezialkapitel S. 23.

5. Austausch-Transfusionen: Bei besonders schweren Vergiftungen (z.B. mit *E 605 forte®*) haben sich auch wiederholte Austauschtransfusionen bewährt (38).

6. Cave die Anwendung von: *Morphin-* oder *Dolantin*-Präparaten, sowie *Theophyllin-* und *Aminophyllin*-Derivaten! Gar *keine Phenothiazin-Derivate*, da sie die Krampfbereitschaft stark erhöhen!

Literatur

1 SCHRADER, G.: Die Entwicklung neuer insektizider Phosphorsäureester. 3. Aufl., Chemie, Weinheim 1963
2 ERDMANN, W.D. u. L.LENDLE: Erg. inn. Med. Kinderheilk. 10 (1958) 104
3 WILSON, I.B., E.K.MEISLICH: J. Amer. chem. Soc. 75 (1953) 4628 und 77 (1955) 4286
4 WILSON, I.B., S.GINSBERG: Biochem. biophys. Acta 18 (1955b) 168
5 DUBOIS, K.P.: Arch. Ind. Health 18 (1958) 488
6 MÜLLER, B.: „Gerichtl. Medizin". Springer, Heidelberg 1953
7 FORSSLING, ST.: Nord. Hyg. T. 30 (1949) 133
8 MOORE, W.K.S.: Brit. J. industr. Med. 13 (1956) 214
8a METCALF, R.L.: Arch. ind. Hlth. 16 (1957) 337
9 PETERSOHN, F.: Arch. Toxikol. 21 (1965) 168
10 SEIFERT, P.: Arch. Toxikol. 15 (1954) 80
11 MARESCH, W.: Arch. Toxikol. 16 (1957) 285
12 MALLACH, H.J.: Med. Wschr. (1956) 647
13 DIXON, E.M.: J. Amer. med. Ass. 163 (1957) 444
14 BARNES, J.M., D.R.DAVIES: Brit. med. J. 1951/II, 816
15 CHAMBERLIN, H.R., R.E.COOKE: Amer. J. Dis. Child. 85 (1953) 164
16 GRIFFITH, E. u. MITARB.: J. Amer. med. Ass. 166 (1958) 745
17 HIRAKI, K., T.NAMBA: Nippon Igak. Zasshi 37 (1957) 691
18 BARNES, J.M.: „Toxicité pour l'homme de certains pesticides". Organis. mond. Santé, Genève 1954
19 FLEISHER, J.H. u. MITARB.: Arch. Ind. Health 11 (1955) 332
20 WILLIAMS, J.W. u. MITARB.: J. Fla. med. Ass. 37 (1951) 707
21 ANNIS, J.W., J.W.WILLIAMS: J. Amer. med. Ass. 152 (1953) 594
22 SCHWERD, W., A.SCHMIDT: Dtsch. med. Wschr. 77 (1952) 372
23 GERSHON, S., F.H.SHAW: Lancet 1961/I, 1371
24 DURHAM, P.L. u. MITARB.: Brit. Med. J. 1953/I, 1068
25 BIDSTRUP, W.F. u. MITARB.: Arch. Ind. Health 13 (1956) 326
26 SCHWARZ, F.: Bull. schweiz. Akad. med. Wiss. 14 (1958) 46
26a NAMBA, T. u. MITARB.: J. Amer. med. Assoc. 50 (1971) 475
27 HOOGENDAM, I. u. MITARB.: Arch. Envir. Health 4 (1962) 86
28 FREDRIKSSON, T.: Arch. environm. Health 3 (1961) 185
29 HECHT, G.: Dtsch. med. Wschr. 76 (1951) 1601; 77 (1952) 783
30 GROB, D., J.J.RICHARD: Amer. J. Med. 24 (1958) 497 u. 512
31 ERDMANN, W.D. u. MITARB.: Arzneimittel-Forsch. 16 (1966) 492
32 BRACKFELD, J., M.R.ZAVON: Arch. environm. Health 11 (1965) 859
33 KRÄNZLE, H.J.: Dtsch. med. Wschr. 79 (1954) 1756
34 MAUS, H.: Medizinische 42 (1957) 1124.
35 ENGELHARD, H., W.D.ERDMANN: Klin. Wschr. 41 (1963) 525
36 ERDMANN, W.D.: Arzneimittel-Forsch. 15 (1965) 135
37 ERDMANN, W.D. u. MITARB.: Dtsch. med. Wschr. 90 (1965) 1436
38 BOELCKE, G. u. MITARB.: Dtsch. med. Wschr. 95 (1970) 2516

Insektizide aus Pflanzen

a) Rotenon

Dieser Pflanzenextrakt aus *Derris-* (Malaya) oder *Lonchocarpush-*Arten (Zentral- und Südamerika) wird heute in vermehrtem Maße als *Insektizid* verwendet. Es sind zahlreiche chemische Derivate davon im Handel, zum Teil kombiniert mit DDT-Präparaten. Für den Menschen ist es relativ wenig gefährlich, da es im Magen nur schlecht resorbiert wird, Fette erhöhen seine Löslichkeit und Resorption. Dagegen ist es ein die Schleimhäute stark reizendes Mittel.

Die *Letaldosis* für den Menschen dürfte ungefähr 0,3–0,5 g/kg Körpergewicht betragen (GLEASON, M. N. u. Mitarb.: Clinical Toxicology of Commercial Products. Williams & Wilkins, Baltimore 1957, S. 172.

Vergiftungserscheinungen

Nach der oralen Einnahme kommt es zu Nausea, Erbrechen, Magenschmerzen, ferner zu Muskeltremor, Störungen der Koordination, Krämpfen und evtl. Koma. Die Respiration ist zuerst gesteigert, um dann allmählich in eine Lähmung überzugehen. Tod durch Atemlähmung. Experimentell sah man auch Hypoglykämie.

b) Pyrethrum

Aus den Blumen von *Chrysanthemum cinerariaefolium* oder ähnlichen Pflanzen hergestellt ist ein Insektenpulver, das ausgedehnt verwendet wird. Die aktiven Stoffe sind das *Pyrethrin* und *Cinerin*. Häufig ruft es Kontaktekzeme, seltener durch Inhalation des Staubes Asthma bronchiale hervor, bei interner Einnahme (Kinder!) wurden durch das Pulver keine gefährlichen Vergiftungen gesehen, da die letale Dosis der Reinsubstanz für den Menschen bei 1–2 g/kg Körpergewicht liegt und das Pulver nur etwa 1%, die Spraylösung nur 0,1% Pyrethrin enthalten. Bei der Einnahme der Lösung sind die Vergiftungserscheinungen (Lungenödem) viel mehr auf die Lösungsmittel (Petroleum! usw.) zurückzuführen. *Allethrin,* ein synthetisches Pyrethrumderivat, ist wenig toxisch für den Menschen. Dosis letalis für die Ratte 680 mg/kg.

Vergiftungserscheinungen bei oraler Aufnahme: Anästhesie der Lippen und Zunge, Niesen, Brechen und Durchfall. Daneben kommt es durch Resorption zu Kopfschmerzen, Tinnitus, Koordinationsstörungen, Krämpfen und evtl. Stupor.

Therapie von a) und b): Magenspülung, Verabreichung von Carbo medicinalis und Natriumsulfat 30 g als Abführmittel, kein Rizinus, keine Milch wegen Fettlöslichkeit! Glukoseinfusionen gegen die evtl. Hypoglykämie. Bei Krämpfen *Diazepam (Valium®)* 10–(20) mg i.v. oder wenn erfolglos ein kurzwirkendes i.v. Barbiturat (*Narconumal®*), Sauerstoff, evtl. Intubation und künstliche Beatmung.

Herbizide

In den letzten Jahren sind eine Unmenge von Unkrautbekämpfungsmitteln synthetisiert worden, viele sind für den Menschen harmlos. Im wesentlichen kann man folgende chemische Gruppen unterscheiden (1):

a) **Herbizide Harnstoffverbindungen:** z.B. *Diuron, Linuron, Monolinuron, Monuron, OMU* etc. Die akute orale LD_{50} schwankt für die Ratte zwischen 1,5–3,5 g/kg. Für den Menschen sind sie im allgemeinen harmlos.

b) **Triazine:** *Atrazin:* akute orale LD_{50} 3080 mg/kg für die Ratte

Prometryn: akute orale LD_{50} 3750 mg/kg für die Ratte

Propazin: akute orale LD_{50} 5000 mg/kg für die Ratte

Simazin: akute orale LD_{50} 5000 mg/kg für die Ratte

Beim Menschen sind keine Vergiftungen bekannt.

c) Natriumchlorat (siehe dort, S. 167).

d) Dichlorphenoxyazetat = *MCPA*. Der Ausgangsstoff ist das:

$$\text{O-CH}_2\text{-COOH}$$
(Benzolring mit 2 Cl-Substituenten)

Analog wirken das *2,4-D-,* und *2,4,5-T*-Mittel. MCPA ist *für den Menschen toxisch!* Die Einnahme von 6,5 g war tödlich. Die Vergiftungserscheinungen nach oraler Einnahme sind: Rasch zunehmende Ataxie, neuromuskuläre Übererregbarkeit, Krämpfe und rasche Entwicklung eines Komas. Nieren- und Leberschäden sind beobachtet worden. Die *Behandlung* ist symptomatisch (1).

e) Dinitrokresol (s. S. 285).

f) Zyanate (s. S. 201).

g) Pentachlorphenol (s. S. 286).

h) Trichlorazetat (s. S. 221), wirkt stark ätzend.

i) Paraquate *(Garamoxone®):* Ein von der Firma Merck aus England eingeführtes und heute vielfach verwendetes gefährliches Herbizid enthält ein *Dimethyl-bipyridylium-dichlorid*. Für seine Wirkung sind Licht, O_2 und Chlorophyll nötig. Im Boden wird es rasch zerstört. (Ein analoger Wirkstoff ist im *Diquat* enthalten).

$$CH_3-N\bigcirc-\bigcirc N-CH_3$$

Letaldosis: Beim Menschen ein Schluck oder 1–2 Kaffeelöffel!

Vergiftungsbild: Paraquat ist ein schweres *Schleimhaut-, Leber-* und *Nierengift!* Es sollte heute, wo ungefährlichere Mittel vorliegen, verboten werden. – *Klinische Symptome:* In den ersten Tagen *Zungenbrennen* und *Schluckbeschwerden* als Folge lokaler evtl. leicht blutender Schleimhautveränderungen und gastroenteritische Symptome mit krampfartigen Bauchschmerzen und Durchfällen. Dann kommt es zu einem hepatorenalen Bild mit *Bilirubinämie,* Ansteigen des Harnstoffes bei flüchtiger Oligurie und einer Proteinurie. Unter zunehmender Zyanose und Atemnot sowie *Pleurareiben und Brustschmerzen* entwickeln sich je nach der Exposition nach einigen Tagen bis 1–2 Wochen *schwere Lungenveränderungen mit streifigen Lungeninfiltraten,* wobei einige Fälle schon am 4. Tage, häufiger aber erst in der 2. Woche ad exitum kommen. Die Toxizität ist sehr groß, so kam ein 23jähriger Mann ad exitum, der nur einen Mundvoll Gramoxone-Lösung eingenommen hatte und diese sofort ausspuckte. Die von einem Schizophrenen eingespritzte Menge von 1 ml einer 20%igen Lösung führte am 18. Tage zum Tode. In dem von WEIDENBACH (2) mitgeteilten Falle, der gerettet werden konnte, nahm ein 34jähriger Mann in suizidaler Absicht einen kleinen Schluck Gramoxone, einen weiteren spuckte er sogleich aus. Im Urin fand man pro Liter 248 mg Paraquatdichlorid. Am 14. Tag noch eine Konzentration von 0,63 mg pro Liter.

Pathologisch anatomisch fand man (3, 4) schwerste *Nekrosen* der *Alveolarzellen* und der *Bronchialepithelien* mit nachfolgender Ausfüllung des Lumens mit einem Granulationsgewebe (Lungenfibrose). Dabei wurden auch aneurysmaartige Ektasien mit Blutungen der gewucherten Kapillaren gefunden (4).

Therapie

1. Sofortige *Magenspülung.*
2. Auf Grund von Tierversuchen (5) hat sich für die Absorption am besten die *Fullers Earth®** (Fullers Earth Surrey's finest powder, Laporte Industries Ltd., Redhill, Surrey), auch bekannt unter den Namen „Kalzium montmorrillonite" und „Sub-Betonite", bewährt. Da die Hauptresorption des Paraquats schon innerhalb 1 Std. erfolgt, muß die Antidot-Verabreichung möglichst rasch erfolgen. Man gibt es in einer wässerigen 30%igen Suspension p.o. (Das gewöhnliche Betonite quillt im Wasser auf und kann deshalb nur in 6- bis 7%iger Suspension eingenommen werden und ist deshalb viel weniger wirksam!) *Dosis:* So rasch als möglich 500–1000 ml einer 30%igen wässerigen Suspension einnehmen. Dieses Mittel sollte in allen größeren Spitälern vorhanden sein. Es ist wahrscheinlich auch gegen die übrigen Bipyridyle wirksam, d.h. *Diquat* und *Morfamquat.* Im Notfall wäre auch das *Betonite®* wirksam, doch kann man hier nur eine 6–7%ige Suspension verabreichen.
3. Sofern die Diurese noch gut ist, Versuch mit *forcierter Diurese* (siehe bei Schlafmitteln),

---

* Fullers Earth (Fuller-Erde) kann in der Schweiz durch die Firma Dr. Bender und Dr. Hobein AG, Chemikalien und Apparate, Zürich, bezogen werden.

bei schlechter Diurese besser *Hämo-* als Peritoneal-*Dialyse,* da der Patient beim Auftreten der Atemnot dadurch weniger behindert wird.
4. *Leberschutztherapie* (siehe Amanita).
5. *Sauerstofftherapie,* evtl. *Tracheotomie* und evtl. Überdruckbeatmung.
6. *Antibiotika-Abschirmung,* ferner *Prednisontherapie* (1 mg/kg tägl. parenteral) gegen die sich entwickelnde Lungenfibrose.

Literatur

1 Klimmer, O.R : Pflanzenschutz- und Schädlingsbekämpfungsmittel. Hundt, Hattingen (Ruhr) 1964 (dort weitere Paraquat-Lit.).
2 Weidenbach, J.: Dtsch. med. Wschr. 94 (1969) 545
3 Iff, H.W. u. Mitarb.: Schweiz. med. Wschr. 101 (1971) 85
4 von der Hardt, H., A. Cardesa: Klin. Wschr. 49 (1971) 544
5 Clark, P.G.: Brit. J. industr. Med. 28 (1971) 186

Fungizide

Die Fungizide sollen hier nicht einzeln besprochen werden. Die für den Menschen toxischen Stoffe dieser Gruppe sind in den einzelnen Kapiteln erwähnt. Wir geben nachfolgend eine kurze Übersicht, die natürlich keineswegs vollständig sein kann:

1. *Hg-haltige Mittel* (Saatbeizmittel, siehe dort).
2. *Cu-haltige Mittel* (siehe Kupfer).
3. *Zinn* (siehe dort).
4. *Schwefel und Polysulfide* (im allgemeinen harmlos).
5. *Organische Fungizide:*
    Thiocarbamate *(Ziram®, Zireb®)*
    Thiourame *(Thiuram®)*
    Mercaptan-Derivate *(Captan®, Orthozid®)*
    Chinolin-Derivate
    Chlorbenzole
    Chlornitrobenzole
    Phenolderivate *(Karathane®)*
    Rhodandinitrobenzol
6. *Sulfonamid-Derivate: Mesulfan®.*
7. *Glyoxalidin-Derivate: Glyodin®* zur Bekämpfung des Schorfes.

Die wichtigsten chemischen Kampfstoffe

Vorwort: Es ist im Rahmen der vorliegenden Arbeit unmöglich, auf dieses Spezialgebiet näher einzugehen, und es sei hierfür auf die betreffende Fachliteratur verwiesen. Im Ernstfalle werden wir es aus begreiflichen Gründen vor allem mit uns noch unbekannten neuen Gasen und Gasgemischen zu tun haben. Hier sollen nur einige der gefährlichsten bisher bekannten chemischen Kampfstoffe besprochen werden.

Phosgen

$$O = C \begin{cases} Cl \\ Cl \end{cases}$$

Vergiftungsquellen: wird in der Farbstoff- und pharmazeutischen Industrie verwendet. Eine weitere nicht so seltene Vergiftungsquelle ist die Entstehung von Phosgen beim Erhitzen von chlorierten Kohlenwasserstoffen am häufigsten in der offenen Flamme, z.B. aus Chloroform, Tetrachlorkohlenstoff (Feuerlöschapparate!) und Trichloräthylen. Im ersten Weltkrieg war Phosgen das am häufigsten verwendete Giftgas, da es nahezu geruchlos ist (Geruch nach „faulem Heu"), zu Beginn auch nicht durch irgendwelche Reizwirkungen auffällt und erst nach einer typischen Latenzzeit zu schweren Vergiftungserscheinungen führt.

Toxizität: Die MAK liegt bei 0,1 ppm. Gefährlich sind bei längerer Einatmung bereits 2–5 ppm (= 0,005–0,01 mg/l Luft). Mengen über 50 ppm können schon innerhalb weniger Minuten zum Tode führen. Die Giftigkeit ist also ca. hundertmal größer als diejenige des CO.

Habersche's Tödlichkeitsprodukt = $c \cdot t$ (c = konz. in mg/m³; t = Zeit/min.).

Nachweis: Phosgen kann mit dem Drägerschen Gasspürgerät rasch nachgewiesen werden.

Giftwirkung

Früher glaubte man, daß die Phosgenwirkung derjenigen der nitrosen Gase und dem Chlor gleichzusetzen sei, da beim Kontakt mit den feuchten Schleimhäuten aktive Salzsäure aus dem Phosgen frei würde. Dies ist aber nach den im letzten Weltkriege durchgeführten Versuchen unwahrscheinlich. Die Wirkung beruht vielmehr (1) auf einer direkten chemischen Reaktion der freiwerdenden $O = C <$ Gruppe, die mit einer ganzen Reihe von Substanzen sich rasch zu verbinden vermag (z.B. Aminosäuren-, dh. Proteinverbindungen und zahlreiche Enzyme). Dadurch werden lebenswichtige Stoffwechselvorgänge blockiert und vor allem gewisse Aminosäuren zerstört. Es konnte in Tierversuchen gezeigt werden, daß aus den gleichen Gründen die Giftwirkung sofort beginnt und schon lange vor dem Auftreten des Lungenödems nachweisbar ist. Gewisse Substanzen vermögen die aktive $C = O$-Gruppe abzufangen, eines der besten prophylaktischen Mittel im Tierversuch ist das *Hexamethylentetramin*.

Vergiftungsbild

Bei den im allgemeinen nicht sehr hohen Konzentrationen erfolgt die Einatmung meistens unbemerkt, und es treten ohne initiale Erscheinungen nach 3–6–8 Stunden, je nach der Konzentration und Einwirkungsdauer, plötzlich schwerste Reizerscheinungen von seiten der Atemwege mit den typischen Zeichen eines Lungenödems auf. Gegenüber diesen schweren Veränderungen von seiten der Lunge treten die ebenfalls erst nach dieser *Latenzzeit* sich entwickelnden lokalen Reizerscheinungen der Augen und des Rachens in den Hintergrund. Unter quälendem Husten mit reichlich bräunlichschaumigem Sputum und zunehmender Atemnot entwickelt sich rasch eine schwere *Zyanose*. Der Puls wird klein und frequent. In vielen Fällen tritt in diesem Stadium des schweren toxischen *Lungenödems* der Tod durch Ersticken ein. Typisch ist für alle schweren Fälle die Blutendickung (Ansteigen des Hb, der Ec und des Hämatokrits!) durch den starken Plasmaverlust. Das Lungenbild zeigt das typische Bild des Lungenödems mit einer feinfleckigen bis grobfleckigen Verschattung der ganzen Lunge. Übersteht der Vergiftete das Lungenödem, so können noch nachträglich wie bei der Nitrose-Gase-Vergiftung schwere *Pneumonien* entstehen, weil sich in der geschädigten Lunge sehr leicht Sekundärinfekte entwickeln. Häufige Nachkrankheiten sind ferner Embolien, Myokardschädigungen, Neuritiden, Enzephalosen und evtl. Stoffwechselstörungen. Der Tod kann aber auch durch Kreislaufstörungen verursacht werden.

Bei sehr *hohen Konzentrationen* kann die sonst typische Latenzzeit fehlen. Die Reizerscheinun-

gen beginnen dann sehr rasch, es kommt zu Erbrechen, Magenschmerzen und Schwindel. Ohne Entwicklung eines Lungenödems tritt der Tod dann schon kurz nach dem Auftreten dieser Symptome, wahrscheinlich durch Bronchialkrampf, ein.
Eine häufige Spätfolge der Phosgenschädigung ist ein *Asthma bronchiale* und *Emphysem* (2).
Prognose: Überlebt der Vergiftete die ersten 24 Stunden, so ist die Prognose im allgemeinen günstig.
Pathologische Anatomie: Im Vordergrund steht das schwere Lungenödem; daneben findet man eine starke Rötung der brochialen Schleimhaut und evtl. der Augen.

Therapie

Hexamethylentetramin (Urotropin®) prophylaktisch während der Latenzperiode in großen Dosen p.o. 3 g und i.v. in einer 20%igen Lösung (20 ml) vermag die Phosgenwirkung zu neutralisieren (1), sofern es sofort verabreicht werden kann. Im übrigen siehe *chem. Lungenödem*: S. 18.

Perchlorameisensäuremethylester($ClCOOCCl_3$): „Perstoff", „Diphosgen", hat die gleiche Wirkung wie Phosgen.

Chlorpikrin (CCl_3NO_2): „Klop", „Nitrochloroform", „Trichlornitromethan", „Vomiting gas", wurde ebenfalls als Kriegsgas verwendet und wird gelegentlich zur Schädlingsbekämpfung gebraucht. Es ist durch seinen stechenden Geruch leicht zu erkennen. Seine Giftwirkung gleicht zum Teil dem Chloroform (leicht narkotische Wirkung), zum Teil den Chlorverbindungen (Reizwirkungen auf die Schleimhäute und Lungenödem) und den Nitrokörpern (Bildung von Methämoglobin). Die *Therapie* ist die gleiche wie bei der Chlor- und Phosgenvergiftung.

Literatur

1 GILMAN, A. u. MITARB.: Advances in Milit. Med. Little Brown, Boston 1948
2 BUESS, H., R. LERNER: Z. Präv.-Med. 2 (1956) 64

Haut- und schleimhautschädigende Kampfstoffe

Unter Lostderivaten sind zu nennen:
1. Fluor-, Brom- und Jod-Lost
2. Selen- und Tellur-Lost
3. Lewinstein-Lost = Lost-Polysulfid

Alle diese Stoffe sind starke Schleimhautreizstoffe, für Einzelheiten sei auf die Spezialliteratur verwiesen (1).

$$S \begin{cases} CH_2 \cdot CH_2Cl \\ CH_2 \cdot CH_2Cl \end{cases}$$

Dichlordiäthylsulfid: im Kriege als „S-Lost", Gelbkreuz, Yperit und Mustardgas bezeichnet, war im ersten Weltkrieg ein vielgebrauchter Kampfstoff, der wegen seiner langen Seßhaftigkeit vielfach zur Vergiftung von Geländestreifen benützt wurde. Heute kommen gelegentlich Vergiftungen in der Industrie vor, wo N-Lost als Zwischenprodukt, z.B. bei der Herstellung von *Dolantin®*, auftritt, ferner bei experimentellen Arbeiten in Laboratorien. In kleinen Mengen werden zahlreiche N-Lost-Abkömmlinge heute i.v. für die Behandlung gewisser Neoplasien, vor allem des „Lymphosarkoms" und des „Lymphogranuloma Hodgkin", verwendet.

Giftwirkung

Das Senfgas hat vor allem eine sehr ausgesprochene Diffusionsfähigkeit. So vermag es selbst dicke Schuhsohlen schon innerhalb einer halben Stunde zu durchdringen, ferner hat es eine ausgeprägte Haftfähigkeit, so daß es vor allem bei niederen Temperaturen evtl. wochenlang an den betreffenden „verseuchten" Gegenständen haftenbleiben kann. Einen gewissen Schutz gewährt Kautschuk, der nur langsam durchwandert wird. Senfgas dringt auch rasch durch die Haut bis in die tiefen darunterliegenden Gewebe ein. Es ist ein ausgesprochenes Protoplasmagift, das in schwachen Konzentrationen vor allem die jungen und in Teilung begriffenen Zellen schädigt. Speziell empfindlich sind die Basalzellen der Haut, die Schleimhäute der Atemwege, die Darmschleimhaut, die Zellen des blutbildenden Systems und der Keimdrüsen. Die Giftwirkung beruht (2) bei S-Lost und N-Lost einschließlich der Derivate vor allem auf der Anlagerung an die NH_2-Gruppe der Aminosäuren *(Alkylierung!)*. Dies führt zur Aufsplitterung, d.h. zum Bruch der langen Eiweißmoleküle in kurze Ketten. Dadurch wird vor allem die DNA-Vermehrung für die Kernteilung empfindlich gestört.

Kanzerogene Wirkung: Wie alle Zytostatika kann auch das Lost zu Tumoren führen, doch gewöhnlich erst nach langer Latenzzeit von 5–10 Jahren und vor allem bei wiederholter Anwendung. So starben in einer Lost-Fabrik in Japan von 172 Todesfällen 48 an Tumoren, davon nahezu die Hälfte an Karzinomen der Rachen- und Atemwege (3).

Toxizität: Neben der lokalen Wirkung zeigt das Gift bei kutaner, bei konjunktivaler oder pulmonaler Aufnahme immer auch allgemeine Giftwirkungen, die sich in Kreislaufstörungen, Schädigungen der Nebennierenrinde und evtl. Schädigung der Blutbildungsstätte äußern.

a) *Als Kontaktgift:* Hier kommt es an den Kontaktstellen, nach einer Latenzzeit von 2–6 Stunden, zum Auftreten einer Rötung und Schwellung, und nach 12–24 Stunden zu Blasenbildungen. Diese zeigen eine auffallend schlechte Heilungstendenz und greifen oft weit in die Tiefe. Die Latenzzeit gilt nur für die S-Lost und N-Lost, nicht aber für Lewisit. Das sich an die Blasenbildung anschließende Geschwürstadium zeigt besonders bei den Lost-Schädigungen eine stark ausgeprägte Neigung zu Superinfektionen, ganz besonders unter Kriegsverhältnissen.

b) *Lunge:* Schon 0,1–0,2 ml/m³ Luft führen, bei kurzer Einwirkung, zu schweren Schädigungen der Alveolen und der Bronchialschleimhaut mit Reizhusten und Lungenödem. Durch Resorption des Giftes kommt es immer zu schweren allgemeinen Vergiftungserscheinungen, wie Übelkeit, Erbrechen, Kollaps. JORDI (4) sah bei gewerblichen Vergiftungen auch deutliche Leberstörungen, d.h. Ansteigen des Serumbilirubins und positive Galaktoseprobe. In schweren Fällen tritt rasch der Tod ein. Bei leichteren Vergiftungen können sich, ähnlich wie bei anderen toxischen Lungenödemen, durch Superinfekte Bronchopneumonien, Lungenabszesse usw. einstellen. Im Vergleich zu den Phosgenvergiftungen fällt die Apathie des Vergifteten auf. Bei leichteren Vergiftungen bleibt evtl. während langer Zeit Heiserkeit zurück. Chronische Exposition führt zu *Lungenfibrosen* (5).
In gewissen Fällen ist im Anschluß an die wiederholte Vergiftung durch Inhalation das Auftreten eines typischen *Asthma bronchiale* beobachtet worden. JORDI (4, 6) sah solche Fälle bei Chemikern nach wiederholtem Kontakt mit alpha-beta-Dichlordiäthyläther, und selbst hatten wir einen Gasoffizier zu begutachten, bei dem im Militärdienst nach einer typischen Vergiftung anläßlich einer Demonstration mit anschließender langdauernder Bronchitis ein Asthma bronchiale auftrat. Die Haftung der Militärversicherung wurde in diesem Falle bejaht.

c) *Augen:* Gelangen Spritzer oder Tropfen direkt ins Auge, so kann es zu einer Zerstörung des ganzen Bulbus kommen. In niedrigeren Konzentrationen verursacht es schwere akute, evtl. eitrige Konjunktivitiden und Hornhautschädigungen mit evtl. bleibenden Trübungen. Als Dauerschädigung können auch chronische Konjunktivitiden und rezidivierende Hornhautgeschwüre zurückbleiben (s. SOMMER (8)).
Eine leichte Vergiftung sahen wir bei einem Chemiker, der im Laboratorium infolge einer defekten Apparatur eine ungewisse Menge Yperit einatmete. Es kam zu einer schweren Konjunktivitis und zu bronchitischen Erscheinungen mit Übelkeit und Erbrechen. Nach 3 Tagen konnte der Patient beschwerdefrei entlassen werden.

Therapie

Für die Behandlung evtl. Vergiftungen im Krieg sei auf die betreffende Spezialliteratur verwiesen. S. auch chem. Lungenödem, S. 18.

1. *Haut:* Befallene Kleidungsstücke usw. sind sofort zu entfernen, um das Eindringen des Giftes bis auf die Haut zu vermeiden. Spritzer, die evtl. im Laboratorium beim Arbeiten mit solchen Substanzen auf die Haut gelangen, entfernt man am besten sofort mit in 70%iger *Alkohollösung* getränkten Wattetupfern, wobei die Haut mehrmals mit frischen Tupfern abgerieben werden soll. Nachher sofortiges Aufpinseln von $1/3^0/_{00}$ *Argentum-nitricum-*Lösung, die durch die Bindung des Cl-Ions an das Silber am raschesten entgiftend wirkt (7). Entwickeln sich auf der Haut Blasen, so läßt man diese möglichst lange stehen; später sind sie steril zu eröffnen und steril zu verbinden. Offene nässende Flächen feucht mit einer $1/3^0/_{00}$ Argentum-nitricum-Lösung, später mit Lebertransalbe oder Borvaseline verbinden.

2. *Augen:* Längeres Ausspülen des Auges (15–20 Minuten!) mit einer 2%igen Natriumbikarbonatlösung. Nachher Verband mit einer alkalischen Augensalbe oder Lebertransalbe und Überweisung an einen Augenarzt zur spezialärztlichen Behandlung.

3. *Lungenschädigungen:* Gleiche Behandlung wie beim chem. Lungenödem, S. 18.

Literatur

1 GILLERT: Medical Manuale of Chemical Warfare, 4. Aufl., London 1955
2 STACEY, K. A. u. MITARB.: Ann. N. Y. Acad. Sci. 68 (1958) 682
3 YAMADA, A.: Acta path. japon. 13 (1963) 131
4 JORDI, A.: Helv. med. Acta 15 (1948) 470
5 NIKIMOTO, Y. u. MITARB.: Amer. Rev. resp. Dis. 102 (1970) 173

6 JORDI, A.: IX. Internat. Congr. Industr. Med., London, 14. Sept. 1948
7 SCHWARZ, JADASSOHN UND FIERZ: Persönliche Mitteilung.
8 SOMMER, A.: Slg. v. Verg.fällen 10 (1939) A 777, 47

Stickstofflost und N-Lost-Derivate: *Nitrogen mustard, Endoxan®, TEM = Triäthylenmelamin, Chlorambucil = Leukeran®* usw. sind alles Stoffe, die heute bei der Chemotherapie gewisser neoplastischer Erkrankungen verwendet werden. Als Zytostatika, die zu Aminosäuren-Ketten-Brüchen an den ruhenden Zellkernen führen, haben sie eine gewisse elektive Wirkung auf die sich rasch teilenden Zellen einiger Tumoren. Daneben schädigen sie aber immer auch die ebenfalls in rascher Teilung begriffenen Zellen der Darmschleimhaut, des Knochenmarks (aplastische Anämie, Agranulozytose, Anämie und Thrombozytopenie), der *Ovarien* und der *Testes* und können so *Amenorrhoe, Azoospermie* und *Abort* herbeiführen. Das Blutbild muß deshalb in allen diesen Fällen genau überwacht werden. Absichtliche Vergiftungen sind mir bisher nicht bekannt. Das TEM ist im Publikum in den USA ausgedehnt als *Abortivum* verwendet worden (persönliche Mitteilungen), was sehr gefährlich ist, da dadurch evtl. Mißbildungen bei späteren Schwangerschaften und vielleicht auch Tumoren bei der Mutter ausgelöst werden können!

Diphenylarsinchlorid (Clark I) und **Diphenylarsinzyanid** (Clark II) sowie Adamsit wurden im ersten Weltkrieg als Nasen- und Rachenreizstoffe („Blaukreuz") gebraucht. Sie sind äußerst starke Reizstoffe für die Schleimhäute, schädigen aber auch die Haut. In schweren Fällen kommt es zum Tod durch Lungenödem oder ausgeprägte Schädigung des Zentralnervensystems. Im übrigen sei auf die einschlägigen Werke über Giftgase verwiesen.

Augenreizstoffe (Tränengase): Als solche sind vor allem Brom- und Chlorverbindungen bekannt. Neben dem *Chlorpikrin* (siehe oben), *Akrolein* (siehe dort), sind unter den zahlreichen Verbindungen zu nennen: *Bromessigester, Bromazeton, Brom-* oder *Chlorazetophenon, Xylylbromid, Brombenzylzyanid* usw. Alle diese Stoffe rufen schon in kleinsten Spuren starke Reizerscheinungen hervor, so daß die betroffenen Leute handlungsunfähig sind. In stärkeren Konzentrationen wirken sie als Lungenreizgifte wie das Chlor. Tödliche Fälle sind selten, kommen aber vor, z.B. Fall von NAEVE (24j. ♂, $7^{1}/_{2}$ Stunden nach 20 Min. Inhalation von Chloracetophenon (2,7 g in 34 m³ großem Raum)).

24 Moeschlin, Vergiftungen, 5. Aufl.

Therapie: siehe Senfgas und Chlor.

Chlorbenzalmalonitril: Ein von der Polizei in den USA und Frankreich, sowie von den Truppen in den USA verwendetes, sehr stark reizendes Tränengas: *CB*-Granaten, CS-Gas, das auch die Bronchien sehr stark reizt. Auf der feuchten Haut führt es zu Verbrennungen. Die Opfer sind für 10–24 Stunden benommen oder betäubt. *Toxische Wirkungsdosis* schon bei 1–2 mg/m³ Luft. Bei 20 mg/m³ kann es zu Dauerschäden kommen (Euromed. 8 (1969) 617).

Trilone = Organische Phosphorsäureester (Alkylphosphate)

Über diese neueren chemischen Kampfstoffe ist in der Literatur aus begreiflichen Gründen sehr wenig zu erfahren. Bekannt sind mir durch persönliche Mitteilungen, für die ich hier ohne Namennennung bestens danke, einige von der deutschen Wehrmacht im zweiten Weltkrieg bereitgestellte Gifte („*Trilone*") und weitere von den Engländern untersuchte organische *Fluorverbindungen* (Fluor-Phosphat-Alkohol-Verbindungen, Fluorazetate und Fluoressigsäure). Siehe auch die Monographie von LOHS (1), ferner SAUNDERS (2), SARTORI (3) und SCHRADER (4). Wahrscheinlich würde vor allem den *Cholinesteraseblockern* eine große Bedeutung zukommen, ferner den *Psychokampfstoffen*.

Die farblosen Flüssigkeiten stellen ausgesprochene Nervengifte dar und werden durch das Fehlen jeder äußeren Reizwirkung bei Berührung der Haut und Schleimhäute besonders gefährlich.

Giftaufnahme: Diese erfolgt entweder durch Resorption der Flüssigkeit durch die Haut oder Konjunktiven oder durch Inhalation der Dämpfe, wobei lokal weder an der Haut noch in der Lunge wesentliche Reizwirkungen oder Schädigungen auftreten.

Giftwirkung

Die toxische Wirkung beruht, wie bei den Insektiziden dieser Gruppe (s. dort), auf einer *Hemmung der Cholinesterase*, wodurch es zu einer Anreicherung von Azetylcholin kommt, was zuerst eine nervöse Übererregbarkeit des Vagus und der peripheren Nervenendigungen mit Krämpfen und dann später eine völlige motorische und zentrale Lähmung mit gewöhnlich tödlichem Ausgang herbeiführt. Daneben kommt diesen Stoffen, ähnlich wie der Blausäure, sehr wahrscheinlich auch eine Hemmung von zahlreichen anderen Enzymsystemen zu. Charakteristisch ist die durch die Vaguserregung schon bei Einatmung einer Konzentration von 0,1 mg/m^3 an aufwärts auftretende typische *Miosis*.

Therapie

Die Therapie entspricht derjenigen der Cholinesteraseblocker, leider sind aber beim Soman die Oxime unwirksam, und man kann bis jetzt nur Atropin als Gegengift verabreichen.

Alkylester der Zyanphosphorsäure

Tabun (Gelan)

$$(CH_3)_2N \diagdown \quad O \cdot C_2H_5$$
$$P$$
$$CN \diagup \quad O$$

Dimethyl-Amino-Zyan-Phosphorsäure-Äthylester, eine bräunliche Flüssigkeit von schwachem, nicht unangenehmem Geruch, der an das Toluol erinnert, doch stark vom Reinheitsgrad abhängt. LD$_{50}$ per inhalationem: ca. 5 mg, perkutan und *konjunktival* ca. (1)–5 mg.

Vergiftungserscheinungen

Diese entsprechen weitgehend denjenigen der Alkylphosphate, d.h. den Phosphorsäureestern, die als Insektizide verwendet werden (s. dort).

a) *Inhalation der Dämpfe:* Bei der Inhalation einer Konzentration von 0,2 ppm kommt es zuerst durch paroxysmale Bronchuskonstriktionen (5) zu Beklemmungserscheinungen auf der Brust, ferner zu einer wäßrigen Nasensekretion und nach einer halben bis einer Stunde zu einer leichten Pupillenverengerung. Bei einer Konzentration von 1 ppm treten sehr schwere Beklemmungserscheinungen, die evtl. mehrere Tage anhalten, auf, ferner häufig ziehende Schmerzen in der Stirngegend, die ins Okziput ausstrahlen, Lichtscheu und Schmerzen bei Lichteinfall durch Ziliarspasmen. Bei noch höheren Konzentrationen oder längerer Wirkungszeit kommt es durch den schweren Bronchospasmus zu ausgeprägter in- und exspiratorischer Dyspnoe mit Zyanose, Verwirrtheit, Nausea und Erbrechen und sehr bald zu Bewußtlosigkeit (5). Der Blutdruck fällt ab, es kommt zu Bradykardie, starker Salivation, Durchfällen, Urininkontinenz und zu intermittierenden bis dauernden Krämpfen durch die Anreicherung des *Azetylcholins* und dann schließlich zu schlaffen Lähmungen wie beim Kurare. Der Tod kann schon innerhalb 20 Minuten eintreten, bei geringeren Dosen erst nach 24 Stunden.

b) *Resorption durch die Haut:* Der Giftstoff wird auch *durch die Haut* und vor allem durch die *Schleimhäute* und besonders durch die *Konjunktiven* sehr rasch resorbiert! Ähnlich wie bei der Inhalation kommt es nach 10 Minuten zu einem Zustand der Unruhe mit evtl. leichtem Erregungszustand. Später folgen Schwindel, Erbrechen und plötzlich auftretende Lähmungserscheinungen mit Krämpfen.

Pathologisch-anatomisch soll es vor allem zu einem ausgesprochenen Hirnödem und Schädigungen der Ganglienzellen kommen, doch fehlen unseres Wissens hierüber wissenschaftliche Veröffentlichungen. Daneben soll es zu degenerativ entzündlichen, toxisch bedingten Veränderungen in Niere und Leber kommen.

Fluorphosphorsäureester

Sarin

$$CH_3 \diagdown \quad O-CH(CH_3)$$
$$P$$
$$F \diagup \quad O \quad CH_3$$

(Methylfluorphosphorsäureisopropylester = „Trilon 46" oder „T 46")

Sarin soll ca. dreimal toxischer sein als Tabun. Auffallend sind die schweren Vergiftungserscheinungen durch Resorption schon sehr kleiner Mengen durch die Haut bei Laboratoriumspersonen; so hat mir die Abteilung für Sanität in Bern entgegenkommenderweise die folgende Beobachtung zur Verfügung gestellt:

Zwei Tropfen Sarin in Arachidöl, für s.c. Injektion vorgesehen (2 mg/ml), blieben während höchstens

5 Minuten in Kontakt mit den Fingerspitzen. Die verschmutzten Finger wurden in Natriumazetat getaucht und mit neutraler Seife gewaschen. Trotzdem traten eine halbe Stunde später die folgenden Vergiftungserscheinungen auf: allgemeines Unwohlsein, sehr rasch gefolgt von Hitzewallungen, wie nach der i.v. Injektion von hitzeerregenden Stoffen. Eine halbe Minute später Schweißausbruch und Nausea. *Im Abstand von einer Stunde folgten ungefähr 10 solche Krisen, unterbrochen durch Erholungsphasen und Trockenheit der Mundschleimhaut, ähnlich wie bei einer Atropinvergiftung.* Nach drei Stunden wurden die Abstände der Krisen immer größer, um schließlich zu verschwinden. Anschließend blieb ein physischer und psychischer Schwächezustand mit abnormem Frösteln zurück. Der Blutdruck blieb leicht erhöht, 150/90. Die Verengerung der Pupillen machte in den Erholungsphasen zwischen den Krisen einer Erweiterung Platz. Die *Gewichtsabnahme betrug in einigen Tagen bis zu 4 kg.* Einige Tage lang im Anschluß an die Vergiftung leichter Durchfall. Drei Wochen nach der Vergiftung langsame Besserung, Rückgang des Blutdruckes zur Norm. Die Abmagerung und der Schwächezustand bildeten sich erst nach Monaten zurück. *Die hier durch die Haut eingedrungene Menge hat auf keinen Fall 0,1 mg überschritten;* außerdem war aber die Haut nicht verletzt, vielleicht wurde aber die Resorption durch das Vorliegen einer öligen Lösung erleichtert.

Diese Beobachtung zeigt eindeutig, wie außerordentlich hoch die Giftigkeit des Sarins auch bei kutaner Resorption zu veranschlagen ist.
Experimentell konnte KONDRITZER (6) zeigen, daß auf Grund der Tierversuche wahrscheinlich ein Tropfen von 3 mg Sarin in ca. 50% und von 10 mg in 100% der Fälle konjunktival für einen Menschen tödlich ist. Der Augenschutz ist also sehr wesentlich.
Noch 30mal giftiger sind die zu einer ganz anderen chemischen Gruppe gehörenden *Arylkarbamate*.

Soman

$$\begin{array}{c} \quad\quad\quad CH_3 \\ \quad\quad\quad | \\ CH_3 \quad O-CH-C(CH_3)_3 \\ \searrow P \nearrow \\ F \quad\quad O \end{array}$$

Dieser Kampfstoff soll noch viel giftiger sein als die beiden übrigen Trilone; Sicheres ist aber hierüber bisher offiziell noch nicht bekannt geworden. LD_{50} 1 mg per inhalationem, perkutan: 0,5 bis 1 mg.
Leider ist sowohl PAM als auch Toxogonin hier nicht imstande, die blockierte Cholinesterase zu reaktivieren! Man kann also bis heute nur das *Atropin* als Antidot verwenden. Beim *Tabun* und *Sarin* ist aber PAM und Toxogonin wirksam. Prophylaktisch scheinen beim Soman die Bispyridiniumeldoxime (mit dem Substituenden in 4er-Stellung am 2. Pyridin-Ring!), z.B. Isonikotinamidderivate eine gewisse Wirkung zu haben (siehe OLDIGER, H., K. SCHOENE: Arch. Toxikol. 26 (1970) 293.

V-Stoffe

Enthalten in R_1–R_3 Alkylgruppen. Es handelt sich um *seßhafte* Kriegsgifte. LD_{50} (für ca. 70 kg schweren Menschen) per inhalationem um 0,1 mg, perkutan 5–10 mg.

$$\begin{array}{c} RO \quad O \\ \searrow P \nearrow \\ R_1 \quad S-[CH_2]_2-N{\nearrow R_2 \atop \searrow R_3} \end{array}$$

Weitere in England und in den USA entwickelte Abkömmlinge

Unabhängig von den Deutschen wurde im letzten Kriege ab 1940 auch in England vor allem an *Fluorphosphorsäure-alkoholestern* gearbeitet. Sie haben die gleiche Giftwirkung, doch sind sie eher etwas weniger toxisch (7), wobei vor allem das *Diisopropylfluorphosphat* = DFP als Kampfstoff entwickelt wurde. Seit 1942 wurde die gleiche Forschungsrichtung auch in militärchemischen Laboratorien der USA aufgenommen:

$$\begin{array}{c} OC_3H_7 \\ | \\ F-P=O \\ | \\ OC_3H_7 \end{array}$$

Diisopropylfluorphosphorsäureester
(sowohl in Deutschland als auch in England unabhängig voneinander im letzten Kriege entwickelt)

$$\begin{array}{c} OC_6H_{13} \\ | \\ F-P=O \\ | \\ OC_6H_{13} \end{array}$$

Di-cyclohexylfluorphosphorsäureester (DCP)

Ähnliche Stoffe, doch ohne die Fluorkomponente (Tetraäthylpyrophosphat, Hexaäthyltetraphosphat, Diäthylparanitrophenylthiophosphat usw.), gehören zu den sehr wirksamen Insekten-

giften (Cholinesteraseblocker) und führen zu ähnlichen Vergiftungen wie die obigen Kriegsgifte.
Giftwirkung: Die Wirkung beruht ebenfalls auf der Hemmung der Cholinesterase und wahrscheinlich auch auf der Blockierung weiterer lebenswichtiger Enzyme.
Vergiftungserscheinungen: s. Alkylphosphate S. 354, Therapie S. 360.

Aconitase-Hemmer (Fluor-Karbon-Verbindungen)

Fluorkarbonsäure und Derivate

Als Insektizide kommen sie wegen ihrer hohen Giftigkeit, die auch auf die Nahrungsmittel übergeht, nicht in Frage. Dagegen wurden sie während des letzten Krieges unabhängig voneinander sowohl in Polen, England und Deutschland erforscht und wegen ihrer Geruch- und Geschmacklosigkeit vor allem als Kampfstoffe für die Vergiftung des Trinkwassers in Betracht gezogen. Nach LOHS (1) kommen vor allem die folgenden Verbindungen in Frage:

Fluoralkohole und ihre Derivate

α) die Ester des 2-Fluoräthylalkohols mit ω-Fluorkarbonsäuren,
β) der 2-Fluoräthylalkohol sowie die Fluorkarbonsäurederivate (z. B. Nitrite, Amine, Halogenide).

Giftwirkung: Erst mehrere Jahre nach Beginn der Forschung auf dem Fluor-Karbon-Gebiet entdeckte man, daß die Giftwirkung der südafrikanischen Pflanze „*Dichapetalum cymosum*" „Gifblaar" (= Giftblatt) (die von den Eingeborenen als Pfeilgift schon seit Jahrhunderten verwendet wurde) auf dem gleichen Prinzip beruht. Es handelt sich hier um die *Fluoressigsäure* in Form des Natriumfluorazetats. In vivo wird diese in *Fluorzitrat* überführt, welches die *Aconitase hemmt und dadurch den Trikarbonsäurezyklus blockiert,* wodurch die Energie für den Zellstoffwechsel ausfällt. Analog den Alkylphosphaten treten auch die Vergiftungserscheinungen erst nach einer Latenzperiode von 1–2–6 Stunden auf, wobei für den Affen schon eine Dosis von 15 mg/kg Monofluoressigsäure tödlich ist (8).

Nach vorliegenden Angaben starb ein Pferd, nachdem es einen Eimer Wasser getrunken hatte, dem nur wenige Tropfen Monofluoressigsäure zugesetzt worden waren. Hunde, die man mit dem Fleisch dieses Pferdes fütterte, gingen nach Einnahme einer kleinen Menge ebenfalls zugrunde (1).

Vergiftungserscheinungen

Das Natriumfluorazetat bewirkte bei einem 2jährigen Negerknaben, der an einer dieses Schädlingsbekämpfungsmittel enthaltenden Flasche leckte, nach 6 Stunden anhaltendes Erbrechen, unregelmäßige Atmung und Herztätigkeit, sowie tetanische Krämpfe und Koma. Auf Kalziumglukonat verschwanden die Krämpfe, wiederholten sich aber nach Stunden und Tagen. Am dritten Tage mußte wegen Atemstillstand die künstliche Beatmung durchgeführt werden. Der Zustand besserte sich erst ungefähr 100 Stunden später und war nach 6 Tagen völlig überwunden (GADJUSEK, zit. nach (1)).

Zusammenfassend ergeben sich aus den bisher in der Literatur vorliegenden Berichten die folgenden Symptome: nach einer typischen Latenzzeit von 1–2 Stunden Beginn mit Erbrechen, der Vergiftete wird verschlossen und ängstlich. Dann kommt es zum Auftreten von Muskeltremor, klonischen *Krämpfen* der Gesichts- und Nackenmuskulatur, ferner tetanischen Zuckungen mit Opisthotonus und *Pupillenerweiterung* (im Gegensatz zu den Alkylphosphaten und Trilonen!). Im Krampfzustand besteht in der Regel Bewußtlosigkeit, durchschnittlich beginnt 30 Minuten nach Aufhören der Krämpfe die Erholung, wenn die Konvulsionen nicht tödlich enden. Nach den bisher beobachteten Vergiftungen (9) kommt es auch zu einer starken tracheobronchialen Sekretion von zähem Schleim. SAUNDERS (2) weist darauf hin, daß bei Pflanzenfressern die Herzsymptome (Pulsus alternans, Extrasystolen, Kammerflimmern) und bei Fleischfressern Krämpfe und Störungen des zentralen Nervensystems im Vordergrund stehen. Bei Allesfressern kombinieren sich die Wirkungen.

Therapie

Ein wirklich wirksames Antidot ist bisher nicht bekannt. In Versuchen an Affen (10) zeigte das *Glyzerinmonoazetat* eine deutliche Senkung der Letalität.

1. Bei *Hautkontamination:* Sofortiges Abtupfen und Waschen mit Seifenlösung.

2. Bei *oraler Aufnahme:* Sofortige Magenspülung.
3. Einflößen von 100 ml *Glyzerinmonoazetat* in 400 ml H_2O.
4. *Glyzerinmonoazetat* 0,1–0,5 ml/kg (7–35 ml) i.m.
5. Bei Krämpfen *Diazepam (Valium®)* 10–20 mg i.v. evtl. Wiederholung. Evtl. *Na-Pentothal.*
6. O_2-*Therapie.*
7. Evtl. *Intubation* oder *Tracheotomie* und sorgfältiges Freihalten der Atemwege und wiederholtes Absaugen (Tieflagern des Oberkörpers) Wenn nötig künstliche Beatmung.

Psycho-Kampfstoffe

Es ist anzunehmen, daß dieser Gruppe in einem zukünftigen Krieg wahrscheinlich eine große Bedeutung zukommen wird, vor allem zur temporären Ausschaltung gewisser ziviler Stellen, dann aber auch zum Einfangen von Geiseln und zur Erleichterung bei der Gewinnung und Ausfragung von Gefangenen. Es handelt sich um Substanzen, die heute als Suchtmittel in gewissen Ländern schon eine große Ausbreitung gefunden haben, und andererseits um besonders rasch wirksame Abwandlungen der heutigen Neuroplegika und Thymoleptika. Man kann sich vorstellen, was solche kleine, mit diesen hochwirksamen Substanzen beladenen „Giftpfeile" im Sinne von abgeschossenen „Injektionsnadeln" anrichten könnten. – Man verwendet heute ähnliche Zusammensetzungen für die temporäre Zähmung beim Einfangen von Wildtieren. Es ist mir unbekannt, ob diese Mittel in den jetzigen kriegerischen Konflikten schon verwendet worden sind. In einer mir aus Ostdeutschland zugegangenen militärischen toxikologischen Veröffentlichung werden sie ausführlich besprochen.

1. *Organische P-Verbindungen* mit vorwiegend zentraler psychotoxischer Wirkung (Cholinesterasehemmer).
2. *LSD* (Lysergsäurediäthylamid und Derivate wie *Delysid*), Ditran (Piperidylglykolate und Sernyl), stark halluzinogen wirkend, andere halluzinogene Substanzen.
3. *Neuroplegika und Muskelrelaxantien.*
4. *Tremorin* (Parkinsonismus): Bewirkt Tremor, Salivation, Miosis, Muskelschwäche und Muskelstarre. Der Angriffspunkt liegt wahrscheinlich in den subkortikalen Zentren.
5. *IDPN* („Kreiselgift"): Führt zu kreiselförmigen Bewegungen des Kopfes und die Vergifteten laufen ständig im Kreise herum.

Therapeutische Prinzipien bei den psychotoxischen Kampfstoffen

1. *Psychotoxische organische P-Verbindung: Atropin®* und *Toxogonin®.*
2. *LSD:* Neuroplegika i.m. oder i.v. evtl. wiederholen. *Ditran: Tetrahydroaminacrin,* 30 mg i.v. hebt die Wirkung innerhalb 5 Min. auf (11).
3. *Neuroplegika: Ritalin®* 20 mg i.m., *Coffein* 0,25–0,5 g i.v. Bei Krämpfen *Pentothal.* (Cave Coramin, Cardiazol wegen Krampfgefahr!).
4. *Tremorin:* Antiparkinsonmittel *(Artane®, Atropin®, Phenergan®).*
5. *IDPN:* Hier sind mir keine wirksamen Mittel bekannt.

Literatur

1 LOHS, K. H.: Synthetische Gifte. Min. Nat. Verteidigung, Berlin 1958
2 SAUNDERS, B.C.: Some aspects of the Chemistry and toxic action of oxyanic compounds containing phosphorus and fluorine. Univ. Press, Cambridge 1957
3 SARTORI: Chem. Rev. 48 (1951) 225
4 SCHRADER, G.: Die Entwicklung neuer Insektizide, 2. Aufl. Weinheim/Bergstraße (1952)
5 WOOD, J.R.: J. Amer. med. Ass. 144 (1950) 606 (hier ausführliche Literatur)
6 KONDRITZER, A.A. U. MITARB.: Arch. industr. Hlth. 20 (1959) 50
7 GILMAN, A. U. MITARB.: Advances in Milit. Med., Little Brown, Boston 1948
8 PETERS, R.: Endeavour 1954, 147
9 HEILBRONN, E., B. TOLAGEN: Biochem. Pharmacol. 14 (1965) 73
10 HOLMSTEDT, B.: Acta physiol. scand. 25 (1951) 1
11 STADE, K.: „Pharmakologie und Klinik synthetischer Gifte". Deutscher Militärverlag. Berlin 1964

Vitamine

Vitamin A

Die Gefährlichkeit dieses Vitamins für Kleinkinder wurde erst relativ spät (1, 2) erkannt.

Toxische Dosis: Die kleinste Totaldosis, die bis jetzt zu der typischen kortikalen Hyperostose bei Kleinkindern führte, waren 75 000 E täglich während 6 Monaten. Wahrscheinlich liegt sie gewöhnlich höher, d. h. bei ca. 50 000 bis 100 000 E pro kg Körpergewicht täglich. Der Wirkungsmechanismus ist noch nicht sicher abgeklärt. Vielleicht beruht er auf einer Schädigung der Lipoproteinmembranen der Zellen (3).

Vergiftungserscheinungen

a) **Akute Vergiftung:** Versehentliche Einnahme einer ganzen Flasche von Vitamin A bei Säuglingen (von 300 000 E an und mehr) führt zu Nausea, Erbrechen, Schlaflosigkeit und Zeichen eines akuten Hydrozephalus (Vorwölbung der großen Fontanelle). Auch die Toxizität der Eisbärenleber für Eskimos und Polarforscher beruht auf ihrem hohen Vitamin-A-Gehalt (4). Die Vergiftungserscheinungen führen dort in den ersten 24 Std. zu Kopfschmerzen (erhöhter Liquordruck), nervöser Reizbarkeit, Brechen, Schwindel, Schleimhautblutungen und dann zu ausgesprochener Schläfrigkeit. Hierauf kommt es in den nächsten 24 Std. zu einer in den Mundwinkeln beginnenden Desquamation der Haut, die sich allmählich auf den ganzen Körper ausbreitet. Einige dieser Vergiftungen mit Eisbärenleber haben mit tödlichem Ausgang geendet. RODAHL (5) rechnete aus, daß die Einnahme von 0,5 kg Eisbärenleber ungefähr der Aufnahme von 8 Millionen Einheiten Vitamin A entspricht.

b) **Chronische Vergiftung:** Die meisten Fälle kommen dadurch zustande, daß das Vitamin A von den Angehörigen den Kindern unter Mißachtung der vom Arzte gegebenen Vorschriften während mehrerer Monate in viel zu hohen Dosen verabreicht wird. Die ersten Erscheinungen beginnen frühestens nach 6, oft erst nach 10–15 Monaten der Überdosierung und manifestieren sich nicht vor dem 12. Lebensmonat. Als erste Zeichen treten Anorexie, nervöse Gereiztheit und evtl. Pruritus, dann *schmerzhafte Schwellungen an den Extremitäten* auf. Diese Schwellungen gehen vom Knochen aus, die darüberliegende Haut ist frei beweglich und nicht ödematös und zeigt keine Überwärmung. Die Schwellungen können auch temporal und okzipital in Erscheinung treten, *die Gesichtsknochen und die Mandibula bleiben aber immer frei*. Röntgenologisch findet sich eine typische *Hyperostose der Kortikalis,* dabei sind regelmäßig die Ulna und auch einige Metatarsalia befallen. Typisch ist klinisch eine *Verzögerung des Längenwachstums,* die sich röntgenologisch in einem *vorzeitigen Verschluß der Epiphysenfugen* zu erkennen gibt (6, 7). Auch Störungen des Nagel- und Haarwachstums können auftreten. Im Blut findet man gewöhnlich erhöhte Vitamin-A-Werte, d. h. zwischen 400–2000 E/100 ml (normal 100–300). Dagegen sind die Ca- und P-Werte im Serum normal. In dem von FRONTALI (8) beobachteten Falle bestand gleichzeitig eine deutliche Anämie und im Myelogramm eine Verschiebung der Erythropoese nach der unreifen Seite. Die subjektiven Beschwerden verschwinden nach Absetzen des Vitamin A schon innerhalb 8 Tagen, während die röntgenologischen Veränderungen sich erst nach einigen Monaten zurückbilden.

Differentialdiagnostisch ist der Beginn nach dem 12. Lebensmonat, das Freibleiben von Scapula und Mandibula und das rasche Verschwinden der subjektiven Symptome nach Absetzen des Vitamin A wichtig. Im Gegensatz hierzu zeigt die genuine „*infantile kortikale Hyperostose*" einen frühzeitigen Beginn und häufiges Befallensein der Mandibula und Scapula sowie monatelanges Weiterbestehen der Knochenbeschwerden mit gleichzeitigem Fieber und Anämie (9).

Vergiftungen bei Erwachsenen sind selten, ELLIOT (10), 5 Fälle. Es kam zu Haarausfall, Hautveränderungen, Knochen- und Gelenkschmerzen, Anorexie, Abmagerung. Vereinzelt sah man auch Polyurie, Blasen der Mund- und Lippenschleimhaut, Pruritus, Exophthalmus, starke Kopfschmerzen, Hautdesquamation und Hepatomegalie. Dabei kann es durch die hepatozelluläre Schädigung auch zu *Leberzirrhosen* (11) kommen (18j. Frau mit 100–200 000 E tägl. während $1^1/_2$ Jahren und 52j. Frau mit tägl. über 200 000 E). Im *Tierversuch* treten *teratogene Schäden* auf (12), die aber für den Menschen noch nicht bewiesen sind.

Vergiftungen bei 14-, 15- und 16jährigen Mädchen entsprachen dem Pseudotumor-cerebri-Syndrom und bestanden in *Diplopie, Papillen-*

ödem neben *Hypomenorrhoe, Alopezie* und *Rhagaden* (tägliche Einnahme 200000 E).
Man darf heute annehmen, daß eine Dosierung von 3000 IE Vitamin A pro kg KG und Tag ohne toxische Nebenwirkungen für Säuglinge, Kleinkinder und Erwachsene ist.

Therapie

Sofortiges Absetzen der Vitaminmedikation, wobei die Fälle prompt heilen. Hohe Vitamin-C-Dosen setzen im Tierversuch die toxische Wirkung herab. Cave Vitamin-A-Verabreichung bei *Gravidität!*

Literatur

1 TOOMEY, J.H., P.A.MORRISETTE: Amer. J. Dis. Child 73 (1947) 473
2 CAFFEY, J.: Pediatrics 5 (1950) 672
3 LUCY, J.A., J.T.DINGLE: Biochem. J. 82 (1962) 31
4 KLEIN OBBINK, J.J., C.NIEMAN: Ned. T. Geneesk. 97 (1953) 872
5 RODAHL, K., T.MOORE: Biochem. J. 37 (1933) 166
6 THOMAS, L. u. MITARB.: J. exp. Med. 111 (1960) 719
7 PEASE, CH.N.: J. Amer. med. Ass. 182 (1962) 980
8 FRONTALI, G.: Schweiz. med. Wschr. 82 (1952) 430
9 ROSENBLUM, J., G.GREENBERG: Amer. J. Dis. Child. 82 (1951) 710
10 ELLIOT, R.A. u. MITARB.: J. Amer. med. Ass. 161 (1956) 1157
11 MUENTER, M.D. u. MITARB.: Am. J. Med. 50 (1971) 129
12 LANGMAN, J., G.W.WELCH: J. Comp. Neurol. 131 (1967) 15

Vitamin B₁ (Aneurin)

Vitamin B_1 oder chemisch *Thiaminhydrochlorid* (Betaxin®, Betabion®, Benerva® usw.) ist therapeutisch in großen Mengen verwendet worden. Eigentliche Vergiftungsfälle sind uns nicht bekannt, doch kann die wiederholte Anwendung durch Sensibilisierung zu anaphylaktischen Reaktionen führen, die besonders bei intravenöser Injektion unter Umständen zu schwerem Kollaps und in einem Fall sogar zum Exitus geführt haben. Bei mit der Substanz selbst beschäftigten Arbeitern sind Kontaktekzeme beschrieben worden.

Vitamin D

Vergiftungen durch Vitamin D sind in den letzten Jahren durch die sorgfältige Kontrolle der Dosierung sehr selten geworden. Am häufigsten waren früher die Intoxikationen bei Säuglingen. Vergiftungen kamen aber auch bei schulpflichtigen Kindern und seltener bei Erwachsenen vor. DEBRÉ (1) fügt den schon früher mitgeteilten 254 ernsten und 8 schweren Intoxikationsfällen noch 27 neue, persönliche Beobachtungen hinzu, davon 16 mit tödlichem Ausgang! *Er warnte daher besonders „vor der Behandlung mit massiven Vitamin-D-Dosen beim Kleinkind, für die nur äußerst selten eine Indikation vorliegt"!*

Toxische Dosis: Durch konzentrierten Lebertran wird nur in den seltensten Fällen eine Vergiftung möglich sein (es sind aus dem Schrifttum nach RIEGER (2) nur 2 Fälle bekannt). Dagegen sind die synthetischen D_2- und nach neueren Mitteilungen vor allem die D_3-Produkte (3) in den heute in sehr hohen Konzentrationen in den Handel kommenden Präparaten viel gefährlicher. Die Behandlung ist harmlos, wenn bei Erwachsenen als tägliche Dosis 22000 E/kg Körpergewicht nicht überschritten werden. Bei Kleinkindern können wiederholte Verabreichungen schon kleinerer Dosen toxisch wirken. Beim D_3 darf beim Frühgeborenen die Dosis bei einmaliger Verabreichung 5 mg oral (z.B. = 1 Tablette *Vigantol D_3 forte*® = 400000 E) oder 60000 bis 120000 E intramuskulär in öliger Lösung nicht überschreiten (3), bei Bedarf Wiederholung nach 4 Wochen.

Vergiftungssymptome

Die überdosierte langdauernde Einnahme hochkonzentrierter Vitamin-D-Präparate führt zu einer stark gesteigerten *Kalzium-Mobilisation* aus den Knochen mit evtl. *Hyperkalzämie* und gesteigerter Ausscheidung im Urin, wobei in der Rückresorptionsphase durch die hohen Konzentrationen in den distalen Tubulusabschnitten eigentliche Kalkzylinder ausfallen können, und es zu einer *Schädigung der Nierenfunktion* mit Ansteigen des Rest-N kommen kann. Die Hyperkalzämie kann auch zum Auftreten extraossärer Verkalkungen führen. Klinisch steht die Trias *Anorexie, Erbrechen* und *Obstipation* im Vordergrund. Wir selbst sahen innerhalb von 5 Jahren (1965–1970) drei Fälle, wobei die Patienten alle als *Niereninsuffizienz* eingewiesen wurden und erst die gezielte Befragung die Diagnose klärte. Es handelt sich heute meistens um ältere Frauen, die für eine *Osteoporose* langdauernd mit Vitamin D behandelt wurden, oder um *Psoriasisfälle* (Dauertherapie).

Die ersten klinischen Erscheinungen sind gewöhnlich Anorexie, Polydipsie und eine auffallende Gewichtsabnahme ohne Durchfälle. Auf der Höhe der Erkrankung treten Nausea und Erbrechen auf, später kommt es zu extremer Abmagerung und bei Kleinkindern zum Sistieren des Längenwachstums (2). Gelegentlich besteht Obstipation, der manchmal Durchfälle vorangehen. Von seiten der Augen wurden Netzhautablösung, Gefäßspasmen, Blutungen, Iritis und von RIEGER (2) in einem Fall auch Optikusatrophie beobachtet. Die anfänglich gesteigerte Polydipsie und Polyurie geht erst terminal in eine Exsikkose über. KLINKE (3) sah regelmäßig Leukozyturie und Zylindrurie. Selten kann es auch zu einer schwachen Glykosurie und Albuminurie kommen. Die Sehnenreflexe sind meist abgeschwächt, die Muskulatur hypotonisch. Manche Patienten klagen über typische quälende Kopfschmerzen im Hinterkopf, die mit einer ausgeprägten Überempfindlichkeit der Kopfhaut einhergehen. Auch Schmerzen im Kiefergelenk und den Muskeln sowie Parästhesien, Schlaflosigkeit und Krämpfe können vorkommen. Interkurrente Infektionen verlaufen ungewöhnlich schwer.

Röntgenologisch findet man in der Regel eine *intensive Verdichtung der provisorischen Verkalkungszone* mit Osteoporose der angrenzenden Partien. Bei längerdauernden intensiven Vergiftungen kommt es zu einer schweren *Osteoporose* des ganzen Skeletts. Kalkablagerungen am Limbus Corneae und der Bindehaut führen evtl. zu *Konjunktivitis*.
Experimentell fanden KENT u. Mitarb. (4) bei Affen Neigung zur Infektion der oberen Luftwege, Diarrhoe, Gewichtsabnahme und neben den bekannten Nieren- und Gefäßveränderungen auch Kalkablagerungen in der Schleimhaut der kleinen Bronchien und interstitielle Verkalkungen in der Lunge. Der Herzmuskel zeigte herdförmige Nekrosen mit sekundärer Verkalkung und ausgesprochener entzündlicher Reaktion. Kalkablagerungen fanden sich auch in den Speicheldrüsen (Basalmembran), seltener auch in der Magen- und Jejunum-Schleimhaut.

Blutserum: Hier findet man in der Mehrzahl der Fälle eine Rest-N-Erhöhung, häufig, aber keineswegs regelmäßig, eine Hyperkalzämie, manchmal sind die Kalziumwerte auch normal oder sogar erniedrigt. Die alkalische Serumphosphatase ist häufig erniedrigt, fast regelmäßig findet sich in fortgeschrittenen Fällen eine Hypochlorämie (1, 5), und die Alkalireserve ist erniedrigt. Die Phosphatwerte zeigen ein umgekehrtes Verhalten wie das Kalzium. Die Senkung ist immer deutlich erhöht.

Diagnose: Entscheidend für die Diagnose sind neben der Anamnese das Röntgenbild der Knochen, die erhöhte Kalziumausscheidung im Urin und die blutchemischen Werte. Man denke bei unklaren Niereninsuffizienzen an diese Möglichkeit.

Prognose: In den mittelschweren Fällen normalisiert sich der Rest-N nach Absetzen der Vitamin-D-Verabreichung innerhalb von 1–2 Wochen, während die Kalziumwerte oft noch 2–3 Monate erhöht sind. In schweren Fällen bleibt die Blutdrucksteigerung evtl. noch mehrere Monate bestehen. Erscheinungen von seiten des Zentralnervensystems deuten immer auf das Vorliegen einer schweren Vergiftung, und solche Fälle heilen oft erst nach mehreren Monaten oder verlaufen tödlich. Hohe Rest-N- und Blutdruckwerte sind immer ein ernstes Zeichen. Die Prognose hängt weitgehend auch von der total verabreichten Dosis ab. So sah DEBRÉ (1) 2 Todesfälle bei Kindern im Alter von 16–20 Monaten, die je 11 und 18 Millionen Einheiten erhalten hatten, während die in 3 Monaten total verabreichten Mengen von 3–6 Millionen bei Säuglingen nur zu leichten Vergiftungserscheinungen führten.

Verstärkung der Giftwirkung durch Kombination von D_2 mit PAS: SIEGRIST (6) konnte klinisch und experimentell zeigen, daß bei gleichzeitiger PAS-Therapie (z.B. bei Miliar- oder Meningitis-Tbc) das Vitamin D schon in therapeutischen Dosen toxisch wirken kann (z.B. 2mal 600000 E im Abstand von 10 Tagen bei einem $13^{1}/_{2}$j. Mädchen!). Hier ist also große Vorsicht am Platz!

Pathologisch-anatomisch findet man Verkalkungen in der Niere, evtl. auch Verkalkungen der Media der Arterien schon im Kindesalter und Kalkeinlagerungen in den Bronchien, im Myokard, und selten in der Magenwand. Daneben zeigen sich häufig die typischen Zeichen der Urämie.

Therapie

1. *Sofortiges Absetzen jeder weiteren Vitamin-D-Verabreichung!* Vermeidung direkter Sonnenbestrahlung.

2. *Kalziumarme Diät,* verboten sind Milch und Käse! Bei Säuglingen gebe man am besten verdünnte Frauenmilch. *Bekämpfung des NaCl-Verlustes* durch Infusion von physiol. Kochsalzlösung.

3. *Cortison-Therapie* über mehrere Wochen, evtl. 2–3 Monate, scheint am besten zu wirken, z.B. *Prednison* $^{1}/_{2}$ mg/kg, ferner bei Erwachsenen anabole Androgene, 2mal täglich 5 mg *Dianabol®*, wodurch die Kalkeinlagerung in die Knochen begünstigt wird. Bei Kindern mit noch nicht abgeschlossenem Wachstum verboten! (Sistieren des Längenwachstums.)

4. *Bei Urämie:* Peritonealdialyse oder künstliche Niere.

5. *Prophylaxe:* Keine Vitamin-D-Therapie bei Nierenschädigungen, Gefäßerkrankungen, Hyperthyreosen. Die Rachitisprophylaxe beim

Säugling gehört in die Hände des Arztes, und die „Vitamin-D-Stoß-Therapie" ist auf jeden Fall zu unterlassen. D_3 darf bei *Frühgeborenen* oral als einmalige Dosis 5 mg nicht übersteigen und nötigenfalls frühestens nach 4 Wochen wiederholt werden; intramuskulär nicht über 60000–120000 IE in öliger Lösung (3). Vorsicht auch bei allen Hyperkalzämien.

Literatur

1 DEBRÉ, R.: Presse Méd. 57 (149) 1000
2 RIEGER, A.: Kinderärztliche Prax. 1951, H. 12, 560 (hier ausführliche Literatur)
3 KLINKE, K., W. BOGNER, J. GLEISS: Dtsch. med. Wschr. 79 (1954) 370
4 KENT, S.P. u. MITARB.: Amer. J. Path. 34 (1958) 37
5 FANCONI, G., A. DE CHASTONAY: Helv. paediat. Acta 5 (1950) Beih. 5, 36
6 SIEGRIST, R. u. MITARB.: Schweiz. med. Wschr. 88 (1958) 9

Vitamin-K-Ersatzpräparate (K4)

Synkavit® (Synthetisches Vitamin-Ersatz-Präparat): Das natürliche Vitamin K ist ungefährlich, ebenso in den therapeutisch angewendeten Dosen für den Erwachsenen das Synkavit (Chinolinderivat). Dagegen ist der Säugling und vor allem der Frühgeborene sehr empfindlich und kann schon bei täglichen Dosen von 5–10 mg mit *schweren Innenkörperanämien* und starkem Abfall des Hämoglobins reagieren (1, 2). Bei Kleinkindern sollte deshalb nur das natürliche öllösliche Vitamin K verabreicht werden (z.B. *Konakion®*).

Literatur

1 GASSER, C.: Helv. paediat. Acta 8 (1953) 491
2 WILLI, H.: Helv. paediat. Acta 11 (1956) 325 und Schweiz. med. Wschr. 86 (1956) 1453

Hormone

Insulin

Vergiftungen kommen durch Überdosierung und evtl. auch in suizidaler Absicht (Ärzte und Schwestern) vor.

Vergiftungserscheinungen

Bei Überdosierung führt es zu Hypoglykämie mit Auftreten von Schwäche, Rötung des Gesichtes, Zittern, Schwitzen und Hungergefühl. Sinkt der Blutzucker unter 40 mg% – bei Empfindlichen schon vorher –, so kommt es zum Auftreten von hypoglykämischen Krämpfen mit Koma, wobei Frakturen namentlich im Bereich der Wirbel entstehen können (Insulinschock-Therapie der Schizophrenie). Im Insulinschock kommt es zu einer charakteristischen Q-T-Verlängerung mit Vorverlagerung des 2. Herztones.
Nach der Injektion von zu großen Dosen der Insulindepotpräparate tritt der Schock bei Überdosierung oder bei überempfindlichen labilen Patienten auffallend rasch und ohne Vorzeichen ein. Anschließend besteht oft ein schweres *Gehirnödem,* so daß die Patienten trotz Normalisierung des Blutzuckers noch komatös bleiben. Nachstehend sei der folgende Fall einer von uns beobachteten Insulinvergiftung (Suizidversuch) angeführt, der zeigt, wie ein solches Koma in schweren Fällen trotz intensiver Therapie mehrere Stunden andauern kann, wobei schwere zentralnervöse Störungen zurückbleiben können.

Fall Sch. H., 24j., Kellner (14. 10.–28. 10. 52, KG 952) Mediz. Univ.-Klinik, Zürich.

Pat. seit dem 6. Jahr Diabetiker. Spritzte sich in der letzten Zeit, wenn auch unregelmäßig, Insulin. Am 13. 10. Suizidversuch mit Insulin (Menge nicht sicher eruierbar, aber es fanden sich 2 nicht ganz leere Insulinflaschen zu je 400 E Altinsulin und 400 E Zinkprotamin-Insulin), wahrscheinlich totale Dosis ca. 600 E. Dazu ein leichtes Sedativum, das er ohne Vorschrift erhielt, und 4 Tabletten Saridon. Wird 12 Std. später bewußtlos eingewiesen.

Befund: Schweres Koma, Lungenödem, Rubeose der Haut, Pupillen reagieren auf Licht, Sehnenreflexe gesteigert, Babinski beidseits vorhanden. Temp. 38°, Puls 120, mäßig gefüllt. Blutdruck 145/100. *Tonische Krämpfe,* die sich alle paar Minuten wiederholen.

Wegen der Rubeose und des Babinski denkt man (Anamnese damals nicht bekannt) an eine Hypoglykämie und findet auch tatsächlich einen Blutzucker von 35 mg%. Lumbalpunktion o. B. EKG am Anfang wegen der Krämpfe nicht durchführbar. Am 8. Tag noch flache T-Wellen, sonst keine Veränderungen mehr nachweisbar. Intensive Kohlehydrattherapie, total 268 g, bringt deutliche Besserung. Pat. ist während 24 Std. komatös, dann langsames Erwachen. In der Folge noch hypostatische Bronchopneumonien, schwere psychische Veränderungen.

Elektroenzephalogramm (3×24 Std. nach der Vergiftung, d.h. 24 Std. nach dem Erwachen aus dem Koma). Dr. Hess, Neurochir. Universitätsklinik: „Aktivität aus dem normalen Frequenzbereich fehlt praktisch. Intermittierende Ausbrüche bilateraler synchroner, rhythmischer langsamer Wellen im Sinne einer Hirnstammläsion, evtl. auch im Zusammenhang mit subkortikalen epileptischen Entladungen, doch fehlen beweisende Epilepsiepotentiale. Ein Maximum der sehr ausgedehnten und massiven Störung liegt möglicherweise im rechten postzentralen Gebiet." Wegen der schweren psychischen Veränderungen, die nicht zurückgehen, muß der Patient nach 14 Tagen Spitalaufenthalt in eine psychiatrische Anstalt eingewiesen werden.

Epikrise: In dem vorliegenden Falle spritzte sich ein Diabetiker wahrscheinlich 600 E Insulin in suizidaler Absicht. Das schwere hypoglykämische Koma mit massiven Krampfanfällen hielt ca. 36 Stunden an. Wahrscheinlich blieb als Folge davon eine schwere zentralnervöse Schädigung zurück, so daß der Patient dauernd versorgt werden mußte.

Therapie

Glukagon® 0,5–1 mg i.v. (1), dann wenn besser plus *Glukose:* In allen Zweifelsfällen sofortige i.v. Injektion einer 20%igen Glukoselösung, 40 bis 60 ml. Evtl. Wiederholung. In schweren Vergiftungsfällen muß evtl. eine Dauer-Traubenzuckerinfusion (subkutan wegen der Krämpfe) verabreicht werden. Kann der Patient noch schlucken, so gebe man sofort gesüßten Orangensaft und Tee. Wacht der Patient trotz Normalisierung des Blutzuckers nicht auf, so liegt ein schweres *Gehirnödem* vor (2), 200 ml 20%iges *Mannitol* i.v. innerhalb 15 Minuten bringen rasche Besserung. Cortisonpräparate waren wirkungslos.

Literatur

1 SCHNEEMANN, K.: Schweiz. med. Wschr. 92 (1962) 1711
2 HOFBRAND, B.I, U. MITARB.: Lancet 1966/I, 402

ACTH, Cortison und Derivate

Eigentliche Vergiftungen durch versehentliche Einnahme sehr großer Mengen sind mir nicht bekannt. Toxische Nebenwirkungen werden aber bei Nichtbeachtung der bei diesen Präparaten nötigen Vorsichtsmaßnahmen gelegentlich beobachtet. Siehe hierfür unsere Ausführungen an anderer Stelle (Therapie-Fibel, 3. Aufl., Thieme, Stuttgart 1969).

Thyroxin und analoge Stoffe

Dieses Hormon der Schilddrüse wird heute synthetisch hergestellt. Bei Überdosierung und vor allem bei unkontrollierter Einnahme als „*Abmagerungsmittel*" hat es schon zu Vergiftungen geführt, die sich in den typischen Erscheinungen einer *Hyperthyreose* äußern. Dabei kann es bei vorgeschädigten Herzen zu Herztodesfällen kommen, und in einem Falle sahen wir auch eine schwere vorübergehende symptomatische Psychose, die nach Absetzen des Thyroxins wieder zurückging.

Therapie: Thiouracil-Präparate, siehe Jod-Vergiftung.

Dihydrotachysterolum (A. T. 10®, Calcamin®)

Eigentlich kein Hormon, aber an Stelle des sehr teuren und nur parenteral wirksamen *Parathormons* gebraucht, ist ein *Dihydrotachysterin*. Es bewirkt beim Normalen ebenfalls ein Ansteigen des Serum-Kalkspiegels und verursacht Nausea, Erbrechen, Harndrang, Apathie und Somnolenz. In einem Falle sahen wir durch Überdosierung (Serumkalzium 14 mg%) eine schwere Nierencalcinosis mit Harnstoffanstieg und mangelnder Konzentrationsfähigkeit. Analoge Beobachtungen siehe (1).

Literatur

1 KUHLBÄCK, B. U. MITARB.: Acta med. scand. 163 (1959) 257

Methyltestosteron (Perandren®)

Dieses und andere synthetische Androgene werden heute vielfach therapeutisch verwendet. Bei langdauernder Behandlung kann es wie das Chlorpromazin zu einem cholostatischen Ikterus führen, siehe dort. Vor Beendigung des Knochenwachstums darf es bei Kindern (z.B. verzögerter Geschlechtsentwicklung) nicht angewendet werden, da sonst das Längenwachstum für immer sistiert!

Literatur

1 BONNER, C.D., F.HOMBURGER: Bull. New. Engl. med. Cent. 14 (1952) 87

Ovulationshemmer

Ovulationshemmer werden gegenwärtig von vielen Millionen Frauen täglich eingenommen. So ist es nicht zu verwundern, daß heute die „Antibabypille" in England zu der *häufigsten akzidentellen Vergiftung* bei Kindern gehört (1).
Chemisch gehören diese Stoffe zu zwei Hauptgruppen, einerseits die Verwandten des *Östrons*, bzw. *Nortestosterons*, anderseits die *Progesteron-*, bzw. die *Pregnanderivate*. Alle Präparate, die heute auf dem Markt sind, enthalten außer einem der progestativen Stoffe auch einen östrogenen Stoff zum Aufbau eines entsprechenden proliferierenden Endometriums (zyklische Abbruchblutung beim Absetzen). Die Ovulationshemmer bewirken neben der hemmenden Wirkung auf die Entwicklung des Follikels immer auch eingehende *Veränderungen im Enzym- und Stoffwechselstatus* (2, 3), die z. T. denjenigen einer Schwangerschaft ähnlich sind. Hier seien nur die wichtigsten herausgegriffen: Zunahme der *Bromsulphaleinretention* (19–48%) und *Thymol-Trübung*, leichte Erhöhung der *Transaminasen*, der *Serumlipide* und evtl. des *Bilirubins*, erhöhte *Thrombosebereitschaft*.

Akute Vergiftung: Kommt praktisch nur bei Kindern oder Psychopathen durch Einnahme einer einmaligen Überdosis vor. Die Vergiftung ist harmlos. Bei kleinen Mädchen kann es zu einer *Pseudomenstruation* kommen, die keiner Behandlung bedarf. In Frühfällen führe man immer eine Magenspülung durch. Bei langdauernder Einnahme (Mädchen) kam es zu Frühpubertät (4). Es handelte sich um bei der Fabrikation mit Stilböstrol verunreinigte INH-Tabletten.

Komplikationen der Langzeittherapie: Durch die Anreicherung von Glykogen kommt es nicht so selten zu einer durch Hefepilze bedingten *Vaginitis* (5). Selten ist auch die typische „*Steroid-Hepatitis*", d. h. eine typische *cholestatische Hepatose*. Es trifft dies die gleichen Frauen, die auch in einer Schwangerschaft an derselben Affektion erkranken. Auftreten ca. 1 Fall pro 10000. Sehr selten (6) sind auch *akute Porphyrinurien* (vor allem durch Östradiolpräparate, z. B. *Anovlar®*). Anderseits kann man bei der prämenstruellen genuinen Porphyrie oft durch kontinuierliche Anwendung Rezidivfreiheit erzeugen. – Statistisch gesichert ist heute eine leichte *Häufung der Thrombosen*. Die Gefahr steigt bei einem höheren Östrogengehalt deutlich an, 3mal mehr Lungenembolien bei 75 Gamma als bei 50 Gamma Östrogen täglich (Committee on Safety of Drugs, London 1970). So kann es zu einem Rezidiv einer früheren Thrombose evtl. mit Lungenembolie kommen. Bei Auftreten von Sehstörungen, Retinalthrombose (7, 8) muß die Medikation ebenfalls sofort abgesetzt werden.

Kontraindikationen: Frühere Thrombosen, Phlebitis oder Lungenembolien, zerebrovaskuläre Erscheinungen. Bei Auftreten einer Thrombose sofortiges Absetzen und Antikoagulantientherapie.

Literatur

1 MATTHEW, H.: Persönliche Mitteilung. (Royal Infirm. Edinburgh).
2 EDITORIAL: Brit. med. J. 1965/I, 1391; weitere Lit. s. S. 1412, 1414, 1416
3 AURELL, M. u. MITARB.: Lancet 1966/I, 291
4 WEBER, W.W. u. MITARB.: New Engl. J. Med. 268 (1963) 411
5 Vaginitis and the pill (Editorial): J. Amer. med. Ass. 196 (1966) 731
6 WETTERBERG, L.: Lancet 1964/II, 1178
7 INMAN, W.H.W., M.P. VESSEY: Brit. Med. J. 1968/II, 193
8 VESSEY, M.P., R.DOLL: Brit. Med. J. 1968/II, 199

Pflanzengifte und ihre Derivate

Opium und Morphinum

Praktisch kann die Opiumvergiftung der Morphiumvergiftung gleichgesetzt werden, weil von den wirksamen Alkaloiden des Opiums 50% auf das Morphin entfallen und die übrigen Alkaloide keine ausgesprochene zentrale Wirkung aufweisen. Während der *Mohn (Papaver somniferum)* in seinen unreifen Früchten recht viel Morphin enthält, sind die reifen Samen fast alkaloidfrei, so daß das hochwertige Mohnöl aus den reifen Samen harmlos ist.

Giftwirkung: Die Wirkungen des Morphiums sind allgemein bekannt. Toxikologisch steht die lähmende Wirkung auf das zentrale Nervensystem mit einer besonderen Empfindlichkeit des Atemzentrums im Vordergrund.

Tödliche Dosis: Diese liegt für das Morphium oral bei ca. 0,3–1,4 g, parenteral von 0,1 g aufwärts, doch können zufolge der außerordentlich unterschiedlichen individuellen Empfindlichkeit vor allem bei schlechter Durchblutung des Atemzentrums (Arteriosklerose, ältere Leute usw.) auch schon kleinere Dosen zu Todesfällen Anlaß geben. Gefährlich ist in solchen Fällen vor allem auch die Kombination von Morphium mit Skopolamin. So sahen wir eine 77j. Patientin, die uns in schwer komatösem Zustand nach einer Injektion von nur 0,02 Pantopon® + 0,0003 Skopolamin eingewiesen wurde und die ohne eine energische Behandlung sicher ad exitum gekommen wäre. Bei Säuglingen können schon 2–10 Tropfen der Opiumtinktur (BRUGSCH, H.: Vergiftungen im Kindesalter. Enke, Stuttgart 1956, S. 78) tödlich sein. *Opium* ist durch den Gehalt an Nebenalkaloiden doppelt so toxisch, also beim offizinellen Gehalt von 20% Morphin beträgt hier die *Letaldosis* ca. 2 g.

Nachweis: Durch die *Hochspannungselektrophorese* können heute Gemische kleinmolekularer Substanzen schon innerhalb von 2 Stunden aufgetrennt werden! SPENGLER (1) hat diese Methode mit Erfolg für die Morphingruppe und synthetische Analgetika angewandt. Diagnostisch kann diese Methode in unklaren Fällen sehr wertvoll sein.

Akute Vergiftungserscheinungen

(*Morphin, Opium, Dilaudid®, Pantopon®, Eukodal®, Permonid®* usw.): Die schwere akute Morphinvergiftung ist durch ein tiefes Koma mit oberflächlicher, oft fast fehlender oder in den Cheyne-Stokesschen Typus übergehender Atmung und einer maximalen Verengerung der Pupillen gekennzeichnet. Die Sehnen-, Periost- und Kornealreflexe können in schweren Fällen vollkommen fehlen und dann bestehen Zyanose, Kollapstemperatur und eine Leukozytose von 10 000–28 000. Der Tod erfolgt gewöhnlich durch Atemlähmung. Selten kommt es zu einem Lungenödem.

Als *Nachkrankheit* können, wie bei der Schlafmittelvergiftung, Pneumonien evtl. mit Abszeßbildungen vorkommen.

Kombinationsvergiftungen von Morphin mit Schlafmitteln, die gerade bei Suiziden von Ärzten, Schwestern usw. recht häufig sind, verlaufen besonders schwer; die Therapie ist aber die gleiche.

Morphium-Skopolamin: Bei der ebenfalls häufigen Kombinationsvergiftung mit Morphium-Skopolamin (z.B. *„Scopermid"* = 0,002 Permonid + 0,0003 Skopolamin + 0,025 Ephedrin) fehlt durch die Skopolaminwirkung die enge Pupille. In einem schweren Falle mit 20 Ampullen s.c. kam die 23j. Patientin dank einer sofortigen energischen Therapie mit dem Leben davon.

Differentialdiagnose

Die eigentliche *Schlafmittelvergiftung* unterscheidet sich vor allem durch das wechselnde Verhalten der bald eher weiteren, bald eher engeren Pupillen, wobei die Lichtreaktion hier im Gegensatz zur schweren Morphinvergiftung gewöhnlich noch leicht erhalten ist. Im übrigen ist aber das Vergiftungsbild identisch. Schwere *apoplektische Zustände* können ebenfalls differentialdiagnostische Schwierigkeiten bereiten, aber auch hier ist das evtl. differente Verhalten der Pupillen und die fehlende Miosis typisch. Manchmal unterscheiden sich diese Patienten auch durch das eher gerötete Gesicht von dem fahlblassen Aussehen der Morphiumvergifteten.

Pathologisch-anatomisch: Bei Todesfällen sind die Befunde sehr geringgradig. Bei allen unklaren Todesfällen ist daher die möglichst *frühzeitige* chemische Untersuchung der Leichenteile durch die Gerichtsmedizin von Wichtigkeit.

Therapie

Die Therapie der akuten Vergiftung entspricht weitgehend der Behandlung der schweren Schlafmittelvergiftung.

1. **N-Allyl-3-hydroxy-morphinan** (*Levallorphan, Lorfan®*): Dieser spezifische Antagonist vermag nicht nur die Wirkung aller Morphinderivate, sondern auch der synthetischen Ersatzpräparate wie *Polamidon®* (*Methadon*), *Dolantin®* (*Pethidin*) etc. aufzuheben. Die *Dosierung* beträgt je nach Schwere der Vergiftung pro dosi 0,5–2 mg langsam i.v., in schweren Fällen muß die Injektion wiederholt werden, meist in Intervallen von 1–2 Std.. Analog dem früheren Antagonisten (N-Allylmorphin = *Nalorphine®*, *Lethidrone®*, bei dem eine höhere Dosierung von 10 mg nötig war) durchbricht es auch die Plazentabarriere und vermag so auch die Morphin-Asphyxie des Feten zu bekämpfen. Bei einer schweren suizidalen Vergiftung eines Arztes (Gesamtdosis ca. 4 g!) benötigten wir innerhalb der ersten 24 Stunden total 40 mg *Lorfan®*. Man richtet sich für die Dosierung vor allem nach dem Verhalten der Atmung. Siehe auch den folgenden Fall (Abb. 98): 25j. ♂ mit 250 mg Morphium, Totaldosis von 210 mg Lethidrone innerhalb 8 Std.

Amiphenazol (*Daptazole®*) 2-4-diamino-5-phenyl-thiazolhydrochlorid: Ebenfalls ein Mo-Antagonist, vermag die depressorische Wirkung auf das Atemzentrum und die euphorisierende, nicht aber die analgetische Wirkung, aufzuheben. Als solches ist es ein ausgezeichnetes Zusatzmittel für die Anwendung des Morphins und der ihm ähnlichen Präparate, indem man dadurch hohe Dosen dieser Analgetika ohne Sucht- und Atemlähmungsgefahr verabreichen kann, wobei man *Daptazole®* im Verhältnis von $1/_2$ oder $1/_1$ zugibt (z.B. 30 mg Morphium plus 15 mg *Daptazole®*).

N-Allylnoroxymorphan = Naloxon®: Gutes Mittel bei allen Fällen, in denen man nicht sicher ist, daß die Atemdepression durch ein Opiat bedingt ist (z.B. Atemdepression des Neugeborenen oder durch nicht näher bekannte Medikamente wie Barbiturate). *Dosierung:* 10 Gamma/kg! (2).

Strychnin: Hat man im Moment kein *Lorfan®* zur Verfügung, so kann man (bis zum Eintreffen desselben!) *Strychnin* 5 mg als erste Dosis und dann weiter stündlich 3 mg geben. Auch *Pikrotoxin* 20 mg s.c. kann lebensrettend wirken.
Streng verboten ist *Megimid®!*, das wie bei der Dolantingruppe die Mortalität erhöht.

2. **Magenspülung:** *Bei oraler Aufnahme*, mit 250 ml einer 1promilligen *Kaliumpermanganatlösung* und zum Schluß 50 ml instillieren und belassen. Am Schluß Einfließenlassen von 25 g *Natriumsulfat* in schwarzem Kaffee gelöst zusammen mit 2 Eßlöffeln *Tierkohle*. Mit der Magenspülung ist bei ganz schweren Fällen *zuzuwarten, bis sich durch die Stimulation der Kreislauf etwas gebessert hat*, da sonst durch diesen Eingriff evtl. der Exitus ausgelöst werden kann. Siehe im Übrigen die obige Therapie.

3. **Adrenalinumspritzung bei Injektionen:** Erfolgte die Vergiftung durch s.c. Injektion, so ist

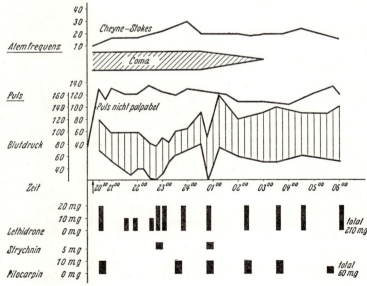

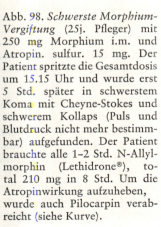

Abb. 98. *Schwerste Morphium-Vergiftung* (25j. Pfleger) mit 250 mg Morphium i.m. und Atropin. sulfur. 15 mg. Der Patient spritzte die Gesamtdosis um 15.15 Uhr und wurde erst 5 Std. später in schwerstem Koma mit Cheyne-Stokes und schwerem Kollaps (Puls und Blutdruck nicht mehr bestimmbar) aufgefunden. Der Patient brauchte alle 1–2 Std. N-Allylmorphin (Lethidrone®), total 210 mg in 8 Std. Um die Atropinwirkung aufzuheben, wurde auch Pilocarpin verabreicht (siehe Kurve).

die Stichstelle sofort mit 1 mg Adrenalin in verdünnter Lösung (20 ml physiol. Kochsalz) zu umspritzen und evtl. die betreffende Extremität abzuschnüren. Auflegen von *Eisblasen*. Dadurch kann die Resorption deutlich verlangsamt werden.

4. Sauerstoffatmung durch eingelegten Nasenkatheter. Bei Aussetzen der Atmung Hervorziehen der Zunge und *künstliche Beatmung*. LESCHKE (3) berichtet von einem Fall mit 1,5 g Morphium, der durch die eine ganze Nacht fortgeführte künstliche Beatmung am Leben erhalten werden konnte! In der Klinik *Intubation* und O_2-Beatmung durch Respirator.

5. Infusionen: Um die Entgiftung zu beschleunigen, i.v. langsame Traubenzuckerinfusionen von 5%iger Lösung, 2000 ml in 12 Stunden oder 2mal 1000 ml s.c.

6. Darmentleerung durch hohe Einläufe; *Blasenentleerung* durch Katheterismus.

7. Penizillin: In schweren Fällen mit langem Koma immer prophylaktisch 5 Millionen E plus 1 g Streptomycin täglich die ersten 3–5 Tage, um Pneumonien und Lungenabszesse zu vermeiden.

8. Akutes Lungenödem: Aderlaß von 300–400 ml, dann $1/4$ mg *Strophosid®* + 60 ml 40%igem Traubenzucker i.v.

9. Prophylaxe der Mundschleimhaut: Die große Austrocknung der Schleimhäute bekämpfe man durch sorgfältiges Austupfen der Mundhöhle, ferner Einpinseln von Boraxglyzerin. Aufstellen eines Bronchitiskessels im Zimmer, um die Luftfeuchtigkeit zu erhöhen, oder Plastikzelt.

Chronischer Morphinismus und Heroinsucht

Auch heute fallen noch immer vor allem gewisse Medizinalpersonen der *Morphinsucht* zum Opfer. Die Ursache kann ursprünglich in einer therapeutisch nötig gewesenen Anwendung dieser Analgetika liegen. Die euphorische Wirkung zusammen mit den unangenehmen Abstinenzerscheinungen führen dann bei neurotischen Menschen allmählich zur eigentlichen Sucht. Diese Morphinisten gewöhnen sich rasch an für normale Menschen tödliche Dosen von 1g und evtl. mehr pro Tag. Nicht selten gehen die Betroffenen schließlich auf die i.v. Injektion über. Nur wenige Morphinisten vermögen mit einer kleinen konstanten Menge auszukommen (ich kenne als große Ausnahmen zwei Ärzte), meistens wird die Dosis sukzessive gesteigert. Die Süchtigen fallen durch ihre engen Pupillen, durch den raschen Stimmungswechsel (Gereiztheit wechselt nach der Injektion mit euphorischer Stimmung) und durch ihr schlechtes, gelblichfahles, abgemagertes Aussehen auf. Allmählich kommt es zu Schlaflosigkeit, Impotenz, Ohrensausen, Tremor und Koordinationsstörungen, Parästhesien und zu schweren psychischen Störungen (Lügenhaftigkeit s. BLEULER (4)). Die Untersuchung der Haut zeigt multiple, zum Teil infizierte Stichstellen. Manchmal werden die Patienten so kritiklos, daß sie direkt durch die Kleider injizieren und auch unsterile Spritzen verwenden. Der psychische Verfall äußert sich speziell auch darin, daß die Morphinisten, ähnlich wie die Kokainisten, vor keinem Mittel zurückscheuen, um sich ihre Droge zu beschaffen. Die *Abstinenzerscheinungen* (ca. nach 24 h) sind bei Morphinisten evtl. recht schwer und können zu Tremor, Erbrechen und Durchfällen, Kreislaufkollaps und Angstgefühl führen, und es können sehr bedrohliche Zustände eintreten. Solche Abstinenzerscheinungen können in Zweifelsfällen auch durch die s.c. *Injektion des Mo-Antidots „Lorfan®"* 0,5–1 mg oder „*Lethidrone*" 3–5 mg/24 h provoziert werden. (5). Für eine eingehendere Darstellung des Morphinismus sei auf die ausgezeichneten Darstellungen von BLEULER (4) verwiesen. Wesentlich ist die *sowohl psychische wie physische Abhängigkeit* („Drug Dependence").

Abstinenzerscheinungen bei Neugeborenen:

Neugeborene von Morphium- oder Dolantin-(usw.) süchtigen Müttern zeigen nach der Geburt schwere Abstinenzerscheinungen (6), wie Hyperaktivität, Zittern, Zuckungen und evtl. Krämpfe, ständiges Hungergefühl mit Hände- und Fingerlutschen, Erbrechen und Durchfälle. Diese Symptome können 5–6 Tage anhalten. Ganz typisch ist eine schwere Dyspnoe evtl. kombiniert mit apnoischen Pausen, die ohne Therapie zum Exitus führt.

Therapie: Antibiotika plus Sauerstofftherapie, kleine Dosen Phenobarbital und Chlorpromazin, Infusionen und Kontrolle der Elektrolyte in den ersten 1–2 Tagen.

Heroinsucht: *Diacetylmorphin = Heroin.* Mittlere *Letaldosis* bei Ungewohnten 60 mg. Wirkt am stärksten suchtauslösend und hat ungefähr die sechsmal stärkere Wirkung als Morphin. Während diese Sucht früher eigentlich nur in Asien (Hongkong, Bangkok etc) verbreitet war, hat sie in den letzten Jahren (1965–1971) über Kalifornien und England trotz aller Bemühungen leider auch Eingang in Europa und vor allem bei den Jugendlichen der Großstädte gefunden. – Von den bis heute bekannten Toxikomanien ist sie weitaus die gefährlichste und führt zu verheerenden Zerstörungen der ganzen Persönlichkeit und der physischen Kräfte. Heroin wird entweder geschnupft oder die Süchtigen inhalieren den auf einer Metallfolie erhitzten Dampf oder spritzen sich eine oft völlig unsterile Lösung parenteral, meistens intravenös ein. So kann es bei Süchtigen zu *Septikämien* (7) (Staphylokokken!) und beim nicht seltenen Gebrauch der gleichen Spritzen zu *Hepatitiden* kommen. In *New York* starben 1970 an der Heroinsucht mehr Jugendliche als an Infektionskrankheiten. Das Rauschgift ist in N.Y. bei 14- bis 35jährigen zur häufigsten Todesursache geworden (8).

Heroin wirkt noch stärker euphorisierend als Morphin. In den Anfangsstadien fühlen sich die Süchtigen gehoben, die Sexualität ist oft stark gesteigert. Dann folgt aber schon innerhalb einiger Wochen die Katastrophe, d.h. eine zunehmende Anorexie, eine extreme Kachexie und weiter der völlige Zerfall der Persönlichkeit bis zum letalen Ende. Häufig sterben die Süchtigen schließlich an einer Überdosis oder begehen Suizid. Nicht selten spritzen sich die Süchtigen auch Kombinationen mit andern Drogen, wie z.B. Amphetamin usw.

Lungenödem bei Überdosierung: Dieses kann sich bei Überdosierung plötzlich oder innerhalb der nächsten 24 Stunden entwickeln (9), häufig sind anschließende Bronchopneumonien.

Therapie: Lorfan, i.v., Intubation, O$_2$-Beatmung unter intermittierendem Überdruck, Antibiotika. Patienten mindestens 24 Stunden überwachen! Man kann nur hoffen, daß es durch ein *energisches Vorgehen gegen die Kreise der verbrecherischen Händler und Zuträger*, die das Heroin herbeischaffen, *gelingen wird, dieser katastrophalsten Seuche unseres Jahrhunderts Einhalt zu gebieten.*

Therapie der Sucht

In Frage kommt nur eine Entziehungskur in einer geschlossenen Anstalt. Die evtl. gefährlichen Abstinenzerscheinungen können heute durch einen allmählichen Abbau und durch die anfängliche Ersetzung des Morphins durch *Pethidin®* und seine Verwandten vermieden werden, ferner durch die gleichzeitige Verabreichung von *Prednison* 30–40 mg täglich. Zur Beruhigung *Chlorpromazin (Largactil®, Megaphen®)* 25–50 mg pro dosi, d.h. täglich 160–200 mg; oder *Reserpin* i.m. $^1/_2$–1 mg bis zu täglich 2,5–10 mg (10), ferner *Diazepam (Valium®)* 5–10–20 mg in wiederholten Dosen.

Codeinum; Dihydrocodeinum (= *Paracodin®*); **Hydrocodonum** (= *Dicodid®*); **Thebaconum** (= *Acedicon®*) usw.: Tödliche Dosis beim Codein für den Erwachsenen von 0,5 g aufwärts. Hier steht die euphorische Wirkung im Hintergrund, so daß ein chronischer Mißbrauch seltener ist, am ehesten kommt dies beim *Acedicon®* vor. Die akute Vergiftung gleicht weitgehend der Morphinvergiftung. HERTZ (11) sah unter 13 Vergiftungsfällen bei Kindern 8mal ein typisches Gesichtsödem, das er auf eine allergische Grundlage zurückführt. Typisch ist der folgende von uns beobachtete Fall einer akuten Codeinvergiftung:

Fall J. J., 37j., Magaziner (KG 104/251, 1946)

Als Gehilfe mußte er in einer Apotheke Hustensirup mischen und abfüllen. 5 g Codein wurden mit 5 l Birnensaft, Glukose und Wasser verrührt. Nachdem er die Mischung in kleine Fläschchen abgefüllt hatte, verblieb noch ein leichter Bodensatz mit Sirup in dem größeren Mischgefäß, das er austrank (ca. $^1/_3$ Trinkglas voll). Hierauf zunehmende Müdigkeit, schlief am Tisch ein, wurde ins Bett gebracht und fiel dann in ein tiefes Koma, Einweisung.

Befund: Tiefes Koma mit völliger Areflexie. Pupillen stark verengt, lichtstarr. Atmung verlangsamt, 15/Min., apnoische Pausen, die immer länger werden, mit Auftreten von Zyanose. Puls 52. Temperatur rektal 35! RR. 95/70. Unter sehr kräftiger Stimulation allmähliches Wiederkehren der Korneal- und Pupillarreflexe und Erholung des Atemzentrums. Schläft noch ca. 18 Stunden, dann allmähliches Erwachen und vollkommene Erholung. Wahrscheinlich hatte sich hier das Kodein im Bodensatz angereichert und deshalb zu der schweren Vergiftung geführt.

Therapie: Siehe Morphiumvergiftung.

Darvon®: Ein synthetisches Husten-Sedativum (Dextropropoxyphène) mit codeinähnlicher Wirkung hat in den USA zu zahlreichen Vergiftungen geführt. Gefährdet sind vor allem Kinder (4–5 Tbl. à 32 mg), aber auch Erwachsene (10–13 Tbl.), wobei es zu einem Koma und zum Auftreten von *Krämpfen* kommt! (12, 13).

Therapie: Magenspülung, Nalorphin, Antikonvulsiva, forcierte Diurese, Peritonealdialyse.

Apomorphin: Als Brechmittel in der Dosis von 0,01 bis max. 0,02 g benützt. Die tödliche Dosis liegt wahrscheinlich ungefähr bei 0,65 g. Im Gegensatz zum Morphin hat es kaum eine zentral lähmende, sondern eine *erregende Wirkung und führt* bei Vergiftung *zu Krämpfen,* dann allmählich zu Kollaps, Koma und Atemlähmung. Für Säuglinge und Kleinkinder sind schon Milligramme lebensgefährlich (Kollaps und Atemstörung).

Therapeutisch wäre wohl die Kombination von *Diazepam (Valium®)* gegen die zentralen Reizerscheinungen und die gleichzeitige Verabfolgung von *Aramin®* oder *Micoren®*, die am wenigsten krampfauslösend wirken, zu empfehlen. In schweren Fällen Intubation und Tropfinfusion i. v. mit *Angiotensin (Hypertensin®)* und *Noradrenalin (Arterenol®)*.

Literatur

1 SPENGLER, G. A.: Helv. med. Acta 25 (1958) 430
2 FOLDES, F. F.: Arch. Toxicol. 24 (1968) 51
3 LESCHKE, E.: Die wichtigsten Vergiftungen. Lehmann, München 1933, S. 173
4 BLEULER, E.: Lehrbuch der Psychiatrie. 5. Aufl. Springer, Berlin 1930, S. 246
5 Editorial: J. Amer. med. Ass., Jan. 30 (1954) 414
6 KUNSTADTER, R. H. u. MITARB.: J. Amer. med. Ass. 168 (1958) 1008
7 BRIGGS, J. H. u. MITARB.: Lancet 1967/II, 7528
8 BADEN, M. (New York): zit. nach Medic. Tribune 1970, No. 2, 21, v. 20. 3. 70
9 STEINBERG, A. D., J. S. KARLINER: Arch. intern. Med. 122 (1968) 122
10 CAREY, E. F.: Ann. N. Y. Acad. Sc. 61 (1955) 222
11 HERTZ, M.: Nord. Med. 42 (1949) 992
12 Editorial: Bull. Méd. Lég. 5 (1962) 43
13 MCCARTHY, W. H., R. L. KEENAN: J. Amer. med. Ass. 187, (1964) 460

Halluzinogene

Zu dieser Gruppe rechnet man unter anderen die folgenden Drogen: *Haschisch, LSD, STP, Mescalin, Psilocin, Psilocybin, Dimethyltryptamin.* Gemeinsam ist allen, daß sie einen Indolring enthalten.

Haschisch („Marihuana")

Der indische Hanf, *„Cannabis indica"*, liefert (namentlich in den bläulichen Blüten) einen harzartigen Stoff, den Haschisch, der im Orient (schon bei den Assyriern „Quanabo") und seit ca. 1930 in steigendem Maße auch in Zentralamerika, Südamerika („Marihuana"), USA und Südafrika als Rauschmittel von ca. 200 Millionen Menschen (1) gebraucht wird. Noch in der letzten Auflage dieses Buches schrieb ich, daß diese Droge in Europa praktisch keine Rolle spiele. – Das hat sich leider seither grundlegend geändert. Zuerst in England, dann in Skandinavien und Frankreich und seit 1968 in erschreckender Weise auch bei uns in Zentraleuropa sowie in den USA, hat der Haschisch-Mißbrauch vor allem bei Jugendlichen seinen verheerenden Einzug gehalten. Haschisch wird sowohl geraucht als auch oral (Ägypten) eingenommen. In den amerikanischen Ländern wird er vorwiegend in Form von Zigaretten und Zigarren geraucht und ist namentlich auch bei der ärmeren Bevölkerung weit verbreitet (siehe die ausführliche Studie von WOLFF (1)). Der Wirkstoff ist ein aromatischer Alkohol (*Cannabinol* $C_{21}H_{30}O_2$).

Gefahren der Haschischsucht: Leider wird heute die Freigabe dieser Droge von gewissen Kreisen gefordert. *Dies wäre eine Katastrophe für unsere Menschheit.* Die Hauptgefahr liegt neben dem bei chronischem Abusus auftretenden „Zerfall der Persönlichkeit" (s. u.) in der „Suchtinduktion" zu noch gefährlicheren, stärkeren Drogen oder Drogenkombinationen wie Heroin etc. Darüber habe ich mich seinerzeit in Südamerika und zuletzt in den USA persönlich überzeugen können. – *Eine Bestrafung der Süchtigen hat sicher keinen Sinn*, und vielleicht sogar einen gegenteiligen Effekt. *Die Händler und Zuträger sollten aber ganz scharf bestraft werden, analog wie bei anderen Rauschgiften, da sie vor allem die Jugendlichen gefährden.* Abstinenzsymptome treten im Gegensatz zum Morphin nicht auf. Eine Toleranz entwickelt sich praktisch nicht.

Vergiftungserscheinungen

Haschisch führt zu einem Rauschzustand mit vor allem *farbigen, sehr phantasiereichen Visionen* und ausgesprochener Euphorie. Das Bewußtsein ist trotzdem mehr oder weniger erhalten. Es kommt zu Hyperexzitation, motorischer Inkoordination und allgemeiner Steigerung der Sensorik, Automatismus der zerebralen Funktionen, evtl. Angstgefühl. Das Zeit- und Raumgefühl geht verloren, Minuten werden als Stunden empfunden und Zentimeter als Meter. Viele Leute sind in diesem Stadium auch besonders suggestibel. Bei schwereren Vergiftungen (oder bei besonders empfindlichen Personen schon nach kleineren Dosen) kommt es zum Auftreten *schwerer Delirien* mit völliger Amnesie mit mehr oder weniger kurz dauerndem vorübergehendem Verschwinden der Vergiftungserscheinungen. Je nach der psychischen Konstitution der Vergifteten, kann es in diesem Stadium durch eine gesteigerte Reizbarkeit und Fortfall der Hemmungen zu Gewalttätigkeiten, Totschlag usw. kommen. In dieser Beziehung hat gerade in Südamerika der Marihuana-Abusus verheerend gewirkt, worauf auf Grund zahlreicher Fälle vor allem WOLFF (1) hingewiesen hat. In Ägypten sah ABDULLA (2) besonders eine Unruhe und Angst auslösende Wirkung. Nach der Vergiftung fallen die Leute in Tiefschlaf und zeigen am folgenden Tage Katererscheinungen.

Der *chronische Mißbrauch* führt neben chron. Laryngitis und Bronchitis zu nervösen Schädigungen, und es kann, ähnlich wie beim chronischen Äthylismus, zu akuten Delirien, eigentlichen Psychosen von depressiver Stimmung, Zerfall der ganzen Persönlichkeit (3, 4) und schließlich zu Verblödung kommen.

Auf die Entwicklung dieses *hirnorganischen Syndroms* mit einer erschreckenden Nivellierung hat neuerdings auch VIERTH (3) auf Grund seiner zweijährigen Erfahrung in Marokko hingewiesen.

Nachstehend ein 1970 auf unserer Klinik beobachteter Fall einer *akuten Haschischvergiftung*, bei dem wahrscheinlich durch Überdosierung schwere Angstzustände auftraten:

28jähriger Architekt (KG 51493/970/1970). Versucht zum ersten Mal Haschisch, das er im Tee einnimmt. Menge nicht sicher zu eruieren. Bald darauf verspürt er abwechselnd ein *Hitze- und Kältegefühl.* Dann kommt es zu starkem Zittern am ganzen Körper, seine Frau bemerkt zeitweise Absenzen. Zeitweise Gefühl von Schwerelosigkeit. Dann Auftreten von immer stärkeren Angstzuständen, glaubt sterben zu müssen und läßt sich deshalb in die Klinik einweisen. *Befund:* Patient schwerbesinnlich. Gesteigerte Reflexe, Fußklonus beidseits auslösbar. Pupillen beidseits mittelweit. reagieren auf Licht und Konvergenz. Ausgesprochener Angstzustand. Nach Chlorpromazin 25 mg i.m. fällt er in tiefen Schlaf und ist am nächsten Morgen mit Ausnahme von gewissen Katererscheinungen symptomlos.

Therapie: siehe unter Morphinismus.

Literatur

1 WOLFF, P.O.: Marihuana in Latin America. The Linacre Press. Inc. Washington 6, D.C. 1949
2 ABDULLA, A.: Schweiz. med. Wschr. 83 (1953) 541
3 VIERTH, G.: Medicale Tribune 1970/II, No. 34/35, 18
4 BLOOMQUIST, E.R.: Calif. Med. 106 (1967) 346

Mescalin: Dieses wird aus den Früchten des mexikanischen Peyote-Kaktus *(Echinocactus Williamsi)* gewonnen und in Form des alkoholischen Getränkes „Pellote" als Genußmittel verwendet. Die getrockneten Früchte „mescal buttons" oder 0,2 bis 0,5 g Mescalin bewirken Erbrechen und visuelle farbige und evtl. auch akustische Halluzinationen, ohne das Bewußtsein zu trüben. Dazu kommen ähnliche Erscheinungen wie beim Haschisch.

Literatur

1 BERINGER, K.: Der Meskalinrausch. Springer, Berlin 1927
2 FÜHNER, H., W. WIRTH, G. HECHT: Med. Toxikologie, 3. Aufl. Thieme, Stuttgart 1951, S. 164

Psilocybin und **Psilocin:** Indole, die im mexikanischen Zauber-Pilz „Teonactal" *Psilocybe mexicana* enthalten sind, rufen ein ähnliches Bild wie die LSD-Vergiftung hervor. Eine gewisse Toleranz entwickelt sich rasch, diese aber verschwindet beim Absetzen der Droge auch wieder nach kurzer Zeit.

Dimethyltryptamin: Wird synthetisch hergestellt. Ist oral unwirksam, aber wenn geraucht wirksam. Der Effekt hält nur ca. 1 Stunde an.

LSD (Lysergsäurediäthylamid)

Diese von dem Schweizer HOFFMANN 1943 (1) bei der Erforschung der Mutterkornalkaloide entdeckte Substanz hat heute als *Halluzinogen* und *Suchtmittel* eine traurige Berühmtheit und Verbreitung erlangt. Es ist eines der am stärksten wirkenden Halluzinogene, ruft es doch schon in Dosen von 0,01–0,03 mg Halluzinationen hervor, die gewöhnlich 8–10 Std. andauern, und evtl. rezidivieren.

Letaldosis: Diese ist individuell sehr verschieden. Gefährliche Reaktionen gewöhnlich bei 0,07 mg und darüber.

Verkauf: Gewöhnlich in Form von gesättigten Zuckerwürfeln oder kleinen Ampullen mit der Lösung, ferner als Pillen oder als kristallinisches Pulver. Phantasienamen: „the beast", „hawk", „ghost", „crackers" etc.

Verwendungsart: Gewöhnlich oral, in einer *Dosis* von 0,02–0,04 mg, z.B. als aufgelöstes Pulver in Wasser oder in Fruchtsäften oder Coca Cola getrunken. Die Ampullen sind besonders gefährlich und werden s.c., i.m. oder i.v. appliziert. Die Gewöhnung erfolgt rasch, so daß dann zu höheren Dosen oder anderen Drogen gegriffen wird, beim Absetzen geht die Toleranz rasch wieder zurück.

Wirkung: Bei der Herstellung des LSD-Derivats in den Laboratorien der Sandoz wurde A. HOFFMANN akzidentell erstmals von einem durch

LSD ausgelösten Rauschzustand befallen, den er in einem Selbstprotokoll vom 22. 4. 1943 treffend festgehalten hat (1). Die Wirkung ist je nach Dosis und Individuum verschieden. Es kommt zu einem 8–10 Std. anhaltenden, rauschartigen Zustand mit vor allem *farbigen Halluzinationen* und einer charakteristischen *Hyperakusis*. Typisch ist auch eine Spaltung der Persönlichkeit, indem der Vergiftete sich gewissermaßen als zweite Person beobachtet, ferner gehen die Begriffe für Raum und Zeit weitgehend verloren. Viele Personen werden aber von sehr schweren *Angstzuständen* befallen, in denen es eventuell zum Suizid kommen kann. So schilderte mir einer meiner Mitarbeiter, der in den von Prof. BLEULER seinerzeit unternommenen ersten Versuchen mit der neu gefundenen Substanz freiwillig teilgenommen hatte, daß er in einen mehrere Tage anhaltenden furchtbaren Angstzustand mit schrecklichen Visionen geriet, in dem man ihn ständig überwachen mußte. Nachher fühlte er sich noch tagelang elend und die Visionen rezidivierten noch während 2–3 Wochen von Zeit zu Zeit.

Besonders gefährdet sind paranoide, schizoid veranlagte Individuen. Hier kann es zur Auslösung eigentlicher schizoider Schübe von mehreren Tagen Dauer (2) kommen. Dabei entwickeln sich evtl. Hypomanie oder Hyperaktivität, Aggressivität und völlige Desorientiertheit mit ausgesprochenen Gehörshalluzinationen und ausgesprochenen Angstzuständen. Solche Individuen müssen eventuell für längere Zeit in einer psychiatrischen Anstalt interniert werden.

Chronische Vergiftungserscheinungen

Die Hauptgefahr besteht bei wiederholter oder chronischer Anwendung in einer *dramatischen Veränderung der Urteils- und Bewertungsfähigkeit*. Die Süchtigen beginnen sich zu isolieren und grübeln, reden und schreiben über das LSD oder andere Probleme. Sie verlieren das Interesse an der Arbeit, an ihrer Familie. Wesentliches kann nicht mehr vom Unwesentlichen unterschieden werden, die Fähigkeit zur Beobachtung geht weitgehend verloren.
Noch nicht restlos geklärt sind die evtl. *kanzerogene* und *teratogene Wirkung* des chronischen LSD-Mißbrauchs. Im Tierversuch und teilweise auch beim Menschen sieht man *Chromosomenbrüche,* Auftreten des Philadelphia-Chromosoms in den Leukozyten und andere Veränderungen. Im Tierversuch sah man auch *teratogene Schäden,* beim Menschen ist der Zusammenhang noch nicht bewiesen. (Siehe Editorial Lancet 1967/II, 504 und 929; Presse Méd. 1967, 1858; Brit. Med. J. 1969/II, 800).

Diagnose: Für die Diagnose der Vergiftung sind vor allem die folgenden objektiven Symptome wesentlich. Im Beginn oft *Mydriasis, Tachykardie* und *Schweiße. Hyperreflexie.* Starker *Wechsel zwischen Euphorie und Angst,* Inaktivität und Aggressivität. Schlecht artikulierte Sprache, Ataxie. Visuelle farbige Visionen bei geschlossenen Augen, Verkennung von Personen und Gegenständen bei offenen Augen. Überwertung akustischer Töne. Depersonalisationsgefühl. Oft machen die Patienten den Eindruck einer Schizophrenie oder eines Somnambulen.

Therapie

Bei enteraler Aufnahme in Frühfällen *Magenspülung* (Kinder). Symptomatische Behandlung mit Neuroplegika, z.B. *Chlorpromazin (Largactil®, Megaphen®)* 25–50 mg am besten i.m. oder *Diazepam (Valium®)* und einem leichten Schlafmittel. Bei *Süchtigen* Internierung und Entwöhnung.

Literatur

Gute Übersichten: – „Drug Dependence" v. EDDY, E.B, U. MITARB.: Bull. WHO 32 (1965) 721. – „The Problems of LSD and Emotional Disorders". UNGERLEIDER, TH.J. U. MITARB.: Calif. Med. 106, (1967) 49–55
1 HOFFMANN, A : siehe Beschreibung in: STOLL, W.A.: Schweiz. Arch. Neurol. Psychiatr. 60 (1947) 1
2 COHEN, S., K.S.DITMAN: Arch. Gen. Psychiatr. 8 (1963) 475

Rivea corymbosa „*Morning glory seeds*": Ein mexikanisches Windengewächs, das sich vor allem in den USA wachsender Beliebtheit erfreut. Es handelt sich um die mexikanische Zauberdroge „*Ololiuqui*" (siehe J. Amer. med. Ass. 185 (1963) 878. Analog wirkt *Ipomoea violacea*. Die Wirkstoffe stehen dem LSD nahe.

STP

Ein sehr *gefährliches Halluzinogen,* dessen Wirkung lange anhält, tauchte 1970 in San Francisco im Hippie-Zentrum „Hight-Ashbury-Quarter" erstmals auf. Es wurden dort im Juni an einem Massentreffen ca. 5000 Kapseln verteilt! Zahlreiche der Betroffenen mußten ins Krankenhaus eingeliefert werden. Sie litten an schweren Wahnvorstellungen und Tobsuchtsanfällen. Nach langem Suchen fand man heraus, daß es sich um das von der Dow Chemical entwickelte *4-methyl-2,5-dimenthoxy-alpha-methyl-phenetylamine* handelte, welches sich noch im Prüfungsstadium befand und durch illegale Hände in den Schwarzhandel geriet. (Mitteilung von AMMANN, M.E. (New York).)

Kokain

Kokain ($C_{17}H_{21}O_4N$) steht chemisch dem Atropin nahe und wird aus dem Kokastrauch „Erythroxylon Coca", der heute vor allem noch in Südamerika und Java angebaut wird, gewonnen.

Giftwirkung: Kokain wirkt schon in großen Verdünnungen lähmend auf die sensiblen Nervenendigungen und ruft dadurch auf den Schleimhäuten oder bei Einspritzung Anästhesie und Analgesie hervor. Eingenommen wirkt es erregend auf verschiedene zentralnervöse Funktionen, in großen Dosen lähmend.

Tödliche Dosis: Diese dürfte, wenn keine Gewöhnung vorliegt, bei oraler Aufnahme zwischen 1–2 g liegen, subkutan schon bei 0,2–0,3 g. Die individuelle Empfindlichkeit ist aber außerordentlich verschieden, und bei Überempfindlichen können schon ganz kleine Mengen durch Schock tödlich wirken. Bei Kokainisten werden evtl. sogar Vergiftungen mit 3 g, wie wir dies beim gleichen Patienten zweimal sahen, überstanden.

Nachweis: Eine quantitative Methode für die Bestimmung im Urin ist von OELKERS und VINCKE (1) angegeben worden, einfachere Nachweismethoden am Krankenbett sind mir nicht bekannt.

Vergiftungserscheinungen

Bei der Kokainvergiftung unterscheiden wir am besten drei Formen:

1. *Kokainschock,*
2. *Akute Kokainvergiftung,*
3. *Chronische Kokainvergiftung.*

Kokainschock

Dieser kann bei überempfindlichen Menschen schon auf ganz kleine Dosen eintreten. Viel seltener ist er bei den heute praktisch gebrauchten Kokainderivaten, wie dem Prokain *(Novocain®)* usw. Aber auch dort treten unter Tausenden von Anästhesien noch vereinzelte solche, evtl. sogar tödliche, Schockfälle auf. Häufig waren sie beim *Percain* (2), das heute aus diesem Grunde nicht mehr gebraucht werden sollte.

Die Patienten erkranken z. B. während einer Schleimhautpinselung oder nach dem Einträufeln von Kokaintropfen in das Auge, oder nach einer Infiltrationsanästhesie ganz plötzlich mit Angstgefühl, evtl. unter dem Vorangehen eines kurzen Erregungsstadiums und schwersten Schockerscheinungen, wie extreme Blässe, Atemnot, kalter Schweiß. Der Puls kann dabei auffallend langsam sein (siehe den folgenden Fall), terminal wird er aber frequent und kaum fühlbar, der Blutdruck fällt stark ab, und meistens geht dieser Zustand sehr bald in ein tiefes Koma über, in dem die Patienten evtl. trotz energischer Therapie ad exitum kommen können.

Fall 1. W. M., 34j., Kaufmann (KG 88/97, 1944)

Bei der Anästhesie mit einer Kokainlösung zur Vorbereitung für eine Lipiodolfüllung plötzlicher Aufregungszustand, Angstgefühl, Zittern, starke Blässe und dann Kollaps. Einweisung als Notfall.

Befund: Kräftiger Mann in sehr schwerem AZ, tiefem Koma, atmet nur sehr oberflächlich. Haut blaß und kühl. Lippen zyanotisch. Pupillen rund, weit, keine Reaktion auf Licht. Kornealreflexe fehlend. Sehnenreflexe schwach vorhanden. Puls 64, schwach gefüllt, regelmäßig. Auf die Injektion von 5 ml Coramin und 20 ml Euphyllin (0,5 g) i.v., Sauerstoff und halbstündliche Stimulation wird die Atmung besser, die Zyanose geht zurück. Durch Aspiration von Speichel noch mehrere Erstickungsanfälle mit Zyanose, die aber nach Ansetzen einer Absaugevorrichtung verschwinden. *Bewußtsein kehrt erst nach ca. 8 Stunden zurück!* Völlige retrograde Amnesie für alles, was vorgefallen ist. Entlassung in beschwerdefreiem Zustand am folgenden Tag.

Typisch ist in diesem von uns beobachteten *Schockfalle* (im Gegensatz zur eigentlichen akuten Kokainvergiftung mit Tachykardie und Rötung des Gesichtes) der *langsame Puls* und die *auffallende Blässe.*

Therapie

1. **Adrenalin,** 1 mg sofort i.v., in leichteren Fällen i.m. Wenn keine Besserung, dann weiterhin *Noradrenalininfusion* (4 mg auf 250 ml Plasma) i.v. mit **Hydrocortison** 250 mg anschließen.

2. **Sofortiges Reinigen der Schleimhäute** von dem aufgepinselten oder eingetropften Kokain! Entfernung evtl. eingeführter Tampons!

3. **Sauerstoff** und i.m. 0,5 g Prethcamid (= *Micoren®*, „Geigy") zur Anregung der Atmung, evtl. Intubation und künstliche Beatmung!

4. **Kalziumglukonat,** 20 ml 10%ige Lösung i.v. Wenn keine Besserung, nach 10–15 Minuten wiederholen.

5. **Einlegen einer Absaugvorrichtung,** wie sie Zahnärzte gebrauchen, gegen die Aspiration von Speichel (wahrscheinlich infolge Anästhesie des Schluckreflexes).

Akute Kokainvergiftung

Solche Vergiftungen kommen entweder infolge einer besonderen Empfindlichkeit bei Kokainpinselungen usw. vor, häufiger sind sie aber die Folge von Kokainabusus, wobei durch immer mehr gesteigerte Dosen schließlich schwere akute Vergiftungen auftreten können. Häufig sind bei solchen Toxikomanen auch Suizidversuche durch größere Dosen (s. Fall 2).

Vergiftungserscheinungen

Bei leichteren Vergiftungen kommt es zu der typischen *Anregung der zentralen Funktionen* mit gleichzeitigem *Fortfall der Hemmungen* und einer vor allem bei Frauen sehr ausgesprochenen Steigerung der Sexualität. Das Bedürfnis nach körperlicher Bewegung ist gesteigert („Tanzwut"). Für nähere Einzelheiten sei auf die ausführliche Darstellung in den psychiatrischen Handbüchern verwiesen. Bei *schweren Vergiftungen* führt die *starke Sympathikuserregung* zu Glanzauge mit Erweiterung der Pupillen, deutlicher Tachykardie, Rötung des Gesichtes, Schwitzen, Hyperventilation, Temperatur- und Blutdrucksteigerung und feinschlägigem Tremor der Hände. Das Bild gleicht der Amphetaminvergiftung, es kommt auch zu Anorexie.

Das Bild kann dann einer *akuten Hyperthyreose* sehr ähnlich sehen und zu Verwechslungen Anlaß geben (s. Fall 3), wenn man nicht an die Möglichkeit der Kokainvergiftung denkt. Von der ähnlichen *Atropinvergiftung* unterscheidet sich das Bild durch das Fehlen der trockenen Schleimhäute, durch das Schwitzen und durch das Erhaltensein der zwar trägen Pupillenreaktion auf Licht und Konvergenz und das Fehlen der Akkommodationslähmung. Die zentrale Erregung kann so weit gehen, daß es zum Auftreten von epileptiformen Krämpfen, athetotischen Bewegungen, Hypertonie der Muskulatur und zu Halluzinationen kommen kann. Diese sind nach Angaben der Patienten ausgesprochen farbig und oft sexueller Natur. So schilderte uns einer der Kokainisten (Fall 2), es sei, „wie wenn man einen farbigen Film mit schönen Bildern vor ihm vorbeiziehen lasse". Allmählich wird das Sprechen schwierig, die gesteigerte Atmung wird unregelmäßig, und bei hohen Dosen tritt Bewußtlosigkeit auf. Die Atmung setzt zeitweise aus (Cheyne-Stokes), und unter den Zeichen einer Atemlähmung oder eines schweren Kreislaufkollapses kann schließlich der Tod eintreten.

Als Katererscheinungen treten nach einer Kokainvergiftung oft starke Kopfschmerzen, ferner Angstzustände, Schlaflosigkeit und gelegentlich Erbrechen auf. Diese sehr unangenehmen Nachwirkungen sind mit ein Grund für das immer erneute Bedürfnis dieser Patienten nach Kokain.

In dem folgenden Fall handelte es sich um eine akute Vergiftung (3 g) bei einem chronischen Kokainisten; nur so ist wahrscheinlich auch das Überstehen der schweren Vergiftung mit dieser sonst tödlichen Dosis zu erklären.

Fall 2. W. E., 26j., Kokainschmuggler
(KG 96/93, 1949)

Schwerer Psychopath, betätigt sich während des 2. Weltkrieges als Kokainschmuggler von Italien nach der Schweiz. Schnupft und schluckt schon seit längerer Zeit aus Sucht Kokain. Bereits 1945 wegen Suizidversuch mit Kokain in einem anderen Spital. Nachdem ihm in einem Café von Schwindlern ein größeres Quantum Kokain gestohlen wurde, wofür er seiner Organisation gegenüber haftbar war, begeht er einen Suizidversuch mit 3 g Kokain. Dieses hatte er, wie anscheinend auch andere Komplizen, immer bei sich, um im Falle einer polizeilichen Festnahme Selbstmord begehen zu können. Bricht bewußtlos auf der Straße zusammen. Einlieferung.

Befund: Bei der Einweisung, ca. 6 Stunden nach der Gifteinnahme, wacht Pat. langsam wieder auf und zeigt ein eigentümliches hysteriformes Benehmen. Das Gesicht ist stark gerötet, bläulich rot, starkes Schwitzen, ausgesprochene Hyperventilation von 40. Puls 120, regelmäßig. Blutdruck 130/90. Pupillen weit, rund, sehr träge Reaktion auf Licht. Stark gesteigerte Sehnenreflexe und positiver Chvostek. Erholung in einigen Stunden, immer noch starke Katererscheinungen. Grundumsatz am 2. Tag + 11%. In der Folge noch dreimal mit dem gleichen Bild einer akuten Kokainvergiftung (je 2–3 g!) eingewiesen, trotz längerer Internierung in einer psychiatrischen Anstalt.

Der folgende Fall beleuchtet eindrücklich das verkommene Milieu und die Raffiniertheit dieser Kokainisten. Wir halten es nicht für unmöglich, daß sich in diesem Falle die anschließende Hyperthyreose auf Grund des chronischen Kokainismus durch fortgesetzte Sympathikusreizung entwickelt hat.

Fall 3. S.G., 26j., Büroangestellte (KG 87/180, 1947)
Seit dem 12. Lebensjahr sexuelle Exzesse. Kurz nach der Verheiratung von einer lesbischen Frau mit Morphium bekannt gemacht, nachher Haschisch. 1944 Übergang auf Kokain, 1–2 g täglich. Betätigte sich daneben als Spionin, wobei sie sich gewöhnlich mit Kokain Mut verschaffte.
1945 betrügerische Handlungen als Hochstaplerin, sammelt als Araberin verkleidet Geld für eine „Mission". Flucht nach Frankreich, später als Mann verkleidet nach Italien. Ende 1946 Gefängnishaft, nach 7 Monaten wird sie uns von dort als „Hyperthyreose" mit dem typischen Bild einer akuten Kokainvergiftung eingewiesen. Puls 160! Temperatur 37,6. Stark gerötetes Gesicht, weite, träge reagierende Pupillen, starkes Schwitzen, hochgradiger Erregungszustand mit hysterischen Zügen, grob- und feinschlägiger Tremor, Mikrohalluzinationen, absolute Schlaflosigkeit, Parästhesien. Grundumsatz + 60%! Leukozyten 6900 mit 49% Lymphozyten. Mäßig vergrößerte, diffuse Struma. Pat. gibt zu, während der Inhaftierung durch Freunde und Besuche dauernd mit Kokain versorgt worden zu sein. Das jetzige Kokain wurde ihr in ausgehöhltem Schachtelkäse hereingeschmuggelt.
In den folgenden Tagen nur langsame Erholung. Abstinenzerscheinungen im Sinne eines chronischen Kokainismus mit Angstzuständen, Halluzinationen. Spürt in der Haut kleine Tiere. Puls bleibt hoch, 110 bis 120. Während des Klinikaufenthaltes verschiedene Male wieder akute Kokainvergiftungen trotz strenger Überwachung! Das erste Mal stammte das Kokain aus Metallkapseln, die sie beim Spitaleintritt in der Vagina einschmuggelte, das zweite Mal wurde ihr das Kokain in von ihrem Komplizen hierzu speziell präparierten Blumenkelchen in Form eines schönen Nelkenstraußes überbracht. – In den folgenden Monaten blieb interessanterweise eine typische Hyperthyreose mit einer Grundumsatzsteigerung bis + 33% bestehen, die sich auf Thiourazilpräparate wieder zurückbildete.

| Therapie |

1. *Magenspülung:* Bei peroraler Aufnahme sofort mit 240 ml Kaliumpermanganatlösung (1%/$_{00}$) und zum Schluß 60 ml der Lösung + 20 g Kohle und 25 g Natriumsulfat durch die Sonde eingeben.
2. *Bei den schwer erregten Formen:* Diazepam (*Valium®*) 10–20 mg i.v., bei günstiger Wirkung. Sofern zu wenig wirksam i.v. Narkose mit *Narconumal* oder *Evipan* und diese evtl. nach Bedarf verlängern. In leichteren Fällen Chloralhydrat 2 g peroral oder als Klysma. Cave Morphium! da dieses zu stark lähmend auf das Atemzentrum wirkt, was dann in der nachfolgenden Lähmungsphase evtl. gefährlich werden kann. Zu empfehlen wäre aber wahrscheinlich das *Chlorpromazin (Largactil®),* 25 mg, evtl. zu wiederholen.
3. *Im Lähmungsstadium:* In schweren Fällen *Intubation* und *Sauerstoffbeatmung* mit Engström oder Bird-Apparatur. Bei *Schocksymptomen* i.v. Tropfinfusion isotonischer Glukoselösung mit 4 mg *Noradrenalin* pro 250 ml Traubenzucker.

Chronische Kokainvergiftung

In den südamerikanischen Ländern ist das Kauen der Kokablätter namentlich in Peru und Bolivien verbreitet (siehe Ciba-Zeitschrift 8 (1944) Nr.94). Viel gefährlicher ist aber das Schnupfen oder die orale Einnahme der reinen Droge. Der chronische Kokainismus ist auch heute noch trotz der strengen Bekämpfungen des Rauschmittelhandels, wie wir uns auf Grund von Vergiftungsfällen und Aussagen von Patienten überzeugen konnten, viel mehr verbreitet, als man für gewöhnlich annimmt. – Die Süchtigen zeigen unter sich einen großen Zusammenhalt und helfen sich gegenseitig bei der Beschaffung und Tarnung des Suchtmittels anläßlich polizeilicher Kontrollen. Vielfach sind heute auch mehrere Suchtmittel und Kombinationen im Gebrauch.
Die große Gefahr des Kokains liegt, im Gegensatz zum Morphium, vor allem in seiner anregenden Wirkung bei gleichzeitigem Fortfall aller Hemmungen. So wird das Kokain gerade bei Schauspielern, Varietétruppen, ja auch von Radrennfahrern usw. gelegentlich als Stimulationsmittel genommen. Häufiger jedoch wird es in privaten Gesellschaften, Nachtlokalen usw. als sexuelles Anregungsmittel verwendet. Der chronische Kokainist sucht im Gegensatz zum autistischen Morphinisten vor allem die Geselligkeit und hat ein ausgesprochenes Bedürfnis, andere Menschen ebenfalls zu induzieren. *Deshalb ist der Kokainist sozial viel gefährlicher als der Morphinist!* Auch hier tritt mit der Zeit, wenn auch weniger als beim Morphinisten, eine gewisse Gewöhnung ein, so daß immer höhere Dosen, d.h. 1–2 g täglich, verwendet werden. Durch die appetithemmende Wirkung kommt es zu starker *Abmagerung.*
Charakteristisch für chronische Kokainisten ist während der Gifteinwirkung die ausgesprochene Angeregtheit mit Störungen im logischen Gedankenablauf und ausgesprochener Weitschweifigkeit. Bei der Frau steht oft ein Fortfall aller sexueller Hemmungen mit stark gestei-

gerter Libido im Vordergrund, beim Mann ist wohl die Libido, nicht aber die Potenz gesteigert.

Intravenöse Applikation: Dies ist der schlimmste und gefährlichste Typus dieser Sucht, der sich in der zweiten Hälfte der Sechzigerjahre ausgebreitet hat. Bei den fortgeschrittenen Fällen werden die Spritzen sogar alle 10 Minuten appliziert!, um die ekstatischen Phasen möglichst häufig zu verspüren, vor allem bei psychopathischer Konstitution. Die paranoiden und akustischen Halluzinationen kann diese Süchtigen zu schwersten *gefährlichen* und *verbrecherischen* Akten führen. Sie sind also so rasch als möglich zu *internieren*. Auch Kombinations-Injektionssüchte, z.B. Kokain plus Heroin, „speedball", oder Amphetamin in der gleichen Spritze nehmen mehr und mehr zu. Kokain wird rasch abgebaut, so daß bei den relativ kleinen Einzeldosen und der häufigen Wiederholung einzelne Süchtige eine *Tagesdosis* bis zu 10 g erreichen (WHO Bull. 32 (1967) 728).

Die *Abstinenzerscheinungen* sind vor allem psychischer Art und äußern sich in Kopfschmerzen, Schlaflosigkeit und Selbstvorwürfen, dazu kommen Appetitlosigkeit und Abmagerung. Die moralische Verbitterung führt zu erneuten Rückfällen und die Süchtigen schrecken schließlich auch vor Betrug, Diebstählen und Gewaltanwendung nicht zurück, um sich mit jedem Mittel das Gift zu beschaffen (s. Fall 3). Häufig enden schließlich solche Patienten durch Selbstmord.

Die chronischen *Vergiftungserscheinungen* entsprechen den im Fall 3 angeführten Erscheinungen: auffallende Abmagerung und Blässe mit grau-fahlem Kolorit, feinschlägiger Tremor, eher weite Pupillen und Tachykardie. Typisch ist in fortgeschrittenen Fällen das Auftreten psychisch induzierter Parästhesien in Form von sog. „Kokaintierchen", wobei die Patienten das Gefühl haben, daß sich in ihrer Haut kleine Tiere bewegen (Fall 3). Oft kommen schließlich auch Gehörshalluzinationen dazu, evtl. auch schwere manische Erregungszustände und Verfolgungswahn, so daß schon aus diesen Gründen eine Internierung nötig wird.

Therapie

Längere Internierung in einer geschlossenen psychiatrischen Anstalt und Behandlung mit Beruhigungsmitteln. Siehe hierüber die psychiatrische Literatur.

Procain (Novocain) und Derivate

Schockzustände, evtl. mit tödlichem Ausgang, können auch hier wie beim Kokain in seltenen Fällen bei ganz kleinen Dosen auftreten. Die Behandlung ist die gleiche, wie sie oben für das Kokain angegeben wurde. WEISENBERG (3) hat gezeigt, daß Leute, die auf Sulfonamide allergisch sind, häufig auch auf Novocain usw. überempfindlich sind und umgekehrt (Chem. Gruppensensibilität).

Vergiftungen durch Überdosierung: Die Maximaldosis beträgt bei der Infiltrationsanästhesie 0,6 g, doch hängt auch hier die Verträglichkeit weitgehend von der Konzentration der Lösung und der Menge des zugesetzten Adrenalins ab. I.v. werden bei langsamer Infusion (20–60 Min.) evtl. noch Dosen bis zu 0,5 g ertragen. Die evtl. tödliche Dosis für die nicht durch einen oben beschriebenen Schock ausgelöste Vergiftung dürfte (4) bei s.c. Injektionen je nach der individuellen sehr unterschiedlichen Empfindlichkeit und der Konzentration der verwendeten Lösung bei Dosen von über 3–5 g liegen. Konzentrierte Lösungen werden rascher resorbiert und auch langsamer abgebaut als verdünnte Lösungen. Adrealinzusatz steigert die Toxizität (4) um 120 bis 130%. Verstärkend wirken auch Pethidin, Chinidin usw. Zahlreiche Zwischenfälle beruhen auf einem zu hohen Adrenalinzusatz oder einer ausgesprochenen Adrenalin-Überempfindlichkeit. Daneben kommen auch allergische Reaktionen durch Sensibilisierung evtl. mit tödlicher Gehirnpurpura vor (5).

Symptome: Zuerst treten Schwindel und Beklemmungsgefühl auf, dann kommt es zu einem schweren Kollaps und Koma, häufig sind auch Krämpfe und in schweren Fällen Atemlähmung.

Prophylaxe: Als beste Prophylaxe haben sich Barbiturate (4), z.B. 0,1–0,2 *Phenobarbital* mit 0,1 g Koffein p.o. oder s.c., eine halbe Stunde vor der Durchführung der Lokalanästhesie bewährt.
Cave zu starker Adrenalinzusatz! 1 Tropfen der Suprareninlösung pro 10 ml Procainlösung unabhängig von der Konzentration des Anästhetikums (EICHHOLTZ (4)). Für empfindliche Individuen empfiehlt sich der Ersatz des Adrenalins durch ein Hypophysenpräparat, z.B. *Pharmatonin*®.

Gruppensensibilisierung: Bekanntlich beruht die hemmende Wirkung der Sulfonamide bei gewissen Bakterienstämmen auf der Blockierung der Rezeptoren der Bakterien für die Paraaminobenzoesäure. So erklärt sich einerseits die spezifisch antagonistische Wirkung z.B. des *Procains* (= Diäthylaminoäthylester der β-Aminobenzoesäure) und anderseits die Tatsache der evtl. sehr gefährlich werdenden Gruppensensibilisierung. *Patienten, die eine Überempfindlichkeit (Exantheme, Fieber) auf Sulfonamide entwickelt haben, können auf Procain ebenfalls überempfindlich sein und z.B. bei einer Lokalanästhesie mit einem lebensgefährlichen Schock reagieren!* (6)

| Therapie |

1. *Bei Atemstillstand:* Künstliche Beatmung nach Intubation während mindestens 2 Stunden. Eine Erholung kann auch nach dieser Zeit noch eintreten. *Hydrocortison* 250 mg i.v.
2. *Prethcamid (Micoren®)* 0,25–0,5 g u. 25–50 mg *Ephedrin* langsam i.v.
3. *Bei Krämpfen:* i.v. Injektion einer flüchtigen Barbitursäure, z.B. *Thiopentalum solubile* 0,1–15 g langsam i.v. (= *Pentothal-Sodium®* „Abbott") maximal 0,25 g!
4. *Bei Herzstillstand:* Sofortige *unblutige Herzmassage* und künstliche Beatmung mit O_2-Zusatz. Im weiteren gleiche Therapie wie bei einem anderen Herzstillstand.

Panthesin® und **Pantocain®**: Gleiche Vergiftungserscheinungen wie Procain, wirken aber rascher und intensiver als dieses.

Clincain = Nupercain® (Percain®): Von allen Abkömmlingen der gefährlichste. Hat schon zu zahlreichen Vergiftungen geführt, es sollte heute nicht mehr verwendet werden. (Tödliche Dosis hier evtl. schon 4 mg/kg Körpergewicht oder noch weniger).

Anästhesin® (p-Aminobenzoesäureäthylester): Cave Sensibilisierung. Bei Kleinkindern und Säuglingen oft schwerste Methämoglobinämien mit hochgradiger Zyanose, Kollaps und hämolytischer Anämie (7).

Therapie: siehe Nitrobenzolvergiftung.

Procainamid (*Pronestyl®* etc.): Wird heute für die Behandlung ventrikulärer Extrasystolen zur Herabsetzung der Myokarderregbarkeit ausgedehnt verwendet und kann bei Überdosierung zu Schenkelblock, totalem Block und Herzstillstand führen. Kinder sind besonders empfindlich. Selten sind Agranulozytosen, Arthralgien, Lymphdrüsenschwellungen und evtl. ein medikamentös ausgelöster Lupus erythematodes diss., der reversibel ist (8, 9).

Literatur

1 OELKERS, H.A., E. VINCKE: Arch. exp. Path. u. Pharmakol. 179 (1935) 341
2 SZABO, J.: Slg. Verg. Fällen 10, C 52 (1939) S. 5
3 WEISENBERG, G.: Allergia 3 (1954) 6
4 EICHHOLTZ, F., A. STAAB: Klin. Wschr. 30 (1952) 97
5 HUBER, G.: Dtsch. med. Wschr. 78 (1954) 1120
6 GRONEMEYER, W.: Arzneimittel-Allergie in „Allergie" von K. Hansen. Thieme, Stuttgart 1957
7 BRUGSCH, H.: Vergiftungen im Kindesalter. Enke, Stuttgart (1956) 8
8 ROSIN, J.M.: Amer. J. Med. 42 (1967) 625
9 PAINE, M.: J. Amer. med. Ass. 194 (1965) 23

Atropin-Gruppe

In zahlreichen Solanazeen kommen vor allem zwei Alkaloide vor, das *Hyoszyamin* ($C_{17}H_{23}O_3N$) und *Hyoszin* ($C_{17}H_{21}O_4N$) = Skopolamin. Als hauptsächlichste Giftpflanzen dieser Gruppe kommen in Frage:

1. **Tollkirsche** *(Atropa Belladonna):* Giftig sind Beeren, Blätter und Wurzeln. Einige Beeren können beim Kinde, 15–20 Beeren beim Erwachsenen tödlich wirken.

2. **Stechapfel** *(Datura stramonium):* Gefährlich sind hier vor allem die evtl. von Kindern genossenen Samen, aber auch Blätter und Blüten. Sie enthalten zur Hauptsache ebenfalls l-Hyoszyamin, daneben auch Skopolamin. 1 g Trockensubstanz der Samen enthalten nach STEINDLER (1a) ca. 2–4 mg Alkaloide.

3. **Bilsenkraut** *(Hyoscyamus niger)* l-Hyoszyamin + Skopolamin: Vergiftungen durch Blätter und Wurzeln siehe Atropinvergiftung. Die Samen wirken durch ihren höheren Skopolamingehalt mehr zentral lähmend.

4. **Alraune** *(Mandragora officinarum):* Die Wurzeln dieser Mittelmeerpflanze enthalten vor allem l-Hyoszyamin.

5. **Skopolie, „Tollrübe", Glockenbilsenkraut** *(Scopolia carniolica)* l-Hyoszyamin + Skopolamin.

6. **Kartoffelbeeren:** *Solanin.*

7. **Gewisse Pilze** enthalten ähnliche Stoffe (siehe unter Pilzvergiftungen).

8. **Gewisse Azaleen** (Kontamination des Bienenhonigs).

Atropin (Hyoszyamin)

Leichte Vergiftungserscheinungen führen nur zu Trockenheit in Mund und Rachen mit Heiserkeit und Erweiterung der Pupillen evtl. kombiniert mit Akkommodationslähmung. Bei größeren Dosen tritt durch Vaguslähmung die starke Rötung des Gesichtes, die Tachykardie (120 bis 160), sowie die zentrale erregende Wirkung des Atropins auf die Großhirnrinde in den Vordergrund. Es kommt zu eigentlichen Delirien mit starker motorischer Unruhe, die schließlich in Erschöpfung und Schlaf und in tödlich verlaufenden Fällen evtl. in ein tiefes Koma übergehen. Bei Stechapfel- und Tollkirschenvergiftungen erfolgt durch die Reizung des Magens glücklicherweise häufig Erbrechen. Die Diagnose ist, wenn man sich die typischen 4 Hauptsymptome einprägt, leicht: *Rötung des Gesichtes, Trockenheit der Schleimhäute, Pulsbeschleunigung* und *Erweiterung der Pupillen*. Als typisches Beispiel sei hier der folgende von uns beobachtete Fall einer Vergiftung mit „Alraunentee" aufgeführt:

Fall G. W., 40j., Maler (KG 84/90, 1949)

Leidet seit seiner Kindheit bei Föhn an Kopfschmerzen. Ein Bekannter rät ihm, gegen diese Kopfschmerzen eine Kur mit „Alraunentee" durchzuführen. – Er kocht drei Alraunenwurzeln mit einem Eßlöffel Misteltee und trinkt hiervon erstmals am 28. Februar einige Tassen. Am folgenden Tag stark erweiterte Pupillen, Trockenheit im Mund und etwas Schwindelgefühl, sonst beschwerdefrei. Am 1. und 2. März weiter von diesem Tee getrunken, wobei die späteren Portionen wahrscheinlich viel mehr Alkaloide enthielten, weil die Wurzeln im Teekrug liegenblieben. Am 3. März morgens wird der Arzt von der Logisgeberin alarmiert. Der Mann stürmt aufgeregt und völlig verwirrt mit hochrotem Kopf in der Wohnung herum, trägt das Bett in das Treppenhaus hinaus und will Möbel und Bilder zum Fenster hinauswerfen. Sofortige Einweisung.

Befund: Hochrotes Gesicht, Puls 110, Pupillen maximal erweitert, trockene Schleimhäute, völlige Desorientiertheit, nestelt immer im Bett herum. Nach 2 Stunden wieder orientiert, noch starke Trockenheit und weite Pupillen. Nach 2 Tagen beschwerdefrei entlassen.

Inhalationsvergiftung: Die Mitteilung des folgenden seltenen Falles verdanke ich der Firma Siegfried, Zofingen.

Ein 23jähriger Chemiker war im Laboratorium damit beschäftigt, ein *Hyoszyaminoleat* herzustellen und atmete hierbei eine unbestimmte Menge der verdampfenden Substanz ein. Auftreten von Trockenheit im Mund, Gleichgewichtsstörungen. Man spritzt ihm hierauf 2×10 mg Pilocarpin s.c., trotzdem keine Besserung, Auftreten von Sehstörungen. Einlieferung 11 Uhr ins Spital Zofingen, von diesem Moment an völlige Amnesie und Benommenheit.

Befund: Gerötetes Gesicht, weite, starre Pupillen, trockene Schleimhaut, Puls 100, Blutdruck 130/80, allmähliche Unruhe, Zuckungen und Halluzinationen. Puls steigt um 15 Uhr auf 120, um 16 Uhr auf 160! Bekommt weiter Pilocarpin, um 20 Uhr wieder klares Bewußtsein. Mydriasis bildet sich erst nach zirka 14 Tagen zurück.

Bellafolin®: Enthält die Gesamtalkaloide als Extrakt und führt zu den gleichen Symptomen. Ein mir von Niggli mitgeteilter Vergiftungsfall eines $3^{1}/_{2}$jährigen Mädchens erhielt versehentlich von der Krankenschwester statt 0,15 mg 1,5 mg i.m. Die Vergiftungssymptome hielten ca. 10 Stunden an.

Prognose: Die Prognose ist bei ärztlichem Eingreifen gewöhnlich gut, die *tödliche Dosis* beträgt für Erwachsene nach LESCHKE (1) wohl über 100 mg, doch sind zahlreiche Vergiftungen mit noch höheren Dosen gut überstanden worden.

Manchmal kommen Atropinvergiftungen auch durch die *Verunreinigung von Nahrungsmitteln mit atropinhaltigen Stoffen* zustande. So sahen wir eine Vergiftung von drei Büroangestellten, die nach dem Genuß eines Glases „Pfefferminztees" mit Honig alle drei an den typischen Erscheinungen einer Atropinvergiftung erkrankten. Es ließ sich leider nicht mehr sicher eruieren, ob in dem Tee irrtümlich Blätter oder Samen einer Solanazee hineingeraten waren oder ob der verwendete Honig hierfür verantwortlich war. Es ist bekannt, daß der Honig in gewissen Gegenden durch atropinartige Stoffe aus bestimmten Blüten solche Vergiftungen hervorrufen kann. So ist dies z.B. in der Türkei für den „Pontischen Honig" bekannt, den die Bienen von gewissen Azaleenarten, „*Azalea pontica*" und „*Rhododendrum ponticum*" sammeln. In anderen Fällen ist die Verunreinigung von Getreide mit Samen des Stechapfels Ursache zu Massenvergiftungen geworden (2); solche können aber auch durch Verunreinigung mit den Samen des „Tollkorns" (*Lolium temulentum*), das ein atropinähnliches Alkaloid, das „*Temulin*" enthält, hervorgerufen werden.

Überempfindlichkeit gegen Atropinpräparate: Es gibt Menschen, die von Anfang an gegen Atropinpräparate überempfindlich sind oder es erst nach einer gewissen Zeit werden und dann schon auf therapeutische Dosen mit Delirien und Bewußtlosigkeit reagieren. So kenne ich den Fall einer Arztfrau, die jeden Morgen für längere Zeit in einen komatösen Zustand verfiel. Die Ursache wurde lange nicht erkannt; man dachte zuerst an eine Hypoglykämie, bis man entdeckte, daß hierfür die Augentropfen *(Homatropin)* verantwortlich waren, die die Frau schon seit Monaten jeden Morgen gegen ihre chronische Iridozyklitis einträufelte. Eine ähnliche Überempfindlichkeit bei Dosen unter 1 mg sah POHLISCH (3).

Nachweis der Atropinvergiftung: Atropin wird zum Teil unverändert im Harn ausgeschieden und kann dann durch das Eintropfen des Urins in das Kaninchenauge durch die pupillenerweiternde Wirkung nachgewiesen werden (4, 5). Für eine quantitative Methode siehe (6).

Therapie

1. *Sofortige Magenspülung* mit gut eingeölter Sonde und reichlich Wasser mit Tierkohle. Gelingt die Spülung zufolge der Delirien und der trockenen Schleimhaut nicht, so gebe man 0,01 g Apomorphin s.c. (Bei Kindern Dosis entsprechend reduzieren; bei 1–2j. Kleinkindern kontraindiziert.) Bis zum Eintreffen des Arztes Trinkenlassen von heißem Salzwasser als Brechmittel (ein Eßlöffel auf ein Glas heißes Wasser).

2. *Antidot:* Das beste Gegenmittel ist das *Physostigminum salicylicum* (= Eserinum salicylicum), Ampullen à 0,5% Lösung. Dosis 1–2 mg i.v. bringt rasche Besserung (7). Bei schweren Vergiftungen eventuell nach 30–60 Min. zu wiederholen. Ist es nicht greifbar, so nimmt man *Prostigmin* 0,5–2,5 mg i.m. oder i.v. (8) oder Pyristigminbromid = *Mestinon®* 3–5 mg bis zur *Rückkehr der Mundfeuchtigkeit.*

β-Rezeptoren-Blocker und -Hemmer: Haben experimentell ebenfalls eine gute Wirkung (9), aber nicht so eklatant und prompt wie das *Physostigmin.* Dosierung z.B. 1 Amp. *Inderal®* langsam i.v.

3. *Sedativa* (nur im Exzitationsstadium): Eine sehr gute Wirkung sahen wir bei starker Erregung vom Chlorpromazin *(Largactil®, Megaphen®)* i.m. 25–50 mg, evtl. zu wiederholen; bei Kindern 1 mg/kg Körpergewicht.

4. Bei *Datura stramonium* (Stechapfel): Steht evtl. die lähmende Wirkung des Skopolamins im Vordergrund, so daß Krämpfe fehlen. Auch hier zeigt das *Physostigmin* eine prompte Wirkung. Bei tiefem Koma evtl. Intubation und künstliche Beatmung.

Homatropin: *Homatropinum hydrobromicum,* ein Mandelsäureester des Atropins, wirkt analog dem Atropin zentral erregend und in größeren Dosen schließlich lähmend. Die Wirkung ist aber flüchtiger als beim Atropin.

Bellergal®: *Bellergal* enthält: 0,0001 *Bellafolin,* 0,02 *Phenobarbital,* 0,0003 *Gynergen.* Wir sahen zahlreiche leichte Vergiftungen, davon eine schwerere nach Einnahme von 100 Tabletten, die im wesentlichen einer Schlafmittelvergiftung mit leichter Atropinwirkung entsprach. $1^1/_2$ bis 2jährige Kinder zeigten nach 20 Tabletten schwere, aber nicht letale Vergiftungen.

Antiparkinson-Mittel: *Artane®, Diparcol®, Ortedrine®, Parpanit®, Parsidol®* usw. verursachen in hohen Dosen ähnliche Vergiftungserscheinungen wie das Atropin, d.h. trockene Haut, Mydriasis und Sehstörungen, Nausea, Schwindel, Verwirrtheit und in hohen Dosen evtl. Halluzinationen und Koma. Durch Sensibilisierung können sie zu *Agranulozytosen* führen.

Therapie: siehe Atropin.

Metcaraphen = Netrin® („Geigy"): Ein Anticholinergicum zur Behandlung motorischer und sekretorischer Störungen des Intestinaltraktes (Ulkus usw.), es hemmt den Parasympathikus. Die Vergiftung gleicht sehr der *Atropinvergiftung.* Das Präparat ist heute nicht mehr im Handel.

Eine akzidentelle Vergiftung wurde uns in freundlicher Weise von Kollege K. Blöchlinger in Altstätten mitgeteilt. Es handelte sich um einen 5jährigen Knaben, der in einem unbewachten Moment 20 Tabletten, d.h. total ca. 750 mg, einnahm. Er wurde etwa $1^1/_2$ Std. später bewußtlos mit schweren Krämpfen aufgefunden.

Befund: Bei der Aufnahme ins Spital noch somnolent, starke Rötung der Gesichtshaut, *Trockenheit der Mund- und Rachenschleimhaut,* gar keine *Salivation* mehr. Bds. ausgesprochene *Mydriasis,* links ohne Reaktion auf Licht, rechts noch eine Spur vorhanden. *Strabismus divergens,* Sehnenreaktion bds. vorhanden, bds. *Spontan-Babinski, Romberg* stark pos., kann nicht allein stehen. Ausgesprochener akuter exogener Reaktionstyp. Knabe nicht ansprechbar. Zeitweise motorische Erregungsschübe, wobei er unkoordinierte Greifbewegungen ausführt. Dazwischen liegt er regungslos da. Auf *Mestinon* 1 mg i.m. tritt nach 10 Minuten wieder völlige Orientiertheit auf, und die Unruhe verschwindet ebenfalls, simultan normalisieren sich alle Vergiftungssymptome.

Therapie

Das beste Antidot ist Physostigminum salicylicum 1–2 mg oder Pyridostigmini bromidum = *Mestinon®*, bei Kindern genügt, wie der obige Fall zeigt, 1 mg i.m. *Bei Erwachsenen* 3–4 mg i.m., je nach Schwere des Falles und evtl. Wiederholung.

Sestron® („Promonta") = Diphenylpropyläthylamin: Ein analog dem Papaverin wirkendes Präparat mit anticholinergischem Effekt. Führt bei Überdosierung (10) zu einem der Atropinvergiftung ähnlichen Bild. Gleiche Therapie wie beim *Metcaraphen* (Netrin®).

Skopolamin (Hyoszin)

Das Skopolamin zeigt im Gegensatz zum zentral erregenden Atropin eine narkotische Wirkung auf die Großhirnrinde. Die Pulsbeschleunigung und Rötung der Haut können hier fehlen, doch waren gerade diese beiden Symptome in dem von uns beobachteten unten angeführten Falle deutlich ausgeprägt. Die Patienten verfallen *ähnlich wie beim Morphin* rasch in eine *tiefe Narkose*; *im Gegensatz zum Morphin sind aber die Pupillen hier maximal erweitert*, und auch die *starke Trockenheit der Mundschleimhäute* ist für diese Vergiftung typisch. Die Atmung wird sehr oberflächlich und geht allmählich in Cheyne-Stokesschen Typus mit längeren Atempausen über, bis schließlich durch Atemlähmung der Tod eintritt.

Fall M. L., 31j., Bardame (KG 103b/229, 1937)

Nimmt am Nachmittag eine unbekannte Menge *Scopolaminum hydrobromicum*. Einlieferung in tiefer Bewußtlosigkeit. Gesicht leicht gerötet, Lippen eine Spur zyanotisch, mäßig tiefe, regelmäßige, leicht beschleunigte Atmung, R 36. Temperatur 40,4. Puls 160! Blutdruck 90/0. Leukozyten 20400. Pupillen weit, reagieren nur noch minimal auf Licht. Kornealreflexe fehlen. Schleimhäute ausgetrocknet. Extremitäten schlaff, auffallende blitzartige Kontraktionen in Armen und Beinen und z.T. auch der Halsmuskulatur. Sehnenreflexe gesteigert mit angedeutetem Patellarklonus, deutlicher Babinski bds. Therapeutisch Magenspülung, Infusion von Traubenzucker und kräftige Stimulation. Nach 17 Stunden erwacht die Patientin aus ihrem Koma und erholt sich wieder rasch, so daß sie nach 5 Tagen entlassen werden kann.

Tödliche Dosis: Die tödliche Dosis liegt eher noch etwas höher als beim Atropin, doch ist die Empfindlichkeit von Mensch zu Mensch außerordentlich verschieden. LICKINT (11) sah einen Fall, der nach Einnahme von 500 mg flüssigem Skopolamin durch energische Behandlung noch gerettet werden konnte. *Die gleichzeitige Kombination mit Schlafmitteln und Morphiaten vermag die Giftwirkung außerordentlich zu potenzieren*, was auch bei der therapeutischen Anwendung des Skopolamins immer beachtet werden muß.

Kombination von Morphium mit Skopolamin: In einem weiteren Falle hatte sich eine 30j. Frau (KG 95a/265, 1949) 10 Ampullen Skopermid s.c. eingespritzt (1 Amp. enthält 0,002 Permonid [Mo-Derivat] und $^1/_3$ mg Skopolamin + 0,025 Ephedrin) und wurde in moribundem Zustande mit Cheyne-Stokes (Atempausen von bis zu 20 Sekunden), schwerer Zyanose, fadenförmigem Puls 120, eingewiesen. Hier waren die Pupillen ebenfalls durch die Skopolaminwirkung trotz der gleichzeitigen Morphinwirkung maximal erweitert und reaktionslos. Die Patientin konnte dank einer intensiven Behandlung gerettet werden.

Buphanin: Das Hauptalkaloid der „Buphane disticha", eine Pflanze, die von den „Medizin-Männern" Afrikas ausgedehnt verwendet wird, zeigt eine ähnliche Wirkung (12).

Therapie

1. *Bei peroraler Aufnahme:* Sofortige Magenspülung mit Tierkohle, zum Schluß Einfließenlassen von 200 ml 15%iger Magnesiumsulfatlösung.
2. *Bei Injektion:* Umspritzen der Injektionsstelle mit Adrenalin 1 mg in 20 ml physiol. Kochsalzlösung, wenn möglich Abschnüren der betreffenden Extremität und Auflegen von Eisbeuteln, um die Resorption möglichst zu verzögern.
3. Im übrigen *gleiche Therapie* wie bei der Atropinvergiftung (Physostigmin).

Literatur

1a STEINDLER, R.H., H.LONGECKER: Slg. Verg.fälle 8, A 686 (1937) 107
1 LESCHKE, E.: Die wichtigsten Vergiftungen. Lehmann, München (1933) 189
2 PULEWKA, P.: Klin. Wschr. 27 (1949) 672
3 POHLISCH: zit. nach Leschke
4 PULEWKA, P.: Arch. exp. Path. Pharm. 168 (1932) 307
5 KAYE, S.: Handbook of Emergency Toxicology. Thomas, Springfield (1954) 110
6 BERG, S., K.FISCHER: Dtsch. Z. gerichtl. Med. 53 (1962) 44
7 DUVOISIN, R.C., R.KATZ: J. Amer. med. Ass. 206 (1968) No. 9
8 POPP, A., G.NIEBAUER: Dtsch. med. Wschr. 79 (1954) 1221
9 LENDLE, L. u. MITARB.: Dtsch. med. Wschr. 91 (1966) 1299
10 GRAHMANN, H.: Arch. Tox. 16 (1956) 81
11 LICKINT, F.: Münch. med. Wschr. (1931) 1991
12 GORDON, I.: Clin. Proc. Cape Town 6 (1947) 90

Solanin

Die *Kartoffeln (Solanum tuberosum)* enthalten in ihren grünen Teilen und vor allem in den beerenförmigen Früchten ein giftiges Alkaloid, das „Solanin" ($C_{15}H_{73}NO_{15}$). Gleichartige Vergiftungen kommen durch das *Bittersüß (Solanum dulcamara)* und durch den *Nachtschatten (Solanum nigrum)* zustande. TERBRÜGGEN (1) hat einen tödlichen Fall mitgeteilt, ein 3j. Kind, das durch den Genuß von wahrscheinlich einigen Kartoffelbeeren tödlich erkrankte. Die Vergiftungserscheinungen äußern sich in leichteren Fällen (z.B. durch den Genuß von grün gewordenen Kartoffeln!) in brennendem, kratzendem Gefühl im Hals, Kopfschmerzen, Mattigkeit, Erbrechen, Leibschmerzen und Durchfällen. In schweren Fällen kommt es durch Gehirnödem zu Benommenheit, evtl. zu Koma, Krämpfen und Exitus. Das Gift kann im Urin durch die Rotfärbung von Selenschwefelsäure nachgewiesen werden. Pathologisch-anatomisch bestand in dem Falle von TERBRÜGGEN ein starkes Gehirnödem.

Toxische Dosis: 20–30 mg, tödliche Dosis wahrscheinlich über 400–500 mg.
Bei Erwachsenen sind uns keine tödlichen Fälle bekannt.

Therapie: Magenspülung mit Kohlezusatz. Weiter symptomatische Behandlung.

Literatur

1 TERBRÜGGEN, A.: Slg. Verg.fälle 7, A 609 (1936) 101

Rauschbeere, Moorbeere, Trunkelbeere (Vaccinium uliginosum)

Diese in den Mooren der Voralpen, den europäischen Alpen, Skandinaviens und Englands häufige, der Heidelbeere ähnliche Beere (kenntlich an ihrem ungefärbten, schleimigen Fruchtsaft) scheint in gewissen Gegenden in geringen Mengen ein berauschendes Gift zu enthalten. So berichtet KREUDER (1) nach dem Genuß von ca. 250–350 g über die folgenden Vergiftungserscheinungen, die ungefähr nach einer halben Stunde begannen:

Störungen in Form von Blau- und Gelbsehen, Akkomodationsstörungen, Mydriasis, Gefühl der Berauschtheit mit evtl. Euphorie, bleiernes Gefühl in den Beinen, Atemnot und dumpfer Schmerz zwischen den Schulterblättern, Bradykardie von bis zu 44, Ameisenlaufen an den Lippen und der Nasenspitze. Diese Erscheinungen hielten einige Stunden an. Am folgenden Tag völliges Wohlbefinden. Nie irgendwelche Magen-Darm-Störungen oder Brechreiz. Meine Freunde und ich selbst haben in Schweden und der Schweiz die Moorbeeren in größeren Quantitäten genossen, ohne je irgendwelche Nebenerscheinungen zu verspüren. Es ist daher anzunehmen, daß der Gehalt an diesem Giftstoff je nach der Varietät der Pflanzen oder dem Boden stark wechselt, da an der Richtigkeit der Beobachtung von KREUDER auf Grund ähnlicher Beobachtungen (2, 3) nicht zu zweifeln ist. ZIPF (3) erwähnt die Möglichkeit, daß vielleicht für die Vergiftung gar nicht die Moorbeere, sondern ein häufig in ihr schmarotzender Pilz *(Sclerotinia megalospora)* verantwortlich zu machen ist.

Literatur

1 KREUDER, F.: Slg. Verg.fälle 8, A 663 (1937) 33
2 LENDLE, F.: Slg. Verg.fälle 12, A 918 (1941/43) 105
3 ZIPF, K.: Slg. Verg.fälle 13, A 959 (1943) 139

Primidonum (Hydantoin®) und seine Derivate

(Antisacer®, Comital®, Dilantin®, Epanutin®, Mesantoin®, Mysoline®, Tridione® usw.)

Primidonum und seine Derivate werden heute bei der Behandlung der Epilepsie ausgedehnt verwendet. Im Organismus werden sie zum Teil zu Phenobarbital abgebaut (1, 2). Bei Überdosierung können sie zu toxischen Erscheinungen führen. OETTINGEN (3) führt aus der Literatur einen Fall an, der innerhalb 5 Stunden 5,4 g zu sich nahm, aber trotzdem davonkam. TICHNER und ENSELBERG (4) sahen einen Todesfall (Suizid) durch eine unbekannte Menge. Die Vergiftungserscheinungen waren: „Gliederschmerzen, Gehschwierigkeiten, Sehstörungen, wiederholtes Erbrechen, Verwirrtheit und Gingivitis". Schon 2–3 Tabl. können bei *Kleinkindern* zu einem lebensgefährlichen tiefen Koma führen. In einem mir freundlicherweise von BLEULER (5) mitgeteilten Falle bestand bei einer 39j. Frau nach 60 Tbl. *Antisacer®* Dysarthrie, Schwindel, Ataxie, starker Nystagmus und Doppelsehen. Hei-

396 Hydantoin und Derivate

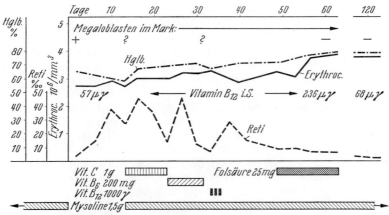

Abb. 99. *Makrozytäre Anämie* (Perniciosa) durch *Hydantoin*: Verschwinden der Megaloblasten im Mark nach Unterbrechung der Mysolinebehandlung. Vitamin C, B_6 und B_{12} sind wirkungslos. Vollremission unter Folsäurebehandlung.

lung ohne Residuen. Daneben sind auch *Agranulozytosen* (6) beschrieben worden, die wahrscheinlich wie beim Pyramidon auf eine Sensibilisierung zurückzuführen sind. Man weiß auch, daß diese Präparate „*Megaloblastische Anämien*" (Perniciosa) hervorrufen können (siehe Übersicht 7, 8). Hierbei fanden sich neben typischen *Megaloblasten* im Mark auch Zahnfleisch- und Mundulzerationen, Hautblutungen, Thrombozyto- und Leukopenien, positiver Coombs-Test bei positiver Magensäure und normalem B_{12}-Gehalt im Blut. Therapeutisch wirkt hier Folsäure besser als B_{12}. Ein von uns beobachteter Fall (Abb. 99) ist von meinem Mitarbeiter ZBINDEN (9) publiziert worden. Selten sind *toxische Hepatitis* oder *Lymphknotenschwellungen* (analog einer lymphatischen Leukämie, aber reversibel!) mit Eosinophilie (10, 11). Gelegentlich kommt es auch zu einem *Lupus-erythematodes*-Bild (mit positivem LE-Zell-Phänomen), das aber reversibel ist (12). In einem eigenen Falle (27j. Frau) sahen wir das Vollbild einer retikulären, reversiblen Infiltration des Knochenmarks (*Retikulose*) analog einem Morbus Waldenström.

Lungenfibrosen (50% der Fälle, die länger als 2 Jahre Hydantoin genommen hatten) und *Periarteriitis* sind beschrieben (13) worden, ferner *Nephrosen* (14). DRUSKIN (15) vermutet, daß die Antikonvulsiva als Konjugaseinhibitoren für die Folsäureresorption wirken.

Dilantin® (16) rief in einem Falle eine reversible und reproduzierbare *totale Aplasie der Erythropoese* hervor.

Trimethadionum (= *Tridione*®) kann durch Sensibilisierung zu schweren *Nephrosen* führen, die meistens nach Absetzen des Medikamentes verschwinden. Da aber auch tödliche Fälle vorkamen, sollte der Urin bei solchen Patienten periodisch auf Eiweiß kontrolliert werden (17).

Therapie

Bei akuten Vergiftungen Magenspülung, salinische Abführmittel. Bei schweren Fällen *forcierte alkalische Diurese* (s. S. 340) oder *Dialyse*. Bei der chronischen toxisch bedingten hyperchromen Anämie tgl. 5 mg *Folinsäure*, wobei dann die Antikonvulsiva ruhig weiter gegeben werden dürfen.

Literatur

1 BUTLER, T.C., W.J.WADDELL: Proc. Soc. exp. Biol. (N.Y.) 93 (1960) 544
2 PLAA, G.L. u. MITARB.: J. Amer. med. Ass. Nov. 29 (1959) 1769
3 v. OETTINGEN, W.F.: „Poisoning". Hoeber, New York (1952) 332
4 TICHNER, J.B., CH.D.ENSELBERG: New Engl. J. Med. 245 (1951) 723
5 BLEULER, E.: Psychiatr. Univ. Klinik, Zürich. Persönliche Mitteilung
6 MEIER, U.: Dtsch. med. Wschr. 78 (1953) 1107
7 CHALMERS. J.N.M.: Sensitivity reaction to drugs. Sympos. Blackwell, Oxford. 1958, S. 17
8 GYDELL, K.: Acta haematol. 17 (1957) 1
9 ZBINDEN,J.: Schweiz. med. Wschr. 89 (1959) 1072
10 BODART, F.: Wien. Z. inn. Med. 34 (1953) 375
11 EISSNER, H.: Arch. Tox. 18 (1960) 282
12 BENTON,J.W. u. MITARB.: J. Amer. med. Ass. 180 (1962) 115
13 HAAS, P.: Wien. klin. Wschr. 79 (1967) 55
14 HÖFLE, K.H., W. SCHOPP: Dtsch. med. Wschr. 84 (1959) 837
15 DRUSKIN, M.S. u. MITARB.: New. Engl. J. Med. 267 (1962) 483
16 YUNIS, A.A. u. MITARB.: Blood 30 (1967) 5
17 VERGER, P., F. SERVILLE: Sem. Hôp. Paris 38 (1962) 197

Nikotin, Cytisin, Pilokarpin, Physostigmin, Eserin, Prostigmin, Azetylcholin

Nikotin

Nikotin ($C_{10}H_{14}N_2$) ist ein Pyridinderivat, das in den getrockneten Blättern des Tabaks *(Nicotiana tabacum)* in ca. 0,5–6% vorkommt. Der Nikotingehalt schwankt je nach den verwendeten Tabaksorten innerhalb der gleichen Grenzen, wobei Zigaretten gewöhnlich 1,2% und Zigarren 1,5% enthalten. Einzelne Sorten (Virginiazigarren, Toscani) enthalten bis zu 4–5% Nikotin.

Giftwirkung: Das Nikotin lähmt nach einer vorübergehenden Reizung die Schaltstellen in den Ganglien des vegetativen Nervensystems. In kleineren Mengen ruft es eine Sympathikusreizung mit Adrenalinausschüttung hervor; dadurch erklärt sich die anregende Wirkung bei Ermüdung. Die durch das Adrenalin bewirkte Blutzuckerausschüttung bewirkt wahrscheinlich auch die bekannte dämpfende Wirkung auf das Hungergefühl.
Beim Rauchen verhindert die auftretende Übelkeit das Erreichen einer gefährlichen Konzentration. Gewohnheitsraucher ertragen ohne besondere Nebenerscheinungen bis zu 20 mg pro Stunde. Große Mengen Nikotin und Teersubstanzen bleiben im letzten Drittel der Zigarette oder Zigarre haften und werden am Schluß durch die Erwärmung in großen Mengen wieder frei. Das letzte Drittel ist daher beim Rauchen schon aus diesem Grunde fortzuwerfen. Die verschiedenen Filter resorbieren zum Teil recht erhebliche Teile des Nikotins, doch sollte auch hier die Erwärmung durch ein zu weit gehendes Abbrennen vermieden werden, da ihre Wirkung sonst illusorisch ist.

Tödliche Dosis: Als Abguß oder gekaut eingenommen enthält schon eine Zigarre oder 5 Zigaretten die als Einzeldosis tödliche Menge von 40 bis 60 mg Nikotin. Solche Vergiftungen sind aber sehr selten*; häufiger kommen heute akute Vergiftungen durch die versehentliche oder absichtliche Einnahme von nikotinhaltigen Pflanzenspritzmitteln vor, z.B. *Flux®* (4,7% Nikotinlösung). Hier enthält also schon 1 ml der unverdünnten Lösung eine lebensgefährliche Menge. Vereinzelte Vergiftungen sind auch durch Inhalation solcher Lösungen bei längerem Bespritzen von Pflanzen beobachtet worden. Tödliche Vergiftungen können auch durch perkutane Resorption auftreten (1).

Nachweis: siehe die kolorimetrische Methode für den Urin von WOLFF und MITARB. (2).

Akute Vergiftungserscheinungen

Leichtere Vergiftungserscheinungen äußern sich in Auftreten von Übelkeit, Schwindel, Kopfschmerzen, Speichelfluß, evtl. mit Erbrechen, Tremor der Hände und Schwächegefühl in den Beinen. Bei *schweren Vergiftungen* kommt es zu Kollaps mit kleinem frequentem Puls, kaltem Schweiß, Zuckungen und zu Leibschmerzen und Durchfällen. Bei Einnahme sehr massiver Dosen kann es unter Bewußtseinsverlust zum Auftreten von Krämpfen und in sehr schweren Fällen zu einer terminalen Atem- und Herzlähmung kommen. Bei Einnahme konzentrierter Lösungen kann der Tod innerhalb 5 Min. eintreten.
Wie gefährlich auch hier das Aufbewahren von Spritzmitteln in Bier- oder Limonadenflaschen ist, belegt der folgende tödlich verlaufene Fall.

Fall D. S., 68j., Mann (KG 104/143, 1951)

Nimmt in einem dunklen Gartenhäuschen aus einer nicht angeschriebenen Bierflasche versehentlich einen Schluck Flux® (4,7% Nikotinlösung). Sofort starkes brennendes Gefühl im Mund, später Schmerzen im Rücken und in der Nierengegend. Rasche Einlieferung.

Befund: Schwerer Allgemeinzustand, Zyanose mit dem typischen Bild eines ausgesprochenen Kollapszustandes. Blutdruck nicht mehr meßbar. Puls fadenförmig, 130, starke Atemnot. Herztöne sehr leise. Trotz Magenspülung und Stimulation Exitus an Atemlähmung eine Stunde nach Einlieferung.

Chronische Vergiftung

Beim Inhalieren von über 20 Zigaretten pro Tag stellt sich bei zahlreichen Menschen als Zeichen einer gewissen Intoxikation eine gesteigerte vegetative Labilität ein; in ausgesprochenen Fällen kommt es zu Abnahme des Appetits mit Abmagerung, Schlaflosigkeit und feinschlägigem Tremor. Seltener sind chronische Vergiftungen bei Tabakarbeitern, durch Inhalation von Tabakstaub. Solche Patienten sind meistens an der Verfärbung der Zähne und an der Gelbfärbung der Finger sowie an ihrer eigentümlichen gelblichfahlen Hautfarbe zu erkennen. Diese Menschen neigen auch häufiger zu gewissen vaskulären Erkrankungen. So ist uns besonders bei unseren

---

* In *Skandinavien* bei Kindern häufiger als bei uns.

jugendlichen Fällen von Angina pectoris und Herzinfarkten aufgefallen, daß fast alle besonders starke Raucher waren. Experimentell bewirkt das Rauchen eine deutliche Verengerung der *Koronargefäße* (3).

In bezug auf die **Koronarsklerose** fand HEGGLIN (4) in Zürich unter den männlichen Kontrollpersonen 25,5% Nichtraucher, bei Patienten mit Koronarsklerose aber nur 6,7%! Außerdem sah er unter den Kranken (Männer und Frauen) um so mehr Raucher, je früher die Krankheit Symptome machte, d.h. 91% bei 20–40jährigen, und nur 56% bei den Gesunden, außerdem fanden sich bei Koronarpatienten viel mehr starke Raucher, d.h. 45% über 20 Zigaretten gegenüber 28,5% bei der Kontrollgruppe. *Nach diesen Berechnungen hat ein übermäßiger Raucher (40 Zigaretten und mehr) bis zum 50. Altersjahr eine etwa 12mal größere Wahrscheinlichkeit, an Koronarsklerose zu erkranken als ein Nichtraucher!* SPAIN und NATHAN (5) fanden bei einer jüdischen Bruderschaft mit gleicher Ernährung und sitzender Lebensweise eine Verdopplung der Koronarsklerosefälle beim Rauchen von über 40 Zigaretten.

HAMMOND und HORN (6) fanden bei den Rauchern in USA in der Gruppe der Koronartodesfälle eine um 95% und beim Lungenkarzinom sogar um 156% höhere Morbidität als bei Nichtrauchern!

Unsere Morbus-Bürger-Patienten (Endarteriitis obliterans) waren fast ausnahmslos starke Raucher. Außerdem fiel uns auch der hohe Prozentsatz von starken Rauchern bei den immer wieder rezidivierenden Fällen von Ulcus duodeni und ventriculi auf. Damit wollen wir natürlich nicht sagen, daß das Nikotin die alleinige Krankheitsursache darstellt, aber *es darf wohl heute angenommen werden, daß, wenn schon eine gewisse Disposition für solche gefäßbedingten Erkrankungen vorhanden ist, diese durch einen chronischen Nikotinabusus manifest werden kann.*

Sicher erwiesen und auch statistisch gesichert ist heute die starke Zunahme des **Lungenkarzinoms** bei starken Rauchern, wobei aber hierfür nicht das Nikotin, sondern die mit dem Rauch inhalierten Teerstoffe verantwortlich zu machen sind. Ein Raucher, der täglich 20 Zigaretten inhaliert, nimmt demnach pro Tag bis zu 356 mg Teer auf (Chem. Lab. of the A.M.A., 1953). COOPER u. Mitarb. (7) konnten hauptsächlich 3,4–Benzpyren nachweisen, das aus dem Tabak und nicht aus dem Zigarettenpapier stammt. Bei täglich 40 Zigaretten werden jährlich 150 μg Benzpyren aufgenommen. In England stirbt schon heute jeder 18. Mann an Lungenkrebs, und nach den sehr sorgfältigen Untersuchungen von HAMMOND und HORN (8) trifft dieser hohe Prozentsatz von Lungenkarzinomen bei den Rauchern sowohl für die Land- als auch für die Stadtbevölkerung zu. *Starke Raucher (20 und mehr Zigaretten) haben heute eine 6–8fache Chance, an Lungenkrebs und die zirka 2–3fache Chance an einem andern Krebs zu sterben, als die Nichtraucher* (9, 10, 11). Beweisend für den Zusammenhang des Lungen-Ca mit dem Rauchen ist auch die Beobachtung in England (12), daß die Mortalität hierfür *bei Ärzten* von 1,09 pro Tausend in den Jahren 1954–1957 auf 0,76 in der Zeit von 1962–1964 zurückging, weil die Ärzte viel weniger rauchten als die übrige Bevölkerung, bei der das Lungen-Ca in der gleichen Zeitperiode von 1,49 auf 1,86‰ (!!) anstieg.

Über den relativ harmlosen CO-Gehalt des Zigarettenrauchs siehe CO-Kapitel.

Intoxikationsamblyopie: Diese Schädigung des Sehnervs ist, wie VOGT (13) immer wieder hervorhob, sozusagen nie auf die alleinige Vergiftung mit Nikotin zurückzuführen, sondern sie ist die Folge einer kombinierten Alkohol- und Nikotinintoxikation. Typisch ist als erstes Zeichen das Auftreten eines *Rotskotoms*, durch die Schädigung des makulopapillären Bündels, nud die spätere Entwicklung eines *Zentralskotoms*, d.h. Ausfallen des zentralen Sehens. Diese Schädigung kann vor allem bei Bahnangestellten wegen des Übersehens eines Rotsignals verhängnisvoll werden.

Therapie

Akute Vergiftung

1. *Bei oraler Aufnahme:* „Carbo medicinalis" (5–6 gehäufte Teelöffel mit Wasser), dann Magenspülung mit 240 ml Kaliumpermanganat (1‰ige Lösung), anschließend mit Wasser. Zum Schluß 60 ml Kaliumpermanganat 1‰ig einfließen lassen.
Bei perkutaner Aufnahme: Sofortiges Entfernen der Kleider, Abwaschen der Haut mit Seifenlösung.

2. *Analeptika:* Heißer starker Kaffee genügt in leichten Fällen.

3. *Antikonvulsiva:* Wenn Krämpfe bestehen, i.m. oder rektal 3 g *Chloralhydrat*, oder *Phenobarbital* 0,2 g i.m. oder i.v., evtl. Wiederholung. Im Tierversuch wirken auch die *Antiparkinson-Mittel* gegen die hier wahrscheinlich mesenzephalen Krämpfe günstig, deshalb

Versuch z.B. mit *Akineton® (Knoll)* 1–2 Amp. à 5 mg i.m. (in schweren Fällen evtl. 5 mg langsam i.v.) bis zu total 20 mg in 24 Stunden.

4. *Bei beginnender Atemlähmung:* Intubation und Sauerstoffbeatmung, wenn nötig künstliche Beatmung.

Chronische Vergiftung

Völlige Abstinenz vom Rauchen ist hier das einzig Richtige, in leichteren Fällen genügt die Einschränkung der gerauchten Zigaretten auf maximal 10 im Tag unter gleichzeitiger Wahl einer leichten und mit Filter versehenen Sorte. Noch harmloser scheint mir der Übergang auf mäßiges Pfeifenrauchen.

Literatur

1 GRUSZ-HARDAY, E.: Arch. Tox. 23 (1967) 35
2 WOLFF, W. A. u. MITARB.: J. biol. Chem. 175 (1948) 825
3 FELLINGER, K. u. MITARB.: Wien klin. Wschr. 68 (1956) 257
4 HEGGLIN, R., G. KEISER: Schweiz. med. Wschr. 85 (1955) 53
5 SPAIN, D.V., D.J. NATHAN: J. Amer. med. Ass. 177 (1961) 683
6 HAMMOND, E.C., D. HORN: J. Amer. med. Ass. 155 (1954) 1316
7 COOPER, R.L. u. MITARB.: Chem. & Indust. (1954) 1260, 1418
8 HAMMOND, E.C., D. HORN: J. Amer. med. Ass. 166 (1958) 1294
9 GSELL. O.: Oncologia (Basel) 10 (1957) 157
10 HAENSZEL. W., M.B. SHIMKIN: J. Cancer Inst. 16 (1956) 1417
11 HEGGLIN, R.: Schweiz. med. Wschr. 86 (1956) 1401
12 WEISS, W.: Environ. Health 16 (1968) 1
13 VOGT, A.: Die Ophthalmoskopie im rotfreien Licht. Springer, Berlin (1925) 74

Cytisin: Laburnum anagyroides und Laburnum alpinum (Goldregen)

Der Goldregen wird als Zierstrauch heute sehr viel angepflanzt und kommt in großen Waldbeständen *(L. alpinum)* auch in der Südschweiz (Brissago) und in Dalmatien vor. Man muß die Kinder ausdrücklich immer wieder vor der Giftigkeit dieses Strauches warnen!

Inhaltsstoffe: Wirksam und toxisch ist das Alkaloid Cytisin, von dem im getrockneten Blatt 0,2–0,4%, in der getrockneten Blüte zirka 0,25%, in der getrockneten Rinde zirka 0,6% vorkommen; Cytisin ist ebenfalls der toxische Stoff in anderen *Laburnumspezies,* ferner in einzelnen Arten der Gattungen *Ulex L., Cytisus L., Sophora L.* usw. Der Blütenfarbstoff ist ein Carotinderivat.

Pharmakologie: Cytisin wirkt ähnlich wie Nikotin, aber stärker erregend. Sympathicomimeticum, zentral vor allem auf die Medulla oblongata (Vasomotoren- und Brechzentrum) zuerst erregend, dann lähmend. Blutdruck teils zentral, teils peripher gesteigert (Gefäßverengung), Tachykardien, Mydriasis, Schwindel, Cephalaea. Zuerst Erregung mit klonisch-tonischen Krämpfen, dann Somnolenz. Evtl. Tod an Atemlähmung.

Vergiftungen: Diese kommen vor allem bei Kindern, die Samen oder Pflanzenteile herunterschlucken, zustande, evtl. auch durch Kauen der süß schmeckenden Wurzeln. Zum Glück tritt gerade bei Kindern recht häufig frühzeitiges Erbrechen auf, so daß schwere Vergiftungen selten sind. Auch die Mortalität ist daher, 2% unter 131 Fällen, relativ gering (1). Vergiftungen können auch durch Ziegenmilch auftreten, da Ziegen gegen Cytisin unempfindlich sind, aber das Gift teilweise unverändert in der Milch ausscheiden.

Vergiftungserscheinungen

Diese gleichen weitgehend der Nikotinvergiftung. Schon nach $1/4$–1 Stunde kommt es zu Salivation, Mydriasis, Schwindel, Schweißausbrüchen, Brennen in Mund und Rachen und zu einem sehr schweren zentral bedingten und gelegentlich 1–2 Tage lang anhaltenden Erbrechen evtl. blutiger Massen. Durch die zentralerregende Wirkung evtl. Delirien, Aufregungszustände, klonisch-tonische Krämpfe. In schweren Fällen können sich später auch Lähmungen entwickeln, und der Tod kann durch Atemlähmung schon nach einigen Stunden, oder auch erst nach Tagen, eintreten.

1. *Sofortige Magenspülung* mit Tierkohle, sofern nicht schon Erbrechen besteht. Sonst Trinkenlassen von reichlich lauwarmem Wasser mit Tierkohle und nachherige Reizung zum Erbrechen.
2. *Gegen die starke Erregung:* Chlorpromazin (*Largactil®, Megaphen®*) 25 mg, evtl. zu wiederholen. *Phenobarbital* 0,1–0,2 g i.m.
3. *Bei drohender Atemlähmung:* Stimulation mit Prethcamid (*Micoren®*), in schweren Fällen Intubation und künstliche Beatmung.

Ähnliche Gifte enthalten die *Lupinen (Lupinidin)* und der *Besenginster (Spartein) (Sarothamnus scoparius).* MÜLLER (2) sah einen tödlich verlaufenden Fall mit schwerem Kollaps, Tachykardie und paralytischem Ileus bei einem $2^{1}/_{2}$jährigen Kind; siehe auch (3).

Pilocarpin, Physostigmin (= Eserin), Kalabarbohnen, Prostigmin und Azetylcholin, Arekolin

Alle diese Mittel sind im wesentlichen starke Vagusreizmittel, wenn auch der Wirkungsmechanismus ein ziemlich komplexer ist (z.T. cholinergisch, z.T. nikotinähnlich (4)). Vergiftungen mit diesen Substanzen sind selten und führen, ähnlich dem bei den Pilzvergiftungen besprochenen „Muskarinsyndrom", zu Pupillenverengerung, Ansteigen des Pulses und des Blutdrucks, Schweißausbruch, Salivation und Tränensekretion, Muskelflattern, evtl. Erbrechen und zu Koliken und Durchfällen. Dazu kommen Schwindel, allgemeine Mattigkeit und Kältegefühl in den Extremitäten. Sekundär tritt dann eine Austrocknung der Haut und Schleimhäute auf. Der Kranke klagt über starken Durst, Frösteln und asthmaartige Anfälle von Atemnot. In schwersten Fällen tritt schließlich unter Abfall des anfänglich beschleunigten Pulses und der Respiration ein evtl. tödliches *Lungenödem* auf.

Die gefährliche Dosis dürfte für *Physostigmin* bei ca. 10 mg liegen, beim *Pilocarpin* im allgemeinen erst bei Dosen über 20 mg. ANDRÉ (4) hat aber über zwei Todesfälle bei i.m. Einspritzung von 10 mg Pilocarpin berichtet; dieses Mittel sollte deshalb heute in dieser Dosierung nicht mehr angewendet werden. *Pilocarpin* wird zum Teil als Zusatz zu Haarwassern verwendet und kann so auch durch kutane Resorption evtl. zu Vergiftungserscheinungen führen (5). Schwere Vergiftungen durch 45 mg Prostigmin oral sahen GOODMAN und BRUCKNER (6). *Arekolin* (Alkaloid aus der Betelnuß) hat in der Dosis von 50 mg tödlich gewirkt *(Arekanuss)*.

Therapie

1. Bei leichteren Vergiftungen verschwinden alle Erscheinungen sofort auf die i.m. Injektion von *Atropin* 1–2 mg. In schweren Fällen muß die Injektion langsam i.v. (3 Minuten lang spritzen) erfolgen und ist evtl., wenn die Vergiftungserscheinungen nicht verschwinden, zu wiederholen. Totaldosis evtl. 5–10 mg.
2. *Bei Anzeichen von beginnender Atemlähmung:* künstliche Beatmung und Sauerstoffzufuhr, nötigenfalls Intubation und künstliche Beatmung.
3. *Bei Anzeichen von Lungenödem:* siehe S. 18.

Literatur

1 BEITZ, J.: Slg. Verg.fälle 5, A 421 (1934) 67
2 MÜLLER, A.H.: Dtsch. med. Wschr. 76 (1951) 1027
3 SCHMIDT, G.: Arch. Toxicol. 19 (1961) 244
4 ANDRÉ, M.J.: Confin. neurol. (Basel) 10 (1949) 8
5 LESCHKE, E.: Die wichtigsten Vergiftungen. Lehmann, München (1933) S. 193
6 GOODMAN, L.S., W.J. BRUCKNER: J. Amer. med. Ass. 108 (1937) 965

Chinin und Chinidin

Vergiftungen mit Chinin, einem Derivat des Chinolins, das aus der Chinarinde gewonnen wird, kommen klinisch weniger in suizidaler Absicht zur Beobachtung, dagegen nicht selten als Folge der Einnahme größerer Dosen als Abortivum. Chinin-Tannat wird im Gegensatz zu den übrigen Chininsalzen sehr langsam resorbiert und ist deshalb am wenigsten toxisch. Das *Chinidin* entspricht toxikologisch weitgehend dem Chinin, wird aber durch Digitalis und Kurare potenziert.

Tödliche Dosis: Die tödliche Einzeldosis dieses ausgesprochenen Protoplasmagiftes liegt für den Erwachsenen bei 8–15 g, doch können bei empfindlichen Menschen (z.B. Herzpatienten) schon nach 2 g Todesfälle eintreten. Chiningewöhnte Menschen (Tropen) sind weniger empfindlich. Besonders gefährdet sind Kleinkinder (1–2 g)!

Nachweis: Einfache Methoden am Krankenbett sind uns nicht bekannt. Für eine kompliziertere qualitative Methode und die quantitative Bestimmung siehe v. OETTINGEN (1a).

Vergiftungsbild

Das typische Vergiftungsbild ist durch Übelkeit, Erbrechen, Ohrensausen, Schwindel, evtl. Kollaps und Koma, sowie Sehstörungen und häufig schweren Akustikusschädigungen gekennzeichnet, die sich allerdings meistens wieder zurückbilden. Länger bleibt gewöhnlich die typische konzentrische Gesichtsfeldeinschränkung oder das ringförmige Skotom bestehen; evtl. kann es auch zu bleibenden Schädigungen kommen. Im EKG findet man als Zeichen der Myokardschädigung häufig eine verlängerte Q-T-Dauer und abgeflachte, evtl. sogar negative T-Wellen, gelegentlich die *typische Nachwelle* im absteigenden Ast des T's (1). Der Tod erfolgt in den schwersten Fällen durch eine zentrale Lähmung, wobei es zu Atemlähmung, evtl. Hand in Hand mit einer Herzlähmung, kommt. Auszugsweise sei hier von 10 von uns beobachteten Fällen die folgende typische Krankengeschichte aufgeführt:

Fall O. J., 32j., Graphikerin (KG 87/148, 1945)
Pat. vermutete eine Gravidität und ließ sich 4 Chinineinspritzungen machen. Hierauf entstand Mitte März eine ziemlich starke Blutung. Anfangs April erneute Blutungen, nimmt jetzt, um der Gravidität endgültig ein Ende zu machen, 2,5 g Chinin. Hierauf Übelkeit, Erbrechen, Ohrensausen, Zunahme der Uterusblutungen. Einige Stunden nach Einnahme des Chinins Verdunkelung des Gesichtsfeldes und Herabsetzung des Gehörs, Einweisung.
Befund: Zentrales Sehen relativ gut erhalten, typisches ringförmiges Skotom bis weit in die Peripherie hinaus, wo wieder in schmaler Zone Licht deutlich empfunden wird. Scharfe Papille, später deutliche Abblassung der Papillen durch die toxische Neuritis. Gehör stark herabgesetzt. *Urin:* Eiweißspuren. Puls 100, regelmäßig. EKG: Q-T deutlich verlängert, Abflachung der T-Wellen. Nach 2 Tagen Rückgang der Gehörstörung und der Myokardschädigung. Das ringförmige Skotom bildet sich erst allmählich nach 6 Wochen zurück. wobei aber eine deutliche Abblassung der Papillen bestehenbleibt.

In einem ähnlichen Vergiftungsfall eines 17j. Mädchens mit 7,5 g Chinin! bestand bei der Einweisung eine Tachykardie von 140, im EKG ebenfalls Q-T-Verlängerung und Zeichen von Myokardschädigung. Alle diese Erscheinungen bildeten sich wieder vollkommen zurück. In einem weiteren Falle trat nach 6 g in 2 Tagen eine schwere bds. Amblyopie auf, Besserung vor allem nach hohen Dosen gefäßerweiternder Mittel.
Ein dritter tödlicher Fall sei wegen der ganzen Tragik der äußeren Umstände hier noch kurz angeführt:

M., 20j., Verkäuferin, Mediz. Klinik Zürich, KG 880, 1952: Stammt aus einem streng religiösen Milieu. Seit 6 Wochen keine Menses mehr, glaubt, von ihrem Verlobten geschwängert worden zu sein und nimmt deshalb auf Anraten einer Freundin 30 Tabletten Chinin = 6 g. Hierauf rasch zunehmende Schwerbesinnlichkeit, Bauchschmerzen, Ohrensausen, Schwerhörigkeit, Kollaps; Einweisung 5 Std. nach Gifteinnahme.
Befund: Pat. somnolent, nach Magenspülung wieder ansprechbar, deutliche Schwerhörigkeit, Puls 100, Temperatur 35,8°. 1 Std. nach Einweisung schwere tonisch-klonische Krämpfe am Körper. Aussetzen der Atmung, dann auch des Herzens. Exitus. Die Sektion ergibt das Bild eines akuten Hirntodes. *Eine Gravidität konnte mit Sicherheit ausgeschlossen werden.*

Chinidin kann bei Überempfindlichkeit schon in Dosen von 0,2–0,4 g zu schweren Rhythmusstörungen führen.
Cave Chinidin-Anwendung in der postoperativen Phase vorher kurarisierter Patienten! Es kann nämlich zur Rekurarisierung führen (2).

Allergische Erscheinungen: sind relativ häufig in Form von *Exanthemen, Pruritus, Quincke-Ödem, „Drugfever",* seltener in Form von *Thrombozytopenien* mit *Purpura* und evtl. *hämolytischer Anämie.* GRANDJEAN (3) konnte zeigen, daß sich bei Zusatz von Chinidin zu dem Serum eines sensibilisierten Patienten die Thrombozyten auflösen, FREEDMAN (4) fand im gleichen Sinne eine Agglutination und Hämolyse der Erythrozyten. Es handelt sich also um echte Immunozytopenien.
Die *Therapie* entspricht der Behandlung anderer allergischer Erkrankungen. Auch das sog. *Schwarzwasserfieber* der Malaria tropica, bei dem es zu einer schweren Hämoglobinurie mit allen ihren Folgeerscheinungen kommt, ist auf eine Sensibilisierung gegen das Chinin zurückzuführen.

Optochin (Äthylhydrokuprein): Wurde früher therapeutisch benutzt, ist aber viel zu gefährlich, da es eine *Neuritis nervi optici* mit *Amaurose* hervorrufen kann! (5).

8-Oxychinolin: Desinfektions- und Konservierungsmittel *(Chinosol®, Oxin®)* und Derivate wie *Chiniofon (Yatren®)* sind akut kaum giftig. Die jodierten Derivate können *Polyneuritis* hervorrufen, *Chlorjodoquin = Clioquinol = Vioform®, Chinoform* siehe auch im Jodkapitel. Der Zusammenhang von akuten *Optikusatrophien* mit einer überdosierten Einnahme von *Chinoform* in Japan ist noch sehr fraglich (7, 8). Das gleiche gilt für das *Broxyquinolin (INN)*. Auf alle Fälle sollten bei diesen Präparaten 20 mg/kg und Tag nicht überschritten werden und die Medikation nicht über 5–7 Tage dauern. Alle diese jodierten Präparate verfälschen schon nach Einnahme von 1–2 Tabletten für ein paar Monate den *PBI-Test*.

Therapie

1. *Carbo medicinalis* 5–6 gehäufte Teelöffel, dann *Magenspülung* unter Zusatz von Tierkohle, zuletzt Einflößen von 25 g Natriumsulfat als Abführmittel, gemischt mit starkem Kaffee.
2. *Analeptika: Strychnin* 2 mg i.m., evtl. später zu wiederholen, Prethcamid *(Micoren®)* und Pentetrazolum *(Cardiazol®)* i.m. Bei Herzstillstand intrakardial 1 mg Adrenalin.
3. *Forcierte saure osmotische Diurese* (s. S. 34) oder, falls die Kreislaufverhältnisse dies nicht gestatten, *Peritonealdialyse* oder *Hämodia-*

lyse für 24 Stunden. Chinin und Chinidin sind dialysierbar (6)!
4. *Sauerstoff,* bei schlechter Atmung evtl. Intubation und künstliche Beatmung.
5. *Gegen die Amblyopie:* Bettruhe, tägliche Lumbalpunktionen. Injektionen von Vitamin B_1 *(Benerva forte®)* und Vitamin A. Verabreichung von gefäßerweiternden Mitteln wie *Niconacid 50–100 mg* langsam i.v. 3mal täglich plus ein Depot von 50 mg s.c. (in einem unserer Fälle jedesmal auffallende Besserung nach der Injektion). *Ronicol retard®* 3mal 2 Tabl. tägl.
6. *Genaue Herzüberwachung* (EKG), bei Arrhythmien Behandlung je nach der vorliegenden Form. Monitor anschließen.
7. *Bekämpfung der Spasmen der Retinalarterien:* Stellatumblockade; retrobulbäre Injektion von 50 mg *Tolazolin* (Priscol® „Ciba").

Literatur

1a VON OETTINGEN, W. F.: Poisoning. P. Hoeber, Inc. New York (1952) 202
1 MAYER, R., F. MEYKADEH: Rev. méd. Suisse rom. 85 (1965) 714
2 SCHMIDT, J. L. u. MITARB.: J. Amer. med. Ass. 183 (1963) 669
3 GRANDJEAN, L. C.: Acta med. scand. (Suppl. 213) 131 (1948) 165
4 FREEDMAN, A. L. u. MITARB.: Amer. J. Med. 20 (1956) 806
5 SCALES, H. L.: J. Amer. med. Ass. 98 (1932) 1373
6 HERMS, W.: Dtsch. med. Wschr. 91 (1966) 2007
7 Editorial: Lancet 1968/I, 679
8 WHO-Drug Information: No 82, 26. Okt. 1970

Primaquinum, Plasmochin, Chloroquin (Resochin) usw.

Synthetische 8-Amino-Chinolinderivate, die vor allem gegen die Gameten der Malaria wirksam sind. Bei einzelnen Personen kommt es schon bei therapeutischen Dosen zu *Retinopathie* oder *Neuritis nervi optici* (1), seltener zu *Polyneuritis* (2). In toxischen Dosen verursachen sie Nausea, Erbrechen, Gelbsucht, Bauch- und Lendenschmerzen und Nierenschädigungen.

Akute Vergiftung

Klinisch im Vordergrund steht die Herz- und Kreislaufschädigung, *Kollaps,* Totenblässe, *Tachykardie,* evtl. *Koma* und bei Kindern evtl. epileptische Krämpfe. Die Resorption erfolgt sehr rasch. Tod oft schon nach 2 Std. Im *Orient* eines der am *häufigsten* verwendeten Suizidmittel. *Letaldosis* beim Chloroquin für den Erwachsenen (2)–3–4–6 g. Kinder sind besonders gefährdet, LD hier evtl. schon bei 10 mg/kg.

Hämolyse: Von besonderem Interesse ist das *Primaquin* (Aminomethylbutylaminomethoxychinolin), das zur Entdeckung und Abklärung des auf einem Enzymdefekt beruhenden Mechanismus vieler chemisch bedingter hämolytischer Anämien führte. Das Primaquin löst bei gewissen Menschen schon in kleinen Dosen eine schwere hämolytische Anämie mit Auftreten von Heinzkörperchen aus. DERN u. Mitarb. (3) konnten nachweisen, daß diese hämolytische Anämie *bei der weißen kaukasischen Rasse nicht auftritt, wohl aber bei 10% der Neger.* CARSON u. Mitarb. (4) konnten zeigen, daß diese Überempfindlichkeit der Erythrozyten *auf einem spezifischen, hereditären (wahrscheinlich geschlechtsgebundenes Gen) und hier quantitativen Enzymdefekt der Ec, d.h. der Glukose-6-phosphat-Dehydrogenase beruht,* die für die normalen Stoffwechselvorgänge der Zellen lebenswichtig ist. *Sie wird durch Primaquine,* ferner aber auch durch *Vicia fava* (Favismus), *Acetanilid, Sulfanilamid und weniger regelmäßig auch durch Phenylhydrazin, Naphthalin, Diason und Phenacetin* gehemmt (3, 5). BEUTLER u. Mitarb. (6) haben auf Grund dieser Beobachtungen eine Vitro-Testmethode ausgearbeitet, die es erlaubt, eine evtl. abnorme Überempfindlichkeit eines Individuums auf diese Gifte zu erkennen. (Inkubation mit Phenylhydrazin, wobei empfindliche Individuen einen Abfall des reduzierten Glutathions zeigen.)

Nachweis: Dünnschichtchromatographie, UV- und IR-Spektrophotometrie.

a) **Therapie der akuten Vergiftung:** Rasches Handeln! Magenspülung, Carbo medicinalis, bei telefonischer Mitteilung Trinken von heißer Kochsalzlösung (s. S. 5), dann symptomatische Therapie (kein Digitalis!).

b) **Prophylaxe und Therapie der chronischen Schädigungen:** Bei langdauernder Anwendung dieser Präparate (PCP, Malaria etc.) den Patienten anweisen, sich bei Sehstörungen sofort zu melden. Periodische Kontrollen alle 4–6 Monate mittels *Oculogramm* und *Elektro-Retinogramm* (1). Die Veränderungen sind zu Beginn reversibel. Sonst gleiche Therapie wie bei Chinin-Amblyopie.

Literatur

1 SCHMIDT, B.: Dtsch. med. Wschr. 89 (1964) 2011
2 WHISNANT, J. P. u. MITARB.: Proc. Mayo Clin. 38 (1968) 501
3 DERN, R. u. MITARB.: J. Lab. clin. Med. 43 (1954) 303 und 45 (1955) 30.
4 CARSON, P. E. u. MITARB.: Science 124 (1956) 484
5 GROSS, R. T. u. MITARB.: J. Clin. Invest. 37 (1958) 1176
6 BEUTLER, E.: J. Lab. clin. Med. 49 (1957) 84

Atebrin, kein Chinolinderivat, sondern ein *Acridinderivat:* Büssow (1) sah einen 34j. Mann, der 150 Tabletten Atebrin (9 g) einnahm, wobei aber dank Erbrechen und Magenspülung nicht alles resorbiert wurde, und der an den folgenden Vergiftungserscheinungen erkrankte: gastrointestinale Störungen, Benommenheit bis zum Koma, Zyanose, Auftreten von tonisch-klonischen Krämpfen, Albuminurie. Die Bewußtlosigkeit und die Krämpfe wiederholten sich nach einigen freien Intervallen über 2 Tage. Dauerschädigungen blieben keine zurück.

In seltenen Fällen scheint es auch nach kleinen Dosen zu lang anhaltenden Aufregungszuständen und eigentlichen Psychosen kommen zu können, wobei aber natürlich die Mitwirkung der Malaria schwierig abzugrenzen ist (2, 3).

Nachweis: Nach Ferrari (4) ergeben Acridin-Derivate mit Koffeinnatriumbenzoat (1 bis 2 Tr. einer 20%igen Lösung zum Serum des Patienten) eine intensive grüne Fluoreszenz. Diese verschwindet nach Zugabe einiger Tropfen verdünnter HCl und schlägt nach Zusatz von ein paar Tropfen Salpetersäure in eine ziegelrote Farbe um.

Therapie

Magenspülung mit Kohle, Eingabe von Rizinus; bei Auftreten von Krämpfen *Diazepam (Valium®)*, Kreislaufstimulation. *Exsanguinotransfusion* kann lebensrettend wirken.

Literatur

1 Büssow, H.: Slg. Verg.fälle 12, A 928 (1941/43) 137
2 Vollmer, H.: Slg. Verg.fälle 13, A 982 (1943) 241
3 Vollmer, H., H. Liebig: Slg. Verg.fälle 13, A 981 (1943) 235
4 Ferrari, G.: Diagnos. e tech. lab., riv.mens. 5 (1934) 928

Emetin und Ipecacuana

Das früher vor allem in den Tropen gegen die Amöbenruhr gebrauchte Emetin, ein Präparat aus der Radix Ipekakuana, ist ziemlich toxisch und kann bei zu hoher Dosierung zu schweren *polyneuritischen* Erscheinungen führen (1). Als erste Erscheinungen treten gewöhnlich Schmerzen in den Beinen und in der Muskulatur des Rumpfes und der Arme auf, die schon ein Ausdruck der beginnenden Polyneuritis sind. Frühzeichen sind Muskelschwächen im Bereiche der Kiefer-, der Nacken- und Halsmuskulatur, die eine sofortige Unterbrechung der Emetin-Behandlung veranlassen sollten. Vizioli (1) sah in einem Falle das Bild einer *Pseudotabes*, in den anderen eine *spastische Paraparese* infolge einer Markschädigung.

Bei Überdosierung (Maximaldosis 50 mg) kann es zu *Herzlähmung* und *Durchfällen* kommen.

Nachweis: siehe spektrophotometrische Methode von Parnus und Cotrill (2).

Ipecacuana: Dosen von 30–45 mg Alkaloid sind für Kinder gefährlich (3, 4). Die Anwendung des Sirups als *Emetikum* (siehe Seite 5) in der angegebenen Dosis ist ungefährlich, sofern bei Nichterbrechen nach 30 Min. eine Magenspülung erfolgt und initial kein Kollaps vorliegt.

Therapie: siehe Triorthokresylphosphat-Vergiftung.

Literatur

1 Vizioli, F.: Slg. Verg.fälle 9, A 749 (1938) 117
2 Parnus, L.G., C.W. Cotrill: J. Lab. Klin. Med. 34 (1949) 818
3 McLeod, J.: New Engl. J. Med. 268 (1963) 146
4 Brugsch, H.: Pädiat. Prax. 1 (1962) 379

Colchicin (Herbstzeitlose)

Vergiftungen kommen vor allem bei Kindern durch den Genuß der unreifen und reifen Samen der Herbstzeitlose *(Colchicum autumnale)* zur Zeit der Heuernte oder durch das Verschlucken von Blüten im Herbst vor. Auch Ziegenmilch soll (1), wenn die Tiere mit dem Futter Herbstzeitlosen aufgenommen haben, giftig werden können. Soviel ich selbst beobachten konnte, meiden aber alle Wiederkäuer, und gerade die sehr wählerischen Ziegen, die Blätter und Samenkapseln dieser Pflanzen. Vergiftungen können aber auch durch Überdosierungen (Gicht) oder absichtliche Einnahme größerer Mengen der offizinellen Droge zustande kommen.

Giftwirkung und tödliche Dosis: Die Pflanzen enthalten in den Samen ca. 0,4% Colchicin. Die tödliche Dosis für den Erwachsenen liegt bei ca. 20 mg, also für Erwachsene können schon 5 g der Samenkapseln und für Kinder 1,2 bis 1,5 g (= 5 mg) tödlich wirken. Die Giftwirkung beruht wohl zur Hauptsache auf der von Dustin und seiner Schule (2) speziell untersuchten Hemmung der Zellteilung. Diese erreicht ihr Maximum nach ca. 10 Stunden, wobei die Mitosen in der Anaphase stehen bleiben. Daraus erklärt sich die typische Latenzzeit der Vergiftung. Hohe Dosen, so in einem suizidalen Fall, 38j. Mann (4), sogar 80 mg!, sind vielleicht durch die rascher auftretenden Durchfälle evtl. prognostisch manchmal weniger gefährlich.

SEIFERT (5) fand in dem von ihm beobachteten Falle, daß das Colchicin vor allem durch den Stuhl ausgeschieden wird, während im Urin kein Colchicin nachweisbar war. Die frühere Auffassung, daß das Colchicin durch die Niere ausgeschieden wird, scheint also nicht zuzutreffen.

Vergiftungsbild

Nach einer typischen Latenzzeit von 2–5 Stunden (im Falle von WIDMAN (6) $6^1/_2$ Stunden), kommt es zu einer *akuten Gastroenteritis* mit Erbrechen, häufigen Koliken, Tenesmen und wässerigen Durchfällen, ähnlich wie bei der Arsenvergiftung, wo ja interessanterweise wahrscheinlich zum großen Teil auch eine Mitosegiftwirkung durch Hemmung gewisser Zelloxydationsfermente (7), vorliegt. Die Durchfälle können aber auch fehlen (6), und es kann sogar zu Obstipation kommen. Charakteristisch ist ein *brennendes, kratzendes Gefühl in Mund und Rachen* mit Schluckbeschwerden. Dazu kommen noch *Dyspnoe, Zyanose, Tachykardie,* Kollaps und Todesangstgefühl. Anfänglich besteht *Harndrang*, der Urin enthält evtl. Erythrozyten. Der Tod tritt gewöhnlich erst nach 2–3 Tagen, entweder im schweren Kollaps oder unter den Zeichen einer Atemlähmung bei bis zuletzt erhaltenem Bewußtsein auf. Nach WIDMAN (6) sieht man beim Menschen im Gegensatz zum Tier, bei welchem richtige Lähmungen vorkommen, nur einen *Ausfall der Sehnenreflexe an den unteren Extremitäten und Sensibilitätsstörungen*. In seinem Fall kam es außerdem am 10. Tage zum Auftreten von *epileptiformen Krämpfen* und zu einer *wahrscheinlich zentral bedingten Blutdrucksteigerung* HITZIG (8) sah in dem von ihm beobachteten und genau untersuchten Fall ($3^1/_2$j.) mit einer 14 Tage anhaltenden hämorrhagischen Enteritis eine im EKG nachweisbare schwere Myokardschädigung und eine schwere toxische Nephrose mit einer 4 Tage anhaltenden *Albuminurie* und einer transitorischen *Glukosurie*. Im Blut und Knochenmark fand sich als Ausdruck der Mitosehemmung ein starker *Abfall der reifen Granulozyten* und *Retikulozyten* mit *Thrombozytopenie,* die am 2.–4. Tage am ausgeprägtesten war. Wie wir auch experimentell zeigen konnten (9), kann es initial zu einer Leukozytose kommen. Der Haarausfall beginnt wie beim Thallium erst nach einer Latenz von 10 bis 14 Tagen und führt dann gegen Ende der 3. Woche zu einer schweren, manchmal totalen, evtl. sogar dauernden *Alopezie*.

Nachweis: Das Colchizin kann durch seine spezifische mitosehemmende Eigenschaft biologisch in Gewebskulturen noch in Verdünnungen von 0,01–0,04 Gamma nachgewiesen werden (10).

Pathologisch-anatomisch: DUSTIN (3) fand bei einem tödlichen Vergiftungsfall durch 60 mg Colchicin in den Darmepithelien, in den lymphatischen Organen und in der Leber zahlreiche in der Anaphase stehengebliebene Mitosen.

Desacetyl-N-methyl-colchicin (Demecolcin)

(Colcemid® „Ciba"): Ist ungefähr 20 bis 40mal weniger toxisch als Colchicin und wird als Zytostatikum bei myeloischen Leukämien und beim Hodgkin verwendet. Bei Überdosierung kann es zu Agranulozytosen (siehe MOESCHLIN (9)) und bei therapeutischen Dosen zu Haarausfall und evtl. Alopezien führen. Selten sind wahrscheinlich allergisch bedingte *cholostatische Hepatosen* (Ikterus) (11).

Therapie

1. In Verdachtsfällen sofortiges Eingeben von *Carbo medicinalis* (5–6 gehäufte Teelöffel) und dann *Magenspülung mit reichlich Tierkohle* und nachherige Eingabe von Rizinusöl.

2. *Austauschtransfusion:* Kann vor allem bei Kindern lebensrettend wirken. – Wahrscheinlich ist die Substanz nicht dialysierbar (5), so daß in Frühfällen eine *Peritonealdialyse* oder *Hämodialyse* keinen Sinn hat.

3. *Bei schon ausgeprägtem Vergiftungsbild:*

a) *Dauertropfinfusion* mit physiol. NaCl- und Lävuloselösung aa.

b) *Schockbekämpfung*.

c) *Gegen die starken Durchfälle:* Kein Opium!, da das Gift durch den Darm ausgeschieden wird (s. o.), sondern nur *Papaverin* gegen die Tenesmen, kombiniert mit *Bellafolin*. Dazu Schleim p.o. sobald das Erbrechen nachläßt, unter Zusatz von Gerbsäure-Präparaten, z.B. Tannalbin.

d) *Bekämpfung der evtl. Hypokaliämie* (s. dort, S. 22).

e) *Wärmezufuhr* in Form von Heizdecken, warmen Bettflaschen usw.

f) *Lumbalpunktion:* WIDMAN (6) fand in seinem Vergiftungsfalle einen stark erhöhten Lumbaldruck und konnte den Zustand durch wiederholte Lumbalpunktionen bessern. Er schließt daraus auf das Vorliegen eines Gehirnödems. Auf Grund dieser Beobachtung sollte in allen Fällen der Lumbaldruck wiederholt kontrolliert und evtl. reichlich Liquor abgelassen werden. Es käme auch die therapeutische *Verabreichung von 150 mg Ultracorten-H i.v.* in Frage, um das Ödem zu bekämpfen.

Literatur

1 LESCHKE, E.: Die wichtigsten Vergiftungen. Lehmann, München 1933, S. 200
2 DUSTIN, A.P.: Bull Acad. med. Belg. 14 (1934) 487; Arch. exp. Zellforsch. 22 (1938) 395
3 DUSTIN, JR.: Bull. Acad. Med, Belg. 6 (1941) 505
4 SCHARFENBERG, G. u. MITARB,: Dtsch. Gesundheitsw. 21 (1966) 1688
5 SEIFERT, P.: Dtsch. med. Wschr. 75 (1950) 717
6 WIDMAN, H.: Ärztl. Forschg. 2 (1948) 457; Z. klin. Med. 151 (1953) 51
7 WELFARE: N. C. med. J. 8 (1947) 219
8 HITZIG, W. W., R. ILLIG: Helv. paediat. Acta 13 (1958) 117
9 MOESCHLIN, S. u. MITARB.: Schweiz. med. Wschr. 83 (1953) 990
10 LETTRÉ, H.: Naturwissenschaften 33 (1946) 75
11 VELASCO, H.A., J.E.SOKAL: New Engl. J. Med. 261 (1959) 139

„Aconitum nappellus", Eisenhut (Aconitin) und „Delphinium"

Vergiftung: Vergiftungen mit den Aconitum- (1–3) und ähnlich wirkenden, aber eine Bradykardie hervorrufenden verwandten Delphinium- (4) Arten, sind zum Glück sehr selten. Vereinzelte Vergiftungen kommen durch Verwechslung der Wurzeln mit Meerrettich- und Sellerie-Knollen zustande, oder wenn Kinder Blüten, Samen oder Blätter einnehmen; evtl. beabsichtigte Vergiftungen durch Zusatz der Blätter zum Salat. Häufiger waren eine Zeitlang Vergiftungen durch Überdosierung des therapeutisch heute kaum noch verwendeten *Aconitins* (Maximaldosis 0,2 mg). Die *tödliche Dosis* dürfte bei ungefähr 3–6 mg liegen, für die Tinktur bei 20 bis 40 ml. Letale Dosis der Droge (Wurzel, Blätter oder Blüten) 2–15 g.

Vergiftungserscheinungen

Diese treten sehr rasch auf, wenn hohe Dosen eingenommen wurden schon nach wenigen Minuten. Infolge der anästhetischen Wirkung kommt es zuerst zu einem Gefühl der Anästhesie von Zunge und Mundhöhle, ferner zu Übelkeit und Erbrechen. Dann breitet sich die Anästhesie langsam von der Peripherie zentripetal fortschreitend schließlich auf die Haut des ganzen Körpers aus. Ameisenlaufen, Brennen und ein ausgesprochenes Kältegefühl („Eiswasser in den Adern") mit Untertemperaturen sind charakteristisch für dieses Stadium. Das Bewußtsein bleibt völlig erhalten. Manchmal klagen die Patienten über Gelb-Grün-Sehen und Ohrensausen. Schließlich kommt es zu starken Schmerzen in den verschiedensten Körperregionen, es entwickeln sich Lähmungen der Gesichtsmuskulatur und der Extremitäten. Die Atmung ist anfänglich beschleunigt, dann verlangsamt, und final kommt es zu einer Atemlähmung. Bei hohen Dosen kann nach $1/2$ bis 3 Stunden ein Kammerflimmern den Tod auslösen. Wird die Vergiftung überstanden, so bleiben keine Dauerschädigungen zurück.

Therapie

1. Wenn man telefonisch avisiert wird, so verordnet man sofortiges Trinken von möglichst warmem *Kochsalzwasser* (1 gehäufter Eßlöffel auf ein Glas Wasser) bis zum Erbrechen. *Magenspülung* mit Tierkohle (2–3 Eßlöffel), noch besser mit 300 ml 0,1 %iger Kaliumpermanganatlösung, von der man am Schluß 50 ml zusammen mit 2–3 Kaffeelöffeln Tierkohle instilliert und beläßt.

2. *Exsanguinotransfusion* kann vor allem bei Kindern lebensrettend wirken!

3. *Gegen die Herzstörung:* im Tierversuch wirkt Magnesium antagonistisch. Also Versuch mit langsamer i.v. Injektion von *Mg-sulfat*, 10 %ige Lösung 20 ml, kombiniert mit 20 ml 10 %igem *Kalziumglukonat* (gegen die apnoische Wirkung des Mg).

4. *Reichliche Flüssigkeitszufuhr,* um die Ausscheidung des Giftes zu fördern, evtl. als Infusion.

5. *Schockbekämpfung.*

6. *Respirator, Sauerstoffzufuhr,* evtl. *Intubation* und künstliche Beatmung.

7. *Bei Herzstillstand:* Herzmassage, evtl. Defibrillation.

Literatur

1 FÜHNER, H.: Slg. Verg.fälle 2, A 85 (1931) 1
2 GESSNER, O.: Die Gift- und Arzneipflanzen von Mitteleuropa. Winter, Heidelberg (1953) 131
3 WOLLENWEBER: Slg. Verg.fälle 6, A 504 (1935) 95
4 JACOBSON, A.: Slg. Verg.fälle 6 (1935) 161

Gelsemin (Gelsemium sempervirens, amerikan. gelber Jasmin)

Wird vor allem als Tinktur gegen Trigeminusneuralgie verwendet, bewirkt bei Überdosierung oder suizidaler und akzidenteller Einnahme (Kinder) großes Schwächegefühl, Stirnkopfschmerzen, Intentionstremor, Schwindel, Ataxie, trokkene Haut des Mundes, Zungenlähmung und Aphasie, Untertemperatur, Bradykardie, erschwerte Atmung und Angstgefühle und evtl. tetanische Krämpfe vor dem Exitus. Das Gesicht zeigt einen maskenartigen Ausdruck. Die Pupillen sind erweitert und starr, manchmal besteht Ptose der Innenlider und Diplopie oder Strabismus. Der Tod kann bei hohen Dosen schon nach kurzer Zeit, bei kleineren Dosen nach Stunden auftreten.

Therapie: Magenspülung, salinische Abführmittel. Stimulation, evtl. künstliche Beatmung. Bei Tetanie evtl. Kurarisierung.

Literatur

1 Fühner, H.: Slg. Verg.fälle 4 (1933) 111
2 Reko, V. A.: Slg. Verg.fälle 4 (1933) 203

Veratrin (Sabadill) Protoveratrin, Veratrum album, Germer

Veratrin („Acetum Sabadillae") ist ein Gemisch verschiedener Alkaloide aus den amerikanischen Semen Sabadillae der *Schoenocanlon*-Pflanze. Der bei uns heimische *Veratrum album* (weißer Germer) enthält kein Veratrin, sondern in der Wurzel die ähnlich wirkenden Alkaloide *Protoveratrin* und *Germerin*. Dieser wurde früher zu Schnupftabak („weißer Nieswurz") verarbeitet, da er lokal stark reizend wirkt.

Die *tödliche Dosis* dürfte bei ca. 20 mg liegen. Vergiftungen können sowohl durch versehentliches oder absichtliches Trinken des „Läuseessigs" (Sabadillessig) oder durch zu starke Resorption aus veratrinhaltigen Salben zustande kommen.

Vergiftungserscheinungen

Die Vergiftungserscheinungen gleichen denjenigen des Aconitins, d. h. es kommt zuerst zu einer Reizung, später zu einer Lähmung der sensiblen Nervenendigungen. Bei peroraler Aufnahme zuerst prickelndes Gefühl an der Zunge und im Rachen, Niesreiz, dann Anästhesie. Nachher kommt es zu Erbrechen und starken, evtl. sogar blutigen Durchfällen, ähnlich wie beim Colchicin, doch ohne Latenzzeit. Typisch sind ferner Muskelzuckungen, Kribbeln und Juckreiz am ganzen Körper, evtl. mit Kältegefühl. Allmählich entwickelt sich unter Abfall des Blutdruckes und der Pulsfrequenz eine schwere Kreislauflähmung mit typischer Q-T-Verlängerung und den Zeichen einer Hypokaliämie im EKG (s. Abb. 100) nach Hegglin (2). Der Tod kann durch Atem- oder Herzlähmung eintreten. Tödliche Vergiftungen sind durch den sofort einsetzenden starken Brechreiz viel seltener als bei dem ebenso giftigen Colchicin.

Fall N. E., 34j. (KG Abs./80, 1944)

Nimmt in einer endogenen Depression in suizidaler Absicht um 16.00 Uhr 1 Kaffeelöffel voll Veratrin. Sofort heftiger Nies- und Brechreiz. Der herbeigerufene Ehegatte (Arzt) macht sofort eine Magenspülung mit Kohle und weist Pat ein. *Befund bei der Einweisung:* Sehr schwerer AZ, niest und erbricht ständig, schwerster Kollaps, Puls nicht zu fühlen, Blutdruck nicht mehr meßbar, Sehnenreflexe fehlen, Bewußtsein erhalten. Auf kräftige Stimulation mit Sympatol, Coramin usw. erholt sich der Kreislauf langsam. Blutdruck am folgenden Morgen 70/50, Tachykardie von 100. Im EKG deutliche Verlängerung von Q-T, Senkung der Zwischenstücke in I und II und negativ diphasisches T (s. Abb. 100). Benzidin im Stuhl und Erbrochenen positiv. Leukozyten 34 300 mit 21% Stabkernigen und 65,6% Segmentkernigen. In den folgenden Tagen langsame Erholung. Blutdruck am 3. Tage noch 105/75, am 4. Tage wieder 125/80.

Therapie: siehe Aconitin.

Literatur

1 Ipsen, K.: Wien. klin. Wschr. 40 (1927) 10
2 Hegglin, R.: „Die Klinik der energetisch-dynamischen Herzinsuffizienz." Cardiologia, Suppl. 2 (1947) 81

Strychnin (Brechnuß)

Strychnin ($C_{21}H_{22}O_2N_2$), kommt in den Brechnüssen *(Semen Strychni)* und in den „Ignaziusbohnen" *(Strychnos Ignatii)* vor. Vergiftungen durch diese Pflanzenbestandteile gehören bei uns zur großen Seltenheit, dagegen kommen gelegentliche Vergiftungen durch das offizinell benützte Strychninnitrat vor.

Giftwirkung und tödliche Dosis: Die Wirkung ist derjenigen des Tetanustoxins sehr ähnlich. Strychnin steigert die Reflexerregbarkeit des Rückenmarks in ausgesprochener Weise. Auf die

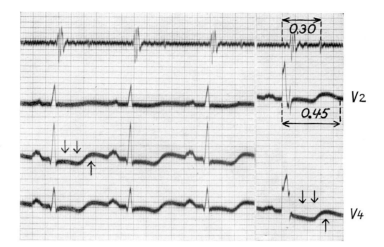

Abb. 100. *Veratrin-Vergiftung. EKG:* deutliche Q-T-Verlängerung und biphasisches negatives T! mit Senkung der Zwischenstücke! (34j. ♀). Man beachte auch die typische „Vorverlagerung" des 2. Herztones infolge des verzögerten Erregungsablaufs im Herzmuskel bei Hypokaliämie.

höheren Abschnitte des Zentralnervensystems wirkt es nur leicht anregend, in größeren Dosen dagegen lähmend. 5 mg können, wenn keine Therapie erfolgt, für das Kind tödlich sein, für Erwachsene 100–300 mg. Moeser (1) sah beim Kind auch eine Vergiftung mit dem angeblich weniger toxischen *Movellan*® (strychninsaures Salz), Salm (2) eine tödliche Vergiftung bei einer 20j. Frau mit 135–143 mg. Sehr gefährlich ist das Strychnin für Kleinkinder (Schwarz: Todesfall durch „Aloinapillen", ein Abführmittel mit 0,8 mg pro Pille bei 1¹/₂j. Knaben; Maximaldosis 0,4 mg) Strychnin wird im Körper relativ rasch abgebaut, so daß die Prognose bei Erwachsenen bei sachgemäßer Behandlung gut ist. Kriminelle Fälle sind rel. selten (Lit. s. Van Hecke (3)).

Nachweis: Für die komplizierteren Nachweisverfahren siehe v. Oettingen (7).

Vergiftungserscheinungen

Nach Milligrammdosen werden die Sinnesempfindungen deutlich verstärkt. Bei Dosen von 10 bis 20 mg kommt es zu Tremor, Atemnot und Angstgefühl, dann treten allmählich *tonische Zuckungen und Krämpfe* der Masseter und der Nackenmuskulatur auf. Schließlich erfolgen analog zum Tetanus schwere *Starrkrampfanfälle* mit *Opisthotonus* (4), Kontraktionen der ganzen quergestreiften Muskulatur, Zyanose des Gesichtes, Protrusion der Augen, *Aussetzen der Atmung* für 1–2 Minuten und starkes *Ansteigen des Blutdruckes*. Nach einigen Minuten läßt der Anfall allmählich wieder nach, kann sich aber auf den kleinsten Reiz sofort wiederholen. Der Tod erfolgt schließlich an Erschöpfung oder durch Asphyxie im Anfall. Die Vergiftung ist für die Patienten äußerst qualvoll, nur bei sehr hohen Dosen tritt durch zentrale Lähmung des Atemzentrums evtl. rasch der Tod ein. Wirbelbrüche sind ähnlich wie beim Insulinschock nicht selten (5).

Therapie

1. *Sofortige Einleitung einer i.v. Dauernarkose* mit Thiopentalum solubile (*Pentothal-Sodium*® „Abbott") oder einem ähnlichen i.v. Barbitursäurenarkosemittel. Diese Narkose muß dann während 2–3 Tagen in absteigenden Mengen aufrechterhalten werden. Die Narkose kann durch die i.m. Gabe von Phenobarbitalum (bis zu 1 g täglich) unterstützt werden, in leichteren Fällen kann auch Chloralhydrat 2mal täglich 2 g als Klysma verwendet werden. *Diazepam (Valium®)* 20–50 mg, evtl. wiederholen. Keine Morphiate!

2. *Glycerin-Guajacol-Äther (Myorelax®):* Ein muskelerschlaffendes Mittel (analog den Myonesinen), das sonst bei Anästhesien zusätzlich verwendet wird, zeigte in der Dosis von 2 g langsam i.v. als Tropfeinlauf (6) bei einem Vergiftungsfalle mit 200 mg Strychnin, wo trotz der Anästhesie noch ein starker Muskeltonus bestehen blieb, eine sehr gute Wirkung.

3. *Forcierte Diurese:* Methodik siehe im Schlafmittelkapitel (*Mannitol* plus *Lasix*®). Vermag große Mengen des Strychnins zu eliminieren da es durch die Niere ausgeschieden wird.

4. *Bei drohender Asphyxie: Tracheotomie* und

künstliche Beatmung unter Kurarisierung. Absaugen des Bronchialsekrets.

(*Physostigmin* zeigte uns in ausgedehnten eigenen Tierversuchen an Meerschweinchen gar keine Schutzwirkung, sondern eine erhöhte Mortalität).

Literatur

1 Moeser, H.: Dtsch. med. Wschr. 74 (1949) 121
2 Salm, H.: Deutsch. Gesundheitsw. 7 (1952) 50
3 Van Hecke, W., M.M. Hans-Berteau: Ann. Méd. lég. 1953, Nr. 1
4 Priest, R. E.: J. Amer. med. Ass. 110 (1938) 1440
5 Schrader, G.: Slg. Verg.fälle 8, C 39 (1937) 39, (hier ausführliche Literatur).
6 Mannaioni, P.F.: Arch. Tox. 19 (1961) 5
7 Oettingen v., W.F.: „Poisoning." P. Hoeber, Inc., New York 1952

Coniin (Schierling und Hundspetersilie)

Der „*gefleckte Schierling*" (*Conium maculatum*) enthält als Giftstoff das Coniin, $C_5H_{10}(C_3H_7)N$, ein leicht flüchtiges Alkaloid. Der Gehalt der Samen beträgt ca. 1%. Außerdem kommt dieses Alkaloid auch in der sog. Hundspetersilie (*Aethusa Cynapium*) vor, die schon hie und da durch Verwechseln mit der gewöhnlichen Petersilie zu Vergiftungen führte.

Vergiftungserscheinungen

Coniin lähmt die quergestreifte Muskulatur, dazu kommt noch eine lähmende Wirkung auf das Rückenmark. Das Vergiftungsbild ist aus der klassischen Darstellung Platons von Sokrates' Tod durch den „Schierlingsbecher" bekannt und zeigt eine typische *aufsteigende Lähmung*. Zuerst werden die Beine betroffen, dann folgen die Arme, die Muskulatur des Gesichtes, die Stimme wird heiser, und schließlich kommt es unter völligem Erhaltensein des Bewußtseins durch Lähmung der Atemmuskulatur zum Tode. In den Anfangsstadien beobachtet man Speichelfluß, Erbrechen, Bauchschmerzen und Durchfälle. Diese letzteren Symptome scheinen vor allem bei der Vergiftung mit Hundspetersilie im Vordergrunde zu stehen (1).

Therapie

1. „Antidotum universale" (5–6 gehäufte Teelöffel), dann *Magenspülung* mit Tierkohle, Verabreichung von 25 g Natriumsulfat zur Darmentleerung.

2. *Strychnin* zur Anregung der Reflexumschaltstellen: 2 mg alle Stunden. *Pikrotoxin* in kleinen Mengen zur Bekämpfung der zentralen Lähmung 10 mg s.c. als $1^0/_{00}$ Lösung, alle 1–2 Stunden.
3. *Bei Aussetzung der Atmung* Intubation oder Tracheotomie und Sauerstoffbeatmung, die bei Fortdauer der Herztätigkeit stundenlang weiterzuführen ist.

Literatur

1 Wulsten, J.: Dtsch. med. Wschr. 52 (1926) 1993

Curare

Curare, verschiedene Pfeilgifte aus dem Amazonasgebiet, werden unter anderem aus dem *Chondodendron tomentosum* gewonnen und enthalten als wirksame Substanz das „*Curarin*", das enteral genommen nicht giftig wirkt, da es langsam resorbiert und rasch wieder ausgeschieden wird, so daß die Konzentration in den Endplatten der Muskeln nicht genügend ansteigt (2). Parenteral hat es namentlich in letzter Zeit eine große Bedeutung erlangt, indem es eine restlose Erschlaffung der Muskulatur und völlige Ausschaltung der Atmung herbeiführt. Es wird daher bei verschiedenen operativen Eingriffen als Zusatzmittel zur intratrachealen Narkose und für die Behandlung des Tetanus verwendet (3).

Nachweis: Eine photokolorimetrische Methode ist von Quinn und Woislawski (3) beschrieben worden.

Vergiftungsmechanismus: Bei genügend hoher Konzentration führt Curarin zu einer Lähmung der Nervenendplatten, d.h. die Rezeptoren für das Azetylcholin werden blockiert. Durch die Anticholinesterase Prostigmin (= Neostigmin) kann die Curarewirkung in wenigen Sekunden wieder aufgehoben werden.

Vergiftungserscheinungen

Bei der parenteralen Applikation kommt es zu einer Lähmung der quergestreiften Muskulatur, die in der folgenden Reihe erfolgt: mimische Gesichtsmuskulatur, Skelettmuskulatur, Interkostalmuskulatur und Zwerchfell. Die für die Curarisierung eines Menschen nötige Menge schwankt zwischen 60–200 Einheiten (2). Die subjektiven Erscheinungen sind zuerst Doppelbilder, Paresen der Augenlider, Ptyalismus, dann Unfähigkeit zu schlucken, Unmöglichkeit, den Kopf zu heben, und schließlich Atembeschwerden. Die Curarewirkung dauert bei i.v. Injektion ca. 15–25 Minuten. Eine ähnliche Wirkung haben die synthetisch gewonnenen *Myanesine*.

Therapie: Die Curarewirkung kann fast schlagartig durch die Injektion von Prostigmin (Dosierung: $^{1}/_{2}$–1 Ampulle (= $^{1}/_{4}$–$^{1}/_{2}$ mg) i.v.) aufgehoben werden.

Andere Tonolytika der quergestreiften Muskulatur

Heute sind zahlreiche Curarederivate: α-*Tubocurarinum chloratum*, *Dimethyltubocurarinum* etc., sowie synthetische Muskelrelaxantia *Decamethonium*, *Suxamethonium* usw. in klinischem Gebrauch. Bei Vergiftungen wirkt das Prostigmin nur bei den Curarederivaten antagonistisch. *Decamethonium* kann durch *Pentamethoniumjodid* neutralisiert werden (Amp. zu 0,04 g). Beim *Suxamethonium* geschieht die Spaltung durch die Pseudocholinesterase. Da bei ca. $^{1}/_{4}$ bis 1 per mille der Patienten ein Pseudocholinesterasedefekt vorliegt (4), kann es bei einzelnen Individuen zu einer erhöhten Empfindlichkeit gegenüber Suxamethonium kommen. *Prostigmin ist hier kontraindiziert und verstärkt sogar die Wirkung!*

Literatur

1 Ausführliche Literatur siehe Hügin, W.: Therap. Umschau 4 (1947) 49
2 Schaal, W.: Ärztl. Forschg. 5 (1951) 85
3 Quinn, G. P., S. Woislawski: Proc. Soc. exp. Biol. (N. Y.) 74 (1950) 365
4 Lehmann, H., E. Silk: Nature 193 (1962) 561

Cicutoxin (Wasserschierling), Buxin und Coriamyrtin, Pikrotoxin

Der Wasserschierling *(Cicuta Virosa, Cicuta maculata)* enthält das bitter schmeckende „Cicutoxin", das in seiner Giftwirkung dem Krampfgift *Pikrotoxin* entspricht. Die Vergiftung kommt vor allem durch Genuß solcher mit anderen eßbaren Knollengemüsen verwechselten Wurzelknollen zustande. Eine einzelne Knolle, 2–3 g, enthält schon die tödliche Giftmenge. Ein ähnlicher Giftstoff (Buxin) ist auch im Zierstrauch *Buxus sempervirens* enthalten, ferner im *Gerberstrauch (Coriaria myrtifolia)* das *Coriamyrtin* und *Önanthotoxin* in der Safranrebendolde *(Oenanthe crocata)*.

Vergiftungsbild: Nach einer Latenzperiode von 15–90 Min. kommt es zu *Schwindel*, profuser *Salivation* und zu *Erbrechen*. Dann treten *Krampfanfälle* auf, die dann nach 1–2 Stunden durch Atemstillstand zum Tode führen. Siehe die Beobachtungen von (1, 2, 3).

Pikrotoxin: Ein typisches Krampfgift aus der indischen *Anamirta Cocculus* (Kokkelskörner), hat die gleiche Wirkung wie das Cicutoxin. Es wurde früher als zentrales Anregungsmittel gebraucht. 10 mg können Krämpfe auslösen, 2–3 g der Kokkelskörner können letal wirken (4).

Therapie: siehe Strychninvergiftung.

Literatur

1 Urban, G.: Slg. Verg.fälle 11, A 884 (1940) 237
2 Czursiedel, H.: Slg. Verg.fälle 8, A 699 (1937) 171
3 Robson, P.: Lancet 1965/II, 1274
4 Baer, A.W.: J. Amer. med. Ass. 43 (1904) 341

Taxin (Taxus baccata, Eibe)

Das Fruchtfleisch der Beeren ist ungiftig, dagegen sind die Nadeln sehr giftig und können z.B. als Abkochung (Abortivum) genommen oder bei Kindern durch Kauen der Nadeln zu Vergiftungen führen (1, 2, 3). *Letaldosis*: Abkochungen von 50–100 g oder 3 Eßlöffeln der Nadeln *(Taxin)* gelten als tödlich (3). Es kommt nach 1–2 Std. zu Schwindel, Bewußtlosigkeit, Trockenheit im Halse, *Mydriasis*, Rotfärbung der Lippen, oberflächlicher Atmung, *Bradykardie*, Kollaps, unregelmäßiger Herztätigkeit, Krämpfen und Tod an *Atemlähmung*. Das Gift kann durch die botanische Untersuchung von Nadelresten (3) und durch Dünnschichtchromatographie sowie UV- und Infrarot-Spektrographie im Magen-Darm-Inhalt nachgewiesen werden (3).

Therapie: Symptomatisch. Künstliche Beatmung. Evtl. Austauschtransfusion.

Literatur

1 Jungmichel: Slg. Verg.fälle 3 (1932) 89
2 Cerwek, H., W. Fischer: Arch. Toxikol. 19 (1960) 88
3 Frohne, D., O. Pribilla: Arch. Toxikol. 21 (1965) 150

Wurmmittel

Wurmfarn (Aspidium, Dryopteris Filix mas)

Die toxischen Extrakte und Präparate aus dem *Wurmfarn* sollten heute als Bandwurmmittel nicht mehr verwendet werden, da ungefährlichere Mittel im Handel sind (*Atebrin®, Yomesan®* etc.).

Vergiftungsbild: Die Vergiftung kommt durch einen Butylester des Phlorogluzins zustande und zeigt nach den Angaben der Literatur ein sehr wechselndes Bild. Im wesentlichen bestehen zuerst *Brechreiz, Erbrechen und abdominale Beschwerden, später Störungen von seiten des zentralen Nervensystems,* wobei sowohl Psychosen, Krämpfe, Schwindel und Kopfschmerzen und in schweren Fällen Optikusschädigungen auftreten können, ferner hämolytische Anämien und Leberschädigungen (1, 2).

Therapie

1. *Sofortige Magen-Darm-Entleerung,* bei Auftreten von Vergiftungserscheinungen *Prostigmin* 1 mg i.m. und per os 25 g *Natriumsulfat,* Kohle.
2. *Bei Krämpfen* Phenobarbital 0,1–0,2 g i.m., in schweren Fällen evtl. Thiopentalum solubile (*Pentothal-Sodium®* „Abbott") i.v.
3. *Bei Störungen der Respiration* Sauerstoff, evtl. plus Intubation und künstliche Beatmung.
4. *Vitamin B$_1$ in hohen Dosen* i.m., z.B. täglich 3mal 1 Ampulle *Betaxin®* oder *Benerva forte®.*
5. *Cortisonpräparate:* Sind meines Wissens weder experimentell noch klinisch versucht worden. Vielleicht könnten sie aber günstig wirken.

Chenopodium

Das *Oleum chenopodii* wird vor allem noch gegen Askariden verwendet. Vergiftungen sind heute bei Verwendung genau dosierter Präparate *(Chenosan®)* keine mehr vorgekommen. Auch für dieses Mittel gelten die gleichen Vorsichtsmaßnahmen, wie sie oben für die Filix-Präparate angegeben wurden. Der gefährliche Bestandteil ist das Terpenperoxyd (Askaridol, $C_{10}H_{16}O_2$). Die tödliche Dosis beträgt für Erwachsene einige Gramm. Nach einer versehentlichen Verabreichung von 15 ml kam es zu einem tödlich verlaufenden Fall, Exitus am 5. Tag (3).

Vergiftungsbild

Die Vergiftungserscheinungen beginnen mit *Brechreiz,* später treten *Kopfschmerzen,* Schwindel, Somnolenz und Ohrenrauschen auf. In schweren Fällen kommt es zu Bewußtlosigkeit mit klonischen Krämpfen (4, 5), horizontalem Nystagmus und Tod an Atemlähmung. PFANKUCH (6) sah eine Polyneuritis der sensorischen Nerven. Typisch für diese Vergiftung ist die *spezielle Empfindlichkeit der Gehörnerven,* wobei es zu schweren Gehörstörungen, mit dauernder Schwerhörigkeit, kommen kann; der N. vestibularis bleibt aber frei. SCHUMACHER (7) weist auf die evtl. initiale Hautrötung, die schon am ersten Tage auftreten kann, hin, die als ein Warnungszeichen auf die Überempfindlichkeit gewisser Menschen hinweist.

Therapie: siehe Wurmfarn.

Santonin

Santonin, $C_{15}H_{18}O_3$, aus den „Flores Cinae", führt heute bei genauer Dosierung und nur einmaliger Verwendung kaum mehr zu Vergiftungen, wenn die gleichen Vorsichtsmaßnahmen, wie diese für Filix mas erwähnt wurden, eingehalten werden. Die Maximaldosis für Erwachsene (0,3 g) ist eventuell für Kinder schon tödlich. Die Vergiftungserscheinungen äußern sich vor allem in einer Erkrankung des Sehnerven, wobei Violett-, später Gelbsehen auftritt. Auch hier kann es wie bei den anderen Wurmmitteln zu Bewußtlosigkeit und Krämpfen kommen, wobei in einem schweren Kollaps schließlich der Tod eintreten kann.

Therapie: siehe Wurmfarn.

Granatwurzelrinde *(Cortex Granati)* von „*Punica granatum*" enthält als wirksames Alkaloid das dem Coniin nahestehende *Pelletierin* und wurde vor allem früher gegen Taenien verwendet. Es verursacht ebenfalls Sehstörungen, Kopfschmerzen, gastrointestinale Erscheinungen und selten Krämpfe, Kollaps und Lähmungen.

Therapie: siehe Wurmfarn.

Literatur

1 SCHOEN, R.: Dtsch. med. Wschr. 78 (1953) 1058
2 WILKOEWITZ, K.: Slg. Verg.fälle 2 (1931)
3 SCHOEN, R., H.H. SCHNEIDER: Dtsch. med. Wschr. 78 (1953) 1057
4 RYHINER, P.: Corr. Blatt f. Schweiz. Ärzte 1919, No. 12
5 BIESIN, A.: Münch. med. Wschr. 76 (1929) 661
6 PFANKUCH, K.: Slg. Verg.fälle 10, A 794 (1939) 105
7 SCHUMACHER, H.W.: Z. Laryng. Rhinol. 28 (1949) 332

Herzglykoside

Digitalis purpurea, -lanata, -lutea
(Digitalis, Strophantin, Scillaren usw.)

Vorkommen: Vergiftungen sind häufiger eine Folge von therapeutischen Überdosierungen, seltener die Folge einer vorsätzlichen Einnahme in suizidaler Absicht. So sahen wir in den letzten 15 Jahren nur 4 Suizidfälle. Am wichtigsten sind die Digitalisglykoside, das Strophantin und die Scillaglykoside. Ähnliche Glykoside sind noch in einer ganzen Reihe von Pflanzen enthalten, unter denen wir hier nur *Convallaria majalis* (Maiglöckchen), *Adonis vernalis* (Christwurz), *Antiaris toxicana* (Antiarin, ein japanisches Pfeilgift), *Apocynum cannabinum* (kanad. Hanf), *Helleborus viridis* (grüner Nieswurz), *Helleborus niger* (Christrose), *Cheiranthus Cheiri* (Goldlack, *Nerium oleander* (Oleander) (1) nennen.

Letale Dosis: Von den getrockneten *Digitalisblättern*, die gewöhnlich ca. 1% Glykoside enthalten, werden (2) 2–3 g als die tödliche Dosis angegeben, von der *Digitalistinktur* 20–30 g. Die letale Dosis für die rein dargestellten Glykoside variiert stark nach der Art des betreffenden Glykosids. Kleinkinder sind besonders gefährdet. Die Toxizität nimmt bei *Hypokaliämie* und bei *Hyperkalzämie* stark zu, ferner bei *gestörter Nierenfunktion* (Kumulation).
Vorsicht ist auch beim *Strophantin* geboten, wenn das Präparat namentlich bei geschädigten Herzen überdosiert wird. Die therapeutische Breite ist hier klein, doch haben wir mit therapeutischen Dosen von $^1/_8$ bis $^1/_4$ mg nie irgendwelche Schädigungen gesehen. Die Furcht vor dem Strophantin in den USA ist auf die anfängliche Verwendung allzu hoher Dosen zurückzuführen. Schwere Zwischenfälle sind aber bei 1 mg i.v. möglich. Eine tödliche Vergiftung durch die rektale Einführung (Mord) von 100 mg Strophantin ist (3) beschrieben worden, eine vorübergehende Vergiftung mit 60 mg Strophoral p.o. (4), und eine tödliche mit 100 mg p.o. (Herzblock) (5).
Scilla maritima (Meerzwiebel) wird außer der offizinellen Verwendung als *Scillaren®*, *Talusin®* usw. auch als Rattengift verwendet, z.B. in der Schweiz als *Raxon®*. Die versehentliche Einnahme beim Menschen hat aber, soviel uns bekannt ist, bisher keine Todesfälle zur Folge gehabt, da dieses Glykosid für den Menschen eine große therapeutische Breite aufweist. Die rotgefärbte Varietät enthält ein ähnliches Glykosid, das *Scillirosid*, das für Mäuse und Ratten eine hohe Toxizität aufweist und bei diesen Tieren auch Krämpfe hervorruft. Für Erwachsene sind wohl auch diese Präparate relativ harmlos, doch können sie bei Kindern zu evtl. tödlichen Vergiftungen führen (6), so daß heute als Rattengifte vor allem die *Cumarinderivate* vorzuziehen sind.
Man wird sich bei Vergiftungsfällen am besten nach den in Pharmakologiebüchern angegebenen Maximaldosen der einzelnen Glykoside über die evtl. Gefährlichkeit der jeweils eingenommenen Menge orientieren.

Vergiftungsbild

Bei peroraler Aufnahme setzen die Vergiftungserscheinungen langsam ein, bei intravenöser Anwendung sofort. Im Vordergrunde stehen Übelkeit, Brechreiz und dann Erscheinungen von seiten des Reizleitungssystems des Herzens. Bei leichteren Vergiftungen kommt es zu Extrasystolien in Form der *Bigeminie*, in schwereren Fällen evtl. zu *totalem Herzblock* mit Abfall der Frequenz auf 30–40. Im EKG finden sich die typischen Veränderungen, wie muldenförmige Senkung der Zwischenstücke mit diphasischem, evtl. präterminal negativem T, Extrasystolen von ventrikulärem Typus. Häufig kommt es auch zum Auftreten einer Wenckebachschen Periodik durch *Verlängerung der P-Q-Zeit*, die in einem unserer Fälle bis zu 0,36! erreichte. In unseren Fällen (16j. ♀, 30j. ♀, 57j. ♀) mit je 10 und 15 ml *Digalen®* gingen diese Erscheinungen nach 5–10 Tagen wieder vollkommen zurück. In schweren Fällen kann durch Kammerflimmern der Tod eintreten. Besonders gefährlich ist bei einem schon geschädigten überempfindlichen Myokard das Auftreten einer Vorhoftachykardie mit Block (7, 8). Als Nebenerscheinung kann es zu *Sehstörungen* mit spezieller Beteiligung des Farbensehens kommen. Nicht selten sind auch Vestibularisstörungen, Halluzinationen und evtl. deliriöse Zustände. Selten sind allergisch ausgelöste *Thrombozytopenien* durch *Digitoxin* (9, 10), selbst sahen wir 6 Fälle durch *Azetyldigitoxin*.

Man muß bei der Anwendung der Digitalispräparate bei allen evtl. mit einer *Hypokaliämie* einhergehenden Erkrankungen, z.B. bei schweren Durchfällen, nach der Anwendung von *Saliuretika* und nach Anwendung der *künstlichen Niere* oder *Peritoneal-* oder *Darmdialyse*, sehr vorsichtig sein. Umgekehrt ist es auch möglich, die Toxizität der Digitaliskörper bei Vergiftungen durch eine therapeutische zusätzliche Verabreichung von Kalium herabzusetzen. Maßgebend ist dabei der Kaliumgehalt der Herzmuskelfaser und nicht der Serumkaliumspiegel! Andererseits wird die Toxizität bei hohem *Kalzium*-Spiegel erhöht und bei einer Senkung desselben (Versenatbehandlung) deutlich herabgesetzt (11, 12).

Pathologisch-anatomisch kommt es bei toxischen Digitalisdosen zu fleckförmigen Nekrosen, vor allem der Innenschicht der Kammerwand. Die gleichen Veränderungen können aber auch bei Anoxämien usw. gefunden werden.

Therapie

1. Bei *enteraler Aufnahme:* Sofortige *Magenentleerung* (heiße Kochsalzmethode bei telefonischer Benachrichtigung, siehe Kapitel Magenspülung) durch Magenspülung. Verabreichung von *Carbo medicinalis.*
2. *Atropinum sulfuricum:* 2–3mal 1 mg s.c. um den Vaguseffekt des Digitalis zu blockieren (13).
3. *Sedativa: Diazepam (Valium®)* 10 mg i.m. und nach Bedarf wiederholen. Setzt auch die Gefahr des Auftretens von Kammerflimmern herab.
4. *Bekämpfung der Extrasystolie und der Gefahr des Kammerflimmerns: Lidocain®* 40 mg langsam i.v., nachher Tropfinfusion mit 20–50 gamma/kg/Min. (= 4 mg/Min. bei 70 kg), also z.B. 0,4%ige Lösung, die in 1 ml dann 4 mg (= 30 Tropfen) enthält.
5. *Beta-Blocker:* Vermögen ebenfalls die ektopischen atrialen oder ventrikulären Extrasystolen und Arrhythmien aufzuheben. TAYLOR u. Mitarb. (15) sahen gute Erfolge. Präparate *Iproveratril (Isoptin®).* Am verträglichsten ist vielleicht das *Propranolol* (kein Beta-Blocker), z.B. *Inderal®, Dociton®, Dosierung sehr vorsichtig,* 3 × 10 mg tägl. p.o. In Notfällen langsam i.v. (1 mg/Min.) 3–5–(10) mg. Bei Bronchospasmen (z.B. Asthma bronchiale) streng kontraindiziert.
6. Bei *Herzblockerscheinungen: Aminophyllin* 0,5 langsam i.v. 2–3mal täglich, ferner *Ephedrin. hydrochloricum* 4–6mal 0,025 g p.o., noch stärker wirkt *Isoprenalin (Aleudrin®)* 0,02 g sublingual alle 30 Min. evtl. bis zu total 16–20 Tabl. täglich. In diesen Fällen keine Betablocker!
7. *Kaliumchlorid* 3 g p.o., um die Toxizität der Digitalisglykoside auf den Herzmuskel herabzusetzen (siehe obige Ausführungen), dann langsame i.v.-Lävulose-Infusion mit KCl-Zusatz (z.B. 1–3 Amp. Kaliumchlorid „Hausmann" à 10 ml = à 20 mval = 0,8 g K). Nicht über 10 mval Kalium pro Std. infundieren.
8. Na_2-enta-H_2 = Na_2-Versenat: (Als Edetat-*Lösung* erhältlich durch „Laboratorien Hausmann", St. Gallen, Schweiz). *Dosierung:* 3 g/400 ml Infusion in 30 Min. einlaufen lassen. Setzt die Digitalistoxizität durch Senkung des Kalziumspiegels herab!

Convallaria majalis (Maiglöckchen): Evtl. tödlich sind hier für Kinder das Kauen der Blätter, die Einnahme von einigen Beeren. Neben den oben erwähnten Zeichen der Digitalisvergiftung kommt es zu *Brechdurchfall.*

Convallaria polygonatum (gemeine Weißwurz, Salomonssiegel) führt durch Beeren oder Pflanzenteile zu den gleichen Vergiftungserscheinungen.

Gratiola officinalis (Gottesgnadenkraut): Wurde früher viel als Abführmittel benutzt und enthält das digitalisähnliche Glykosid *Gratiotoxin* und führt bei Überdosierung zu den gleichen Vergiftungserscheinungen wie Convallaria.

Helleborus viridis (Nieswurz) und Helleborus niger (Christrose): Neben dem digitalisartigen Hellebrin wirkt hier das *Helleborein* als starkes Schleimhautgift und führt zu Blasenbildung an den Schleimhäuten und zu schwerstem Brechdurchfall und evtl. Krämpfen und Miosis, Tod evtl. durch Herzlähmung (14).
Die gleiche Vergiftung ruft *Actaea spicata* (Christophskraut) hervor, dessen schwarze Beeren in Bergwäldern gelegentlich mit Heidelbeeren verwechselt werden.

Therapie: Kombination der obigen Therapie mit derjenigen der Sadebaumvergiftung.

Literatur

1 MARRI, R.: Slg. Verg.fälle 10, A 808 (1939) 145
2 FÜHNER, H., W. BLUME: Medizinische Toxikologie, Thieme, Leipzig 1947, S. 225
3 FÜHNER, H.: Dtsch. med. Wschr. 55 (1929) 1408
4 DZIUBA, K.: Dtsch. med. Wschr. 78 (1953) 172
5 NEUGEBAUER, W.: Arch. Toxikol. 18 (1960) 272
6 KEESER, E.: Slg. Verg.fälle 5, B 46, 35
7 LOWN, B., S. LEWINE: Circulation 21 (1960) 129
8 FRANK, A., G. KINDERMANN: Z. Kreisl.-Forsch. 51 (1962) 83
9 BERGER, H.: J. Amer. med. Ass. 148 (1952) 282
10 MIESCHER, P., O. RITTER: Int. Arch. Allergy 4 (1953) 253
11 GUBNER, R.S., H. KALLMANN: Amer. J. med. Sci. 234 (1957) 136
12 JICK, S., R. KARSH: Amer. J. Cardiol. 4 (1959) 287
13 BLUMBERGER, K., C. KRÜSKEMPER: Arch. Kreisl.-Forsch. 3 (1938) 168
14 GESSNER, O.: Die Gift- und Arzneipflanzen von Mitteleuropa. Winter, Heidelberg (1953) 219, 222
15 TAYLOR, R.R. U. MITARB.: New Engl. J. Med. 271 (1964) 877

Gruppe der ätherischen Öle

Kampfer $C_{10}H_{16}O$ (Cinnamomum Camphera)

Vergiftungen kamen früher evtl. durch die kumulative Wirkung bei fortlaufender i. m. Injektion vor, häufiger durch das Trinken von „Kampfergeist" oder „-liniment" in suizidaler Absicht. Bei Erwachsenen können per os 10–20 g der Reinsubstanz gefährlich werden. Durch die stark zentral erregende Wirkung kommt es vorerst zu Unruhe und Aufgeregtheit mit Schlaflosigkeit, Tremor und Zuckungen und evtl. Halluzinationen und in schwereren Fällen zu eigentlichen epileptischen Krämpfen tonisch klonischer Art. Bei schweren Vergiftungen kann schließlich durch Erstickung oder Erschöpfung der Tod eintreten. Selbst habe ich nur eine therapeutische Vergiftung gesehen, die bei einer Thorakoplastikpatientin am 10. Tage nach der Operation zustande kam, weil das für die ersten drei Tage verordnete „Oleum camphoratum forte" irrtümlicherweise von der Schwester täglich in einer Dosis von 5 ml weiter verabreicht wurde, so daß es schließlich zum Auftreten typischer epileptiformer Krämpfe kam, die zuerst an eine Gehirnembolie denken ließen. SMITH und MARGOLIS (1) sahen einen tödlichen Fall bei einem 19 Monate alten Kind nach Einnahme von 1 Teelöffel Kampferöl. Nach 3 Stunden kam es zu vermehrter Speichelabsonderung, Muskelstarre, Leukozytose, Albuminurie, Koma, tonischen Krämpfen; Exitus am 5. Tag. *Histologisch* fanden sich schwere degenerative Veränderungen der Neurone im Cortex und den Stammganglien.

Therapie: siehe unter Terpentinöl.

Menthol ($C_{10}H_{19}OH$)

Das ähnliche Menthol kann aus dem Pfefferminzöl auskristallisiert werden und wird therapeutisch und bei der Herstellung von Bonbons, Zahnpasten usw. ausgedehnt verwendet. Es führt gelegentlich durch Sensibilisierung zu Ekzem, selten sind bei Kindern durch die Einnahme von offizinellen Lösungen eigentliche Vergiftungen beobachtet worden. Die Symptome waren Reizerscheinungen von seiten des Magens mit Schmerzen, Erbrechen und zentralnervöse Störungen wie schwankender Gang, zunehmende Benommenheit und Verschlechterung der Atmung (2). Gefährlich ist für Kleinkinder auch die *Inhalation* mentholhaltiger Lösungen (Spray, Aerosol, Nasentropfen), wobei es zu einem *Pseudo-Croup* kommen kann.

Therapie: siehe unter Terpentinöl.

Terpentinöl

Dieses technisch viel verwendete ätherische Öl wird aus dem Harz verschiedener Koniferen hergestellt und enthält vor allem den zyklischen Kohlenwasserstoff „*Pinen*" ($C_{10}H_{16}$). Vergiftungen kommen hauptsächlich bei oraler Aufnahme in suizidaler Absicht oder bei Einnahme des Mittels als Abortivum vor. Die evtl. tödliche Dosis dürfte zwischen 60–100 g liegen, doch sind auch schon Vergiftungen mit 120 g überstanden worden. Alte Terpentinlösungen scheinen durch auftretende Oxydationsprodukte gefährlicher zu sein. HAGEN (3) hat einen Vergiftungsfall durch Inhalation mit narkotischen Erscheinungen bei einem Tankanstreicher mitgeteilt. Die MAK liegt bei 100 ppm.

Terpentin hat stark lokal reizende Eigenschaften und führt gerne zu Ekzemen und beim Inhalieren in starker Konzentration evtl. zu schweren Reizzuständen der Atemwege. Bei oraler Aufnahme kommt es zu *gastroenteritischen Erscheinungen* mit starker Übelkeit und Erbrechen und bei der Ausscheidung durch die Niere zu *toxischer Nephritis* mit Hämaturie, Albuminurie und evtl. Oligurie. Bei hohen Dosen verfallen die Patienten schließlich in ein tiefes Koma, in dem durch Atemlähmung der Tod eintreten kann. Überstehen die Patienten die Vergiftung, so kann wahrscheinlich durch Schädigung des Knochenmarks eine deutliche Anämie in Erscheinung treten. Wie alle ätherischen Öle wird auch das Terpen zum Teil durch die Atmungsluft ausgeschieden, wodurch die Vergiftung an dem *veilchenartigen Geruch* rasch erkannt werden kann. Auch der Urin weist den gleichen Geruch auf (4).

Ledum palustre (Sumpfporst): enthält als Wirkstoff im darin enthaltenen Porstöl das ähnlich wirkende *Ledol*, das früher pharmakol. gebraucht wurde, es führt zu den gleichen Vergiftungserscheinungen.

Therapie

1. *Sofortiges Einflößen von 200 ml Paraffinöl* und dann *Magenspülung* mit *5% Natriumbikarbonatlösung* und Kohlepulver, zum Schluß Einflößen von Kohle und 200 ml Paraffinöl. *Kein Rizinus, sondern Natriumsulfat, 30 g,*

als *Abführmittel*, plus *Prostigmin* $^1/_2$ mg s.c. Keine Milch! da fettlöslich, aber als reizlinderndes Mittel Eiereiweiß und Paraffinöl.
2. *Bei Krämpfen:* Diazepam (*Valium*®) 20 mg i.v., evtl. Wiederholung. In schweren Fällen *Thiopentalum solubile* (*Pentothal-Sodium*® „Abbott") i.v., keine Morphiate!
3. *Bei Atemlähmung:* Intubation und O_2-Beatmung.
4. *Reichlich Flüssigkeit* in Form von Infusionen (isotonischer Traubenzucker und physiol. NaCl-Lösung), um die Diurese möglichst anzuregen und die Konzentration des ausgeschiedenen Terpentins in der Niere möglichst herabzusetzen.
5. *Prophylaxe der Dermatitis:* Gummihandschuhe und Einreiben der Haut mit *fettfreier Hautschutzsalbe* (z.B. *Fissan*®).

Literatur

1 SMITH, A.G., G. MARGOLIS: Amer. J. Pathol. 30 (1954) 857
2 WETZEL, I.: Arch. f. Kinderheilk. 129 (1943) 74
3 HAGEN, J.: Slg. Verg.fälle 10 A 820 (1939) 191
4 BRUGSCH, H.: Pädiatr. prax. 1 (1962) 519

Eukalyptus und Zedernöl

Die Vergiftungen verlaufen ähnlich, doch treten hier neben den gastroenteritischen, nephritischen und narkotischen Erscheinungen auch Zyanose und Krämpfe auf. Die Krämpfe können so schwer sein wie bei der Kamphervergiftung, WITTHAUER (1) hat einen schweren Vergiftungsfall mit 23 ml Eukalyptusöl beschrieben, der aber mit dem Leben davonkam. Zedernöl ruft anologe Erscheinungen hervor (2).

Therapie: siehe Terpentinvergiftung.

Literatur

1 WITTHAUER, W.: Klin. Wschr. 1 (1922) 1461
2 DE NEEN, D.D.: Amer. J. Surg. 33 (1919) 277

Sadebaum (Sevibaum)

Sadebaum, Sevibaum, Juniperus sabinae: enthält als wirksame Substanz 3–5% ätherisches Öl, das „Sabinol". Die Droge wurde schon im Altertum als Abortivum gebraucht. Das ätherische Öl entfaltet eine starke Reizwirkung auf den Magen-Darm-Kanal und durch Resorption und Wiederausscheidung auch auf die Nierenwege. Schon kleine Dosen verstärken die Diurese und die Menstruation und zeigen eine auch experimentell nachweisbare anregende Wirkung auf den Uterus. Bei größeren Dosen (z.B. 5–20 g Trokken-Droge, 0,2–1 g Öl) ist es ein *Krampfgift* mit schließlich zentrallähmender Wirkung (1, 2).

Vergiftungserscheinungen

Vergiftungen kommen vor allem durch das Trinken von Aufgüssen der Pflanzenteile, die als Abortivum eingenommen werden, zustande. *Die abortive Wirkung tritt meist nur dann ein, wenn die tödlich wirkende Dosis eingenommen wurde,* und vom ätherischen Öl selbst sind schon sechs Tropfen für den Menschen tödlich! Lokal ruft das Öl nur auf der Haut Blasenbildungen und evtl. tiefgreifende Nekrosen hervor. Innerlich führt es durch die lokale Reizwirkung zu einer schweren Gastroenteritis, schmerzhaften Tenesmen und Erbrechen evtl. grünlicher, stark ätherisch riechender Massen. Sehr rasch kommt es dann nach einer evtl. vorausgehenden Polyurie zu schweren *Blasen-Tenesmen* mit Abgang blutigen Urins und evtl. später zu *Oligurie* und Anurie. Bei Schwangeren führen, in den dann fast immer tödlich verlaufenden Fällen, Uterusblutungen und Kontraktionen des Uterus zum Abort. Das resorbierte Gift bewirkt evtl. *schwere Krämpfe* mit Koma und schließlich zentrale Lähmung. Der Exitus tritt durch Atemlähmung, meistens erst nach 10 Stunden bis zu mehreren Tagen ein. Die Prognose ist in schweren Fällen immer sehr ernst. Diese Pflanze sollte aus botanischen Gärten wegen ihrer großen Gefährlichkeit unbedingt verschwinden!

Therapie

1. *Sofortige Magenspülung* mit reichlich Tierkohle. Besteht schon Erbrechen und starker Durchfall, so ist die Spülung besser zu unterlassen und nur reichlich Tierkohle und 200 ml Paraffinum liquidum zu verabreichen.
2. *Gegen die Durchfälle und Tenesmen:* Mucilaginosa, Reis- oder Haferschleim, *Papaverin. hydrochloric.* 3 × 0,05 g und *Bellafolin*® 3 × 20 Tropfen täglich.
3. *Überwachung der Elektrolyte* und evtl. Korrektur durch NaCl- oder Kaliumchlorid-Infusionen.
4. *Bei schwerem Schock:* (siehe nähere Angaben im Schock-Kapitel, S. 15.)
5. *Abschirmung mit Antibiotika:* Täglich 5 Mio. E *Penizillin* und 2 g *Streptothenat*®.

6. *Bei Krämpfen:* siehe Terpentinvergiftung.
7. *Bei Atemlähmung:* Intubation und künstliche Beatmung.
8. *Bei Hypokaliämie:* siehe Spezial-Kapitel, S. 22.

Literatur

1 BLUMEL, P.: Slg. Verg.fälle 12, A 897 (1941/43) 25
2 GESSNER, O.: Die Gift- und Arzneimittelpflanzen von Mitteleuropa. Winter, Heidelberg (1953) 370

Juniperus communis (Wacholder): In Mittel- und Nordeuropa allgemein verbreitet, enthält schwächer wirkende ätherische Öle, die spezifisch nierenreizend wirken. Im Übermaß genossene Beeren können zu Polyurie, Nierenkoliken, Hämaturie, Veilchenduft des Urins führen. Prognose gut.

Bryonia alba (schwarzbeerige Zaunrübe) und **Bryonia dioica (rotbeerige Zaunrübe):** Enthalten (GESSNER, P.: S. 307 und 309) in Beeren und Wurzeln ein stark drastisch wirkendes *Harzglukosid (Resina Bryoniae).*

Vergiftungen

Bei Kindern durch Genuß der Beeren, bei Erwachsenen vor allem durch Einnahme von alkoholischen Wurzelextrakten als Abortivum. Hierbei kommt es zu schwersten Durchfällen und bei Resorption evtl. zu Nierenreizung, Abort und zu evtl. Krämpfen und später Lähmungen und evtl. Exitus an Atemlähmung.

Therapie: siehe Sadebaum.

Ilex aquifolium (Stechpalme): Die roten Früchte enthalten ein unbekanntes Gift, das bei Aufnahme von 20–30 Beeren unter schwersten Durchfällen tödlich gewirkt hat (GESSNER, O.: S. 643).

Therapie: siehe Sadebaum.

Euphorbia cyparissias (Wolfsmilch): Alle Euphorbiaarten enthalten Milchsaft mit scharfen, identischen oder nahe verwandten Harzanteilen, die noch wenig untersucht sind (z.B. ein Triterpen: Euphol). Diese scharf und bitter schmeckenden Stoffe des Milchsaftes wirken lokal stark reizend und erzeugen auf der Haut und den Schleimhäuten je nach Dosis Hyperämie, Blasen und Nekrosen bis in die tieferen Gewebslagen.

Vergiftungen

Innerliche Vergiftungen sind durch den starken bitteren Geschmack der Pflanzen relativ selten. Häufiger sind Rötungen und Blasenbildungen auf der Haut (z.B. bei der häufigen Anwendung des Saftes zur Entfernung von Warzen) mit eventuell sogar tiefgreifenden Nekrosen, die sich sekundär infizieren können. Gefährlich sind Spritzer in die Augen, die durch Hornhautläsionen und Trübungen (Keratitis) eventuell zu Erblindung führen. Werden Pflanzenteile innerlich eingenommen, so kommt es durch die starke Reizwirkung zu einer schweren, akuten, eventuell hämorrhagischen, nekrotisierenden Gastroenteritis mit Erbrechen und starken Tenesmen. Als Folge der Resorption kommt es ferner zu Mydriasis, Schwindel und Delirium, eventuell mit Krämpfen. Die Vergiftung kann namentlich bei Kindern eventuell unter den Zeichen eines schweren Kreislaufkollapses nach 1–3 Tagen zum Tode führen.

Therapie: siehe Sadebaum.

Pulegon und Myristizin: Pulegon ist ein Keton, das in der in USA vorkommenden, als Abortivum benützten *Poleiminze (Mentha Pulegium)* enthalten ist und krampferregend wirkt. Das Myristizin, ein Hydrochinonäther, findet sich in der *Muskatnuß* und im *Petersilienöl.* Die Muskatnuß ist vor allem für Kinder sehr giftig. Todesfall durch 2 Nüsse bei einem 8jährigen Knaben (1). Die Vergiftungserscheinungen nach 5 g (2) waren 1–7 Std. nachher auftretende brennende Schmerzen im Abdomen, evtl. mit Erbrechen und Unruhe, Schwindel, Todesangst, Druck auf der Brust, dann zunehmender Stupor, evtl. unterbrochen durch periodisch auftretende Delirien und Agitation. Gewöhnlich tritt nach 24 Stunden vollkommene Erholung ein. Bei hohen Dosen evtl. erst nach Tagen. Zyanose, Hypotonie und Schock können dazukommen. Im Gegensatz zur ähnlichen Atropinvergiftung besteht eine *Miosis*.

Therapie: siehe Terpentinvergiftung.

Literatur

1 FÜHNER, H., W. WIRTH, G. HECHT: Medizinische Toxikologie. Thieme, Stuttgart (1951) 203
2 GREEN, R.C.: J. Amer. med. Ass. 166 (1959) 1342

Safran (Krokus, Crocus sativus): enthält ebenfalls ein starkes Gift, wobei schon wenige Gramm tödlich wirken können. Es wurde als

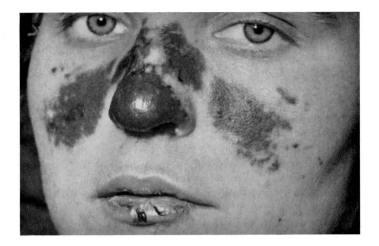

Abb. 101. Akute Safranvergiftung nach 5 g mit Purpura und schwerer Gefäßschädigung im Bereiche der Nase. Die Patientin soll 5 Beutel Safran aufgelöst in Milch getrunken haben (als Abortivum), wobei es auch zum Abort kam. (Patientin von Prof. A. Frank, Dortmund, dem ich für die Abbildung bestens danke.)

Abortivum verwendet. Die Wirkung entspricht dem Myristizin, wobei aber noch eine Nierenschädigung dazukommt. FRANK (1) sah eine schwere *Purpura* nach 5 g Safran (5 Beutel Safran in einer Tasse Milch aufgelöst als Abortivum) mit tiefschwarzer Nekrose der Nase (siehe Abb. 101) bei einer *Thrombozytopenie* von 24000, einer Hypoprothrombinämie von 41% und schwerem Kollaps mit Urämie.

Therapie: siehe Sadebaum.

Literatur

1 FRANK, A.: Dtsch. med. Wschr. 86 (1961) 1618
2 SCHÄFER, R.: Slg. Verg.fälle 4 (1933) 119

Apiol (Petersilienkampher): Das sich kristallinisch abscheidende reine Apiol hat wie andere ätherische Öle eine stark reizende Wirkung auf den Darm und kann neben Gastroenteritis auch zu Hämaturie und evtl. Leberverfettung führen. Durch seine Reizwirkung wurde es als Abortivum viel gebraucht. Die eigentlichen Vergiftungsfälle der Literatur gehen aber nicht zu Lasten des Apiols selbst, sondern waren auf das als Lösungsmittel in den Ampullen verwendete Triorthokresylphosphat zurückzuführen.

Nachweis: siehe LESPAGNOL, A., R. MERVILLE: Bull. Soc. Pharm. 48 (1941) 280.

Bucheckern (Buchnüsse): Die Früchte der Buchen, *Fagus silvatica* (Weiß- und Rotbuche), können bei gewissen Leuten, wenn sie die rohen Kerne in größeren Mengen genießen, zu *gastroenteritischen Erscheinungen* führen. MÜLLER (1) sah dabei in zwei Fällen eine deutliche Eosinophilie. In gebackenem Zustand werden sie aber sehr gut ertragen, und auch das daraus gewonnene Bucheckernöl ist absolut harmlos. Sicheres über die eigentliche für die Erscheinungen verantwortliche, wahrscheinlich in den Samenhäutchen enthaltene Substanz ist noch nicht bekannt.

Literatur

1 MÜLLER, H.: Dtsch. med. Wschr. 74 (1949) 838

Arnika (Arnica montana): MERDINGER (1) berichtet über eine schwere Vergiftung durch Einnahme (als Abortivum) von zwei Schnapsgläschen einer Arnikatinktur, die aus dem Preßsaft von mehreren Arnikablüten unter Zusatz von $2^1/_2$ l Alkohol hergestellt worden war. Es kam zu Erbrechen, Bauchkrämpfen, Durchfällen, zu schweren Kollapserscheinungen, langdauernder Benommenheit und schließlich zum Abort. Dauerschädigungen blieben keine zurück.

Therapie: s. Sadebaum.

Literatur

1 MERDINGER, O.: Münch. med. Wschr. 85 (1938) 1469

Asarum europaeum (Haselwurz): Enthält das Aseron. Die Blätter wurden früher als ein Diuretikum und Purgativum gebraucht. Abkochungen der Wurzel wurden durch ihre Reizwirkung auf den Darm und die Beckenorgane als Abortivum verwendet.

Therapie: siehe Sadebaum.

Literatur

v. OETTINGEN, W. F.: Nat. Inst. Health Bull. 190 (1949) 324

Rhus toxicodendron, „Giftefeu", „Giftsumach" und verschiedene Abarten: *Rh. vernix, Rh. radicans, „Toxicodendron radicans", Rh. versiloba, Rh. vernicifera* „Poison Ivy":

Rhus toxicodendron: eine in den USA in den Wäldern stark verbreitete Pflanze, die bei uns selten in Gärten und Anlagen vorkommt, enthält als Harz ein flüchtiges Phenolderivat, das *Urushiol* (1). Diese Substanz wirkt als ein Hapten-Allergen und führt bei einer sehr hohen Anzahl von Menschen und Tieren durch Sensibilisierungserscheinungen schon bei der bloßen Berührung zu schweren Reizerscheinungen der Haut und der Schleimhäute. Es handelt sich dabei meistens um sensibilisierte Individuen, die durch eine frühere Berührung auf diesen Stoff allergisch geworden sind und damit schon kurze Zeit nach der Berührung mit einer starken Rötung, Juckreiz und evtl. später sich entwickelnder Blasenbildung reagieren. Die Überempfindlichkeit konnte im Tierversuch durch Serum oder Zellaufschwemmungen der Milz von einem Tier auf das andere passiv übertragen werden (2). Damit sich die gefährliche Pflanze nicht in Europa verbreitet, sollte sie *aus allen botanischen Gärten verschwinden!*

Nehmen sensibilisierte Individuen solche Pflanzenteile in den Mund, so kann es zu sehr schweren entzündlichen Veränderungen der Mundschleimhaut, der Lippen, des ganzen Gesichtes und der Bindehaut kommen. In schweren Fällen treten Fieber und Leukozytose mit Eosinophilie auf. Gefährlich werden die Veränderungen eigentlich nur, wenn, wie dies häufig der Fall ist, Superinfektionen dazutreten.

Ganz ähnliche Veränderungen können durch den Japanlack *(Lackbaum = Rhus vernicifera)* hervorgerufen werden.

Therapie

1. Neutralisation durch sofortiges kräftiges Abwaschen mit einer gesättigten *alkoholischen Bleiazetatlösung* (in 50% Alkohol). Hierdurch wird das Gift gebunden, neutralisiert und aus der Haut entfernt. Hat man die Lösung nicht gleich zur Hand, so empfiehlt sich sofortiges kräftiges Abbürsten mit einer Seifenlösung.
2. Nach dieser Neutralisationsbehandlung *Ichthyol-Salben-Verbände*. Salbenverbände sind aber ohne vorherige Entfernung des Giftes kontraindiziert, da sie sonst das Gift nur lösen und weiter verbreiten. In Spätfällen daher besser feuchte Verbände mit einer 10proz. Lösung von Thiosulfat.
3. *Prednison*-Therapie für die schweren Fälle, z.B. 1. Tag 60 mg p.o., dann 50 mg und langsam abbauen.
4. *Cave Desensibilisierungen,* da dabei schwere Schockreaktionen und tödliche Glomerulonephritiden ausgelöst werden können. Vielleicht scheint sich aber hierfür in der Zukunft ein Alum. präzipitierter Pyridinextrakt, der nicht toxisch wirkt und in Tablettenform oral verabreicht werden kann, zu bewähren (3).
5. *Prophylaxe:* In Europa sollte die Anpflanzung dieser gefährlichen Pflanze behördlich verboten werden!

Literatur

1 HILL, C. A. u. MITARB.: J. Amer. chem. Soc. 54 (1932) 2756
2 CHASE, M. V.: J. Bact. 51 (1946) 643
3 LANGS u. STRAUSS: zit. n. J. Amer. med. Ass. 168 (1958) 979

Thuja occidentalis orientalis („Lebensbaum"): Diese bei uns häufig angepflanzten Sträucher enthalten ein ätherisches Öl, das *Thujon*. Daneben sind noch andere verschieden giftige Substanzen darin enthalten. Einnahme grüner Nadeln oder Abkochungen als Abortivum verursachten schwere gastroenteritische Erscheinungen sowie Bewußtlosigkeit, tonisch-klonische Krämpfe. Auch Nierenschädigungen und Blasenschleimhaut-Nekrosen mit Urämie und Abort wurden beobachtet (siehe auch *Artemisia absinthium*).

Therapie: siehe Sadebaum.

Literatur

BRAUCH, F.: Slg. Verg.fälle 3 (1932) 91

Artemisia absinthium (Wermut): Enthält ätherische Öle, darunter vor allem Thujon und Bitterstoffe. Wird für die Herstellung des Absinth zusammen mit anderen Pflanzen benützt. In der Schweiz und Frankreich trotz den Verboten noch immer erhältlich, wenn auch heute der eigentliche Absinthismus verschwunden ist. Zahlreiche

"Absinthsurrogate" enthalten heute vor allem das ungefährliche Anis, resp. Anethol. Das Gefährliche am *Absinth,* der neben 60% Äthylalkohol evtl. Spuren von Methylalkohol enthält, ist das *Thujon,* welches zu einer besonders schweren Form des chronischen Alkoholismus mit zentralen Schädigungen (Optikus, Veränderungen der Psyche), epileptischen Anfällen und Delirien führt.

Akute Vergiftung durch Artemisia oder Extrakte: früher als Abortiva und Anthelminthicum gebraucht, hat es zu schweren und evtl. tödlichen Vergiftungen vom gleichen Typus wie die Thuja geführt. Analog wirken in hohen Dosen (Abortivum) die ebenfalls *Thujon* enthaltende *Salvia officinalis (Salbei)* und *Chrysanthemum vulgare (Rainfarn = Tanacetum vulgare)*.
Therapie: siehe Sadebaum (Sevibaum).

Literatur

1 LESCHKE, E.: Die Gift- und Arzneipflanzen von Mitteleuropa. Winter, Heidelberg (1953) 377, 380, 385
2 MICHELSON, I.: Slg. Verg.fälle 5 (1934) 17

Übrige Pflanzengifte und Derivate

Koloquinten (Colocynthin)

Die gelblichgrünen, sehr bitter schmeckenden Früchte des in Mittelamerika heimischen "Citrullus Colocynthis" werden in pulverisierter und getrockneter Form als Ungeziefermittel und selten auch als Abführmittel gebraucht. Die Wirkung beruht auf dem stark abführend wirkenden Glykosid "Colocynthin". Tödliche Vergiftungen können bei der Verwendung von ca. 3 g der Droge als Abortivum oder in suizidaler Absicht zustande kommen. LESCHKE (1) beschreibt einen solchen Fall, wobei eine Frau, die eine Abkochung in suizidaler Absicht eingenommen hatte, vorübergehend bewußtlos wurde und am ersten Tage einige schleimige, leicht blutige Durchfälle hatte. Außerdem kam es zu Bauchkrämpfen und Kopfschmerzen und zu einer 4 Tage lang anhaltenden Oligurie. Nach 6 Tagen waren alle Erscheinungen abgeklungen. HAMMARSTEN und LINDGREN (2) sahen in ihrem Falle außerdem noch eine hepatozelluläre Schädigung mit Ikterus.
Therapie: siehe Sadebaum.

Literatur

1 LESCHKE, E.: Die wichtigsten Vergiftg. J. F. Lehmann, München (1933) 242
2 HAMMARSTEN, G., G. LINDGREN: Slg. Verg.fälle 12, A 919 (1941/43) 107

Rizin

Beim Rizin, das nicht mit dem Rizinusöl zu verwechseln ist, handelt es sich um ein Toxalbumin, das in den Samen des Rizinusstrauches enthalten ist. Schon einige Samenkörner können tödlich sein. Vergiftungen kommen gewöhnlich dadurch zustande, daß die Samen des Strauches irrtümlicherweise als Abführmittel eingenommen werden oder daß nach dem Auspressen des offizinell gebrauchten Rizinusöls die Rückstände eingenommen werden, von denen ungefähr schon 30 mg tödlich wirken können. Der Strauch *Ricinus communis* (Wunderbaum) sollte daher aus botanischen Gärten und Anlagen verschwinden. In dem offizinell verwendeten Rizinusöl ist diese giftige Substanz nicht enthalten.
Die *Vergiftungserscheinungen* äußern sich in einer schweren hämorrhagischen Gastroenteritis, Nephritis und Leberzellschädigung und Lähmung der Vasomotoren (siehe 1, 2: 120 Fälle).
Die Albuminfraktion kann auch zu schweren allergischen Erscheinungen (Asthma bronchiale, Dermatitis, Konjunktivitis) führen (3).
Therapie: siehe Sadebaum.

Chelidonium majus (Schöllkraut): hat eine ähnliche Wirkung und hat schon bei Kindern zu tödlichen Vergiftungen geführt (4, 5).

Literatur

1 ABDÜLKADIR-LÜTFI: Dtsch. med. Wschr. 61 (1935) 416
2 KACNEL'SON, I. B. u. MITARB.: Soviet. med. (Moskva) 24 (1960) 131
3 REJSEK, K.: Zvlast. ot. Casop. lékura ceskych 88 (1949) 609
4 GESSNER, O.: Die Gift- und Arzneipflanzen von Mitteleuropa. Winter, Heidelberg (1953) 83
5 KOOPMAN, H.: Slg. Verg.fälle 8 (1937) 93

Abrin (Abrus precatorius): Eine indische Pflanze, die heute auch in Südeuropa, Süd- und Zentralamerika sowie Florida vorkommt und die in ihren scharlachroten Früchten das dem Rizin ähnliche Abrin enthält. Es wird in den Tropen als Pfeilgift gebraucht, die Früchte werden als Schmuck und Rosenkränze verwendet. Das Gitf wird beim Kauen frei, eine halbe Frucht vermag beim Menschen Vergiftungssymptome hervorzurufen.

Vergiftungserscheinungen: Es ist ein starkes Reizgift für den Darm und die Konjunktiven und ruft Durchfälle, Nausea, Koliken, Tachykardie und Tremor hervor.
Therapie: siehe Sadebaum.

Literatur

1 Editorial: Arch. Industr. Health 12 (1955) 268
2 HOEHNE, F.C.: Plantas e substancias vegetais toxicas e medicinais. „Graphicais" S. Paulo-Rio (1939) 140

Aleurites fordii (*Tung nut*, Licht- oder Kerzennußbaum): Das Öl aus diesem ursprünglich aus China stammenden Baum wird in der Farbindustrie verwendet. Deshalb wird er mehr und mehr in Südeuropa und USA angebaut und kann durch seine „Nüsse", die ein noch unbekanntes Gift enthalten, ähnlich wie das Rizin, zu schwerster *toxischer Gastroenteritis* mit all ihren Folgen führen und daneben Zyanose, Parästhesien und Mydriasis, unregelmäßige Atmung und eventuell Reflexstörungen auslösen. Gelegentlich ruft es auch Glykosurien und Nierenschädigungen hervor. Vergiftungen kommen fast ausschließlich bei Kindern durch die Nüsse vor.
Therapie: siehe Sadebaum.

Literatur

BALTHROP, E. u. MITARB.: J. Florida med. Ass. 40 (1954) 813

Phasin (Grüne Bohnen): Die grünen Bohnen (*Phaseolus vulgaris, coccineus* usw.) enthalten namentlich in ihren Kernen in ungekochtem Zustand ein Toxalbumin, das in seiner Wirkung dem Rizin nahesteht. Besonders reich daran scheinen keimende Bohnen zu sein (1). Bei Kindern kann deshalb der Genuß der rohen grünen Bohnen oder auch der getrockneten Samen zu schweren, evtl. tödlichen hämorrhagischen Gastroenteritiden führen. Durch das Kochen wird das Gift zerstört. Gefährlich scheinen vor allem die *Feuerbohnen* zu sein. RAINER (2) erwähnt den Fall einer 25j. Studentin, die nach Genuß von 5–6 rohen Bohnen (*Ph. vulgaris*) sehr schwer erkrankte. Nach 2–3 Std. Latenzzeit kam es zu schwerster *Enteritis* mit tonischen Krämpfen,

Dünndarmschock und Miosis, Hypokaliämie, negativem T in II und III im EKG. Besserung nach Schockbehandlung. Die Giftigkeit der *indischen Mondbohne (Phaseolus lunatus)* rührt von einem Cyanid her und entspricht der Blausäurevergiftung. Die Saubohne *(Vicia fava)* führt durch Sensibilisierungserscheinungen zu ganz anderen Erscheinungen, siehe *Favismus*.
Therapie: siehe Sadebaum.

Literatur

1 FASCHINGBAUER, H., L. KOFLER: Slg. Verg.fälle 1 (1930) 49
2 RAINER, O.: Med. Klin. 57 (1962) 270

Aloë: Der getrocknete Saft aus verschiedenen Aloë-Arten wird als Abführmittel viel gebraucht. Er enthält Glykoside, die im Darm Antrachinon-Derivate mit darmreizender Wirkung abgeben. Bei Überdosierung (8–10 g), die vor allem zur Einleitung des Aborts verwendet wird, hat er schon verschiedentlich zu tödlicher hämorrhagischer Gastroenteritis, evtl. mit Nierenreizung, geführt.
Nachweismethode siehe FRIEBEL (1).

Therapie: siehe Sadebaum.

Falsche Akazie (Robinia Pseudo-Acacia): enthält in der Rinde bis zu 1,6% *Robin* (Toxalbumin), daneben auch *Phasin*. Die Samen enthalten nur wenig Robin und Phasin, die Blätter noch weniger, die Blüten sind harmlos. Vergiftungen sind bei Kindern durch Kauen der Rinde zustande gekommen, wären aber auch durch Verzehren der Samen möglich (2).

Vergiftungserscheinungen: Nach 1 Std. Auftreten von Erbrechen, Schlafsucht, Mydriasis, Zuckungen und evtl. Kollaps.

Therapie: Magenspülung, Tierkohle, *Diazepam (Valium®)* 1–2mal 10–20 mg zur Beruhigung. Schocktherapie, s. dort.

Literatur

1 FRIEBEL, H., G. FRIEBEL: Dtsch. Z. ges. ger. Med. 40 (1950) 164
2 GESSNER, O.: Die Gift- und Arzneipflanzen von Mitteleuropa. Winter, Heidelberg (1953) 79

Krotonöl (Oleum Crotonis): ist das am stärksten wirkende Drastikum aus dieser Gruppe und besteht aus dem aus den Samen des *Croton tiglium*

ausgepreßten Öl. Die maximale Dosis ist schon in einem Tropfen (= 0,05) enthalten und ruft schwere Gastroenteritis mit Erbrechen und wäßrigen Durchfällen, Oppressionsgefühl auf der Brust, Koliken und evtl. Kollapserscheinungen hervor. In eigentlichen Vergiftungsfällen tritt der Tod an Kreislaufinsuffizienz oder Atemlähmung ein. Die tödliche Dosis liegt bei 0,5 bis 1 ml der Lösung (für Kinder entsprechend weniger) bzw. einigen Samenkörnern.

Analog wirken die Samen von *Jatropha curcas* (Barbados-Nußbaum), die das sogenannte „Höllenöl" enthalten (Wirkstoff: *Curcin*) und in Afrika, Asien und Südamerika vorkommen (WATT, J. M.: J. med. Ass. S. Afr. 1 [1927] 370).

Therapie: siehe Sadebaum.

Podophyllin: aus dem *Podophyllum peltatum* usw. ist ein außerordentlich stark wirkendes Abführmittel, das deshalb heute kaum mehr verwendet werden sollte. Maximale Dosis 0,1 g. Giftig sind schon 0,3–0,6 g, die heftigste Gastroenteritis mit Kopfschmerzen, Schwindel und Kollaps auslösen. Daneben hat das Mittel deutliche *zytostatische Wirkung*, und es wird extern deshalb zur Warzenentfernung (20% ölige oder alkoholische Lösung) gebraucht. In einem Falle kam der Patient nach Einnahme von 2 g in 10 g Alkohol innerhalb 14 Stunden ad exitum.

Weitere Literatur: BALUCANI, M., D. D. ZELLERS: J. Amer. med. Ass. 189 (1964) 639.

Therapie: siehe Sadebaum.

Leukopenie und Panmyelophthise: Ein Podophyllin-Derivat *Proresid*® „Sandoz" wird auch als *Zytostatikum* gebraucht. Es ist vollkommen falsch, anzunehmen, daß solche Zytostatika nur auf die neoplastischen Zellen und nicht auf die Hämatopoese hemmend einwirken. Man muß also bei allen solchen Präparaten das Blutbild fortlaufend überwachen, da es sonst vor allem bei vorbestrahlten Patienten zu einer evtl. tödlichen Panmyelophthise kommen kann, wie in dem folgenden Falle:

Fall Sch. E., 60j. Uhrmacher. *Diagnose:* Retikulosarkom (KG 106 638/62): Der Patient leidet seit Sommer 1961 an einem Retikulosarkom, das zuerst mit Röntgentherapie behandelt wurde. Nach Abschluß der Röntgentherapie wurde er auf Weisung des Röntgenologen vom Hausarzt mit *Proresid*® „Sandoz" behandelt, und zwar vom 4. 7. 61 bis zu seinem Tode am 5. 1. 62 mit anfänglich 12 Kapseln, die dann wegen Durchfall auf 9 Kapseln täglich reduziert wurden. Keine Blutbildkontrollen. Die zytostatische Wirkung war gut. Am 1. 1. 62 Einweisung mit schwerster Panmyelophthise. *Blutbild:* Hb 10,4 g%, Erythrozyten 3,2 Mio., F. I. 1,04, Lkz. 400, Differenzierung: Stabk. 1%, Segmk. 4%, Eos. keine, Basoph. keine, Mono. 11%, Lyz. 78%, pathologische Zellen 6%. Thrombozytopenie von 87000. Das *Sternalpunktat* ergibt ein völlig leeres Mark, das nur noch Retikulumzellen und Plasmazellen enthält. Exitus durch Superinfektion am 5. Januar 1962. Die Autopsie bestätigte die schwere Panmyelophthise bei generalisiertem Retikulosarkom.

Spindelbaum (Pfaffenhütchen): Die wirksamen Substanzen dieser Pflanze *(Evonymus europaea* und *atropurpureus)* sind herzwirksame Glykoside (Evobiosid, Evomonosid, Evonosid, siehe (1)) und gastrointestinal reizend wirkende Harzfarbstoffe. HERMKES (2) berichtet über die Vergiftung zweier Kinder von 2 und 4 Jahren, die eine unbekannte Anzahl der Früchte dieses Baumes gegessen hatten. Nach 8–10 Stunden kam es bei beiden Kindern zu häufigen Koliken, schleimig-wässerigen Durchfällen, Erbrechen, Fieber, Leukozytose und Linksverschiebung mit toxischer Granulation und einer Tachykardie von 150. Bei einem der Kinder kam es zu Krämpfen, die aber wahrscheinlich eher auf die starken Durchfälle und den dadurch bedingten Kochsalzverlust zurückzuführen waren, da sie beim anderen Vergiftungspartner fehlten. Beide Kinder zeigten eine leichte Leberschwellung ohne Ikterus, die aber nach einigen Tagen wieder verschwand. URBAN (3) sah eine schwere Vergiftung bei einem 7j. Kind durch zwei Beeren! Die Erkrankung dauerte 3 Tage. Beim Erwachsenen sollen 36 Früchte tödlich gewesen sein (4).

Therapie: siehe Sadebaum.

Literatur

1 SANTAVY, F., T. REICHSTEIN: Helv. Chim. Acta 31 (1948) 1655
2 HERMKES, L.: Münch. med. Wschr. 88 (1941) 1011
3 URBAN, G.: Slg. Verg.fälle 13, A 935 (1944) 27
4 GESSNER, O.: Die Gift- und Arzneipflanzen von Mitteleuropa. Winter, Heidelberg (1953) 643

Roßkastanie (Aesculus Hippocastanum): Ihre Früchte können durch ihren Saponingehalt bei kleinen Kindern gefährlich werden. Es kommt zu Unruhe, starkem Brechdurchfall mit Angstgefühlen, Mydriasis, Delirien und evtl. Tod an Atemlähmung nach 24–48 Stunden.

Therapie: siehe Sadebaum.

Literatur

SCHWEITZER, H.: Med. Klin. 47 (1952) 683

Arum maculatum (Aronsstab): Beeren, Blüten und die Wurzeln sind giftig und enthalten ein dem Coniin verwandtes Glykosid, das *Aroin*. Dieses hat nach GESSNER (1) eine sehr starke örtliche Reizwirkung und führt resorptiv erst zu Erregung, dann zu Lähmung. Bei Kindern sind schon einige der süß schmeckenden Beeren oder der sauer schmeckenden Blätter gefährlich!

Vergiftungserscheinungen: Schleimhautschwellungen und Blasenbildung, schwerste Gastroenteritis, Exantheme, Blutungen, evtl. Krämpfe, Mydriasis und Exitus im Koma.

Prognose immer sehr ernst.

Therapie: siehe Sadebaum.

Dieffenbachia sequine: Eine heute häufige Zimmerpflanze „Stummes Rohr" aus der Familie der Araceae. Kauen der Blätter löst starke lokale Reizerscheinungen aus, Schluckbeschwerden und Sprechschwierigkeiten. *Die Pflanze sollte wegen ihrer Gefährlichkeit unbedingt als Zimmerpflanze verboten werden!* – Bei einer 40j. Frau kam es zu einer schweren ulzerativen Stomato-Ösophago- und Gastroenteritis. Gefährdet sind vor allem Kinder.

Therapie: s. Sadebaum

Literatur

1 GESSNER, O.: Die Gift- und Arzneipflanzen von Mitteleuropa. Winter, Heidelberg (1953) 647
2 DRACH, G., W, H. MALONEY: J. Amer. med. Ass. 184 (1963) 1047

Liguster, Rainweide *(Ligustrum vulgare):* Die schwärzlichen Beeren dieses häufig angepflanzten Heckenstrauches enthalten ein für Kinder evtl. tödliches Gift. Zum Glück tragen die wenigsten Sträucher in Anlagen und Gärten Früchte, wenn sie regelmäßig beschnitten werden, sonst wären wohl Vergiftungen viel häufiger. Das chemisch noch nicht näher untersuchte Gift führt zu einer *schweren Gastroenteritis* mit häufigem Erbrechen, wässerigen Durchfällen, Bauchkoliken, Meteorismus und druckempfindlichem Abdomen. Schließlich können diese Erscheinungen zu einem schweren Kollaps führen, der tödlich enden kann (GESSNER, Fall eines 5j. Kindes und 3 Fälle aus der Literatur).

Therapie: s. Sadebaum.

Literatur

GESSNER, O.: Slg. Verg.fälle 13, A 929 (1944) 1

Wasserschwertlilie *(Iris lutea, Iris pseudocarus):* Der Saft dieser gelben Schwertlilie schmeckt scharf und unangenehm und enthält wie das Wurzelwerk einen Giftstoff, der schon in kleinen Mengen (z.B. Tragen der Blumenstengel im Munde während des Schwimmens in dem Fall von GESSNER) Reizung der Schleimhäute, Erbrechen, Koliken und evtl. blutige Durchfälle, Bewußtseinstrübung, Bradykardie und Arrhythmie hervorrufen kann.

Literatur

GESSNER, O.: Slg. Verg.fälle 6, A 533 (1935) 163

Narcissus pseudonarcissus (Osterglocken) und **Narcissus poeticus (weiße Narzisse)**, die in Mitteleuropa wild vorkommen, und die verschiedenen kultivierten Gartenformen können durch Verwechslung der Zwiebeln mit Speisezwiebeln zu Vergiftungen führen, da sie stark magenreizende Alkaloide (Narcissin, Narcipoetin) enthalten. In einem Fall führte eine Suppe aus solchen Zwiebeln nach mehreren Stunden zu Nausea, heftigen Bauchkrämpfen mit mehrstündigem Erbrechen. Evtl. kann es bei Resorption zu tetanischen Anfällen, Kollaps und Lähmungssymptomen und zu Exitus kommen. So starb ein 4jähriges Mädchen durch Saugen des Saftes (N. poeticus) der Blütenstiele.

Therapie: siehe Sadebaum.

Literatur

1 GIRARD, P.: Ann. méd. lég. 20 (1950) 241
2 MACHT, D.J.S.: Slg. Verg.fälle 4 (1933) 103
3 MARTIN-SANS, E., DE VERBIZIER: Bull. sci. pharmakol. 29 (1922) 497 u. 30 (1922) 265

Ranunculus L. (Hahnenfuß), Ranunculaceae: Die meisten Arten der Gattungen *Ranunculus L.* und *Anemone L.* wirken in frischem Zustand mehr oder weniger toxisch. Stark wirken besonders *R. sceleratus L., R. thora L., R. parnassifolius L., R. acer L.* Auch bei Arten, die als kaum toxisch gelten, wie *R. ficaria L.*, scheinen wirksamere Spezies vorzukommen. Die Toxizität einer Art schwankt je nach Jahreszeit und Rasse erheblich. Das sicherste Merkmal zur Erkennung toxischer Typen ist der brennende Geschmack, den frisch gequetschte Pflanzenteile aufweisen. Analog wirkt auch *Calla palustris* (Schlangenkraut) und verschiedene *Clematis* (L.)-Arten.

Inhaltsstoffe: Die Toxizität wird verursacht durch ätzendes, öliges Anemonol (= Protoanemonin), das beim Verletzen der Gewebe aus einer leicht spaltbaren Glykosidbindung frei wird, jedoch durch Dimerisierung in das fast unwirksame, kristalline Anemonin übergeht. Wegen dieser Dimerisierung ist gelagerter, getrockneter (z.B. im Heu) oder silierter Hahnenfuß nicht giftig.

Pharmakologie: „Anemonol" und anemonolhaltige Pflanzenteile sind starke Haut- und Schleimhautreizgifte.

Vergiftungserscheinungen

Auf der *Haut und den Schleimhäuten* rufen die starken Reizgifte Rötung, Jucken, Schwellung und Blasenbildung, die in schweren Fällen mit Nekrosen einhergehen, hervor. Solche leichteren Vergiftungen durch Berührung der Haut mit dem Saft der Pflanzen, oder der Mundschleimhaut durch Halten der Pflanzen mit dem Munde, kommen vor allem bei Kindern vor, bewirken aber für gewöhnlich keine schweren Folgeerscheinungen.

Vergiftungen durch Resorption des Pflanzensaftes auf enteralem Wege sind wegen dem stark brennenden, schlechten Geschmack der Pflanzen sehr selten. In solchen Fällen führt die starke Reizwirkung zu Brennen in Mund und Ösophagus und es entwickelt sich eine Stomatitis mit Blasenbildung sowie eine schwere akute Gastroenteritis mit blutigen Durchfällen. Durch Resorption und Ausscheidung kommt es zu einer hämorrhagischen Nephritis mit Hämaturie, Albuminurie und Entzündung auch der ableitenden Harnwege mit schmerzhafter Miktion. Die Diurese ist anfänglich eventuell gesteigert, später vermindert. Das resorbierte Gift führt dann zu einer Reizung der Schleimhäute der Bronchien und der Nase, ferner zu Schwindel, und eventuell später zu Koma und zum Auftreten von Krämpfen. Hohe Dosen bewirken Kreislaufkollaps und eventuell Atemlähmung. Der Tod tritt bei letalen Dosen innerhalb 1–2 Tagen, bei sehr hohen Dosen schon in Stunden auf. Die Prognose ist bei Patienten, die deutlich resorptive Erscheinungen zeigen, immer ernst.

Caltha palustris, Ranunculaceae **(Sumpfdotterblume):** Enthält ein starkes Reizgift. Ein irrtümlich daraus hergestellter Salat führte zu schweren Bauchkrämpfen, Ödem periorbital und über dem ganzen Körper, mit Oligurie und später pemphigusartigen Hautausschlägen, doch erholte sich der Kranke rasch wieder.

Therapie (*Ranunculaceae*): a) Haut- und Schleimhautblasen: werden wie Brandblasen behandelt; b) interne Vergiftung: siehe Sadebaumvergiftung.

Literatur

1 GESSNER, O.: Die Gift- und Arzneipflanzen von Mitteleuropa. Winter, Heidelberg (1953) 526
2 POULSSON, E.: Arch. exp. Path. 80 (1916) 173

Lonicera xylosteum (gemeine Heckenkirsche): bewirkt eine analoge Vergiftung, die bei Kindern tödlich verlaufen kann (GESSNER). Harmloser, aber bei Kleinkindern evtl. nicht ungefährlich, sind Vergiftungen mit den roten Beeren des *Viburnum opulus* (Schneeball).

Seidelbast (Daphne Mezereum): Der zu den ersten Frühlingsblühern gehörende Seidelbast enthält das „Mezereinsäureanhydrid", das stark lokal reizend wirkt und bei Resorption auch eine Fernwirkung entfaltet. Die Vergiftungen kommen vor allem bei Kindern vor, welche die blühenden Zweige oder roten Beeren in den Mund stecken. Die Pflanze wurde deshalb früher auch als Drastikum verwendet. Die Vergiftungserscheinungen bestehen in einer Rötung und Schwellung der betroffenen Schleimhäute des Mundes und evtl. des ganzen Gesichtes mit Speichelfluß, Nasensekretion und Konjunktivitis. Als Resorptionsfolge kann es zu Kopfschmerzen, Benommenheit und Nierenreizung kommen. In ein bis zwei Tagen klingen die Erscheinungen wieder ab. Ähnliche Scharfstoffe enthalten andere Daphnearten. Bei Kleinkindern kann die Vergiftung tödlich verlaufen. Die gleiche Vergiftung kann durch *Daphne Cneorum* (alpine Form) und *Daphne Laureola* entstehen.

Therapie: Kühle Umschläge, anästhesierende Salbe innerlich Kalziumglukonat 10% 20 ml i.v., Cortison-Präparate.

Literatur

GESSNER, O.: Slg. Verg.fälle 6, A 534 (1935) 636 u. 165

Pastinak (Pastinaca sativa L.), Umbelliferae. Pastinak ist die bei uns häufigste Vertreterin der Pflanzen, deren Saft im Kontakt mit der menschlichen Haut *Photosensibilisierung* und nach Bestrahlung die sogenannte Wiesenpflanzendermatitis hervorruft. Weitere solche Arten sind mehrere Umbelliferen wie *Heracleum Mantegazzianum* som. et lev. und *Angelica*arten, ferner *Ruta graveolens* und das Blatt der Feige, *Ficus carica* L. (Oxycumarine!).

Pharmakologie: Viele Oxycumarine absorbieren stark im U.V., und zwar auch im langwelligen Bereich zwischen 2000 und 3800 A. Auf die Haut verbracht sensibilisieren die Oxycumarine dieselbe, so daß nach Bestrahlung mit solchen Wellenlängen leichte bis mittlere Reaktionen (Erythem, Blasenbildung, Ödem, leichte Affektion der Hautgefäße, Borkenbildung, Pigmentierung) schon bei viel kleineren eingestrahlten Energiemengen auftreten, als bei unbehandelter Haut. Auf diese Weise können auch Spektralbereiche, die sonst keine merkbaren Symptome hervorrufen, Strahlungsnoxen erzeugen.

Vergiftungserscheinungen

Durch die Photosensibilisierung kann vor allem beim Liegen mit nacktem Körper in frisch gemähten Wiesen, die sogenannte „Bade-Dermatitis", in leichteren Fällen Rötung mit starkem Jucken und Brennen auf-

treten. Bei empfindlichen Personen kommt es zur Blasenbildung, wobei auch Temperatursteigerungen mit Müdigkeit und Kopfschmerzen vorkommen.
Therapie: Die Behandlung der Hautschädigung ist die gleiche wie bei Verbrennungen.

Liquiritia *(Radix liquiritia): Lakritzen-Süßholz* von *Glycyrrhiza glabra*. Diese Wurzel besitzt einen eigenartigen süßlichen Geschmack und das Glykosid *Glycyrrhicin* enthält (dessen Aglykon ist ein Sapogenin), das sekretolytisch wirkt. Außerdem führt es bei Überdosierung zu *H_2O-Retention* und *Hypokaliämie*. Therapeutisch wird es bei Ulcus ventriculi und in der Mixtura solvens und anderen Hustenmitteln verwendet (Extractum Liquiritia, Succus Liquiritiae etc.). JENNY (1) sah einen Vergiftungsfall bei einem Patienten, der jeden Tag Lakritzen-Wasser trank und der mit einer schweren Hypokaliämie und Ödemen erkrankte.

Literatur

JENNY, M. u. MITARB.: Schweiz. med. Wschr. 91 (1961) 869

Saponine

Kornrade *(Agrostemma githago):* Die Verunreinigung des Brotgetreides mit den giftige Saponine enthaltenden Samen dieser Pflanze hat vor allem früher zu „Brotvergiftungen" geführt. Diese äußern sich in einem kratzenden Gefühl im Hals, Nausea und einer akuten Gastroenteritis. Als zentralnervöse Erscheinungen kann es zu Fieber, Schwindel, Kopfschmerzen, Delirien und schließlich zum Tod durch Atemlähmung kommen. Ähnlich verläuft auch die Vergiftung durch *Zyklamenknollen (Cyclamen europaeum)*.

Therapie: siehe Sadebaum.

Literatur

GESSNER, O.: Die Gift- und Arzneipflanzen von Mitteleuropa. Winter, Heidelberg (1953) 242

Paris quadrifolia L. (Einbeere), Liliaceae; Pestbeere, Chrüzlibeeri, Schlangebeeri.

Inhaltsstoffe: In allen Organen kommt ein noch wenig bekanntes Saponin, Paristyphnin ($C_{38}H_{61}O_{11}$?) sowie dessen Spaltling Paridin ($C_{16}H_{28}O_7$?) vor; diese Stoffe sind, wie die Saponine der Kornrade, *Agrostemma githago L.* und von *Cyclamen europaeum L.* im Darm gut resorbierbar, im Gegensatz zu den meisten anderen, schwer resorbierbaren Saponinen.

Pharmakologie: Alle Teile der Pflanze wirken ähnlich, jedoch verschieden stark. Die hier vorkommenden Saponine entfalten im Magendarmkanal eine ausgeprägte Reizwirkung, und durch Resorption führen sie zu Miosis, Kopfschmerzen und Schwindel. Beim Tier tritt der Tod durch Atemlähmung ein.

Vergiftungen

Im Gegensatz zur Tollkirsche, mit der sie häufig verwechselt wird, führt die Vergiftung beim Menschen zu *Miosis* und akuter Gastroenteritis und ist relativ harmlos. Am häufigsten werden Kinder befallen. Die Intoxikationserscheinungen beginnen mit Übelkeit, Erbrechen, Koliken, Diarrhöen und schmerzhaften Tenesmen des Darmes und der Blase. Durch Resorption des Mittels kommt es zu starken Kopfschmerzen, Nausea und Schwindel. *Diagnostisch wichtig* ist vor allem die Kombination von *Miosis* mit gleichzeitiger starker *Gastroenteritis*. Die Erscheinungen klingen im allgemeinen rasch ab, und tödliche Vergiftungen sind bis jetzt nicht bekannt geworden.

Therapie: siehe Sadebaum.

Analeptika und andere Stimulantien

Koffein, Theobromin, Theophyllin, Aminophyllin

Das 1-, 3-, 7-Trimethyldioxypurin ist in einer Tasse Kaffee je nach der Sorte und Zubereitungsform in Dosen von 50–150 mg enthalten, in einer Tasse Tee 25–50 mg als Tein. Tödliche Fälle sind bei der Einnahme von 10 g aufwärts beobachtet worden. Unter Berufssportlern wird es vielfach als Aufpeitschmittel benützt; so sah ich einen bekannten Radrennfahrer, der bei Sechstagerennen täglich bis zu 6 g! Koffein zu sich nahm. Gewisse vegetativ labile Personen sind auf Koffein überempfindlich und reagieren schon nach einer Tasse Kaffee mit Tachykardie, Extrasystolie und Schlaflosigkeit. Stärkere Vergiftungen durch Dosen von 0,5 g aufwärts äußern sich in Aufgeregtheit, *Tremor* der Hände, Schlaflosigkeit, *Tachykardie*, schnellendem Pulsschlag und evtl. *Durchfall* und Harndrang. Bei noch höheren Dosen von einigen Gramm treten starke Erregungszustände, evtl. bis zu *Delirien* und Krämpfen auf.

Nachweis: eine photometrische Methode ist von FISHER, R. S. u. Mitarb.: J. Biol. Chem. 179 (1949) 71 entwickelt worden.

Vergiftungen mit *Theobromin,* von ca. 0,5–1 g aufwärts verlaufen ähnlich (1).

Theophyllinum: ist toxischer (Todesfall nach 3 Tagen: 0,6 g + 0,9 g am 2. Tag) (2) und ruft epileptiforme Krämpfe und Erbrechen hervor.

Aminophyllinum (Euphyllin usw.): Im Gegensatz zu der relativ guten Verträglichkeit bei Erwachsenen sind *Kinder sehr empfindlich,* bei diesen sollten 5 mg/kg alle 8 Stunden bei rektaler Applikation nicht überschritten werden. Bis jetzt sind 40 Vergiftungsfälle bei Kindern (5 Monate bis 6 Jahre), davon 11 tödliche beschrieben worden (3).

Symptome: Große *Unruhe, Tachykardie,* dann gehäuftes *Erbrechen* und später *Fieber* und Krämpfe, schließlich Exitus im Kollaps. *Gefährlich ist vor allem die kombinierte Anwendung von Aminophyllin mit Ephedrin oder Adrenalin.*

Therapie

1. Sofortige *Entfernung allfälliger Euphyllin-Reste* (Magenspülung, Rektale Ausräumung und Spülung bei Suppos.)
2. *Betablocker* und analoge Hemmer, z. B. *Propranolol (Inderal®, Docitan®)* bei Notfällen langsam i. v., Erwachsene (1 mg/Min.) 3–5–(10) mg, bei Kindern entsprechend niederer. Können die Patienten noch schlucken und besteht kein Erbrechen auch oral: Erwachsene 10(–20) mg 3mal täglich.
3. *Gegen die Unruhe und Krämpfe:* Diazepam *(Valium®),* Erwachsene 10–20 mg i. m. oder i. v., evtl. Wiederholung, bei Kindern entsprechend weniger. *Keine Barbiturate!*
4. *Bekämpfung der evtl. Hyperthermie:* Kalte Kompressen, Eisbeutel in Axillar- und Inguinalgegend, evtl. *Sauerstoff.* Patient abdecken.

Literatur

1 BECCARI, E.: Slg. Verg.fälle 7, A 599 (1936) S. 77
2 LUCAS, G.H.W.: The symptoms and treatment of acute poisoning. Lewis, London (1953) 256
3 BRUGSCH, H.: Pädiatr. Prax. 2 (1963) 87

Lobelin, Lobelia

Die „Herba Lobeliae", die aus der *Lobelia inflata* gewonnen werden, enthalten verschiedene Alkaloide, die schon bei über 0,1 g toxisch wirken können. Die Symptome sind: Nausea, Trockenheit im Rachen, Erbrechen und Durchfälle mit abdominellen Krämpfen, Brennen in den Harnwegen, Angstgefühl, Schwindel, Kopfschmerzen, weite Pupillen, Parästhesien und Tremor. Schließlich kommt es zu Somnolenz, Zuckungen, Veränderungen der Pupillen, und unter Pulsanstieg und Krämpfen durch Atemlähmung zum Exitus.

Lobelinum hydrochloricum *(Lobelin®):* In therapeutischen Dosen (maximale Dosis 0,02 g) wirkt es anregend auf das Atemzentrum, in toxischen Dosen verursacht es Blutdrucksenkung und Atemlähmung.

Therapie: Bei enteraler Aufnahme sofortige Magenspülung mit Kohle und Verabreichung von Rizinus. Infusionen zur Beschleunigung der Ausscheidung. Im übrigen symptomatische Therapie.

Literatur

1 FRANKEN, H.: Klin. Wschr. 8 (1929) 439
2 MARSHALL, W. R.: Arch. intern. Med. 42 (1928) 180

Nicaethamidum (Coramin®)

In hohen Dosen eingenommen, führt es zu akuten Vergiftungserscheinungen mit beschleunigter Atmung, Tachykardie, Juckreiz, Schweißen, Tremor und evtl. zu epileptiformen Krämpfen. Schwere Vergiftungen können durch Atemlähmung tödlich verlaufen.

Therapie

1. Sofortige *Magenspülung* oder Erbrechen hervorrufen durch wiederholtes Trinken von Salzwasser (3 gehäufte Teelöffel auf ein Glas warmes Wasser, und wiederholen bis Erbrechen eintritt).
2. *Künstliche Sauerstoffbeatmung* wenn nötig. *Betablocker.*
3. Bei Krämpfen: Diazepam *(Valium®)* evtl. Thiopentalum solubile *(Pentothal sodium®)* vorsichtig i.v.

Ephedrin: Führt bei Überdosierung zu den gleichen Vergiftungserscheinungen wie das Adrenalin. „*Ephedra helvetica*" enthält 1% Ephedrin. OEDEGAARD (1) sah in einem Falle einer chronischen Vergiftung (täglich 1–1,5 g!) das Auftreten einer typischen *Hyperthyreose,* die nach Absetzen des Mittels wieder verschwand.

Adrenalin

$$HO-\bigcirc-CH-CH-NH$$
$$HO \qquad OH \quad H \quad CH_3$$

Es führt hie und da vor allem durch Verwechslung oder durch versehentliche subkutane Injektion der stärkeren Inhalationslösung zu schweren Vergiftungen durch Überdosierung. So beschreibt JACOBSEN (2) einen Fall, der irrtümlich 60 mg Adrenalin s.c. erhielt und bei dem es anschließend sofort zu extremer Blässe, Schwitzen, Angstgefühl, kalten Extremitäten, keuchender Atmung und Zyanose kam. Der stark tachykarde Puls war kaum zu fühlen, Druckschmerzen auf der Brust, Lungenödem, Anurie mit Rest-N-Anstieg auf 91 mg%. Erholung nach energischer Therapie in 24 Stunden. Vergiftungen kamen bei der Lokalanästhesie mit Adrenalinzusatz auch schon vor, wenn Tropfen mit ml verwechselt wurden. Ganz *besonders empfindlich sind Kinder!*

Isoprenalin *(Isoproterenol®, Aleudrin®, Aludrin®, Norisodrine®):* Wird heute klinisch vielfach verwendet (Asthma bronchiale, Herzblock). In toxischen Dosen eingenommen führt es zu einem ähnlichen Bilde wie die Adrenalinvergiftung.

Levarterenol (Noradrenalin®, Arterenol®): kann bei Überdosierung zu einem ähnlichen Bilde wie die Adrenalinvergiftung führen.

Therapie

der Sympathikomimetika (Adrenergika)-Vergiftungen:

1. *Sympatholytika:* Am besten bewährt hat sich *Chlorpromazin* 50 mg i.m., evtl. zu wiederholen. Blockiert die Wirkung dieser Vasokonstriktoren.
2. *Sympathikusblocker:* Günstig wirken sicher auch die Sympathikusblocker *Guanethidinum* (Ismelin® „Ciba") 5–10 mg i.m., evtl. nach $^{1}/_{2}$–1 Stunde zu wiederholen (Blutdruck-Kontrolle), ferner *Betablocker* und analoge Hemmer, z.B. *Inderal®,* in Deutschland *Dociton®,* 10–20 mg p.o. oder langsam 1(–2) mg i.v. und evtl. wiederholen.
3. *Gefäßerweiternde Mittel:* Nitroglyzerin oral 10 Tropfen der 1⁰/₀₀-Lösung.
4. *Bei Auftreten von Lungenödem:* Langsame i.v. Injektion von 50 ml einer 40%igen Glukoselösung. Sauerstoffzufuhr.

Privin® und Naphazolin®: Ein Naphthylmethyl-imidazolin-hydrochlorid wird zur Anämisierung und Abschwellung der Schleimhaut benützt. Es sollte bei Kindern nicht verwendet werden, da es hier durch Überempfindlichkeit zu schweren Zwischenfällen nach anfänglich *hohem Blutdruck und Tachykardie,* zu späteren Untertemperaturen und *Kollaps* mit Bradykardie führen kann. Bei Kleinkindern hat schon das Eintropfen von 2–3 Tropfen der 0,1–0,05%igen Lösung zu schweren Zwischenfällen geführt (3, 4).
Therapie: Sofortiges Ausspülen oder sorgfältiges Auswischen der Nase. Bei schwerem Kollaps Stimulation mit Koffein, evtl. Cardiazol, Sauerstoff und evtl. künstliche Beatmung.

Literatur

1 OEDEGAARD, A.E.: Lancet 1956/I, 1073
2 JACOBSEN, M.: Slg. Verg.fälle 13, A 961 (1941/43) 143
3 BAUMANN, TH.: Schweiz. med. Wschr. 42 (1948) 1047
4 BRAINERD, W.K., R.W. OLSTED: J. Pediat. 48 (1956) 157

Weckamine: Amphaetaminum, Dextroamphaetaminum, Methamphaetaminum und Analoge

Die Amphetamin-Derivate haben in den letzten Jahren eine traurige Berühmtheit als *Dopingmittel* und als sexuelles Anregungsmittel *bei Jugendlichen* und als Aufpeitschmittel beim *Sport* (vor allem beim Radrennsport, siehe Abb. 102) erlangt. – Zum Teil wird das Amphetamin absichtlich mit *Schlafmitteln oder Sedativa kombiniert* eingenommen, um eine allzu starke Erregung zu hemmen und die Euphorie zu verstärken. – Diese Drogen werden unter allen möglichen Fantasienamen im Schwarzhandel vertrieben, wie z.B. „*goof balls*", „*bennies*" u.a. (1). Nicht selten werden sie auch mit *Heroin, Cocain* und anderen Suchtmitteln kombiniert. Man schätzt, daß heute 70% der Produktion im Schwarzhandel verschwinden. Das gleiche gilt für das vor allem in Portugal illegal hergestellte *Methylphenetiadat* (= *Ritalin*®). Ganz typisch für die Amphetamine ist die sich rasch entwickelnde *Toleranz* und die dadurch ausgelöste *Dosissteigerung*, bis zur 100fachen Anfangsdosis.

Fenfluramin, das als Abmagerungsmittel verwendet wurde, erzeugt im Gegensatz zum Amphetamin deutliche Schläfrigkeit (2).

Die *gefährlichste Sucht* ist heute die in den USA und England verbreitete *intravenöse Applikation*. Es ist erschütternd, in London z.B. abends junge, abgemagerte Leute auf dem Randstein sitzen zu sehen, die sich selbst eine intravenöse Spritze verabreichen. Auf Parties zirkuliert oft die gleiche Plastikspritze von einem zum andern, und so sind *Inokulationshepatitiden* bei Süchtigen sehr häufig, seltener septische Staphylokokkeninfekte etc.

Wirkung: Ähnlich dem Koffein und Kokain unterdrücken diese Präparate das Ermüdungsgefühl und wirken zugleich enthemmend. Durch das gesteigerte Leistungsgefühl und die Euphorie kommt es zu einer eigentlichen Sucht, wobei die Dosen mehr und mehr erhöht werden, d.h. evtl. von 3 mg bis auf 60–80 mg täglich (3). Bei längerem Mißbrauch kann es zu schweren Psychosen (4) kommen. Daneben gibt es auch eine *Überempfindlichkeit* gewisser Menschen, die schon auf kleine Dosen mit Wutanfällen oder schweren Aufregungszuständen reagieren. So weiß ich von einem Soldaten einer Militärpatrouille, der von einem Gruppenchef auf einem 100-km-Marsch 2 Tabletten *Pervitin*® erhielt und der daraufhin in einem hochgradigen Erregungszustand in einen Fluß sprang und tödlich verunglückte.

AGNOLI (5) sah schon auf 4 Tabletten (= 12 mg) schwere tetanische Anfälle.

Tödliche Dosis: Bei Kindern 5 mg/kg, bei Erwachsenen 20 mg/kg, selten 10 mg/kg Körpergewicht. Süchtige ertragen evtl. die 2–3fache Letaldosis.

Akute Vergiftung

Typisch sind starkes *Schwitzen, Mydriasis, Tachykardie, Blutdruckanstieg, Hyperaktivität, Aufregungszustände* und *Orgasmus*. In schweren Fällen kommt es zu typischer *Hyperpyrexie, Delirien* und zu *Krämpfen*, evtl. mit Arrhythmien und dem prognostisch schlechten Zeichen des terminalen Kollapses. Bei extremen Dosen kann die Hyperpyrexie analog wie beim Hitzschlag zu akutem *Nierenversagen* und *Fibrinolyse* mit intramuskulären Blutungen führen (z.B. bei einem 22j. ♂ nach 2 g! (6)). Auch *akute Psychosen* mit Verfolgungsideen sind bei Überdosierung gesehen worden (7). Bei den Süchtigen wird die intravenöse Dosis rasch gesteigert und oft täglich mehrmals wiederholt, v.a. um den Orgasmus erneut auszulösen.

Doping: Leider werden diese Mittel in sehr ausgedehntem Maße neben *Ritalin, Coffeinum, Pentetrazolum* u.a. als Doping von **Sportlern** verwendet. *Es wäre sehr wichtig, daß auf der ganzen Welt durch die Sportorganisation und die Sportärzte genaue Kontrollen durchgeführt würden.* Die nachfolgende Abbildung zeigt das Doping-Mittel-Arsenal, das bei einem bekannten internationalen Radrennfahrer anläßlich einer Kontrolle bei den „Internationalen Radrennmeisterschaften" in Zürich gefunden wurde (siehe Abb. 102). Da durch diese Mittel normale Ermüdungserscheinungen aufgehoben werden, kommt es bei solchen Sportlern zu einer Überlastung, vor allem des Herzens und der Kreislauforgane, die sich auf die Lebenserwartung katastrophal auswirken kann. Der chronische Mißbrauch bei *Ärzten* und *Krankenschwestern* ist nicht selten und kann durch den gleichen Mechanismus zum frühzeitigen Auftreten eines tödlichen Herzinfarktes (zwei eigene Beobachtungen) führen.

Pulmonaler Hochdruck: Durch den jahrelangen seinerzeitigen Abusus der „*Appetitzügler*", die unterdessen in den meisten Staaten verboten wurden, wie v.a. das Präparat *Menocil*® (= *Aminorexfumarat*), scheint es zu einer erheblichen *Zunahme letal verlaufender Fälle* von *pulmonaler Hypertension* gekommen zu sein. So haben wir in den letzten 5 Jahren (1965–1970)

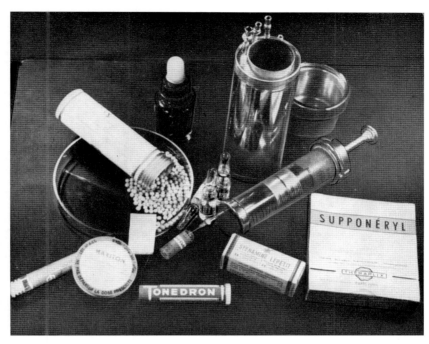

Abb. 102. *Der Sport im Zeitalter des Dopings.* Die Aufnahme, die ich dem Photopresse-Dienst in Zürich bestens verdanke, stellt das Giftarsenal dar, wie es bei einer Polizeirazzia anläßlich der Oerlikoner Radrennmeisterschaften bei einem Rennfahrer erhoben wurde. Hauptsächlich gefundene Mittel waren *Amphetamin- und Coffein-Derivate,* zum Teil auch in Ampullenform mit den entsprechenden Injektionsnadeln. Dieser Fund zeigt, wie wichtig heute eine scharfe Kontrolle durch die Sportverbände und Behörden in bezug auf das Doping bei allen Sportanlässen ist (Urin-Kontrolle).

selbst 5 eigene Fälle gesehen. Auch GURTNER (8) in Bern hat analoge Fälle beobachtet, ferner zahlreiche andere Autoren (9). Die Pathogenese ist noch unklar, aber ein Zusammenhang läßt sich heute wohl kaum mehr verneinen. Typisch ist der folgende Fall:

Fall H. H., 50j., Hausfrau (KG 37997/837)

Geschäftlich stark überlastete Frau eines Garagiers mit stark psychopathischen Zügen. Nimmt seit 15 Jahren ständig täglich 2–3 und zeitweise 6 Amphetamin-Tabletten. Dazu Schlafmittel und Sedativa. Seit 1964 langsam zunehmende Atemnot und Zyanose, die man vorerst auf evtl. rezidivierende Lungenembolien bei Status varicosus zurückführt. Drei Suizidversuche mit Schlafmitteln, 1mal mit CO, doch damals nicht komatös. Wiederholt auf der Klinik. *1968 genaue Abklärung:* 74 kg, adipös. Blutdruck 130/100. Starke *Lippenzyanose.* Puls 100/Min. Schon beim Herumgehen deutliche Dyspnoe. Herz: Deutliches Vorspringen der A. pulmonalis und *Hypertrophie des rechten Ventrikels,* gestaute, pulsierende Halsvenen. Rechtsüberlastung im EKG. *Reaktive Polyglobulie,* Hb 17,8 g%, Erythrozyten 5,9 Mio., Hämatokrit 49%. Genaue Abklärung im Kreislauflabor bei Prof. Gurtner, Universitätsklinik, Bern, bestätigt die Diagnose einer *schweren präkapillären pulmonalen Hypertonie* mit Rechts-Herzinsuffizienz. Druck in A. pulmonalis stark erhöht *83/38 mm Hg.* Exitus der Patientin am 25. 8. 1968 im Spital Interlaken (Prof. Cottier) anläßlich eines Erholungsaufenthaltes im Berner Oberland, wobei eine interkurrente Mononucleosis infectiosa mit Hepatitis als Komplikation auftrat. *Autopsie* (Prof. Cottier, Pathol. Institut, Bern) ergab keine Anhaltspunkte für rezidivierende Lungenembolien, aber eine schwere *diffuse Pulmonalsklerose* mit Dilatation der Pulmonaläste und Cor pulmonale.

Nachweis: Im Urin mit der Dünnschichtchromatographie, UV- und IR-Spektrophotometrie.

Therapie

1. *Magenspülung* in Frühfällen bei peroraler Aufnahme.
2. *Chlorpromazin:* Ist nach den Untersuchungen von ESPELIN und DONE (10) das beste „Antidotum" und den Barbituraten deutlich überlegen. *Dosierung:* Bei erschöpften Patienten oder bei Kombination mit Barbituraten nicht mehr als 0,5 mg/kg. *Bei reinen Amphetamin-*

Vergiftungen 1 mg/kg und bei evtl. Rezidiv der klinischen Erscheinungen zu wiederholen.
3. *Senkung der Hyperthermie:* siehe Aminophyllin-Vergiftung.
4. *Forcierte saure Diurese:* Siehe S. 34. Nur diese hat einen Sinn und bleibt für schwere Fälle reserviert.

Therapie der Sucht: Sofortiges Absetzen, *keine ernsten Entziehungserscheinungen.* Sedativa und Schlafmittel. Reedukation am besten in einer psychiatrischen Klinik. *Große Rezidiv-Gefahr!*

Khat (Catha edulis): Wird in Ost-Afrika und der arabischen Halbinsel kultiviert und enthält als aktives Prinzip ein dem Amphetamin ähnlich wirkendes Stimulans. Die frischen Pflanzenteile werden gekaut und führen zu analogen Symptomen wie die Amphetaminsucht (siehe: Bull. mond. Santé 32 [1965] 730).

Literatur

1 SADUSK, J.F.: J. Amer. med. Ass. 196 (1966) 707
2 RILEY, I. U. MITARB.: Lancet 1969/II, 1162
3 DITTMAR, F.: Dtsch. med. Wschr. 68 (1942) 266
4 STÄHELIN, J.E.Z.: Ges. Neurologie und Psychiatrie 173, 3. und 4. Heft (1941)
5 AGNOLI, R., T. GALLI: Slg. Verg.fälle 10, A 815 (1939) S. 173
6 GINSBERG, M.D. U. MITARB.: Ann. intern. Med. 73 (1970) 81
7 GRAHMANN, H.: Arch. Tox. 17 (1959) 268
8 GURTNER, H.P. U. MITARB.: Schweiz. med. Wschr. 98 (1968) 1579, 1695
9 BEHRENBECK, D.W. U. MITARB.: Verh. Dtsch. Ges. inn. Med. 75 (1969) 443
10 ESPELIN, D.E., A.K. DONE: New Engl. J. Med. 278 (1968) 1361

Yohimbin

Ein Alkaloid aus der Rinde der afrikanischen *Pansinystalia Yohimba* (Kamerun), wird bis zur Maximaldosis von 0,03 g (2–5 mg pro dosi) als *Aphrodisiakum* verwendet. Es hat einen sympathikolytischen Effekt und wirkt dadurch gefäßerweiternd, vor allem auf die Genitalsphäre. In toxischen Dosen wirkt es zentral erregend. Die Droge wird auch in der Veterinärmedizin verwendet und kann so bei Kindern zu gefährlichen akzidentellen Vergiftungen führen, wie in dem folgenden Falle, den ich der Freundlichkeit von Kollege R. Zeerleder verdanke:

L. J., 2j. Mädchen (Sommer 1956): Beim Spielen in einem unbewachten Augenblick erwischte das Kind *Yohimbin*-Tabletten, die vom *Veterinär für die Kuh abgegeben* worden waren. Während einer $^1/_2$ Stunde nahm es offenbar mehrere dieser Körner ein, 1 Tablette = 0,1 g. Total eingenommene Dosis unbekannt, aber wahrscheinlich mindestens 3–4 Tabletten. Etwa $^1/_4$ Stunde nachher beginnt das Kind zu erbrechen, wird dann schläfrig, hält die leere Medizinhülse noch in der Hand. Starker Schwindel, schwankt wie eine Schlaftrunkene, hypotonische Muskulatur. 1 Stunde später findet der Arzt das Kind tief bewußtlos.

Befund: Komatöses Mädchen mit auffallend rosiger Gesichtsfarbe. Puls regelmäßig, 100. RR erhöht 150/80. Atmung o. B., nicht beschleunigt, völlige Areflexie, Muskulatur hypotonisch. Später werden die Pupillen mittelweit und starr. Stimulation mit Koffein, dann Magenspülung, Darmeinläufe; Kohle und Rizinusöl, die nachher wieder erbrochen werden. Trotz voller Blase völlige Urinretention; Blase füllt sich allmählich bis zur Höhe des Nabels. 3 Stunden nach der Einnahme scheinbar völlige Erholung, spielt fröhlich im warmen Bade. 6$^1/_2$ Stunden nach der Einnahme wird es wieder schläfrig, und es treten nun plötzlich epileptiforme Anfälle auf, mit schwerster Zyanose, starren Pupillen, Areflexie, Verdrehen der Augen. Puls steigt bis auf 185, Temperatur bis 39°. Auf Largactil 5 mg i.m. und 0,02 Phenobarbital i.m. fällt das Kind wieder in ruhigen Schlaf. 2 Stunden nachher noch ruhig und gesunde rote Farbe, Puls aber immer noch sehr hoch, 160. 10 Stunden nach der Gifteinnahme, als man versucht den Urin zu katheterisieren, schwerster Rückfall mit Koma, Krämpfen am ganzen Körper in Form von rasch aufeinanderfolgenden kleinen Zuckungen aller Muskeln, Augenverdrehen, stoßweise Atmung, Patient scheint ad exitum zu kommen. Auf Sauerstoff, Largactil und Phenobarbital Erholung. In der Nacht noch mehrmals schwerere Krämpfe, die wiederum ähnlich bekämpft werden, und schließlich am Morgen i.v. Narconumal. Letzter Krampfanfall 17 Stunden nach Gifteinnahme. Prophylaktisch noch $^1/_2$ g Chloralhydrat, worauf das Kind ruhig schläft. In 24 Stunden ist das Kind wieder wach, erkennt seine Mutter. Puls 140, keine Krämpfe mehr. Es löst reichlich Wasser mit massenhaft Zylindern. In den folgenden Tagen erholt sich das Kind zusehends, Puls fällt allmählich ab und erreicht nach 8 Tagen wieder die Norm.
EKG am 3. Tag der Vergiftung o. B. Leukozyten beim Eintritt 11 400, mit gar keinen Eosinophilen und nur 14% Lymphozyten bei dem kleinen Kind (Streß-Wirkung).
Beim Austritt (10. Tag) noch ganz vereinzelte Zylinder, gute Konzentration bis 1024, gute Ausscheidung im Volhard-Versuch.

Bei dem 2j. Kinde kam es nach einer wahrscheinlichen Einnahme von 300 bis 400 mg zu *Urinretention, Blutdrucksteigerung, epileptiformen Krämpfen!, Zyanose, Tachykardie* und Erholung nach 24 Stunden.

Therapie

1. *Sofortige Magenspülung,* Carbo medicinalis.
2. *Gegen die Krämpfe: Diazepam (Valium®),*

beim Erwachsenen 20 mg i.v., nötigenfalls Wiederholung. Sofern nötig, langsame i.v. Verabreichung von *Thiopentalum solubile (Pentothal Sodium®* (Abbott)). In schweren Fällen evtl. Intubation und künstliche Beatmung.
3. *Blase katheterisieren.*

Thymoleptika und Thymeretika

Diese Präparate werden heute zur Behandlung von Depressionen und zur Anregung der Aktivität weitgehend verwendet. Oft bewirken sie mehr durch eine Entspannung eine Aktivitätssteigerung. Ein Teil dieser Präparate sind eigentliche MAO-Blocker, wie das *Phenelzinsulfat (Nardil®) Tranylcyprominsulfat (Pargylin®)* (Parnatsulfat), *Isocarboxazid (Marplan®), Nialamidum (Niamid®).* Auch gibt es chemisch ganz andere Derivate, wie das *Imipraminum (Tofranil®, Melipramin®),* oder das *Opipramol (Insidon®),* Amitriptylin *(Laroxyl®),* Dibenzepin *(Noveril®),* Nortriptylin *(Nortrilen®)* und zahlreiche, fast jeden Monat neu auftauchende Präparate.

Vergiftungsgefahr: Eine solche besteht vor allem bei suizidalen Patienten, und man sollte deshalb diese Mittel bei Depressionen immer nur in kleinen Mengen verschreiben und abgeben. Die Einnahme muß genau überwacht werden. Die Hauptgefahr besteht aber für *Säuglinge* und *Kleinkinder* bei der akzidentellen Einnahme herumliegender oder weggeworfener Tabletten.

MAO-Blocker und hypertensive Krisen („Käse-Hypertension"): Patienten, die diese Mittel erhalten, muß der Genuß von Käse, es sind vor allem die Weichkäse wie Camembert etc., untersagt werden, da dadurch hypertensive Krisen ausgelöst werden können. Sie beruhen darauf, daß das im Käse in großen Mengen enthaltene *Tryptamin* u.a. durch die Blockierung der MAO nicht mehr abgebaut werden kann (Pressor-Amine).
Auch die Kombination mit *Alkohol* (Bier) und gewissen Medikamenten, z.B. andere Thymoleptika, Amphetamin, DOPA kann analoge Reaktionen auslösen. *Ephedrin* wird auf das Vierfache und *Phenylephedrin* enorm potenziert.

Therapie der hypertensiven Krise:

Injektion von 5 mg *Regitin®* i.v. hebt die Wirkung sofort auf (1).

Leberschäden: Alle MAO-Blocker können zu einer toxischen Hepatose führen, doch ist diese Komplikation sehr selten (2, u.a.).

Tödliche Dosis: Für *Kleinkinder* eventuell schon 8 mg/kg = 3–5 Tabletten à 25 mg oder 7–12 Tabletten à 10 mg. Man weise daher bei der Abgabe dieser Mittel immer ganz besonders auf die große Gefährlichkeit für Kleinkinder hin! – *Besonders gefährlich* wird z.B. durch die *Potenzierung der Wirkung die Kombination von MAO-Blockern plus Imipraminum,* wie sie heute bei den Suiziden (3) gar nicht so selten vorkommt. da diese Mittel auch klinisch häufig kombiniert verabreicht werden. *Diese Zweierkombination wird durch die evtl. zusätzl. Einnahme von Barbituraten noch weiter verstärkt* (3).

Erwachsene: Die tödliche Dosis beträgt für das *Imipramin* ca. 30–50 mg/kg, = 2–3,5 g, d.h. bei ca. 80–140 Tbl. zu 25 mg (4). 40–50 Tbl. sind in der Regel ungefährlich. Bei der Kombination mit einem MAO-Blocker oder Barbiturat liegt die tödliche Dosis aber evtl. wesentlich niedriger.

Vergiftungserscheinungen

Die individuelle Empfindlichkeit für diese Mittel ist sehr verschieden.

a) *Bei Überdosierung oder Empfindlichkeit* kommt es zu einer manischen Erregung mit Hyperaktivität, Schlaflosigkeit (5), und in einigen Fällen (besonders bei älteren Leuten) kann es namentlich durch *Imipramin* zum Auftreten eines sehr ausgesprochenen Tremors kommen (6), so daß die Patienten dadurch sogar stürzen können.

b) *Akute Vergiftung:* Nachstehend sei ein von uns beobachteter Fall wiedergegeben, der den typischen Verlauf einer mittelschweren Vergiftung zeigt (50 Tbl. *Imipramin* = 750 mg).

Fall St. K., 17j. Mädchen (KG 95 355/59)

P. A.: Schwer belastet mit zahlreichen schwereren Bagatell-Suizidversuchen (wovon im März 1959 einer mit *Tofranil®*). Wiederholte Internierungen in verschiedenen Nervenheilanstalten.
J. L.: Am Einweisungstag (10. 12. 59) um 7.00 Uhr Einnahme von ca. 50 Tbl. *Tofranil®,* darauf nur psychisch auffällig durch Wortkargheit. Zwischen 8 und 9 Uhr Auftreten von Übelkeit und geringem Erbrechen.
Nach 9 Uhr völlig mutistisch in Praxis des einweisenden Arztes gebracht, *dort Auftreten eines schweren epileptiformen Anfalles mit anschließendem Koma,* was sofortige Spitaleinweisung bedingte.

Befunde beim Eintritt (10.10 Uhr): 17jähriges blasses, tief komatöses Mädchen in reduziertem AZ und gutem EZ. *Tonisch-klonische Zuckungen* am ganzen Körper. *Pupillen* isocor, *weit*, auf Licht bds. reagierend, Cornealreflexe nicht sicher auslösbar. BDR bds. fehlend. Tonus der oberen Extremitäten eher herabgesetzt. Tonus der unteren Extremitäten deutlich gesteigert. *Fußklonus* bds. deutlich, aber erschöpfbar. PSR bds. ++, Babinski und *Mendel-Bechterew* bds. +. Augenfundus: Pap. bds. scharf begrenzt, Gefäße, soweit überblickbar o. B. (Keine Homatropin-Erweiterung, um Pupillenreaktion nicht zu vertuschen.) Puls 144, regelmäßig, wenig gefüllt, BD 80/60. Körperstatus im ganzen ohne Besonderheiten. An der Zunge keine Bißnarben nachweisbar.

Therapie und Verlauf: Bei der sofortigen Magenaushebung konnten keine Tablettenreste mehr zutage gefördert werden. Instillation von Antidotum universale und Rizinusöl. Im Anschluß an die Magenaushebung Auftreten eines schweren generalisierten Epilepsie-Anfalles mit vollständiger Apnoe und blaß-zyanotischer Verfärbung des Gesichtes. Unter Sauerstoffzufuhr, die in der Folge noch längere Zeit gegeben wurde, rasches Wiedereinsetzen der Spontanatmung. Trotz Luminal (0,2) und Largactil (25 mg) um 12.30 Uhr Wiederholung eines, jedoch kürzeren Krampfanfalles mit Apnoe. Später nur noch einige Schübe tonisch-klonischer Zuckungen. Während der ganzen Beobachtungszeit auffallendes Wechselspiel der Pupillen mit stets *seitengleicher extremer Mydriasis* (um 13.50 sogar vorübergehende Lichtstarre) bis zu starker Miosis. Cornealreflexe um 11.40 Uhr erstmals deutlich vorhanden. Keine Störungen von seiten des Kreislaufs.

Im Blutbild eine Leukozytose von 13300 mit einer Neutrophilie von 86%, ohne Linksverschiebung, jedoch mit toxischer Granulierung. Im Urinbefund eine Spur Eiweiß und ziemlich reichlich hyaline Zylinder bei wenig korpuskulären Elementen.
Ohne weitere Stimulantien Anstieg des Blutdruckes auf 100/70 bis 110/95. Diurese vorerst vermindert, dann normal. Zur Abschirmung erhielt die Pat. 1,2 Mio. E Penizillin plus 1 g Streptothenat.
Um 19.00 Uhr (d. h. 12 Std. nach der Einnahme des Tofranils) reagierte die Pat. beim Absaugen und machte Kau- und Lutschbewegungen. Die Pupillen waren zu dieser Zeit mittelweit, reagierten deutlich auf Licht, die Cornealreflexe bds. vorhanden. PSR seitengleich ++, Babinski und Mendel-Bechterew noch immer beidseits positiv. Kurze Zeit darauf (19.10) war die Pat. plötzlich ansprechbar, befolgte Befehle, gab sogar etwas verlangsamt und unpräzis Auskunft, zeigte sich einigermaßen orientiert. Nach Angaben der wachenden Schwester wurden bereits um 17.30 Uhr beim Betten gewisse Befehle ausgeführt.
Der weitere Verlauf blieb ungestört. Es traten keinerlei Anfälle mehr auf. Auffallend blieben bis zuletzt (11.12, 16.50) ein ausgesprochener Hippus pupillae bei an sich normaler Lichtreaktion, feine klonische Zuckungen im Mundgebiet. Die PSR waren unverändert stark positiv, die BDR wieder beidseits auslösbar. Puls 92. BD 115/75. Psychisch, soweit beurteilbar, immer noch verlangsamt, allseitig orientiert. Leider konnten wir die Patientin insgesamt nur rund 30 Std. beobachten, da sie bereits am 11. 12. 59 im Laufe des Nachmittags von ihrem psychisch sehr auffälligen und uneinsichtigen Vater wider unseren Rat nach Hause geholt wurde.

Bei Kindern verläuft die Vergiftung viel schwerer. Hier treten neben der *Mydriasis* und den *Krämpfen* vor allem die *schweren toxischen Myokardveränderungen* in den Vordergrund. Siehe den folgenden Fall:

2¹/₂j. Knabe, 29. Juni 1966. Wird uns abends 18.00 Uhr als Notfall eingewiesen. Er befand sich in einem sehr schweren Zustand. Sein Bewußtsein war getrübt. *Somnolenz* und abwechselndes Schreien mit auffallender *Unruhe* wechselten in periodischen Zeitintervallen. Häufig traten auch *tonische Krämpfe* auf. Dieser Zustand hatte sich allmählich während des Nachmittags entwickelt und der Hausarzt war deshalb gegen Abend gerufen worden. Er fand ihn in einem schweren tonisch-klonischen Krampfanfall und brachte den kleinen Patienten sofort persönlich in die Klinik.
Status: Bei der Klinikaufnahme fiel neben einer deutlichen Zyanose vor allem eine beidseitige, *ausgeprägte Mydriasis* auf. Die beidseits gleich großen, sehr weiten Pupillen reagierten aber noch auf Licht. Es bestand kein Meningismus, die Hirnnerven waren o. B. Die Sehnenreflexe waren beidseits stark gesteigert. Pathologische Reflexe waren nicht auslösbar und wie schon erwähnt, bestanden Zuckungen und zeitweise auch ausgeprägte *tonisch-klonische Krämpfe* der ganzen Muskulatur. Daneben fiel eine ungewöhnliche *Tachykardie* auf, der Puls war peripher nicht zu zählen, *zentral 240*. Der *Blutdruck war auffallend tief: 60/0*. Das deshalb sofort angefertigte EKG zeigte einen schweren pathologischen Befund (Abb. 103 a), nämlich eine *schwere intraventrikuläre Leitungsstörung mit sehr breiten QRS-Komplexen*. Das zweite Ekg., um 21.00 Uhr, zeigte eine deutliche Besserung, aber es bestanden immer noch verbreiterte Kammerkomplexe (Abb. 103 b), und erst das Kardiogramm von 12 Std. später, am nächsten Morgen, war wieder weitgehend normalisiert (Abb. 103 c).

Bei diesem schweren Krankheitsbild lag also die folgende Trias vor:

1. *Schwerer kardialer Kollaps* mit ausgeprägter *intraventrikulärer Leitungsstörung und Tachykardie* (180–240), evtl. Extrasystolen.
2. *Ausgeprägte Mydriasis* (wobei die Pupillen auf Licht noch reagieren).
3. *Tonisch-klonische Krämpfe* (SR⁺⁺⁺, evtl. Babinski, Fußklonus) → evtl. *Koma*.

Der Verlauf der Vergiftung geht aus der Abb. 104 hervor. In diesem Falle hatte das Kind morgens um

11.30 Uhr 10–15 Tabletten zu 10 mg *Tofranil®* eingenommen. Die Mutter hatte die Tabletten für den Bruder des Patienten für seine Nykturie vom Arzt verschrieben erhalten. Sie bewahrte die Tabletten im Küchenschrank auf, und der jüngere Bruder muß die anziehenden roten Tabletten in einem unbewachten Moment aus diesem Schrank heruntergeholt haben.

Es liegt hier eine ganz typische akzidentelle Vergiftungssituation vor. Man muß die Eltern immer instruieren, so gefährliche Mittel einzuschließen und solche Medikamente auf keinen Fall im Schlafzimmer oder in der Küche aufzubewahren! Wichtig ist es auch, die Leute anzuweisen, die Tabletten nach dem Gebrauch immer sofort wieder zu versorgen. Auch dann, wenn gerade das Telefon oder die Türglocke läutet.

Das typische Vergiftungsbild ist in leichten Fällen durch einen Erregungszustand mit Benommenheit, in schweren Fällen durch ein zunehmendes Koma mit myoklonischen Zuckungen, gesteigerten Sehnenreflexen, evtl. positiven Pyramidenbahnzeichen (Babinski) und einer beim Imipramid gewöhnlich sehr ausgesprochenen Mydriasis (siehe obiger Fall) und schweren epileptiformen Krämpfen, bei in der Zwischenphase normalem EEG, gekennzeichnet. Der Blutdruck ist in den schweren Fällen deutlich erniedrigt (mit Ausnahme der klonischen Phase). Es kann auch zu *Hyperpyrexie,* Apnoe und durch die Hypotonie zu *Oligurie* kommen. Die Mydriasis kann zu einer Verwechslung mit einer Atropin-Vergiftung führen, es fehlt aber die Trockenheit der Mundschleimhaut und abgesehen von den klonischen Phasen auch die dort stärker ausgesprochene Tachykardie. Typisch sind ferner anschließend an die Krämpfe eine *Depression des Atemzentrums* mit *Vasomotorenkollaps,* der auf Vasopressoren kaum anspricht, und das

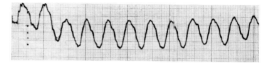

a) 29. Juni 1966, 18.15 h

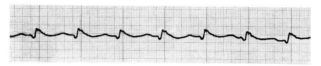

b) 29. Juni 1966, 21.45 h

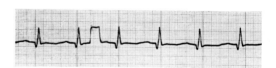

c) 30. Juni 1966, 08.50 h

Abb. 103 a–c. Fall 2. Ekg-Befunde (Abl. III) am Abend der Einweisung und am folgenden Morgen. Man beachte die ausgeprägte intraventrikuläre Reizleitungsstörung und Tachykardie am Einweisungstage und die weitgehende Normalisierung des Befundes am folgenden Morgen.

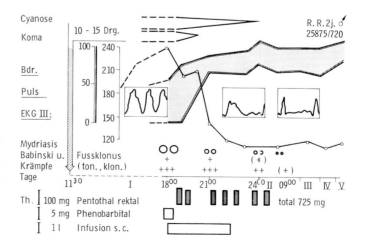

Abb. 104. *Imipramin-Vergiftung* (2½j. Knabe). Verlauf und Therapie. Man beachte die günstige Beeinflussung der Krämpfe durch Pentothal, den graduellen Blutdruckanstieg und die Pulsnormalisierung, die Normalisierung des EKG und das Verschwinden der Mydriasis innerhalb 15 Std.

Auftreten von Arrhythmien. Beim *Nortryptylin fehlen die gesteigerten Reflexe* und *Krämpfe,* doch die EKG-Veränderungen sind die gleichen!

Therapie

Das therapeutische Vorgehen ist auch heute noch nicht befriedigend gelöst, und die Meinungen in bezug auf die Bekämpfung der Konvulsionen sind noch sehr geteilt. Nach verschiedenen Autoren wird das Vergiftungsbild durch die Verabreichung von Barbituraten noch verstärkt (3). Auf Grund eigener Erfahrungen erscheint aber die Anwendung bei den reinen Thymoleptika-Vergiftungen nicht kontraindiziert, wenn zugleich ein blutdrucksteigerndes Mittel *(Hypertensin®)* verabreicht wird. *Dagegen ist die Anwendung von Barbituraten bei der kombinierten Vergiftung von Imipramid und MAO-Blockern sicher kontraindiziert!* Leider sind die meisten Thymoleptika *schlecht dialysierbar!,* so daß die forcierte Diurese und Dialyse in der Regel keinen Sinn hat.

Bei reinen MAO-Blocker-Vergiftungen kann auch das Chlorpromazinum versucht werden, da hier im Grunde genommen eine Vergiftung durch Anhäufung von Katecholaminen vorliegt (7).

In allen Fällen *genaueste Überwachung und Aufzeichnung von* Puls, Blutdruck, Atmung und Diurese.

1. Frühfälle:

Magenspülung mit Tierkohle, wiederholte und ausgiebige Spülungen! Bei Kindern oder Erwachsenen, die noch wach sind, bei telefonischer Mitteilung sofortiges Auslösenlassen von Erbrechen durch hypertonische NaCl-Lösung (3 gehäufte Kaffeelöffel auf 1 Glas heißes Wasser), und so oft wiederholen, bis klares Wasser zurückkommt. Die Franzosen haben bei Kleinkindern sogar die Gastrostomie empfohlen und spülen durch die operative Öffnung (8).

(Forcierte Diurese und Peritonealdialyse sind sinnlos (nur 1% dialysierbar) und auch nach pH-Einstellung auf 5,5, z.B. mit Arginin-Chlorid der Peritonealflüssigkeit, zufolge des schlechten Myokards unserer Auffassung nach zu gefährlich.)

2. Spätfälle:

a) Bei *Krämpfen:* Kleine Dosen eines flüchtigen Barbiturats (nicht bei kombinierter Vergiftung mit MAO-Blockern!), z.B. *Pentothal* i.m. oder rektal, Einzeldosis 10 mg/kg. *Cave Neuroplegika! Diazepam (Valium®)* kann in kleinen Dosen versucht werden.

b) Bei *Atemstörungen:* Künstliche Beatmung mit Bird oder Engström, evtl. Curarisierung und Intubation. O_2-*Zufuhr.*

c) Bei *Kollaps:* Vorsichtig *Angiotensin (Hypertensin®),* cave Überdosierung (Herz!). Cave *Cardiazol®* oder *Coramin®* (Krämpfe!).

d) *Arrhythmie:* Bewährt hat sich die *mol. Natriumlaktat-Infusion* (8), 100 Tropfen/Min. *Defibrillator* und *Pacemaker* bereitstellen! Am besten wirkt das *Pyridostigmin (Mestinon® „Roche")* langsam i.v. unter Überwachung durch den *Monitor.* Tritt keine Besserung ein, so darf diese Dosis halbstündlich wiederholt werden. Hat sich die Arrhythmie regularisiert, so gebe man alle 4 Stunden 1 mg i.m. für weitere 20 Stunden.

Hydantoin-Derivate (z.B. *Antisacer simplex®*), *Diazepam (Valium®)* in vorsichtiger Dosierung. Erholung gewöhnlich in 8–12 Stunden. In einem Falle einer 28j. Frau, die 1,875 g! *Nortriptylin (Nortrilene®)* eingenommen hatte, erhielt die Patientin in den ersten 24 Stunden 1000 ml, am 2. Tag noch 500 ml Na-laktat i.v. Die kritische Phase dauerte 72 Stunden, dann trat wieder normaler Sinusrhythmus auf (9).

Amitriptylin (Laroxyl®)-Vergiftung: Hat einen atropinähnlichen Effekt, deshalb Pyridostigmini bromidum (*Mestinon®* „Roche") 1–2 Amp. à 1 mg i.m.; wenn kein Pulsabfall Wiederholung nach 15–20 Min. i.m.; evtl. s.c. oder orale Erhaltungsdosis. Dadurch sahen wir bei einem 21 Monate alten Kind, das 17 Dragées Laroxyl eingenommen hatte (Spital Zofingen) und das alle 2 Std. eine $^1/_4$ Ampulle erhielt, trotz des schweren Komas völlige Erholung nach 24 Stunden.

Literatur

1 GLAZENER, F. S. u. MITARB.: J. Amer. med. Ass. 188 (1964) 754
2 BANDT, C., F.W. HOFFBEUER: J. Amer. med. Ass. 188 (1964) 752
3 LUBY, E.D., E.F. DOMINO: J. Amer. med. Ass. 177 (1961) 68
4 MANNERS, I.: Lancet 1960/II, 932
5 AYD, F.J.: J. Neuropsychiat. 42 (1961) 119
6 ENGLISH, H.L.: Lancet 1959/I, 1231
7 SOLBERG, C.O.: J. Amer. med. Ass. 177 (1961) 572
8 FRÉJAVILLE, J.P. u. MITARB.: Bull. méd. lég. Toxicol. 2 (1966) 96
9 RENDOING, J. u. MITARB.: Presse Méd. 77 (1969) 12, 439

Antihistaminika

In den letzten Jahren sind zahlreiche Substanzen entwickelt worden, die alle mehr oder weniger die gleiche Wirkung entfalten und heute bei zahlreichen allergischen Erkrankungen verwendet werden. Chemisch gehören sie zu folgenden Gruppen: *Äthylendiamine, Äthanoldiamine, Propylamine, Piperazine* und *Piperidine,* und z.T. sind es *Phenothiazinderivate.*

In den üblichen therapeutischen Dosen verwendet sind sie harmlos, können aber selbst auch zu Sensibilisierungserscheinungen führen. So sahen wir neben Fieber, Exanthemen auch einen Fall von Agranulozytose *(Benadryl®)*. Als Nebenerscheinungen beobachtet man gelegentlich Schläfrigkeit, Schwindel, mangelnde Konzentrationsfähigkeit, Trockenheit des Mundes, Kopfschmerzen, schlechte Muskelkoordination, Pupillendilatation und Urinretention. ADAMS (1) sah 3 Agranulozytosen durch Thenalidintartrat *(Sandosten®).*

Nachweis: Papier- und Dünnschichtchromatographie.

Vergiftungserscheinungen

Werden diese Mittel versehentlich oder absichtlich in großer Menge eingenommen, so kann es zu schwereren Vergiftungen evtl. mit *Tachykardie,* Hypertonie und terminaler Atemlähmung kommen. So führte in einem Falle die Einnahme von 1350 mg Pyribenzamin in 24 Stunden zu *Dyspnoe, Brustschmerzen,* die in den Nacken ausstrahlten, brennendem Gefühl im Mund, später zu *Zyanose* und *Rigidität* des ganzen Körpers, verbunden mit *Verwirrtheit.* Nach 24 Stunden verschwanden alle Vergiftungserscheinungen wieder, und es blieb eine retrograde Amnesie für die ganze Dauer der Vergiftung zurück (2). *Besonders gefährlich ist die Vergiftung bei Kindern* im Alter bis zu 2 Jahren (Letaldosis hier evtl. 2–5 Tabl.!), wobei es zu Ataxie, Erbrechen, *Krämpfen* und *Koma* kommt (3). *Dramamin* führte in der Dosis von 700 mg bei einem 22monatigen Kind zu Übererregbarkeit, generalisierten Krämpfen, diffusem Erythem und Exitus (4). Todesfälle bei Kindern sind, wie zahlreiche Publikationen der letzten Jahre beweisen, häufig.

Beim *Benadryl®* wurden in seltenen Fällen Gesichts- und Geruchshalluzinationen, Verwirrtheit, Tremor und inkoordiniertes, rasches Sprechen beobachtet, die aber nach Weglassen des Mittels rasch zurückgingen.

Therapie

1. Magenspülung mit Tierkohle; Rizinus.
2. Sauerstoff: Bei *Atemlähmung* Intubation und künstliche Beatmung. Bei Blutdruckabfall *Hypertensin®*-Tropfinfusion.
3. Bei Krämpfen (Kinder) ein kurzdauerndes i.v. Barbiturat, z.B. *Thiopentalum solubile (Pentothal Sodium®),* („Abbott"), i.v.
4. *Forcierte Diurese:* Mit *Mannitol* und *Lasix®,* siehe S. 340.

Literatur

1 ADAMS, D.A., S.PERRY: J. Amer. med. Ass. 168 (1958) 1207
2 v. OETTINGEN, W.F.: Poisoning. Hoeber, New York (1952) 279, 445
3 BRUGSCH, H.: Vergiftungen im Kindesalter. Enke, Stuttgart (1956) 12.
4 WYNGARDEN, J.B. u. MITARB.: J. Amer. med. Ass. 145 (1951) 277

Antihypertensiva

Ganglien- und Sympathikusblocker (Bretyliumtosulat, Chlorisondamin, Hexamethonium, Mecamylamin usw., ferner Guanethidinum usw.)

Vergiftungen: Todesfälle sind durch *Ileus* (1), ferner bei allzu *starker Blutdrucksenkung* und gleichzeitiger Arteriosklerose durch *Herzinfarkt* oder *Apoplexie* (mangelnde Durchblutung, Thrombose) aufgetreten. Bei hohen Dosen (2) wurden beim Mecamylamin auch *Tremor*, Verwirrtheit und Delirien beobachtet.
Akzidentelle Vergiftungen sind mir bis jetzt nur bei Kleinkindern bekannt. Hier können schon 3–4 Tbl. zu schwerstem Blutdruckabfall, evtl. Ileus (Chlorisondamin) führen und tödlich wirken.

Therapie der akuten Vergiftung:

Sofortige vorsichtige Anwendung von *Noradrenalin* (*Arterenol®* als Tropfinfusion) unter ständiger Blutdruckkontrolle. Beginn mit 4 mg/300 ml und langsamer Infusion (von 30–60 Tropfen), wenn auch bei höherer Tropfenzahl keine genügende Wirkung, Steigerung der Dosis auf 10–20 mg/300 ml. In schweren Fällen Angiotensin (*Hypertensin®*)-Infusion.

Literatur

1 GOLDSMITH, H.J.: Brit. Med. J. 1955/I, 522
2 HARRINGTON, M.: Lancet 1958/I, 499

Phthalazin-pp., Dihydralazin: Apresolin®, Nepresol®

Phthalazinderivate, die bei der Behandlung von Hypertonien gebraucht werden, scheinen in gewissen Fällen bei kontinuierlicher Verabreichung, neben der blutdrucksenkenden Wirkung usw., über mehrere Monate (2–22 Monate) zu reversiblen *Kollagenerkrankungen* (Polyarthritis, Lupus erythematodes) führen zu können. PERRY und SCHROEDER (1) sahen unter 211 mit diesem Mittel behandelten Patienten in 17 Fällen solche Veränderungen, die nach dem Absetzen des Mittels wieder zurückgingen (2). KIRKENDALL (3) weist auch auf *Polyneuritisfälle* hin (vor allem bei Pyridoxin-armer Kost). BENDERSKY (4) sah einen tödlichen Fall durch fibrinoide Nekrosen der Gefäße mit schweren Blutungen.
Methyldopa, *Aldomet®*: Ein sehr gutes Hypotensivum, verursacht bei einzelnen Individuen eine für gewöhnlich harmlose erworbene leichte *hämolytische Anämie* mit positivem Coombs-Test (5).

Literatur

1 PERRY, H.M., H.A. SCHROEDER: J. Amer. med. Ass. 154 (1954) 670
2 MULLER, J.C. u. Mitarb.: J. Amer. med. Ass. 157 (1955) 894
3 KIRKENDALL, W.M.: J. Amer. med. Ass. 167 (1958) 427
4 BENDERSKY, G., C. RAMIREZ: J. Amer. med. Ass. 173 (1960) 1789
5 LO BUGLIO u. J.H. JANDL: New Engl. J. Med. 276 (1967) 658

Rauwolfia (Raupina®, Reserpin®, Serpasil®, Gilurytmal® usw.)

Akute Vergiftungen: Hier kommt es vor allem zu Benommenheit, evtl. Koma, Rötung der Haut, Schwellung der Nasenschleimhaut, Chemosis der Bindehaut, langdauernde Miosis, starkem Abfall des Blutdrucks und verlangsamter und oberflächlicher Atmung. PHILLIPS (1) berichtet über ein $1^1/_2$j. Mädchen, das 25 Tbl. *Serpasil®* (= 6,25 mg) einnahm, dann wahrscheinlich einen Teil erbrach, und bei dem Benommenheit und ein Blutdruckabfall auf 50/22 auftrat, wobei das Kind aber mit dem Leben davonkam; STIRSKA (2) über ein 2j. Kind mit 5 mg (0,4 mg/kg) Reserpin. Bei Kleinkindern sah ich auch Krämpfe auftreten (konsiliarischer Fall, 2j., mit 2,5 mg *Serpasil®*, tonisch-klonische Krämpfe nach 4 Std. Besserung auf Phenobarbitalum 0,04 g i.m.).

Ajmalin (*Gilurytmal®*) 11,5 mg/kg führte bei einer 29j. Frau zu einem schweren kardialen Schockzustand und EKG-Veränderungen (3). Nach total 1050 mg kam es bei einem 45j. Mann zu Koma, supraventrikulärer Tachykardie und typischen sehr breiten Kammerkomplexen und Hypotonie (4), doch der Patient erholte sich wieder.

Therapie

1. *Bei Auftreten von depressiven Erscheinungen* Sofortiges Absetzen der Rauwolfiatherapie. (Im Gegensatz hierzu kann das Medikament

bei primären depressiven Schüben oft mit Erfolg verwendet werden.)
2. *Bei akuten Vergiftungen:* Magenspülung, Stimulation mit *Koffein, Ritalin,* in schweren Fällen *Hypertensin*®-Infusion. Auch *Amphetaminsulfat* hat eine günstige Wirkung.
3. Bei *Ajmalin* zusätzlich *Natriumlaktat*-Infusionen.

Andere Antihypertensiva: Gleiche Therapie.

Literatur

1 PHILLIPS, T.: Brit. med. J. 1955/II, 969
2 STIRSKA, J., J. STEPAN: Dtsch. med. Wschr. 82 (1957) 1963
3 MÜLLER, F.J.: Med. Klin. 64 (1969) 1389
4 HAGER, W. A. u. MITARB.: Dtsch. med. Wschr. 93 (1968) 1809

Phenothiazin

2,3; 5,6-Dibenzo-1,4-thiazin ist Ausgangsprodukt zahlreicher Thiazinfarbstoffe und Antihistaminika. Ferner wurde es zur Behandlung von Oxyuriasis empfohlen, sollte aber hierfür nicht verwendet werden, da schwere hämolytische Innenkörperanämien und evtl. auch Leberschädigung und Nephrosen auftreten können. Todesfälle sind bei einem 6jährigen Kind mit 9 g in 6 Tagen und nach 8,5 g ebenfalls bei einem 6jährigen Kind aufgetreten (1). Die Giftwirkung beruht wahrscheinlich auf dem Übergang von Phenothiazin in Phenothiazon, das 10mal toxischer ist.

Literatur

HAASE, K.E.: Dtsch. med. Wschr. 80 (1955) 280

Neuroleptika

Es handelt sich zum Teil um *Phenothiazine, Thioxanthene* und *Butyrophenone* (Halopyridolum), sowie Derivate verschiedener pharmakologischer Gruppen, vor allem der Antihistaminika. Diese verschiedenen Derivate sind in den letzten Jahren in einer Unzahl von chemischen Abwandlungen auf dem pharmazeutischen Markt erschienen. Die Nebenerscheinungen und Vergiftungserscheinungen gleichen sich bei den verschiedenen Präparaten weitgehend. Wir besprechen hier deshalb nur einige Hauptvertreter, nämlich das *Chlorpromazinum,* das *Perphenazinum,* das *Thioridazinum* und das *Promethazinum* (Rauwolfiapräparate siehe bei Antihypertensiva).

Chlorpromazinum

(*Largactil*®, *Megaphen*®, *Thorazine*® etc.) und seine Derivate.
Dieses Phenothiazinderivat, das einen der größten Fortschritte der seinerzeitigen französischen pharmazeutischen Forschung darstellt, wird heute zufolge seiner anticholinergischen, sympatholytischen, spasmolytischen und seiner verstärkenden Wirkung auf narkotische Mittel allgemein verwendet (Psychiatrie, Innere Medizin, Chirurgie). Therapeutisch werden Einzeldosen von 25–50 mg und tägliche Totaldosen von bis zu 200 mg auffallend gut ertragen. Als Nebenerscheinung kommt es häufig zu einem Gefühl der Trockenheit im Mund und zu Behinderung der Nasenatmung, ferner zu leichtem Abfall des Blutdruckes, der durch Adrenalin oder Noradrenalin nicht korrigiert werden kann. Daneben tritt häufig eine leichte *Tachykardie* und evtl. leichter Schwindel auf. Bei hohen Dosen können im *EKG negative T-Wellen* und eine Verschiebung der elektrischen Achse nach links auftreten, die sich nach dem Absetzen aber wieder zurückbildet (1). Wahrscheinlich beruhen sie auf einer verminderten Durchblutung der Koronargefäße. Die T-Inversion ist sehr wahrscheinlich auf die sich ausbildende *Hypokaliämie* und Hypokaliurie zurückzuführen, auf die MICHON (2) erstmals hinwies. Typisch für gewisse Menschen als Nebenwirkung ist eine gewisse *Freßlust.* Durch die Verschiebung des Kaliums in die Nervenzelle kann es auch zu

einer *paradoxen neuromuskulären Übererregbarkeit* (Krämpfe vor allem bei Kindern!) kommen (2). Besonders empfindlich sind *Epileptiker* und *Hypoparathyreoidismus*-Patienten (Krampfanfälle). Nicht selten sind auch allergische Hautreaktionen im Sinne einer *Urtikaria* oder eines *Ekzemes,* die nach Absetzen des Medikamentes prompt zurückgehen. Gelegentlich sind die Erytheme auch durch eine *Photosensibilisierung* bedingt. Bei chronischem Gebrauch (3) kommt es zu einer harmlosen *blaugrauen Pigmentierung* der Haut (Pigment plus Melanin). Selten sind bei hohen Dosen über lange Zeit *Linsentrübungen* (4).

MAHRER (5) sah eine atropinähnliche Vergiftung mit hohem Fieber und Delirien bei maximal erweiterten, reaktionslosen Pupillen, starker Rötung des Gesichts und ganz trockenen Schleimhäuten, bei vollkommenem Fehlen der Schweißsekretion. Das Fieber ist wahrscheinlich durch die fehlende Sudation zu erklären. Besserung durch kalte Packungen.

Vergiftungserscheinungen

I. Extrapyramidales System

Chlorpromazin und seine Derivate führen bei individueller Überempfindlichkeit oder bei Überdosierung (z.B. 500 bis 600 mg Chlorpromazinum tgl.) zu evtl. sehr ausgeprägten *Reaktionen des extrapyramidalen Systems.* Die Kenntnis dieser Reaktion ist für den Kliniker sehr wichtig, um irrtümliche Diagnosen eines Tetanus, einer Tetanie oder einer Enzephalitis zu vermeiden (siehe beim Perphenazinum den aufgeführten von uns behandelten Fall, Abb. 106). Diese extrapyramidalen Störungen sind besonders bei den mit einer Piperazingruppe substituierten Präparaten (*Fluphenazinum* = *Permitril®,* Prolixin®, *Perphenazinum* = *Trilafon®, Prochlorperazinum* = *Compezine®, Thiopropozarum* = *Dartal®* und *Trifluoperazinum* = *Stelazim®*) ausgeprägt. Sie können in der Regel durch Reduktionen der Dosis oder Verabreichung von Antiparkinsonmitteln rasch behoben werden und hinterlassen, soweit dies bis heute bekannt ist, keine Dauerschädigungen. Von allen Präparaten zeigt das *Chlorpromazin* die schwächsten Nebenwirkungen, v.a. in bezug auf das *Parkinsonoid.* Die extrapyramidalen Störungen gliedern sich in drei Gruppen: (modifiziert nach „Council on drugs", J. Amer. med. assoc. 177, (1961) 245).

1. *Parkinsonismus-Syndrom* ((6) und zahlreiche andere Autoren) mit Tremor der oberen Extremität, Maskengesicht, Salivation, Rigidität der Muskulatur und Ataxie.
2. *Dyskinetische Reaktion,* welche vor allem die Muskeln des Nackens und des Gesichtes befällt („Neck-face-Syndrom"), mit perioralen Spasmen, mandibulären Tics mit Protrusion der Zunge usw. und Schwierigkeiten im Sprechen und Schlucken, Blickkrämpfen und einer ganz typischen Hyperextension des Nackens. Starke Schweiße, Fieber und Blässe können diese Symptome begleiten. Der Patient bleibt aber bei völlig erhaltenem Bewußtsein.
3. *„Akathisia"* oder *motorische Unruhe:* diese variiert an Intensität und äußert sich in einer inneren Unruhe und Unfähigkeit still zu sitzen oder zu schlafen, bis zu einer kontinuierlichen Agitation.

II. Leber

Hier kommt es in einem Teil der behandelten Fälle (7) 1,5%, (8) 1,2% zum Auftreten einer typischen *cholostatischen Hepatose.* Klinisch zeigt sie die Symptome eines *extrahepatischen Verschlußikterus* mit deutlich erhöhter alkalischer Phosphatase, typischer Verdinfärbung, normalen oder nur wenig erhöhten Transaminasewerten, normalem oder wenig erhöhtem Serumeisen und einem erniedrigten Prothrombin, das auf Vitamin K prompt anspricht. Der Bromsulfaleintest ist meistens erhöht, die Galaktoseprobe und die Eiweißreaktion aber in der Regel negativ (9, 10). Häufig werden solche Fälle bei Unkenntnis der Sachlage vom Chirurgen operiert. Eine genaue Anamnese über eine eventuelle Chlorpromazin-Medikation oder analoger Präparate ist deshalb heute bei allen Fällen von „Verschlußikterus" sehr wesentlich. Der Verlauf ist gewöhnlich gutartig, zieht sich aber in die Länge (4 bis 6 Wochen). Ein Übergang in Zirrhose wurde bis jetzt nicht beobachtet. Bei vorbestehender Leberschädigung (Zirrhose) kann der Ikterus aber tödlich verlaufen (9). Histologisch entspricht das Bild der cholostatischen Hepatose, dem im Goldkapitel wiedergegebenen und beschriebenen Bilde (siehe Abb. 38). Diese cholostatische Hepatose kann auch durch zahlreiche andere chemische Präparate ausgelöst werden (siehe MOESCHLIN (11).

Pathogenese: Schon 1938 hatte SUGG (12) bei der Atropin-Hepatose an die Möglichkeit einer *Antigen-Antikörper-Reaktion* gedacht. Heute scheint diese Auffassung auch für die verschiedenen medikamentös ausgelösten cholostatischen

Hepatosen immer mehr an Boden zu gewinnen. So ist es interessant, daß der Ikterus sowohl nach einer kurzen als langen Behandlung ohne vorherige toxische Zeichen plötzlich in Erscheinung treten kann. WAITZKIN (13) hat in einer sehr sorgfältigen Studie den Chlorpromazin-Ikterus näher untersucht und konnte zeigen, daß die intermittierende Behandlung mit Chlorpromazin die Häufigkeit dieser Komplikation nicht vermindert, sondern sogar vermehrt. Eine erneute Verabreichung des Medikamentes beschleunigt sogar die Reproduktion und intensiviert die Symptome (13) und beweist so auch ihre Spezifität. Das Wiederauftreten kann durch die simultane Verabreichung von Chlorpromazin zusammen mit Corticosteroiden verhindert werden. Auf Grund dieser sorgfältigen Untersuchungen können deshalb die folgenden Symptome hervorgehoben werden, die eine *allergische Natur beweisen*:

Latenzperiode und Spezifität der Reaktion.
Beschleunigte Reproduktion bei erneuter Verabreichung.
Inhibition der Reproduzierbarkeit bei simultaner Verabreichung mit Corticosteroiden.
Möglichkeit der Desensibilisierung.

Der einzige Beweis, der noch fehlt, ist der spezifische Nachweis der Antikörper. Klinisch ist wichtig zu wissen, daß hohe Dosen (siehe den in Abb. 105 aufgeführten Fall) und wiederholte Verabreichung zum Auftreten dieser Komplikation disponieren.

III. Blutbildendes System

Auch hier kann es zu allergischen Reaktionen kommen, d.h. zu *Agranulozytosen* ((7); PISCIOTTA (14) 18 Fälle, davon 1 tödlicher unter 3000 Patienten). Eine schwere erworbene *hämolytische Anämie* (9 Std. nach der Injektion von 25 mg i.v.) wurde von LINDBERG und NORDÉN (15) gesehen, wobei mit Chlorpromazin beladene Erythrozyten vom Patientenserum bei Zugabe von Komplement hämolysiert wurden.

IV. Andere Organsysteme

Relativ häufig sind *Exantheme* und *Fieber* KIVALO (16) sah Temperatursteigerungen in 16% der Fälle am 9. Behandlungstage). SYMMERS (17) beobachtete eine schwere Sensibilisierung mit diffuser Arteriitis der kleinen Arteriolen. HOOPER u. Mitarb. (17) haben von der relativ häufig (26% von 100 psychiatrisch behandelten Frauen) durch Tranquilizer hervorgerufenen *Laktation* berichtet. Die *Pigmentierung* und evtl. *Linsentrübungen* wurden eingangs erwähnt. Eine *teratogene Wirkung* erscheint möglich (cave Verabreichung bei Gravidität!). Eine *Hyperglykämie* kann vor allem beim Diabetiker auftreten.

Akute Vergiftung: Eine unserer Patientinnen (24j. Krankenschwester, s. Abb. 105) nahm in suizidaler Absicht, wegen einer außerehelichen Gravidität im 3. Monat, 50 Tbl. à 25 mg = 1250 mg Chlorpromazin und zeigte das oben beschriebene Bild. Hohe Dosen führen bei empfindlichen Individuen vereinzelt zu *Krämpfen*. Kinder weisen häufiger Krämpfe auf und sind besonders gefährdet! (Tödliche Dosis hier evtl. schon 250 mg.)

Therapie

1. *Bei Überdosierung oder akzidenteller Vergiftung:* Kein Adrenalin, Noradrenalin oder Coramin, da die Wirkung dieser Vasokonstriktoren durch Chlorpromazin blockiert

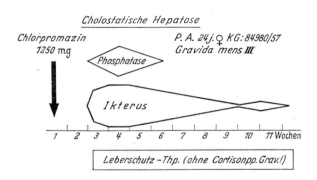

Abb. 105. *Schwere Chlorpromazin-Vergiftung.* 24jährige Krankenschwester (P. A., KG 84980/57), die in suizidaler Absicht wegen außerehelicher Gravidität im 3. Monat als einmalige Dosis 1250 mg Chlorpromazin einnimmt. Auswärts wird ein tiefes Koma beobachtet, mit oberflächlicher Atmung, Tachykardie, sehr niedrigem Blutdruck, fehlenden Reflexen, Miosis und Zyanose. Krämpfe waren hier nicht zu beobachten. Patientin erholt sich auf Stimulation. Anschließend typische *cholostatische Hepatose* mit allen Zeichen eines Verschluß-Ikterus, die erst nach 6 Wochen abheilt. Normale Geburt. Kind ohne Schädigungen.

wird (1)! Dagegen zeigen *Coffeinum* mehrmals 0,05 g i.m. oder i.v., sowie *Ephedrinum chloratum (Ephetonin®, Aleudrin®)* Amp. zu 0,05 g mehrmals i.m. und vor allem *Methylphenitidatum (Ritalin®)*, mehrmals 20 mg i.m. eine gute Wirkung. Günstig wirkt in leichten Fällen auch *Amphetaminsulfat* 5 bis 10 mg, evtl. zu wiederholen. In schweren Fällen: Versuch mit Angiotensin *(Hypertensin®)*-Infusion. Kein *Coramin®* oder *Cardiazol®* wegen der Krampfbereitschaft! *Bei Atemlähmung:* Intubation, künstliche Beatmung.

2. *Komplikationen von seiten des extrapyramidalen Systems:* Absetzen des Medikamentes oder Reduktion der Dosis, evtl. Verabreichung von Antiparkinsonmitteln.

3. *Verschluß-Ikterus:* Sofortiges Absetzen des Neuroplegikums. Behandlung des Ikterus mit eiweißreicher Diät, *Laevocholin®* usw. Siehe bei *Amanita phalloides,* Seite 460. Prednison täglich 30 mg bis zur Besserung, dann langsam abbauen.

4. *Agranulozytose:* Gleiche Therapie wie bei der Pyramidon-Agranulozytose, siehe Seite 319.

Literatur

1 JUNET, R.: Edition Sixième Journée Clin. et Thérap. Méd. Hyg., Genève (1955) 94
2 MICHON, P. u. MITARB.: Bull. Méd. lég. 5 (1962) 37
3 ZELICKSON, A.S.: J. Amer. med. Ass. 198 (1966) 341
4 MARGOLIS, L.H., J.L.GOBLE: J. Amer. med. Ass. 193 (1965) 7
5 MAHRER, P.R., PH.S.BERGMANN, S.ESTREN: Dtsch. med. Wschr. 84 (1959) 13, 628
6 WILSON, G.M., D.R.WOOD: Practitioner 174 (1955) 494
7 HODGES, H.H., G.D.LAZERTE: J. Amer. med. Ass. 158 (1955) 114
8 DÖLLE, W., G. A.MARTINI: Acta hepato-splenol. 6 (1959) 138, 225
9 MAIER, C., J.R.RÜTTNER: Schweiz. med. Wschr. 85 (1955) 445
10 LOFTUS, L.R. u. MITARB.: J. Amer. med. Ass. 157 (1965) 1286
11 MOESCHLIN, S.: Rev. méd. Suisse, 81 (1961) 601
12 SUGG, E.S.: Amer. J. med. Sci. 196 (1938) 195
13 WAITZKIN, L.: Ann. intern. Med. 53 (1960) 116
14 PISCIOTTA, A.V.: 10th Congress of the Intern. Soc. of Hematology, Stockholm, 1964
15 LINDBERG, L.G., A.NORDÉN: Acta med. scand. 170 (1961) 195
16 KIVALO, E. u. MITARB.: Nord. Med. 56 (1956) 1240
17 SYMMERS, W.ST.: Sensitivity reactions to drugs. Blackwell, Oxford (1958) 209
18 HOOPER, J.H. u. MITARB.: J. Amer. med. Ass. 178 (1961) 507

Perphenazinum (Trilafon®, Decentan®), Trifluorperazinum (Stelazin®): Wirkt vor allem stärker antiemetisch als Chlorpromazin und wird klinisch und psychiatrisch viel verwendet. Es kann bei Überempfindlichkeit zu *Konvulsionen* (tödlicher Fall von KARPAS (1) bei 19jähr. Patientin mit 5 mg!; Fall von GRAFF (2): Krämpfe nach 8 mg p.o. zweimal täglich nach der dritten Dosis, gutartiger Verlauf nach Phenobarbital), oder bei Überdosierung zum Bilde einer *hier besonders ausgeprägten dyskinetischen Reaktion* oder zu einem *schweren Parkinson* führen, wie in dem folgenden von uns beobachteten Falle:

Fall G. A., 37j. Mann, KG 104726/1961

Nach der Rückkehr von einer Spanienreise erkrankte der Patient akut am 20. August 1961 mit starken Kopfschmerzen. Am 27. 8. Fieber bis 39°, deutlicher Meningismus, häufiges unstillbares Erbrechen. Einweisung als akute Meningitis.

Befund: Schwerkranker Mann. Alle Zeichen einer Meningitis. Tonsillen und Rachen gerötet. Temp. 39°, relative Bradykardie von 90. Liquorzellen 416/3, davon 50% Mononukleäre. Eiweiß leicht erhöht. Verdacht auf eine Virusmeningitis. Gegen das starke Erbrechen vom 1. Tag an Trilafon-Injektionen, täglich 3 × 5 mg i.m. Am 30. August entfiebert der Patient, allmählicher Abfall der Zellen im Liquor. Das Trilafon wird am 8. 9. 61 nach einer Gesamtdosis von 180 mg abgesetzt.

Am 31. 8. 61, d.h. nach 92 mg Trilafon, erstmals schwerer Trismus. In den folgenden Tagen zunehmende psychische Veränderung, Verlangsamung der Sprache, Bewegungsarmut, dann ab 5. 9., d.h. nach 8 Tagen Trilafon, schwere Zeichen eines *Parkinsonismus,* so daß zuerst an eine *Enzephalitis* des Zwischenhirns gedacht wird. Läppische Haltung, starker Speichelfluß, kann nicht mehr schlucken. Zungen- und Händetremor. Rigor der Extremitäten mit Zahnradphänomen, ausgeprägtes Maskengesicht, Démarche à petit pas, Hyperreflexie. Knipsphänomen beider Arme. Am 8. 9. 61 setzt man das Trilafon nach einer Gesamtdosis von 180 mg ab. Am 9. 9. bereits Besserung, am 10. 9. kein Speichelfluß, am 11. 9. praktisch keine Parkinsonismuszeichen mehr. – Aus dem Stuhl konnte Poliovirus Typ I isoliert werden. Am 23. September 1961 wurde der Patient beschwerdefrei nach Hause entlassen.

Epikrise: Hier kam es bei einer aparalytischen, meningealen Polio-Erkrankung, die mit starkem Erbrechen einherging, schon nach 3 Tagen (d.h. nach 92 mg Trilafon) zu dem typischen *Trismus* und in den folgenden Tagen zu einem sich ziemlich rasch entwickelnden Vollbilde eines schweren *Parkinsonismus,* so daß man an eine akute Meningoenzephalitis mit vorwiegender Beteiligung des Zwischenhirns denken mußte. Das ganze klinische Bild mit schwerem Maskengesicht, Speichelfluß, Muskelsteifigkeit, „démarche à petit pas" und Tremor heilte aber schon innerhalb 3 Tagen wieder ab, nachdem man das zur Bekämpfung des Erbrechens nötig gewesene *Trilafon®* abgesetzt hatte. Typisch für diese Fälle ist das *rasche Verschwinden aller Symptome nach dem Absetzen* des Medikamentes und die völlige Reversibilität. Fälle, die irreversible Störungen davontragen, halten einer strengen Prüfung nicht stand; es handelt sich zum Teil um schon zum voraus zentralnervös geschädigte Patienten oder um ältere Leute mit zentralen Gefäßstörungen. Der Arzt muß aber diese Komplikationen bei der heute häufigen Anwendung dieser Mittel gut kennen.

Kollege Bleuler (Direktor der Psychiatr. Univ.-Klinik Zürich) teilte mir noch den folgenden interessanten *akuten Vergiftungsfall* mit:

21j. Mädchen nimmt 1962 in einer depressiven Phase abends um 22.00 Uhr total 160 mg *Perphenazin* (20 Tbl. zu 8 mg) plus 5 Tbl. eines Sedativums *(Persedon®)* ein. Sie schlief darauf die ganze Nacht hindurch gut. Am andern Morgen macht sie den Eindruck einer Betrunkenen, konnte nicht mehr sprechen, war aber wach. Gegen Abend, d.h. 22 Stunden nach der Gifteinnahme, Augen starr gegen die Decke gerichtet, Blickkrampf nach oben, kann nicht mehr sprechen, läßt sich aber herumführen. Einlieferung in die Psychiatrische Klinik (26½ Stunden nach Giftaufnahme).

Befund und Verlauf: Weit aufgesperrte Augen, mutistisch, zeitweise antwortet sie. 36 Stunden nach der Vergiftung erhält sie 2 Amp. G 35020 zu 25 mg i.m. (ein dem *Imipraminum* nahestehendes Präparat). Nach 2–3 Stunden dramatische Wendung. Patientin jetzt lebhaft und zugänglich. Gegen Abend wiederum der gleiche Stupor, am andern Morgen (48 Stunden) noch andauernd, der sich nun aber auf erneute Verabreichung von 50 mg des Thymoleptikums endgültig löst.

Dieser Fall zeigt, wie bei akuten Vergiftungen der *Stupor* und die *Augenkrämpfe* das Bild beherrschen können, evtl. kombiniert mit Streckkrämpfen.

Therapie

I. *Bei Dyskinesien und Parkinsonismus:*
  1. *Absetzen oder Reduktion der Dosis.*
  2. *Verabreichung von Antiparkinsonmitteln,* z.B. *Trihexyphenidylum (Artane®)* 0,005 g, oder das sehr gut verträgliche *Biperidenum (Akineton®)* à 0,002 g, 3 × tgl.
  3. *Antihistaminika:* Können sehr gut wirken (3), z.B. *Diphenhydraminum = Benadryl®* 0,4–0,6 g tgl.

II. *Bei Konvulsionen:*
  1. *Sofortiges Absetzen* des Präparates.
  2. *Promethazinum (Phénergan®, Atosil®),* 25 mg i.m., wirkt schon innerhalb 15 Min. (4), oder *Diazepam (Valium®),* 25 mg i.v.

III. *Bei suizidaler oder akzidenteller Einnahme großer Mengen:*
  BLEULER, persönliche Mitteilung, sah hier neben der guten Wirkung von *Promethazinum (Phénergan®),* s.o., einen frappanten Effekt mit *Thymoleptika,* z.B. *Imipraminum (Tofranil®),* 25 bis 50 mg i.m., das nach einigen Stunden evtl. wiederholt werden muß. Siehe ferner unter Chlorpromazin-Vergiftung.

Literatur

1 KARPAS, C.M.: J. Amer. med. Ass. 175 (1960) 258
2 GRAFF, T.D. u. MITARB.: J. Amer. med. Ass. 169 (1959) 834
3 MCGEER, P.L. u. MITARB.: J. Amer. med. Ass. 177 (1962) 665
4 DUCHESNAY, G.: Guide Prat. 41 (1960) 129

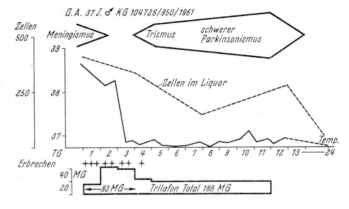

Abb. 106. Typischer akuter *Perphenazin-Parkinsonismus* bei 37jährigem Mann mit Meningitis, durch eine hoch dosierte *Trilafon®*-Therapie, die wegen unstillbaren Erbrechens eingeleitet wurde. Das typische klinische Bild mit ausgesprochenem Maskengesicht, Speichelfluß, Muskelsteifigkeit, Tremor usw. erweckte den Verdacht auf das Vorliegen einer dienzephalen akuten Enzephalitis. Durch Absetzen des *Trilafon®* verschwanden aber alle Symptome schon nach 3 Tagen vollständig.

Thioridazinum (Melleril®): Die Präparate dieser Reihe führen gelegentlich zu *Pigmentveränderungen* der Retina. Diese waren bei einem Präparat, das nie in den Handel kam (VERREY (1)) sehr ausgesprochen, aber teilweise reversibel. Beim *Melleril®* können Veränderungen dieser Art bei chronischem Verabreichen im toxischen Bereich von 1,2–1,6 g über mehrere Wochen auftreten. Die Veränderungen sind aber bei diesem Präparat in allen Fällen reversibel. Die Störungen äußern sich in einer deutlichen Reduktion des Sehvermögens, mit bräunlicher Tönung, ausgeprägter Herabsetzung der Sehkraft im Dunkeln, bei der Spiegelung des Augenhintergrundes Pigmentablagerungen und später Ödeme. BACH und FLEESON (2) haben eine *Granulozytopenie,* die durch dieses Medikament ausgelöst wurde, mitgeteilt. SHAW u. Mitarb. (3) sahen zwei tödliche *Agranulozytosen.*

Promethazin (Phénergan®): War eines der ersten Neuroplegika. Gefährlich ist es wie alle Neuroplegika vor allem für Kleinkinder, bei denen es rasch zum Koma kommt. Für Erwachsene verläuft die akute Vergiftung relativ harmlos. Letaldosis hier 300 mg/kg. Am häufigsten kommen beim Erwachsenen Vergiftungen mit *Totaldosen* von 300–500 mg vor. Eine Stunde nach der Einnahme kommt es zu *visuellen und auditiven Halluzinationen,* anfänglich reagieren viele Patienten auf Reize (z.B. Prüfung der Pupillen) mit einer typischen *Aggressivität.* Komatöse Phasen wechseln mit ausgesprochener Agitation (4). *Symptome:* Rötung des Gesichts bei Hypothermie, bds. Babinski, Tachykardie. Aufwachen in der Regel nach 12–24 Stunden. *Prognose* im allgemeinen gut. *Gefährlich werden aber Kombinationsvergiftungen z.B. mit Barbituraten!* Therapie wie bei den Ataraktika.

Literatur

1 VERREY, F.: Ophthalmologica 131 (1956) 296
2 BACH, J.M., W. FLEESON: J. Amer. med. Ass. 173 (1960) 794
3 SHAW, R.K. u. MITARB.: J. Amer. med. Ass. 187 (1964) 614
4 ROUQUÈS, L.: Presse méd. 73 (1965) 2753

Tranquillantia (Ataraktika)

Chlorprothixenum *(Taractan®):* Analog dem Chlorpromazinum, aber mit einer deutlich *antidepressiven Wirkung!* Die anticholinergische und zentrale Wirkung ist stärker. In einem mir von Kollegen H. van Donk (Hilversum) mitgeteilten Fall kam es bei einem 3jähr. Knaben nach Einnahme von 300 mg zu Koma, Depression der Atmung, Blässe, Tachykardie, Blutdruckabfall, Miosis mit Lichtstarre, Areflexie. Erwachen auf die oben angeführte Therapie, völlige Erholung nach 3 Tagen.

Meprobamatum *(Miltown®, Equanil®, Quanam®, Pertranquil®):*
Präparate, die eine ähnliche Wirkung wie das Chlorpromazin aufweisen, aber die weniger einschläfernd wirken, sind heute vor allem in den USA, aber auch in zunehmendem Maße bei uns im Gebrauch; so wurden 1956 in den USA von einer einzigen Firma 30 Billionen Tabletten verkauft und von den Ärzten 35 Millionen Rezepte für Tranquilizers ausgestellt. Schon 1957 wurden in den USA für 200 Millionen Dollar Tranquilizers verkauft (1)! Durch ihre Beruhigung und Befreiung von Angstgefühlen können diese Präparate bei hierzu disponierten Patienten zu einer eigentlichen *Sucht* führen. Selten bewirken sie paradoxe Reaktionen (Aufregung, Durchfälle und Atonie der Muskulatur) (2), allergische Reaktionen (Pruritus, Urtikaria, Drugfever, angioneurotisches Ödem, vaskuläre Purpura (3), usw.). Bei der plötzlichen *Entziehung* von Süchtigen kann es zu Erregungen und epileptischen Anfällen kommen, selten zu Todesfällen (4).

Chlordiazepoxydum (Librium®): Wirkt analog, löst aber keine Sucht aus. Hat auch eine muskelrelaxierende Wirkung.

Diazepam (Valium®): Wirkt noch stärker muskelrelaxierend und senkt in toxischen Dosen auch den Blutdruck. *Akute Vergiftungen* mit beiden Präparaten verlaufen gewöhnlich harmlos, diese Präparate sind gut *dialysierbar* (Osmotische Diurese).

Akute Vergiftungen (6–38 g) durch akzidentelle oder suizidale Einnahme führen zu analogen Symptomen wie bei der akuten Chlorpromazinvergiftung.
In schweren Fällen (5) kommt es zu tiefem Koma, fehlenden Sehnen- und Pupillenreflexen. In leichteren Fällen zu einem Semikoma mit erhaltenen Reflexen, *Blutdruckabfall* mit *Oligurie* und auffallender *kutaner Vasodilatation* (6) bei fehlendem Schock, aber *metabolischer Azidose.* POWELL (6) hat tödlich verlaufende Fälle beschrieben. Unbehandelt können schon 10 g tödlich sein (6).

Potenzierender Effekt auf die Alkoholwirkung:
Diese Wirkung (analog den Barbituraten) ist

viel zu wenig bekannt. So führen schon kleine Mengen Alkohol, z.B. 1 Glas Wein, bei unter Meprobamat oder andern Tranquilizern stehenden Patienten zu ausgesprochenen Koordinationsstörungen und zu einer Beeinträchtigung der Urteilsfähigkeit und Reaktionsfähigkeit sowie zu Schläfrigkeit, was speziell für *Autofahrer* sehr gefährlich werden kann! (7) Man muß also beim Verschreiben dieser Medikamente die betreffenden Patienten immer speziell hierauf aufmerksam machen.

Chronische Vergiftung: Diese ist sehr selten, kann aber zu Apathie, Muskelatonie und zum Verschwinden der Sehnenreflexe führen (8).

| Therapie |

1. *Magenspülung mit Kohle,* wenn die Vergiftung nicht schon lange zurückliegt (Seitenlage, Tieflagerung des Oberkörpers).
2. *Noradrenalininfusion* gegen die Hypotonie. Blutdruck auf zirka 100 halten. Falls je nach Giftwirkung ohne Effekt, Versuch mit den bei den Chlorpromazin-Vergiftungen erwähnten Mitteln.
3. *Hyperosmolare Diurese:* Dadurch können große Dosen relativ rasch ausgeschieden werden. Technik s. Schlafmittelvergiftung S. 340. Für weitere Einzelheiten der übrigen Therapie s. ebenfalls dort.

Oxazepam: *Seresta®* „Wyeth", *Serepax®* etc. Dieser Tranquilizer ergibt bei hohem Blutspiegel (d.h. z.B. bei suizidalen Vergiftungen) eine **positive Glukose-Reaktion,** sowohl mit der Somogyi-Methode als mit der enzymatischen Glukose-Oxidase-Reaktion. Da er aber im Urin praktisch nicht ausgeschieden wird, fällt die Glukose-Reaktion im *Urin negativ* aus, und es liegt klinisch auch *keine Ketose* vor! Man darf also in solchen Fällen auf keinen Fall Insulin verabreichen, da sonst eine schwere Hypoglykämie ausgelöst wird. Im übrigen unterscheidet sich die Vergiftung nicht von der *Diazepam (Valium®)-*Vergiftung. (Lit.: Zileli, M.S. und Mitarb.: J. amer. med. Ass. 215 (1971) 1986.)

Literatur

1 Holland, A.H.: Arch. Industr. Health 17 (1958) 596
2 Friedmann, H.T. u. Mitarb.: J. Amer. med. Ass. 162 (1956) 628
3 Carmel, W.J., T.Dannenberg: zit. n. Lancet 1957/I, 309
4 Swanson, L.A. u. Mitarb.: J. Amer. med. Ass. 184 (1963) 780
5 Bedson, H.S.: Lancet 1959/I, 288
6 Powell, L.W. u. Mitarb.: New Engl. J. Med. 259 (1958) 716
7 Zirkle, G.A. u. Mitarb.: J. Amer. med. Ass. 173 (1960) 1823
8 Johnson, M.: New Engl. J. Med. 267 (1962) 145

Muskelrelaxantien

In dieser Gruppe sind heute klinisch sehr zahlreiche Mittel verschiedener chemischer Konstitution *(Mephenesinum = Myanesin®; Chlorzoxazon = Paraflex®; Orphenadrinum; Zoxazolaminum = Flexin®)* im Gebrauch, die zum Teil an den Basalganglien, am Hirnstamm und Thalamus, sowie auch an den Reflexstellen das Rückenmark angreifen. Sie wurden zur Herabsetzung des schmerzhaften gesteigerten Muskeltonus bei „rheumatischen" Affektionen, bei Parkinsonismus und anderen Erkrankungen verwendet. Bei Überdosierung oder akzidenteller Einnahme können sie zu einer schweren Paralyse der Atemmuskulatur und Koma führen (Fall von Perreau (1), 60fache Dosis von Chlorzoxazon). Selten führen sie auch zur Hämolyse und Hämoglobinurie.

Therapie: Symptomatisch, eventuell Intubation und künstliche Beatmung, Analeptika.

Literatur

Perreau, P. u. Mitarb.: Presse méd. 69 (1961) 2511

Antikoagulantien

Dicumarolum

Dicuman®, Tromexan®, Marcoumar®, Phenidione®, Sintrom® und ähnliche Präparate finden heute bei der Behandlung von Thrombosen und Thromboembolien eine ausgedehnte therapeutische Verwendung. Zu Vergiftungen kann es dann kommen, wenn das Mittel ohne genügende Kontrolle oder in suizidaler Absicht in größeren Mengen eingenommen wird. Bekanntlich bedingen diese Präparate eine elektive Schädigung der Prothrombinbildung in der Leber und verursachen durch den Rückgang der Prothrombinkonzentration im Blute eine verzögerte und evtl. sogar eine fehlende Blutgerinnung, die sich dann als hämorrhagische Diathese äußern kann. Blutungsgefahr besteht erst bei Prothrombinkonzentrationen unter 20% und vor allem dann, wenn auch die übrigen Blutstillungsfaktoren mitbetroffen sind, d.h. wenn gleichzeitig eine Thrombozytopenie (z.B. bei Leberschädigungen) oder vaskuläre Faktoren (Hypertonie, Arteriosklerose) usw. mitspielen. FISCHER u. Mitarb. (1) sahen vorübergehende Alopezien, die wir aber nie beobachten konnten. Selten kann es z.B. beim *Phenidione®* zu allergischen Erscheinungen kommen (2). Beschrieben sind: *Cholostatische Hepatosen, Exantheme, Granulo- und Thrombozytopenien, Stomatitis* und *Durchfälle*. Ferner *Hautnekrosen* durch verschiedene Cumarinderivate (3, 4), wobei es unabhängig vom Prothrombinspiegel zu infarktähnlichen Nekrosen mit Blasenbildung kommt. Selbst sahen wir 2 Fälle. Selten sind auch *Drugfever* und akute *Tubulusnekrosen* (Phenindion) gesehen worden.

Als chronische Vergiftungsmittel für Ratten und Mäuse stellen alle diese Abkömmlinge hervorragende *Ratten- und Mäuse-Bekämpfungsmittel* dar *(Actosin®, Ramor Silo®, Ramor 20®, Tomorin®, Warfarin®, Zirat®)*. Als solche werden sie hoffentlich in der Zukunft die übrigen gefährlichen Präparate (Thallium, Na-fluorid, Zinkphosphid) vollkommen verdrängen. In den hierfür gebräuchlichen Konzentrationen sind diese Präparate beim Menschen bei einmaliger Einnahme harmlos, und auch für die Haustiere ist eine wiederholte Einnahme, die einzig für sie gefährlich werden könnte, nicht anzunehmen (5). *Warfarin®* wird auch perkutan resorbiert (6).

Nachweis: Eine spektrophotometrische Methode ist von AXELROD, J.A. u. Mitarb. (Proc. Soc. Exper. Biol. Med. 70 [1949] 693) entwickelt worden.

Vergiftungen durch Überdosierung: Solche kommen am häufigsten durch ungenügende Kontrolle, selten in *suizidaler* oder *krimineller* Absicht vor. Nachstehend ein Fall aus der Frühära dieser Therapie:

Fall S. B., 66j., Hausfrau
(KG 99/234, 19. 10. bis 12. 12. 1945)

F. A. o. B. P. A. o. B. J. L.: Seit 2–3 Jahren leichte Zeichen von Herzinsuffizienz. Seit Mitte Sept. 1945 Schleier vor den Augen; konsultierte deswegen einen Augenarzt. Dieser stellte eine Thrombose der Zentralvene fest und verschrieb täglich 3mal 2 Tabletten Dicumarol für eine Dauer von 2–3 Wochen. Keine Kontrolle des Quick. Pat. kaufte eine Packung von 200 Tabl. (!). Nimmt während 14 Tagen ca. 50–60 Tabl. Dicumarol zu sich. Am 15. 10. 45 plötzliche *Krämpfe im Abdomen* und wiederholtes *Nasenbluten. Urin blutig, Stuhl* enthält frisches Blut. Am 18. 10. 45 als Notfall unter der Verdachtsdiagnose Rektumkarzinom in die Chirurgische Klinik eingewiesen, von dort zu uns verlegt.

Status und Verlauf: Blaß-gelblich aussehende, müde, schwerkranke Patientin. Brillenhämatom lks., mehrere größere Hämatome am li. Arm. Augenfundus: alter Zentralvenenverschluß lks. mit frischeren Blutungen. Urin stark blutig (5,3 g% Hb). Blutungszeit 11 Minuten bei 116000 Thrombozyten. Prothrombinzeit bis am 27. 10. 45 unter 10%, dann allmählicher Anstieg auf 90%. SR stark erhöht, 57 mm. Rest-N 46 mg%. Hb bei Einweisung 12,1 g%, rasche Abnahme bis 6,4 g%. Die Patientin erhielt wiederholte Transfusionen und bis am 1.11. 2mal täglich 30 mg *Synkavit®*. Nach 7 Wochen Spitalaufenthalt geheilt entlassen, Rest-N wieder auf 35 mg% abgefallen. Die verschiedenen Leberfunktionsprüfungen ergaben keine Leberschädigung.

Epikrise: In dem vorliegenden Fall blieb das Prothrombin trotz hohen Dosen Vitamin K und zahlreichen Bluttransfusionen während 10 Tagen unter 10% und stieg erst im Verlaufe der 3. Woche auf 90% an. Glücklicherweise stehen dem Arzt heute harmlosere Dicumarolpräparate zur Verfügung, bei denen der Prothrombinspiegel nach dem Absetzen rascher wieder zur Norm ansteigt. Mit *Dicumarol®* erlebten wir in zwei Fällen, wahrscheinlich infolge Überempfindlichkeit, eine tödliche Purpura cerebri. Alle diese Mittel sind deshalb nur bei strenger klinischer Indikation und unter genauer Überwachung des

Prothrombintiters zu verabreichen. Intramuskuläre Injektionen sollten während des Tiefstands der Prothrombinwerte vermieden werden, da sonst große Hämatome auftreten können. Kontraindiziert sind diese Präparate bei älteren Patienten mit Hypertonie und zerebralen Gefäßschädigungen. Gefährlich ist ihre Anwendung deshalb z.B. auch bei der Sepsis lenta. Nicht harmlos ferner auch bei *Gravidität*, es kann zu Abort durch Plazentarblutungen und zur Schädigung des Fötus mit Blutungen (Pericard, Pleura, Thymus) führen.

Dicumarolpräparate sind auch als *Suizidmittel* (7) und eine eigene Beobachtung) sowie *kriminell* (8, 9), ferner von Hysterikern (10) zur Vortäuschung einer Blutkrankheit verwendet worden.

Therapie

1. Bei schweren Blutungen wiederholte Aderlässe mit anschließender Transfusion von Frischblut, in ganz schweren Fällen ist evtl. eine sog. „Exsanguinotransfusion" zu erwägen. In frischen Fällen *Magenspülung*.

2. 20 mg Vitamin K_1 i.v. (= 2 Ampullen *Konakion*® Roche) und evtl. Wiederholung nach 1–2 Stunden, bei fortlaufender Kontrolle des Quick. Ferner Vitamin K_1 in Form der Trinkampullen 20 mg oral, z.B. 2 Ampullen *Konakion*® „Roche".

3. *Hautnekrosen:* Hier kann man nach den Erfahrungen von JOST (4) sogar mit dem gleichen Mittel weiterfahren, vorsichtiger ist es wohl, das Präparat zu wechseln.

Literatur

1 FISCHER, R. u. MITARB.: Schweiz. med. Wschr. 83 (1953) 509
2 PERKINS, J.: Lancet 1962/I, 125
3 STÖCKLI, A.: Praxis 51 (1962) 1308
4 JOST, P.: Schweiz. med. Wschr. 99 (1969) 1069
5 BORGMANN, W.: Z. Hyg. Zool. 40 (1952) 193
6 FRISTED, B. u. MITARB.: Arch. Envir. Health 11 (1965) 205
7 KAUFMANN, G., F. BACHMANN, F. STREULI, T. WEGMANN: Helv. med. Acta 25 (1958) 4, 470
8 NILSSON, I. M.: Acta haemat. 17 (1957) 176
9 PRIBILLA, O.: Arch. Toxikol. 21 (1966) 235
10 HOFSTETTER, J. R., F. CLÉMENT: Haematol. Kongr., Schweiz. Ges. Inn. Med. Basel 11.6.70

Antibiotika

Von der großen Gruppe der Antibiotika sei hier nur das *Chloramphenicol* besprochen, da schwere Zwischenfälle mit Ausnahme der evtl. lebensgefährlichen *Penizillin-Allergie* kaum vorkommen. Siehe hierüber die Monographien über Arzneimittel-Nebenwirkungen und über Antibiotika (1, 2).

Chloramphenicol

Das Chloramphenicol wurde 1947 erstmals aus *Streptomyces Venezuelae* gewonnen und 1948 in den Handel eingeführt. Dieses Antibiotikum wird auch heute noch immer in großen Mengen sorglos verwendet, und viele Ärzte lächeln, wenn man sie auf die Gefahren des Chloramphenicols aufmerksam macht. Früher, als wir vor allem für die gramnegativen Infekte über keine sehr wirksamen Antibiotika verfügten, war seine breite Anwendung noch gestattet. Heute sollte das *Chloramphenicol* nur noch bei spezieller Indikation (lebensgefährliche Infekte) verwendet werden, die wir hier kurz zusammenfassen:

1. *Salmonellosen:* Leider haben gerade beim Typhus abdominalis (Salmonella typhi) das *Ampicillin* und das *Gentamycin* versagt, und hier ist das Chloramphenicol auch heute noch das beste und sicherste Mittel.
2. *Eitrige Peritonitis.*
3. *Gramnegative Sepsis.*
4. *Influenza Meningitis.*
5. *Rickettsia.*
6. *Lymphogranuloma inguinale.*

Bei allen anderen Infekten stehen uns heute genügend andere wirksame Antibiotika zur Verfügung.

Gefährliche Dosis: Schon 5–10 g können nach einer *langen Latenzzeit* von mehreren Wochen bis evtl. 3–6 Monaten durch Auslösung einer *aplastischen Anämie* tödlich wirken. So berichtete bereits 1967 BEST (1) über den Verlauf von 408 Fällen, in denen bei 40 Fällen die Totaldosis unter 60 mg/kg lag. Die Gefahr wird bei geschädigter Nierenfunktion noch verstärkt, da es hier zu einem abnorm hohen Blutspiegel kommt (2). Häufiger ist diese tödliche Komplikation bei Frauen und Kindern, ferner bei Verabreichung von größeren Dosen, d.h. 50–100–200 g über eine längere Zeit, z.B. bei Pyelonephritiden, Bronchiektasien, Asthma bronchiale, Akne, Furunkulose etc. Viele dieser Fälle werden durch die lange Latenzzeit überhaupt nicht als Chloramphenicol-Schäden erkannt! Leider lassen sie sich auch bei genauer Überwachung nicht voraussagen und vermeiden. *Die Anwendung sollte mit Ausnahme des Typhus abdominalis 5–6 Tage nicht übersteigen!*

Häufigkeit: Nach den bisher vorliegenden Zahlen ist mit einem tödlich verlaufenden Fall pro 50 000–100 000 behandelten Patienten zu rechnen.

Toxische Wirkung

a) Gray-Syndrom: Die Entgiftung des Chloramphenicols erfolgt in der Leber durch Kopplung an Glukuronsäure. Dieser Mechanismus ist beim Neugeborenen und bei Leberaffektionen (Ikterus, Zirrhosen) weitgehend gestört, deshalb ist hier besondere Vorsicht am Platz. Vor allem bei Neugeborenen kann es durch Anhäufung der nicht entgifteten Form zu einem kardiovaskulären Kollaps kommen, dem sogenannten „*Gray-Syndrom*" (3).

b) Aplastische Anämie: Der Mechanismus war lange Zeit völlig ungeklärt. Durch die bahnbrechenden Untersuchungen von *Weisberger* und RUBIN (7, 8, 9, 16, 18) und zahlreicher anderer Autoren ist der Mechanismus der toxischen Wirkung heute weitgehend bekannt.

Wirkungsmechanismus: Bei den Bakterien beruht die wachstumshemmende Wirkung des Chloramphenicols auf einer Hemmung der Kondensation der Aminosäuren auf der Stufe der *Ribosomen* bei der Bildung der Polypeptidketten (4). Für die *Säugetierzellen* liegen die Verhältnisse aber ganz anders. Grundlegend für die weitere Forschung war die Beobachtung von SAIDI (5), daß Patienten mit einer Anaemia perniciosa, die Chloramphenicol erhalten, trotz der B_{12}-Verabreichung keine Retikulozytenkrise bekommen. Ausgehend von dieser Beobachtung konnte WEISBERGER (6) nachweisen, *daß die Säugetierzellen nur in einer ganz bestimmten Phase ihrer Entwicklung auf Chloramphenicol empfindlich sind.* Folgende Momente zeigen nach WEISBERGER (6), daß nur diejenigen Zellen auf Chloramphenicol empfindlich sind, die sich in einem Wachstumsstadium oder in einer Phase der Proteinsynthese befinden:

1. Inhibition der *Messenger-RNA-stimulierten Proteinsynthese* (8, 9, 10).
2. Inhibition der *Protein-Synthese auf der Höhe der Mitochondrien.*
3. Inhibition der *Antikörper-Protein-Synthese* (9, 11, 12), wahrscheinlich durch Blockierung der *mRNA*, die durch die Antigen-Stimulation induziert wird (11).
4. Inhibition der durch Medikamente ausgelösten *Enzymproduktion* (13).

Die Hauptsache scheint also die *Blockierung der ribosomalen mRNA* (= messenger RNA) zu sein. Sehr empfindlich auf Chloramphenicol sind aber ferner die *Mitochondrien,* so daß auch die Hemmung des mitochondrialen Ribosomen wahrscheinlich einen der wesentlichen toxischen Mechanismen darstellt.

Diese an Gewebskulturen gewonnenen Ergebnisse haben sich aber auch in vivo bestätigt. Pharmakologische Konzentrationen vermögen die Antikörpersynthese sowohl bei Tieren als auch beim Menschen stark zu unterdrücken (9, 12, 14). Im Gegensatz zu Zytostatika wird aber die normale DNA- und RNA-Produktion dadurch nicht gehemmt. Die Hemmung der Antikörper-Produktion sowie die Hemmung der mRNA durch Chloramphenicol oder das noch 6mal stärker wirkende *Thiamphenicol = Urfamycine®* „Inpharzam" (Italien) (15) ergeben bei *Lupus erythematodes*-Patienten (16) beachtliche Resultate und vermögen vielleicht unsere klinischen Möglichkeiten der immunosuppressiven Therapie in der Zukunft noch zu verbessern. Auch experimentelle Haut- und Nierentransplantate zeigten eine längere Überlebenszeit, wenn die Tiere Thiamphenicol erhielten (12, 17).

Einwirkung auf das Knochenmark: Beim Menschen weiß man heute, daß in den meisten Fällen bei einer protrahierten Verabreichung oder bei der Gabe einer großen Initialdosis vor dem

Abfall der Retikulozyten ein deutlicher Anstieg des Serumeisens, d.h. eine Sättigung des Transferrins und eine Behinderung der Plasma-Eisen-Clearance in Erscheinung tritt (18). Die jungen hämoglobinbildenden Erythroblasten vermögen also weniger oder kein Eisen mehr zu inkorporieren, und es kommt dadurch zu einer Ausreifungshemmung der Erythroblasten. Diese Hemmung ist in der Mehrzahl der Fälle reversibel, und beruht ziemlich sicher auch auf einer Hemmung der mRNA für die Hämoglobinsynthese. *Es ist aber noch ungeklärt, warum bei vereinzelten Individuen eine irreversible und oft erst nach langer Latenzzeit auftretende Hemmung der Erythro-, Thrombo- und Leukopoese in Erscheinung treten kann.* Vielleicht beruht dies auf einem „inborn error", d.h. einem Fehlen oder einem ungenügenden Vorhandensein eines bestimmten Enzymsystems bei solchen Menschen. Vielleicht aber auch auf einer bei diesen Individuen besonders ausgeprägten Hemmung der RNA-Synthese auf der Stufe der Knochenmarks-Stammzellen. *Im Tierversuch ist es bisher nie gelungen, die aplastische Anämie zu reproduzieren,* so auch in eigenen Versuchen an Kaninchen (19, 20, 21), während mit Benzol schwere aplastische Anämien ausgelöst werden können.

Klinischer Verlauf der aplastischen Anämie: Selbst konnte ich bisher 5 eigene Fälle beobachten. Vier davon sind ausführlich an anderer Stelle publiziert worden (22). Die verabreichten Dosen schwankten dabei zwischen 40–135 g. Ein Fall (38j. ♀) hatte bei einem sehr *schweren Typhus* auf der Klinik total 40 g erhalten. 8 Wochen nach Entlassung kam es zum Auftreten einer Anämie, nach 3 Monaten zur Thrombozytopenie und nach total 6 Monaten starb die Patientin an ihrer Panzytopenie. Die übrigen Fälle hatten das Chloramphenicol außerhalb des Spitals durch den Hausarzt bekommen. In einem konsiliarischen Falle hatte der Patient für ein *Asthma bronchiale* ca. 25–30 g erhalten und starb 4 Monate später trotz einer durchgeführten Knochenmarkstransplantation an einer aplastischen Anämie. In der Literatur liegen bereits mehrere Tausend publizierte Fälle vor, siehe unsere frühere Zusammenstellung (22).
Eine kausale Behandlung gibt es nicht. Einzelne Fälle erholen sich nach einiger Zeit. Die überwiegende Zahl dieser aplastischen Anämie geht leider an diesem Leiden zugrunde.

c) *Auslösung einer Leukämie:* In der Literatur liegen schon verschiedene Mitteilungen vor (23, 24 u.a.), die von einem Übergang der durch Chloramphenicol ausgelösten aplastischen Anämie in eine akute Leukämie berichten. In Analogie zu andern Beobachtungen, z.B. beim *Benzol* (siehe dort!), wo ein solcher Zusammenhang bewiesen ist, müssen hier für eine endgültige Beurteilung noch weitere Untersuchungen abgewartet werden.

Therapie

Diese ist rein symptomatisch. Knochenmarks-Transfusionen scheinen kaum Erfolg zu versprechen. Wahrscheinlich reicht eben die Hemmung bis zur Stammzelle hinunter. Plötzliche Transfusionen vermögen in reversiblen Fällen vielleicht die gefährlichste Phase zu überbrücken. Cortison und Antibiotika-Abschirmung sowie hohe i.m. Dosen von Testosteronderivaten sind zu versuchen, bringen aber leider nur selten einen Erfolg.
Die Hauptsache bleibt die *Prophylaxe,* d.h. die seltene und nur gezielte Anwendung dieses Antibiotikums, wie wir sie eingangs erwähnten. Ferner Vorsicht bei *Störungen der Leber- oder Nierenfunktion,* da es hier zu exzessiv hohen Blutspiegeln kommen kann.

Literatur

1 Best, W.R.: J. Amer. med. Ass. 201 (1967) 181
2 Suhrland, L.G., A.S.Weisberger: Arch. intern. Med. (1963) 747
3 Kunin, C.M., M.Finland: Arch. intern. Med. 104 (1959) 1038
4 Nathans, D.: Proc. nat. Acad. Sci. (Wash.) 51 (1964) 585
5 Saidi, P., R.O.Wallerstein, P.M.Aggeler: J. Lab. clin. Med. 57 (1961) 257
6 Weisberger, A.S.: Mechanism of Action of Chloramphenicol in Mammalian Systems. Internat. Congress of Hematol., München 1970
7 Weisberger, A.S.: J. Amer. med. Ass. 209 (1969) 97
8 Weisberger, A.S., S.Wolfe, S.A.Armentrout: J. exp. Med. 120 (1964) 161
9 Weisberger, A.S.: Amer. Rev. Med. 18 (1967) 483
10 Beard, N.S., S.A.Armentrout, A.S.Weisberger: Pharmacol. Rev. 21 (1963) 213
11 Ambrose, C.T., A.H.Coone: J. exp. Med. 117 (1963) 1075
12 Weisberger, A.S., T.D.Daniel, A.Hoffman: J. exp. Med. 120 (1964) 183
13 Christensen, L.K., L.Skovsted: Faucet Dec. 27, (1969) 1397
14 Daniel, T.M., L.G.Suhrland, A.S.Weisberger: New Engl. J. Med. 273 (1965) 367
15 Weisberger, A.S., R.D.Moore, M.D.Schoenberg: J. Lab. clin. Med. 67 (1966) 58
16 Weisberger, A.S., T.M.Daniel: Proc. Soc. exp. Biol. 131 (1969) 570

17 LINEHAN, J.D., H.M.LEE, R.R.LOWER, D.M.HUME: Aus einem Referat von Weisberger, A S. am Internat. Hämatologen-Kongreß 1970 in München
18 RUBIN, D., A.S.WEISBERGER, R.E.BOTT, J.P.STORAASLI: J. clin. Invest. 37 (1958) 1286
19 SPECK, B., S.MOESCHLIN: Schweiz. med. Wschr. 98 (1968) 1684
20 SPECK, B., S.MOESCHLIN: Experientia 23 (1967) 481
21 MOESCHLIN, S., B.SPECK: Acta haemat. 38 (1967) 104
22 SPECK, B., S.MOESCHLIN: Schweiz. med. Wschr. 99 (1969) 910
23 BRAUER, M.J., W.DAMESHEK: New Engl. J. Med. 277 (1967) 1003
24 MUKHERJI, A.: Brit. med. J. 1967/I, 1286

Nahrungsmittelvergiftungen

Vergiftungen durch „verdorbene Nahrungsmittel"

Diese beruhen, (wenn man die Fälle ausscheidet, in denen giftige Pflanzen oder andere Giftstoffe akzidentell in die Speisen gelangen) in der Regel auf dem Vorhandensein von Mikroorganismen und vor allem auf den von diesen gebildeten *Toxinen*. In Betracht kommen hierfür vor allem Staphylokokken, Proteus vulgaris, dann Salmonellen usw. (1, 2). Die häufigsten Nährböden für diese pathogenen Bakterien sind Fleisch, Austern, Konserven, Käse, Fische, verdorbene Früchte (Kirschen und Erdbeeren!), Cremen, Glace, Schlagrahm, Cremefüllungen in Torten usw. (1). Die Symptome beginnen fast immer 3–6 Stunden nach Einnahme der betreffenden Nahrungsmittel und stellen meistens Gruppenvergiftungen dar. In Hotels und Spitälern kommt es nicht selten zu Vergiftung durch hitzeresistente „*Clostridium perfringens*"-Kulturen auf kaltem Geflügel (3). Das *Staphylokokken-Enterotoxin* ist relativ hitzebeständig und kann auch nach 30 Min. Kochen noch zu Vergiftungen führen (4).
Bei den *Salmonellosen* (z.B. Salmonella typhi murium) handelt es sich um eigentliche *Infektionen* und nicht um Vergiftungen. Das gleiche gilt auch für die *Streptokokken-* und *B.-cereus-Erkrankungen* durch infizierte Speisen (4). Die Inkubation ist demzufolge entsprechend länger, d.h. 11 bis 12 Stunden. B.-cereus-Sporen finden sich in der Erde und werden eventuell beim Kochen von Zerealien nicht abgetötet. Eine spezifische Behandlung ist für die beiden letzteren Formen nicht nötig.

Massenvergiftung durch Kartoffelsalat: Folgendes Beispiel konnte ich in einem Kantinebetrieb einer Fabrik beobachten. Die Belegschaft von zirka 300 Arbeitern aß im Sommer eines Mittags einen am Abend vorher zubereiteten Kartoffelsalat. 3–5 Stunden später erkrankten 80% der Arbeiter mit schwerstem *Durchfall und Erbrechen*, zum Teil mit Kollapserscheinungen. Die Untersuchung von Resten des Kartoffelsalats ergab fast eine Reinkultur von *Staphylococcus aureus*. Der Küchengehilfe, der den Salat zubereitet hatte, litt an einem offenen *Panaritium* des Daumens. Auf Befragen gab er schließlich zu, daß ihm während der Zubereitung des Salats der Verband abgefallen war und daß dadurch die Kartoffelscheiben direkt mit seinem sezernierenden Panaritium in Kontakt gekommen waren. Der Salat wurde zuerst bei Zimmertemperatur stehen gelassen, zirka 8 Stunden, und erst folgenden Tags in den Kühlschrank gestellt.
Eine Staphylokokken-Toxin-Vergiftung durch „*Pommes Chips*" wurde von DAVIES (5) mitgeteilt, durch Fische von MOUREAU (6), durch Leberwurst von MUMME (7) usw.

Vergiftungserscheinungen

Im Vordergrunde stehen Erbrechen und eine schwere Gastroenteritis mit Fieber, Kopfschmerzen, evtl. mit Kollapserscheinungen, Hypokaliämie, Hypochlorämie mit Wadenkrämpfen. In schweren Fällen kann unter Ansteigen der Respiration und des Pulses der Tod eintreten. Differentialdiagnostisch sind die Symptome einer akuten Arsen-, Antimon- oder Pilzvergiftung oder einem Paratyphus sehr ähnlich und können evtl. von diesen nur durch die Untersuchung des Stuhls und des Erbrochenen abgegrenzt werden. Diese sind also in schweren Fällen immer zur bakteriologischen und toxikologischen Untersuchung aufzuheben.

Therapie

1. *Magenspülung* mit 300 ml 1$^0/_{00}$ Kal. Permanganatlösung und zum Schluß 60 ml der Lösung instillieren und belassen. Ferner 5–6 gehäufte Teelöffel Tierkohle.
2. *Wärme* und heißer Tee und Kaffee.

3. *Erythromycin* 2 g täglich während 2–3 Tagen (vor allem sehr wirksam bei den so häufigen Staphylokokken). Bei Salmonelloseverdacht: *Penbritin* 2 g tägl. bis zum Eintreffen des bakteriologischen Befundes.
4. Schock-Therapie: siehe Schock-Kapitel, S. 15.
5. *Elektrolytüberwachung und evtl. -korrektur:* Häufig kommt es zu einer schweren *Hypochlorämie* und *Hypokaliämie,* siehe entsprechende Kapitel im Abschnitt Elektrolytstörungen, S. 22.
6. *Strenge Diät:* Teepause für 24 Stunden, dann Schleimabkochungen und langsamer Übergang auf Schondiät.

„Margarinevergiftung"; „Ölvergiftung"

Hier handelte es sich um die seinerzeitige Allergisierung Tausender von Menschen durch ein der Margarine zugesetztes Emulgierungsmittel (8, 9), das 1958 in Deutschland bei 200000 Menschen die sogenannte „Bläschenkrankheit" und in Holland 1960 bei 25% der Verbraucher durch die Planta-Margarine 100000 Erkrankungen (urtikarielle Hautexantheme) auslöste, mit drei Todesfällen.
Über mit *Triorthokresylphosphat* verunreinigtes Speiseöl siehe dort.

Vergiftungen durch Nahrungsmittel-Zusätze

Antibiotika: Zahlreiche Masttiere erhalten heute Antibiotika (z.B. Tetrazykline) als Futterzusatz, um dadurch pathologische Darmbakterien auszuschalten und so das Wachstum der Tiere und den Fleischansatz zu beschleunigen (Kälber-, Rinder-, Schweinemast etc.). Es wäre denkbar, daß es bei sensibilisierten Menschen durch Genuß solchen Fleisches einmal zum Auftreten von allergischen Erscheinungen kommen könnte. – Bisher liegen aber keine eindeutigen Beobachtungen vor (siehe kritische Übersicht von KNOTHE. (10)). Ebenso ist beim Menschen *keine Veränderung der Darmflora* durch antibiotikahaltiges Fleisch festgestellt worden. *Theoretisch möglich* wäre auch eine Gefährdung des Menschen durch die beim Tiere auftretenden resistenten Mikroorganismen, vor allem Salmonellen, Colibakterien etc.

Hormone: Viel gefährlicher erscheint uns der Zusatz von weiblichen Hormonen, wie er heute bei der Zucht von Geflügel noch in zahlreichen Staaten geduldet wird. Der einzige „Vergiftungsfall" der mir bis jetzt aus der Schweiz bekannt ist, betraf einen Hotelkoch, der die in der Küche abfallenden Poulethälse für sich selbst zubereitete. Sie enthielten teilweise noch Reste der hier operativ implantierten weiblichen Hormontablette. Es kam im Verlaufe von mehreren Monaten allmählich zu typischer Feminisierung mit Entwicklung der Mammae und völligem Potenzverlust. Das Eheglück wurde aber durch Eingriff des Hausarztes, der dem Rätsel auf die Spur kam, wieder restlos hergestellt.

Weitere Nahrungsmittelzusätze: Stabilisatoren, Emulgierungsmittel, Bleichungsmittel und die Reifung anregende Stoffe werden heute vielen Nahrungsmitteln zugesetzt. Durch die strenge Kontrolle auf diesem Gebiete kommt es aber nur ausnahmsweise zur Verwendung toxischer Substanzen. Das *Natriumnitrit* wird dem Fleisch zur Erhaltung der roten Farbe in kleinsten Mengen erlaubterweise beigefügt und hat nur bei Überdosierungen zu Vergiftungen geführt (siehe Nitrite).

Natrium-L-Glutamat: Das gleiche gilt für dieses in chinesischen Restaurants verwendete und in den USA jährlich in einer Menge von 20000 Tonnen! (11) gebrauchte Geschmackskorrigens. Bei Dosen von 1,5 g an aufwärts ruft es das sogenannte „*China-Restaurant-Syndrom*" hervor, besonders wenn wenig NaCl beigefügt wurde. Es kommt zu „Taubheitsgefühl, beginnend im Nacken, später in den Armen und im Rücken, Schwäche und Herzklopfen, Brennen, Druckgefühl, evtl. auch zu Tachykardie, Tränenfluß, Schweißen, Muskelzuckungen und Übelkeit, und sogar Ohnmachtsanfällen (11)". Nach 2 Stunden sind gewöhnlich alle Symptome wieder verschwunden.

Literatur

Übersicht: WHO techn. Report Sev. No. 281: 7th report of the FAO/WHO Expert Comm. on food Additives. Genf 1964
1 Lucas, G.H.W.: Symptoms and treatment of acute poisoning. Lewis, London 1953, S. 163
2 Moser, L.: Dtsch. med. Wschr. 78 (1953) 1762
3 McNicol, M., E.J.McKillop: Lancet 1958/I, 782 u. 787; (Editorial).
4 Dack, G.M.:„Food Poisoning", 3. Aufl., Univ. Chicago Press 1957, und J. Amer. med. Ass. 172 (1960) 932
5 Davies, J.B.: Lancet 1958/I, 684
6 Moureau, P., E.Joiris: Rev. méd. de Liège 10 (1955) 500
7 Mumme, C.: Med. Klin. 50 (1955) 125 und 54 (1959) 1658
8 Heupke, W.: Ärztl. Sammelblatt 50, No. 3 (1961)
9 Huisman, J. u. Mitarb.: Ned. T. Geneesk. 104 (1960) 1828
10 Knothe, H.: Schweiz. med. Wschr. 90 (1960) 1302
11 Wehmann, K.F.: Dtsch. med. Wschr. 94 (1969) 129.

Pilze

Unter den klinisch zu behandelnden Intoxikationen sind die Pilzvergiftungen relativ häufig. So sahen wir in Solothurn während des auffallend warmen und feuchten Herbstes von 1963 innerhalb eines Monats 13 Pilzvergiftungen, darunter 6 durch Amanita (wovon 2 starben). Es handelte sich in der Mehrzahl um italienische *Gastarbeiter*. Während des Krieges kam es zu einer starken Zunahme der Vergiftungen, da bei Lebensmittelknappheit die Pilze in ausgedehntem Maße auch von Nichtkennern gesammelt werden. Gefährlich sind in Mitteleuropa eigentlich nur 2 Vergiftungsformen, nämlich die Vergiftung mit den Knollenblätterpilzen („*Amanita phalloides*", „*verna*" und „*virosa*") und die bei uns in der Schweiz seltene Vergiftung mit der *Lorchel* („*Gyromitra (Helvella) esculenta*"). Alle anderen Vergiftungen, einschließlich die des Fliegenpilzes, des Pantherpilzes, des getigerten Ritterlings usw. sind trotz ihres oft initial alarmierenden Vergiftungsbildes relativ harmlos.

Pilzvergiftungen in anderen Ländern

In England und Skandinavien entsprechen die vokommenden Pilze weitgehend den in Mitteleuropa vorkommenden Sorten, d. h. ca. 20 Arten = 1–2% aller bekannten Pilze (1). Häufig sind neben der *Amanita phalloides* in England hauptsächlich noch die *Inocybe patouillardi, A. muscaria, A. pantherina* und *A. rubescens*. In Polen wurde als neuer Giftpilz der *Cortinarius orellanus* entdeckt (s. Editorial: Lancet 1962/II, 920), der nach einer Latenzzeit von evtl. bis zu 2 Wochen zu *renalen tubulären Schädigungen* führen kann. Bisher galt dieser Pilz als eßbar! Eine gute Zusammenstellung über die in den USA, neben den auch dort häufigsten *Amanita phalloides, A. verna* und *virosa*, vorkommenden 50 selteneren Arten, findet sich in der Übersicht von BUCK (2). In Südafrika ist es vor allem die *A. capensis*. In Zentralamerika kommen zahlreiche Pilze mit zentral erregenden (Halluzinationen) Substanzen vor, z.B. *Panaelus campanulatus* („*Teonanacetyl*" der Azteken), der auch in den USA und England gefunden wird. Analoge Symptome ruft die in Ostafrika heimische *Stropharia* hervor.

Als **Leitsatz** für die Beurteilung und Behandlung der Pilzvergiftungen merke man sich, daß die *Vergiftungen, welche $1/2$–2–3 Stunden nach dem Genuß der Pilze einsetzen, relativ ungefährlich* sind und therapeutisch im allgemeinen keine Spitaleinweisung nötig machen, während *alle Vergiftungen, die erst nach einer Inkubation von 5–12–24 Stunden beginnen, schwere und prognostisch sehr ernste Erkrankungen darstellen*, die eine sofortige Spitaleinweisung und sehr energische Therapie verlangen.

Beurteilung der Giftigkeit von Pilzen: Im Volksmund sind leider noch immer ganz falsche Mythen über die Erkennung der gefährlichen Pilze verbreitet. So gibt es auch noch heute immer Leute, die glauben, daß man giftige Pilze durch das Hinzufügen von Essig und Abschütten des Kochwassers entgiften könne. Vielfach wird auch angenommen, daß *getrocknete Pilze* auf jeden Fall ungiftig seien. Dies trifft z.B. für die Lorchel (Gyromitra esculenta) zu, *keineswegs aber z.B. für andere Giftpilze, wie die Amaniten*. Vor Vergiftungen schützt nur eine genaue Kenntnis der Pilze, und es ist daher wesentlich, daß sich der Anfänger auf einige wenige, leicht kenntliche Eßpilze, wie z.B. die Eierschwämme, Steinpilze, Blutreizker und Stäublinge beschränkt. Vorsicht ist vor allem bei ganz jungen Exemplaren am Platze, die viel leichter zu Verwechslungen führen, speziell bei den Champignons. Für die Einzelheiten der Morphologie der Giftpilze sei auf die ausgezeichneten Darstellungen in der Fachliteratur verwiesen (21).

Vergiftung durch sekundäres Auftreten von Giftstoffen in eßbaren Pilzen

Es muß speziell hervorgehoben werden, daß selbst eßbare Pilze recht giftig werden können, wenn sich darin durch Zersetzung sekundär Giftstoffe bilden. Dies kann vorkommen, wenn man ältere verdorbene Exemplare genießt, oder, was häufiger vorkommt, wenn Pilze längere Zeit liegengelassen oder bereits zubereitete Pilzgerichte nicht auf einmal verzehrt, sondern ein oder mehrmals wieder „aufgewärmt" werden. *Pilze sollten also immer möglichst innerhalb der nächsten 24 Stunden zubereitet und verwertet werden; Reste von Pilzgerichten sind besser fortzuwerfen.* Solche Giftstoffe können sich vor allem bei *Steinpilzen*, trotz evtl. niederen Temperaturen (Kühlschrank), wie im folgenden Fall, entwickeln:

Fall B. J., 30j., Hausfrau

F. A. und P. A. o. B., nie ikterisch. Am 31. 8. Steinpilze gesammelt, die am 2. 9. von der Mutter, einer guten Pilzkennerin, zubereitet werden. Das Pilzgericht wird von allen drei Familienmitgliedern (Ehefrau, Mann und Schwiegermutter) teilweise verzehrt, gar keine Nebenerscheinungen. Der Rest wird im „Frigidaire" aufbewahrt, und die Hälfte davon wird wieder gemeinsam am 3. 9. aufgewärmt und verzehrt. Der Rest kommt wieder in den Kühlschrank und wird nun also 2mal 24 Stunden nach der ersten Zubereitung und 4mal 24 Stunden nach dem Pflücken (!) am 4. 9. aufgewärmt und von dem Ehepaar zusammen gegessen. An diesem Tage seien die Pilze nicht mehr so gut gewesen, und sie hätten etwas Essig dazugeben müssen. Der Mann erkrankt darauf nachmittags mit Durchfällen, die nach Entleerung des Darmes wieder sistieren, und bemerkt sonst keine Nebenerscheinungen. Die Frau bemerkt nichts, bis am folgenden Tage, nach einer Latenz von ca. 24 Stunden, Magenkrämpfe und starkes Erbrechen einsetzen. Am 6. 9. weiterhin Erbrechen, am 7. 9. Subikterus, schweres Bild, Klinikeinweisung.

Befund: Pat. stark mitgenommen, erbricht noch fortwährend. Skleren deutlich ikterisch. Leber leicht druckempfindlich, mäßig vergrößert. Serumbilirubin 3,4 mg%; Rest-N 38 mg%; Chloride normal; Prothrombin erniedrigt auf 25%! Heparin stark vermehrt; Urobilinogen anfänglich negativ, im Sinne eines völligen zellulären Verschlußikterus, später wieder deutlich +. Hypoproteinämie von 5,2 g%, Cholesterinestersturz auf 42 mg%. Serumeisen sehr hoch, 268 γ%, SR nie erhöht, 3 mm. Innerhalb von 10 Tagen geht der Ikterus allmählich zurück. Hb fällt auf 12,2 g% ab. Langsame subjektive Erholung. Serumeisen nach 3 Wochen noch 268 γ%, dann allmählicher Abfall zur Norm. Zeigt während einem halben Jahr noch die typische Überempfindlichkeit für Fett, dann beschwerdefrei.

Epikrise: In dem vorliegenden Fall wurde ein Pilzgericht mit Steinpilzen während 2 Tagen im Kühlschrank aufbewahrt und an drei aufeinanderfolgenden Tagen genossen. Erst nach dem zweiten Aufwärmen des Pilzgerichtes erkrankte der Mann nach 2–3 Stunden mit Durchfällen und war dann beschwerdefrei. Bei der Frau aber traten nach ca. 24 Stunden Erbrechen und Durchfälle auf, und es entwickelte sich das typische Bild einer toxischen Hepatitis mit Ikterus, die langsam innerhalb 2 Wochen wieder abklang. Solche Vergiftungen beruhen wahrscheinlich auf dem Auftreten von giftigen Abbaustoffen, manchmal vielleicht auch darauf, daß Pilzgerichte infolge ihres Eiweißgehaltes einen recht guten Nährboden für gewisse Bakterien bilden können. REUTER (2a) konnte im Autolysat von solchen verdorbenen Steinpilzen das giftige *Phenyläthylamin* nachweisen. WASICKY (3) erwähnt sogar tödliche Fälle durch den Genuß verdorbener Pilze.

Vergiftungen durch Giftpilze mit rasch einsetzender Wirkung

($^1/_2$–2 Stunden)

Vergiftungen durch Giftpilze mit nur lokaler Reizwirkung auf den Magen-Darm-Kanal: Diese Pilze verursachen schon kurz nach der Einnahme oder $^1/_2$–2 Stunden nachher die typischen Symptome einer evtl. sehr heftigen akuten Gastroenteritis. *Durch das kurze Intervall unterscheiden sie sich deutlich von den gefährlichen Knollenblätter- oder Lorchelvergiftungen.* Es kommt unter plötzlicher Übelkeit zu heftigem Erbrechen und dann zu profusen Durchfällen, die meistens nach einigen Stunden oder nach 24 Stunden wieder abklingen. Im Gegensatz zu den Muskaria- und Tigrinumvergiftungen fehlen hier zentrale Erregungszustände. Die Patienten zeigen evtl. in den ersten Stunden recht schwere Krankheitserscheinungen wie Kollapstemperatur, schlechten Puls mit ausgesprochenem Abfall des Blutdrucks. Durch den Kochsalzverlust kann es evtl. zum Auftreten von Wadenkrämpfen kommen. Die Erholung tritt gewöhnlich relativ rasch ein, gelegentlich zieht sie sich aber auch über mehrere Tage hin, wie z.B. beim „*Riesenrötling*" *(Entoloma lividum)* oder bei der etwas weniger toxischen Vergiftung durch den „*getigerten Ritterling*" *(Tricholoma pardinum)*. Von den Pilzen, die in Mitteleuropa am häufigsten zu diesem Vergiftungsbild führen, sind (4, 5, 6) vor allem die folgenden zu nennen:

„*Riesenrötling*" *(Entoloma lividum)*, in der Schweiz (7) 11% der Pilzvergiftungen.

„*Getigerter Ritterling (Tricholoma pardinum (tigrinum))*, besonders häufig Gastroenteritis, die nach ca. $^1/_2$–2 Stunden einsetzt mit Neigung zu nervöser Depression und Zirkulationskollaps. Heilung in 2–3 Tagen (21% der Vergiftungen).

„*Karbol-Egerlin*" *(Agaricus xanthoderma)* (ca. 3%).

Weniger heftig sind die Erscheinungen gewöhnlich bei den folgenden Giftpilzen, von denen wir hier nur die häufigsten nennen können:

„Scharfe Täublinge" (Russulaarten) (ca. 5%),
„Scharfe Milchlinge" (Laktariusarten) (ca. 5%),
„Gelbfleckende Champignons" (*Psalliota xanthoderma*),
„Falscher Hallimasch" (*Hypholoma fasciculare*),
„Satans-Röhrling" (*Boletus satanas*), evtl. leichte Leberschädigung,
„Grüner Becherling" (*Plicaria coronaria*),
„Kartoffelbovist" (*Scleroderma vulgare*).

Ferner gehören in diese Gruppe auch eine Reihe von Pilzen, die keine eigentlichen Giftpilze sind, die aber von gewissen überempfindlichen Personen nicht vertragen werden, so z. B. der *„Schöne Ziegenbart"* (*Clavaria formosa*) und der *„Hallimasch"* (*Armillaria mellea*). Hier ist auf jeden Fall immer das Kochwasser zu entfernen! (Abbrühen.)

Prognose: Die Prognose ist im allgemeinen gut. Todesfälle treten nur ausnahmsweise bei geschwächten Leuten oder infolge des Hinzutretens einer Komplikation auf. So sahen wir unter den zahlreichen in die Klinik eingelieferten Vergiftungsfällen dieser Gruppe in den letzten 35 Jahren nur einen einzigen Todesfall. Es handelte sich um einen 48j. Alkoholiker, bei dem sich nach einer wahrscheinlichen Vergiftung mit „Boletus satanas" (Verwechslung mit Steinpilzen), im Anschluß an die starke Dehydratation mit hypochlorämischer Urämie, am 3. Tage ausgedehnte Bronchopneumonien entwickelten.

Therapie

1. *Magen-Darm-Entleerung:* In den meisten Fällen erfolgt durch das häufige Erbrechen und die Durchfälle von selbst eine Entleerung des Darmes. Vorsichtiger ist es auch in solchen Fällen, sofern das Erbrechen nicht schon längere Zeit anhält, eine Magenspülung vorzunehmen und evtl. ein Abführmittel zu verabreichen. Vor allem gilt dies für die evtl. Familienglieder, bei denen sich noch keine Vergiftungserscheinungen zeigten und denen durch diese Maßnahmen evtl. weitere Unannehmlichkeiten erspart bleiben.
2. Als *Adsorbens* gebe man reichlich *Tierkohle*.
3. *Infusion:* Halten die Durchfälle längere Zeit an und treten Zeichen von *Dehydratation* sowie evtl. Wadenkrämpfe und Kollapserscheinungen auf, so behandle man diese so wie die *Hypochlorämie* und *Hypokaliämie* (S. 22) je nach den Elektrolytwerten; zusätzlich verabreiche man *Plasma*.
4. *Stimulantia* nur in schweren Fällen nötig, dann am besten Noradrenalininfusion, siehe Schock-Kapitel S. 15.

Vergiftungen durch Giftpilze mit reiner Muskarinwirkung („Muskarinsyndrom"): Diese Pilze sind nicht zu verwechseln mit den Giftpilzen, die neben Muskarin noch eine atropinähnliche Substanz enthalten (Fliegenpilz). Hier fehlen also alle Zeichen einer Atropinvergiftung! Nach ROCH (6) bringt ein Tropfen muskarinhaltiges Pilzextrakt das Froschherz in Diastole zum Stehen und ein Tropfen einer Atropinlösung bringt es wieder zum Schlagen. Die häufigsten Giftpilze dieser Gruppe gehören zur Gattung der Riesenpilze „Inocybe-Arten". Am gefährlichsten ist der *„rübenstichige Rißpilz"* (*Inocybe napipes*) und der *„kegelig geschweifte Rißpilz"* (*Inocybe fastigiata*). Am häufigsten ist die Vergiftung bei uns durch den *„ziegelroten Rißpilz"* (*In. Patouillardi Bresedola*) wegen seiner leichten Verwechslung mit dem *„Mairitterling"* (*Tricholoma Georgii*) und dem *„dünnfleischigen Champignon"* (*Agaricus silvicola*). Ferner gehören zu dieser Muskaringruppe noch der *„weiße Feldtrichterling"* (*Clitocybe dealbata*) (ca. 2% der Fälle in der Schweiz (7)) und der *„Bachtrichterling"* (*Cl. rivulosa*).

Vergiftungsbild („*Muskarinsyndrom*"): Der folgende Fall ist für das Vergiftungsbild ganz typisch:

Fall R. A., 55j., Handlanger (KG 104/254, 1942)

Am 19. 10. zum Nachtessen ziemlich große Portion eines Pilzgerichtes eingenommen. Pilzart nicht sicher zu eruieren. Frau aß davon nur sehr wenig und hatte keine Vergiftungserscheinungen. Eine Stunde nach der Mahlzeit erste Krankheitserscheinungen: *sehr starkes Schwitzen* und gleichzeitiger *starker Speichelfluß*, legt sich zu Bett, Benommenheit und bald eintretende Bewußtlosigkeit. Klinikeinweisung 5 Stunden nach der Mahlzeit.

Befund: Komatöser Patient, macht einen schwerkranken Eindruck. Zyanose des Gesichtes und der Lippen mit deutlicher Dilatation der Hautgefäße im Gesicht. Sehr starkes Schwitzen und ausgesprochene Salivation. Muskulatur schlaff, doch von Zeit zu Zeit blitzartige Zuckungen der Extremitäten. Auf Beklopfen kontrahieren sich die Muskeln, Reflexe aber nicht gesteigert. Pupillen eng, doch nicht maximal verengert, reagieren noch auf Licht und Konvergenz. Keine pathologischen Reflexe. Atmung 20, oberflächlich, Puls schwach gefüllt, 78. Blutdruck 105/60. Leukozyten 16200. SR 7 mm, Magenspülung ergibt noch reichlich *Pilzreste*. Auf 1 mg Atropin s.c. sowie Coramin, Lobelin i.v. tritt eine leichte Besserung ein, Puls kräftiger. Pat. verbleibt aber im ganzen während 12 Stunden in seinem Koma, dann kehren spontane Bewegungen langsam zurück, nach 15 Stunden reagiert er auf Anrufe, und erst nach ca. 19 Stunden ist er wieder völlig orientiert. Anfänglich noch auffallender Meteorismus und Kopfschmerzen sowie Temperaturen bis 38, am folgenden Tag nahezu beschwerdefrei. (Atropindosierung war hier sicher zu niedrig.)

Das *Muskarin* führt als *Vagusreizstoff* neben gewöhnlich nur leichten, oder wie in unserem Falle sogar fehlenden, Verdauungsstörungen zu folgenden Erscheinungen: schon sehr bald nach dem Genuß der Pilze treten starkes *Hitzegefühl* und sehr ausgesprochene *Schweißausbrüche* („Syndrom sudorien" (6)) auf; ferner kommt es zu starker *Salivation* und einer *leichten, aber nicht maximalen Pupillenverengerung* (im Gegensatz zur Mydriasis der Fliegenpilzvergiftung!) mit vorübergehenden Sehstörungen infolge des auftretenden Akkommodationskrampfes und zu Bradykardie. Nur in schweren Fällen kommt es zu Kollapserscheinungen und Dyspnoe, Abfall des Blutdrucks und Lungenödem.

Prognose: Die Erscheinungen verschwinden in leichten Fällen nach 8–12 Stunden wieder vollkommen, in schweren Fällen kann der Tod eintreten. Die *Mortalität* beträgt ca. 4% (8).

Differentialdiagnose: Man hüte sich vor einer Verwechslung mit der Fliegenpilz- oder Pantherpilzvergiftung, die sich von der Muskarinvergiftung durch die weiten Pupillen und den Erregungszustand unterscheiden.

Therapie

1. *Möglichst rasche Entleerung von Magen und Darm* (s. oben).
2. *Injektion von 1–2 mg Atropin* i.m., in schweren Fällen langsam i.v. Die Injektion ist evtl. s.c. oder i.m. $^1/_2$–1stündlich zu wiederholen. Dieses wirkt geradezu spezifisch, und alle Vergiftungserscheinungen verschwinden schlagartig.
3. *In schweren Fällen* mit Kollaps *Stimulation* mit Noradrenalininfusion (z.B. *Arterenol®* 4 bis 8 mg auf 300 bis 500 ml) plus *Hydrocortison* 250 mg oder 150 mg *Prednisolonsuccinat* oder -*phthalat* in die Tropfinfusion.

Vergiftungen durch den Fliegen- oder den Pantherpilz (Pantherina-Syndrom): Diese beiden Amaniten *(A. muscaria* und *A. pantherina)* enthalten neben kleinen Mengen von Muskarin ein heute noch unbekanntes Alkaloid von „*atropinartiger*" *Wirkung,* auf das die eigentlichen Vergiftungserscheinungen zurückgehen. Man spricht daher besser vom „Pantherinasyndrom" als vom Muskariasyndrom, da man sonst evtl. das Vergiftungsbild mit dem ganz andersartigen Muskarinsyndrom verwechselt und evtl. auch zu falschen therapeutischen Maßnahmen verleitet wird. Vergiftungen kamen in letzter Zeit in Deutschland gehäuft vor durch die Verwechslung des eßbaren „Perlpilzes" *(Amanita rubescens)* und gedrungenen Wulstlings *(Am. spissa)* mit dem giftigen Pantherpilz (9). In der Schweiz (7) beträgt die Häufigkeit der Vergiftung ca. 9%. Die Giftwirkung des *Fliegenpilzes (A. muscaria)* ist sehr vom Boden und Standort des Pilzes abhängig. So wird er in gewissen Berggegenden (Chamonix, Savoyen; Umgebung von Lyon; Puschlav in der Schweiz) als Speisepilz genossen HABERSAAT (4)). Möglicherweise trifft auch seine Vermutung zu, daß je nach den Wachstumsbedingungen das Verhältnis der verschiedenen Giftstoffe zueinander (Muskarin und „Atropin") so werden kann, daß sich ihre Wirkungen gegenseitig aufzuheben vermögen. Vielleicht gibt es auch eine allmähliche Angewöhnung im Sinne einer gewissen Immunisierung (siehe die unten angeführte Familie, wo der Vater, der häufig solche Pilze gegessen hatte, nicht erkrankte). In Rußland wird, wie mir ein Russe mitteilte, der Fliegenpilz vielfach auch mit Essig oder Salz längere Zeit eingelegt und dann beschwerdefrei gegessen. Ohne Zweifel kann der Pilz aber gelegentlich zu typischen Vergiftungsbildern führen, wie bei der nachstehenden von uns beobachteten Familie:

Fam. De St. (KG 103b/161 und 104/211, 1942)

Vater (Tessiner) sammelte am 23. 8. Fliegenpilze (Zürich). Die Familie verspeiste diese zum Abendessen. Hierbei soll der Vater fast das ganze Pilzgericht verzehrt haben, die 35j. Mutter nahm nur drei und der Sohn nur einen Suppenlöffel voll zu sich! Der Vater, der schon wiederholt Fliegenpilze in der Südschweiz genossen hatte und von der Ungiftigkeit dieser Pilze überzeugt war, verspürte überhaupt keine Folgeerscheinungen. Der Sohn und die Mutter erkrankten dagegen ca. eine Stunde nach dem Essen mit Ohrensausen, Schwindel und Brechreiz, dann „sei es ihnen schwarz vor den Augen geworden". Für alle weiteren Ereignisse bis zum Aufwachen aus ihrem Erregungszustand am nächsten Vormittag besteht eine vollkommene retrograde Amnesie. Nach den Angaben des Vaters wurden beide sehr aufgeregt, fingen an zu toben und zu schreien. Klinikeintritt ca. 3 Stunden nach der Einnahme der Pilze.

Befund: Beide Patienten bieten die gleichen Erscheinungen. Vollständige Verwirrtheit mit starker motorischer Unruhe, werfen sich dauernd im Bett herum. Bei jedem Versuch der Untersuchung Tobsuchtsanfälle. Pupillen maximal erweitert, reaktionslos auf Licht. Die Haut ist gerötet. Bradykardie von 70 trotz der starken Erregung. Blutdruck bei der Mutter 110/55, beim 12j. Sohn 110/85. Hyperreflexie der unteren Extremitäten. Zeitweises Erbrechen, im Erbrochenen einige Pilzreste, leichte Durchfälle. Therapeutisch Rizinus und Kohle. Allmählich klingt die Erregung ab, und beide fallen in einen tiefen Schlaf. Am anderen Morgen sind sie wieder völlig munter und haben gar keine Erinnerung mehr für das Vorgefallene.

Wir haben hier das typische Vergiftungsbild vor uns mit einer 1–2 Stunden nach der Pilzeinnahme einsetzenden leichten Gastroenteritis und den sich dann rasch einstellenden Reizerscheinungen von seiten des zentralen Nervensystems im Sinne einer „*Atropinvergiftung*" mit starken Erregungszuständen bis zu Tobsuchtsanfällen, Halluzinationen, völlige Verwirrtheit und spontanen Muskelzuckungen. Setzt die Vergiftung etwas langsamer ein, so können angenehme Gesichts- und Gehörshalluzinationen überwiegen, weshalb die Pilze in Sibirien als Rauschmittel gebraucht werden (6b). ROCH erwähnt den folgenden schönen Fall, den PLANCHON beobachtete: „On raconte l'histoire d'une femme et de sa fille – deux personnes par ailleurs fort rangées – que les voisins, attirés par le bruit, ont trouvées en chemises, dansant et hurlant autour d'un feu allumé au milieu de leur chambre."

Prognose: Eine tödliche Vergiftung tritt nur ausnahmsweise ein (2% (4)); nach 12 Stunden sind gewöhnlich alle Erscheinungen der Vergiftung wieder abgeklungen. Die Vergiftung mit der „*Amanita pantherina*" soll gefährlicher sein und eine Mortalität von ca. 10% aufweisen (4). Wir haben aber den Eindruck, daß diese Zahlen zu hoch sind, weil statistisch meist nur die schweren Fälle erfaßt werden.

Therapie

Da hier die Gastroenteritis nicht so stark in Erscheinung tritt, muß sofort für eine gründliche Magen-Darm-Entleerung gesorgt werden.

1. *Brechmittel:* Vom Arzt am besten *Apomorphin* 0,01 g s.c., sonst genügt auch Salzwasser. Nach dem Erbrechen *Lorfan®*, als Mo-Antagonist. Eine Magenspülung ist wegen des Aufregungszustandes und der hierbei möglichen Aspiration besser zu unterlassen.
2. *Abführmittel:* 2 Ampullen *Peristaltin®* „Ciba" à 0,15 g s.c.
3. *Kohle:* Sobald das Erbrechen nachläßt, reichlich Kohle (evtl. mit Nasensonde) plus 25 g Natriumsulfat.
4. *Kalziumglukonat:* 20 ml der 20%igen Lösung i.v. bei tetanischen Symptomen, die hier schon vor dem Erbrechen durch toxische Reizwirkungen auftreten können. *Diazepam (Valium®)* 10–20 mg i.m. oder i.v.
5. *Beruhigungsmittel:* Mo. 0,01 g s.c. + *Phenobarbitalum (Luminal®)* 0,2 g i.m. *Chlorpromazin (Largactil®, Megaphen®)* 25 mg i.m.

Vergiftungen durch den nur bedingt giftigen Faltentintling (*Coprinus atramentarius*): Dieser ausgezeichnete Speisepilz hat die Eigentümlichkeit, daß er, wenn er ohne Alkohol genossen wird, gar keine Nebenerscheinungen auslöst. Dagegen treten schon bei ganz kleinen Mengen Alkohol und sogar, wenn dieser erst 2–3 Tage nach dem Genuß der Pilze eingenommen wird, nach ein paar Minuten die ganz gleichen Erscheinungen wie bei der Kalkstickstoffvergiftung (Kalziumzyanamid, s. S. 203) auf. Auch dort werden die Nebenerscheinungen erst durch die gleichzeitige Aufnahme von Alkohol ausgelöst. Man kann sich daher fragen, ob dieser Pilz nicht auch Kalziumzyanamid enthält. Diesbezügliche Untersuchungen liegen aber unseres Wissens noch nicht vor. Andererseits wäre es aber auch möglich, daß als wirksamer Stoff ein dem heute beim chronischen Alkoholismus therapeutisch verwendeten bekannten *Disulfiram (Antabuse®)* ähnlicher Körper darin enthalten sein könnte, da dieser ja die genau gleichen Erscheinungen auslöst. Wahrscheinlich beruht die Wirkung auch hier wie beim Antabus auf einer *Hemmung des Azetaldehydabbaus*.

Das Vergiftungsbild deckt sich vollkommen mit der bei der Kalkstickstoffvergiftung gegebenen Darstellung, auf die hier verwiesen sei, d.h. *plötzliches Auftreten von einer intensiven Rötung im Gesicht und am Thorax mit Gefühl des Zusammengeschnürtwerdens und gleichzeitigem Pulsanstieg und Kopfschmerzen*. Eine Therapie ist nicht nötig, doch ist jeder Alkoholkonsum für eine Woche strikte zu verbieten.

Sehr gefährliche Pilzvergiftungen mit einer Inkubationszeit von 5 bis 12 bis 24 Stunden

Wie wir schon eingangs erwähnten, sind alle Vergiftungen, die mit einer so langen Latenz beginnen, als gefährlich zu betrachten und erfordern sofortige Spitaleinweisung und eine energische Behandlung! In diese Gruppe fallen zwei

Vergiftungsformen, die bei uns in der Schweiz und Mitteleuropa häufige *Knollenblätterpilzvergiftung* und die bei uns sehr seltene, aber in Deutschland häufige *Lorchelvergiftung*. Man soll deshalb schon aus *Haftpflichtgründen* bei einer eventuellen Weigerung des Patienten, das Spital aufzusuchen, sich dies *schriftlich* bestätigen lassen.

Knollenblätterpilzvergiftung (ca. 15% aller Pilzvergiftungen: Amanita phalloides, A. virosa und A. verna) = Phalloides-Syndrom

Diese Vergiftung, die meistens durch die Verwechslung des Feldchampignons mit einem dieser Amaniten vorkommt, ist auch heute noch diejenige Pilzvergiftung, die am häufigsten tödlich verläuft und der alljährlich in Mitteleuropa eine große Zahl von Menschen zum Opfer fällt. ROCH (6) sah durch die neuen therapeutischen Maßnahmen einen Rückgang der früher ca. 50% betragenden Mortalität auf ca. 30%. Bei *Kindern* verläuft die Vergiftung auch heute noch in den meisten Fällen tödlich, ebenso bei *schwangeren Frauen*.
Unter nahezu 100 Fällen hatten wir in den letzten 30 Jahren eine Letalität von 30%. Seit Einführung der *Frühbehandlung* mit der *hyperosmolaren forcierten Diurese* oder *Peritonealdialyse* bei allen Zweifelsfällen, sahen wir von 1966 bis 1970 keine Todesfälle mehr. Leider kam es auch bei uns früher vor, daß viele Ärzte die Vergifteten erst nach 2–3 Tagen einwiesen, wenn sich der Zustand rapid zu verschlechtern begann. *Es kann nicht nachdrücklich genug hervorgehoben werden, wie wichtig bei jeder Pilzvergiftung die genaue Abklärung der Latenzzeit ist!* Handelt es sich um einen *Fall mit langer Inkubation*, so muß, auch wenn die Vergiftung, wie dies ja anfänglich häufig der Fall ist, keinen schweren Eindruck bietet, sofort die Spitaleinweisung erfolgen. *Im Frühstadium lassen sich die Toxine noch ausschwemmen, nach 2–3 Tagen ist es dazu zu spät.*

Giftwirkung: Nach BUCK (2) und WIELAND (10) werden heute 5 Hauptgifte, die alle Cyclopeptide darstellen, unterschieden. Diese *werden durch Trocknen und Erhitzen nicht zerstört!* Sie gliedern sich in die *Amatoxine* und die *Phallotoxine* (10a). Die *Phallotoxine* sind vorwiegend *Membrangifte*. Sie wirken rasch im Gegensatz zu den *Amatoxinen,* die nur langsam ihre toxische Wirkung auf den *Zellkern* entfalten.

1. *Phalloidin:* LD 50 = 2 mg/kg bei Albinomaus. 100 g Pilze enthalten 100 mg!
2. *Phalloin:* chemisch sehr toxisch, LD 50 = 1 mg/kg.
3. *Alpha-Amanitin:* LD 50 = 0,1 mg/kg, also 20mal toxischer als Phalloidin!, aber 20mal langsamer in der Wirkung. Wahrscheinlich die Hauptursache für die Todesfälle beim Menschen. 100 g Pilze enthalten 8 mg α- und 5 mg β-Amanitin. *Die LD für frische Pilze liegt bei 50 g!* Das Amanitin wirkt auf den Zellkern, die Phalloidine blockieren die Mikrosomen und damit sistiert der Einbau von Aminosäuren. Phalloidine wirken nur auf die Leberzelle, Amanitine sowohl auf die Leber- als auch auf die Nierenzelle. Neben den unten aufgeführten Giften sind in den letzten Jahren noch weitere isoliert worden (Phallacidin, Phallisin, Phallin B, Amanin etc., siehe (11)).
4. *Beta-Amanitin:* neutrale Reaktion LD 50 = 0,4 mg/kg.
5. *Gamma-Amanitin:* LD 50 = 0,8 mg/kg.

Diese Toxine rufen beim Menschen eine schwere Schädigung aller parenchymatösen Organe hervor, und der Tod tritt meistens durch die schwere Schädigung der Leber, des Herzens und des Vasomotorenzentrums ein. Wie oben erwähnt sind diese Gifte *dialysierbar,* sie können deshalb nur in Frühfällen (1.–2. Tag) durch forcierte Diurese oder die Peritonealdialyse teilweise noch eliminiert werden. Die fixierten Toxine sind nicht mehr neutralisierbar. In unseren experimentellen *Untersuchungen am Meerschweinchen* mit alkoholischen Pilzextrakten zeigten einzig die *Corticosteroide* eine gewisse Schutzwirkung.

Vergiftung durch kutane Resorption:

Die Giftsubstanzen sind alkohollöslich (12). Bei experimentellen Untersuchungen mit einem solchen Extrakt (Pilz mit gleicher Gewichtsmenge von 95% Alkohol 1 Monat extrahiert) verschüttete einer meiner Mitarbeiter 2–3 ml auf Hand und Vorderarm; eine Mitarbeiterin später etwas von dem Extrakt auf ihre Hände. Beide erkrankten nach 3 Tagen Latenzzeit mit einem leichten Ikterus (Transaminasen in dem einen Fall deutlich erhöht, SGOT 116 und SGPT 75, Bilirubin und Serumeisen an der Grenze der Norm), Appetitlosigkeit und Unwohlsein. Alle Erscheinungen klangen nach einigen Tagen wieder ab. Auf Grund dieser mit dem gleichen Extrakt, aber zu verschiedenen Zeitpunkten beobachteten beiden Fälle muß also angenommen werden, daß diese Toxine in alkoholischer Lösung auch kutan resorbiert werden. Also Vorsicht (Handschuhe!) bei experimentellem Arbeiten!

Vergiftungsbild

Zwei Momente sind für diese Vergiftung absolut typisch, einmal die lange Latenz bis zum Auftreten der ersten Erscheinungen (5–12–24 Stunden) und ferner das in den ersten Tagen vollkommen ungetrübte Sensorium. Die Vergiftungen verlaufen je nach der eingenommenen Menge des Giftes und nach der Resistenz des betreffenden Menschen ganz verschieden schwer. Sehr empfindlich sind *Kinder* und ferner alle Menschen mit einer schon vorbestehenden Leberschädigung (z.B. *Äthyliker, Diabetiker* usw.).

1. Leichte Intoxikationsfälle: Hier kommt es nach 7–13 Stunden, evtl. erst später, zu Erbrechen und Durchfällen, die manchmal zu einer recht erheblichen Wasser- und Kochsalzverarmung führen können. Nach 2 Tagen sistieren diese Erscheinungen, und es tritt evtl. eine leichte vorübergehende Leberschädigung (leichter Anstieg des Bilirubins, Anstieg der Transaminasen, Abfall des Quick) auf, doch kommt es nicht zu einem eigentlichen ausgeprägten Ikterus, und nach einigen Tagen geht die Lebervergrößerung wieder zurück. Meistens fühlen sich die Patienten aber noch für längere Zeit sehr müde, und bei genauerer Prüfung ergeben die Leberfunktionsproben oft noch für 1–2 Wochen pathologische Befunde. Nachstehend sei ein solcher typischer Fall aufgeführt:

Fall G. A., 47j., Damenschneiderin (KG 95/138, 1937)

F. A. und P. A. o. B. J. L.: Sucht am Nachmittag des 19.7. Pilze im Wald, Eierschwämme und drei „Champignons", die nach der Beschreibung der Patientin dem Knollenblätterpilz entsprechen. Genießt die Pilze allein zum Nachtessen. 10 Stunden später, morgens 5 Uhr, Unwohlsein und nach total *12 Stunden* Beginn der eigentlichen Krankheitserscheinungen mit heftigem Erbrechen, Bauchkrämpfen und Durchfällen. Nimmt 1 Löffel Rizinusöl. Einweisung. *Befund:* Mitgenommener, aber nicht schwerkranker Eindruck. Keine Wadenkrämpfe. Leber nicht vergrößert. Rest-N erhöht auf 40 mg%, Chloride normal 595 mg%, Bilirubin 0,38 mg%. SR 29 mm. Im EKG leichte Senkung von S-T in I, ausgesprochene Senkung in II und leichte in III. Erythrozyten 5,4 Mill., also keine deutliche Eindickung, Leukozytose von 14900. *Verlauf:* Magenspülung keine Pilzreste, erhält Kohle und Rizinus durch den Schlauch, ferner Infusionen von gemischter physiologischer Traubenzucker- und NaCl-Lösung s.c. Brechdurchfälle halten noch 3 Tage an, Chloride fallen auf 533 mg% ab, Rest-N steigt auf 47 mg%, Bilirubin auf 1,2 mg%, dann normalisieren sich innerhalb einer Woche alle Befunde bis auf eine erhöhte SR von 38 mm. Galaktose am 9. Tage negativ.

Epikrise: Der leichtere Verlauf ist wahrscheinlich auf die sofortige Einweisung und frühzeitige Therapie mit Infusionen, Kohle und Rizinus zurückzuführen. Die hier beobachteten EKG-Veränderungen mit Senkung des Zwischenstückes sahen wir bei einigen Fällen; sie gehen, wie wir dies in anderen Fällen verifizieren konnten, auf die durch die Durchfälle ausgelöste *Hypokaliämie* zurück.

2. Schwere Intoxikationsfälle: In unseren Fällen (13) sahen wir im Gegensatz zu ROCH (6c) bei *kürzerer Latenzzeit (5–7 Std.)* einen *schwereren Verlauf.* Bei dem aufgeführten suizidalen Falle mit tödlichem Verlauf begannen die Erscheinungen (Kollaps und Durchfälle) 5 Std. nach Einnahme der rohen Pilze! (Siehe auch unsere ausführlichere Darstellung an anderer Stelle (13) sowie Abb. 109.)

Der ausgesprochene Brechdurchfall mit starken Bauchkoliken kann evtl. 6–8 Tage anhalten. Infolge des sich oft alle 10 Minuten wiederholenden, choleraartigen, wässerigen Durchfalls und ständigen Erbrechens kommt es zu einer ganz enormen Kochsalz- und Wasserverarmung und Hypokaliämie. Der tägliche Wasserverlust kann bis zu 4 l erreichen! Dadurch kommt es zu einer Oligurie und infolge der mangelnden Chloride auch zu einer eigentlichen Urämie („Urémie par manque de sel"). Siehe Abb. 107.

Der häufig vorhandene Kollaps ist wahrscheinlich komplexer Natur. Die Bluteindickung und die gleichzeitige maximale Erweiterung der Splanchnikusgefäße sowie eine vielleicht direkte Schädigung des Herzmuskels und des Vasomotorenzentrums durch das aufgenommene Toxin kombinieren sich nach unserer Auffassung hier mit der für den Herzmuskel sehr schädlichen, durch die intensiven Durchfälle hervorgerufenen *Hypokaliämie*. Typisch ist ein *erhöhtes Hämatokrit, erhöhtes Gesamteiweiß, erniedrigtes Chlorid und Kalium.* Der Kollaps der I. Phase fehlte in unseren genügend substituierten (NaCl, K, H_2O) Fällen (13), war aber vor dieser Aera häufig. Erst in den Spätstadien der Leberdystrophie kommt es zum *hypovolämischen Schock* (s. d.).

Die Patienten sehen im Stadium der *Exsikkose* sehr schlecht aus, sind eingefallen und leicht zyanotisch und zeigen Kollapstemperaturen und fadenförmigen Puls. Die meisten Schwerkranken sterben ohne energische Infusions- und Stimulationstherapie zwischen dem 2.–4. Tage. Nachstehend ein typischer Fall mit Exitus im Frühstadium der Vergiftung:

Hepatose, Schock 455

Fall F. A., 25j., Hausfrau (KG 87/155, 1934)

Am 17. 3. zum Nachtessen Pilzgericht von am gleichen Tag gesuchten Pilzen. *9 Stunden* nachher Erbrechen, Bauchschmerzen und profuse wässerige Durchfälle. Bekommt vom Arzt Rizinus und Stimulation, *keine Klinikeinweisung*. Erst am 2. Tag (19. 8.), als sich der Zustand stark verschlechtert, Einweisung: *Befund*: Sensorium vollkommen frei, schwerer Kollaps mit kühl lividen Extremitäten, Akrozyanose. Temp. 34,4! Puls überhaupt nicht zu fühlen, auskultatorisch Tachykardie von 104, angestrengte beschleunigte Atmung. Rest-N deutlich erhöht 91 mg%, Amino-N 19,6 mg%, Harnsäure 7,9 mg%, Blutzucker 167 mg%, Bilirubin leicht erhöht 1,7 mg%, NaCl erniedrigt 489 mg% (statt 620). Trotz intensiver Stimulation und Infusion rapide Verschlechterung, Patientin wird benommen und stirbt noch am Einweisungstag unter den Zeichen eines schweren Vasomotorenkollapses 48 Stunden nach Einnahme des Pilzgerichtes.

Pathologisch-anatomischer Befund (Prof. v. Meyenburg, Zürich): Bild des Vasomotorenkollapses und schwere toxische Verfettung von Leber, Herz, Nieren.

Leberschädigung: Auch wenn dieses choleraartige Stadium überwunden wird, so ist der Patient noch nicht außer Gefahr. Die ersten Zeichen treten am 2. Tage nach der Giftaufnahme in Erscheinung. Die *Transaminasen* steigen an, das *Prothrombin* beginnt abzufallen. Die tiefsten Werte werden ca. am 5. Tage erreicht. Gerinnungsphysiologisch sind vor allem die Faktoren V, VII und X betroffen, in schweren Fällen auch das Fibrinogen. Das *Serumbilirubin* beginnt gewöhnlich erst am 3. Tage zu steigen, bei den nicht tödlichen Fällen ist der Höhepunkt gewöhnlich am 5.–7. Tage erreicht. Das Maximum der *Transaminasen* wurde bei unseren Überlebenden am 5. Tage gefunden. Bei sehr schweren Fällen, die frühzeitig ad exitum kommen, ist es typisch, daß die Transaminasen paradoxerweise eventuell gar nicht mehr auf sehr hohe Werte ansteigen. Die Normalisierung der Gerinnungsfaktoren erfolgte bei den Überlebenden nach ca. 10 Tagen, diejenige des Serumbilirubins nach 7–12 Tagen und die der Transaminasen nach 11–16 Tagen (13). Die *Leberpunktion*, welche bei 3 unserer Patienten 10 Tage nach der Giftaufnahme durchgeführt werden konnte, zeigte bei allen 3 Fällen noch Nekroseherde in der Leber. Diese hatten sich ohne Narbenbildung bei 2 Patienten drei Monate später in der Kontrolle völlig zurückgebildet.

Hypovolämischer Schock: Dieser entwickelt sich in der Spätphase parallel zu der schweren Leberschädigung und ist durch ein typisches *Ansteigen von Hämoglobin, Hämatokrit* mit *gleichzeitigem Absinken des Gesamteiweißes* (transkapillärer Eiweißverlust in den Geweben im Sinne der alten „Eppingerschen serösen Entzündung"). Er kennzeichnet sich durch eine auffallende Therapieresistenz! Siehe den Fall S.W., Abb. 109.

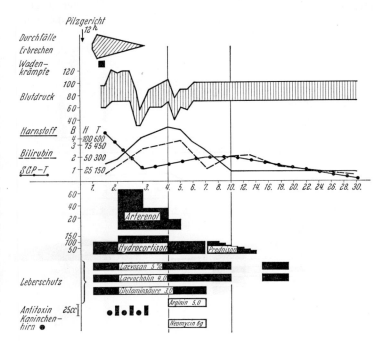

Abb. 107. *Amanita-Vergiftung* (Fall G. M. 38j. ♂, 1958). Typischer zweiphasiger Verlauf mit einer gastroenteritischen Phase und schwerstem Kreislaufkollaps, der nur mit Arterenol-Infusionen überwunden werden konnte, und einer zweiten hepatorenalen Phase, mit Ansteigen des Bilirubins und der Transaminase (SGP-T und SGO-T) sowie des Harnstoffes. Die schwere, früher evtl. tödlich verlaufende Vergiftung konnte vielleicht durch die intensive *Cortison-Therapie* und die *Leberschutzbehandlung* sowie durch die bei allen schwerer Leberzellschädigungen sehr wichtige Hemmung der Ammoniakeigenproduktion mittels Verabreichung von Neomycin (Darmsterilisation) überwunden werden.

Nachstehend zwei interessante, schwere Vergiftungsfälle bei italienischen Gastarbeitern, die vielleicht dank einer frühzeitigen Behandlung und Cortisonabschirmung durchkamen (Abb. 107 und 108):

Fall G. M., 38j., ital. Eisenarbeiter (1958)

Am 25. 9. 1958 etwa um 12 Uhr nahm der Patient ein Gericht selbst gesuchter Pilze ein. Erkrankt um 1 Uhr mit heftigem Erbrechen und Durchfällen. Klinikeintritt am 26. 9. 1958, 8.30 Uhr. *Klinischer Befund:* Stark reduzierter AZ. Deutliche Exsikkose (halonierte Augen, verminderter Hautturgor, trockene belegte Zunge, weiche Bulbi), heftigste Wadenkrämpfe. Blutdruck 105/75, Puls 104, Temperatur 36,8. Abdomen weich und indolent, Leber normal groß. EKG o. B. *Laborbefunde:* SR 2/6 mm. Hb 14,7 g%, 5,0 Mill. Erythrozyten, FI 0,92. 10000 Leukozyten, davon 28% Stabkernige, 63% Segmentkernige, 0% Eosinophile, 4% Monozyten, 4,5% Lymphozyten, keine toxischen Veränderungen, Hämatokrit: 49%, normal. Urin: Eiweiß +, Zucker negativ, Bilirubin neg., Urobilin +, Urobilinogen Spur. Sediment unauffällig. Die blutchemischen Werte waren, abgesehen von der deutlich erhöhten Transaminase und einem erhöhten Gesamteiweiß, normal (Gesamteiweiß 9,25 g%, Bilirubin 0,6 mg%, Harnstoff 34 mg%, Natrium 329 mg%, Chloride 390 mg%, Kalium 20 mg%, Prothrombinzeit nach Quick 100%, *SGO-T 234 E, SGP-T 298 E*). *Therapie* und *Verlauf:* Wegen des vorgängigen und bei uns anfänglich noch weiterbestehenden Erbrechens und leichter Durchfälle wurde auf eine Magenaushebung und eine purgative Behandlung verzichtet. Zur allgemeinen Schockbekämpfung wurde in den ersten Ragen Hydrocortison (150 mg/die) und dann Prednison gegeben. Sofort wurde eine intensive Leberschutzthera-

pie mit Hydrocortison und Lävulose und zur Ammoniakeigenproduktionsverminderung Neomycin 6 g/die p. o. während 3 Tagen gegeben. In den ersten 5 Tagen stand die Behandlung des sehr hartnäckigen, lebensbedrohlichen Kreislaufkollapses weitaus im Vordergrund, während der Flüssigkeits- und Elektrolytstoffwechsel nur wenig gestört waren. Vom 2. bis 5. Tag benötigte der Patient insgesamt 117 mg *Arterenol*® als Tropfinfusion i.v.! Am 3. Tag traten beim Patienten erstmals Zeichen einer *Nierenschädigung* mit einer Harnstoffsteigerung auf 91 mg% und dem Auftreten von granulierten Zylindern im Urin ohne meßbare Eiweißvermehrung auf. Nach 4 Tagen war diese Störung nicht mehr nachweisbar. Die ersten Zeichen einer *Leberschädigung* traten am 1. Tag mit dem Anstieg der Transaminase auf. Am 3. Tag stieg das Bilirubin auf 2,66 mg%, alkal. Phosphatase auf 7,6 (Bodansky) E, Bilirubin wurde pos. im Urin, und es kam zu einer Ammoniakerhöhung im Blut auf 90 Gamma%. Die Zeichen der Leberstörung bestanden während 2½ Wochen. Beim Austritt immer noch deutliche Zeichen eines Leberschadens: Bromsulfaleintest 11,6%, Gamma-Globulinerhöhung auf 28 rel. % in der Elektrophorese, Verbreiterung im Weltmann auf 0,17, Takata (+), Transaminasen, Bilirubin, Gesamteiweiß, Galaktoseprobe und Quick waren normal. – Bei der Entlassung befand sich der Patient in einem noch deutlich reduzierten und entkräfteten AZ, hat sich aber in der Folge völlig erholt.

Bei seinem Arbeitskollegen, der unter den gleichen Erscheinungen erkrankte (Z. A., 34j. Arbeiter), standen die Exsikkose (Hämatokrit von 67%!) und die anhaltenden Durchfälle im Vordergrund und weniger der Kollaps. Hier konnte bei der gleichen Behandlung wie oben erst nach vier Tagen eine Normalisierung des Flüssigkeits-

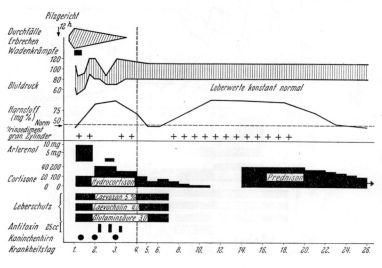

Abb. 108. Amanita-Vergiftung (34j. ♂, Fall Z. A., 1958).
Die gastroenteritische Phase war hier hauptsächlich durch eine schwere Exsikkose ausgezeichnet (Hämatokrit bis 67%). Dagegen kam der Kollaps weniger zum Ausdruck und die Leberschädigung konnte vielleicht durch die intensive Behandlung verhindert werden. Sehr ausgesprochen war hier die nephrotische Schädigung (Harnstoffsteigerung und Zylindrurie). Nach dem Absetzen des Hydrocortisons kam es zu einem Rückfall, der sich erst nach Wiederverabreichung von Prednison besserte. Diese Beobachtung weist auf die *Wichtigkeit der Cortison-Behandlung bei allen Amanita-Vergiftungen* hin.

und Elektrolytstoffwechsels erreicht werden (Abb. 108). Eine schwere Leberschädigung trat nicht auf, dagegen eine ausgesprochene akute *Nephrose* mit einer Harnstoffsteigerung bis 87 mg%, massenhaft granulierten Zylindern im Urin und einer Beeinträchtigung der Konzentrationsfähigkeit (nur bis 1008!). Auch hier hatten wir den Eindruck, daß das Hydrocortison den Verlauf sehr günstig beeinflußte, nach dem Absetzen kam es, wie die Abb. 108 zeigt, zu einem Rezidiv der Nephrose, mit Ansteigen des Harnstoffes bis 106 mg%, und erst eine erneute Prednisontherapie vom 14. bis zum 24. Krankheitstage führte zu einer völligen Sanierung (Abb. 108). Auf Grund dieser beiden Beobachtungen und anhand unserer experimentellen Untersuchungen halten wir die *Verabreichung der Cortisonpräparate heute für die wichtigste Maßnahme bei der Amanitavergiftung!* Wahrscheinlich können wir dadurch irgendwie die Gifteinwirkung speziell auf die Leber- und Nierenzellen mildern oder abbremsen.

Einen schweren Fall (31j. Italiener) verloren wir 1961 trotz intensiver Leberschutztherapie und

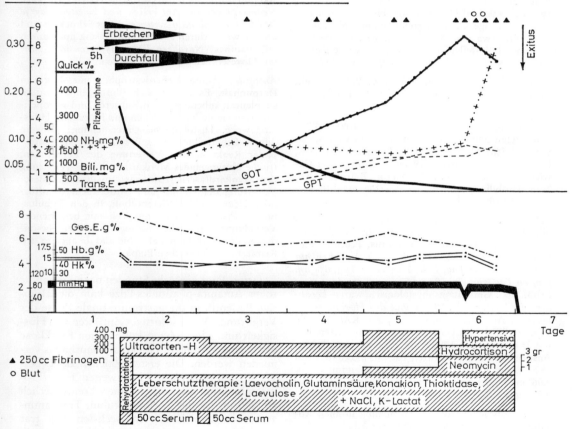

Abb. 109. *Schwere tödliche Amanita-Vergiftung bei einem 21jährigen Mädchen (Suizid)*: Nach Einnahme von 5 bis 10 größeren und kleineren Amanita-phalloides-Pilzen kommt es 5 Stunden später zu Erbrechen und wäßrigen Durchfällen. Trotz sofort eingeleiteter intensiver Therapie (s. Abbildung) konnte nur die initiale gastrointestinale Phase beherrscht werden, nicht aber die *zweite Phase der Leberzell- und Kapillarschädigung*. Es entwickelt sich ein typischer *hypovolämischer Schock* mit Abfall des Serumeiweißes und Ansteigen des Hämatokrits. Die Leberschädigung prägte sich vor allem durch einen kontinuierlichen Abfall des Prothrombins vom 3. Tage an aus, der durch keinerlei Maßnahmen aufzuhalten war. Der Blutammoniak war erst terminal erhöht. Die Transaminasen stiegen im Vergleich zu anderen Fällen nur wenig an. Dieser Fall zeigt, wie wichtig in prognostischer Hinsicht die genaue Kontrolle des Prothrombins ist und daß man leider den Fällen mit Einnahme größerer Toxinmengen auch heute noch relativ machtlos gegenübersteht.

hohen Dosen Vitamin K am 6. Krankheitstag an einer massiven *Lungen-* und *Darmblutung.* Er hatte eine größere Menge Amanita phalloides-Pilze in zwei Portionen mittags und abends allein verzehrt.

Nachstehend ein letal verlaufener **Suizidfall** einer Lehrerin durch Einnahme von *rohen Amanita-Pilzen!* Leider war die Dialysierbarkeit der Toxine damals noch nicht bekannt (Abb. 109).

Fall S. W., 21j. Lehrerin: Suizid durch A. phalloides (KG 9864/1026). Eintritt 10. 9. 63, Exitus letalis 16. 9. 63 (Abb. 109).

Die Patientin litt seit Jahren an rezidivierenden depressiven Schüben. Anläßlich eines Spazierganges im Walde nimmt sie am 10. 9. 63 in suizidaler Absicht zwischen 9.00 und 11.00 Uhr fünf bis zehn (zwei größere und einige kleinere) rohe Amanita-phalloides-Pilze ein. Etwa um 15.00 beginnt sie zu erbrechen, und um 18.00 stellen sich massive wässerige Durchfälle ein. Notfallmäßige Einweisung 19.45 Uhr.

Status: Keine Exsikkose, guter AZ, Puls 80/min., BD 110/80 mm Hg., Leber normal groß, eben tastbar, indolent.

Laborbefunde: Hb. 15,4 g%, Hämatokrit 47%, Leukozyten 5400, Neutrophile 87% (Stabk. 5,5%, Segm. 81,5%), Monozyten 3,5%, Lymphozyten 9,5%, BSR 3/6 mm, Harnstoff 19 mg%. Urin: spez. Gewicht 1028, Sed. o. B., E, Z, Azeton, Bilirubin, Urobilin, Urobilinogen: negativ: Na 146 mval,/l, K 4 mval/l, Cl 100 mval/l.

Leberfunktionsteste: Gesamteiweiß 8,2 g%, Serumbilirubin 0,46 mg%, Anstieg vom dritten Tage an auf 8,6 mg% kurz vor dem Exitus. Prothrombinkomplex nach Quick 71%. *Rasches Absinken auf 24% am zweiten Tag, 19% am vierten Tag, 6% am fünften Tag, zwischen 0 und 5% am Tage des Exitus* (Abb. 109). Gerinnungsphysiologisch waren *besonders die Faktoren V, VII, X und das Fibrinogen erniedrigt.* Alkalische Phosphatase 8,6 KAE, SGOT 24 E, SGPT 3 E. Anstieg der SGOT am vierten Tag mit Maximum von 1490 E am Tage vor dem Exitus. Anstieg der SGPT am dritten Tag mit Maximum von 1820 E am Tage vor dem Exitus. Blutammoniak 0,06 mg%, Anstieg am Tage vor dem Tode auf 0,30 mg%.

EKG: Sinustachykardie, T-Abflachung in allen Ableitungen, insbesondere links-präkordial. Tachykardieeffekt?

Verlauf: Die Brechdurchfälle hielten 36 Stunden an. Am vierten Tag trat ein deutlicher Ikterus auf, der bis zum Tage des Exitus (sechster Tag) an Intensität zunahm. Die Leber wurde etwas druckdolent, ihre Größe blieb unverändert. Am 15. 9. 63 zunehmende Tachykardie, deutliche Zeichen von Eiweißtranssudation aus den Gefäßen mit Ansteigen des Hämoglobins und des Hämatokrits bei gleichzeitigem Absinken des Gesamteiweißes (Hb. 15,4 g%, Hämatokrit 49%, Gesamteiweiß 5 g%). Es entwickelte sich ein Schockzustand und ein terminales Leberkoma. Exitus letalis 2.00 Uhr am 16. 9. 63.

Therapie

Bei Spitaleintritt spülten wir sofort den Magen, ohne jedoch Pilzreste zu finden. Anschließend Kaffee, Tierkohle und Rizinusöl durch die Magensonde. In der Folge täglich 2 bis 3 Liter intravenöse Infusionen von 1 Teil 5%-Lävulose und 1 Teil 0,9%-NaCl zusätzlich NaCl und KCl, je nach Elektrolytbedarf. Zur Infusion täglich *Konakion, Thioktidase, Lävocholin, Glutaminsäure* sowie 300 bis 400 mg *Prednison.* Am Tage vor dem Exitus wurde das Prednison durch Hydrokortison ersetzt. Außerdem täglich 250 bis 500 ml *Fibrinogen* intravenös. Die letzten zwei Tage *Neomycin* per os. *Am ersten und zweiten Tag je 50 ml Anti-Phalloidin-Serum s.c.* Der Schockzustand konnte weder durch Zufuhr von Plasma noch durch Stimulantien (*Noradrenalin®, Hypertensin®, Aramin®*) wesentlich beeinflußt werden.

Autopsie: Akute Leberdystrophie mit blutigem Darminhalt. Es fanden sich Blutungen subkutan, subpleural, subendokardial, subserös und retroperitoneal sowie in den Nierenbecken und im renalen Hilusfettgewebe. Histologische Untersuchung: schwere diffuse Leberzellnekrose mit relativ wenig neutrophiler Reaktion und Verfettung der Leberzellen, frische Blutungen des Myokards, schwere Verfettung der Myokardfasern. Pankreas: unauffällig. Niere: Verfettung der Haupt- und Mittelstücke, herdförmige Nekrosen der Nierentubuli. In den Tubuluslumina Proteinmassen (zum Teil mit beginnender Verkalkung). Milz: herdförmige Nekrosen, besonders in der roten Pulpa, aber hie und da auch in den Keimzentren der weißen Pulpa.

Epikrise: Fünf bis sechs Stunden nach Einnahme roher Amanita-phalloides-Pilze kam die 21jährige Patientin in die gastrointestinale Phase der Vergiftung. Durch sofortiges Zuführen von Flüssigkeit und Elektrolyten konnte eine Exsikkose sowie eine Störung des Elektrolythaushaltes vermieden werden. Die ersten Zeichen der Leberschädigung traten schon am zweiten Tage (Prothrombinkomplex) auf, nahmen kontinuierlich zu bis zum Exitus (Serumbilirubin, Transaminasen, Blutammoniak). Am sechsten Tag trat gleichzeitig mit beginnendem Leberkoma ein toxischer progressiver Schockzustand ein. Es handelte sich dabei um einen *hypovolämischen Schock* bei Eiweißtranssudation aus den Gefäßen Trotz Zufuhr von Plasma und Hypertensiva trat der Exitus ein. Die Autopsie ergab den Befund einer *akuten Leberdystrophie* mit terminaler allgemeiner *hämorrhagischer Diathese* und eine schwere Verfettung der Haupt- und Mittelstücke der Nierentubuli.

Prognose: Auf Grund der zahlreichen Vergiftungsfälle, die wir in dem sehr pilzreichen Herbst 1963 beobachteten und die in bezug auf Elektrolyt- und Blutwerte genau kontrolliert werden konnten (13), möchten wir vor allem auf folgende Momente hinweisen: *Die erste Phase* der Bluteindickung, der Hypochlorämie und Hypokaliämie kann bei frühzeitiger Einweisung und energischem Eingreifen heute meist beherrscht werden. Vom 3. Tage an *(zweite Phase)* weist vor allem ein starker Abfall des Prothrombins auf 10 bis evtl. 0% auf eine schlechte Prognose hin! Die Transaminasewerte sind prognostisch viel weniger wichtig, da sie bei den ganz schweren Fällen oft gar nicht Zeit haben, übermäßig anzusteigen. So starben Fälle mit nur 1200 SGPT, aber tiefen Prothrombinwerten, während Patienten mit einem Prothrombin von 20–30% trotz der auf 6000 E erhöhten SGPT ihre Vergiftung überstanden. Entscheidend ist immer die eingenommene Giftmenge, und mehrere gleichzeitig gegessene Knollenblätterpilze sind auch heute evtl. noch tödlich, wenn es nicht – wie es uns aufgrund der von uns bisher erzielten Resultate mit der *Frühbehandlung* (sofort nach Einsetzen der Durchfälle! oder in Verdachtsfällen schon früher) mittels *forcierter Diurese* oder *Peritonealdialyse* – gelingt, einen Großteil der Amanitatoxine zu eliminieren.

Differentialdiagnose: Das vorausgegangene Pilzgericht und die typische lange Latenzzeit erlauben im allgemeinen die richtige Diagnose. Auf Grund der Jahreszeit läßt sich gewöhnlich auch die Lorchelvergiftung (Frühjahr) ausschließen, da die Knollenblätterpilzvergiftungen in den Hochsommer und Herbst fallen (A. verna schon vom Juni an). Findet man den evtl. alleinstehenden Patienten bereits im Leberkoma, so kann die Diagnose sehr schwierig sein, dann muß man auch an die Möglichkeit einer anderen Vergiftung durch ein starkes Lebergift denken (Phosphor, Arsenik, Tetrachlorkohlenstoff, Filix mas usw.). Auch eine sich rasch entwickelnde akute gelbe Leberdystrophie als Folge einer Hepatitis epidemica muß dann in Betracht gezogen werden. Eine akute Gastroenteritis evtl. der Paratyphusgruppe kann anfänglich zu ganz analogen Symptomen führen. *Ein vorausgegangenes Pilzgericht mit langer Latenz wird im Zweifelsfall aber immer für das Vorliegen einer Vergiftung sprechen.*

Pathologische Anatomie: Die pathologisch-anatomische Untersuchung ergibt bei den Frühtodesfällen zur Hauptsache eine schwere toxische Verfettung der Leber, des Myokards und der Nieren. Je später der Tod eintritt, um so mehr steht eine sehr schwere Leberzellschädigung im Vordergrund mit beginnenden Nekrosen bis zum klinischen Bild der akuten gelben Leberdystrophie. Dazu kommt dann auch eine schwere Tubulonephrose und als Folge des Prothrombinmangels und der erniedrigten Kapillarresistenz evtl. eine ausgesprochene hämorrhagische Diathese. Im Gegensatz zum Phosphor beginnt hier die Verfettung *zentral* und die peripheren Teile der Leberzellbalken sind gewöhnlich noch erhalten (14).

Therapie

1. *Entleerung des Magen-Darmes:* Wenn das Erbrechen und die Durchfälle schon längere Zeit bestanden haben, so ist diese Maßnahme eher kontraindiziert. Die dann oft schwer kollabierten Patienten werden durch die Anstrengungen einer Magen-Darm-Spülung oder durch die zufolge Rizinus noch mehr gesteigerten Durchfälle nur noch mehr geschädigt. Erstes Gebot sind aber alle diese Maßnahmen (Magenspülung und sofort 2 mg Prostigmin s.c., ferner Rizinus) bei allen anderen mitgefährdeten Leuten, die vom gleichen Pilzgericht genossen hatten, wenn man bei einem der Beteiligten die ersten Erscheinungen der Vergiftung feststellt! Durch die oft um Stunden differierende Latenzzeit kann so evtl. das Auftreten einer Vergiftung überhaupt verhindert werden!

2. *Adsorbentien: Tierkohle:* Bei bereits voll entwickeltem Bild kann die Zufuhr der wichtigen Adsorbentien an dem heftigen Brechreiz scheitern. Wir haben in solchen Fällen versucht, die Tierkohle durch eine Nasensonde, die bis in den Magen eingeführt wird, zu verabreichen. Wenn auch gewöhnlich ein Teil wieder erbrochen wird, so ist doch anzunehmen, daß Reste der Kohle den Darmkanal passieren.

3. *Bekämpfung der starken Dehydratation und des Kochsalz- und Kaliumverlustes:* Siehe Spez. Kap. Seite 21 und 22. Die schweren Fälle benötigen zum Wiederausgleich ihrer Wasser- und Kochsalzbilanz ganz enorme Mengen.

4. *Forcierte Diurese oder frühzeitige Peritonealdialyse:* Sollte bei den *Frühfällen* und *Verdachtsfällen* prophylaktisch durchgeführt werden, d.h. sobald Durchfälle auftreten oder auch dann, wenn berechtigter Verdacht besteht, daß Amanita eingenommen wurde. Die *Toxine sind dialysierbar!* In den meisten Fällen genügt wahrscheinlich die *forcierte Diurese*, die *Peritonealdialyse* ist im Hinblick auf einen evtl. späteren Prothrombinabfall nicht ungefährlich. Die *Hämodialyse* ist zufolge des evtl. Kollapses eher zu

vermeiden. Wir haben diese Maßnahme seit dem Herbst 1966 konsequent durchgeführt und seither keinen Fall mehr verloren. Bedingung ist natürlich die Mitarbeit der Ärzteschaft, d. h. die **Früheinweisung aller Verdachtsfälle auf die Intensivstation.**
Durchführung wie bei der Schlafmittelvergiftung, s. S. 340, doch bedarf der Patient hier durch den enormen Flüssigkeitsverlust *viel größerer Infusions- und Substitutionsmengen von H_2O, NaCl und Kalium.* Prinzip zuerst, sofern nötig, den Flüssigkeitsverlust plus Plasma und den Elektrolytverlust (NaCl und Kalium) einigermaßen ausgleichen in 1–2 Stunden. Nachher 500 ml *Mannitol* 20%ige Lösung plus 4 Ampullen *Lasix*® ohne Trispuffer i.v. (Näheres s. S. 340). Wesentlich ist es, eine Diurese von minimal 6–8 Litern in den ersten 12–16 Stunden zu erreichen. Ferner eine fortlaufende genaue Überwachung von *Hämatokrit, Gesamteiweiß, K, Na, Cl,* Blutdruck und EKG (*Hypokaliämiezeichen* hier evtl. früher als im Serum!) und evtl. des *Blutvolumens* (Isotopenmethode). Die Patienten benötigen bei starken Durchfällen viel größere Mengen als andere Vergiftungen. Um eine Überlastung des Herzens zu vermeiden, empfiehlt es sich, in den ersten 24 Stunden zusätzlich noch 2 Liter isotonische NaCl-Lösung plus *Hyaluronidase subkutan* zu verabreichen.

5. *Zuckerzufuhr:* Diese scheint sehr wesentlich zu sein, vor allem in Form von *Lävulose* (täglich 1000 ml, 10%), wie auch bei anderen Leberschädigungen. Außerdem kommt es hier zu einer *Hypoglykämie.* Experimentell überstehen Alloxandiabetische Kaninchen mit ihrer Hyperglykämie die für die Kontrollen tödliche Vergiftung (12).

6. *Schocktherapie:* Siehe Schock-Kapitel, S. 15. Typisch für die 2. Phase ist der *hypovolämische* Schock. Sehr wichtig ist die genaue Überwachung des Hämatokrits, Serumeiweißes, der Elektrolyte und des *Zentralvenendruckes* (besser durch Jugularis- oder Cephalica-Katheter! da hämorrhagische Diathese).

7. *Beruhigungsmittel:* Gegen die oft starken Schmerzen und das Angstgefühl der Patienten *Diazepam (Valium®)* 10–20 mg oder Phenobarbital 0,1 bis 0,2 (für die Leber harmlos), *kein Chlorpromazinum und keine Opiate* wegen der Leberschädigung.

8. *Neutralisierung des Toxins:* Wir besitzen heute noch keine absolut sicher wirkenden Mittel. Das „antitoxische Serum" (Dujarric de la Riviere 14a) vom „*Pasteurinstitut*" in *Paris* versagt im Tierversuch völlig (eigene Versuche an Meerschweinchen; siehe ferner (15) an Mäusen). Ferner fehlte bei mit Tritium markiertem Phalloidin im menschlichen Serum eine Antigen-Antikörper Reaktion (15).

9. *Leberschutztherapie:* Die wichtigsten Maßnahmen für alle schweren Leberschädigungen sind heute die folgenden:

a) *Hydrocortison:* In schweren Fällen anfänglich täglich 300 mg und erst bei Besserung Übergang auf *Prednisolon* oder andere Derivate, da die schwer geschädigten Leberzellen diese nicht mehr in das aktive Hydrocortison umwandeln können. Zufolge der *kurzen Halbwertzeit* muß die *Verabreichung kontinuierlich* (Tropfinfusion) erfolgen.

b) *Genügende Zufuhr von Lävulose,* siehe oben. (Cholin und Arginin sind heute nicht mehr indiziert, Thioctidase hatte in unseren schweren Fällen gar keine Wirkung, siehe z. B. den trotzdem letal verlaufenen Fall (Abb. 109)).

c) *Neomycin:* Täglich 6 g p.o. zur Hemmung der Ammoniakproduktion im Darm durch Sterilisation des Darminhaltes, womit die gefährliche Ammoniakvergiftung verhindert wird.

d) *Vitamin K_1* und *Fibrinogen:* Täglich 1–2 Amp. *Konakion*® à 10 mg i.v. zur Bekämpfung der Hypoprothrombinämie. Auch 100 mg erwiesen sich bei deletären Fällen als wirkungslos. Ein Abfall des Prothrombins (vor allem Fakt. VII, X) auf 10–0% weist auf eine sehr schlechte Prognose hin. In den schweren Fällen zusätzlich 4–6 *Fibrinogen*-Ampullen (z. B. vom Blutspendedienst des Schweiz. Roten Kreuzes, Bern).

e) Vitamin-B-Mischpräparat, z. B. *Becozym*®: täglich 2–3 Amp. i.v.

f) *Diät:* Anfänglich nur etwas mit Traubenzucker gesüßten Tee. Wenn das Brechen sistiert, allmählicher Übergang auf eine *kohlenhydratreiche aber noch eiweißarme* (Gefahr der Ammoniakintoxikation!), *fettfreie Diät.* Wenn der Appetit sich wieder einstellt und die Leberfunktionen (Bilirubin, Transaminase, Serumeisen, Phosphatase) sich wieder bessern, *allmählicher Übergang auf eine eiweißreiche, fettarme Diät* (reichlich Eiweiß, Quark, entfettetes Milchpulver, grilliertes Fleisch, als Fett nur 20–30 g frische Butter). Wenn der Patient sich erholt hat, so sei man mit der Diät noch längere Zeit sehr vorsichtig.

g) *Verboten sind bei allen schweren Leberschäden:* Alkohol; Ammoniumchlorid und Acetazolamid = *Diamox*® (Gefahr der Ammoniakvergiftung!). Vorsicht mit Barbituraten (Phenobarbital erlaubt, da von der Leber nicht abgebaut), keine i.v. Narkosen! Vermeiden von chloriertem Kohlenwasserstoff (2-bromo, 2-chloro-1,1,1-trifluoräthan) *(Halothan®)*.

10. *Behandlung der tubulären Nephrose:* siehe S. 242 bei Tetrachlorkohlenstoff.

Lorchelvergiftung (Helvella esculenta)

Die Vergiftung durch die Frühjahrslorchel spielt bei uns in der Schweiz eine untergeordnete Rolle, da dieser Pilz im Gegensatz zu Norddeutschland bei uns relativ selten vorkommt. Der einzige bisher beobachtete Fall in der Schweiz war nach THELLUNG (1941) eine Familienvergiftung im Toggenburg (16). Eine weitere typische Vergiftung von 4 Personen konnte ich 1950 im Militärdienst im Entlebuch beobachten (s. unten).
Die Giftigkeit der Lorchel variiert sehr nach Alter, Bodenbeschaffenheit und nach der individuellen, sehr verschiedenen Empfindlichkeit. Das für den Menschen evtl. sehr gefährliche *Gyromitrin* wurde erstmals von LIST und LUFT, (17) 1968 isoliert und synthetisiert, es handelt sich um das *N-Methyl-N-formylhydrazin*. Diese Giftstoffe werden durch Trocknen der Pilze zerstört. Beim Kochen gehen sie in das Kochwasser über, so daß mindestens während 3 Minuten abgekochte Lorcheln nach sorgfältigem Entfernen des Kochwassers ungefährlich sind. Auf keinen Fall sollen aber Lorcheln roh als Salat oder ohne Entfernen des Kochwassers genossen werden! LESCHKE (18) empfiehlt, die Pilze zur Sicherheit noch ein zweites Mal in frischem Wasser aufzukochen und auch dieses Kochwasser wegzuschütten. Zu warnen ist nach STAHR u. a. (19) vor dem wiederholten, kurz hintereinander erfolgenden Genuß von Lorcheln, da sich so auch kleine aufgenommene Giftmengen evtl. zu einer gefährlichen Dosis summieren können. Ungeklärt ist aber bis heute die Tatsache, daß zahlreiche Leute Lorcheln auch roh ohne Schaden genießen können, während andere tödlich erkranken.

Vergiftungsbild

Das Vergiftungsbild ist der ausführlich beschriebenen Knollenblätterpilzvergiftung sehr ähnlich, so daß wir uns auf eine Charakteristik der Hauptsymptome beschränken. Auch hier ist der späte Beginn der Vergiftungserscheinungen nach erst *5–8, selten bis zu 24 Stunden* typisch. Dann entwickelt sich eine *schwere Gastroenteritis* mit Erbrechen und Durchfällen. In leichten Fällen bleibt es nur bei diesen Erscheinungen und einem evtl. hinzutretenden leichten Ikterus. In schweren Fällen kommt es, wie bei der Knollenblätterpilzvergiftung dann vom 2.–3. Tage an zum Auftreten einer schweren *Leberschädigung* mit Ikterus und evtl. Übergang in eine akute gelbe Leberdystrophie mit typischem *Coma hepaticum* und terminalen Krämpfen und Lähmungen. Der Tod kann wie bei der Knollenblätterpilzvergiftung sowohl im ersten Stadium als Folge der starken Exsikkose mit Vasomotorenkollaps oder in der zweiten Phase an den Folgen der Leberschädigung eintreten.

Nachfolgend sei zur Illustration, und da es sich unseres Wissens erst um die zweite Vergiftung mit Lorcheln in der Schweiz handelt, die von mir im Militärdienst beobachtete Vergiftungsepisode geschildert:

Am 19. 4. 50 aßen drei Offiziere und ein Feldwebel selbstgesammelte, nicht abgekochte, sondern nur in Butter gedämpfte Morcheln. Darunter müssen sich auch einige Lorcheln befunden haben; denn ich konnte nachher selbst an der Sammelstelle mehrere typische Lorcheln finden. Die Pilze waren in der Umgebung (Entlebuch, Kt. Luzern, Schweiz) am gleichen Tage gesammelt und zubereitet worden. Anschließend an diesen Schmaus fand eine strengere Nachtübung im Gelände statt, und auch die Nachtruhe nach der Übung verlief ungestört. Am Morgen, ca. 8–12 Stunden nach der Einnahme des Pilzgerichtes erwachten alle drei Offiziere und der Feldwebel mit starkem Schweiß, Übelkeitsgefühlen, Brechreiz und wiederholtem Erbrechen und starkem Schwindel, verbunden mit einem Gefühl schwerer Abgeschlagenheit. Beim Aufstehen starke Ataxie, sie mußten sich an der Wand und den Möbeln halten, Flimmern vor den Augen und Doppelsehen. Dazu gesellte sich bei allen Vergifteten ein beklemmendes stechendes Gefühl auf der Brust. Bei sämtlichen Personen traten schwere wässerige Durchfälle auf, ebenso bei 3 Unteroffizieren, die nur je einen Löffel des Gerichtes gekostet hatten.

Befund: Bei der Untersuchung fiel die auffallend fahle Blässe aller Vergifteten auf, ferner die verlangsamte und unbeholfene Sprechart mit Dysarthrie wie bei einer multiplen Sklerose. Gehen ist nur mit Unterstützung und starkem Schwanken möglich. Pupillen eher weit, deutliche Anisokorie, leichter Nystagmus beim Blick nach oben und seitwärts, geringe Koordinationsstörungen der Augenbewegungen. Sehnen- und Periostreflexe leicht gesteigert. Deutlicher feinschlägiger Tremor der Hände. Deutliche Ataxie, Romberg +++, Finger-Nase-Versuch ++, Beschreiben eines Kreises mit der Fußspitze unmöglich. Puls bradykard 50–60, dünn und fadenförmig mit deutlichem Aussetzen einzelner Schläge nach 3–4 Schlägen, wahrscheinlich im Sinne einer Wenckebachschen Periodik. Bauch nicht druckempfindlich. Skleren nicht ikterisch. Urin hellgelb, Eiweiß negativ.

Die Vergiftungserscheinungen gingen im Verlaufe

462 Ergotamin

von 24 bis 48 Stunden langsam zurück; der am schwersten erkrankte Feldwebel mußte in Spitalbehandlung (Dr. Pulver, Luzern) evakuiert werden, wo noch während 2 Tagen eine Bradykardie von 48 bestehen blieb. Das EKG dieses Patienten zeigte aber bei der Spitaleinlieferung keine pathologischen Erscheinungen mehr. Toxische Lebererscheinungen traten außer einem leichten Subikterus bei einem der Fälle sonst keine auf. Für mehrere Tage blieb aber eine auffallende Müdigkeit und Neigung zu Schweißausbrüchen bei den kleinsten Anstrengungen zurück.

Therapie

Die Behandlung ist die gleiche wie für die Knollenblätterpilzvergiftung.

Cortinarius orellanus: Schleierlings-Pilz kommt in Polen, Rußland, Ostdeutschland und vielleicht auch noch in andern Ländern Europas vor. Er galt bis 1962 als eßbar, dann kamen aus Polen die ersten Berichte über *akute Nephrosen,* die sich erst 14 Tage nach dem Genuß einstellten (Editorial Lancet 1962/II, 920). Siehe ferner GRZYMALA (20). Ihm gelang es, aus dem Pilz das Toxin *Orellanin* zu isolieren. Typisch ist die *Latenzzeit* von bis zu *14 Tagen,* und ein zunehmender *Durst,* ferner Albuminurie und schließlich *Oligurie.* Die letal verlaufenden Fälle starben nach einer Krankheitsdauer von 2–3 Wochen an Urämie. Die Erholung der leichteren Fälle benötigte mehrere Wochen.

Therapie: Wie bei der akuten Niereninsuffizienz anderer Genese.

Literatur

1 RAMSBOTTOM, J.: ,,Mushrooms and Toadstools", London (1959) 38
2 BUCK, R.W.: New Engl. J. Med. 265 (1961) 681
2a REUTER zit. nach LANDIS, J.: Praxis (1942) No 31
3 WASICKY, Wien. klin. Wschr. 50 (1937) 22
4 HABERSAAT: Schweiz. Pilzbuch, Hallwag, Bern; Schweiz. Z. Pilzkd. 1935, No. 2, 6
5 THELLUNG: a) Schweiz. Z. Pilzkd. 1935, 71; b) Schweiz. Z. Pilzkd. 1936, 17
6 ROCH, M.: a) Schweiz. med. Wschr. 66 (1936) 1025; b) Pilztafeln der wichtigsten Giftpilze, hrsg. von ,,Hoffmann-La Roche", Basel 1943; c) Ärztl. Monatshefte 5 (1949) 57
7 ALDER, E.E.: Dtsch. med. Wschr. 85 (1960) 1121
8 WICKI: Bull. Soc. mycol. de Genève 9 (1925) 8
9 BRAUCH, F.: Dtsch. med. Wschr. 75 (1950) 152
10 WIELAND, I., O.WIELAND: Pharmacol. Rev. 11 (1959) 87
10a FRIMMER, M.: Sandorama (1970) VI, 21
11 SCHWIETZER, C.H.: Münchner med. Wschr. 112 (1970) 1085
12 BINET, L., M.LEBLANC: Presse Med. 66 (1958) 1414
13 JUBIN, E., S.MOESCHLIN: Praxis 53 (1964) 1502
14 RASZEJA, ST.: Dtsch. Z. gerichtl. Med. 50 (1960) 417
14a DUJARRIC DE LA RIVIÈRE, R.: Le poison des amanites mortelles, Paris 1933
15 MATSCHINSKY, F.: Klin. Wschr. 40 (1962) 158
16 THELLUNG: persönl. Mitteilung
17 LIST, P.H., P.LUFT: Arch. Pharm. 301 (1968) 294
18 LESCHKE, E.: Die wichtigsten Vergiftungen. Lehmann, München (1933) 263, 266
19 STAHR: Dtsch. Z. Pilzkd. (1936) 44
20 GRZYMALA, S.: Bull. Méd. Lég. Toxicol. méd. 8 (1965) 60
21 *Gute Pilzführer:* HAAS, H.: Pilze Mitteleuropas. Kosmos, Stuttgart 9. Aufl. (1964). HENNIG, B.: Taschenbuch für Pilzfreunde. G.Fischer, Jena (1964)

Mutterkorn (secale cornutum)

Die im Mittelalter sehr häufige Vergiftung ist durch die Bekämpfung des Roggenpilzes eine große Seltenheit geworden, und auch medizinale Vergiftungen gehören heute, wo weitgehend ungiftige Präparate (*Hydergin®, Dihydroergotamin* usw.) zur Verfügung stehen, zur Seltenheit. Die früheren Vergiftungen durch Roggenmehl waren auf die in diesem vorhandenen, von dem schwarzen Pilz *Claviceps purpurea* befallenen Roggenkörner zurückzuführen. Die verschiedenen Sekale-Gifte sind vor allem von STOLL (1) näher untersucht worden, die wasserunlöslichen *Ergotoxin* und *Ergotamin* und das wasserlösliche *Ergometrin.* Diese Akaloide zerfallen ziemlich leicht, wodurch das mit den Pilzen verunreinigte Mehl seine Gefährlichkeit gegen das Frühjahr allmählich verliert.

Giftigkeit und Giftwirkung: Die Giftwirkung beruht vor allem auf einer Steigerung des Tonus der glatten Muskulatur und der lähmenden Wirkung auf den Sympathikus, doch ist die Wirkung durch die Kombination der zum Teil verschieden wirkenden einzelnen Komponenten eine sehr komplizierte. 5–10 g der frischen Substanz können tödlich wirken.

Nachweis: siehe die komplizierte elektrophotometrische Methode von KOPET, J.C., J.M.DILL: J. Amer pharm. Ass. 31 (1942) 109.

Akute Vergiftung

Bei Einnahme großer Mengen kommt es zu Erbrechen und brennenden Schmerzen im Abdomen, Durchfällen, starkem Durst, Ameisenlaufen in den Extremitäten, kalter Haut, Schwindel, weiten Pupillen und zu einem raschen schlecht gefüllten Puls. Evtl. treten Uterusblutungen auf, oder es kommt zu Anurie, Angstgefühl und Koma. Der Tod kann durch Atem- oder Herzlähmung eintreten.

Akute Vergiftung bei besonderer Überempfindlichkeit

Bei gewissen überempfindlichen Personen kann namentlich bei beginnender Gefäßsklerose schon durch eine einzige Ampulle infolge des ausgelösten Gefäßspasmus eine Gangrän auftreten. So sahen wir bei einem 60j. Manne, der wegen eines Herpes Zoster $^1/_2$ mg *Gynergen*® i.m. injiziert erhielt, nach 5 Minuten eine sehr schmerzhafte Ischämie mit nachfolgender, bis auf den Knochen reichender völliger *Nekrose der ganzen rechten Kopfschwarte!*

Zu warnen ist auch vor der Verabreichung von *Gynergen*® bei Patienten mit Koronargefäßstörungen; so sahen wir durch die i.m. Injektion von $^1/_2$ mg einen wahrscheinlich dadurch ausgelösten *Herzinfarkt*.

Chronische Vergiftung

Die meisten medizinisch ausgelösten Vergiftungen sind durch eine allzu lange fortgesetzte Medikation mit Mutterkornalkaloiden oder durch die Verwendung der Droge in abortiver Absicht zustande gekommen.

Bei der Einnahme von kleineren Mengen über eine größere Zeitspanne tritt mehr die *konvulsive Form*, bei größeren Mengen die *gangränöse Form* in Erscheinung (2). Die ersten Vergiftungserscheinungen sind bei beiden Formen Übelkeit, Würgen und Erbrechen, starke Kopfschmerzen und Parästhesien in Form von „*Ameisenlaufen*" und Taubheitsgefühl.

Bei der *konvulsiven Form* treten sehr schmerzhafte schwere Krämpfe und Kontrakturen der Flexoren mit Parästhesien auf, die mehrere Wochen anhalten können. Als Dauerfolge bleiben in solchen Fällen eventuell *schwere zentralnervöse Störungen*, wie Hemiplegien, Dauerkontrakturen und Degenerationen der Hinterstränge usw. zurück. Daneben kommt es zu schweren *intellektuellen und psychischen Veränderungen*. Auch eigentliche Ergotamin-Psychosen mit Stupor und depressiver Grundstimmung werden beobachtet. Bei Schwangerschaften wird durch Uteruskontraktionen der Abort eingeleitet.

Die gangränöse Form ist durch das Auftreten sehr schmerzhafter arterieller Durchblutungsstörungen der Extremitäten gekennzeichnet, die schließlich zu einer typischen Gangrän der befallenen Teile führt, wie in dem folgenden tragischen Falle:

L.M.H. 1920, Hausfrau. KG 54731/281. 7.3.–13.3.71 und 55613/484. 23.4.–24.4.71.

Pat. ist als schwerste *Toxomane* seit vielen Jahren bekannt. Die 51jährige Pat. leidet seit 1 Jahr an einer *Claudicatio intermittens* in beiden Unterschenkeln. Seit anfangs März 71 traten auch heftigste Ruheschmerzen in beiden Unterschenkeln auf und langsam auch eine zunehmende livide Verfärbung und zunehmende Parästhesien. Pat. nahm wegen einer *Migräne* neben Phenacetinpräparaten dauernd hohe Dosen von *ergotaminhaltigen Medikamenten*. Eine gleichzeitige Hypotonie wurde seit Monaten mit bis zu täglich 10 Tabletten *Novadral*® behandelt. Die genaue Dosis der eingenommenen Ergotamin-Präparate ist schwierig zu ermitteln. Sie nahm aber täglich manchmal bis zu 6–8mal solche Mittel ein. Infolge starker Schmerzen erhielt sie vom Hausarzt am Einweisungstag *Methaqualone,* das sie irrtümlich als ein Schmerzmittel statt Beruhigungsmittel auffaßte und davon 7 Tabletten einnahm. Damit fiel natürlich der Blutdruck noch viel stärker ab, war bei der Einweisung überhaupt nicht mehr meßbar, weder in den Armen noch in den Beinarterien. Wahrscheinlich kam es dadurch zu einer noch verschlechterten Durchblutung und zum Auftreten einer *akuten Gangrän beider Unterschenkel*.

Befund beim Eintritt: Puls 94/Min., regelmäßig. Temperatur 37,6°, Respiration 18, RR beidseits nicht meßbar. Unterschenkel bis auf die Kniehöhle kalt, fleckig-livide verfärbt. Äußerst berührungsschmerzhaft und ohne Spontanmotilität der Fußgelenke. Der Femoralispuls ist beidseits gut zu palpieren, der *Popliteal- und Fußpuls* fehlt vollkommen. Übrige Befunde ohne Besonderheiten.

Laborbefunde: SR 55/89 mm. Hb 14,1 g%, Hämatokrit 45%, Lc 14300 ohne toxische Granula, GOT 101 E, GPT 16 E, CPK 53 E. Kälte-Agglutinationen 1:2, Sia-Test schwach positiv, LDH 744.

Therapie und Verlauf: Schockbehandlung bringt keine Besserung. Dagegen erholt sich die Nierenfunktion und die Urinausscheidung kommt wieder in Gang. Die Blutdruckwerte steigen unter relativ hohen Dosen von *Aramine*®, *Arterenol*® etc. dann allmählich auf 130/80 mm Hg. Die sehr starken Unterschenkelschmerzen sprechen praktisch auf die Schmerzmittel nicht mehr an. Intraarterielle Injektionen von verschiedenen gefäßerweiternden Mitteln bringen keine Besserung. Es bildet sich eine symmetrische Demarkation gut handbreit oberhalb der Knöchel, und die Patientin wird am 13.3. zur *hohen Unterschenkelamputation* beidseits auf die Chirurgische Klinik verlegt. Unkomplizierter Heilungsverlauf.

Diagnose: Beidseitige Gangrän der Unterschenkel durch hochgradigen Ergotaminismus und einer infolge Sedativaüberdosierung ausgelösten schweren Hypotonie.

Für eine eingehendere Schilderung des ganzen Krankheitsbildes sei auf die Darstellung von CHASANOW (3) verwiesen.

Gynergensucht

Bei Patienten, die sich zum Beispiel bei Migräne oder Herpes zoster immer wieder *Gynergen®* spritzen, kann es zu einer eigentlichen Sucht kommen. Eine meiner Patientinnen kam so allmählich auf 12–15 Ampullen täglich, eine andere auf 8 bis 10 Amp. Schwere Nebenerscheinungen traten dabei interessanterweise nicht auf, doch kann es bei der Entziehung zu schweren Abstinenzerscheinungen kommen, wie: Hypotonie, Anschwellen des Gesichtes und Tremor, die auf eine erneute Gynergengabe verschwinden (4).

Entwöhnung: Langsamer Abbau und Verabreichung von *Chlorpromazinum* 2–3mal täglich 50 mg plus *Antihistaminika*.

Therapie

1. *Bei akuten Vergiftungen:* „Antidotum universale" (5–6 gehäufte Teelöffel), dann Magenspülung mit Tierkohle, Verabreichung von Natriumsulfat (25 g).
2. *Sauerstoff*, evtl. bei drohender Atemlähmung Intubation und künstliche Beatmung.
3. *Bei Auftreten von Gefäßstörungen:*

  a) *Gefäßerweiternde Mittel:* Bei der akut auftretenden Überempfindlichkeit sofortige Verabreichung von *Amylnitrit*. Bei mehr chronischen Fällen *Dibenzazepin* (*Ilidar®* „Roche") 3mal täglich je 0,05–0,075 g p.o. und tägliche Infusionen mit 50 mg auf 250 ml dazu noch *Aminophyllin* 0,5 g und *Eupaverin®* 0,15 g i.v.
  b) *Wärmezufuhr* in Form von Heizbogen usw.
  c) *Gefäßmassage:* Auch hier sollte die bei anderen Gefäßdurchblutungsstörungen sehr bewährte Behandlung (tgl. 1–2 Sitzungen von 20–30 Min. Dauer) mit der aktiven mechanischen Gefäßmassage durch die hierfür speziell konstruierten Apparate: „Synkardon" oder „Vasotron" versucht werden.
  d) *Abschirmung von bakteriellen Infekten:* Bei beginnender Gangrän täglich 5 Mio. E Penizillin i.m. plus 1 g Streptothenat.
4. *Bei Auftreten von Krämpfen:* Sedativa wie *Chlorpromazin* um 25 mg pro dosi; *Phenobarbitalum* 0,2 g i.m.; *Chloralhydratum* 2 g rektal. In schweren Fällen evtl. i.v. *Pentothal Sodium®* („Abbott) 0,05 bis 0,2 g.

Methysergid (Deseril®): Ein Serotoninantagonist (Methyl-Lysergsäure-butanol-amid) wird zur Therapie der vaskulären Migräne mit gutem Erfolg verwendet. Er sollte nie dauernd, sondern intermittierend verwendet werden, weil eine chronische Anwendung zu einer sich ganz langsam entwickelnden *retroperitonealen Fibrose* mit allmählicher Einklammerung der Ureteren führen kann (5). Seit 1948 wurden über 100 Fälle mitgeteilt. Das Syndrom beginnt 6 Monate bis 5 Jahre nach Beginn der Therapie und tritt bei *weniger als 1%* der Behandelten auf. Es ist in der Regel mit dem *Absetzen des Medikamentes reversibel*.

Folgende *Symptome* sind charakteristisch:

1. *Segmentale Einengung des Ureters* in der Regel auf Höhe L III–S I.
2. Stauung proximal der Stenose.
3. Dilatation des proximalen Ureters und des Nierenbeckens.
4. Fakultative Verlagerung des stenotischen Segmentes nach medial.
5. In seltenen Fällen kommt es auch zu einer *Pulmonalfibrose* (pleuropulmonal) z. T. mit Fieber, Thoraxschmerzen, Pleuraexsudationen (6). Seltener zu systolischen oder diastolischen *Herzgeräuschen* oder zu einseitiger *Stauung im Bereich der Vena iliaca* (7), und Kompression der *Aorta* oder *A. iliaca* (8). Vereinzelte Stellen zeigen auch pulmonale Knoten im hinteren Thoraxbereich. *Histologisch* handelt es sich um ein entzündliches fibröses Gewebe.

Therapie und Prophylaxe: Bei chronischer Anwendung jährliche i.v. Pyelographie und Thoraxaufnahme. Bei Auftreten einer medialen Verlagerung der Ureteren Absetzen und *Cortisontherapie*.

Lysergsäure-diäthylamid (LSD) siehe bei den Halluzinogenen (S. 385).

„**Brotvergiftung**,,**:** Bei der *Brotvergiftung* (August 1951) in *Pont St. Esprit* (Frankreich) hat es sich, nach der ganzen Schilderung der Vergiftungssymptome (9), nicht um eine Ergotaminvergiftung gehandelt. Im Vordergrunde standen bei dieser akuten Brotvergiftung durch die einmalige Einnahme in der ersten Phase (2.–5. Tag) vegetative Störungen mit Durchfällen, Hypotonie, Hypothermie, Mydriasis, Schluckbeschwerden und brennenden Sensationen im Magen-Darm-Kanal. Es folgte dann, nach einer vorübergehenden leichten Besserung (5.–7. Tag) eine dritte Phase vorwiegend psychischer Störungen und mit in einem sehr hohen Prozentsatz auftretenden *Psychosen*. Charakteristisch war hierbei das bei der Mehrzahl der Patienten beobachtete Feuergefühl. Wahrscheinlich hat es sich hier um ein noch unbekanntes Gift aus der Alkaloidreihe gehandelt. Die psychischen Veränderungen erinnern an die Vergiftungserscheinungen durch die *Lysergsäure* (10), nur klingen dort die Vergiftungssymptome sehr rasch ab, während sie hier Wochen und Monate bestehenblieben. Chemisch konnten keine Mutterkornalkaloide gefunden werden, sofern man überhaupt Material von der giftigen Mehl- und Brotfraktion zur Untersuchung erhielt (10). Gegen eine Ergotaminvergiftung spricht nach unserer Auffassung die ausgesprochen akute Vergiftung bei nur einmaliger Einnahme von sehr kleinen Mengen (1 Scheibe Brot in gewissen Fällen), ferner die schwere Mydriasis und die Seltenheit (2 Fälle) der beobachteten Zehengangrän. Ursächlich muß man aber auch an giftige Eiweißprodukte (z. B. das Methionin) durch die Behandlung des Mehls mit Stickstofftrichlorid (zum Bleichen) denken.

Literatur

1 STOLL, A.: Experimentia 1 (1945) 250 und Helv. chim. Acta 29 (1946) 1283
2 LESCHKE, E.: Die wichtigsten Vergiftungen. Lehmann, München (1933) 253
3 CHASANOW, M.: Nervenarzt, 4 (1931) 694
4 LUTTEROTTI, A.: Praxis 46 (1957) 389
5 ELKIND, A. E. U. MITARB.: J. Amer. med. Ass. 206 (1968) 1041
6 GRAHAM, J. R.: Amer. J. med. Sci. 254 (1967) 1
7 FARREL, W. J.: J. Amer. med. Ass. 207 (1969) 1909
8 CONLEY, J. E. U. MITARB.: J. Amer. med. Ass. 198 (1966) 808
9 STOLL, A., A. HOFMANN: Helv. Chim. Acta 26 (1943) 944
10 HOFFMANN, A., A. STOLL: Schweiz. Arch. Neurol. Psychiat. 60 (1947) 1

Vergiftungen durch andere Nahrungsmittel

Lathyrismus

Der Lathyrismus ist eine seltene Erkrankung, die epidemieartig, namentlich in Zeiten von Hungersnöten, wenn die Bevölkerung in gewissen Landesgegenden sich fast ausschließlich durch Leguminosen ernährt, auftritt. Es sind dies vor allem *Lathyrus satirus, L. cicer, L. hisentus, L. tuberosus, L. palustris, L. odoratus, L. epheca.*

Toxine: Es handelt sich um Verwandte des *Proprionitrils*. Zur Vergiftung kommt es nur, wenn in Zeiten von Hungersnöten Mehl aus diesen Platterbsen während ca. 6 Monaten eingenommen wird, und daraus bis zu 40% der Gesamternährung bestritten wird.

Vergiftungsbild

Die Erkrankung beginnt (1) mit Parästhesien der unteren Extremitäten und Wadenkrämpfen, die das Gehen stark behindern, dann kommt es zu Tremor und zu einer spastischen Lähmung der unteren Extremitäten bei erhaltener Sensibilität. Typisch ist die sehr geringe Tendenz zur Besserung auch bei längerer Behandlung. Häufig sind auch Blasen-, Mastdarm- und Potenzstörungen. NEUGEBAUER (2) sah auch dauernde zerebrale Schädigungen.

Therapie: ist bis jetzt wenig aussichtsreich, siehe Triorthokresylphosphat.

Eupatorium urticaefolium (Tremeton): Das Tremeton aus den Pflanzen wird in der Milch ausgeschieden (USA, Mittelwesten, St. Louis, und Südstaaten), so daß es zu einer „*Milchvergiftung*" kommt (3). Diese äußert sich in einer schweren Ketose und *Azidose* mit positivem Azeton, so daß oft fälschlich an einen Diabetes oder eine Salizylvergiftung gedacht wird. Die Patienten benötigen eine *hochdosierte Alkalitherapie*. Die Vergiftung kann sonst letal verlaufen. In Europa kommt diese Pflanze nicht vor.

Literatur

1 PEDRO-PONS, A., P. FARRERAS VALENTI, J. SUROS FORNS: Tratado de Patologia y Clinica Medicas, Tom VI, S. 905 (Edit. Salvat, Barcelona 1950)
2 NEUGEBAUER, W.: Arch. Tox. 19 (1961) 215
3 HARTMANN, A. F. U. MITARB.: J. Amer. med. Ass. 185 (1963) 706

Favismus (Vicia fava)

Die Erkrankung kommt vor allem in Süditalien, Sizilien, Sardinien und Ägypten vor. Vereinzelte Fälle wurden in Frankreich durch das aus diesen Bohnen gewonnene Bohnenmehl beobachtet (1), ferner durch *grüne Erbsen* (2). Trotz des ausgedehnten Anbaus der *Vicia fava* in andern Ländern (USA, Südamerika) kommt die Erkrankung dort praktisch nicht vor, da auch hier das Fehlen eines gewissen Enzymsystems, d. h. der Glukose-6-Phosphat-Dehydrogenase, wie z. B. bei der *Anaemia haemolytica* durch *Primaquine* (siehe dort), für die Erkrankung verantwortlich ist (3), was auch die hereditäre Komponente erklärt.

Beim Favismus kommt es durch Blütenstaub oder häufiger durch Genuß vor allem der frischen Bohnen (*Vicia fava* = Saubohne) selbst, zum Vollbilde einer erworbenen akuten hämolytischen Anämie mit plötzlichem schwerem Krankheitsgefühl und Fieber bis zu 39°, Hämoglobinurie, Anämie, Retikulozytenanstieg, Ikterus, Milz- und Leberschwellung. MARCOLONGO (4) und seine Mitarbeiter haben gezeigt, daß sich in der ersten Woche der Erkrankung im Serum dieser Patienten vor allem *inkomplette Antikörper* vom Wärmetypus und viel weniger häufig auch *komplette Antikörper* vom Typus der Kälteagglutinine und nur sehr selten vom Wärmetypus nachweisen lassen. Der *direkte und indirekte Coombs-Test* fällt deshalb in der ersten Woche in der Regel positiv aus. Neben leichteren Fällen wurden auch perakute, tödliche Fälle durch Anurie infolge der massiven Hämaturie beobachtet (5). *Für das Zustandekommen der Erkrankung sind also zwei Faktoren nötig, Mangel an G-6-PD und erworbene Sensibilisierung.* Dies wird durch experimentelle Arbeiten belegt (6).

Therapie

1. *Prednison:* Vermag vielleicht die Hämolyse, d. h. die Zerstörung der Erythrozyten, abzubremsen. *Dosierung:* 1. bis 2. Tag: 1 mg/kg Körpergewicht und dann allmähliche Reduktion.
2. Bluttransfusionen, kleine wiederholte, mit gewaschenen Erythrozyten wirken lebensrettend.
3. Cave weiterer Bohnengenuß oder Arbeiten in blühenden Bohnenfeldern.

Literatur

1 BRULÉ, M., M. PESTEL: Bull. Mém. Soc. méd. Hôp. Paris, 19. Febr. 1943
2 HEILMEYER, L.: Der Internist 1 (1960) 225
3 CROSBY, W. H.: Blood 11 (1956) 91
4 MARCOLONGO, F. u. MITARB.: Rassegna Medica Sarka, No. 1–2, 1952; Scientia Med. It. 1 (1950) 625
5 MACCIOTTA: zit. nach: PEDRO-PONS, A., P. FARRERAS VALENTI, J. SUROS FORNS: Tratado de Patologia y Clinica Medicas, Tom VI, S. 906 (Edit. Salvat, Barcelona 1950)
6 GREENBERG, M. S., H. WONG: J. Lab. clin. Med. 57 (1961) 733

Temulin (Lolcharten)

Gewisse *Lolcharten* (Leinlolch, „*Lolium linicolum*" und Taumellolch „*Lolium temulentum*") werden leicht von Pilzen befallen, die ein giftiges Alkaloid, das Temulin, enthalten. Wenn solche Lolche zusammen mit dem Getreide oder z. B. mit Leinsamen gemahlen werden, so kann das giftige Alkaloid in das Mehl oder in das Leinöl gelangen und zu Vergiftungen führen. Selbst konnten wir keine solche Intoxikationen beobachten. LESCHKE (1) schildert die Vergiftungssymptome wie folgt: „Schwindel, Taumeln, Kopfschmerzen, Trübung des Denkvermögens und Verwirrung der Sinneswahrnehmungen, d. h. Hörstörungen, Behinderung oder Aufhebung des Sprechvermögens, Schluckstörungen, Angstgefühl, ferner Abnahme der Speichelsekretion, Erbrechen, Leibschmerzen, selten Durchfall, Zittern, allgemeine Schwäche, schließlich Koma, Absinken der Körpertemperatur und schließlich Tod durch Atemstillstand." LUTHER (2) sah bei einer solchen „Leinölvergiftung" außer diesen Symptomen noch eine deutliche Miosis.

Therapie

Über die Therapie dieser seltenen Vergiftungen konnten wir keine besonderen Angaben finden. Auch hier wird die möglichst rasche Magen-Darm-Entleerung (Magenspülung mit Kohle, Natriumsulfat und eventuell Prostigmin) sowie eine kräftige Stimulation zweckmäßig sein. Gegen das starke Erbrechen Perphenazinum 5 mg i. m. oder Chlorpromazinum 25 mg i. m., evtl. bis zu 100 bis 150 mg täglich. Infusionen mit physiologischer Kochsalzlösung, Belladonna-Präparate. Bei Atemlähmung Tracheotomie und künstliche Beatmung.

Literatur

1 LESCHKE, E.: Die wichtigsten Vergiftungen. Lehmann, München (1933) 246
2 LUTHER: Z. ärztl. Fortbildg. 25 (1928) 357

Botulismus

Vorkommen: Die Botulinusbakterien (Clostridium botulinum) sind anaerobe gasbildende Stäbchen, die als Saprophyten in der Erde vorkommen und sich vor allem in eiweißhaltigem Milieu gut entwickeln. Wahrscheinlich durch Autolyse und nicht durch Sekretion (1) entsteht aus diesen ein für die Menschen und die Säugetiere sehr starkes Gift, das *Botulinustoxin*. Man unterscheidet die Gruppen A, B, C, D und E. Vergiftungen beim Menschen beruhen auf dem Typus A (B) oder *E,* selten durch C oder D (2). Diese Bakteriengruppe ist vor allem durch die schönen Untersuchungen von K. F. MEYER (3) und seinen Mitarbeitern näher erforscht worden. Das Toxin des E-Typs wird durch die Trypsinspaltung im oberen Darmtrakt stark potenziert. Der Typ A findet sich mehr in *Fleisch-* und *Haushaltkonserven* (Fleisch, Bohnen etc.), der Typus E mehr in *Fischprodukten.*

Antitoxin: Beim Typ A erfolgt die Fixation an das Gewebe so rasch, daß das Antitoxin gewöhnlich wirkungslos bleibt. – Beim Typ B und E zeigt das Antitoxin, zu Beginn der Erkrankung verabreicht, eine gute neutralisierende Wirkung.
Vergiftungsquellen für die Menschen: Die Gefahr besteht besonders beim Genuß verdorbener eiweißhaltiger Konserven, wie Fleisch-, Käse-, Erbsen-, Bohnenkonserven, doch wurden auch tödliche Vergiftungen beim Genuß von eingemachten Zwiebeln, Mais, Tomaten, Kohl, Sellerie, Rhabarber, Spinat, Spargeln, Apfelmus, Rüben, Oliven, Aprikosen, Birnen (4) usw. beobachtet. Eine weitere Vergiftungsquelle sind eventuell schlecht geräucherte Fleischwaren; da sich hier das Toxin im allgemeinen weniger anreichert, sind diese Vergiftungen gewöhnlich leichterer Natur. Stark säurehaltige Konserven (Früchte) sind im allgemeinen seltener der Botulinusinfektion ausgesetzt, unter einem pH von 5,4 tritt im allgemeinen keine Vermehrung der Botulinusbakterien mehr auf (4). *Mischinfek-*

tionen können aber auch bei sauren Früchtekonserven den pH sekundär verändern und so das Wachstum des Botulinus ermöglichen (5).

Giftwirkung: Diese beruht auf einer Lähmung der Synapsen der efferenten parasympathischen Fasern und der somatischen motorischen Nerven infolge der Hemmung der Azetylcholinsynthese durch das Botulinustoxin (6, 2). Es kommt also zu einer Lähmung des efferenten autonomen Systems, d. h. desjenigen Teils, der die glatte Muskulatur innerviert (Endplatten). Sensorische Nerven werden nicht betroffen. Das einmal fixierte Gift kann durch das Antitoxin nicht mehr neutralisiert werden und haftet eventuell monatelang. Das Antitoxin vermag nur das frei zirkulierende Toxin abzufangen (2).

Toxizität: Es handelt sich um eines der stärksten neurotropen Gifte, das man kennt. Die Letaldosis für den Menschen beträgt peroral wahrscheinlich ca. $1/100$ mg! und die tödliche Dosis für eine Maus $1/10000$ mg (2). Es ist im letzten Krieg als „Kampfgift" nicht verwendet worden, obschon verschiedene Staaten Giftmengen bereit gestellt hatten. Am gefährlichsten wäre seine Verwendung als Aerosol (7), da es völlig geruchlos ist und durch Inhalation in den Lungen zu tödlichen Vergiftungen führen könnte. Der experimentelle Einsatz ist in Kanada von Flugzeugen schon versucht worden, mit dem Erfolg, daß in der betreffenden Zone schon innerhalb 6 Std. alles animalische Leben erloschen war (8)!
In Amerika hörte ich von einem tödlichen Vergiftungsfall, der bei der Degustation durch den die Fingerspitze benetzenden Saft einer verdorbenen Konserve zustande kam! Unglücklicherweise riechen die Konserven nicht immer unangenehm, sondern manchmal leicht säuerlich (4), und sind evtl. auch von nicht unangenehmem Geschmack, was in verschiedenen Fällen dazu führte, daß verdorbene Bohnen ohne erneutes Aufkochen als Salat zubereitet wurden. Das Gift ist hitzelabil und wird durch 15 Minuten langes Erhitzen auf $100°$ (9) zerstört, wobei sich aber die einzelnen Gifte sehr verschieden labil erweisen (4).
Das Botulinustoxin A, ein globulinähnliches Protein, das heute in kristallisiertem Zustand gewonnen werden kann (2), hat ein sehr hohes Molekulargewicht von 1 000 000. SCHUBERT (10) hat tierexperimentell versucht, diese nicht nierenfähigen Toxine A und B durch die Bindung an niedermolekulare Kollidonfraktionen zur Ausscheidung durch die Niere zu bringen. Von 40 Meerschweinchen, die i. v. Botulinustoxin erhielten, starben 32, von weiteren 40 Tieren, die nach der Toxininjektion noch Kollidon (3,5%, $1/5$ der Blutmenge) infundiert bekamen, starben nur 4 Tiere. Warum dieses hochmolekulare A-Protein im Darm nicht aufgespalten wird und wie es resorbiert wird, bleiben noch ungelöste Rätsel (2).

Nachweis: Vergiftete Nahrungsmittel erzeugen, an Tiere (Mäuse) verfüttert, die typischen Vergiftungserscheinungen. Eventuelle Speisereste, Konservenbüchsen usw. sind in Verdachtsfällen sofort in Sicherheit zu bringen und einem Hygieneinstitut zur Untersuchung zu übergeben. Bei vergifteten Menschen läßt sich das Gift durch Überimpfung von Blutserum an die sehr empfindlichen Meerschweinchen nachweisen. 48 Stunden nach der Giftaufnahme waren in zwei von unseren Fällen 2 ml Blutserum für Meerschweinchen noch tödlich.

Prophylaxe: Die verdächtigen Konserven zeigen meistens eine Gasentwicklung, d. h. Blechkonserven sind bombiert, bei Glaskonserven hält der Deckel z. B. nicht auf der Gummipackung, oder es zischt beim Öffnen Gas heraus. Es kommt aber auch Botulinusentwicklung ohne Gasbildung vor (5). Es ist deshalb besser, immer alle verdorbenen Konserven zu vernichten. Schwieriger ist die Erkennung bei Würsten, Schinken usw., wo aber evtl. gleichzeitige Fäulniserscheinungen vor dem Genuß warnen. Man sah aber auch tödliche Vergiftungen nach erneutem Aufkochen z.B. von Spargeln. COHLEMANN (11) u. a. sahen bei Tieren ebenfalls nach dem Genuß erhitzter Speisen noch deutliche Vergiftungserscheinungen, *so daß heute wohl besser von dem Genuß verdächtiger Speisen abzuraten ist,* trotzdem nach verschiedenen Versuchen (9, 13) das Gift wohl in den meisten Fällen durch 15 Minuten langes Aufkochen auf $100°$ zerstört wird.
Wichtig ist ferner das genaue Einhalten der Sterilisationsvorschriften. Die Gefahr für das Entstehen einer solchen Vergiftung besteht immer dann, wenn mit Sporen infiziertes Gemüse oder Fleisch nur einmal sterilisiert wird, statt zweimal, wie dies für Bohnen und Erbsen immer wieder vorgeschrieben wird. Beim ersten Sterilisieren gehen nämlich die sehr resistenten Sporen nicht zugrunde, sondern nur die Bakterien. Läßt man dann die Konserven 1–2 Tage stehen, so keimen unterdessen auch die Sporen aus und werden nun bei der zweiten sachgemäß durchgeführten Sterilisation abgetötet. *Es kann also nicht genügend betont werden, wie wichtig eine zweimalige in einem Intervall von 1–2 Tagen oder im Dampfdruckkocher bei höheren Temperaturen durchgeführte Sterilisation ist.* Außer-

Botulismus

Zusammenstellung der Hauptsymptome und des klinischen Verlaufs beim Botulismus

Krankheitstag	Subjektive Symptome			
	Fall 1, 20j., ♀	Fall 2, 67j., ♂	Fall 3, 45j., ♂	Fall 4, 24j., ♀
1. Vm.	∅	∅	∅	∅
Nm.	„Rausch"	Träume	Blendung	Träume
2. Vm.	Doppelsehen, Schwindel	Doppelsehen, Schwindel	Doppelsehen, Schwindel	Doppelsehen, Übelkeit
Nm.	*Schluckbeschwerden, Sprechbeschwerden*	*Schlucklähmung*	desgl.	*Schwere Zunge*
3. Vm.	*Atembeschwerden, Salivation*	Aphonie	desgl. Schlucklähmung	*Schlucklähmung, Salivation*
Nm.	*Schlucklähmung, Aphonie*		Aphonie	*Atembeschwerden, Aphonie*
4. Vm.	Salivation	Atembeschwerden, Salivation	Salivation	Salivation
Nm.	Atemnot	†	∅ Atembeschwerden	Atemstillstand
5.	desgl.		Atemnot	Bewußtlos! †
6.	desgl.		desgl.	
7.	schlechter †		schlechter	
8.			†	

dem kann nicht genügend davor gewarnt werden, daß der Inhalt verdorbener oder bombierter Konserven und aller eine Gasentwicklung aufweisenden Gläser (Aufsteigen von Gasblasen, nicht mehr haltender Deckel, Hervorzischen von Gas beim Öffnen!) lebensgefährlich ist und auf keinen Fall eingenommen werden darf. Solche Konserven sind zu vernichten.

Vergiftungserscheinungen

Wir konnten 1942 die Vergiftung einer ganzen Familie beobachten (14), wobei von 5 Personen 4 ad exitum kamen. Das Vergiftungsbild war dabei, bis auf gewisse auf das verschiedene Alter der Fälle zurückzuführende Abweichungen, absolut identisch (siehe auch die eingefügte Tabelle, S. 468).

Anamnese von Fall 1–5:

Bei dem vorliegenden Unglück erkrankten, 24 Stunden nach der Einnahme eines Bohnensalates aus einem verdorbenen Einmachglas, 4 Personen mit den typischen Zeichen einer Botulinusvergiftung sehr schwer und kamen im Verlaufe von 4 bis 8 Tagen an den Folgen der Vergiftung ad exitum. Einzig die Hausfrau, die als 5. Person an der Mahlzeit teilgenommen, aber nur sehr wenig von den Bohnen genossen hatte, wies nie schwere Intoxikationszeichen auf, es bestand lediglich während etwa 14 Tagen eine deutliche Ptose der beiden Oberlider, die sich wieder vollkommen zurückbildete.

Zusammenstellung der Hauptsymptome und des klinischen Verlaufs beim Botulismus

Nervensymptome				Kreislauf und Atmung			
Fall 1, 20j., ♀	Fall 2, 67j., ♂	Fall 3, 45j., ♂	Fall 4, 24j., ♀	Fall 1, 20j., ♀	Fall 2, 67j., ♂	Fall 3, 45j., ♂	Fall 4, 24j., ♀
∅	∅	∅	∅	∅	∅	∅	∅
VI Ptose (IX)	VI Ptose (IX)	VI Ptose (IX)	VI Prose (XII)	∅	∅	∅	∅
(IX und VII)	IX und XII	IX	XI und XII	Atemnot, Zyanose	∅	leichte Atemnot	leichte Atemnot
VII < ∅ Reflexe Kraft re. > li	Somnolenz †	XII X!	Somnolenz	Atemnot	Atemnot, † an Atem-lähmung	∅	1mal Atem-stillstand! Kollaps
X!		VII †	X!	2mal Atem-stillstand! Zyanose!		Zyanose, Atemnot	P ↗ †
desgl.		desgl.		desgl. 2mal Atem-stillstand		desgl.	
desgl. †		X!		? an Kreis-lauf durch Vagus-lähmung		Puls ↗	
		= †				† an Atem-lähmung	

Das klinische Bild und der ganze Verlauf zeigten bei allen 4 Erkrankten bis auf kleine Abweichungen im Intoxikationsgrad und bis auf gewisse altersbedingte Unterschiede im Verhalten von Kreislauf und Atmung ein absolut identisches und charakteristisches Bild. Fassen wir die Hauptmomente kurz zusammen, so ergibt sich, daß bei allen Patienten 24 Stunden nach der Gifteinnahme die ersten Vergiftungserscheinungen in Form von Sehstörungen (Doppelsehen infolge von Abduzenslähmungen) auftraten. Zugleich bestand zum Teil das Gefühl des Berauschtseins, und ein Teil der Patienten wurde nachts durch schwere Träume gequält. Nach zweimal 24 Stunden traten weitere Lähmungen der Bulbärnerven hinzu, wie Paresen des Hypoglossus und Glossopharyngeus, bis zur völligen Schlucklähmung und Aphonie. Nach dreimal 24 Stunden ließ sich neben einer Beteiligung fast aller bulbären Nerven zum Teil auch ein Fehlen der Sehnen- und Periostreflexe nachweisen (Fall 4, Fall 1 am 4. Tag) sowie eine Abnahme der groben Kraft im Bereich der Extremitätenmuskeln. Hervorgehoben sei, daß sich in keinem der Fälle eine Mydriasis nachweisen ließ. Sehr quälend für die Patienten war ein ausgesprochener *Speichelfluß* in den ersten 3 Tagen (Vagusreizung?), dem erst final ein völliges Versiegen der Speichelsekretion (Vaguslähmung?) folgte. Dieser Ptyalismus, verbunden mit der völligen Schlucklähmung, machte bei allen Patienten ein anhaltendes Absaugen des Speichels mit einem an eine Wasserstrahlpumpe angeschlossenen Mundstück notwendig, da die Patienten sonst ständig unter dem quälenden Gefühl des Erstickens durch den nach hinten in die Trachea abfließenden Speichel litten. Der Fall 2 erlag schon am 4. Tag einer plötzlichen Lähmung des Atemzentrums. Auch in den Fällen 1 und 4 kam es am 4. und 5. Tag wiederholt zu einer völligen Lähmung des Atemzentrums, welche auf hohe Dosen Coramin 10 ml i.v. (5 ml waren wirkungslos gewesen) anfangs jedesmal noch ansprachen. Die Atmung war bereits am 4. Tag oberflächlich. Fall 1, 3 und 4 kamen wahrscheinlich alle kardial an den Folgen einer Vaguslähmung ad exitum.

Das Blutbild, die Puls- und Temperaturkurven zeigten beim Klinikeintritt, d.h. am 3. Tage, normale Verhältnisse. Vereinzelt trat später (Fall 1) eine starke Leukozytose in Erscheinung, hierbei hat es sich aber wohl eher um Folgen unspezifischer Komplikationen (hypostatische Bronchopneumonien) gehandelt. Der Puls stieg andauernd etwas an, um dann terminal sehr hoch hinaufzuschnellen (Vaguslähmung). Im EKG ließen sich in dem einen kontrollierten Fall (Nr. 1) keine Veränderungen nachweisen. Die chemischen Serumwerte zeigten bei allen Patienten, außer einer *konstanten und deutlichen Verschiebung des Weltmann nach links* (bis 1,1), keine Abweichungen von der Norm. Der Urinbefund war bis auf Spuren Eiweiß im Falle 3 chemisch und mikroskopisch o. B. Auch die Lumbalpunktion ergab in 2 untersuchten Fällen völlig normale Verhältnisse. Der Blutdruck hielt sich lange Zeit innerhalb der Norm, um dann terminal mit dem Einsetzen der Kreislaufinsuffizienz abzufallen.

Fassen wir die hier geschilderten Symptome zusammen, so kann gesagt werden, daß das Vergiftungsbild durch die *nervösen Erscheinungen* beherrscht wird, die in den schweren Fällen nach einer *typischen Latenzzeit von 12–36 Stunden* beginnen. Bei leichteren Vergiftungen können Störungen auch erst nach mehreren Tagen auftreten. Anfänglich kommt es eventuell auch zu leichten gastroenteritischen Störungen und Erbrechen, doch können diese Symptome vollkommen fehlen. Die eigentlichen Vergiftungserscheinungen beginnen nach 12–36 Stunden mit *Schwindel, Doppelbildern* (Augenmuskellähmungen), *Akkommodationslähmung und Ptose der Augenlider*. Hierzu beobachteten wir in allen Fällen einen sehr starken und für die Patienten sehr unangenehmen *Speichelfluß*. Durch weitere *bulbäre Lähmungen* des Glossopharyngeus, des Hypoglossus usw. kommt es dann weiter zur Schlucklähmung, Zungenlähmung und eventuell zur Aphonie. Die *Atmung wird auffallend schnappend* und oberflächlich. Allmählich tritt eine zunehmende Muskelschwäche vor allem des Halses und der Extremitäten in Erscheinung, und es verschwinden auch die peripheren Sehnen- und Periostreflexe. Die Patienten leiden unter einer quälenden *Schlaflosigkeit*, sind aber bei *klarem Bewußtsein. Die Sensibilität bleibt absolut intakt.* Der Tod erfolgt in schweren Fällen zwischen dem 4. und 10. Tage an einer *Atemlähmung, Vaguslähmung* oder den durch Aspiration oder durch Hypostase der Lungen auftretenden Bronchopneumonien.

Gegenüber früheren Schilderungen müssen wir hervorheben, daß die Mydriasis durchaus nicht zum obligaten Bilde des Botulismus gehört. In unseren Fällen fehlte sie sogar bei allen Patienten und während der ganzen Dauer der Beobachtung. Je nach dem Stadium, d.h. je nachdem, ob eine Vagusreizung oder -lähmung vorliegt, ist Speichelfluß oder ein völliges Versiegen der Speichelsekretion zu beobachten.

Durch die schweren Schädigungen im Rückenmark kann es ähnlich wie bei spinalen Prozessen zu *Ileus*-Erscheinungen kommen. WASMUTH (15) sah acht solche Fälle, bei denen die Symptome eines „*chronischen Ileus*" im Vordergrund standen, und MOELLER (16) sah einen *akuten Ileus*, der auf die intralumbale Anwendung von Serum verschwand. Kollege H. Speth (Ellwangen) teilte mir mit, daß in seinen Fällen z. T. eine hartnäckige Harnverhaltung auftrat.

Pathologische Anatomie: In den von uns gesehenen Fällen fand Zollinger eine schwere Schädigung der *Flemmingschen Zentren* in sämtlichen untersuchten Lymphfollikeln. Diese Veränderungen erinnern an diejenigen, welche durch andere Toxine (Diphtherie, Typhus, Grippe, Scharlach) oder durch metallische Gifte (Arsen, Thallium) hervorgerufen werden. An eine solche Follikelnekrose der Appendix schloß sich in einem Falle eine leukozytäre Durchsetzung der Appendix, im Sinne einer Appendizitis, an.

Sämtliche Fälle zeigten als Ausdruck einer toxisch bedingten Permeabilitätssteigerung der Gefäße *Leberödem* (Abb. 110) und Lungenblutungen, zwei davon wiesen Myokardblutungen auf, und in einem Fall entwickelte sich eine vermutlich ebenfalls toxisch bedingte Myokarditis. In demselben Falle wurde auch eine interstitielle Pneumonie mit Gefäßthromben und interstitiellem Lungenödem beobachtet, sie wurde als sekundär infiziertes interstitielles Lungenödem bei primär erhöhter Gefäßdurchlässigkeit aufgefaßt. Die Bronchopneumonie eines anderen Falles kann als weiter fortgeschrittenes Stadium dieser interstitiellen Pneumonie betrachtet werden.

Ferner fanden sich in sämtlichen Fällen *degenerative Erscheinungen am Reizleitungssystem des Herzens*, bei zwei Fällen ferner feintropfige Verfettung des Myokards im rechten Ventrikel.

Für die genaueren Befunde sei auf unsere frühere Mitteilung verwiesen. Zusammenfassend kann also gesagt werden, daß das Toxin vor allem Gehirn und Rückenmark schädigt, während die übrigen Organe nur geringgradige Veränderungen aufweisen.

Differentialdiagnose: Beim Zusammentreffen mehrerer Vergiftungen ist die Diagnose gewöhnlich leicht, schwierig kann sie eventuell in einzelnen und nicht vollausgeprägten Fällen sein, wobei differentialdiagnostisch hauptsächlich Polioenzephalitis, Methylalkoholvergiftung, multiple Sklerose, Bulbärparalyse und Lues cerebrospinalis in Frage kommen. Die *typische Ptose der Augenlider* zusammen mit *Strabismus convergens* durch Lähmung der Augenmuskeln führt aber meistens auf die richtige Spur. In allen Zweifelsfällen ist sofort die Meerschweinchenprobe mit dem Serum des Patienten durchzuführen.

Prognose: Die Prognose richtet sich vor allem nach der aufgenommenen Giftmenge und nach dem Zeitpunkt der Verabreichung des Antitoxin-Serums. Sind schon schwere bulbäre Lähmungen aufgetreten, so ist die Prognose im allgemeinen sehr zweifelhaft.

Therapie

1. *Kräftige Darmentleerung* zur Entfernung des sich eventuell noch im Darmkanal befindlichen Giftes. Prostigmin 1 mg i.m., 2 Eßlöffel Rizinusöl p.os. Hoher Einlauf mit Seifenwasser.
2. *Möglichste Entfernung und Neutralisation des noch im Blute zirkulierenden Giftes:*

a) *Partielle Austauschtransfusion:* z.B. Aderlaß von 500 ml, dann Transfusion von 500 ml frischem Blut und nachher erneuter Aderlaß von 500 ml mit anschließender Traubenzuckerinfusion von 1000 ml.

b) **Polyvalentes Botulismus-Antitoxinserum** (Behringwerke, Marburg, L.) Dosen, 400–500 ml i.v., so früh als irgendwie möglich. In einem unserer Fälle waren 200 ml wirkungslos auf den Verlauf, doch konnte im Anschluß an die Serumtherapie im Meerschweinchenversuch im Blut des Patienten kein Toxin mehr nachgewiesen werden. Bei 146 mit Serum behandelten Fällen betrug die Mortalität 18%, gegenüber 93% bei 76 unbehandelten Fällen (17). In einem unserer Fälle konnten die Botulinusbakterien sowohl aus dem Darm als auch aus der Gallenblase gezüchtet werden. Es ist also vielleicht nötig, in schweren Fällen die Seruminjektion nach 3–4 Tagen zu wiederholen, um eventuell neu gebildetes oder resorbiertes Toxin abzufangen, siehe auch (18). *Prophylaktisch sollte allen Personen, die von den gleichen verdorbenen Speisen kosteten, Serum verabreicht werden.* Zuerst erkranken immer diejenigen, die am meisten Toxin einnahmen, so daß dann sofort auch die übrigen Personen zu behandeln sind! Wie GRILLICHES (19) zeigte, kann das Gift bis zu 20 Tage im Blut zirkulieren, so daß die Serumtherapie in allen Fällen, nicht nur in den Frühfällen, durchzuführen ist, wenn auch das einmal an die Nervensubstanz fixierte Gift nicht mehr neutralisiert werden kann (4). Einzig beim Typus A hat dies keinen Sinn, da die Fixation sehr rasch erfolgt.

c) Die *i.l. Anwendung* scheint nach den von MOELLER (16) beobachteten Fällen eines der wesentlichsten Momente zu sein. Er sah auf

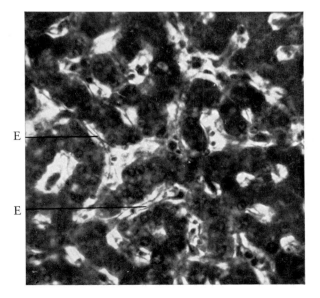

Abb. 110. *Botulismus: Leberödem.* Bei E führen die zarten Striche zum Endothel der Leberkapillaren. Zwischen dem Endothel und den Leberzellbalken sind die erweiterten Disseschen Räume sichtbar. Gefrierschnitt H. E. Vergr. 1:230. (Histologische Untersuchung durch Prof. Dr. H. Zollinger, Pathol.-anat. Institut Univ. Zürich, Dir. Prof. v. Meyenburg.)

die i.l. Injektion von 20 ml eine deutliche Besserung, nachdem die i.v. Anwendung keinen Erfolg gezeigt hatte. Die Injektion muß aber evtl. nach 24–48 Stunden wiederholt werden, da aus dem Blut neues Toxin in das Zentralnervensystem hineindiffundiert und erneut zu Rezidiven führt. Wir empfehlen deshalb: Ablassen von 20 ml Liquor und dann langsame Injektion von 20 ml Serum. Nach Bedarf dann 2mal nach je 24 Stunden zu wiederholen. Später nicht mehr wegen der Gefahr der Serumkrankheit!

3. *Vagusreizmittel:* EDMUNDS und LONG (19) empfehlen (Ähnlichkeit der Curare- u. Botulinuswirkung) Physostigmin, SCHRÖDER (12) als noch wirksameres und weniger toxisches Mittel das *Prostigmin*, 2–3mal täglich 1 Amp. à 0,5 mg s.c., ferner Strychnin.nitric. 3–5mal 1 mg täglich. HOFF (20) empfiehlt aus den gleichen Überlegungen *Tetrophan*® 3mal 1 Tablette à 0,1, das ebenfalls die motorische Erregbarkeit steigert. MCLONG (19) gibt im Lähmungsstadium (nicht aber im ersten Erregungsstadium!) kleine Mengen *Pikrotoxin*, z.B. 5 mg s.c. alle 1–2 Stunden, womit man zum Teil die lähmende Wirkung des Botulinustoxins aufheben kann. Ausgezeichnet sollen ferner nach SCHRÖDER (12) das *Pilocarpin* (täglich 3mal 0,005–0,01 g s.c.) und *Acetylcholin* (3mal 0,1 g i.m. täglich) wirken, beides starke Vagusreizmittel.

4. *Absaugen des Speichels:* Diese Maßnahme ist infolge des anfänglichen Speichelflusses und der gleichzeitigen Schlucklähmung sehr wichtig. Am besten geschieht dies durch ein an die Wasserstrahl- oder elektrische Saugpumpe angeschlossenes Mundstück, wie es die Zahnärzte gebrauchen.

5. *Sondenernährung* durch Nasensonde bei Schlucklähmung.

6. *Sauerstoffzufuhr:* Bei Auftreten von Atemstörungen oder Lungeninsuffizienz *frühzeitige Tracheotomie*, wodurch die Prognose deutlich verbessert wird (siehe (21)) und *künstliche Beatmung* (Bird oder andere Respiratoren). Regelmäßige Bronchialtoilette.

7. *Dialyse:* In der Literatur konnte ich keine Angaben über die Dialysierbarkeit des Botulismus-Toxins finden. Bei dem sehr hohen Molekulargewicht ist dies aber anzunehmen. Vielleicht würde eine *forcierte Diurese* mit *Mannitol* und *Lasix*® (Technik S. 340) genügen. SCHUBERT (10), s.o., konnte auf alle Fälle zeigen, daß durch die Infusion von *Kollidon*, *Periston-N*® (= Polyvinylpyrolidon) eine beschleunigte Ausscheidung und Entgiftung erreicht werden kann. Wir würden also empfehlen, vor dem Mannitol noch 1000 ml *Kollidon zu infundieren*. Die *Peritonealdialyse* könnte sicher auch versucht werden. Wichtig wären bei solchen Fällen Untersuchungen über die Ausscheidung des Toxins im Urin, die bis heute noch fehlen.

8. *Bekämpfung der Bronchopneumonien:* In schweren Fällen von Anfang an täglich 6 Mio. E Penizillin plus 1 g Streptomycin.

Literatur

Übersichten: – MOESCHLIN, S., H. ZOLLINGER: siehe (14). – GLENN KOENIG, M., M. ANDERSON SPICKARD, A. CARDELLA, D. E. ROGERS: „Clinical and Laboratory observations on type E Botulism in man".: Medicine (Baltimore) 43 (1964) 517

1 SCHMIDT: Grundl. spez. Therap. (1940) 933–947
2 LAMANNA, C.: Science 130 (1959) 763
3 MEYER, K.F.: Bull. Univ. Calif. Med. Center 2 (1951) 747
4 DACK, G.M.: „Food poisoning". Univ. Chicago Press (1949) S. 42
5 MEYER, K.: siehe Schoenholz, P., J.R. Esty, K.F. Meyer: J. infect. Dis. 33 (1923) 289
6 BISHOP, G.H., J.J. BRONFENBRENNER: Amer. J. Physiol. 117 (1936) 393
7 DOLDER, R.: Vierteljahrsschrift Schweiz. Sanit.-Off. 37 (1960) 236
8 FÈVRE, M.: Bull. trimestr. Un. féd. nat. méd. rés. 53 (1957) 43
9 GRILLICHES: Schweiz. Z. Path. 6 (1943) 203
10 SCHUBERT, R.: Dtsch. med. Wschr. 76 (1951) 1487
11 COHLEMANN: zit. nach Schröder.
12 SCHRÖDER, G.: Therapie des Botulismus. Diss. Univ. Würzburg (1944).
13 SCHOENHOLZ, P., K.F. MEYER: J. infect. Dis. 35 (1924) 361
14 MOESCHLIN, S., H. ZOLLINGER: Dtsch. Arch. klin. Med. 190 (1942) 62 und soweit dort nicht berücksichtigt: ALLEN, R.W., A. ECKLUND: J. Amer. med. Ass. 99 (1932) 557
15 WASMUTH, W.: Dtsch. med. Wschr. 73 (1948) 636
16 MOELLER, J.: Dtsch. med. Wschr. 74 (1949) 1538
17 VELIKANOF UND KOLESTNIKOVA: zit. nach Dack.
18 BLUMBERGER, K.J., H. GROSS: Dtsch. med. Wschr. 62 (1936) 1451
19 EDMUNDS UND LONG: zit. nach Schröder
20 HOFF: zit. nach Schröder
21 GLENN KOENIG, M. u. MITARB.: Medicine 43 (1964) 517

Weitere Bakteriengifte

Tuberkulin

Oral ungefährlich. Als Injektion ist mir einzig der folgende Fall von einem befreundeten Arzt mitgeteilt worden:

Einem 1½jährigen Kind wurden irrtümlich von einer Schwester 5 *ml*! albumosefreies *Tuberkulin* i.m. injiziert. Das Versehen wurde erst 2 Std. später entdeckt, und es zeigten sich keinerlei toxische Erscheinungen. Das Kind war noch nicht gegen Tbc geimpft und wohl auch noch nie infiziert und deshalb nicht gegen Tbc sensibilisiert. Auf meinen Rat umspritzte man die Stelle mit einer schwachen Adrenalinlösung, legte einen Eisbeutel auf, um die Resorption zu verzögern, und verabreichte Cortisonpräparate.

Es zeigte in der Folge keinerlei Symptome. Bei Sensibilisierten (Tuberkulinpositiven!) kann es bei Überdosierung schon bei Verdünnungen von 1:1000 zu *Blasenbildung* und *Nekrosen* kommen, ferner zur *Aktivierung* von Organherden.

Diphtherietoxin

(Antigenum diphthericum toxicum dilutum Ph. H.) hat bei Verwechslungen mit *Diphtherieserum* oder *Diphtherie-Anatoxin* bei Kleinkindern parenteral verabreicht schon zu Todesfällen geführt, so in einem Säuglingsheim, wo an Stelle des Impfstoffes dieses sonst für den Schicktest verwendete Toxin eingespritzt wurde. – Auch *Giftmorde* sollen so schon vorgekommen sein.

Tiergifte

Cantharidin

Cantharidin ($C_{10}H_{12}O_4$) ist der wirksame Bestandteil der spanischen Fliegen (*Lytta vesicatoria*, Canthariden). Es ist in Fetten leicht löslich, in Wasser unlöslich. Interessanterweise sind, im Gegensatz zu den größeren Säugetieren, zahlreiche kleinere Tiere, wie der Igel (30 g Cantharidin), Hühner und Enten gegen dieses Gift immun.

Vergiftungserscheinungen

Schon $1/10$ mg erzeugt in Öl gelöst auf der Haut große Blasen; auf den Schleimhäuten können sich tiefergreifende Nekrosen entwickeln. Vergiftungen kommen vor allem durch seine Anwendung als „Aphrodisiakum", ferner auch bei der Verwendung von allzu großen Canthariden Pflastern oder Cantharidin-Salbe vor. Die tödliche Dosis liegt für die Canthariden (Käfer), die ca. 2% der wirksamen Substanz enthalten, bei 2–3 g, für das kristallinische Cantharidin bei 0,08–0,04 g. Bei interner Aufnahme entstehen schwere Schleimhautschädigungen, *Blasenbildungen* und *Nekrosen* im ganzen Magen-Darm-Traktus mit Erbrechen und *blutigen Durchfällen* (1). Die Vergifteten leiden unter starkem Durstgefühl, aber das Schlucken ist durch Spasmen des Ösophagus manchmal unmöglich. Das Gift wird von den Nieren ausgeschieden und reichert sich hier wieder besonders stark an, wodurch schwere *hämorrhagische Nephritiden* mit Albuminurie und Hämaturie entstehen, begleitet von starken Schmerzen in den Nieren, der Blase und der Harnröhre mit *Priapismus*. Infolge tubulärer Nekrose mit Anurie kann es zu einer tödlichen Urämie kommen. Bei größeren Dosen tritt, evtl. schon vor dem Auftreten von Nierenschädigungen, der Tod in einem schweren Kreislaufkollaps auf. Auch bei leichteren Vergiftungen durch übermäßige Resorption aus Pflastern oder Salben können Nierenreizungen mit Hämaturie und Albuminurie entstehen. Typisch ist der folgende von uns beobachtete schwere Vergiftungsfall eines Chemiestudenten, der ohne sein Wissen aus Schabernack von seinem Kollegen Cantharidin erhielt:

Fall H. H. R., 21j. Chemiestudent
(KG 104/247, 1946)

Am Nachmittag heiteres Gespräch mit Kollegen im Chemielabor über die Wirkung des Cantharidins als Aphrodisiakum. Der Kollege will das theoretisch Besprochene sogleich unter Beweis stellen und mischt dem Exploranden ohne sein Wissen reine Cantharidinkristalle, die er wahrscheinlich zuerst in etwas Chloroform löste, in ein Gläschen Schnaps. Genaue Dosis unbekannt. Pat. trinkt das Glas ahnungslos um 14.30 Uhr. Im Laufe des späteren Nachmittags häufige brennende Schmerzen, zunächst im Mund, dann entlang dem Ösophagus, in der Magengrube und im ganzen Bauch. Häufiger Harndrang mit schmerzhaften kleinen Miktionen. Um 19.30 Uhr erstmals Erbrechen blutig gefärbter Flüssigkeit mit Schleimhautfetzen. Pat sucht selbst um 21 Uhr die Klinik auf.

Befund: Blaß und sehr aufgeregt. Puls 80, schlecht gefüllt; Blutdruck 100/0! Häufiges Erbrechen blutiger, mit Schleimhautfetzen durchsetzter Flüssigkeit. Pollakisurie, keine Durchfälle. Starke Blasenbildungen auf der Schleimhaut der Wangen. Priapismus. Leukozyten 17100. Urinsediment 3 mm, massenhaft Ec, mäßig Leukozyten, wenig kleine runde Epithelien, Eiweiß + +, 6⁰/₀₀. Rest-N im Blut 33 mg%. Wegen der langen Latenz keine Magenspülung, erhält nur Schleim und eine 2%ige Anästhesinlösung zum Trinken, Dilaudid. Senkungsreaktion steigt von 2 auf 21 mm. Entlassung nach 4 Tagen in gebessertem Zustand. Siehe auch (2).

Pathologisch-anatomisch stehen die Schleimhautveränderungen, die Nieren- und Blasenentzündung und die tubuläre Nekrose im Vordergrund.

Therapie

1. *Bei Frühfällen* Carbo medicinalis (5–6 gehäufte Teelöffel); *sofortige Magenspülung* mit Kohle und Verabreichung von salinischen Abführmitteln. Cave Rizinus wegen der Fettlöslichkeit!
2. *Bei Spätfällen:* Hier ist die Spülung sinnlos und gefährlich, besser schluckweises Verabreichen von Schleim und einer anästhesierenden Lösung, z.B. *Procain* ¹/₂% 50 ml schluckweise. Bei starken Schmerzen *Dihydromorphinonum hydrochloricum (Dilaudid®)* 1 mg s.c. und evtl. Wiederholung.
3. *Natriumbikarbonat-Therapie:* Reichlich Natriumbikarbonat (Dosen à 10 g alle 15–30 Minuten) bis zum Alkalischwerden des Urins, da die Niere bei saurem Urin mehr geschädigt wird als bei einem alkalischen Urin. Ist die perorale Aufnahme des Natriumbikarbonats infolge des Erbrechens unmöglich, so verabreicht man eine *Infusion einer isotonischen* ¹/₆ *molaren Natriumbikarbonatlösung* (oder Natriumlaktat).
4. *Reichliche Flüssigkeitszufuhr* (evtl. als Tropfinfusion) zur rascheren Ausscheidung und Verdünnung des Giftes bei der Passage durch die Nieren.
5. *Penizillintherapie:* Zur Abschirmung von Sekundärinfekten in den Schleimhautläsionen gebe man in schweren Fällen täglich während einiger Tage 5 Mio. E *Penizillin* und 1 g *Streptomycin* i.m.

Literatur

1 Pies, R.: Slg. Verg.fälle 10 (1939) A 796
2 Rosin, R.D.: Brit. med. J. 1967/II, 33

Bienen-, Wespen (Vespa)-, Hornissen (Vespa crabro)- und Hummelgift

Giftstoffe: Die Zusammensetzung des Bienengiftes ist von zahlreichen Forschern untersucht worden. Eines der Hauptgifte ist das *Melittin* (1). Zeller u. Mitarb. (2) wiesen eine starke Hemmung der Serumcholinesterase durch Bienengift nach. Wahrscheinlich sind auch hier wie beim Schlangengift die meisten Vergiftungserscheinungen durch Hemmungen wichtiger Fermentsysteme zu erklären.

Die Stiche dieser Insekten sind in ihrer Wirkung allgemein bekannt. Auch einzelne Hornissenstiche bedeuten, sofern nicht eine direkte Injektion in ein Gefäß erfolgt, keine Gefahr. Zahlreiche Stiche (30–40) von Wespen oder Bienen bei nicht immunen Personen können *Schüttelfrost*, hohes *Fieber* und toxische Allgemeinerscheinungen wie Erbrechen, Kollaps, *Lungenödem* hervorrufen. Bei Kindern können sie durch Atem- und Herzlähmung evtl. tödlich wirken, ebenso wie die Stiche mehrerer Hornissen. Seltener sind *epileptiforme Krämpfe, Durchfälle* und eine evtl. generalisierte *Urtikaria*. Sehr schwere Schockerscheinungen oder Herzlähmungen mit Exitus im Lungenödem können schon durch den Stich eines einzigen Insektes auftreten, wenn unglücklicherweise der *Stich intravenös* oder *intraarteriell* erfolgt. So sah ich 2 Fälle, bei denen wahrscheinlich der Exitus nur durch das rasche Eingreifen des Arztes verhindert werden konnte. In dem einen Falle handelte es sich um eine Arztfrau, die beim Morgenessen auf der Veranda, als sie die Wespen aus der Konfitüre verscheuchen wollte, plötzlich bewußtlos zusammenbrach. Eine Wespe hatte sie am Hals, wahrscheinlich in die Carotis externa oder V. jugularis, gestochen. *Die Frau zeigte innerhalb 1–2 Minuten ein schweres Lungenödem und wurde pulslos.* Die intravenöse Injektion von 20 ml 20%iger *Kalziumglukonatlösung* und ¹/₄ mg *Strophanthin* brachte eine rasche Besserung des bedrohlichen Bildes (siehe auch (3, 4)).

Schwere und evtl. tödliche *anaphylaktische Schockerscheinungen* können bei sensibilisierten Leuten auch durch gewöhnliche Hautstiche auftreten. So sah Löffler (5) durch einen Bienenstich einen dadurch ausgelösten schwersten *Asthmaanfall*, der nur durch intravenöse Adrenalininjektion behoben werden konnte. Gefährlich sind infolge des rasch auftretenden ausgedehnten Ödems, namentlich bei Kindern, Stiche in die Hals- und Pharynxgegend. Ein mir bekanntes Kind mußte wegen schwerster Atemnot intubiert werden, weil es nachts in der Küche im Dunkeln Konfitüre naschte und hierbei von einer Wespe im Schlund gestochen wurde.

Pathologisch-anatomisch: WEGELIN (6) fand in den von ihm untersuchten Fällen die typischen Zeichen des anaphylaktischen Schocks, d.h. Blutung in fast allen Organen, ferner eine akute Lungenblähung.

Therapie

a) **Bei schweren Schockerscheinungen:** Patient sofort abliegen lassen.
1. *Bei Bienenstichen* den haftenden Stachel mit seinem Giftsack mit einer Pinzette oder besser mit einem scharfen Rasierblatt sofort entfernen.
2. *Tourniquet* (Umschnürung) oberhalb der Stichstelle anlegen, sofern möglich. Nach Desinfektion *Eispackung* auf die Stichstelle um die Resorption zu verzögern. Tourniquet alle 5 Min. leicht lockern, Entfernung erst, wenn sich die schweren Symptome gebessert haben.
3. *Adrenalin* $1/2$–1 mg langsam i.v., bei älteren Leuten i.m., anschließend evtl. Noradrenalintropfinfusion (4 mg/300 ml).
Sensibilisierten Patienten gebe man *Isoprenalin-Tabl.* (*Aleudrin®*, *Isuprel®*) à 20 mg mit. Im Falle eines Stiches soll sofort eine Tablette sublingual eingeführt werden. Tritt keine Besserung ein, dann Wiederholung nach 5–10 Minuten.
4. *Prednison:* Bei schweren Reaktionen muß der Patient auch Cortison mit sich führen, z.B. *Prednison*-Tabl. und sofort bei einem Stich 60 mg einnehmen. Besser noch eine Spritz-Ampulle, z.B. *Monocortin®* (= Dexamethason 20 mg Suspension) in einer Wegwerf-Spritzampulle, um sich prophylaktisch sofort 1 Amp. i.m. injizieren zu können.
5. *Kalziumglukonat* 20 ml der 20%igen Lösung i.v., evtl. zu wiederholen bei Kindern je nach Alter 5–10 ml i.v. Sehr gut ist die Kombination mit einem *Antihistaminikum*, z.B. *Calcium-Sandosten®*.
6. *Bei Asthma* bronch.: Sofortige Inhalation von $1/2$–1 ml der 1%igen *Isoprenalin-(Aleudrin®-) Stammlösung* (Plastik-Tascheninhalator, den sensibilisierte Patienten samt der Lösung immer mit sich führen sollten!), in schweren Fällen zu wiederholen.
7. *Bei Lungenödem:* Strophanthin $1/4$ mg mit 0,5 g *Aminophyllin* und 40 ml 40%igem *Traubenzucker* i.v. Ferner *Sauerstoffzufuhr*.
8. *Larynxödem:* Intubation oder Tracheotomie.
9. *In schweren Fällen:* Hydrocortison 150–300 mg i.v. oder *Prednisolonsuccinat* oder *-phthalat* (z.B. *Soludacortin®* 150–250 mg i.v.), je nach Schwere des Falles, in die Noradrenalintropfinfusion.

b) **bei gewöhnlichen Stichen:**
1. *Bei frischen Stichen:* Sofortiges Betupfen der Stichstelle mit Ammoniak. Wenn kein Ammoniak vorhanden, kann man auch ein Stückchen Soda oder Zigarettenasche (Alkali!) oder eine hellrote Kaliumpermanganatlösung verwenden (*Oxydation* des Giftes). Aufsetzen einer Saugglocke auf die Stichstelle. JESCHEK (9) hatte gute Resultate mit der Injektion von $1/2$–1 ml einer 2%igen *Procainlösung* mit Adrenalinzusatz direkt in die Stichstelle.
2. *Aufstreichen von Anästhesinsalbe,* nach 5–10 Minuten evtl. zu wiederholen. Zu bewähren scheinen sich lokal auch *Antihistaminika*, z.B. *Thephorin®*-Salbe (7).
3. *Kühle feuchte Umschläge:* evtl. Eisblase.
4. *Bei Massenstichen:* Prednisolonphthalat oder –succinat, 150–200 mg i.m. oder i.v., z.B. *Ultracorten-H®*.

c) **Desensibilisierung:** Bei Patienten, die schon auf Hautstiche mit Schockerscheinungen reagiert haben, sollte unbedingt eine Desensibilisierung mit polyvalentem Insekten-Antigen (z.B. „Hollister-Stier-Labor") durchgeführt werden (näheres siehe SCHAFFER [8]). Für den ersten Hauttest sollten nicht mehr als 0,025 ml verwendet werden! Die Desensibilisierung wird mit derjenigen Dosis begonnen, die gerade noch eine positive Reaktion ergibt und nur ganz allmählich gesteigert. Die Injektionen erfolgen wöchentlich. Tritt eine anaphylaktische Reaktion auf, so ist sofort Adrenalin hydrochlorid 1:1000 in fraktionierten Dosen (0,2 ml–0,3 ml pro Inj.) subkutan zu injizieren und oberhalb der Antigen-Injektionsstelle eine Abschnürung anzulegen. Nach der Desensibilisierung sollte noch für 2–3 Jahre eine monatliche Erhaltungsdosis weitergeführt werden.

Literatur

Übersichten: Bisse und Stiche einiger Giftiere: Broschüre der Sandoz AG, Basel 1951

1 HABERMANN, E., J. JENTSCH: Arch. exper. Path. Pharm. 253 (1965) 40
2 ZELLER, E.A., V. KOCHER, A. MARITZ: Helv. Phys. Acta 2 (1944) C 63
3 BOTH, B.: Slg. Verg.fälle, 10 (1939) A 797, S. 111

4 ACKERMANN, A.: Schweiz. med. Wschr. 64 (1934) 1137
5 LÖFFLER, W.: Persönliche Mitteilung
6 WEGELIN, C.: Schweiz. med. Wschr. 78 (1948) 1253
7 STRAUSS: J. Amer. med. Ass. 140 (1949) 603
8 SCHAFFER, J.H.: J. Amer. med. Ass. 177 (1961) 473
9 JESCHEK, H.: Dtsch. med. Wschr. 79 (1954) 929

Spinnenbisse

Giftige Spinnen kommen nur in den wärmeren Ländern vor. Am gefährlichsten für den Menschen ist die in Nord- und Südamerika heimische *schwarze Witwe (Latrodectus mactans)*, die beim Weibchen an der typischen orangegefärbten Zeichnung auf dem Hinterleib in Form eines Stundenglases zu erkennen ist. Häufig verbirgt sie sich unter Polstern, Kissen, Klosettdeckeln usw. Hieraus ist die Häufigkeit von Stichen in die Genitalorgane zu erklären. In Australien findet sich die ebenfalls giftige „*Latrodectus Hasseltii*" vor. Nach BLAIR (1) führt das Gift lokal nur zu leichten Schmerzen, so daß die Bißstellen oft übersehen werden. Durch die Resorption des Giftes kommt es aber dann zum Auftreten sehr intensiver Muskelschmerzen, vor allem in der Rumpfmuskulatur, evtl. mit leichten oder schweren Kollapserscheinungen, Angstgefühl und Dyspnoe. Die starke Bauchdeckenspannung kann evtl. zu der Annahme einer peritonealen Affektion verleiten (2).

Tausendfüßler: Davon sind nur die tropischen Formen (*Scolopendra*), die bis zu 25 cm lang werden, durch ihren Biß evtl. lebensgefährlich. Vorsicht beim Auspacken tropischer Früchte (Bananen)- und Pflanzen (Orchideen)-Sendungen.

Therapie

Siehe beim Bienenstich. Wichtig scheinen hier vor allem hohe und wiederholte i.v. Dosen von Kalziumglukonat zu sein (3). Bei der schwarzen Witwe ist frühzeitige *Behandlung mit dem antitoxischen Serum „Merck Sharp & Dohme", Amp. à 2,5 ml* oder mit *Rekonvaleszentenserum* am wirksamsten.

Literatur

1 BLAIR, A.W.: Arch. intern. Med. 54 (1934) 831
2 GIOVANNI, R.: Giorn. med. Milan 94 (1947) 144
3 MILLER, D.G.: J. Amer. med. Assoc. 139 (1949) 1238

Skorpione

Die in Italien, Südfrankreich und der Südschweiz (Tessin) sehr verbreiteten schwarzen Skorpione *(Scorpio europaeus)* sind relativ harmlos, und der Stich ist ungefähr mit demjenigen einer Wespe zu vergleichen. Gefährlich können sie höchstens bei Superinfektionen oder bei anaphylaktischen Erscheinungen werden.
Viel schwerer verlaufen dagegen die Stiche *tropischer Skorpione* vor allem bei Kindern. Todesfälle sind aber auch hier eher selten. Lokal kommt es zu den gleichen Erscheinungen wie bei einem Wespenstich, durch Resorption des Giftes treten evtl. Krämpfe der Kaumuskeln und der Halsmuskulatur, Salivation, Erbrechen und Durchfälle auf. HASSAN (1) konnte experimentell die Giftwirkung durch *Ergotoxin* oder *Ergotamin*-Verabreichung aufheben. EFRATI (2) glaubt, daß es sich um eine Giftwirkung auf den Hypothalamus handelt. Der Biß des gefährlichen „*Leiurus (Buthus) quinquestriatus*" konnte bei einem 19 Monate alten Kinde, wo er sonst tödlich ist, durch i.m. Injektion von 2,3 ml *Hämolymphe* (die von 35 Exemplaren der gleichen Art gewonnen wurde und die das eigene Skorpiongift neutralisiert) mit Erfolg bekämpft werden (3).

Therapie

1. *Gynergen®:* i.m. 1 ml Gynergen (à $^1/_2$ mg).

2. *Atropin:* bei Salivation und Erbrechen 1–2 mg s.c.

3. *Kalziumglukonat:* 20 ml der 10%igen Lösung i.v., evtl. später zu wiederholen. Günstig ist auch die Kombination mit einem *Antihistaminikum (Calcium-Sandosten®)*.

4. In schweren Fällen: *Hydrocortison* 250 mg i.v. und 100 mg am 2. Tag, oder *Prednisolonsuccinat oder -phthalat* (z.B. *Ultracorten-H®*), 100–150 mg.

5. Beim gefährlichen „*Leiurus quinquestratus*"-Biß bei Kindern (s.o.) evtl. Haemolymphe dieser Tiere.

Literatur

1 HASSAN MOHAMED, A.: 1. Scorpiontoxin, Diss. Cairo 1941. – 2. Lancet 243 (1942) 364
2 EFRATI, P.: Confinia Neurol. 11 (1951) 152
3 ADLER, S. u. MITARB.: Dtsch. med. Wschr. 81 (1956) 358

Quallen, Muscheln, Schnecken und Giftfische

Gewisse *Nesselquallen* können bei Berührung durch ihre Nesselkapseln, die ein Gift und einen sehr feinen aufgewundenen Stechfaden enthalten, zu sehr unangenehmen Erscheinungen führen. An den betroffenen Hautstellen kommt es zu starkem Brennen und Jucken, ähnlich wie bei der Berührung mit Nesseln, und es entwickeln sich evtl. *urtikarielle Quaddeln* oder *große Blasen*. Nach 5–15 Min. treten, evtl. als Folge der *Resorptionswirkung*, in schweren Fällen (Stuart u. Slagle (1)) folgende Symptome auf: Oppressionsgefühl auf der Brust, Krämpfe der Extremitäten und Atemmuskulatur, Atemnot, Müdigkeit, ferner Kopfschmerzen, Erbrechen, seltener Durchfälle und Kollaps.

Gewisse *Muschelarten*, die in Kalifornien, Mexiko und Alaska vorkommen, können von Juni bis Oktober schwere *Nervengifte* enthalten. Die Giftigkeit beruht auf der Anwesenheit eines bestimmten giftigen Planktons (*Gonyaula catenella*), das ihnen als Nahrung dient. Auch nach dem Genuß von *Schellfischen*, die solches Plankton enthalten können, sind Lähmungen gesehen worden. Der Tod erfolgt in schweren Fällen an *Atemlähmung*. Bei milderem Verlauf kommt es zu Tremor der Lippen und *Paralyse der Extremitäten* und Nackenmuskulatur (2). In tropischen Meeren kann die *Kegelschnecke* (*Conus marmoreus*) zu *kurareartigen* Vergiftungssymptomen führen.

Unter den *Giftfischen* ist vor allem das in der Nordsee vorkommende *Petermännchen* (*Trachinus Draco*) bekannt. Zu Stichen kann es bei Berührung mit den giftige Hautdrüsen enthaltenden Stacheln der Rückenflosse oder der Kiemendeckel kommen. Lokal führt der Stich zu sehr heftigen Schmerzen und Pruritus. Gefährlich sind vor allem die sich daraus evtl. entwickelnden Nekrosen. Durch Resorption des Giftes kommt es auch zu allgemeinen Vergiftungserscheinungen im Sinne eines *schweren Kollapszustandes* mit *Atemnot, Schwindel, Zyanose*, Schweißausbrüchen und gelegentlich unregelmäßigem, bradykardem Puls kombiniert evtl. mit schwerer psychischer Depression (3). Massenerkrankungen sind durch das Verzehren des während der Laichzeit (Mai bis Juni) giftigen Rogen des „*Barbus fluviatilis*" (Barbe) mit Erbrechen und schwerem Durchfall, sogenannte *Barbencholera*, vorgekommen (4).

In den *Tropen* kommen verschiedene *Giftfische* (siehe (2)) vor. Am bekanntesten sind der *Kugelfisch* und der *Muki-Muki* (Hawai), sowie die *Tetraodontiae* („blowfisch", „puffer"), die vor allem in Japan, Hawai, Australien und Südafrika häufig zu Vergiftungen führen (in Japan innerhalb 2 Jahren 389 Fälle, wovon 57% tödlich!). Das Gift ist vor allem in den Ovarien, Rogen und der Leber (Tetrodoxin) enthalten und wird beim Kochen nicht zerstört. Bei Entfernung der Eingeweide ist der Fisch ungiftig.

Vergiftungserscheinungen: Beginn mit Parästhesien in den Fingern, der Zunge und den Lippen, Kopfschmerzen, Schwindel, Atemnot, schließlich Nausea, Erbrechen und Bauchschmerzen. In schweren Fällen Ataxie, Aphasie, Krämpfe und schließlich *motorische Lähmungen*, die in schweren Fällen schon nach 1 oder 20 bis 48 Stunden nach der Einnahme durch *Lähmung der Atemmuskulatur* zum Tode führen (5).

Das Tetrodotoxin (6) blockiert den Na-Einstrom in die Muskelzelle und führt so zur Lähmung.

Therapie

1. Magenspülung, Kohle, Rizinus, Stimulation, evtl. künstliche Beatmung. Entfernung des Stachels.
2. Siehe Thp. bei Bienenstich. Wichtig scheint auch hier die i.v. Injektion von *Kalziumglukonat* und *Cortisonpräparaten* zu sein (s.u.).
3. Bei *Kugelfisch-Vergiftung:* Langdauernde künstliche Beatmung.

Rotfeuerfisch (*Pterosis*): Ein in tropischen Meeren vorkommender, stachliger, sehr schöner Korallenfisch kann bei Verletzungen mit den Giftstacheln zu *schweren Lokalsymptomen* und evtl. auch *Kreislauf- und Atemstörungen* führen. Kollege Tobiasch (Münster, Westf.) und Grzimek (Frankfurt) teilten mir freundlicherweise folgenden Fall mit: Ein Zoowärter wurde beim Füttern vom Fisch angegriffen und mit 3 Stichen in den Zeigefinger und Mittelfinger verletzt. Der Schmerz entsprach in der ersten Phase einem Bienenstich. Ein anderer Wärter *band* ihm sofort *den Arm ab*, um die Resorption des Giftes zu verzögern. Im Spital Hochlagerung, *Kalzium* und *Cortisoninjektion*. Aus dem Zeigefinger wurde am 3. Tag ein 3 mm langer Stachel entfernt. Es kam so zu keinen Herz-, Kreislauf- oder Allgemeinreaktionen.

Literatur

1 Stuart, M.A., T.D. Slagle: U.S. Navy Bull. 41 (1943) 497
2 Dack, G.M.: Food Poisoning. 3rd Ed., Univ. Chicago Press, Chicago (1959) 40
3 Halatscheff, N.: Arch. nalk. Méd. Chir. 2 (1940) 149
4 Heupke, W.: Münch. med. Wschr. 89 (1942) 736
5 v. Oettingen, W.: Poisoning. 3. Aufl. Hoeber, New York (1958) 565
6 Scholz, H.: Dtsch. med. Wschr. 94 (1969) 916

Giftschlangen

Nach einer seriösen Statistik der Weltgesundheitsorganisation in Genf (1954) sterben auf der ganzen Welt alljährlich 30000–40000 Menschen an Schlangenbissen (Rußland, China und Zentralasien exklusive). Davon entfallen 25000 bis 35000 allein auf Asien, 3000–4000 auf Südamerika, 300–500 auf Nordamerika, 50 auf Europa (davon 22 in Frankreich!) und 10 auf Ozeanien. Die giftschlangenreichsten Gebiete sind die Salomoninseln, Neuguinea und Australien. In der Schweiz zählte man von 1889 bis 1930 lediglich 25 tödliche Schlangenbisse, davon die meisten im Tessin.

Europa: Hier sind nur Viperarten von toxikologischer Bedeutung. Die häufigsten Giftschlangen sind in der Schweiz die *Juraviper (Vipera aspis)* und in Deutschland die *Kreuzotter (Vipera Berus)*. In Österreich findet sich noch die sogenannte *Spitzkopfnatter (Vipera Ursini)*, ferner in Südosteuropa die *Sandviper (Vipera Ammolytes)*. Eine Kreuzotter gibt pro Biß zwischen 0,02 bis 0,1 ml Gift ab.

Nordamerika: Von den ungefähr 1500–2000 Schlangenbissen in den USA (1), entfallen 98% auf die *Crotalidae,* die *Agkistrodon* und *Sistrurus*. Nur 1–2% werden durch die nordamerikanische *Elapidae (coral snake)*, genus Micrurus, verursacht. Für nähere Einzelheiten siehe die ausgezeichnete Zusammenstellung (2) der WYETH Lab., New York, 1961, „Antivenin". Hier sind auch die Giftschlangen von Zentral-, Südamerika und Asien besprochen.

Giftwirkung: Das Schlangengift ist von dem Schweizer A. ZELLER (3) auf seinen Gehalt an verschiedenen Enzymsystemen näher untersucht worden. Neben den *Hydrolasen*, wie Proteasen, Peptidasen, Phosphatidasen, Phosphatasen, Phospholipase A und der Cholinesterase finden sich auch *Desmolasen* (1-Aminosäureoxydase) von außergewöhnlich hoher Aktivität, die eine ganze Reihe von Aminosäuren zu desaminieren vermögen. ZELLER konnte dieses Ferment im Gift verschieder Viperarten *(V. aspis, V. libetina, V. latastei)*, im Kobra- und im Lanzenschlangengift nachweisen. BOVET (4) zeigte, daß im Kobragift sehr reichlich Cholinesterase vorhanden ist, das nach ZELLER der „e-Cholinesterase" entspricht; es fehlt jedoch in den Vipergiften. Durch den Gehalt dieser verschiedenen und noch weiterer Fermente führt das Schlangengift einerseits zu *neurotoxischen,* andererseits zu *hämorrhagischen* und *hämolytischen* Erscheinungen.

ROSENFELD (5) zeigte, daß unter der Einwirkung des Schlangengiftes die Erythrozyten aufquellen und dann hämolysieren, während die Plasmamenge abnimmt. ZELLER (3) weist darauf hin, daß die 1-Aminosäureoxydase vor allem solche Aminosäuren abbaut, die wie Phenylalanin und Thyrosin die Muttersubstanzen der adrenergisch wirkenden Stoffe Thyramin und Adrenalin bilden. Hierdurch erklären sich vielleicht gewisse Wirkungen des Schlangengiftes auf das autonome Nervensystem. Da die Schlangengifte *Toxalbumine* darstellen, ist eine Bekämpfung derselben durch das tierexperimentell gewonnene *Schlangenserum* möglich.

Nach weiteren Untersuchungen (6) findet sich im Kobragift das *Ophiotoxin* ($C_{17}H_{26}O_{10}$), im Viperngift *Crotalotoxin* ($C_{31}H_{51}O_{21}$), beides stickstofffreie Saponinglukoside. Daneben enthalten wahrscheinlich alle Schlangengifte auch größere Mengen *Hyaluronidase,* wodurch es zu der raschen Diffusion und Giftwirkung kommt. *Das Gift wandert auf dem Lymphwege*, wie dies experimentell bewiesen werden konnte (7), indem es bei Durchtrennung der Lymphgefäße der Beine beim Kaninchen nicht resorbiert wurde, wohl aber bei Abklemmung der Blutgefäße! Das Schlangengift löst im Gewebe auch eine starke *Histaminbildung* aus.

Symptome

a) Vipern: Oft wird der Biß gar nicht bemerkt oder mit einem Insektenstich verwechselt, und erst die starken, nachher auftretenden Schmerzen lenken dann die Aufmerksamkeit auf die Bißstelle. Diese selbst kann leicht an den beiden symmetrischen, ca. 1 cm auseinanderliegenden Stichstellen erkannt werden. Schon kurze Zeit nach dem Biß entwickelt sich ein starkes Ödem um die Stichstelle herum, evtl. mit bläulicher Verfärbung (Hämolyse), und das Ödem und eine schmerzhafte Lymphangitis und -adenitis breiten sich rasch zentralwärts aus. Nach $1/2$–1 Stunde (bei intravenösem Biß evtl. sofort) können sich durch die Resorption (Lymphweg) *schwere Schockerscheinungen* entwickeln. Es kommt zu Schwindel, Kopfschmerzen, Brechreiz, evtl. blutigem Erbrechen und hämorrhagischen Durchfällen und zu einem typischen Ansteigen der Pulsfrequenz mit Abfall des Blutdruckes und der Temperatur, evtl. zu schweren Kollapserscheinungen mit kaltem Schweiß, Schwäche- und Angstgefühl. In schweren Fällen beherrscht dieser *Schock* mit Bluteindickung (Hämatokrit) und Blutdruckabfall bis 60/30 das klinische Bild, wobei es später durch Diapedese und Hämolyse auch zu einem ausgeprägten Abfall der Erythrozyten kommen kann. Bei einem Vipernbiß meines Vaters im Tessin sah ich trotz sofortiger Abschnürung schon eine Stunde nachher eine Tachykardie von 160. Bei einem in Kandersteg von einer Viper in den Unterarm gebissenen Soldaten, der zu uns eingeliefert wurde, kam es zu einem enormen Ödem des Armes, das erst nach einer Woche abklang. In seltenen Fällen führt die Vergiftung auch zu Lähmungen (8). *Ptose des Augenlides* ist das Zeichen einer schweren Vergiftung.

Verlauf und Prognose: Tödlich sind die Schlangenbisse in Europa eigentlich nur bei kleinen Kindern oder bei älteren Leuten, ferner durch Auftreten von Sekundärinfekten oder in seltenen Fällen durch Exitus im akuten Schock bei intravenöser Bißstelle. Gefährlicher sind immer Bisse im Gesicht oder in die Brust. HUSEMANN (9) sah einen Todesfall schon nach 50 Minuten durch Biß in die Zunge (Kreuzotter, Schlangenbeschwörer). Das sehr ausgedehnte Ödem und die hämorrhagische Verfärbung kann in zu spät oder unbehandelten Fällen einige Tage bestehen bleiben und sich von der betroffenen Extremität auch über ausgedehnte Partien des Stammes ausdehnen, klingt dann aber allmählich ab und heilt, wenn keine Infektion hinzutritt, ohne Schädigungen zu hinterlassen. Meistens bleibt aber für einige Zeit ein gewisses Schwächegefühl und Neigung zu Herzklopfen schon bei kleineren Anstrengungen zurück. Das Vergiftungsbild der *amerikanischen Vipernbisse (Crotalidae* und *Agkistrodon)* entspricht weitgehend demjenigen der europäischen Arten. Bei der Sandviper *(Echis carinatus, Vipera Ammolytes)* sieht man evtl. *Kalkeinlagerungen* in der Nierenrinde (10).

b) **Nordamerikanische Korallenschlange** *(Elapidae, genus Micrurus, Fulvius* etc.): Dieses Gift wirkt im Gegensatz zu den übrigen Schlangengiften vor allem auf das Nervensystem ein und führt zu einer *bulbären Paralyse* (11).

c) **Kobra:** Hier stellen sich neben den lokalen Erscheinungen schon *nach einer Stunde Schwindel, Apathie, Nausea und Erbrechen* und profuse Schweiße ein, dann folgt eine *Paralyse der Zunge und des Larynx,* und bald kann in unbehandelten Fällen der *Tod an Atemlähmung* eintreten. Für nähere Einzelheiten über die Vergiftungserscheinungen der zahlreichen verschiedenen tropischen Schlangenformen sei auf die ausgezeichnete Darstellung von MANSON-BAHR, FONSECA (12) und die Broschüre „Antivenins" der WYETH Lab., New York (2), hingewiesen.

d) **Seeschlangen** (asiatische Küstengewässer): Der Biß ist nicht lebensgefährlich. Das Gift wirkt *myotoxisch* und führt in einem Viertel der Fälle zu *Muskelschmerzen* und zu *Myoglobinurie* (13).
Prophylaxe: Jeder Schlangenbetreuer (Zoo), jeder Farmer, Jäger, Truppenarzt etc. in schlangengefährdeten tropischen Gegenden muß ein „Erste-Hilfe-Besteck für Schlangenbisse" mit sich führen!, evtl. inkl. Antiserum. Die verschiedenen Seren müssen z. B. in einem Zoo sofort disponibel sein (Kühlschrank).

Therapie

Sofortige und energische Maßnahmen zur Entfernung und Zerstörung des Giftes sind bei allen Schlangenbissen außerordentlich wichtig. Man muß also dringend schon in den ersten 5 Minuten handeln, da die Resorption außerordentlich rasch erfolgt. Nach 15 Min. sind schon 50% resorbiert (14)! EFRATI und REIF (6) haben aufgrund ihrer großen Erfahrungen in Israel die frühere Abschnürung der Gliedmaßen verlassen und mit der Immobilisationsmethode, sowie einer intensiven Schockbekämpfung, bessere Erfolge erzielt. Eine kurze Abschnürung von einer Stunde ist aber nach den Berichten verschiedener mir bekannter Tropenärzte auch heute noch zu empfehlen (14), *wenn sofort eine Inzision angebracht wird.* Nach 30 Min. hat sie aber gar keinen Sinn mehr und kann dann eher schaden.

A. Lokale Maßnahmen

1. **Sofortige Biersche Stauung (Abschnürung)** der gebissenen Extremität zentralwärts von der Bißstelle (alle 15 Min. für 1 Min. lockern) für maximal 1 Stunde. Puls muß fühlbar bleiben! *Anbringen einer einzigen Inzision,* welche die Bißstellen verbindet, zur Eröffnung der oberflächlichen Venen und Lymphgefäße. Schon die Inzision zusammen mit der Stauung vermögen ca $^1/_3$ des Giftes zu eliminieren (12, 14). *Wenn möglich, jede Muskeltätigkeit vermeiden, absolute Ruhigstellung der gebissenen Extremität* durch sofortiges Anlegen einer *Gipsschiene.*
2. **Aussaugen der Bißstelle,** sofern der Betreffende keine Verletzungen an den Lippen oder im Mund aufweist. Evtl. besonders bei tropischen Schlangen Gummimembran (Kondom) zwischen Mund und auszusaugendem Gewebe einschalten (15)
3. **Spezifisches Antiserum:** Ist vor allem für rasch wirkende Gifte (Königskobra, Mamba)

wichtig, bei den langsam wirkenden (Kreuzotter, Rattlesnake) kann man evtl. warten, bis der Arzt oder das Spital erreicht ist. Bei *tropischen Schlangen* immer *sofort!* Das Antiserum hat im Gegensatz zur Inzision auch nach Stunden immer noch einen Sinn. Immer **intravenös,** nie Umspritzung, da sinnlos (14), *intramuskulär ohne Wirkung,* da der im Schock befindliche Patient fast nichts resorbiert.

B. *Allgemeine Therapie*

4. **Schlangensera**

a) **Polyvalente Antisera für Europa** (= *Schlangengift-Serum Berna®,* ist ein polyvalentes Pferdeserum gegen europäische und mediterrane Vipern, Schachteln à 1 Amp. mit Wegwerfspritze): „Schweiz. Serum- und Impfinstitut", Bern; „Behring Werke", Deutschland; „Institut Pasteur", Paris (Serum ER), Sofortige Injektion von 10 ml *intravenös* (nicht umspritzen, nicht i. m., s. o.). Bei schweren Notfällen empfiehlt es sich, bis zu 40 ml i. v. zu verabreichen (intrakutane Quaddel oder Einträufeln einer Serumverdünnung von 1:10 mit physiol. NaCl-Lösung in den Konjunktivalsack um eine Serumallergie auszuschließen!). Bei Möglichkeit einer eventuellen Anaphylaxie *i.v. Injektion in Narkose* (16). Je länger das Intervall zwischen Biß und der Serumverabreichung, um so höher ist die nötige Serumdosis (Tierversuche, von (17)). In schlangengefährdeten Gegenden (Schweden, Südtirol, Italien, Südfrankreich, Schweiz: Tessin und Jura) sollten die Apotheken und Spitäler angewiesen werden, immer einen gewissen Vorrat an Schlangenserum zu halten.

b) **Antisera für Nordamerika:** Ein spez. polyvalentes Antiserum gegen die Spezies *Crotalidae* ist von den WYETH Lab. als *Antivenin Polyvalent®* erhältlich. Bei dem relativ selten vorkommenden Biß der nordamerikanischen *Korallenschlange* sollte sofort *Soro Antielapidico* vom Institut Butantan in São Paulo, Brasilien, verabreicht werden. Nach einer persönlichen Mitteilung von Direktor W. E. Haast, Miami Serpentarium, soll auch das *Haemachatus-Serum* eine deutliche Wirkung entfalten. In Notfällen können beide Sera direkt vom Miami Serpentarium erhalten werden. Vergiftungen sind ja auch schon in Europa durch eingeschleppte Schlangen in versandten Waren vorgekommen, weshalb wir hier diese Notiz anführen.

c) **Antisera für Südamerika:** Vom Institut Butantan, São Paulo, Brasilien.

d) **Antisera für andere tropische Giftschlangen:** „Institut Pasteur", Paris, Serum AN für Nordafrika, AO für Zentral- und Ostafrika, C für die Kobra aus Ägypten und Indien.
Bei den sehr gefährlichen *tropischen Schlangenbissen* hilft neben den obigen Maßnahmen nur die rasche Injektion großer Mengen spezifischen Serums i. v., (12) 20–300 ml. In Brasilien konnte so die Mortalität von 25% auf 2,5% gesenkt werden.
Für seltenere, vor allem ausländische Schlangen, wende man sich direkt an das ausgezeichnet informierte *Miami Serpentarium,* Telephon 235-5722 oder 235-8184, Miami 56, Florida. Hier werden ständig Antisera gegen die meisten gefährlichen Giftschlangen der ganzen Welt aufbewahrt. Auf Wunsch werden sie auch per Flugzeug oder durch Militärfluglinien direkt versandt.

5. **Schockbekämpfung:** Das *hämorrhagische Sputum* ist ein typisches Zeichen bei schweren Vergiftungen. Patient muß aufgefordert werden, heftig zu husten, um den Auswurf zu expektorieren.

a) *Antihistaminika:* z.B. sofort je 1 Amp. *Diphenhydraminum* (= *Benadryl®*) i. v. und i. m. wirken (6, 18) klinisch (und experimentell nach TRETHEWIE und DAY (20)) sehr günstig, da sie auch die Wirkung der hier so gefährlichen Hyaluronidase zu neutralisieren vermögen.

b) *Hydrocortison:* Gegen den Hypoaddisonismus und zur Verzögerung der Resorption, daneben Hemmung der Hyaluronidase! 1. Tag 250–300 mg i. v. in die Tropfinfusion. 2. Tag 100–150 mg, dann, wenn besser, weiter *Prednison* täglich 40 mg p. o. und allmählich abbauen. BENYAJATI u. Mitarb. (19) sahen experimentell bei von der *indischen Kobra* gebissenen Hunden eine deutliche Herabsetzung der Letalität durch Corticosteroide im Vergleich zur Kontrollgruppe.

c) **Übrige Schockbekämpfung** siehe Spezial-Kap. S. 15.

6. **Infekt-Abschirmung:** Täglich Penizillin 5 Mio. E plus Streptothenat 1 g i. m. Gegen die häufige Superinfektion mit *Tetanus* sofortige *aktive Schutzimpfung.*

7. **Sedativa:** Nur bei Aufregungszuständen Phenobarbital 0,1–0,2 g, evtl. kleine Dosen *Chlorpromazin* 25 mg *(Largactil®, Megaphen®), Diazepam (Valium®)).*

8. **Bei Atemlähmung:** Intubation oder Tracheotomie und künstliche Beatmung.

Literatur

1 PARRISH, H.M.: Med. Times 89 (1961) 959
2 *Wyeth Laboratories Division:* Copyright 1961: Antivenin (Crotalidae) Polyvalent. Booklet on North and South American Antisnakebite Serum
3 ZELLER, E.A., A.MARITZ: Helv. Chim. Acta 27 (1944) 1888 und 28 (1945) 365
4 BOVET, F., D.BOVET: Ann. Inst. Pasteur 69 (1943) 309
5 ROSENFELD, G.: Proc. of the Internat. Soc. of Hematology, 1952, und ROSENFELD, G.: WHO Genf: 16, (1954) 1
6 EFRATI, P., L.REIF: Amer. J. trop. Med. Hyg. 2 (1953) 1085
7 BARNESS, J.M., I.TRUETA: Lancet 1941/I, 623
8 FRANCKE, E.: Slg. Verg.fälle 8, C 36 (1937) 1, hier ausführliche Literatur
9 HUSEMANN: zitiert nach FRANCKE
10 ORAM, S. u. MITARB.: Brit. Med. J. 1963/I, 1647
11 RAMSEY, G.F., G.D.KLICKSTEIN: J. Amer. med. Ass. 182 (1962) 949
12 MANSON-BAHR, PH.H.: Manson's Tropical Diseases, 5. Aufl., Cassel, London (1946) 793
13 ALISTAIRE REID, H.: Image Roche 1966, No. 18, 16
14 CHRISTY, N.P.: Amer. J. Med. 42 (1967) 107
15 LIESKE, H.: Dtsch. med. Wschr. 82 (1957) 1131
16 GRESSER, A.: Dtsch. med. Wschr. 87 (1962) 2042
17 GWERIN: zitiert nach FRANCKE
18 HENTSCH, H.F.H.: Z. Tropenmed. Parasit. 6 (1955) 252
19 BENYAJATI, C. u. MITARB.: J. trop. Med. Hyg. 64 (1961) 46
20 TRETHEWIE, E.R., A.S.DAY: Austral. J. exper. Biol. med. sci. 26 (1948) 153

Leitsymptome der Vergiftungen

In dem folgenden Kapitel haben wir versucht, die wichtigsten Vergiftungssymptome geordnet nach Organ-Systemen zusammenzufassen.

Der Leser, der eine unklare Vergiftung aus ihren Symptomen zu klassifizieren versucht – was immer ein schwieriges Unterfangen ist –, wird sich anhand der einleitend gegebenen Übersicht zuerst einmal rasch über die hier angewandte Einteilung orientieren und dann die einzelnen Symptome aufsuchen und sich nun über die in Frage kommenden hauptsächlichsten Giftstoffe orientieren. Wir haben uns auf die wichtigsten Symptome beschränkt und allgemeine Symptome, wie Nausea, Kopfschmerzen usw., die bei fast allen Vergiftungen vorkommen können, weggelassen. Fehlt die Seitenzahlangabe so wurde das entsprechende Pp. (z.B. ein Antibiotikum) im Text nicht besprochen.

Übersicht der angeführten Leitsymptome

I. Allgemeinsymptome

Kachexie 485
Fieber (Hyperpyrexie) und Schüttelfröste 485
Hypothermie 485
starke Schweiße 485
Zyanose 485
Ikterus s. Leberzellgifte und hämolyt. Anämie . . . 486
Alkoholintoleranz 486

II. Haut und Hautorgane

Dermatitis exfoliativa generalisata 486
Hautpigmentation 486
Photosensibilisierung . . . 486
Hyperkeratose 486
Ulzerative Haut- u. Schleimhautläsionen (Blasenbildung und Ulzera) . . . 486
Ekzem u. Exantheme . . . 486
Stevens-Johnson-Syndrom 487
Akne 487
Herpes zoster 487
Purpura 487
Nagelwachstumsstörungen 487
Haarausfall und Alopezie . 487
Haarverfärbung 487
Anhidrose 487
Lupus erythematodes Syndrom 487
Quincke-Ödem 487
Ödeme 487

III. Sinnesorgane

1. *Augen*
Konjunktivitis 488
Hornhautschädigungen . 488
Exophthalmus 488
Mydriasis u. evtl. Akkomodationsstörungen . 488
Miosis 488
Farbsehen 489
Sehstörungen u. Amaurose (Optikusschädigung) 489
Katarakt 489
Diplopie 489
Nystagmus 489
Ptose der Augenlider . . 489

2. *Austikus und Vestibularis*
a) Akustikus 489
b) Vestibularis 489

3. *Nase*
a) Rhinitis 489
b) Trockenheit der Nase 490
c) Nasengeschwüre . . 490
d) Anosmie 490

4. *Geschmacksstörungen* . 490
Ptyalismus s. Salivation . 490

IV. Übriges Nervensystem

Narkotische Gifte 490
Suchtmittel 490
Erethismus 491
Delirium, Halluzinationen, Enzephalosen 491
Tremor 491
Krampfgifte 492
Extrapyramidales Syndrom, Parkinsonismus 493
Ataxie 493
Demenz 493
Schlaflosigkeit 493
Psychosen und org. Psychosyndrom 493
Hirnödem 493
Korsakow 493
Wallenbergsches Syndrom 493
Liquorveränderungen . . . 494
Toxische Neuropathie (Polyneuritis) und RM's- oder Muskelparalyse . . 494
Polyradikulitis Guillain-Barré 494
Lateralsklerose, amyotrophische 494
Akrodynie infantile . . .
Fazialisparese 494
Trigeminusneuralgie und -lähmung 494
Muskelatonie 494
Muskelnekrose 494

V. Lunge

Pseudo-Croup 495
Pulmonale Reizgifte . . . 495
Lungenblutungen 495

Lungenödem, durch kardiale Ursache 495
Asthma bronchiale 495
Kußmaulsche Atmung s. auch Azidose 495
Cheyne-Stokessche Atmung u. evtl. Atemlähmung . 495
Atemluft 496
  Knoblauchgeruch . . . 496
  azetonartiger Geruch . . 496
  Bittermandelgeruch . . 496
Bronchiektasen 496
Lungenemphysem 496
Lungenfibrosen u. Pneumokoniosen 496
Lungenkarzinome 496

VI. Zirkulationsapparat

Tachykardie 497
Bradykardie 497
Kammerflimmern 497
Myokardschädigung und evtl. Extrasystolie . . . 497
Koronarthrombose und Herzinfarkt 498
Arteriosklerose 498
Thrombosen und Lungenembolie 498
Periarteriitis nodosa . . . 498
Endarteriitis obliterans . . 498
Vasokonstriktion u. evtl. Gangrän 498
Akrozyanose 498
Periphere Vasodilatation . 498
Hypertonie 498
Pulmonale Hypertonie . . 498
Schock und Kollaps . . . 499
Hypotonie 499
Orthostatischer Kollaps . . 499

VII. Magen-Darm-Trakt

Zahnsaum 499
Stomatitis 499
Salivation 499
Trockenheit des Mundes . 500
Achylie 500
Hyperazidität 500
Magenblutung 500
Magengeschwüre 500
Magenperforation 500
Pylorusstenose 500
Schwere Gastroenteritis u. Durchfälle 500
Sprue-Syndrom 501
Darmspasmen 501
Colitis ulcerosa 501
Schwere Obstipation . . . 501

Ileus, paralytischer 501
Volvulus 501
Retroperitonealfibrose . . 501

VIII. Leber, Pankreas 501

Lebergifte 502
a) akute gelbe Leberdystrophie 502
b) übrige Leberzellgifte . . 502
c) Leberzirrhose 502
d) Symptome eines zellulären Verschlußikterus (cholostatische Hepatose) 503
e) Hepatitis-Syndrom . . . 503
f) Pseudoikterus 503
g) Pankreatitis 503

IX. Nieren, Blase, Uterus

Hauptsächlichste Nierengifte 503
Nephrosklerose 504
Nieren-Calcinosis 504
Nephrolithiasis 504
Polyurie 504
Haemoglobinurie s. Haemolyse 504
Myoglobinurie 504
Porphyrinurie 504
Ureterenstenose 504
Blasenreizung und evtl. Blasenblutungen 505
Blasen-Atonie 505
Blasen-Papillome und Blasenkarzinome 505
Priapismus 505
Uterus (Abortiva) 505

X. Blut und blutbildende Organe

Anämien 505
Anämie, hämolytische . . 505
a) direkt hämolytisch wirkend 505
b) hämolytische Wirkung mit Bildung von Innenkörpern (Heinz-Körperchen) 506
c) Methämoglobinbildung ohne Innenkörper . . . 506
d) Basophile Punktierung . 506
Sideroblastische Anämie . 506
Makrozytäre Anämien und Perniziosa 506
Polyglobulie 507

Leukopenien und Agranulozytosen 507
Leukämien 507
Lymphopenie 507
Lymphatische Reaktion (evtl. Mononukleose) . . 507
Eosinophilie 507
Thrombozytopenie 507
Hypoprothrombinämie . . 508
Hyperproteinämie 508
Hypoproteinämie 508
Vaskuläre Purpura 508
Hypokalzämie 508
Hyperkalzämie 508
Hypochlorämie 508
Hyperglykämie 508
Hypoglykämie 508
Hypokaliämie 508
Hyperkaliämie 508
Hypersiderämie 508
Hyperurikämie 508
Azidose 508
Hypercholesterinämie . . 509
Enzymveränderungen . . . 509
Wassermann pos. 509

XI. Innere Sekretion

Hypophyse 509
Thyreoidea 509
a) Hypothyreoidismus . . 509
b) Hyperthyreoidismus . . 509
Diabetes mellitus 509
Nebenniere 509
Testes 509
  Impotenz 509
Ovarien: Amenorrhoe und Dysmenorrhoe 509
Gynaekomastie 510
Laktation, abnorme . . . 510

XII. Knochensystem u. Gelenke

Osteomalazie 510
Osteoporose 510
Osteosklerose 510
Milkmansyndrom 510
Arthritis acuta 510
Fibrosierende Arthropathie 510

XIII. Keimschädigende und teratogene Substanzen 510

XIV. Karzinogene Stoffe 510

XV. Plötzliche Todesfälle 511

I. Allgemeinsymptome

Kachexie

Eine ausgesprochene Kachexie kann bei sehr vielen, vor allem chronischen Vergiftungen beobachtet werden. Besonders ausgeprägt ist sie bei chronischen Vergiftungen durch:

Antimon 133
Arsen 123
Blei 36
Bleitetraäthyl 54
Bor 157
Dinitrokresol 285
Dinitrophenol 285
Heroinsucht 382
Hexachlorbenzol 326
Kokain-Sucht 389
Mangan 104
Morphiate und analoge Sucht-Präparate 382
  Pethidin (Dolantin® usw.) 321
Quecksilberverbindungen 72
Radioaktive Substanzen 108
Schlafmittelsucht chron. 342
Schwefelkohlenstoff 196
Thallium 56
Vitamin A (hohe Dosen) 374

Fieber (Hyperpyrexie) und Schüttelfröste

Neben den durch *allergische Erscheinungen* (z.B. „Drugfever") ausgelösten Temperaturen durch die verschiedensten Gifte und den infolge von Superinfektionen auftretenden Fiebererscheinungen (z.B. sekundäre Pneumonien, Ulzerationen usw.) können Temperatursteigerungen durch die folgenden Gifte verursacht werden:

Amphaetamin-Pp. 426
Anilin 288
Antibiotika, zahlreiche 443
Atropin 392
Barbiturate (terminal) 331
Beryllium 114
Bleitetraäthyl 54
Calomelkrankheit 82
Chinidin 401
Chinin 400
Chlorpromazin 435
Dinitrokresol 285
Dinitrophenol 285
  (zugleich mit einer sehr starken Steigerung des Grundumsatzes)
Hexachlorbenzol 326
Kohlendioxyd 196
Kohlenoxyd 176
Kokain 387
Metaldehyd 226
Metallfieber (Cu, Zn) 94, 95
Methylbromid 234
Methylchlorid 236
Polytetrafluoräthylen (Plastikdämpfe) 324
Salizylsäure 300
Schlafmittel (terminal) 331
Schwermetallfieber (Kupfer usw.) 94
Sulfonamide u. Antidiabetika 292, 295
Teflon 324
Tetrachloräthylen 249
Tetrachlorkohlenstoff 238
Weckamine 426

Hypothermie

Ein häufiges Symptom bei schweren Vergiftungen mit Kollaps. Besonders ausgesprochen durch:

Anilin und Derivate 288
Arsenik (akute) 123
Barbiturate 331
Bleitetraäthyl 54
Chloralhydrat 332
Chlorpromazin 435
Gelsemin (Gelsemium sempervirens) 406
Morphiate 380
Nitrite 147
Opium 380
Oxalsäure 218
Oxalate 218
Phenole 274
Phenothiazin 435
Pyrazolonderivate 316
Thiuram 214

Starke Schweiße

Besonders hervortretend sind solche bei den Vergiftungen durch:

Acidum acetylosalicylicum (Aspirin®) und Salizylate 300
Alkylphosphate (z.B. Parathion) 354
Amanita muscaria 451
Amylnitrit 174
Cadmium 90
Dinitroorthokresol 285
Insulin 377
Isozyanat 202
LSD 385
Mangan 104
Muscarin 450
Naphazolinum nitricum (Privin®) 425
Nitrose Gase 143
Pilocarpin 400
Weckamine 426

Zyanose

Eine Zyanose kann bei allen *Herz- und Gefäßgiften* (siehe dort), ferner bei allen Giften mit *Methämoglobinbildung*, bei schweren *hämolytischen Giften* (siehe dort), ferner bei schweren *Lungengiften* (siehe dort) und bei allen ausgesprochenen Vergiftungen mit Kollapserscheinungen auftreten. Siehe unter den entsprechenden Leitsymptomen. Besonders hervorstechend ist die Zyanose bei den folgenden Vergiftungen:

Ammoniumsulfid 142
Amylnitrit 174
Anästhesin 391
Anilin und Derivate 288
Antihistaminika (hohe Dosen) 433
Äthylenoxyd 224
Äthylmerkaptan 215
Äthylnitrit 147
Butanaloxim 204
Butyraldoxim (bei Alkoholeinnahme) 204
Chloramphenicol („Gray-Syndrom" bei Mangel von Glukuronsäure: Leberaffektionen, Frühgeburten und Säuglingen!) 443
Dinitrobenzol 283
Dinitrokresol 285
Dinitrophenol 285
Diphenyldisulfone 296
Disulfiram (Antabus®) (bei Alkoholkonsum) 212
Faltentintling („Coprinus atramentarius", bei Alkoholeinnahme) 452
Glyzerin 224
Hydrochinon 275
INH (Isonikotinsäureanhydrid) 298

Isozyanat 202
Jodkontrastmittel (b. Überempfindlichkeit) 170
Kaliumchlorat 166
Kalkstickstoff (siehe Zyanamid) 203
Kohlensäure 196
Metaldehyd 226
Methylalkohol 205
Methylbromid 234
Morphium (Spätstadien) 380
Naphthalin (Dämpfe) 269
Nickeltetrakarbonyl 98
Nitrite 147
Nitrobenzol 280, 200
Nitrochlorbenzol 283
Nitrofurantoin (Methämoglobin)
Nitrose Gase 143

Opium (Spätstadien) 380
Phenacetin 302
Phenetolcarbamid (Dulcin®) 316
Phenicarbazid (Cryogénine®) 290
Thiouracil 346
Thiuram (nach Alkoholeinnahme) 214
Yohimbin 428
Zyanamid (nach Alkoholeinnahme) 203
Zyanwasserstoff (Spätstadium) 199

Ikterus

siehe unter: Lebergifte und hämolytische Anämie, S. 502 u. 505.

Alkoholintoleranz

Butyraldoxim 204
Disulfiram (Antabus®) 212
Faltentintling (Coprinus atramentarius) 452
INH [Isonikotinsäureanhydrid] 298
Kalziumzyanamid 203
Metaldehyd (Meta®) 226
Methämoglobinbildner 279
Nitroglykol (= Äthylenglykolnitrat) 254
Schlafmittel 331
Thiuram 214
Thymoleptika 429
Tolbutamid 295
Tranquillantia 440

II. Haut und Hautorgane

Die zahlreichen Hauterscheinungen durch Überempfindlichkeitsreaktion (Urticaria, Exantheme usw.) auf die verschiedensten Stoffe können hier nicht näher besprochen werden. Erwähnt seien nur die hauptsächlichsten Stoffe, die zu einer schweren, evtl. tödlichen **Dermatitis exfoliativa generalisata** führen können:

Arsen und -derivate (inkl. Salvarsan) 123
Goldsalze 84
Penicillin 443
Sulfonamide 292

Hautpigmentation

Arsen 123
Chlorpromazin 435
Griseofulvin (Porphyrine)
Phenacetin (Hämochromatose) 302
Silber (Argyrie) 89

Photosensibilisierung

Chlorpromazin u. Derivate 435
Ledermycin® (Dimethylchlortetrazyklin)
Pastinaca sativa (Pastinak) 422
Sulfonamide (Porphyrine) 292

Hyperkeratose

Arsen 123
Asbest

Ulzerative Haut- und Schleimhautläsionen (Blasenbildung und Ulzera)

Aesculus hippocastanum (Roßkastanie) 420
Actaea spicata (Christophskraut) 412
Ameisensäure 216
Anemonen (Ranunculazeen) 421
Arum maculatum (Aaronsstab) 421
Calla palustris (Schlangenkraut) 421
Cantharidin 473
Chlor u. Derivate 164
Chrom 109
Daphne 422
Dichlorphenoxyazetat (Herbizid) 364
Dicumarol-Pp. (Hautnekrosen) 442
Dimethylsulfat 153
Fluor (Flußsäure) 159
Helleborus niger (Christrose) 412
Helleborus viridis (Nieswurz) 412
Iris 421
Kalomel 82
Kalziumzyanamid 203
Laugen 171
MCPA (Herbizid) 364

Natrium-, Kalium-, Kalziumhypochlorit 167
Natriumsilikat 156
Pastinaca sativa (Pastinak) 422
Phenole 274
Phosphor 137
Quecksilber 72
Ranunculazeen 421
Rhus toxicodendron (Giftefeu) 417
Säuren 173
Schwefeldioxyd 151
Senfgas 367
Tuberkulin (bei Sensibilisierung) 472
Vitamin A (hohe Dosen) 374
Wasserstoffperoxyd (30–40%ig) 156

Ekzem und Exantheme

Prinzipiell können fast alle chemischen Stoffe zu einer Hautsensibilisierung, d.h. zu Ekzem, führen. Deshalb werden hier nur einige wenige, besonders gefährliche Stoffe aufgeführt.

Aldehyd 225
Anilin 288
Arsen 123

II. Haut und Hautorgane

Benzin 230
Beryllium 114
Bor (Psoriasis borica) 156
Chlorpromazin 435
Chromate 109
Dekalin 271
Dinitrokresol 285
Dinitrophenol 285
Formaldehyd 224
Formalin 225
Kalziumzyanamid 203
Laugen 171
Nitrobenzol 280
Petrol 230
Phenylendiamin 291
Phenylchinolincarbonsäure [Atophan®] 322
Phenylhydrazin 290
Phosphorsesquisulfid (Augenlider) 140
Platin 88
Pyrethrum 363
Quecksilber 72
Rhus toxicodendron 417
Rizin 418
Seifen 120
Terpentin 413
Tetrachloräthan 244
Tetrachlorkohlenstoff 238
Tetralin 271
Thallium 56
Thiaminhydrochlorid (Vit. B_1) 375
Thiouracilderivate 346
Trichloräthylen 247
Trinitrophenol 288
Vanadium 113
Vitamin A (Desquamation, Rhagaden) 374
Zement 110

Stevens-Johnson-Syndrom

Sulfamethoxypyridazin 292
u. evtl. andere Sulfonamide

Akne

ACTH 378
Brom 167
Chlor 164
chlorierte Naphthaline und Diphenyle (PCB) 327

Cortisonpräparate 378
Thallium 56

Herpes zoster

Arsenpräparate 123
Zytostatika

Purpura

(siehe bei Thrombozytopenie und Hypoprothrombinämie)

Nagelwachstumsstörungen

Arsen („Meessches Nagelband") 123
Thallium („Meessches Nagelband") 56
Vanadium 113

Haarausfall und Alopezie

ACTH und Cortisonpp. (teilw. Ausfall) 378
Arsenik 123
Bor 156
Chloropren (Chlorbutadien) 251
Coco de mono (Affennuß) 135
Colchicin 403
Demecolcin (Colcemid®) 404
Dicumarolpräparate 442
Heparin und Heparinderivate
Senfgaspräparate 367
Thallium 56
Vitamin A (hohe Dosen) 374
Zytostatika (je nach Dosis und Pp.)

Haarverfärbung

Anilinderivate 290
Nitrokörper
Pikrinsäure 288
Tetryl 290
Trinitrotoluol 284
Trotyl 290

Anhidrose

Chlorethazine (Nitrogen Mustard®) 369
Chlorpromazin 435
Thallium 56
Zytostatika (TEM etc.) 369

Lupus-erythematodes-ähnliches Syndrom
(pos. LE-Zelltest)

Carbamazepin (Tegretol®)
Dihydralazin (Nepresol®) 434
Diphenylhydantoin (Dilantin®) 395
Gold 84
Griseofulvin
Guanoxan
Hydantoin u. a. Antiepileptika (Trimethadion) 395
Hydralazin (Apresolin®) 434
Isoniazid 298
Methsuximid
Methyldopa 434
PAS 302
Penicillin
Phenolphthalein 270
Phenylbutazon (Butazolidin®) 319
Phenytoin 395
Procainamid (Pronestyl®) 391
Streptomycin
Sulfonamide (Sulfadiazin, Sulfamethoxypyridazine) 292
Tetrazykline
Thiouracil 346

Quincke-Ödem

Acidum acetylosalicylicum (Aspirin®) 300
Chinidin 401
Chinin 400
Insektenstiche 474
Teerstoffe 271

Ödeme

(Wasser- und evtl. Natrium-Retention)

Liquiritia 423
Phenylbutazon (Butazolidin®) 319

III. Sinnesorgane

1. Augen

Sehr viele Gifte, vor allem Dämpfe und Staube, sind stark schleimhautreizende Mittel, sie können hier nicht alle aufgeführt werden. Hervorheben wollen wir nur die häufigsten Gifte, die evtl. zu einer schweren **Konjunktivitis** und Hornhautschädigung führen:

Abrin (Abrus praecatorius) 418
Aldehyd 225
Alkali 171
Allyldibromid 235
Ameisensäure 216
Ammoniak 141
Anilinfarbstoffe 291
Arsen 123
Chlor und Chlorderivate 164
Diazomethan 252
Dimethylsulfat 153
Essigsäureanhydrid 221
Formaldehyd 225
Formalin 225
Glycidaldehyd 227
Keten 228
Phosphoroxychlorid 140
Phthalsäureester („Weichmacher") 276
Phthalsäureanhydrid 276
Pyridin 297
Rizin 418
Schwefeldioxyd 151
Schwefelkohlenstoff 196
Schwefelwasserstoff 150
Seidelbast 422
Senfgas 367
Vanadium 113
Vitamin D 375
Zyanchlorid 203

Hornhautschädigungen

Alkali 171
Ammoniak 141
Anilinfarbstoffe 291
Äthylenoxyd 224
Calciumhydroxyd (Ätzkalk) 117
Cantharidin 473
Chinin 400
Chromate 109
Dichloräthan 244
Dimethylsulfate 153
Euphorbia cyparissias (Wolfsmilch) 415
Formaldehyd 225
Kaliumpermanganat 106
Kupfersalze 95

Laugen 171
Methylviolett 291
Osmium 112
Säuren 173
Schwefelkohlenstoff 196
Schwefelwasserstoff 150
Senfgas 367
Strontiumhydroxyd 117
Tetrachlorkohlenstoff 238
Vitamin D 375
Wasserstoffsuperoxyd 156
Zinkchlorid 94

Exophthalmus

Jodismus 169
Vitamin A 374

Mydriasis und evtl. Akkomodationsstörung

Besonders ausgeprägt ist dieselbe bei den folgenden Vergiftungen:

Aconitasehemmer 372
Aconitin 405
Aesculus hippocastanum (Roßkastanie) 420
Alkohol 208
Amanita muscaria 451
Amanita pantherina (Pantherpilz) 451
Amphaetaminpp. 426
Antiparkinsonmittel 393
Arum maculatum (Aronsstab) 421
Atropin 392
Belladonnapräparate 391
Botulinus 466
Calla palustris (Schlangenkraut) 421
Chlorophenotan (DDT®) 350
Chinin 400
Colchicin 403
Cytisin 399
Ethinamatum (Valamin®) 343
Euphorbia cyparissias (Wolfsmilch) 415
Fluorkarbonverbindungen (Kriegsgifte) 372
Ganglienblocker (Ecolid®, Mevasin® etc.) 434
Gelsemin (Gelsemium sempervirens) 406
Glutethimidum (Doriden®) 332
Hexamethonium 434
Hyoscin (Skopolamin) 394
Imipraminum (Tofranil®) 429

Isofluorophat (DFP®) 356
Kokain 387
LSD (Beginn) 385
Methcaraphen (Netrin®) 393
Methylalkohol 205
Phosphorwasserstoff 139
Quaternäre Ammoniumverbindungen 143
Rauschbeere (Moorbeere = „Vaccinium uliginosum") 395
Schwefelwasserstoff 150
Skopolamin 394
Taxus (Taxin) 409
Thymoleptika (Tofranil®, Laroxyl®, Noveril®, Insidon®) 429
Weckamine 426
Zyanwasserstoff 199

Miosis

Eine ausgesprochene Miosis kann vor allem bei folgenden Intoxikationen auftreten:

Alkylphosphate (= Cholinesteraseblocker-Insektizide, z.B. Parathion usw.) 354, 369
Arnika 416
Barbiturate 331
Diazetylmorphin (Heroin®) 382
Einbeere 423
Fluoralkoholverbindungen (Kampfstoffe) 372
Glycidaldehyd 227
Helleborus niger (Christrose) 412
Helleborus viridis (Nieswurz) 412
Methadon und Derivate 321
Morphium 380
Muskarin 450
Muskatnuß (Myristizin) 415
Neostigmin 400
Nikotin (im Spätstadium Mydriasis) 397
Opium, Opiate 380
Pethidinum (Dolantin®) 320
Physostigmin 400
Pilocarpin 400
Piperazin 299
Prostigmin 400
Rauwolfia (Reserpin®, Serpasil® etc.) 434
Schlafmittel (außer Glutethimid) 331
Temulin 466
Tetracainum hydrochlor. (Pantocain®) 391
Tremorin (Psychokampfstoff) 373
Trilone (Tabun, Sarin usw.) 369

Farbsehen

Piperazin 299
Santonin 410
Thioridazinum (Melleril®) 440
Herzglykoside 411

Sehstörungen und Amaurose

(Neuritis nervi optici, retrobulbäre Neuritis)
Die Hauptgifte für eine evtl. dauernde Schädigung der Sehnerven sind:

Absinth 417
Acetanilid 302
8-Aminochinolderivate (Primaquin etc.) 402
Äthylalkohol (vor allem in Kombination mit Nikotin) 208
Äthylbromid 243
Antiparkinsonmittel 393
Arsenpräparate 123
Aspidium Filix mas 410
Broxyquinolin 401
Chinin u. *Chinidin* 400
Chloroform 237
Chloroquin (Resochin®) 402
Clioquinol (Vioform®) 401
Dinitrobenzol 283
Dinitrophenol 285
Filix mas (Wurmfarn) 410
Jod 169
Kohlenoxyd 176
Melleril® 440
Methanol 205
Methylalkohol 205
Methylbromid 234
Methylchlorid 236
Methyljodid 237
Methylazetat 221
Morphium (chron.) 380
Natriumjodat (chron.; Pigmentierung der Retina und Neuritis optica) 169
Nikotin (wenn zus. mit Alkohol) 398
Optochin 401
8-Oxychinolinderivate 401
Quecksilber 72
Salizylate 300
Santonin 410
Sauerstoff (Frühgeburten) 155
Schwefelkohlenstoff 196
Tetrachlorkohlenstoff (akut) 238
Thallium 56
Thioridazinum (Melleril®) 440
Trichloräthylen 247
Vitamin A (Papillen-Oedem, „Pseudotumor") 374

Katarakt

Ammoniak (lokal) 141
Arsenik 123
Chlorpromazin 435
Dekalin 271
Dinitrokresol 285
Dinitrophenol 285
Ergotamin (chron.) 462
Naphthol 270
Quecksilber 72
Radium und Röntgenstrahlen 108
Tetralin 271

Diplopie

Nitrofurantoin

Nystagmus

Barbiturate 331
Kohlenoxyd 176
Quaternäre Ammoniumverbindungen 143
Schwefelkohlenstoff 196
Thiouracil 346

Ptose der Augenlider

Botulismus (hier zusammen mit Augenmuskellähmungen) 466
Gelsemin (Gelsemium sempervirens) 406

2. Akustikus und Vestibularis

a) Akustikus

Schädigungen des Akustikus können prinzipiell durch die meisten Nervengifte auftreten (siehe auch unter Polyneuritis). Besonders häufig kommen solche Schädigungen aber bei den folgenden Vergiftungen vor:

Acidum acetylosalicylicum (Aspirin®) 300
Aconitum 405
Bacitracin
Chenopodium 410
Chinin und *Chinidin* 400, 401
Dimethylanilin 290
Dinitrobenzol 283
Ethakrinsäure 295
Halogenkohlenwasserstoffe (Methylbromid, Trichloräthylen usw.) 234
Kanamycin
Kohlenoxyd 176
Kohlendioxyd (8–14%) 196

Methylalkohol (chronisch) 205
Neomycin
Pyridin 297
Quecksilber 270
Quecksilber-Alkylverbindungen 81
Salizylate 300
Schwefelkohlenstoff 196
Streptomycin (vor allem Dihydro-Streptomycin)
Thallium 56
Trichloräthylen 247
Viomycin
Zyanide 199

b) Vestibularis

Schädigungen kommen vor allem vor durch:
Acrolein 226
Arsen 123
Barbitursäuren 331
Bleitetraäthyl 54
Cadmium 90
Chloroform 237
Colchicin 403
Coniin 408
Cytisin 399
Dichlorbenzol 326
Digitalis 411
Dinitrobenzol 283
Dinitrotoluol 284
Ergotamin 462
Gentamycin
Halogen-Kohlenwasserstoff 234
Herzglykoside 411
Kohlenoxyd 176
Kohlendioxyd (8–14%) 196
Nitrobenzol 280
Phenacetin 302
Phenol 274
Quecksilber und Derivate 72
Salizylate 300
Saponin 423
Streptomycin
Sulfonamide 292
Thallium 56
Trichloräthylen 247
Trinitrotoluol 284
Vanadiumpentoxyd 113
Viomycin
Zyanide 199

3. Nase

a) Rhinitis

Diese kann durch alle schleimhautreizenden Stoffe (siehe Konjunktivitis und Lungengifte) auftreten, typisch ist sie bei:

Ameisensäure 216
Ammoniak 141
Cadmium 90
Chlor 164
Essigsäureanhydrid 221
Jod 169
Isozyanate 202
Naphazolinum nitricum (Privin®, chron. Abusus) 425

b) Trockenheit der Nase

Amphaetamin-pp. 426
Amylazetat 221
Cadmiumoxyd 90
Chlorpromazin 435
Daphne (Seidelbast) 422
Dihydralazin, Nepresol® 434
Naphazolinum nitricum (Privin®) 425
Rauwolfia (Reserpin®, Serpasil®) 434
Trinitrotoluol 284

c) Nasengeschwüre
(evtl. mit Septumperforation)

Solche können bei den folgenden Vergiftungen auftreten:
Arsen (z.B. Schweinfurter Grün-Fabrikation) 123

Chrom (Zementstaub, Chromatdämpfe) 109
Kokain (lokale Einwirkung) 387
Kupfersalze 95
Mehlstaub (Bäcker)
Säuredämpfe (z.B. Kalzinieren d. Rohsoda) 173
Tetryl 290
Trotyl 290

d) Anosmie

Die wiederholte Einatmung von schleimhautreizenden Stoffen kann durch Schädigung der Schleimhaut oder auch durch die direkte Schädigung des Olfaktorius zur dauernden Anosmie führen, z.B. durch:

Äther 229
Ammoniak 141
Amphaetamin-pp. 426
Arsen 123
Azetaldehyd 226
Azetanilid 302
Azetessigsäure 221
Cadmium 90
Chromate 109
Dichloräthylen 247
Formaldehyd 225

Jodoform 169
Kohlenoxyd (zentrale Wirkung) 176
Kokain 387
Meskalin 385
Methylhalogene 234
Nitrose Gase 143
Osmiumtetroxyd 112
Ozon 155
Phosgen 366
Quecksilber 72
Säuredämpfe 173
Selendioxyd 135
Selenwasserstoff 135
selenhaltige Medikamente (z.B. geg. Seborrhoe)
Schwefeldioxyd 151
Trichloräthylen 247

4. Geschmacksstörungen

können bei zahlreichen Vergiftungen auftreten. Besonders ausgeprägt sind sie beim: *Tetrachloräthan* 244

Ptyalismus

s. Salivation S. 499

IV. Übriges Nervensystem

Narkotische Gifte

Diese Stoffe können von einer leichten Benommenheit bis zur leichteren oder tieferen Narkose und bis zum schweren Koma alle Stadien der Bewußtseinstrübung auslösen. Im Rahmen dieses Buches können nur die hauptsächlichsten Gruppen erwähnt werden:

Amylazetat 221
Antihistaminika 433
Äther 229
ätherische Öle 413
Äthylalkohol 208
Äthylenoxyd 224
Äthylmerkaptan 215
Azeton 228
Azetylen 233
Barbiturate 331
Benzin 230
Benzol 255
Butanon 228

Butylalkohol 215
Butylazetat 221
Bromäthyl 243
Chloräthyl 243
Chlorbenzalmalonitril 369
Chloroform 237
Chlorpromazin und Derivate (zentrale Neuroplegika) 435
Dichloräthan 244
Dioxan 223
Eukalyptus 414
Glykole 222
Halogenkohlenwasserstoffe 234
Kohlendioxyd 196
Kohlenoxyd 176
Monochlorbenzol 326
Metaldehyd 227
Methylalkohol 205
Morphiate und analoge wie Methadonum (Polamidon®) 380
Muskatnuß 415
Myristizin 415
Neuroplegika 435

Opiate 380
Pentanon 228
Pethidinum (Dolantin®) 320
Petrol 230
Propylalkohol 215
Quaternäre Ammoniumverbindungen 143
Schwefelkohlenstoff 196
Skopolamin 394
Schwefelkohlenstoff 196
Stickoxydul (Lachgas) 143
Terpentin 413
Tetrahydrofuran 223
Toluol 269
Tranquilizers (Meprobamat usw.) 440
Xylol 269

Suchtmittel

Stoffe, die durch ihre euphorisierende und evtl. berauschende, halluzinogene oder anregende

Wirkung bei hierzu disponierten Menschen zu einer eigentlichen Toxomanie führen können:
Alkohol (Äthylalkohol) 208
Amphaetaminpp. 426
Äther 229
Barbiturate 331
Benzin 230
Benzol 255
Diazetylmorphin (Heroin®) 382
Ergotaminum tartar. (Gynergen®) 464
Glutethimidum (Doriden®) 342
Haschisch (Marihuana) 384
Jpomea violacea 386
Khat (catha edulis) 428
Klebstoff-Schnüffler („Gluesniffing") 247
Kokain 387
LSD 385
Meprobamat 440
Mescalin 385
Methaqualon 344
Methamphaetamin (Pervitin®) 426
Morphium-Derivate 380
Morphium-Ersatzmittel 320 (Dolantin®, Methadon®, Palfium®, Polamidon® etc.)
Nikotin 397
Phenacetin 302
Phenacetin-Kombinationsmittel 302
Psilocin, Psilocybin 385
Rivea corymbosa 386
Ritalin® (Methylphenidat) 426
Schlafmittel 331
STP 386
Thebaconum (Acedicon®) 383
Tranquilizer 440
Trichloräthylen und andere chlorierte Kohlenwasserstoffe (z.B. flüssige Plastikklebstoffe) 247
Weckamine 426

Erethismus

Kann als erstes Zeichen einer beginnenden Vergiftung oder als Nachwirkung einer akuten Vergiftung, sowie vor allem infolge chronischer Vergiftung durch zahlreiche Stoffe, in Erscheinung treten. Besonders hervortretend ist die Übererregbarkeit bei Vergiftungen durch:

Aminophyllin 424
Amphaetaminpp. 426
Antimon 133
Arsen 123
Benzin 230

Benzol 255
Blei 36
Bleitetraäthyl 54
CO (beginnende Vergiftung) 176
Koffein 424
Jodide 169
Nitroglyzerin 147
Ozon 155
Quecksilber 72
Quecksilberalkyle 81
Paraldehyd 226
Phenacetin 302
Promethazin (Phenergan®) 440
Schlafmittelabusus, chron. 342
Selen 134
Thymoleptika (Imipramin) 429
Toluol usw. 269
Trichloräthylen 247
Weckamine 426

Delirium, Halluzinationen und Enzephalosen

Acrylamid 253
Alkohole 205
Aminophyllin 424
Amphaetamin-Pp. 426
Analeptika 424
Amanita pantherina 451
Antihistaminika 433
Antiparkinsonmittel 393
Äther 229
Atropin 392
Azetanilid 302
Benzin 230
Benzol 255
Blei 36
Bleitetraäthyl 54
Brom (chronisch) 167
Brotvergiftung 462, 464, 423
Chenopodium 410
Coffein 424
Colchicin 403
Cytisin 399
Dichlorhydrin 250
Digitalis 411
Ergotamin 462
Glykole 222
Glyzerin (hohe Dosen, Kinder) 224
Halluzinogene 384
Helvella 461
Herzglykoside 411
Hyoscyamin 392
Jodoform 169
Kampfer 413
Koffein 424
Kokain 387
Kornrade 423
Meprobamate 440

Methylalkohol 205
Methylbromid 234
Methylchlorid 236
Methyljodid 237
Muscarin 450
Muskatnuß (Myristicin) 415
Pantherinasyndrom 451
Phenetolcarbamid (Dulcin®) 316
Phenol 274
Pikrotoxin 409
Piperazin 299
Procain 390
Promethazin (Phenergan®) 440
Pyridin 297
Quecksilber und Quecksilberalkyle 72, 81
Rauschbeere 395
Salizylate (wie Aspirin® etc.) 300
Santonin 410
Saponin 423
Schlafmittelabusus, chron. 342
Schwefelkohlenstoff 196
Schwefelwasserstoff 150
Secale 462
Solanin 394
Terpentin 413
Thallium 56
Thiozyanate 201
Toluol 269
Tranquilizers (Meprobamat etc.) 440
Trichloräthylen 247
Trinitrotoluol 284
Xylol 269
Weckamine 426

Tremor

Acrylamid 253
Analeptika 424
Aminophyllin 424
Äthylalkohol (chron.) 211
Alkylphosphate 354, 369
Bleitetraäthyl 54
Brom 167
Chlorpromazin 435
Coffein 424
Cycloserin®
Diäthyläther (chron.) 229
Imipraminum (Tofranil®) 429
Iproniazid (Marsilid®) 298
Kohlenwasserstoffe, versch. 230
Mangan 104
Methylalkohol 205
Phenacetin 302
Quecksilber 72
Rotenon 363
Schlafmittel 331
Schwefeldioxyd 151
Schwefelkohlenstoff (chron.) 196
Tetrachloräthan 244

Thallium 56
Thymoleptika 429
Trichloräthylen (chron.) 247

Krampfgifte

Klonische epileptiforme Krämpfe können hauptsächlich durch folgende Gifte ausgelöst werden:

Absinth 417
Acidum acetylosalicylicum (Aspirin®) 300
Aconitasehemmer 372
Aconitin 405
Aldrin 352
Alkylphosphate 354, 369
Amanita pantherina 451
8-Aminochinolinderivate (b. Kindern) 402
Aminophyllin 424
Aminopyridin 297
Amidopyrin 316
Amphaetaminpp. 426
Antihistaminika (vor allem bei Kindern) 433
Apomorphin 383
Arsenik 123
Aspidium 410
Asplit 327
Astérol® 296
ätherische Öle (Eukalyptus, Kampfer, Terpentin usw.) 413
Äthylenchlorhydrin 250
Äthylmerkaptan 215
Atropin 392
Barium 117
Benzin 230
Benzol 255
Blei 36
Borane 157
Bromate 167
Bryonia alba (schwarzbeerige Zaunrübe) 415
Bryonia dioica (rotbeerige Zaunrübe) 415
Buxin 409
Cadmium 90
Cardiazol
Castrix® 297
Chenopodium 410
Chinin 400
Cicutoxin 409
Chloramin 296
Chlorphenotan (DDT®) 350
Chlorpromazin (in sehr hohen Dosen od. b/Epilepsie) 435
Chrysanthemum vulgare 418
Colchicin 403
Coniin 408
Coriamyrtin 409
Cycloserin®

Cytisin 399
Decaboran 157
Diacetylmorphin (Heroin®) 382
Diboran 157
Dichlormethan 237
Dichlorphenoxyazetat (MCPA) 364
Dimethylaminoantipyrinum (Pyramidon®) (Kinder, Überdosierung) 316
Dimetylhydrazin 143
Dinitrobenzol 283
Dinitrophenol 285
Endrin® 353
Ephedrin 425
Ergotamin 462
Eukalyptus 414
Euphorbia cyparissias (Wolfsmilch) 415
Filix mas (Wurmfarn) 410
Fluor 159
Fluorazetat 372
Fluoressigsäure 160
Fluoride 159
Fluorkarbonsäurederivate (Kriegsgifte) 372
Gelsemin 406
Giftfische (Tetraodontiae) 477
Helvella 461
Hexachlorbenzol 326
Hydrazine 143
Imipraminum (Tofranil®) 429
Insektizide (chlor. Kohlenwasserstoffe) 347
Insulin 377
Iproniazid (Marsilid®) 298
Isonikotinsäurehydracid (INH, z. B. Rimifon®) 298
Jodoform 169
Kampfer 413
Koffein 424
Kokain 387
Kohlenoxyd 176
Kohlendioxyd (Anoxämie) 196
Kornrade 423
Kresol (Lysol®) 274
Lobelin 424
MCPA 364
Mepacrinum (Atebrin®) 403
Merkaptan (Aethylmerkaptan) 215
Metaldehyd (Metadämpfe) 226
Methadon 321
Methanol 205
Methaqualon (Toquilone® etc.) 344
Methylalkohol (terminal) 205
Metcaraphen (Netrin®) 393
Methylbromid 234
Methylchlorid 236
Myristizin 415
Narcissus 421

Neostigmin (Prostigmin®) (Zuckungen) 400
Nicaethamidum (Coramin®) 425
Nikotin 397
Nitrobenzol 200
Nitropropan 253
Nitrostigmin 400
Oxalsäure (Hypokalzämie) 218
Parathion 356
Paratoluolsulfochlorid 327
Penicillin (intralumbale Überdosierung)
Pentaboran 157
Pentetrazolum (Cardiazol®)
Perphenazinum (Trilafon®) 438 (Zuckungen und Augenkrämpfe)
Pethidinum (Dolantin®) 320
Phenetolcarbamid (Dulcin®) 316
Phenol 274
Phosphor 137
Physostigmin 400
Pikrotoxin 409
Pilocarpin 400
Piperazin 299
Poleiminze 415
Pulegon 415
Pyrethrum 363
Pyridin 297
Ranunculazeen 421
Resochin (Kinder) 402
Rizin 418
Rotenon 363
Saccharin 316
Sadebaum 414
Salizylate (Überdosierung) 300
Salvia officinalis 418
Santonin 410
Saponin 423
Sauerstoff (durch Hyperkapnie b.chron. Respirat.-Insuff.) 155
Schlafmittel chron. (Entziehung) 342
Schwefeldioxyd 151
Schwefelkohlenstoff 196
Strychnin 406
Tabun 370
Taxus (Taxin) 409
Terpentin 413
Tetracainum (Pantocain®) 391
Tetrachloräthan 244
Tetraäthylpyrophosphat 356
Tetrachlorkohlenstoff 238
Tetramethylendisulfotetramin 227
Thallium 56
Theophyllin 424
Thiodan 353
Thiozyanate 201
Thuja (Thujon) 417
Thymoleptika (ausgenommen Nortriptylin) 429

Trimethyltrinitroamin 253
Trinitrotoluol 284
Veratrum 406
Vitamin D 375
Weckamine 426
Wurmfarn 410
Yohimbin 428
Zikutoxin 409
Zinn-Alkylverbindungen 89
Zyanwasserstoff 199

Extrapyramidales Syndrom, Parkinsonismus

Ein solcher kann als Folge einer schweren akuten oder chronischen Vergiftung durch folgende Gifte auftreten:

Chlorpromazin und -derivate 435
Kohlenoxyd 176
Mangan 104
Methylalkohol 205
Perphenazinum (Trilafon®) 438
Reserpin 434
Schlafmittel 331
Schwefeldioxyd 151
Schwefelkohlenstoff 196
Thallium 56
Tremorin (Psychokampfstoff) 373

Ataxie

(oft mit Tremor kombiniert)

Äthylalkohol 208
Äthylenchlorhydrin 250
Alkylphosphate 354, 369
Allyldibromid 235
Antihistaminika 433
Barbiturate 331
Benzin 230
Bleitetraäthyl 54
Bromide 167
Chlornitrobenzol 283
Chlorphenothan (DDT®) 350
Chlorpromazinum und Derivate 435
Cytisin 399
Dichlorphenoxyazetat (MCPA) 364
Dinitrobenzol 283
Diphenylhydantoin (Dilantin®) 395
Gelsemin 406
Giftfische (Tetraodontiae) 477
Hyoscyamin 392
Hydrazin 143
Kohlenoxyd 176
Kokain 387
Mangan 104

MCPA 364
Menthol 413
Mescalin 385
Metadämpfe (Metaldehyd) 226
Methylalkohol 205
Methylbromid 234
Methylchlorid 236
Methyljodid 237
Morphin 380
Muscarin 450
Napthalin 269
Nickeltetrakarbonyl 98
Nitrochlorbenzol 283
Paraldehyd 226
Petrol 230
Phenetolcarbamid (Dulcin®) 316
Phosphorpentachlorid 139
Piperazin 299
Pyridin 297
Quecksilber 72
Rotenon 363
Schwefelkohlenstoff 196
Streptomycin
Thallium 56
Thiuram 214
Trichloräthylen 247
Trimethadionum (Tridion®) 396
Zyanwasserstoff 199

Demenz

Schwere Veränderungen können vor allem auftreten durch:
Äthylalkohol 208
Barbiturate 331
Kohlenoxyd 176
Quecksilber 72
Thallium 56

Schlaflosigkeit

Amphaetaminpp. 426
Anilin 288
Barbiturate (chron.) 342
Bleitetraäthyl 54
Kadmium 99
Kohlenoxyd 176
Nitrose Gase 143
Phenazetin-Abusus 302
Quecksilber 72
Schwefelkohlenstoff 196

Psychosen und organisches Psychosyndrom

ACTH 378
Alkohol 208
Amanita pantherina 451
Amphaetaminpp. 426
Aspidium 310

Atropin 392
Barbiturate 331
Bellafolin 392
Benzin 230
Blei 36
Bleitetraäthyl 54
Brom 167
Chenopodium 410
Chlorkohlenwasserstoffe 247
Cortisonpp. 378
Cycloserin®
Filix mas (Wurmfarn) 410
Glykolderivate 222
Haschisch 384
Hyoscyamin 392
Jodide 169
Jodoform 169
Kokain 387
Kohlenoxyd 176
Lysergsäurediäthylamid 385
Mepacrinum (Atebrin®) 403
Methylbromid 234
Morphinismus 382
Muscarin 450
Mutterkorn 462
Pethidinum (Dolantin®) 320
Petrol 230
Phosphorwasserstoff 139
Quecksilber 72
Rauwolfiapp. (Reserpin®, Serpasil®) (Depressionen) 434
Salizylate 300
Schlafmittel 331
Schwefelkohlenstoff 196
Scopolamin 394
Secale 462
Thallium 56
Thiozyanat 201
Thyroxin 378
Trichloräthylen 247
Zyanide 199

Hirnödem

Barbiturate 331
Zinn-Verbindungen 89
Kohlenoxyd 176
Phosphorwasserstoff 139
Solanin 394
INH (Isoniazid [tox. Dosen]) 298
Insulin (hypoglyk. Koma) 377

Korsakow

Äther 229
Äthylalkohol 208
Brom 167
Kohlenoxyd 176
Schlafmittel 331
Trichloräthylen 247

Wallenbergsches Syndrom

Trichloräthylen 247

Liquorveränderungen

Brom 167
CO 176
Schlafmittel (akute) 331
Schwefelkohlenstoff 196
Thallium 56
Triorthokresylphosphat 276

Toxische Neuropathie (Polyneuritis) und RM's- oder Muskel-Paralyse

Die verschiedenen Gifte können sowohl die sensorischen als auch die motorischen Nervenfasern schädigen, manchmal sind aber, z.B. beim Blei und Triorthokresylphosphat, vor allem die motorischen Neuronen befallen. Die häufigsten in Betracht kommenden Gifte sind die folgenden:

Acrylamid 253
Akonitin 405
Alkylphosphate 354, 369
Arsen und seine Derivate 123
Äther 229
Äthylalkohol 208
Barbiturate 331
Benzin 230
Benzol 255
Blei 36
Bleitetraäthyl 54
Chenopodium 410
Chlorjodoquin (Vioform®) 401
Chlorochin (Resochin®) 402
Coniin (Schierling, Hundspetersilie) 408
Dichlorphenoxyazetat 364

Dinitrokresol 285
Dinitrophenol 285
Emetinum hydrochloricum (Emetin®) 403
Giftfische (Tetraodontiae) 477
Goldsalze 84
Hydralazin (Apresolin®) 434
Isonikotinsäurehydrazid (INH, Rimifon®) 298
Jodäthyl 244
Kalium 119
Kohlenoxyd 176
Lathyrismus 465
Methylalkohol 205
Methylbromid 234
Methylchlorid 236
Muscheln (giftige) 477
Nitrofurantoin (sensorische)
8-Oxychinolin (jodierte Derivate) 401
Pentachlorphenol 327
Phenolrot (Cauda-equina-Syndrom b. intrathekaler Anwendung) 292
Phthalazinderivate 434
Plankton (Schellfisch)
Petrol 230
Polymyxin
Quecksilber 72
Quecksilberderivate, -methyl 81
Schierling 408
Schlafmittel 331
Schwefelkohlenstoff 196
Schwefelwasserstoff 150
Streptomycin (intralumbal)
Sulfone 292
Tabun 370
Tetrachloräthan 244
Tetrachloräthylen 249
Thalidomidum (Softenon®, Contergan®, Distal®) 343
Thallium 56
Thiuram 214
Trichloräthylen 247
Trinitrophenol 288
Triorthokresylphosphat 276
Vioform® (Chlorjodoquin) 401

Polyradiculitis Guillain-Barré

Blei 36
Quecksilber (Kalomel) 72

Lateralsklerose, amyotrophische

Blei 36
Mangan 104
Triorthokresylphosphat 276

Akrodynie infantile

Kalomel u. a. Hg-Präparate 82

Fazialisparese

Pyridin 297
Thallium 56

Trigeminusneuralgie und -lähmung

Trichloräthylen 247

Muskelatonie

Chlorothiazid s. Saluretika 294
Cortisonpp. (bei hohen Dosen „Steroid-Myopathie") 378
Meprobamat 440
Saluretika (nur bei schwerer Hypokaliämie) 294
Tranquilizers 440

Muskelnekrose

Kohlenoxyd 176
Schlafmittel 331
Seeschlangengift 479

V. Lunge

In der Regel sind alle stark schleimhautreizenden Mittel, wenn sie als Gase, Dämpfe oder fein verteilter Staub eingeatmet werden, mehr oder weniger ausgesprochene Lungengifte, d.h. sie führen in kleineren Konzentrationen zu einer *Tracheitis* und evtl. *Bronchitis*, und in schweren Fällen evtl. zu *Lungenödem* und *Broncho-Pneumonien*. Bei schweren akuten Vergiftungen kann es später sekundär durch Stenoseerscheinungen zum Auftreten von *Bronchiektasen* kommen. Gifte, die nur durch die Schwächung des Allgemeinzustandes zum Auftreten von Pneumonien führen können, werden hier nicht erwähnt (Schlafmittel, Äthylalkohol usw.).

Pseudo-Croup

Alle Lungen-Reizgifte (s. u.)
Menthol-Inhalationen (Spray, Nasentropfen) bei Kleinkindern 413

Pulmonale Reizgifte, evtl. mit Lungenödem u. Lungeninfiltraten

Acrolein 226
Äthylalkohol 208
Äthylenchlorhydrin 250
Alkylphosphate (Parathion etc.) 354, 369
Ammoniak 141
Amylazetat 221
Amylnitrit 174
Arsen (Tracheobronchitis) 123
Asplit 327
Benzin 230
Beryllium 114
Borane 157
Brom 167
Chlor 164
Chlordioxyd 166
Chloroform 237
Chloroxyd 166
Chlorpikrin und ähnliche Kriegsgase 367
Chromate 109
Diacetyl-morphinum (Heroin®) 382
Diazomethan 252
Diboran 157
Dimethylhydrazin 143
Dimethylsulfat 153
Essigsäureanhydrid 221
Fluor 159
Glycidaldehyd
Heroin 382
Hexamethonium 434
Hydrazin 143
Isozyanat 202
Jod 169
Kadmium 90
Keten 228
Mangan (Pneumonie) 104
Mecamylamin 434
Möbelpolitur (Petrol) 230
Nickeltetrakarbonyl 98
Nitrofurantoin
Nitrose Gase 143
Opium (Lungenödem) 380
Osmiumtetroxyd 112
Ozon 155
Paraquate (Lg-Induration) 364
Parathion 356
PAS 302
Petrol 230

Paratoluolsulfochlorid 327
Permanganate 104
Pentolinium
Phenol 274
Phosgen 366
Phosphoroxychlorid 140
Phosphorstaub, roter 137
Phosphorwasserstoff 139
Pilocarpin 400
Polytetrafluoräthylen 324
Quecksilber 72
Schwefeldioxyd 152
Schwefelsäure 173
Schwefelwasserstoff 150
Seifen u. Detergentien 120
Selenhexafluorid 134
Selenium 134
Selenwasserstoff 135
Senfgas 367
„Smog" 271
Styrol 269
Tellurhexafluorid 159
Tetranitromethan 252
Thomasschlacke (Pneumonie)
Trilone 369
Uranium 107
Vanadiumpentoxyd 113
Zinkchlorid 94
Zyanchlorid 203

Lungenblutungen

Benzin 230
Petrol 230
Tiergifte (Giftschlangen) 478

Lungenödem durch kardiale Ursache

Ein solches kann als Komplikation zahlreicher schwerer Vergiftungen auftreten, oft als ein prämortales Ereignis. Ferner wird es auch bei schweren *Adrenalin*- (425) und *Pilocarpin*-Vergiftungen (400) beobachtet.

Asthma bronchiale

Sehr zahlreiche Stoffe können als Allergene zur Auslösung eines Asthmas führen; besonders häufig sieht man einen ursächlichen Zusammenhang bei:

Acidum acetylosalicylicum (Aspirin®) 300
Acrolein 226
Alkylphosphate 354, 369
Betarezeptorenblocker 412
Bicycloheptadiendibromid 331

V. Lunge   495

Chinin 400
Diazomethan 252
Dichlordiäthyläther 246
Emetinum hydrochloricum (Emetin®) 403
Essigsäureanhydrid 221
Federn (Vogel-)
Heparin und Heparinoide
Hölzer, tropische
Insektenstiche (Bienen, Wespen) 474
Jodide 169
Jodoform 169
Ipecacuana 403
Isozyanat 202
Pelzhaare
Penicillin
Pferdehaare
Phosgen 366
Phosphortrichlorid 139
Phosphoroxychlorid 140
Phosphorpentachlorid 139
Phosphorpentasulfid 139
Phosphorhalogenide 139
Pilocarpingruppe 400
Platin 88
Pilze (Schimmel-)
Pollen
p-Phenylendiamin 291
Pyrethrum 363
Quecksilberpp. org. 81
Rizin 418
Schwefeldioxyd 151
Senfgas 367
„Smog" (verstärkt Asthma) 271
Tetryl 290
Ursole usw. 291
Wolle

Kußmaulsche Atmung

(siehe auch Azidose)

Acidum acetylosalicylicum (Aspirin®) 300
Ammoniumchlorid 142
Azeton 228
Formaldehyd 225
Metaldehyd (Meta®) 226
Methylalkohol 205
Salizylsäure 300
Säurevergiftungen 173
Urämie (s. Nierengifte)

Cheyne-Stokessche Atmung und evtl. Atemlähmung

ist meist zentralen Ursprungs durch eine Schädigung des verlängerten Markes, evtl. aber auch durch Lähmung der Atemmuskulatur bedingt:

Aconitin 405
Alkohole 205
Alkylphosphate 354, 369
Ammoniumsulfid 142
Anilin 288
Äther 229
Äthylalkohol 208
Barbiturate u. a. Schlafmittel 331
Bariumpolysulfid (Neopol®) 118
Benzin 230
Benzol 255
Botulismus 466
Bryonia alba (schwarzb. Zaunrübe) 415
Bryonia dioica (rotbeerige Zaunrübe) 415
Buxin 409
Chloralhydrat 332
Chloroform 237
Cicutoxin 409
Codein 383
Colchicin 403
Coniin (peripher) 408
Curare (peripher) 408
Cytisin 399
Delphinium 405
Diacethylmorphinum (Heroin®) 382
Dichloräthan 244
Dinitrophenol 285
Gelsemin 406
Giftfische 477
INH, Isoniazid (tox. Dosen) 298
Juniperus sabinae (Sadebaum) 414
Kobalt-Verbindungen (CoCl₂) 97
Kohlenoxyd 176
Kokain 387
Kohlenwasserstoff und Derivate 230
Methadonum (Polamidon®) 321
Methylalkohol 205
Morphiumgruppe 380
Muscheln, giftige 477
Parathion und Derivate 356
Pethidinum (Dolantin®) 320
Petrol 230
Phenole 274
Phosphorwasserstoff 139
Rotenon 363
Schierling (Conium maculatum) 408
Schlangengift 478
Schwefelkohlenstoff 196
Schwefelwasserstoff 150
Scopolaminum 394
Strychninum 406

Sulfite 153
Taxus (Abortivum) 409
Terpentinöl 413
Tetrachloräthan 244
Tetraodontiae (Giftfische) 477
Thiuram 214
Ticarda® (Hustentropfen mit Normethadon) 321
Zikutoxin 409

Atemluft

Knoblauchgeruch:
 Phosphor 137
 Selenium 134
 Tellurium 135
Azetonartiger Geruch:
 Aceton 228
 Isopropylalkohol 215
 Methylalkohol 205
 Salizylate 300
Bittermandelgeruch:
 Zyanwasserstoff 199
 Nitrobenzol (Mirbanöl) 280, 200

Bronchiektasen

Nach schweren Vergiftungen mit:
Chlor 164
Nitrose Gase 143
Phosgen 366
Schwefeldioxyd 151
Vanadiumpentoxyd 113

Lungenemphysem

Eine Erweiterung der Alveolen kann durch chronische Reizung der Bronchioli durch Lungenreizgifte (evtl. über ein Asthma) auftreten:
Cadmium 90
Chlor 164
Dichlordiäthyläther 246
Kresol (Lysol®) 274
Nitrose Gase 143
Ozon 155
Phenol 274
Phosgen 366
Phosphorhalogenide 139
Phosphoroxychlorid 140
Schwefeldioxyd 151
Vanadium 113

Lungenfibrosen und Pneumokoniosen

(Gute Übersicht siehe *Stofer, A. R.:* Pathol. et Microbiol. **24**, 107–139 [1961].)
Die hauptsächlichsten bisher bekannten Ursachen sind:

Aluminium (Kryolith) 114
Asbest 156
Baggasosis
Bariumsulfat 117
Beryllium 114
Busulfan (Myleran®)
Byssinose (reversible Sensibilisierung auf Baumwolle)
Eisen 100
Eisenoxyde 100
Hexamethonium 434
Hydantoin 395
Kalkstaub
Kohle
Lost-Derivate 367
Mecamylamin 434
Methysergid 464
Nebelpatronen (Militär) 164
Oleum iodatum (Lipiodol®) 170
Paraquat 364
radioakt. Substanzen 108
Sauerstoff (reiner) 155
Schellack 214
Senfgas (Lost) 367
Silizium (Quarz, Talk, Kaolin) 156
Wolfram 113
Zinkoxyd 94

Lungenkarzinome

Asbest 156
Benzpyren und Verwandte 272
Chrom 109
Chromate 109
Eisenerze (Eisenmineure)
Nickel 98
Nickeltetrakarbonyl 98
radioaktive Substanzen (Schneeberger Lungenkrebs) 108
Senfgas 367
„Smog" 271
Tabakrauch 398
Teerstoffe 398
Zigarettenrauch 398

VI. Zirkulationsapparat

Tachykardie

Eine Steigerung der Pulsfrequenz wird bei einer Anzahl von Vergiftungen beobachtet, wobei die Ursache ganz unterschiedlich sein kann (Sympathikusreizung, Vaguslähmung, Kollaps, Herzversagen). Besonders hervortretend ist die Tachykardie bei folgenden Giften:

Abrin (Abrus precatorius) 418
Acetaldehyd 226
Acetanilid 302
Adrenalin 425
Alkohole 208
Amanita muscaria 451
Amanita pantherina 451
8-aminochinolinderivate (Primaquin etc.) 402
Aminophyllin 424
Amphaetaminpp. 426
Analeptika 424
Antihistaminika 433
Arsenik 123
Aethylmerkaptan 215
Atropin 392
Chlorpromazin u. Derivate 435
Coffein 424
Cytisin 399
Dinitrophenol 285
Disulfiram (Antabuse®) + Alkohol 212
Hexachlorbenzol 326
Kohlendioxyd 196
Ephedrin 425
Epinephrin-Derivate 425
HN_3 (Stickstoff-Wasserstoffsäure) 142
Kohlenoxyd 176
Kokain 387
Imipramin 429
Methämoglobinbildner 279
Naphazolinum nitricum (Privin®) (initial) 425
Nikotin 397
Nitrite 147
Nitrobenzole 280
Paranitrochlorbenzol 283
Procain 390
Promethazin (Phenergan®) 440
Pyribenzamin 433
Thallium 56
Theophyllin 424
Thymoleptika 429
Yohimbin 428
Zyanamid 203
Zyanwasserstoff 199

Bradykardie

Aconitum 405
Adonis vernalis (Adonis) 411
Allyldibromid 235
Amanita muscaria 451
Amanita pantherina 451
Barium 117
Bleitetraäthyl 54
Cheiranthus Cheiri (Goldlack) 411
Convallaria majalis (Maiglöckchen) 411
Delphinin 405
Digitalis 411
Gelsemin 406
Helleborus niger (Christrose) 412
Helleborus viridis (Nieswurz) 412
Herzglykoside 411
Morphinpp. 380
Muscarin-Syndrom (z.B. Inocybe, Clitocybe usw.) 450
Naphazolinum nitricum (Privin®) (Spätstadium) 425
Nerium oleander (Oleander) 411
Opiate 380
Physostigmin 400
Pilocarpin 400
Rauschbeere 395
Rauwolfia (Reserpin®, Serpasil®) 434
Scilla maritima (Meerzwiebel) 411
Strophanthoside 411
Taxus (Taxin) 409
Vaccinium oliginosum (Rauschbeere) 395
Veratrin 406

Kammerflimmern

Aconitin 405
Adrenalinpp. bei chlorierten Kohlenwasserstoffen 326
Alkylphosphate (z.B. Parathion) 354, 369
Amphaetaminpp. 426
Barium 117
Benzol (akute) 255
Chloroform 237
Chlorothiazidum (Chlotride®) und Derivate 294
Digitalis und andere Herzglykoside 411
Emetin (Überdosierung) 403
Fluor-Verbindungen 159
Hypokaliämien (z.B. durch Saluretika oder Barium) 22
Imipramin 429
Kohlenwasserstoff 230
Saluretika 294
Strophanthoside 411
Tetrachloräthylen 249
Tetrachlorkohlenstoff 238
Toxogonin u. PAM (Therapie Alkylphosphate) 361
Trichloräthylen 247

Myokardschädigung und evtl. Extrasystolie

Es können hier nur die wichtigsten aufgeführt werden:
Aconitin 405
Adonis vernalis 411
Amanita phalloides 453
8-aminochinolinderivate (Primaquin etc.) 402
Amitriptylin (Laroxyl®) 429
Amphaetamin-Pp. 426
Antimon 133
Arsen 123
Arsenwasserstoff 130
Äthylalkohol 208
Azide (Na-azid)
Barbiturate (hohe Dosen) 331
Barium 117
Benzin 230
Benzol 255
Blei 36
Cheiranthus Cheiri (Goldlack) 411
Chinin 400
Chinidin 401
Chloroform 237
Colchicin 403
Convallaria majalis (Maiglöckchen) 411
Dibenzepin (Noveril®) 429
Dibromäthan 244
Digitaliskörper 411
Ergotaminum tartaricum (Gynergen®) 462
Helleborus niger (Christrose) 412
Helleborus viridis (Nieswurz) 412
Herzglykoside 411
Kaliumverlust (Hypokaliämie)
Imipramin (Tofranil®) 429
Insulin 377
Kobalt (Bier-Kobalt-Vergiftung) 97
Kohlenoxyd 176
Methylalkohol 205
Nerium oleander (Oleander) 411
Opipramol (Insidon®) 429
Oxalate 218

Phosgen 366
Phosphor 137
Quecksilber (Alkyl-Vrbdg. Saatbeizmittel!) 81
Rauwolfiapp., Reserpin-Derivate 434
Salicylate 300
Schlafmittel 331
Schwefelwasserstoff 150
Scilla maritima (Meerzwiebel) 411
Stickstoffoxyde 143
Stickstoffwasserstoffsäure 142
Strophanthoside 411
Taxus (Taxin) 409
Tetrachlorkohlenstoff 238
Thallium 56
Thymoleptika 429
Trichloräthylen 247
Urethan 221
Veratrin 406
Vitamin D (hohe Dosen, Myokardnekrosen) 375
Weckamine 426

Koronarthrombose und Herzinfarkt

Bei älteren Leuten können diese als Folge einer vorbestehenden Gefäßschädigung durch eine toxisch hervorgerufene Anoxämie ausgelöst werden, doch besteht wahrscheinlich auch die Möglichkeit des Auftretens solcher Veränderungen nach schweren *Kohlenoxyd-* (176) oder *Bleivergiftungen* (36), ferner durch eine Überempfindlichkeit auf therapeutische parenterale Dosen von *Gynergen®* (462) sowie durch chronischen *Nikotinabusus* (398) und chronische *Schwefelkohlenstoff*-Vergiftung (196).

Arteriosklerose

Frühzeitige Veränderungen wurden beschrieben bei *Blei* (36), *Kohlenoxyd* (176), *Nikotin* (398), *Schwefelkohlenstoff* (196). Es ist aber im Einzelfall natürlich sehr schwierig zu entscheiden, inwiefern diese Giftstoffe wirklich eine Rolle gespielt haben.

Thrombosen und Lungenembolie

ACTH 378
schwere Barbituratvergiftung 331

Cortisonpp. 378
Kohlenoxyd 176
Ölige Kontrastmittel (Einbruch in Venen) 170
Ovulationshemmer 379

Periarteriitis nodosa

Arsenverbindungen, organische 123
Carbutamid (Nadisan®, etc.) 295
Chlorpromazin 435
Goldsalze 84
Hg-Verbindungen 72
Hydantoin 395
Jodide 169
Penicillin
Phenothiazin 435
Phthalazinderivate (fibrinoide Nekrosen) 434
Sulfonamide 295
Thiouracil 346
Tolbutamid (Rastinon®, etc.) 295

Endarteriitis obliterans

Nikotin 397
Schwefelkohlenstoff 196

Vasokonstriktion (evtl. Gangrän)

Adrenalin 425
Barium 117
Blei 36
Nikotin 397
Noradrenalinum (Arterenol®) 425
Oxalsäure 218
Phenol (lokal) 274
Safran 415
Secale 462

Akrozyanose

Arsen 123

Periphere Vasodilatation
(Rötung des Gesichts usw.)

Acetaldehydvergiftung (226) (durch Störung des Alkoholabbaus infolge von):
  Butyraldoxim 204
  Coprinus atramentarius (Faltentintling) 452

Disulfiram (Antabus®) 212
Isoniazid (INH) 298
Kalziumzyanamid (Kalkstickstoff) 203
Thiuram 214
Acidum acetylosalicylicum (Aspirin®) 300
Amylnitrit u. a. Nitrite 174
Arsen 123
Äthylalkohol 208
Atropin 392
Benzol 255
HN₃ (Stickstoff-Wasserstoffsäure) 142
Insulin 377
Nitrite 147
Nitroglycerin 147
Promethazin (Phenergan®) 440
Rauwolfiapp., Reserpin (Serpasil® in tox. Dosen) 434
Salicylate 300
Tranquillantia 440
Yohimbin 428

Hypertonie

Vorübergehende akute Blutdrucksteigerungen treten bei allen Krampfgiften (siehe Krampfgifte S. 492) auf, ferner durch:

ACTH 378
Adrenalin 425
Amphetaminsulfat (Benzedrin®) und Derivate 426
Barium 117
Blei (chronisch) 36
Cortisonpp. 378
Desoxycortonum aceticum (Percorten®) 378
Kadmium 90
Kampfer 413
Kohlenoxyd (akute Verg.) 176
MAO-Blocker („Käse-Hypertonie") 429
Metaldehyd (Meta®) 226
Methamphaetamin (Pervitin®) 426
Naphazolinum nitricum (Privin® initial) 425
Thallium 56
Vanadiumpentoxyd 113
Vitamin D (Calciferolum) 375
Weckamine 426

Pulmonale Hypertension

Amphaetamin-Pp. (Weckamine) (chron. Abusus) 426

Schock und Kollaps

können bei hohen Dosen fast durch alle Gifte hervorgerufen werden, so daß sich eine erschöpfende Aufzählung erübrigt. Charakteristisch und ausgeprägt ist der Schock vor allem bei den folgenden Vergiftungen und anaphylaktischen Reaktionen:

Aneurinum (Vitamin B$_1$) (intravenös!) 375
Arsen, Arsenwasserstoff 123, 130
Amanita phalloides 453
8-Aminochinolinderivate (Primaquin etc.) 402
Azeton 228
Barbiturate 331
Barium 117
Disulfiram (Antabuse®) + Alkohol 212
Fluorsalze 159
Jod-Kontrastmittel 170
Kaliumbromat 169
Kohlenoxyd 176
Kokain (allerg.) 387
Koniin 408
Laugen 171
Methämoglobingifte (siehe dort) 279
Nikotin 397
Oxalate 218
Oxycyanat 199
Penicillin
Phenol 274
Phosphor 137
Pilze 448
Procain (allergisch) 390
Quecksilber (Sublimat) 72
Säuren 173
Schlafmittel (hypovolämische!) 331
Schlangengifte 478
Seifen und Detergentien 120
Taxus (Taxin) 409
Tetrachlorkohlenstoff 238
Thallium 56
Zyan 199
Zyanide 199

Hypotonie

Ist als Zeichen einer beginnenden Kreislaufinsuffizienz ein sehr häufiges Ereignis bei Vergiftungen. Besonders stark blutdrucksenkend wirken außerdem folgende Stoffe:

Acetanilid 302
Amylnitrit u. a. Nitrite 174
Anilin und Derivate 288
Arsenik 123
Barbiturate 331
Chloralhydrat 332
Chlorothiazid 294
Chlorpromazin 435
Dinitrobenzol 283
Disulfiram (Antabuse®) + Alkohol 212
Ganglienblocker 434
Hexamethonium 434
MAO-Blocker 429
Meprobamate (hohe Dosen) 440
Naphazolinum nitricum (Privin®) (Spätstadium) 425
Nitrite 147
Nitroglykol 254
Nitroglyzerin 147
Quaternäre Ammoniumverbindungen 143
Rauwolfiapp. (Reserpin®, Serpasil® etc.) 434
Saluretika (Chlorothiacid-Derivate) 294
Schlangengifte 478
Sulfite 153
Sympathikus-Blocker (Guanethidinum) 434
Tetrachlorkohlenstoff 238
Thallium 56
Tranquillantia
Thiuram 214

Orthostatischer Kollaps

(Alle *Ganglienblocker*) 434
Bretyliumtosulat 434
Chlorisondaminum (Ecolid®) 434
Guanethidinum (Ismelin®) 434
Hexamethonium 434
Iproniazid 298
Mecamylaminum (Mevasin®) 434

VII. Magen-Darm-Trakt

Zahnsaum

Antimon (violett-schwärzliche Farbe) 133
Arsen (violett-schwärzliche Farbe) 123
Blei (blau-schwärzliche Farbe) 36
Cadmium (gelbliche Farbe) 90
Quecksilber (bläulich-schwarze Farbe) 72
Wismut (tiefschwarze Farbe) 84

Stomatitis

Schwere Stomatitiden (d.h. eine schwere Entzündung der Zahnschleimhaut und der ganzen Oralschleimhaut) sind durch Gifte relativ selten zu beobachten. Fast regelmäßig treten sie bei schweren Vergiftungen durch folgende Stoffe auf:

Blei 36
Dieffenbachia sequine 421
Hydantoinpp. 395
Wismut 84
Quecksilber 72

Als gelegentliche Komplikationen haben wir sie noch bei folgenden Stoffen beobachtet:

Antibiotika (pathol. Schleimhautflora) 443
Antikonvulsiva (Hydantoin etc.) 395
Arsenik 123
Folsäureantagonisten (Aminopterin®, Amethopterin®)
Merkaptopurin (Purinethol®)
Thallium 56

Salivation

Kann als Folge einer Stomatitis oder durch lokale Reizgifte, ferner durch eine spez. Stimulation der Speicheldrüsen auftreten:

Alkylphosphate (Parathion usw.) 354
Amanita muscaria 451
Ammoniak 141
Blei 36
Bleitetraäthyl 54
Botulismus 466
Brom 167
Buxin 409
Cantharidin 473

Castrix 297
Chinin 400
Cicutoxin 409
Coniin 408
Coriamyrtin 409
Curare 408
Cytisin 399
Daphne (Seidelbast) 422
Emetinum hydrochloricum
   (Emetin®) 403
Fluoride 159
Glycidaldehyd 227
Jodismus 169
Kobaltverbindungen 97
Kresol (Lysol®) 274
Mangan 104
Metaldehyd (Meta®) 226
Muscarin 450
Neostigmin (Prostigmin®) 400
Nikotin 397
Phenol 274
Phosphor (chron.) 137
Physostigmin 400
Pikrotoxin 409
Pilocarpin 400
Quecksilber 72
Salzsäure 173
Santonin 410
Saponin 423
Silbernitrat 89
Strychnin 406
Tetraäthylpyrophosphat 356
Tabun 370
Thallium 56
Trichloräthylen 247
Xylol 269
Zyanwasserstoff 199

Trockenheit des Mundes

durch Substanzen, welche die Speichelsekretion hemmen:

Aconitin (Aconitum) 405
Amphaetaminsulfat (Benzedrin®) 426
Antihistaminika 433
Arsen 123
Atropinderivate 392
Barium 117
Belladonnaderivate 391
Chlorpromazin 435
Delphinin (Delphinium) 405
Diphenhydramin (Benadryl®) 433
Hyoscyamin 391
Lobelinum hydrochlor.
   (Lobelin®) 424
Opiate 380
Scopolamin 394
Solanum 394
Trihexyphenidyl (Artane®) 313

Achylie

Alkohol 208
Kohlenwasserstoffe, flüssige 230
Schwefelkohlenstoff 196
Vitamin D 375

Hyperazidität

Blei 36
Nikotin 397
Tolazolini chloridum (Priscol®)

Magenblutung

Benzol 255
Butazolidin 319
Cortison-Pp. 378
Indomethacin 319
Laugen 171
Metaldehyd 226
Oxalsäure 218
Salizylate (Acidum acetylosalicylicum) 300
Säuren 133

Magengeschwüre

ACTH (b. Dauertherapie) 278
Asplit 156
Barbiturate (Stressulkus b. schwerer Verg.) 331
Blei 36
Bor (chron. Verg.) 156
Butazolidin 319
Cortisonpp. (b. Dauertherapie) 378
Dieffenbachia sequine 421
Indomethacin (Indocid®) 319
Methylviolett 291
Nikotin 397
Paratoluolsulfochlorid 325
Schwefelkohlenstoff 196
Tetrachlorkohlenstoff 238

Magenperforation

Aldehyde 225
Laugen 171
Säuren 133

Pylorusstenose

Ätzgifte (z. B. Sublimat) 72
Laugen 171
Säuren 173

Schwere Gastroenteritis und Durchfälle

Anorexie, Brechreiz, Erbrechen und Magen-Darm-Störungen leichter Art kommen bei sehr zahlreichen Vergiftungen vor. Wir müssen uns hier auf diejenigen Giftstoffe beschränken, die besonders stark hervortretende Symptome auslösen.

Schwere Reizgifte für den ganzen Magen-Darm-Trakt sind alle ätzenden *Säuren* und *Laugen*. Diese sind meistens schon an den schweren Verätzungen im Mund und Rachen äußerlich zu erkennen. Außerdem kommen hier vor allem in Betracht:

Abrin 418
Acetazolamid (Diamox®) 294
Actaea spicata (Christophskraut) 412
Aesculus hippocastaneum (Roßkastanie) 420
Agrostemma Githago (Kornrade) 423
Aloe 413
Amanita 448
Ammoniak 141
Apiol 416
Arnica montana (Arnika) 416
Arsen 123
Arum maculatum (Aronsstab) 421
Asarum europaeum 416
Aspidium 410
Äthylalkohol 208
Barium 117
Bohnen, grüne 419
Bor 156
Bryonia alba (schwarzbeerige Zaunrübe) 415
Bryonia dioica (rotbeerige Zaunrübe) 415
Bucheckern (Fagus) 416
Cadmium 90
Calla palustris (Schlangenkraut) 421
Calomel 82
Cantharidin 473
Castrix 297
Chelidonium majus (Schöllkraut) 418
Chlorphenothan (DDT®) 350
Chrom 109
Chrysanthemum vulgare 418
Colchicin 403
Colocynthin 418
Coniin 408
Cyclamen europaeum 423

Cytisin 399
Daphne (Seidelbast) 422
Diäthylenglycol 222
Detergentien 121
Dieffenbachia sequine 721
Dimethylhydrazin 143
Dinitrobenzol 283
Dinitrophenol 285
Emetin 403
Euphorbia cyparissias (Wolfsmilch) 415
Evonymus europaea (Spindelbaum) 420
Fluor 159
Fluoride 159
Formaldehyd 229
Formalin 225
Giftefeu 417
Glykole 222
Glyzerin (hohe Dosen) 224
Helleborus niger (Christrose) 412
Helleborus viridis (Nieswurz) 412
Helvella 461
Iatropha curcas (Oleum infernale) 420
Iris lutea (Wasserschwertlilie) 421
Jod 169
Juniperus sabinae (Sadebaum) 414
Kaliumbromat 169
Kresol (Lysol®) 274
Koloquinten 418
Kupfersalze (Cu-sulfat) 95
Ligustrum vulgare (Liguster) 421
Lobelia 424
Lorchel 461
Meprobamate 440
Metaldehyd (Meta®) 226
Methylchlorid 236
Narcissus (ohne Durchfälle) 421
Nikotin 397
Oleum crotonis 419
Oxalsäure 218
Parathion 356

Paris quadrifolia (Einbeere) 423
Phasin 419
Phenetolcarbamid (Dulcin®) 316
Phenol 274
Phenylhydrazin 290
Phosphor 137
Phosphorwasserstoff 139
Physostigmin 400
Pilze 448
Piperazin 299
Podophyllin 420
Quecksilberpräparate 72
Ranunculaceen 421
Rhus toxicodendron (Giftefeu) 417
Ricin 418
Safran 415
Salvia officinalis (Salbei) 418
Santonin 410
Saponin 423
Schwefelkohlenstoff 196
Seifen 120
Spindelbaum 420
Staphylokokkentoxin
Sublimat 72
Sulfite 153
Taxus baccata (Eibe) 409
Tenside 121
Terpentin 413
Tetraäthylpyrophosphat 356
Tetrachlorkohlenstoff 238
Thiuram 214
Thuja 417
Tranquilizers 440
Trichloräthylen 247
Triorthokresylphosphat 276
Veratrum 406

Sprue (Malabsorption-Syndrom)

Arsen (chron. Verg.) 123
Neomycin

Darmspasmen

Blei 36
Thallium 56

Colitis ulcerosa

Chrom 109
Quecksilber 72
Wismut 84

Schwere Obstipation

Antimon 133
Blei (chron.) 36
Fluoride (chron.) 159
Ganglienblocker 434
Morphin 380
Opiate 380
Schwefelkohlenstoff 196
Thallium (oft 10 bis 14 Tage gar kein Stuhl) 56

Ileus, paralytischer

Besenginster 399
Botulismus 466
Ganglienblocker 434
Hexamethonium 434
Plastikklebestoffe (Obturationsileus) 325
Morphiate 380
Schellack 214

Volvulus

Blei 36

Retroperitoneal-Fibrose

Methysergid (Deseril®) 464

VIII. Leber und Pankreas

Lebergifte bewirken in leichteren Fällen nur eine vorübergehende Leberzellschädigung mit Ansteigen der *Transaminasen* des *Bilirubins* und *Serumeisens*, evtl. mäßigem Abfall des Prothrombins. In schweren Fällen kommt es zu *Serumeiweißveränderungen* mit pos. Ausfall der Flockungsreaktion, starkem Ansteigen der *Transaminasen* und infolge *Prothrombinabfall* evtl. zu *hämorrhagischer Diathese*. Hierbei kann sich dieses Bild bis zur akuten *Leberdystrophie* mit *Leberkoma* steigern. Als Folge dieser schweren akuten Schädigung oder durch chron. Einwirkung solcher Lebergifte kann es schließlich zur Entwicklung einer *Leberzirrhose* kommen.

Lebergifte

Die gefährlichsten Gifte sind:

Amanita phalloides und andere Amaniten (mit Latenzzeit von 8 bis 36 Stunden) 451, 453
Helvella (Lorchel) 461
Isozyanat 202
Pamaquinum (Plasmochin®) 402
Paraquate 364
Phosphor 137
Primaquinum 402
Tetrachlorkohlenstoff 238
Trinitrotoluol 284

a) Akute gelbe Leberdystrophie

(evtl. mit hepatorenalem Syndrom)

Am häufigsten wird diese ausgelöst durch:

Acetazolamid (Diamox®) 294
Amanita phalloides, verna usw. 453
Antimonpräparate 133
Arsenik 123
Atophan 322
Chlordiphenyle 327
Chlornaphthalin 327
Chloroform 237
Dinitrobenzol 283
Dinitrophenol 285
Diphenyle, chlorierte 327
Goldsalze 84
Gerbsäure (hohe Dosen)
Halothan (b.Sensibilisierung) 245
Helvella (Lorchel) 461
Iproniazid 298
Naphthaline, chlorierte 327
Paracetamol 303
Paraquate 364
PCB 327
Phenylbutazon (Butazolidin®, Irgapyrin®) (hohe Dosen i. m.) 319
Phenylchinolinkarbonsäure (Atophan) 322
Phenylhydrazin 290
Phosphor 137
Pikrinsäure 288
Salvarsanpp. 129
Sulfonamide 292
Tetrachloräthan 244
Tetrachlorkohlenstoff 238
Toluidin 290
Toluilendiamin 290
Trichlornaphthalin 327
Trinitrotoluol 284

b) Übrige Leberzellgifte

Acetaldehyd 226
Acetazolamid (Diamox®) (bei vorgeschädigter Leber durch NH₃-Vergiftung) 294
Äthylalkohol 208
Ammoniumchlorid (bei vorgeschädigter Leber durch NH₃-Vergiftung) 142
Anilin 288
Antimonverbindungen, organische 133
Apiol 416
Arsen 123
Arsenwasserstoff 130
Asplit 327
Atophan 322
Benzin 230
Benzole, chlorierte 326
Beryllium 114
Borane 157
Bromate 167
Cadmium 90
Chlorate 164
Chlor-Benzole 326
Chlordiphenyle 327
Chlorkohlenwasserstoffe (z.B. Fluothan®) 245
Chlornaphthaline 327
Chloroform 237
Chlorpromazin (Bild d. Verschl.-ikterus) 435
Chlortetracyclinum (Aureomycin®)
Chromate 109
Cycloserin®
Diaminodiphenylmethan 325
Diäthylendioxyd 223
Diäthylnitrosamin 243
Dibromäthan 244
Dichloräthan 244
p-Dichlorbenzol 326
Dichlorhydrin 250
Dimethylnitrosamin 243
Dinitrobenzol 283
Dinitrokresol 285
Dinitrophenol 285
Dinitrotoluol 284
Dioxan (Nekrosen ohne Ikterus) 223
Diphenyle (PCB) 327
Eisensulfat 106
Erythromycin
Ethakrinsäure 295
Filix Mas 410
Formalin 225
Glycidaldehyd 227
Goldsalze 84
Halothan 245
Hydrazin 143
Hydrochinon 275

INH 298
Isozyanate 202
Kobalt 97
Koloquinten 418
Kresol (Lysol®) 274
Kupfersalze (akut) 95
Lorchel 461
MAO-Blocker 429
MCPA 364
Mepacrinum (Atebrin®) 403
Molybdän 109
Naphthaline, chlorierte 327
Naphthol 270
Nickeltetrakarbonyl 98
Nitrobenzole 283
Nitrodimethylamin 254
Oleandomycin
Oxalsäure 218
Paracetamol 303
Paratoluolsulfochlorid 325
Petrol 230
Phenacetin 302
Phenylchinolinkarbonsäure (Atophan) 322
p-Phenylendiamin 291
Phosgen 366
Phosphor 137
Phosphorwasserstoff 139
Plastikhärtemittel (Diaminodiphenylmethan) 325
Pyrazincarbonsäureamid (Pyrazinamid®) 298
Quecksilberpp. 72
Resorcin 276
Ricin 418
Salicylate 300
Selenium 134
Senfgas 367
Tanninsäure (cutane Resorption)
Tellurium 135
Tetrachloräthan 244
Tetrachlorkohlenstoff 238
Thallium 56
Thiocyanate (selten) 201
Thiosemicarbazon 296
Thiouracil (selten) 346
Toluilendiamin 290
Trinitrotoluol 284
Uranium 107
Urethan 221
Viomycin (hohe Dosen)
Vitamin A (Hepatomegalie) 374

c) Leberzirrhose

Wurde nach folgenden Lebergiften beobachtet:
Anilinderivate 288
Arsen 123
Äthylalkohol 208
Kadmium 90

Phenylchinolinkarbonsäure
  (Atophan) 322
Phosphor 137
Tetrachloräthan 244
Tetrachlorkohlenstoff 238
Trinitrotuluol 284

d) Symptome eines zellulären Verschlußikterus

(„cholastatische Hepatose")
Acidum nicotinicum (Niconacid®, Niacin®) 397
Arsphenamine (Neosalvarsan®, Syntharsan® etc.) 129
Atophan 322
Chlorothiazidderivate (Hygroton®, Navidrex® etc.) 294
Chlorpromazin (Largactil®, Megaphen®) 435
Chlorpropamid (Diabinese®) 295
Demecolcin (Colcemid®) 404
Dicumarole 442
Dinitrophenole 285

Erythromycetin
Goldsalze 84
Hydantoinderivate 395
Isocarboxazid (Marplan®) 429
Oleandomycin
Ovulationshemmer 379
Paraaminosalicylsäure (PAS) 302
Penicillin
Phenelzin (Nardil®) 429
Phenindione (Indon®, Phenindional®) 442
Phenothiazinderivate 435
Phenylbutazon (Butazolidin®, Irgapyrin®) 319
Phenylchinolinkarbonsäure (Atophan) 322
Pyrazincarbonsäureamid (*Pyrazinamid*®)
Stilboestrolum
Sulfonamide 292
Testosteron (Perandren®, etc.) 378
Thiourazilderivate (Methimazol: Tapazole®) 346
Zoxazolamin (Flexin®) 441

e) Hepatitis-Syndrom

Chromate 109
INH (Isonikotinsäurehydrazid) 298
Isocarboxazid (Marplan®) 429
MAO-Blocker 429
Phenoxypropazin
Plastikhärtemittel (Diaminodiphenylmethan) 325
Prazine® (Promazinum)

f) Pseudoikterus (Farbstoffe)

Mepacrinum chloratum (Atebrin®) 403
Novobiocin
Pikrinsäure 288

g) Pankreatitis

Benzin 230
Chlorothiazide? 294
Tetrachlorkohlenstoff 238

IX. Nieren, Blase und Uterus

Die Nieren werden als exkretorisches Organ durch zahlreiche Gifte bei der Ausscheidung oder Rückresorption direkt geschädigt. Daneben ist die Niere als eines der meist durchbluteten Organe auch sehr empfindlich auf Veränderungen im Kreislauf und wird daher in vielen Fällen auch sekundär durch Blutdruckveränderungen und vor allem durch eine verminderte Durchblutung oder Sauerstoffversorgung des Blutes (Hypoxämie) bei zahlreichen Vergiftungen geschädigt. Es handelt sich also je nach der Gifteinwirkung um eine eigentliche chemische Nephritis oder Nephrose und in vielen Fällen um durch Zirkulationsstörungen hervorgerufene Schädigungen. Je nach der auslösenden Ursache wird man in solchen Fällen Albuminurie, Hämaturie sowie evtl. eine Oligurie oder Anurie mit allen ihren Folgen finden. Bei vorwiegend nephrotischen Störungen („lower nephrone nephrosis") kommt es zu einem Abfall des spez. Gewichtes mit Albuminurie, Oligurie und Anurie, Urämie, Hypochlorämie und Hyperkaliämie.

Die hauptsächlichsten Nierengifte sind

Acetessigsäure 221
Acidum acetylosalicylicum (Aspirin®) (hohe Dosen) 300
Äthylenchlorhydrin 250
Äthylendichlorat 244
Äthylenglykole 222
Akridin-Farbstoffe 403
Aldehyde 225
Aloe 413
Amanita pantherina phalloides, verna usw. 448
Ameisensäure 216
Anilin (chronisch) 288
Antimon 133
Apiol 416
Arsenpräparate 123

Arsenwasserstoff 130
Aspidium 410
Azetazolamid 294
Bacitracin
Barbitalum (Veronal®) 332
Bariumsalze 117
Benzin 230
Benzol 255
Berylliumbichromat 109
Blei-Stearat 55
Blei (vaskulär) 36
Bor 156
Borane 157
Cadmium 90
CaNa$_2$-EDTA 12
Cantharidin 473
Chenopodium 410
Chinin 400
Chlorate 166

Chlortetracyclin (Aureomycin®)
Chromate 109
Chrysarobin 276
Colchicin (Nephrose) 403
Cortinarius orellanus (Nephrose) 462
Diäthylendioxyd 223
Diäthylenglykole 222
Dichloräthan 244
Dichlorhydrin 250
Dihydrotachysterin (AT$_{10}$) bei Überdosierung 378
Dinitrokresol 285
Dinitrophenol 285
Dioxan 223
Eisenchlorid 100
Ergotamin 462
Fluoride 159
Formalin 225

504 Leitsymptome der Vergiftungen

Glycidaldehyd 227
Glycole 222
Goldsalze 84
Helvella 461
Hexamethylentetramin 225
Hg-Diuretika 81
Hydantoin 395
Hydrochinon 275
Isonikotinsäurehydrazid (INH) 298
Isopropylalkohol 215
Jod (Anurie u. Hämaturie) 169
Jodkontrastmittel 170
Juniperus sabinae (Sadebaum) 414
Kaliumchlorat 166
Kaliumperchlorat (Nephrose) 167
Kanamycin (selten)
Kohlenoxyd (Schockmechanismus) 176
Kresol (Lysol®) 274
Kupfersalze 95
Mandelsäure
MCPA 364
Mepacrinum chloratum (Atebrin®) 403
Mephenesin 441
Mercaptan 215
Methylalkohol 205
Methylbromid 234
Methylchlorid 236
Methyljodid 237
Methylsalicylat 300
Molybdän 109
Morphium 380
Naphthalin 269
Naphthol 270
Natriumchlorat 167
Neomycin
Nitrate 147
Nitrobenzol 200
Nitrochlorbenzol 283
Oxalate 220
Oxalsäure 218
Pamaquin (Plasmochin®) 402
Paracetamol 303
Paraquate 364
Permanganate 104
Phenacetin (interstitielle Nephritis) 302
Phenidion 442
Phenol 274
Phenolphthalein 272
Phenylbutazonum (Butazolidin®, Irgapyrin® in hohen Dosen) 319
β-Phenylendiamin 291
Phosphor 137
Phosphorwasserstoff 139
Pikrinsäure 288
Pilze (Amanita u. Cortinarius) 448
Polymyxin

Primaquine 402
Probenecid
Propylenglykol 222
Pyridin (oral) 277
Pyrogallol 276
Quecksilberpräparate 72
Resorcin 276
Rhus toxicodendron (Giftefeu) 417
Ricin 418
Safran 415
Salicylate 300
Santonin 410
Schlangengifte 478
Schwefelkohlenstoff (vaskulär) 196
Seifen 120
Selen 134
Silber 89
Stickoxydule 143
Sublimat 72
Sulfonamide 292
Tellurium 135
Terpentinöl 413
Tetrachloräthan, -äthylen 244, 249
Tetrachlorkohlenstoff 238
Tetracyclin-Zerfallsprodukte (reversibles „Fanconi-Syndrom")
Thallium 56
Thiocyanate 199
Thuja 417
Trimethadion 396
Trinitrotuluol 284
Tungsten
Uranium 107
Urethan 221
Viomycin
Vinylzyanamid 203
Vitamin D (Kalkzylinder) 375
Wismut 84
Yohimbin 428
Zinkchlorid 94

Nephrosklerose

Blei 36
Schwefelkohlenstoff 196

Nieren-Calcinosis

Dihydrotachysterin (AT_{10}®) 375
Sublimat 72
Vitamin D 375

Nephrolithiasis

gehäuft (¹/₄ der Fälle) Cadmium 90

Polyurie

Eine solche kann durch Steigerung des Glomerulusfiltrats (vermehrte renale Durchblutung) oder verminderte Tubulusrückresorption, evtl. auch durch eine Azidose oder hormonale Störungen beobachtet werden:

Aconitin (Aconitum) 405
Amphaetamin-Pp. 426
Anilin 288
Juniperus communis (Wacholder) 415
Juniperus sabinae (Sadebaum) 414
Koffein 424 u. Theophyllinpp. 424
Quaternäre Ammoniumverbindungen 143
Quecksilberpräparat (in kleinen Dosen) 72
Schwefelkohlenstoff 196
Saluretika 294

Hämoglobinurie

(s. Hämolyse) 709

Myoglobinurie

CO 176
Seeschlangen 479
Schlafmittel 331

Porphyrinurie

Apronalid (Sedormid®) 344
Aromatische Nitro- und Aminoverbindungen
Barbiturate 332
Benzol 255
Blei 36
Griseofulvin (akute)
Hexachlorbenzol (= Benzolhexachlorid) [Porphyria cutanea] 326
Ovulationshemmer 379
Selenwasserstoff 135
Sulfonamide 292
Tetrachlorkohlenstoff 196
Tetrachloräthan 244
Thallium 56

Ureterenstenose

Methysergid (Deseril®) 464

Blasenreizung und evtl. Blasenblutungen

Anilin 288
Cantharidin 473
Chromate 109
Juniperus sabinae (Sadebaum) 414
Kresol (Lysol®) 274
Naphthalin 269
PAS (durch Hypoprothrombinämie) 302
Phenol 274
Phenolphthalein 270
p-Phenyldiamin 291
Schwefelkohlenstoff 196
Terpentinöl 413
Thuja 417
Zytostatika

Blasenatonie

Belladonnapp. 391
DOPA (Aldomet®) 434
Ganglienblocker 434
Morphiate 380
Pethidinum (Dolantin®) etc. 320
Schlafmittel 331

Blasenpapillome und Blasenkarzinome

4-Aminodiphenylmethan 289
Aminotriphenylmethan 289
2-Azetylaminofluoren 289
β-Naphtylamin 289

Priapismus

Cantharidin 473
Capsicum
Isozyanat 202
Yohimbin 428

Testes und Ovarien

innere Sekretion S. 509

Uterus (Abortiva)

Aloe 443
Apiol 416
Arnika 416
Artemisia absinthium 417
Asarum europaeum 416
Benzol 255
Blei 36
Bryonia alba (schwarzb.ige Zaunrübe) 415
Bryonia dioica (rotbeerige Zaunrübe) 415
Cantharidin 473
Chinin 408
Chlorate 166
Chrysanthemum vulgare 418
Dicumarolpp. 442
Ergotamin 462
Glyzerin (intrauterin) 224
Juniperus sabinae (Sadebaum) 414
Kaliumpermanganat 106
Koloquinten 418
Mentha Pulegium 415
Muskatnuß 415
Myristicin 415
Nitrobenzole 200
Petersilie 416
Phosphor 137
Poleiminze 415
Pulegon 415
Quecksilberpräparate 32
Sabinol 415
Safran 415
Salvia officinalis 418
Schwefelkohlenstoff 196
Secale cornutum (Mutterkorn) 462
Taxus (Eibe) 409
Tetrachlorkohlenstoff 238
Thallium 56
Thuja (Thujon) 417
Triäthylenmelamin 369
Zyanide 199
Zytostatika (6-Mercaptopurin, Aminopterin, TEM etc.) 369

X. Blut und blutbildende Organe

Anämien

Anämien können bei Vergiftungen am häufigsten durch eine *gesteigerte Hämolyse* der Erythrozyten, ferner durch eine *Hemmung der Erythropoese,* entweder durch direkte Schädigung des Knochenmarkes (siehe aplastische Anämien) oder Verminderung der blutaufbauenden Stoffe (Fe, B_{12} usw.) in Erscheinung treten. Ferner kommt als Ursache auch ein Blutverlust durch hämorrhagische Diathese (Thrombozytopenie oder Hypoprothrombinämie) oder durch Geschwüre im Magen-Darm-Trakt (z.B. Kolon-Ulzera bei Quecksilbervergiftung), s. Magen-Darm, in Betracht.

Anämie, hämolytische

Die Schädigung kann hier entweder direkt an der *Erythrozytenmembran,* wie beim Arsenwasserstoff, oder durch Veränderungen am *Hämoglobinmolekül* (Blei), oder z.B. durch Gifte, die gleichzeitig neben Methämoglobin (Hämiglobin) oder Sulfhämoglobin auch *Innenkörper* (Heinz-Körperchen) hervorrufen; ferner durch Sensibilisierung und Bildung von Antikörpern (Methyldopa) entstehen.

a) direkt hämolytisch wirken:

Aethylium paraaminobenzoicum (Anästhesin®) 391
Amanita phalloides 453
Ameisensäure 216
Amylnitrit 174
Arsenwasserstoff 130
Blei 36
Bor 156
Chinin, Chinidin (durch Sensibilisierung mit Auftreten von Antikörpern) 400
Chlorate (z.B. Kaliumchlorat) 166
Chrom 109
Diäthylendioxyd 223
Essigsäure 221
Filix mas (Wurmfarn) 410
Fluor 159
Glykole 222
Hydrochinon 275
Kresol (Lysol®) 274
Kupfersulfat 96

Methyldopa (Aldomet®) 434
Methyl- und Dimethylhydrazin („UDMH") 143
Nickeltetrakarbonyl 98
Nitrite 147
Pamaquin (Plasmochin®) 402
Phenole 274
Phosgen 366
Phosphorwasserstoff 139
Primaquinum 402
Pyrogallol 276
Schlangengifte 478
Schwefelkohlenstoff 196
Seifen u. Detergentien 120
Tenside 121
Terpentinöl 413
Tetrachloräthan 244
Thyrothrycin
Vicia fava (Favismus) 465
Xylenolum (= Kresol) 274

b) Hämolytische Wirkung bei G-6-PD-Mangel und bei andern Enzymdefekten (Glutathion-Reduktase-Mangel etc.) mit Bildung von Innenkörpern (Heinz-Körperchen)

Alle Nitro- und Anilinabkömmlinge (evtl. mit gleichzeitiger *Methämoglobinbildung*). Die häufigsten sind:

Acetanilid (Antifebrin®) 302
Aethylium paraaminobenzoicum (Anästhesin®) 391
8-Aminochinolinderivate 402
Aminoderivate aromat. Kohlenwasserstoffe 279
Anilin 288
Benzidin 290
Dinitrobenzol 283
Dinitrophenol und -kresol 285
Dinitrotoluol 284
Diphenyldisulfone 296
Glutethimid 335
Hydrochinon 275
Hydroxylamin 147
Kresole 274
Methylnaphtohydrochinon = Vit. K₁ (Synkavit®) 377
Naphthalin 269
Naphthol 270
Nitrobenzole 200
Nitroderivate aromat. Kohlenwasserstoffe 279
Nitrofurantoin
Nitroglykol (= Äthylenglykoldinitrat) 254
Nitrolacke (bei Glutathion-Reduktase-Mangel) 279

Plastiksprengstoff 287
Paracetamol 303
Paranitroanilin 290
Paraphenylendiamin 291
PAS (Verunreinigungen) 302
Phenacetin (Saridon® usw.) 302
Phenetolcarbamidum (Dulcin®) 316
Phenicarbazidum (Cryogénine®) 290
Phenole 274
Phenothiazin 435
Phenylhydrazin 290
Primaquinum 402
Pyrogallol 276
Resorcin 276
Salazosulfapyridinum (Salazopyrin®) 296
Sulfone 292
Tetryl 290
Toluidin 290
Toluylendiamin 290
Trinitrotoluol 284
Trotyl 290

c) Methämoglobinbildung ohne Innenkörper

Ammonium-nitrat 147
Bismut-subnitrat 84
Chlorate (Kaliumchlorat!) 166
Detergentien (Tenside)-Instillationen (Uterus) 121
Nitrite 147
Nitrose Gase 143
Seifen (Instillationen Uterus) 120
Spinatwasser 148
Sulfite

d) Basophile Punktierung

Arsenwasserstoff 130
Anilin 288
Benzol 255
Blei 36
Gold 84
Jodkali
Phenylhydrazin 290
Silber 89
Sublimat 72
Zink 94

Anaemia sideroblastica

Arsen 123
Blei 36
Tuberculostatica (PAS 302, INH 298)

Aplastische Anämie

Hier ist gelegentlich nur die Erythropoese geschädigt, meistens sind aber auch die übrigen Systeme mitbeteiligt, d. h. es besteht gleichzeitig eine mehr oder weniger ausgesprochene *Leukopenie* und *Thrombozytopenie*:

Apronalid (Sedormid®) 344
Antidiabetika (Diabinese®, Tolbutamid) 295
Antikonvulsiva 395
Arsenpp. 123
Arsphenamine (Salvarsan®) 129
Azetazolamid (Diamox®) 294
Benzol 255
Chloramphenicol (Chloromycetin®) 443
Chlorbenzole 326
Chlordan 352
Dimethylaminoantipyrinum (Pyramidon®) 316
Dioxan 223
Fluoride (hier d. Knochenmarkseinengung inf. Osteosklerose) 159
Glykole 222
Glykolmonomethyläther 222
Gold 84
Hexachlorcyclohexan (Lindan) 351
Hydantoinpp. 395
Kaliumperchlorat 167
Lithiumkarbonat 119
Lindane® 351
Nitrobenzole 280
Parathion 356
Phenylbutazonum (Butazolidin®, Irgapyrin®) 319
Podophyllinderivat (Proresid) 420
radioaktive Substanzen (z. B. Thorotrast® usw.) 108
Saluretika 294
Sulfonamide 292
Terpentin 413
Tetrachlorkohlenstoff (chron.) 238
Thiamphenicol (Urfamycine®) 444
Tridion 395
Trinitrotoluol 284
und alle *Zytostatika*
Zahlreiche andere Medikamente

Makrozytäre Anämien und Anämia perniciosa

Sichere Fälle sind mir nur durch folgende Stoffe bekannt geworden:

X. Blut und blutbildende Organe

Arsen 123
Benzol 255
Hydantoin-Derivate 395
Kohlenoxyd (hier durch Schädigung der Magenschleimhaut) 176
Lithiumkarbonat 119
Nitrofurantoin
Mepacrinum chloratum (Atebrin®) 403
Primidonum 395

Polyglobulie

ist wohl meistens nicht durch ein Gift ausgelöst, wurde aber vereinzelt beschrieben durch:

Benzol 255
Kobalt (experimentell) 97
Kohlenoxyd (chronische) 176
Mangan 104

Leukopenien und Agranulozytosen

Sie können die direkte Folge einer toxischen Einwirkung auf das Knochenmark sein, wie beim Benzol, Urethan usw., oder dann die Folge einer Sensibilisierung gegen bestimmte Substanzen mit Bildung von Leukozyten-agglutinierenden Antikörpern: Dimethylaminoantipyrin, Sulfapyridin, Anilin, Hg-Diuretika usw.

Die häufigsten sind:

Acetophenitidin
Azetazolamid (Diamox®) 294
Aminopterin
Anilinderivate 290
Antidiabetika 295
Antihistaminika 433
Antimon 133
Antiparkinsonmittel 393
Arsenpräparate (Salvarsan®) 129
Aspergillus fumigatus (Fumagallin)
Atebrin 403
Barbiturate 331
Benzol und Derivate 255
Carbutamid (Nadisan®) 295
Chloramphenicol (Chloromycetin®) 443
Chlorophenotan (DDT®) 350
Chlorpromazin 435
Chlorpropamid (Diabinese®) 295
Colchicin 403
Demecolcin (Colcemid®) 404
Dimethylaminoantipyrin (Pyramidon®) 316

Dinitrophenol 285
Nitrofurantoin
Glycidaldehyd 227
Gold 84
Hexachlorcyclohexan (Lindan) 351
Hydantoin-Derivate 395
Imipramin (Tofranil®) 429
Kaliumperchlorat 167
Lithiumkarbonat 119
Mepacrinum chloratum (Atebrin®) 403
Meprobamat 440
Methimazol (Tapazol®) 346
Methyldopa 434
Novaminsulfonum (Novalgin®) 319
Novobiocin (Cathomycin®)
PAS 302
Penicillin (sehr selten)
Persedon® 345
Phenacetin 302
Phenylbutazonum (Butazolidin®, Irgapyrin®) 319
Phenylhydrazin 290
Podophyllinderivat (Proresid®) 420
Promazin (Prazine®) 435
Quecksilberpräparate 72
radioaktive Substanzen 108
Ristocetin (Spontin®)
Salidiuretika 294
Sulfonamide 292
Streptomycin (sehr selten)
Thiamphenicol (Urfamycine®) 444
Thioridazin (Melleril®) 440
Thiouracilpräparate 346
Thoriumdioxyd (Thorotrast®) 108
Tranquilizers 440
Trihexyphenidyl (Artane®) 393
Trimethadion (Tridion®) 395
Urethan 221
und alle *Zytostatika*

Leukämien

Sie können durch eine über viele Jahre sich hinziehende schädigende Wirkung folgender Stoffe ausgelöst werden:

Benzol und Benzolderivate 255
Chloramphenicol? 443
LSD? 385
radioaktive Substanzen (Thorotrast) 108
Röntgenstrahlen 108
Teersubstanzen 271
Thorium 108

Lymphopenie

Alle *Mitosegifte* und *Zytostatika* können als erstes Zeichen eine Lymphopenie hervorrufen:

Arsen 123
Chlorambucilum (Leukeran®) 369
Chlorethazine (Nitrogen Mustard) 369
Demecolcin (Colcemid®) 404
Imurel®
Trimethylenmelamin (TEM®) 369
Urethan 221

Lymphatische Reaktion (evtl. Mononukleose)

Hydantoin 395
Kaliumperchlorat (Lymphadenopathie) 167
Mesantoin 395
PAS 302
Phenobarbital 332
Pyrazincarbonsäureamid (Pyrazinamid®)
Sulfonamide 292

Eosinophilie

Allerg. Reaktionen, ferner häufig bei Streptomycin und Viomycin.

Thrombozytopenien

Können durch alle Stoffe, die bei der aplastischen Anämie aufgeführt wurden, hervorgerufen werden, ferner durch zahlreiche Stoffe, die gelegentlich auch eine Leukopenie bewirken. Am häufigsten werden sie daneben noch beobachtet durch:

Acetazolamid (Diamox®) 294
Acidum phenylcinchonicum (Atophan®) 322
Amobarbital 332
Apronalid (Sedormid®) 344
Benzol und seine Derivate 255
Bor 156
Carbutamid (Nadisan®) 295
Chloramphenicol (Chloromycetin®) 443
Chlorthalidon (Hygroton®) 294
Chinin und *Chinidin* 400
Chlorothiazid-Derivate 294
Colchicin 403
Digitoxin, Azetyldigitoxin 411
Glykole 222
Gold 84

Hg-Präparate 270
Hydantoin-Derivate 395
Indomethacin 319
Isonikotinsäurehydrazid 298
Kaliumperchlorat 167
Lithiumkarbonat 119
Meprobamat 440
Methimazol (Tapazole®) 346
Phenothiazin 435
Phenylbutazon (Butazolidin®, Irgapyrin®) 319
Podophyllinderivat (Proresid®) 420
Salicylate 300
Ristocetin (Spontin®)
Saluretika 294
Streptomycin (selten)
Sulfone 292
Thiamphenicol (Urfamycine®) 443
Thiouracile 346
und alle *Zytostatika*

Hypoprothrombinämie

Diese ist bei Vergiftungen gewöhnlich ein Zeichen einer schweren Leberschädigung und wird vor allem bei folgenden Vergiftungen beobachtet:

Acidum acetylosalicylicum (Aspirin®) 300
Amanita phalloides, verna usw. 453
Dichlorhydrin 250
Dicumarolpräparate und -derivate 442
Eisen 100
Lorchel (Helvella) 461
Paraaminosalizylsäure (PAS) 302
Phosphor 137
Salicylate 300
Sulfonamide 292
Tetrachlorkohlenstoff (s. auch Lebergifte S. 502) 238

Hyperproteinämie

Brom 167

Hypoproteinämie

Wird vor allem bei chronischen Schädigungen der Leber, gelegentlich durch gewisse Giftstoffe (siehe Lebergifte) oder bei Nephrosen (siehe Nierengifte) beobachtet, Seite 502 und 503.

Vaskuläre Purpura

Hg-Präparate (z.B. Thiomerin®) 72
Meprobamat 440
Schlangengift 478
Sulfonamide 292
Tranquilizers 440

Hypokalzämie

Alkylphosphate 354, 369
Fluor 159
Fluorkarbonverbindungen (Kriegsgifte) 372
Fluoride 159
Natriumhexametaphosphat 140
Oxalsäure 218
Tetrachlorkohlenstoff 238
Zitronensäure 221

Hyperkalzämie

Vitamin D 375

Hypochlorämie

(siehe auch Gastroenteritis S. 500)

Amanita 453
Arsen 123
Lorchel (Helvella) 461
Quecksilberpräparate 72
Spindelbaum etc. 420

Hyperglykämie

ACTH 378
Adrenalin 425
Cortisonpp. 378
Kohlenoxyd 176
Methylalkohol (terminal) 205
Schlafmittel 331
Zyanchlorid 203

Hypoglykämie

Carbutamid (Nadisan®) und Tolbutamid (Rastinon®) und andere orale Antidiabetica (295), sowie Insulin (377). Ferner Liliazeen (423), Alkylphosphate (354, 369), Salizylate (300), Hydrazin (143), Barbiturate (331).

Hypokaliämie

Acidum acetosalicylicum (Aspirin®) 300
Arsen 123
Amanita 453
Barium 117
Bor 156
Chlorothiazid (Chlorthalidon®) u. a. Saluretika 294
Chlorpromazin 435
Cortisonpräparate 378
Digitalis 411
Glutethimid 335
Lebergifte (siehe S. 502)
Liquiritia 423
Lithium 118
Pilzvergiftung 448
Salizylsäure 300
Tetrachlorkohlenstoff 238
Veratrin 406

Hyperkaliämie

Alkylphosphate 354, 369
Kaliumchlorat 166
Tetrachlorkohlenstoff und andere Tubulusgifte 238

Hypersiderämie

Alkohol (chronisch) 208
Eisenpräparate 100
Phenacetin 302

Hyperurikämie

Saluretika (vor allem bei Gicht-Patienten) 294
Zytostatika

Azidose

Aceton 228
Acidum acetosalicylicum (Aspirin®) 300
Ameisensäure 216
Ammoniumchlorid 142
Bor 156
Dinitrokresol 285
Dinitrophenol 285
Eisen 100
Eupatorium urticaefolium 465
Formaldehyd 225
Kohlenoxyd 176
Metaldehyd (Meta®) 226

Methylalkohol 205
Paraldehyd 226
Phenforminhydrochlorid (Milchsäure-Acidose)
Quecksilber 72
Salizylsäure 300
Sauerstoff (bei chron. respirat. Insuff.) 155
Säuren 173
Urämie (s. Nierengifte)
Tranquillantia 440

Hypercholesterinämie

Lebergifte (siehe S. 502)
Schwefelkohlenstoff 196
Thyreostatika 346

Enzymveränderungen: Aktivierungen der Mitochondrien (Leber):

DDT 347, Hydantoin 395, PCB 327, Phenobarbital 332

SGOT-Erhöhungen: alle Lebergifte, s. dort
SGPT-Erhöhungen: CO! 176, Lebergifte Ovulationshemmer 379
LDH: Alle hämolytischen Gifte (s. dort)

Wassermann pos.

Barbitursäure (schwere akute) 331

Lupus erythematodes

(siehe unter Haut, S. 487)

XI. Innere Sekretion

Hypophyse: Schädigungen der Hypophyse, sowohl des Vorder- oder Hinterlappens, können sich als Folge einer akuten Kohlenoxydvergiftung (176) entwickeln, ferner bei toxisch bedingten schweren Schockzuständen, reversible durch Cortisonpp.(378).

Thyreoidea

a) **Hypothyreoidismus**

evtl. mit Entwicklung einer Struma und eines Myxödems kann auftreten durch:

Aminothiazol 346
Chlorate 167
Jodopyrin 169
Kobalt 97
Methimazol (Tapazol®) 346
Thiozyanate 201
Thiouracilpräparate 346

b) **Hyperthyreoidismus oder stark gesteigerter Grundumsatz durch c) Entkoppelung der oxydativen Phosphorylierung**

Bleiteträathyl 54
Chlorophenotan (DDT®) 350
Dinitrophenol und -kresol (c!) 285
Entero-Vioform® (b) 169
Jod, *Jodide* (b) 169
Jodopyrin 169
Kokain 387
Kohlenoxyd 176
Lobelin 424
Pentachlorphenol (c!) 327
Thallium (akute) 56
Thyroxin 378

Diabetes mellitus

Experimentell konnte der Diabetes mellitus durch *Alloxan* hervorgerufen werden; klinisch ist mir nur das seltene Auftreten im Anschluß an eine schwere Kohlenoxydvergiftung (176), hier wahrscheinlich durch eine zentrale oder hypophysäre Schädigung, bekannt. Ferner die vorzeitige Auslösung durch Cortisonpp. oder ACTH (378).

Nebenniere

Schädigungen kommen vor allem durch *Schwefelkohlenstoff* (196) und reversible Atrophien durch Cortison-Präparate (378) vor. Schädigungen wurden auch durch Arsen (123), Blei (36) und Quecksilber (72) beobachtet, doch sind diese nicht charakteristisch und konstant.

Testes

Schädigungen der Spermiogenese evtl. mit *Azoospermie, Hodenatrophie* und Verschwinden der Libido wurden durch folgende Stoffe beobachtet:
Äthylalkohol 208
Arsen 123
Blei 36
Kokain 387
Mangan 104
Morphium (chron.) 380
Oestrogene 379
radioaktive Substanzen 108
Schwefelkohlenstoff 196
Thallium 56
Zytostatika (Myleran®, Senfgaspräparate, TEM® usw.) 369

Impotenz

Außer durch die oben erwähnten Stoffe kommt eine solche bei Ganglienblockern (434) und oft als erstes Zeichen zahlreicher chronischer Vergiftungen vor, so z.B. durch die verschiedensten Kohlenwasserstoffe (230), ferner auch als Folge einer akuten oder chronischen Kohlenoxydvergiftung (176), sowie durch Benzin (230), Petrol (230), Quecksilber (72), Schwefelkohlenstoff (196) und Cortisonpp. (378).

Ovarien: Amenorrhoe und Dysmenorrhoe

Arsen 123
Benzol 255
Blei 36
Kokain (chron.) 387
Morphin (chron.) 380
Nitroglyzerin 147
Schwefelkohlenstoff 196
Senfgas 369
Tetrachlorkohlenstoff 238
Tetryl 290
Thallium 56
Trinitrotoluol 284
Trotyl 290
Vitamin A (Hypomenorrhoe) 374
Zytostatika 369

und zahlreiche andere Gifte, vor allem der Kohlenwasserstoffe und ihrer chlorierten und nitrierten Derivate (230).

Gynäkomastie

Busulfan (Myleran®)
Griseofulvin

Laktation abnorme

durch: Chlorpromazinum (u. Derivate)

XII. Knochensystem und Gelenke

Osteomalazie

Fluor 164
Kadmium 90

Phosphor 137
Radiumpräparate 108
Vitamin D 375

Milkmansyndrom

Kadmium 90

Arthritis acuta

Triamcinolon 378

Osteoporose

Cortisonpräparate 378
Fluor 164
Kadmium 90

Osteosklerose

Fluor 164
Vitamin A
(Hyperostosis der Corticalis) 374

Fibrosierende Arthropathie (Algodystrophie)

INH 298

XIII. Keimschädigende und teratogene Substanzen

Arsen 123
Amphaetamin 426
Blei 36
Chlorpromazin u. Derivate 435
Cortison 378
LSD 385
Neuroplegika 435

PCB 327
Phenothiazinderivate 435
Radioaktive Stoffe 108
Salicylate? 300
Tetracyclinderivate?
Thalidomid (Amelie) 343

Thallium 56
Thymoleptika 429
Zytostatika (am gefährlichsten Metothrexat; bei Chlorambucil v. a. Nierenmißbildungen)
Weitere Stoffe noch unsicher

XIV. Karzinogene Stoffe

2-Acetylaminofluoren 289
4-Aminodiphenylmethan 289
2-Aminofluoren 271
Aminotriphenylmethan 289
Anilin 288
Anthrazen 271
Arsen 123
Asbest (Haut- u. Lungen-Ca) 156
2,2-Azonaphthalein
1,2-Benzanthrazen (Muttersubstanz) 271
Benzidin 290
Benzol 255
3,4-Benzpyren 271
Beryllium (exp.) 114
Buttergelb 292
Cholesterinderivate, kanzerogene
Chromate (Lunge) 109
Diazomethan 252
3, 4, 5, 6-Dibenz-acridin
1, 2, 5, 6-Dibenzanthracen 271

3, 4, 5, 6-Dibenz-carbazol
Eisen (Lunge, Eisenmineure, Eisendextran i. m.) 100
Evans-Blau 292
Fluorderivate
INH (bei Mäusen) 298
Kresol 274
Kobalt 97
Lost-Pp. (exper. und beim Menschen) 367
LSD? 385
Methylcholantren 271
Mineralöle 233
Naphtylamin 289
Natrium-Cyclamat? (Tierversuch) 316
Nickel 98
Nickeltetrakarbonyl (Lunge) 98
o-Amino-azo-Toluol (Scharlachrot) = Azofarbstoffe 292
Olefin-Ozonide („Smog") 271

Petroleumdestillate 233
Phenacetin? (Nierentumoren) 302
Polyoxyäthylen-Stearat[1]
radioaktive Substanzen 108
Radiothor (Leuchtfarben) 108
Radium 108
Radiumemanation (Schneeberger)
Scharlachrot 292
Schieferöl 233
Schneideöle (Baumwollspinnereien) 233
Senfgas 367
Tabakrauch 397
Teer 271
Thoriumoxyd (Thorotrast®) 108
Trypanblau 292
Urethan 221
Zytostatika

---

[1]) Siehe: HUEPER, W. C. und PEYNE, W. W.: Arch. Env. Health 6 (1963) 484.

XV. Plötzliche Todesfälle

Solche können bei hohen Dosen durch sehr zahlreiche Gifte eintreten. Besonders gefährlich sind die folgenden Stoffe:

Aconitin 405
Adrenalin-Pp. 425
Alkylphosphate (Parathion usw.) 354, 369
Amphaetamin 426
Beta-Blocker (Provokation von Asthma bronchiale)

Chromate 109
CO 176
CO_2 196
Eisenpräparate (Kinder) 100
Kokain 387
LSD 385

Nickel 98
Nikotinlösung 397
Schwefelwasserstoff 150
Strychnin 406
Teerstoffe 271
Zyan und Zyanide 199

Sachregister

Kursivschrift bezieht sich auf ein Hauptkapitel – Halbfette Schrift und Seitenzahlen bedeuten ein Leitsymptomenkapitel.

A

Abavit® (Hg-Präparat) 81
ABH (Insektizid) 349
Abmagerungsmittel:
– Dinitrophenol 285
– Dinitroorthokresol 285
– Fenfluramin 426
– Thyroxin u. Analoge 378
– *Weckamine* (Amphaetamin) 426
Abortiva: 505
Abrin (Abrus precatorius) 418
Absinth 417
Absinthismus 417
Absinthsurrogate 417
Abstinenzerscheinungen s. Suchtmittel 490
Abstinyl® (Disulfiram) 212
Abwasser:
– Ammoniak 141
– Kohlensäure 196
– Schwefelwasserstoff 150
Acedicon® (Thebaconum) 383
Acetum Sabadillae 406
Achylie: 500
Acidose s. **Azidose 508**
Acidum acetylosalicylicum 300
Acidum ascorbicum 13
Acidum citricum etc. 221
Acidum hydrochloricum 173
Acidum nitricum 173
Acidum phenylcinchoninicum s. Atophan® 322
Aconitasehemmer (Fluorkarbonverbindungen) 372
Aconitin 405
Aconitum nappellus (Eisenhut) 405
Acridinderivate 403
Acrylamid 253
Acrylfiber (Orlon) 324, 252
Acrylnitril 252
Actaea spicata (Christophskraut) 412
ACTH 378
Actosin® (Mäusegift) 442
Adamsit 369
Adanone® 321
Adco® (Calciumzyanamid) 203
Addison 128, 509
– Therapie 16
Additionspolymerisation 323
Adonis vernalis (Christwurz) 411
Adrenalin 425
Adrenalinumspritzung 9

Aesculus Hippocastanum (Roßkastanie) 420
Aethusa Cynapium (Hundspetersilie) 408
Affennuß 135
Agaricus silvicola (Champignonart) 450
– xanthoderma (Karbol-Egerlin) 449
Agene (Stickstofftrichloride) 149
Agranulozytose 507
Agrosan® (Hg-Präparat) 81
Agkistrodon (Giftschlangen) 478
Agrostemma githago (Kornrade) 423
Ajmalin (Gilurytmal®) 434
Akathisia (bei Chlorpromazin-Verg.) 436
Akazie, falsche 419
Akkommodationsstörung 488
Akkumulatoren:
– Antimon 133
– Blei 36
Akne: 487
Akonitin s. Aconitin 405
Akridinderivate 403
Akrolein 226, 369 (Tränengas)
Akrodynie, infantile 82
Akrozyanose 498
Akustikusschädigung 489
Alaun 114
Alaxon (Insektizid) 357
Albetol (Natriumsilicofluorid) 159
Albuminurie s. Nierengifte 503
Alcacyl® (Phenacetinersatz-Pp.) 300, 306
Aldehyde 225
Aldomet® (Methyldopa) 434
Aldrin (Insektizid) 352, 349
Aleudrin® (Isoprenalin) 425
Aleurites fordii 419
Algodystrophie (INH) 298
Alkalibichromat 109
Alkali disease 134
Alkalimetalle 117
Alkalitherapie s. Azidose 508, 21
Alkalivergiftung s. Laugen 171
Alkalose, metabolische 21
Alkohole 205
Alkoholintoleranz: 486
– Antabuse® (Disulfiram) 212
– Butyraldoxim 204
– Faltentintling (Coprinus atramentarius) 452

Alkoholintoleranz, MAO-Blocker 429
– Methämoglobinbildner 279
– Nitroglykol 254
– Kalziumzyanamid 203
– INH 204
– Metaldehyd 226
– Methadonum 321
– Pethidinum 320
– Schlafmittel 331
– Thymoleptika 429
– Tranquillantia 440
– Thiuram 214
– Trichloräthylen 248
– Trinitrotoluol 284
– Tolbutamid 295
– Trimethyltrinitroamin 253
Alkoholismus s. Äthylalkohol 208, 4
Alkron (Insektizid) 356
Alkylbenzolsulfonate 121
Alkyl-Hg-Verbindung 81
Alkylierende Substanzen 367
Alkylphosphate = org. Phosphorsäureester = Cholinesteraseblocker:
– Insektizide 354
– Kampfstoffe 369
Alkylsulfate 121
Alkylsulfonate 121
Allethrin (Insektizid) 363
Allobarbital 332, 331
Allonal® (Pyramidon-Komb. Pp.) 317
Allylaldehyd (Acrolein) 226
Allyldibromid 235
Allylmorphin 381
Aloë 419
Aloinapillen (Strychnin) 407
Alopezie 487
Alraune 391
Altorfit® 147
Aludrin® (Isoprenalin) 425
Aluminium 114
– aceticum 114
– dämpfe 114
– lunge 114
– Fabrikation (Fluor) 159, 164, 161
– flüssiges (Elektrolytverletzung) 163
Amalgam (Hg) 73
Amanita:
– capensis 448
– muscaria, pantherina 451, 448

Sachregister

Amanita, phalloides 453, 448
- rubescens, spissa 448, 451
- verna, virosa 448, 453
Amanitine (Alpha-, Beta-, Gamma-) 453
Amatin ® (Saatbeizmittel) 327
Amatoxine 453
Amaurose 489
Amblyopie s. Sehstörungen 489
- Nikotin u. Alkohol 211, 398
Ameisensäure 216
- Methanol 205, 206
- Methylchlorid 236
Amelie (Thalidomid) 343
Amenorrhoe u. Dysmenorrhoe 509
Amidone ® (Methadon) 321
Amidopyrin = Dipyrin = Dimethylaminoantipyrin = Pyramidon = Aminophenazon 316
- Komb. Pp. Solco 7 ®, 306
Aminoacidurie 51
Aminoazotoluen 289, 292
Aminobenzoesäure 391
Aminobenzoesäureäthylester (Anästhesin) 391
Aminobenzol (Anilin) 288
Amino-Chinolinderivate (Antimalariamittel) 402
Amino-Derivate aromatischer Kohlenwasserstoffe 279
Aminodiphenylmethan 289
Aminofluoren 271
Aminolaevulinsäure 42
Aminophenazon 316
Aminophenol (Urinmetabolit)
- Nitrobenzol 280
- Anilin 288
- Phenazetin 306
Aminophyllinum 424
Aminopyridin 297
Aminopyrin s. Amidopyrin 316
Aminothiazol 346
Aminothriphenylmethan 289
Amiphenazol 12, 381
Amitryptilin (Laroxyl ®) 429, 432
Ammoniak 141
- NH₃ - Verg. durch Diamox ® 294
Ammoniumchlorid 142
Ammoniumhydroxyd 141, 171
Ammoniumkarbonat 141
Ammoniumpikrat 288
Ammoniumsulfid 142
Ammoniumverbindungen, quaternäre 121, 143
Amobarbital 332
Ampholytseifen 121
Amphaetaminum 426
- Komb. mit Schlafmitteln/ Sedativa 426
Amphaetaminsulfat 594
Amphotropin ® 225
Amylacetat 221
Amylalkohol 215
Amylnitrit 13, 147
- therapeut. b/Zyan 202
Analeptika 11, 424
Analgetika 300, 380
Anämie, aplastische 506

Anämie, hämolytische 505
Anämie, perniziöse 506
Anämie, sideroblastische 506
Anamirta Cocculus (Kokkelskörner) 409
Anaphylaktische Reaktionen durch:
- Beryllium 114
- Diazomethan 252
- Goldpräparate 84
- Insektenstiche 474
- Kokain 387
- Novocain 390
- Penicillin 443
- p-Phenylendiamin 291
- Pyramidon 316
- Rizin 418
- Salvarsan 129
- Vitamin B₁ (Aneurin) 375
Anästhesia dolorosa 127
Anästhesie s. Narkosemittel
Anästhesin ® (Procainderivat) 391
Androgene 378
Anemonearten 421
Angelicaarten 422
Angiotensin 11, 15
Anhidrose 487
Anemonol 421
Aneurin (B₁) 375
Anilin 280, 288
Anilinderivate 289, 290
Anilinfarbstoffe 291
Anilinpips 289
Anisidin 290
Anosmie 490
Anovlar ® 379
ANT ® (Naphthylthioharnstoff) 346
Antabuse ® s. Disulfiram
Anthantren 272
Anthelmintika s. Wurmmittel 238
Anthrachinone 219, 419
Anthraglykoside 129
Anthrazen 271
Antiarin 411
Antiaris toxicana 411
Antibabypillen 379
Antibiotika 433
- Nahrungsmittelzusätze 447
Antidiabetika 295
Antidota 11
Antidotum metallorum Sauter ® 11, 70
Antidotum universale 11
Antiepileptika 395
Antifebrin ® (Azetanilid) 302
Antifrostmittel (Glykol) 222
Antihistaminika 433
Antihypertensiva 434
Antikoagulantien 442
Antiklopfmittel
- Bleitetraäthyl 54, 230
- Eisenpentacarbonyl 101
Antikonvulsiva 395
Antimalariamittel 402
Antimon 133
- Brechweinstein 138
- pentasulfid 133
- pentoxyd 133
- saum 45

Antimon, trioxyd 133
- trisulfid 133
- wasserstoff 133
Antiparkinsonmittel 393
- Therapie Nikotinverg. 398
Antipyretika 300
Antipyrin 319
Antisacer ® 395
Antivenin Polyvalent ® (Schlangenserum) 480
ANTU ® (Naphthylthioharnstoff) 346
Anurie 22, 503
Aphannit (Insektizid) 356
Aphrodisiaka:
- Cantharidin 473
- Amphaetamin 426
- Halluzinogene 384
- Kokain 387
- Yohimbin 428
Apiol ® 277, 416
Apomorphin 383
- Alkoholentziehung 212
- Magenentleerung 10
Apocynum cannabinum 411
Appetitzügler s. Abmagerungsmittel (Zstllg.)
Appretur 117 (Dihydralazin) 434
Apresolin ®
Aprikosenkerne 199
Apronalid s. Sedormid ® 332, 344
Araceae 421
Arafum (Insektizid) 356
Aralo (Insektizid) 356
Aramin ® (Metaraminol) 11
Aramul (Insektizid) 356
Arax (Insektizid) 356
Arbeitsplatz-Konzentration, maximale 26
Arekanuß 400
Arekolin 400
Argentum nitricum 89
Agyrie (Silber) 89
Arkanol ® s. Atophan 322
Armillaria mellea (Hallimasch) 450
Arnica montana 416
Arnika 416
Aroclor ® (PCB) 328
Aroin 421
Aronsstab 421
Arsen 123:
- Akute Vergiftung 124
- Chronische Vergiftung 125
- Dermatitis 129
- Enzephalopathie 129
- Gastroenteritis 124
- Granulozytopenie 125
- Hyperkeratose 125
- Kachexie 128
- Pathol. Anatomie 128
- Pigmentation 126
- Polyneuritis 125, 127
- Saum 45
- Therapie 129
- Zirrhose 128
- Zoster 129
Arsentrichlorid 123
Arsenik 123
Arsenwasserstoff 123, 130

Arsphenamine s. Salvarsan 129
Artane ® (Antiparkinsonmittel) 393
Artemisia absinthium (Wermut) 417
Arterenol ® (Noradrenalin) 425
Arteriosklerose 498
Arthritis acuta 510
Arthropathie, fibrosierende (INH) 298, 510
Artosin ® (Tolbutamid) 295
Arum maculatum (Aronstab) 421
Arylkarbamate (Kampfstoffe) 371
Asarum europaeum (Haselwurz) 416
Asbest 156
Asbestose 156
Ascorbinsäure 13
Askaridol (s. Chenopodium) 410
ASP-47 356
Aspidium (Wurmmittel) 410
Aspiphenin ® 305
Aspirin (Azetylsalizylsäure) 300
Asplit ® (Zement) 325, 327
Astérol ® (Antimycotikum) 296
Asthma bronchiale 495
AT 10 ® (Dihydrotachysterol) 378
Ataraktika (Tranquillantia) 440
Ataxie 493
Atebrin ® (Antimalariamittel) 403, 410
Ateminsuffizienz 14
Atemlähmung 495
Atemluft (Geruch der) 496
Äthanderivate 243
Äthanol s. Aethylalkohol 208
Äthanoldiamine (Antihistaminika) 433
Äther 229
Äthersucht 229
Äther aceticus 221
Ätherische Öle 413
Äthox 224
Äthoxyazetanilid (Phenazetin) 302
Äthylazetat 221
Äthylalkohol 208:
- akute Vergiftung 209, Therapie 211
- chronische Vergiftung 211, Therapie 212
- tödliche Dosis 209, 210
- Konsum (nach Ländern) 208
- alkohol. Getränke (Gehalt) 209
- Resorption, Metabolisierung, Ausscheidung 209
- Potenzierung d. Tranquillizer, Schlafmittel usw. 209, 210
- Alkoholzirrhose 211
- alkohol. Psychosen 208, 211, Therapie 214
- Zieve-Syndrom 212
- Entziehungskur 212
- therapeut. b/Methanolverg. 207
- Intoleranz s. Alkoholintoleranz
- Alkohol-Nikotin-Amblyopie 211, 398
Äthylbromid u. -jodid 243
Äthylchlorid, s. Chloräthyl 243
Äthylenbromid 244
Äthylenchlorhydrin 250
Äthylenderivate 247

Äthylendiamine (Antihistaminika) 433
Äthylen-diamino-tetra-acetat-di-Kobalt (CO_2-EDTA) 202
Äthylendichlorid 244
Äthylenglykol (Glykol) 222
Äthylenglykoldinitrat 254
Äthylenimin 224
Äthylenoxyd 224
Äthylentetrachlorid 244
Äthylentrichlorid 247
Äthylhalogenid 54
Äthylhydrokuprein (Optochin) 401
Äthylium paraaminobenzoicum s. Anästhesin ® 391
Äthylmerkaptan 215
Äthylnitrit 147
Atochinol ® 322
Atophan ® (Acidum phenylcinchoninicum) 322
Atrazin (Herbizid) 363
Atropa Belladonna (Tollkirsche) 391
Atropin 392
- Überempfindlichkeit (Atropindelir.) 392
- Fliegenpilzvergiftung 451
- therapeut. b/Alkylphosphatverg. 360
- Diff. Dg. Methanolverg. 206
Atropinsulfat 12
Ätzkali (Kalziumzyanamid) 121, 203
Ätzkalk 117
Ätznatron 171
Aufnahme des Giftes 5
Augen 488
Augenreizstoffe s. Tränengase
Auramin (Anilinfarbstoff) 289
Aurintricarboxylsäure (Beryllium) 116
Auskunftsstellen f. Vergiftungen 4
Auspuffgase
- Ozon 155
- CO 176
- Teerstoffe 271
Austauschtransfusionen 8
Aversan ® (Disulfiram) 212
Azalea pontica 392
Azaleen 391, 392
Azetaldehyd 226:
- Äthylalkohol 209
- Butyraldoxim 204
- Disulfiram (Antabuse ®) 212
- Faltentintling 452
- Kalziumzyanamid 203
- Metaldehyd 226
- Thiuram 214
- Tolbutamid 295
Azetanilid 302
Azetanilin 292, 302
Azetazolamid (Diamox ®) 294
Azeton 228
Azetongeruch 496
Azetonitril 202
Azetonzyanhdyrin 202
Azetylaminofluoren 289
Azetylaminophenol (Paracetamol) 303, 309

Azetylaminothiadiazolsulfonamid 294
Azetylcholin 400
- Botulismus 466
- Alkylphosphate (Cholinesteraseblocker) 354, 358
- Trilone 369
Azetyldigitoxin 411
Azetylen 233
- Nitrose Gase b/Schweißbrennern
Azetylendichlorid 247
Azetylierungsmittel (Keten) 228
Azetylsalizylsäure 300
Azetylzellulose
Azide 143
Azidose 508
Azidose, metabolische 21
Azofarbstoffe (Herstellung) 147
Azoospermie 509

B

Bachtrichterling 450
Bacillus cereus (Nahrungsmittelverg.) 446
Bade-Dermatitis 422
Bakteriengifte:
- Botulismus 466
- Diphterietoxin 473
- Staphylokokkentoxin 446
- Tuberkulin 472
BAL 11
- Antimon 133
- Arsen 129
- Arsenwasserstoff 132
- Blei (Kontraindikation!) 51
- Chrom 112
- Gold 88
- Kadmium 93
- Kobalt 97
- Kupfersulfat 97
- Mangan (kontraindiziert) 106
- Osmium 112
- Quecksilber 83, 77
- Selenium (Kontraindikation!) 135
BAL Tellurium (Kontraindikation!) 136
- Thallium (Kontraindikation!) 69
- Vanadium 114
- Wismuth 84
Bandwurmmittel 410
Baralgin ® 319
Barbados-Nußbaum (Jatropha curcas) 420
Barbe (Barbus fluviatilis) 477
Barbencholera 477
Barbitalum 331, 332, 335
Barbiturate s. Schlafmittel 331
Barbus fluviatilis (Barbe) 477
Baritosis 117
Barium 117
Bariumchlorid 117
Bariumkarbonat 117
Bariumpolysulfid 118
Bariumsulfat (ungiftig) 117, 150
Bariumsulfid 117, 150
Basophile Punktierung 506
Basudin (Insektizid) 357

Sachregister

Baumwollspinnereien (Mineralöle) 233
Bauxit (Aluminium) 114
BBH (Insektizid) 349
Beatmung, künstliche 13
Becherling, grüner (Plicaria coronaria) 450
Beizmittel:
– Quecksilber 72
– Kleesalz 218
– Tetralin 271
Belladonnagruppe s. Atropingruppe 391
Bellafolin® 392
Bellergal® 393
Bemidon 320
Benadryl® (Antihistaminikum) 433
Benerva® 375
Benzanthrazen 271
Benzedrin (Amphetamin) 426
Benzene (Benzol) 255
Benzidin 289, 290
Benzin 230
– Akute Vergiftung 230
– Chron. Vergiftung 231
– Pathol. Anatomie 232
– Sucht 230, 231
– Therapie der akuten Vergiftung 232
– Toxizität 230
Benzochinon 276
Benzoesäuresulfimid 316
Benzol 255
– Akute Vergiftung 258
– Anämie 259
– Aufnahme 255
– Ausscheidung 255
– Beimengung zum Benzin 232
– Blutveränderungen 259
– Chron. Vergiftung 258
– Differentialdiagnose 265
– Individuelle Empfindlichkeit 258
– Industriesprit 214
– Knochenmarksbefunde 260
– Knochenmarksfunktionsprüfung 263
– Latenzzeit 258
– Leukämie 265; **507**
– Methylderivate (Toluol, Xylol) 255, 269
Benzol: Nachweis 255
– Panmyelopathie 260
– Pathol. Anatomie 267
– Prognose 265
– Prophylaxe 258
– Sucht 258
– Therapie 267
– Toxizität 255
– Versicherungsrecht 267
– Vorkommen 255
Benzolate (zykl. Petroleumdestillate) 230
Benzolderivate 269
Benzoldikarbonsäure (Weichmacher) 276
Benzole, chlorierte 326
Benzolhexachlorid s. Hexachlorcyclohexan 351, 349

Benzperylen 272
Benzpyren 271, 272
Beryllium 114
Berylliumoxyfluorid 114
Besenginster (Sarothamnus scoparius) 399
Betabion® 375
Betablocker (Th. bei Digitalisverg.) 412
Betaxin® 375
Betaxin 81
Betelnuß 400
BH_6 = Toxogonin® 12, 360
Bicycloheptadiendibromid 331
Bienengift 474
Bigeminie (siehe Digitalis) 411
Biligrafin® (Jodkontrastmittel) 170
Bilsenkraut (Hyoscyamus niger) 391
Biphenyle, polychlorierte (PCB) 327, 324
Bismuth s. Wismuth 84
Bittermandelöl
– echtes (s. Blausäure) 199
– falsches (Mirbanöl = Nitrobenzol) 200, *280*
Bittersüß 395
Bladafum® 497 (Insektizid) 356
Bladan® 497 (Insektizid) 356
Blades 497 (Insektizid) 356
Bläschenkrankheit (Margarine-Verg.) 447
Blasenatonie 505
Blasenblutungen 505
Blasenkatheterismus 16
Blasenpapillome u. -karzinome 505
Blasenreizung 505
Blasenspülung (Borsäure) 157
Blaukreuz (Kampfstoff) 369
Blausäure (Zyanwasserstoff) 199
– Acrylnitril 255
– Mondbohne 419
– Plastikverbrennung 324
Blei: 36
– Akute Vergiftung 41
– Aufnahme 36
– Ausscheidung 38
– Blickkrämpfe 48
– Blutdruck 46
– $CaNa_2$-EDTA 50, 51
– Chron. Vergiftung 42
– Diagnose 49
– Differentialdiagnose 49
– Entgiftung 38
– Enzephalose 48
– Gefäßsystem 46
– Genitalorgane 47
– Giftwirkung 38
– Kardinalsymptome 49
– Knochenmark 39
– Kolik 42
– Kolorit 46
– Magenduodenalulzera 46
– myatroph. Lateralsklerose 47
– Nachweis 41
– Nervensystem 47
– Pathol. Anatomie 49
– Polarographie 41

Blei, Porphyrinwerte 44
– Potenzstörungen 47
– Prophylaxe 50, 55
– Saum 45
– Schrumpfniere 46
– Serumspiegel 40
– Smog 272
– Speicherung 39
– Streckerschwäche 47
– Therapie 50
– Urinwerte 39
– Vergiftungserscheinungen 41, 55
– Vergiftungsquellen 36
– Volvulus 46
Bleiarsenit 123
Bleibenzin s. Bleitetraäthyl 54, 230
Bleichungsmittel:
– Bleichlauge, Bleichwasser (Hypochlorite) 167
– Kleesalz 218
– Schwefeldioxyd 152
– Chlordioxyd 166
Bleilähmung 52
Bleiraffinerien (Arsenwasserstoff) 130
Bleistearate 55
Bleitetraäthyl 36, 54
Bleiwasser 41
Blindstaggers 134
Blowfisch (Tetraodontiae) 477
Blutdrucksteigerung 498
Bohnen:
– Favismus (Saubohne) 465
– grüne 419
– indische Mondbohne 419
– Feuerbohne 419
Boletus satanas („Satans-Röhrling") 450
Bolus alba 10
Bor, Borax, Borsäure 156
Borane 157
Boraxglycerine 157
„Borchers" 497 (Insektizid) 356
Borweinsäure 156
Botulinustoxin 466
Botulismus: 466
– Antitoxinserum 471, 466
– Nachweis 467
– Pathol. Anatomie 470
– Therapie 471
– Vergiftungsquellen 466
– Diff.Dg. Methanol 206
Bovist 450
Bradykardie 497
Brassicol-Super® (Saatbeizmittel) 327
Braunstein 104
Brechnuß (Strychnin) 406
Brechweinstein 133
Brennspiritus 214
Brennstoffe s. Treibstoffe (Zstllg.)
Bretyliumtosulat (Antihypertensivum) 434
Brom 167
Bromäthyl 243
Bromakne 168
Bromazeton (Tränengas) 369
Bromazetophenon (Tränengas) 369

Brombenzylzyanid (Tränengas) 369
Bromessigester (Tränengas) 369
Bromismus 168
Brom-Lost 367
Bromoderma tuberosum 168
Bromoform 169
Bromsalze (Sedativa) 168
Bromsulphalein 296
Bronchiektasen 496
Bronchitis (s. pulmonale Reizgifte) 495
Bronchus-Karzinom s. Lungen-Karzinom **398**, 496 (Nikotin)
Brotvergiftung:
– Alkylphosphate (Insektizide) 365
– Diaminodiphenylmethan 325
– Endrin 353
– Kornrade 423
– Parathion 355, 356
– „Pont St. Esprit" 464
– Secale 462
Broxyquinolin 401
Bryonia alba 415
Bryonia dioica 415
Buche 416
Bucheckern, Buchnüsse 416
Buphane disticha 394
Buphanin 394
Burdachsche Stränge 67
Bürger, Morbus s. Endarteriitis obliterans 498
Butanaloxim 204
Butanon 228
Butazolidin® (Phenylbutazon) 319
Buthus 476
Buttergelb 292
Butylalkohol 215
Butylazetat 221
Butyltoluol 269
Butyraldoxim 204
Butyrophenone 435
Buxin 409
Buxus sempervirens 409

C

Cachets Faivre® 305
Cadmium 90
Caeruloplasmin (Kupfer) 96
Calcamin® (Dihydrotachysterol) 378
Calcium s. Kalzium 117
Calcium-gluconicum 12
Calcium-Versenat s. CaNa$_2$-EDTA 12, 50
Calla palustris (Schlangenhaut) 421
Caltha palustris (Sumpfdotterblume) 422
Camphen, chloriertes (Toxaphen) 352
Cannabis indica (indischer Hanf) 384
CaNa$_2$-EDTA 12, 50
Canine Hysteria 149
Cannabinol 384
Canthariden (Fliegen) 473

Cantharidin 473
Captan® (Fungizid) 365
Carbarson 129
Carbethoxythio-1-methyl-glyoxalin 346
Carbimazole (Thyreostatikum) 346
Carbitol® (Diäthylenglykolmonoäthyläther) 222
Carboanhydrasehemmung (Diamox®) 294
Carbo medicinalis 10, 11
Carbutamid 295
Carcinom s. karzinogene Substanzen 510
Cartox (Aethylenoxyd) 224
Castrix® (Mäusegift) 297
Catha edulis 428
CB-Granaten (Tränengas) 369
Cebion fortissimum® 13
Cellosolve (Glykolmonoäthyläther) 222
Centralgin® (Pethidin) 320
Cerebellarstörungen s. Ataxie **493**
Cerebrol® 305
Cereus-Bazillus (Nahrungsmittelverg.) 446
Cerium 116
Chalcosis (Kupfer) 95
Champignon, dünnfleischiger 450
– gelbfleckender 450
Cheiranthus Cheiri (Goldlack) 411
Chelidonium majus (Schöllkraut) 418
Chenopodium 410
Chenosam® (Chenopodium-Pp.) 410
Cheyne-Stokessche Atmung 495
Chinarestaurant-Syndrom 447
Chinidin 401
– Potenzierung d. Digitalis u. Kurare 400
Chinin 400
Chiniofon (Oxychinolin) 401
Chinolinderivate:
– Chinin 400
– Chinidin 401
– Optochin 401
– 8-Oxychinolin (Desinfektionsmittel) 401
– 8-Aminochinolin (Antimalariamittel) 402
– Fungizide 365
Chinosol® 401
Chlor 164
2-chlor-4-methyl-6-dimethyl-amino-pyrimidin (Castrix®) 297
Chlorakne 166
Chloralum hydratum 332
Chlorambucil 369
Chloramin 296
Chloramphenicol 443
– 6 Indikationen 443
– Häufigkeit der aplast. Anämie 444
Chloranilin 290
Chlorate 166
Chloräthyl 243
Chloräthylen 247

Chlorazetophenon (Tränengas) 369
Chlorbenzalmalonitril (Tränengas) 369
Chlorbenzole 326, 365 (Fungizide)
Chlorbomben 164
Chlorbrommethan 235
Chlorbutadien 251
Chlordan (Insektizid) 352, 349
Chlordiazepoxydum (Librium®) 440
Chlordinitrobenzol 284
Chlordioxyd 166
Chlordiphenyle (PCB) 327, 324
Chlorethazine (Nitrogen Mustard®) 369
Chloride 164
Chlorierungsmittel 139
Chlorisondamin (Antihypertensivum) 434
Chlorjodoquin = Clioquinol = Vioform® 401
Chlorkalk 164
Chlorkohlenwasserstoffe 234, 247, 326, 347
Chlorkresol 275
Chlormethyl 236
Chlormethyldimethylaminopyrimidin 297
Chlornaphthaline 327, 324
Chlornitrobenzol (Fungizide) 283, 365
Chlorocresolum 275
Chloroform 237
Chloroformsucht 237
Chloromycetin® 443
– 6 Indikationen 443
– Häufigkeit der aplast. Anämie 444
Chlorophenothan s. DDT® 350
Chloropren 251
Chloroquin (Resochin®) 402
Chlorothiacid u. Derivate 294
Chloroxyd 166
Chlorpikrin (Kampfstoff) 367, 369
Chlorpromazinum 11, 435
Chlorpropamid 295
Chlorprothixenum (Taractan®) 440
Chlorsaures K siehe K-Chlorat 166
Chlorstickstoff = Stickstofftrichlorid 149
Chlorthalidon (Dichlotride®) 294
Chlorthion (Insektizid) 357, 354, 355
Chlorxylenol 275
Chlorylen (Trichloräthylen) 247
Chlorzoxazon (Paraflex®) 441
Cholanthren s. Methylcholantren 271
Cholesterinerhöhung 509
Cholinesterase s. Schlangengift 478
Cholinesterase-Blocker:
– Alkylphosphate (Insektizide) 354, 356 (Tabelle)
– Alkylphosphate (Kampfstoffe) 369
– Kurare 408
– Schlangengifte 478

Cholinesterase-Blocker, Bienengifte 474
- Trikresylphosphat 276
Cholostatische Hepatose 503
Chondodendron tomentosum (Curare) 408
Christophskraut 412
Christrose 412, 411
Christwurz (Adonis vernalis) 411
Chrom 109
Chromate 109, 110
Chromfarbe 109
Chrom-Staublunge 111
Chromsäure 109
„Chrüzlibeeri" 423
Chrysanthemum cinerariaefolium (Pyrethrum) 363
Chrysanthemum vulgare (Rainfarn) 418
Chrysarobin (Salbe) 276
Cibalgin ® (Pyramidon-Komb. Pp.) 317
Cicuta maculata (Wasserschierling) 409
Cicutoxin 409
Cinchophen ® s. Atophan 322
Cinerin (s. Pyrethrum) 363
Cinnamol 269
Cinnamonum camphera 413
Citrullus Colocynthis 418
Clark I u. Clark II (Kampfstoffe) 369
Clavaria formosa (schöner Ziegenbart) 450
Claviceps purpurea (s. Mutterkorn) 462
Clematisarten 421
Clincain (Procainderivat) 391
Clinitest-Tabletten (Laugenvergiftung) 171
Clioquinol (Vioform ®) 401
Cliradon ® (Piperidinderivat) 320
Clitocybe dealbata, rivulosa (Feld- u. Bachtrichterling) 450
Clophen ® (PCB) 328
Clostridium botulinum 466
Clostridium perfrigens (Nahrungsmittelverg.) 446
CO s. Kohlenoxyd 176
Cocain s. Kokain 387
Cocco de mono (Affennuß) 135
Codeinum 383
- Komb. mit Phenacetin (Treupel ®) 305
Coffein 424
- Komb. mit Phenacetin (Saridon ®) 305
Colcemid ® (Demecolcin) 404
Colchicin 403
Colchicum autumnale (Herbstzeitlose) 403
Colitis ulcerosa 501
Collargol 89
Colocynthin (Citrullus colocynthis) 418
Coma hypercapnicum 155
Comital ® 395
Compezine ® 436
Composto Lonza ® (Kalziumzyanamid) 203

Coniin 408
Conium maculatum (gefleckter Schierling) 408
Conjunctivitis s. Konjunktivitis 488
Conteben ® 296
Contergan ® (Thalidomid) 343
Contra-Schmerz ® (Phenacetin-Pp.) 305
Conus marmoreus 477
Convallaria majalis (Maiglöckchen) 411, 412
Convallaria polygonatum (Salomonssiegel) 412
Coprinus atramentarius (Faltentintling) 452
Coramin ® 425
Coriamyrtin 409
Coriaria myrtifolia 409
Coronen 272
Corothion ® (Insektizid) 356
Cortex frangulae 219
Cortex Granati 410
Cortinarius orellanus 448, 462
Cortison u. Derivate 378
- Cave Komb. b. Schlafmittelverg. 337
Coumaphos (Alkylphosphat) 357
Cresolum s. Kresol 274
Crocus sativus (Safran) 415
Cropropamid (Prethcamid) 11
Crotalidae (Giftschlangen) 478
Crotalotoxin (Viperngift) 478
Croton tiglium 419
Cryogénine ® (Phenylsemicarbazid) 290
CS-Gas (Tränengas) 369
Cumarinderivate 442
Cumol 269
Cuprex ® (Insektizid) 271
Curare 408
Curarin 408
Curcin (s. Krotonöl) 420
Cyan s. Zyan 199
Cyclamat (Natriumcyclamat) 316
Cyclamen europaeum 423
Cyclobarbitalum 332
Cyclodan ® (Insektizid) 353
Cyclonite 253
Cyclopenthiazid (Navidrex ®) 294
Cyclopeptide (Knollenblätterpilzgifte) 453
Cyclophosphamid (Endoxan ®) 369
Cymol 269
Cysteamin 70
Cystein hydrochloricum (Th. b/Ca-Zyanamid) 204
Cystin:
- Gehalt d. Fingernägel: Vanadium 113
Cytisin 399
Cytisus 399
Cytochrom-Blockierung 199

D

DADPS „Bayer" (Diaminodiphenylsulfon) 296
Dagénan (Sulfapyridin) 292

Daphne Cneorum (alpiner Seidelbast) 422
Daphne Laureola 422
Daphne Mezereum (Seidelbast) 422
Dapsone ® (Diaminodiphenylsulfon) 296
Daptazile ®, Daptazole ® (Amiphenazol) 12, 381
Darmspasmen 501
Dartal ® (Thiopropozat) 436
Darvon ® (Dextropropoxyphene) 383
Datura stramonium (Stechapfel) 391
DBH 487 (Insektizid) **349**
DCP 371
DDD (Insektizid) 351, 349
DDS ® (Diaminodiphenylsulfon) 296
DDT ® (Insektizid) 328, 347, 350
DDVP (Insektizid) 358
Decaboran 157
Decamethonium 409
Decentan ® (Perphenazin) 438
Dekahydronaphthalin 271
Dekalin 271
Delicia ® (Zinkphosphid) 95
Delirien u. Halluzinationen 491
Delphinin 405
Delta-amino-Laevulinsäure (Blei) 41
Delysid 373
Demenz 493
Demerol ® (Pethidin) 320
Demeton (Alkylphosphat) 357, 355
Dermatitis exfoliativa generalisata 486
Derris (Rotenon) 363
Desacetyl-N-methyl-colchicin (Colcemid ®) 404
Desensibilisierung (bei Insektenstichen) 475
Deseril ® 464
Desferrioxamin (Desferal ®) 12, 103
Desinfektionsmittel:
- Ammoniumverbindungen, quaternäre 143
- Chloramin 296
- Chlordioxyd 166
- Chlorkresol 275
- Chlorxylenol 275
Tetramethylendisulfotetramin 227
- Formalin 225
- Halazon (Trinkwasser) 296
- 8-Oxychinolin 401
- Phenol u. Derivate (Lysol) 274
Desmodur (Isozyanat) 202, 325
Desmolasen: Schlangengift 478
Desmophen ® (Isozyanat) 202
Desodorierungsmittel (Chlordioxyd) 166
Desogen ® (Desinfektionsmittel) 143
Destillation (Petroleum) 230
Detergentien 121
Dexamethason (Kortikosteroid) 378
Dextran 13

Dextroamphaetaminum 426
Dextromoramidum 322
Dextropropoxyphène 383
DFP (Alkylphosphat) 355, 356, 371
Diabète gluco-phospho-aminé (Dinitrophenol u. -kresol) 285
Diabetes mellitus 509
Diabinese ® (Chlorpropamid) 295
Diacetylmorphinum (Heroin) 382
Dial ® (Allobarbital) 331, 332
Diaminodiphenylmethan 325
Diaminodiphenylsulfone 296
Diaminophenylthiazolhydrochlorid 381
Diamox ® (Azetazolamid) 294
Diason 402
Diäthylaminoäthylchlorid 246
Diäthyläther 229
Diäthyl-dioxotetrahydropyridin (Persedon ®) 345
Diäthyldiphenyldichloräthan 351
Diäthylendiamin 299
Diäthylendioxyd 223
Diäthylenglykol 222
Diäthylenglykolmonoäthyläther 222
Diäthyl-Hg-Verbindung 81
Diäthylnitrosamin 243
Diäthylphthalat 276
Diäthyl-p-nitrophenylphosphat 356
Diäthyl-p-nitrophenyl-thiophosphat 356
Diätsalz (Lithium) 118
Diazepam (Valium ®) 11, 440
Diazetylmorphin (Heroin) 382
Diazinon (Alkylphosphat) 355, 357
Diazomethan 252
Dibenzanthrazen 271
Dibenzazepin (Ilidar ®) (Mutterkornverg.; Behandlung) 464
Dibenzepin (Noveril ®) 429
Diboran 157
Dibromäthan 244
Dibutylphthalat (Weichmacher) 276
Dichapetalum cymosum 372
Dichloräthan 244
Dichloräthylen 247
Dichlorbenzol 269, 326
Dichlordiäthyläther 246
Dichlordiäthylsulfid (S-Lost) 367
Dichlordifluormethan 237
Dichlordiphenyltrichloräthan = DDT 347, 350
Dichlorhydrin 250
Dichlormethan 237
Dichloroxylenolum 275
Dichlorphenoxyazetat (Herbizid) 364
Dichlorphos (Alkylphosphat) 358
Dichlor-sulfonamid-benzoesäure 296
Dichlotride ® (Chlorthalicion) 294
Dicodid ® (Hydrocodein) 383
Dicophane ® (DDT) 350
Dicuman ® (Dicumarol) 442
Dicumarolum 442

Di-cyclohexylfluorphosphorsäureester 371
Dieffenbachia sequine 421
Dieldrin (Insektizid) 352, 349
Digitalis 411
Digitoxin 411
Dihydralazin (Nepresol ®) 434
Dihydrocodeinum 383
Dihydroergotamin 462
Dihydrotachysterolum 378
Diisopropylfluorphosphat 355, 356, 371
Diisopropylfluorphosphorsäureester 371
Diisopropylphosphat (Urinmetabolit des DFP) 355
Diisozyanate 202
Dilantin ® (Primidonum) 395, 396
Dilaudid ® (Morphium) 380
Dimefox (Alkylphosphat) 356
Dimercaprol (BAL) 11
Dimetan ® (Insektizid) 353
Dimethoate (Alkylphosphate) 358
Dimethoxydiphenyltrichloräthan (Insektizid) 351
Dimethylaminoantipyrin = Dipyrin = Amidopyrin = Pyramidon = Aminophenazon 316
Dimethylaminoazobenzol (Buttergelb) 292
Dimethylaminoäthylchlorid 246
Dimethylamino-phenyldimethylpyrazolon (Pyramidon) 316
Dimethylaminozyanphosphorsäureäthylester (Tabun) 370
Dimethylanilin s. Xylidin 290
Dimethylbenzole 269
Dimethylchlornitrophenylthiophosphat 357
Dimethylcystein s. D-Penicillamin 12
Dimethyl-Hg-Verbindungen 81
Dimethylhydrazin 143
Dimethylnitrosamin 243
Dimethyl-Parathion (Alkylphosphat) 356
Dimethylphthalat (Weichmacher) 276
Dimethylsulfat 153
Dimethylsulfoxyd = DMSO 153
Dimethyl-thiophosphorsäure 354
Dimethyltryptamin (Halluzinogen) 385
Dimethyltubocurarinum 409
Dinitrobenzol 283
Dinitrochlorbenzol (s. Chlordinitrobenzol) 284
Dinitrohydroxylaminotoluol (Urinmetabolit d. Trinitrotoluols) 284
Dinitrokresol (Herbizide) 285, 364
Dinitronaphthalin 288
Dinitronaphthol 287
Dinitroorthokresol 285, 363 (Herbizide)
Dinitrophenol 285
Dinitrotoluol 284
Diodrast (Jodkontrastmittel) 170
Dioform (Dichloräthylen) 247

Dioxan 223
Dioxo-diäthyl-methylpiperidin (Noludar ®) 345
Diparcol 393
Diphenhydramin (Benadryl ®) (Toquilone comp. ®) 344, 433
Diphenylarsinchlorid (Kampfstoff) 369
Diphenylarsinzyanid (Kampfstoff) 369
Diphenyle, polychlorierte (PCB) 327
Diphenylhydantoin s. Dilantin ® 395
Diphenylmethyl-morpholinobutyryl-pyrrodilin 322
Diphenylpropyläthylamin (Sestron ®) 394
Diphosgen (Kampfstoff) 367
Diphtherietoxin 473
Diplopie 489
Dipsan ® 214
Dipterex (Insektizid) 357
Dipyrin = Amidopyrin = Pyramidon 316
Dipyron 319
Distaval ® (Thalidomid) 343
Disulfiram (Antabuse ®):
– Alkoholismus, Entziehungskur 212
– Schwefelkohlenstoff 196, 213
– Azetaldehyd 212, 226
– Faltentintling 452
– Therapie d. Antabuszwischenfalls 213
– Therapie b. Tetrachlorkohlenstoffverg. 242
Disulfone 293
Di-Syston 355, 357
Dithiocarb 71
Diurese, forcierte:
– alkalische 7, 8, 340
– saure 7, 8, 401, 428
– Technik 8, 340
Diuretika s. Salidiuretika 294
Diuron (Herbizid) 363
Ditran 373
Dizinin (Insektizid) 357
Dizyanamid 203
Dizyklohexylamin 286
DMPNTP (Insektizid) 357
Dolantin ® (Pethidin) 16, 320
Dolophine ® (Methadonum) 321
Dolosal ® (Pethidin) 320
Dolviran ® 305
Doping 426
Doriden ® (Glutethimid) 331, 332 (Letaldosis), 342 (Sucht), 338 (Nachweis)
D-Penicillamin 12, 50, 51
DPTF 356
Drägersches Gasspürgerät 13
Dramamin ® (Antihistaminikum) 433
Dromoran ® 322
Drug Dependence 382
Dryopteris Filix mas 410
Dulcin 316
Duolit ® (DDT) 350
Duties, heavy 121
– light 121

Sachregister

E

E 393® (Insektizid) 356
E 605® (Insektizid) 356, 355
E 838® (Insektizid) 357
E 1059® (Insektizid) 357
Eau de Javelle (Chlor) 165, 167
Eburnisation (Fluorverg.) 164
Echinocactus Williamsi (Mescalin) 385
Echis carinatus 479
Ecolid® s. Chlorisondamin 434
EDTA-CO_2 (Behandlung v. Zyanverg.) 202
EDTA-Na_2Ca 12
Eibe (Taxus baccata) 409
Einbeere (Paris quadrifolia) 423
Einpökeln (Fleisch) 147
Einschlußkörperchen, intrazelluläre:
- Blei, Wismuth, Eisen, Aluminium 49
Eisbärenleber 374
Eisen 100
Eisenhut (Aconitum napellus) 405
Eisenpentakarbonyl 101
Eisessig 221
EKG siehe Myokardschädigung 497
Ekzem und Exantheme 486
Elapidae 479, 478
Elektroenzephalogramm:
- Schlafmittel 335
- Thallium 63
„Elektrolyt" (flüssiges Al) 163
Elektrolyt-Störungen (Thp.) 19
Elektronleichtmetall 114
Elektrotechnik (Transformatorenöl, Isolationsmaterial), PCB 328, 327
Emaille 156
Embryopathien 343, 510
Emetika 403
Emetin® 403
Endarteriitis obliterans 498
Endosulfan (Insektizid) 353
Endoxan® (N-Lost) 369
Endrin (Insektizid) 353
Entero-Vioform® (Jodopyrin) 169
Entfettungsmittel (Benzin) 230
Entkalker (Ameisensäure) 216
Entoloma lividum (Riesenrötling) 449
Entwickler (Hydrochinon) 275, (Phenylendiamin) 291
Enzephalitis und Enzephalose 491
Enzephalopathia e Salvarsano (Arsen) 129
Enzephalopathia saturnina (Blei) 48, 52
Enzymblockierung:
- Arsen 123
- Cholinesteraseblocker 354
- CO 178
- Curare 408
- Diazomethan 252
- Aconitasehemmer 372
- Methylalkohol 205
- Schwefelwasserstoff 150
- Thallium 65

Enzymblockierung, Trilone 369
- Triortho-Kresyl-Phosphat 276
- Zyan 199
Enzymveränderungen 509
Eosinophilie 507
Epanutin® (Primidonum) 395
Ephedra helvetica (Ephedrin) 425
Ephedrin 425
- Cave Komb. mit MAO-Blocker 429
Epihydrinaldehyd 227
EPN (Insektizid) 354, 355
Epoxyresine 325
Epsiloncaprolactam 323
Equanil® (Meprobamat) 440
Erbsen, grüne (Favismus) 465
Erdalkalimetalle 117
Erden, seltene 116
Erethismus 491
Erethismus mercurialis 79
Ergometrin 462
Ergotamin 462, 476
Ergotoxin 462, 476
Errecalme® (Dextromoramid) 322
Erythrendioxyd 224
Erythroxylon Coca (Cocain) 387
Erythrozyten, basophil punktierte 506
Escalgin 305
Eserin 400
Esidrex® (Hydrochlorothiazid) 294
Essigäther, Essigester, Essigsäureester 221
Essigessenz 221
Essigsaure Tonerde 114
Essigsäure 221
Essigsäureanhydrid 221
Estirpan® 286
Ethakrinsäure 295
Ethinamat (Valamin®) 343
Ethyl-Fluid 54
Etilon (Insektizid) 356
Eukalyptus 414
Eukodal® (Morphium) 380
Eupatorium urticaefolium 465
Euphol (s. Euphorbia cyparissias) 415
Euphorbia cyparissias (Wolfsmilch) 415
Euphyllin (Aminophyllin) 424
Evans-Blau 293
Evipan® (Hexobarbitae) 332
Evobiosid 420
Evomonosid 420
Evonosid 420
Evonymus europaea; atropurpureus (Spindelbaum) 420
Exophthalmus 488
Explosionsgase: CO 176, Nitrose Gase 143
Extractum Liquiritia (Liquiritia) 423
Extrapyramidales Syndrom 493

F

Fagus Silvatica (Bucheckern) 416
Faltentintling 452

Farbindustrie:
- Aleurites fordii 419
- Methanol 205
- Methylchlorid 236
- Phenol u. Derivate 274
- Nitro- u. Aminoderivate aromat. KW. 279
- PCB 327, 328
- Phthalsäureanhydrid 276
- Tetrachlorkohlenstoff 238
- Vanadiumpentoxyd 113
Farbsehen 489
Farbstoffzusatz:
- Blei 36
- Bleistearat 55
- Chrom 109
Fäulnis (H_2S) 150
Favismus 465
Fazialisparese 494
Feersche Krankheit: Quecksilber 82
Feigenblatt 422
Feldtrichterling, weißer 450
Felsol® (Antiasthmatikum m. Jodopyrin) 169
Fenfluramin 426
Ferrialbuminkomplex 101
Ferriammoniumsulfat 101
Ferriverbindungen 101
Ferrizyankalium 101
Ferrofumarat 100
Ferrosilizium 130, 139
Ferrosulfat 100
Ferroverbindungen 100
Ferrozyankali 100
Feuerbohne 419
Feuerfisch 477
Feuerlöschmittel:
- Dichloräthan 244
- Freon 237
- Methylbromid 234
- Methylchlorid 236
- Phosgenbildung 366
- Tetrachlorkohlenstoff 238
- Trichloräthylen 247
Ficus carica (Feige) 422
Fibroplasie, retrolentäre 155
Fieber 485
Filix mas (Wurmfarn) 410
Fingernägel, Störungen 487
Fische 477
Flagyl® (Alkoholentwöhnung) 213
Fleckenmittel:
- Natrium-, Kalium-, Calciumhypochlorit 167
- Tetrachlorkohlenstoff 238
- Monochlorbenzol (Puran®) 326
- Troll® 240, Tetrilene® 240
Flexin® 441
Fliegen, in großen Höhen (Ozon) 155
Fliegen, spanische (Cantharidin) 473
Fliegenpilz (Amanita muscaria) 451
Flores Cinae (Santonin) 410
Fluon® (Fluorcarbon-Resin) 224
Fluor 159
Fluoralkohole (Kampfstoffe) 372
Fluoräthylalkohol-Ester 372

Fluorazetat 372
Fluordämpfe (Teflonerhitzung) 324
Fluoren 271
Fluoressigsäure (Kampfstoffe) 160, 372
Fluoreszenzröhren 115
Fluoreszinlösung (Therapeut.) 291
Fluorgas 159
Fluoride 159
Fluorkarbonsäure (Kampfstoffe) 372
Fluorkarbonresine 324
Fluorkarbonverbindungen (Akonitasehemmer) 372
Fluorkohlenstoffverbindungen, polymere 324
Fluor-Lost 367
Fluorphosphorsäureester (Kampfstoffe) 370, 371
Fluorsäure 159, 161
Fluorverbindungen, organische 370
Fluorzitrat (Akonitasehemmer) 372
Fluothan ® (Halothan) 245
Fluphenazinum 436
Flußsäure 159, 161
Flux ® (Pflanzenmittel mit Nikotin) 397
Folidol (Insektizid) 356
Fonasin 133
Formaldehyd 225
- Kondensationsprodukte 227
- Methanol 205
Formalin 225
Formo-Cibazol 227
Fortacyl 305
Forcierte Diurese (Technik) 8, 340
Fosfinon „Ciba" (Insektizid) 355
Foto s. Photo
Freon (Dichlordifluormethan) 237
- anstelle Methylbromid 234
- anstelle Methylchlorid 236
- Phosgenbildung 237
Frostschutzmittel (Glykole) 222
Fruchtaroma (Essigester) 221
Fruchtkerne 199
Fullers Earth 13
Fungizide 365
Fusariol ® (organisches Hg-Pp.) 81

G

Galvanoplastik (Zyanide) 199
Gamexan ® (Insektizid) 351
Gamsit 147
Ganglienblocker (Antihypertensiva) 434
Gangrän 498
Garamoxone ® (Paraquat) 364
Gasoline s. Benzin 230
Gasspürgerät Drägersches 13
Gastroenteritis schwere und Durchfälle 500
GBH (Insektizid) 349
Gehirnödem 493

Gelamon ® (Ammoniumchlorid) 142
Gelan (Tabun) 370
Gelbkreuz (S-Lost) 367
Gelonida antineuralgica 305
Gelsemin 406
Gelsemium sempervirens 406
Genithion (Insektizid) 356
Gentianaviolett 291
Gerben, Leder (Glycidaldehyd) 227
Gerberstrauch (Coriaria myrtifolia) 409
Germer 406
Germerin 406
Germisan ® (organ. Hg-Präparat) 81
Gesapon ® (DDT) 350
Gesarol ® (DDT) 350
Geschmacksstörung 490
Getreide-Silo-Gasvergiftung s. auch Silo 144
Gewebsmastzellen s. Anämie, aplastische 506
Gewodin 305
Gichtmittel (Piperazin) 299
Gießfieber s. Metallfieber 94, 95
Gifblaar (Giftblatt) 372
Giftaufnahme s. Aufnahme des Giftes 5
Giftauskunftsstellen 4
Giftausscheidung 7
Gifte
- dialysierbare 7
- wesentlichste 1
- Letaldosen f. Kleinkinder 2
Giftefeu 417
Giftfische 477
Giftgase s. Kampfstoffe usw. 366
Giftmord, s. kriminelle Vergiftungen
Giftschlangen 478
Giftsumach 417
Gilurytmal ® (Ajmalin) 434
Ginger-Paralysis 277
Ginster 399
Glaubersalz (Na-Sulfat) 10
Glaukomtherapie m. DFP u. Mintacol (Alkylphosphat) 355, 356
Glockenbilsenkraut (Scopolia carniolica) 391
Globol ® (Paradichlorobenzol) 326
Globus pallidum (Schwefeldioxidverg.) 151
Glucagon (Th. Insulinverg.) 378
Glukose-6-Phosphat-Dehydrogenase (Verminderung oder Fehlen) 402
- Azetanilid 302
- Favismus 465
- Naphthalin, Naphthol 270
- Nitro- u. Aminoderivate arom. KW. 280
- Primaquin u. a. 402
- Phenylhydrazin 290
- Phenazetin 302, 306
Glutarsäureimidderivate:
- Glutethimid 342
- Thalidomid 343
Glutethimidum 332, 331, 342, (Sucht) 338

Glycyrrhicin 423
Glycyrrhiza glabra (Liquiritia) 423
Glycerylmonoazetat 13
Glycidaldehyd 227
Glykole 222, 323
Glykolchlorhydrin 250
Glykolderivate 222
Glykolmonoäthyläther 222
Glykolmonomethyläther 222
Glyochin ® 365
Glyoxalidinderivate (Fungizide) 365
Glyzerilmonoazetat 13
Glyzerinersatz (TOP) 276
Glyzerin 224
Glyzerin-Guajacol-Aether (Th. Strychnin) 407
Gold 84
Goldchlorid 84
Goldgewinnung (Zyanide) 199
Goldlack 411
Goldregen 399
Goldschwefel 133
Goldsol-Reaktion 62, 367
Gollsche Stränge 67
Gonyaula catenella 477
Gorun ® s. Atophan 322
Gottesgnadenkraut 412
Granatwurzelrinde 410
Granulome: Lungenfibrosen 496
Gratiola officinalis (Gottesgnadenkraut) 412
Gratiotoxin 412
Gray-Syndrom (bei Chloramphenicol) 444
Grundumsatz: s. Hyper- und **Hypothyreose 509**
Grünspan 95
Gruppensensibilisierung 390, 293
Guanethidinum (Antihypertensivum) 434
Gummi:
- Akrylnitril 252
- Chlorbutadien 251
- Schwefelkohlenstoff 196
- Vinylzyanid 203
- Gummilack 214
- Vulkanisiere 151, 153
- Dichlormethan 237
- Trichloräthylen 247
- Tetrachlorkohlenstoff 238
- Benzol 255
- Anilin 288
- Thiuram (Akzelerator) 214
Gynaekomastie 510
Gynergen ® (Ergotamin) 463
Gynergen-Sucht 464
Gyromitra esculenta s. Lorchel 461
Gyromitrin 461

H

Haarausfall u. Alopezie 487
Haare, Verfärbung 487
Haarfärbemittel (Ursole) 291
Haarpigment 59
Habersches Tödlichkeitsprodukt 366
Haemachatus-Serum (Schlangenserum) 480

Sachregister

Haflutan ® (Chlorothiazid) 294
Hahnenfuß (Ranunculus) 421
Halazon (Dichlor-sulfonamid-
  benzoesäure) 296
Hallimasch (Armillaria mellea) 450
Hallimasch, falscher (Hypholoma
  fasciculare) 450
Halluzinationen s. **Delirien 491**
Halluzinogene 384:
- Haschisch 384
- LSD 385
- STP 386
- Mescalin 385
- Psilocin, Psilocybin 385
- Dimethyltryptamin 385
- Rivea corymbosa 386
- Ipomea violazea 386
*Halogene, anorganische Verbin-
  dungen* 159
*Halogen-Kohlenwasserstoffe,
  aromatische* 326
*Halogen-Kohlenwasserstoffe,
  nichtzyklische* 233
- Gesättigte 234
- Ungesättigte 247
Halopyridolum 435
Halothan (Fluothan ®) 245
Hämaturie s. **Nierengifte 503**
Hämiglobin s. **Methämoglobin-
  Bildner 506**
Haemochromatose 102
Hämodialyse 8
Hämoglobinurie s. **Hämolyse 505**
Hämolyse (s. hämolyt. Anämien)
  505
Hanane (Insektizid) 356
Handelsbenzin 230
Hanf, indischer (Haschisch) 384
Hanf, kanadischer 411
Harnstoffverbindung (Herbizide)
  363
Härtemittel (Plastik) 325
Haschisch 384
Haselwurz (Asarum europaeum)
  416
Haushaltgifte 2
Haut und Hautorgane 486
Hautgeschwüre 486
Hautpigmentation 486
Hautreizung s. **Ekzeme 486**
HCH ® (Insektizid) 351, 349
Heckenkirsche, gemeine
  (Lonicera xylosteum) 422
Heinz-Körper s. **Innenkörper 506**
Heizöl 230
Helleborein 412
Helleborus niger (Christrose) 411,
  412
Helleborus viridis (Nieswurz) 411,
  412
Hellebrin 412
Helthion ® (Dosg.) (0,2% Thiouin)
  11
- CO (Behandlung) 192
- Kaliumchlorat (Behandlung)
  167
- Nitrite (Behandlung) 148
- Nitrobenzol (Behandlung) 282
Helvella (Lorchel) 461
Hepatitis s. **Lebergifte 502**

Hepatose, cholostatische 503
Heptabarbitalum 332, 331
Heptachlor (Insektizid) 352
Heptalgin ® (Methadon) 321
Heptan (Benzin) 230
Heracleum Mantegazzianum 422
Herba Lobeliae 424
Herbizide 363
Herbstzeitlose 403
Hercules (Insektizid) 358
Heroin (Diacetylmorphin) 382
- Komb. mit Amphaetamin 426
Herpes zoster 487
Herzglykoside 11, 411
Herzinfarkt 498
Herzschädigung s. **Myokard-
  schädigung 497**
HETP 356, 349
Hexaäthyltetraphosphat
  (Alkylphosphate) 356
Hexachlorbenzol 326
Hexachlorcyclohexan 351, 349
Hexamethonium (Antihyper-
  tensivum) 434
Hexamethylendiisozyanat
  (= Desmodur ®) 202, 325
Hexamethylentetramin 225
- Cave Komb. mit Sulfonen 225
- Prophylaxe b/Phosgenverg. 366
Hexamethyl-p-rosanilin 291
Hexamit 356
Hexan (Benzin) 230
Hexobarbitalum 332
Hexogene 253
Hibernation 17
HiCal Component A 157
Hirnödem 493
Hirschhornsalz 141
Histaminbildung d. Schlangengifte
  478
Höllenöl 420
Höllenstein 89
Holzgeist (Methanol) 205
Holzkonservierung (Fluoride) 159
Homatropin 393
Honig, pontischer (Atropin) 392
Hormone 377
- Nahrungsmittelzusätze 447
Hornhautschädigung 488
Hornissengift 474
Hummelgift 474
Hundspetersilie (Aethusa
  Cynapium) 408
Hyaluronidase (Schlangengift) 478
Hydantoin ® (Primidonum u.
  Derivate) 395
Hydergin ® 462
Hydralazin s. Apresolin ® 434
Hydraulische Systeme, Fallmittel
  (Glykole, PCB) 222, 327
Hydrazin 143
Hydrochinon 275
Hydrochinonäther 415
Hydrochlorthiazide 294
Hydrocodonum 383
Hydrocortison 6, 378
Hydrolasen s. Schlangengift 478
Hydroxyphenetidin (Phenazetin-
  metabolit) 309
Hydroxamsäure 354

Hydroxylamin 147
Hygroton ® (Chlorthalidon) 294
Hyoszin 391, 394
Hyoszyamin 392, 391
Hyoszyaminoleat 392
Hyoscyamus niger (Bilsenkraut) 391
Hyperazidität 500
Hypercholesterinämie 509
Hyperglykämie 508
Hyperkaliämie 23, 508
Hyperkalzämie 508
Hyperkeratose 486
Hyperostose kortikale: Vitamin A
  374
Hyperproteinämie: Brom 167, **508**
Hyperpyrexie 17, 485
Hypersiderämie 508
Hypertensin ® 11, 15
Hyperthermie 17, 485
Hyperthyreoidismus 509
Hypertonie 498
Hypertonie, pulmonale 426, 498
Hyperurikämie 508
Hypholoma fasciculare 450
Hypnoanalgetica 320, 380
Hypochlorämie 508
Hypoglykämie 508
Hypokaliämie 22, 508
Hypokalzämie 508
Hypophysenschäden 509
Hypoproteine 508
Hypoprothrombinämie 508
Hypothermie 485
Hypothyreoidismus 509
Hypotonie 15, 499
Hysterie (Thallium) 56

I

IDPN (Kreiselgift) 373
Ignaziusbohnen (Strychnin) 406
Ikterus:
- hämolytische Anämie **505**
- Lebergifte **502**
- Hepatitis-Syndrom **503**
- Verschlußikterus, zellulärer **503**
- vorgetäuschter (Pseudoikterus)
  503
Ileus, paralytischer 501
Ilex aquifolium (Stechpalme) 415
Iminodipropionitril
  (s. Lathyrismus) 465
Imipraminum 429
Impotenz 509
Imprägnierungsmittel:
- Karbolineum 274
- Dinitrophenol u. -kresol 285
Indophenolreaktion 288
Industriesprit 214
INH (Isonikotinsäurehydrazid) 298
Innenkörper 506
Inocybe-Arten 450
- -fastigiata 450
- -napipes 450
- -Patouillardi 448, 450
Insektenmittel:
- Acrylnitril (Ventox) 252
- Alkylphosphate = Cholineste-
  raseblocker 354
- Arsen 123

Insektenmittel, Äthox ® 224
- Cartox ® 224
- Chlorbenzole (Paradichlorbenzol) 326
- Colocynthin 418
- Cuprex ® (Tetralin) 271
- Dichloräthan 244
- Dinitrokresol 285
- Fluoren 291
- Fluoride 159
- Freon 237
- Kohlenwasserstoffe, chlorierte (DDT, HCH u.a.) 347
- Methylbromid 234
- Methylchlorid 236
- Naphthalin 269
- Natriumfluorverbindungen 159
- Nikotin und Derivate (Flux ®) 397
- Pflanzliche Insektizide (Rotenon, Pyrethrum) 363
- T-Gas 224
- Thiozyanate, aliphatische 201
- Ventox ® 252
- Zyanide 199
- Zyklon 203
Insektenstiche 474
Insektizide: (s. auch Insektenmittel)
- Chlorierte Kohlenwasserstoffe (DDT) 347
- Alkylphosphate (Cholinesteraseblocker) 354
- Insektizide aus Pflanzen 363
- Insidon ® 429
Insuffizienz, respiratorische 495, 496
Insulin 377
Intest-Steril ® 13
Invertseifen 121
Ipecacuana 403:
- Magenentleerung mit Sirupus I. 5
Ipomea violacea 386
Iproniazid 298
Irgapyrin ® (Butazolidin u. Pyramidon) 319
Iris lutea 421
- pseudacorus (Wasserschwertlilie) 421
Ismelin ® (Guanethidin) 434
Isobutylenoxyd 224
Isocarboxacidum (Marplan ®) 429
Isodrin (Insektizid) 353
Isofluorophat s. DFP ® 356
Isolan (Insektizid) 353
Isomethadon 321
Isoniazid ® (INH) 298
Isonikotinsäurehydrazid (INH) 298
Isonipecaine ® (Pethidin) 320
Isopestox (Insektizid) 356
Isoprenalin 425, 475
Isoproterenol ® (Isoprenalin) 412, 425, 475
Isopropylantipyrin 303
Isopropylalkohol 215
Isopropylallylkarbamid 344
Isopropylbenzol 269
Isotope 108
Isozyanate 202, 325, 323
Isuprel ® (Isoprenalin) 412, 425, 475

J

Jacutin ® (Insektizid) 351
Japanlack 417
Jasmin, amerik. gelber 406
Jatropha curcas (Barbados-Nuß) 420
Jauchegruben:
- CO_2 186
- Schwefelwasserstoff 205
Javellwasser s. Eau de Javelle 165, 167
Jetrium ® (Dextromoramid) 322
Jod 169
Jod Allergie 169
Jod Asthma 169
Jodäthyl 244
Jodismus 169
Jod-Kohle-Filter 82
Jodkontrastmittel 170
Jodkontrastmittel bei Myelom 170
Jodmangel, s. **Hypothyreodismus** 509
Jodoform 169
Jodopyrin 169
Jodschnupfen 169
Jossit ® (Zinkphosphid; Insektizid) 95
Juniperus communis (Wachholder) 415
Juniperus sabinae (Sadebaum) 414
Juraviper (Vipera aspis) 478

K

Kachexie 485
Kadmium 90
- Metallstaub 90
- Rhinitis 91
- Ring, gelber 91
Kafa ® (Phenacetin-Pp.) 305
Kaffee s. Koffein 424
Kalabarbohne 400
Kalilauge 121, 171
Kalisalpeter 148
Kaliseifen 120
Kalium: 119
- bichromat 109
- bromat 169
- *chlorat* 166
- chlorid 120
- chromat 109
- hypochlorit (Javellewasser) 165, 167
- laktat 13
- nitrat 148
- oxalat (Kleesalz) 218
- *perchlorat* 120, 167
- *permanganat* 11, 106
- Zyanid 199
Kalkmilch s. Ätzkalk 117
Kalkstickstoff (Kalziumzyanamid) 203
Kalmine ® 305
Kalomelkrankheit 82
Kälteanästhesie (Chloräthyl) 243
Kaltwellen:
- Ammoniumsulfid 142

Kaltwellen, Kaliumbromat 169
Kalzium: 117
- arsenit 123
- chlorid (Chlorkalk) 166
- Dinatrium-äthylendiamintetraazetat ($CaNa_2$-EDTA) 12, 50
- glukonat (Calcium-gluconicum)-Thp. 12
- hydroxide (Ätzkalk) 117
- hypochlorit 167
- karbimidzitrat 214
- karbid 130, 139
- oxalat 218
- nitrit 147
- sulfid 150
- *zyanamid* 203
- zylinder (Vit. D). 375
Kammerflimmern 497
Kampfer 413
- geist 413
- liniment 413
Kampfstoffe 366
- Phosgen 366
- Vomiting Gas 367
- Lost-Derivate 367
- Tränengase 369
- Trilone (Alkylphosphate) 369 bis 372
- Aconitasehemmer 372
- Psychokampfstoffe 373
- Botulinustoxin 467
Kantharidin s. *Cantharidin* 473
Karathane ® (Fungizid) 365
- Karbaminsäureäthylester 221
Karbol-Egerling (Agaricus xanthoderma) 449
Karbolineum 271, 274
Karbolsäure 274
Karbolwasser 274
Karies 159
Karnotit 113
Kartoffelbeere 391
Kartoffelbovist (Scleroderma vulgare) 450
Karyorrhexis (Bleiverg.) 44
Karzinogene Substanzen 510
Karzinome: s. karzinogene Substanzen 510
Kastanie s. Roßkastanie 420
Katalysin ® (0,2 % Thionin) 11
Katarakt 489
Katayama (CO-Nachweis) 192
Katecholamine 432
Kautschuk s. Gummi (Zstllg.)
Kefol ® 305
Kegelschnecke (Conus marmoreus) 477
Keimschädigungen 510
Keratinbildung 66
Keratitis s. Hornhautschädigung 488
Keratitis punctata (inorg. Schwefelverg.) 151
Kerngifte (Amatoxine) 453
Kerzennußbaum (Aleurites fordii) 419
Keten 228
Keto-Bemidon 320
Ketone 228

Sachregister 523

Khat (Catha edulis) 428
Kichererbse s. Lathyrismus 465
Kieselfluorwasserstoffsäure 159
Killax ® (Insektizid) 356
Kilphas (Insektizid) 356
Kirschenkerne 199
Klebstoffe (Lösungsmittel):
– Dichlormethan 237
– Trichloräthylen 247
Kleesalz (Kaliumoxalat) 218
Klop (Kampfstoff) 367
Knoblauchgeruch 496
Knochenmarkschädigungen
  s. aplast. **Anämie 506**
Knochenmarksfunktionsprüfung
  (Moeschlin) 263
Knochennekrosen (bei P-Vergiftungen) 137
Knollenblätterpilz (Amanita phalloides) 448, 453
Kobalt 97
Kobra 478, 479
Kodein s. Codeinum 383
Koffein 424
– Komb. mit Phenacetin 303
Kohlendioxyd (CO$_2$) 196
Kohlenoxyd 176:
– Akute Vergiftung 180
– Anämie, perniziöse 191
– Basedow 191
– Blutbild 182
– Blutdruck 178
– Blutzucker 178, 182
– Chron. Vergiftung 193
– Differentialdiagnose 191
– EKG 183
Kohlenoxyd: Impotenz 191
– Koronarthrombose 190
– Leuchtgas, CO-Gehalt 176
– Liquorzucker 179, 182
– Motorauspuffgase 176
– Muskelnekrosen 191
– Nachweis 191
– Neuritis 190
– Pathol. Anatomie 191
– Plastikverbrennung 324
– Prognose 192
– Prophylaxe 192
– Resistenz, erworbene 177
– Smog 272
– Spätfolgen 186
– Spezifische Giftwirkung 177
– Staubkurven 179
– Therapie:
– Akute Vergiftung 192
– Chron. Vergiftung 195
– Toxizität 176
– Vergiftungsquellen 176
– Zuckerbelastungen 179
Kohlensäure s. Kohlendioxyd 196
Kohlenwasserstoffe, aliphat. 230
– gesättigte Halogen-KW 234
– ungesättigte Chlor-KW 247
– Nitro-KW 252
Kohlenwasserstoffe, aromat. 255
– Nitro- u. Aminoderivate 279
– zykl. Stickstoffverbindungen 297
– Halogen-KW 326
– Smog 272
– Pinen (Terpentinöl) 413

Kohlenwasserstoffe, chlorierte
  (Insektizide) 347
Kokain 387:
– Akute Vergiftung 388
– Chron. Vergiftung 389
– schock 387
– Komb. mit Amphaetamin 426
– tierchen (Chron. Vergiftung) 390
Kokkelskörner (Anamirta Cocculus) 409
Kolchizin s. Colchizin 403
Kollagenerkrankungen s. **LE-Syndrome 487**
Kollaps 15, 499
Kölnisch Wasser 208
Koloquinten 418
Kolozynthin 418
Komatiefe (Schlafmittel) 333
Kombinationsvergiftungen:
– Amphaetamine u. Sedativa/ Halluzinogene 426
– s. Alkoholintoleranz (Zstllg.)
– Barbiturate u. Alkohol 331, 336
– Barbiturate u. Cortison 337
– Barbiturate u. Tranquillizer 331
– Barbiturate u. Skopolamin 394
– Chinidin u. Digitalis, Kurare 400, 401
– CO u. Schlafmittel 336
– Hexamethylentetramin (Urotropin ®) u. Sulfonamide 225
– Morphium u. Schlafmittel 336, 380
– Morphium u. Skopolamin 380, 394
– MAO-Blocker u. Käse, Ephedrin, Thymoleptika usw. 429
– Nikotin u. Alkohol 398
– PAS u. Vitamin D 376
– Quecksilber u. Antipyrin 78
Kompostzersetzung (Kalziumzyanamid) 203
Konakion ® (s. Vitamin K) 377
Kondensations-Polymerisation 323
Koniferen 413
Koniin s. Coniin 408
Konjunktivitis 488
Konserven s. Botulismus 466
Konservierungsmittel
  (Oxychinolin) 401
Kontakt-Ekzem 109
Kontaktinsektizide 354
Konvulsionen s. **Krampfgifte 492**
Kopierstifte s. Methylviolett 291
Koproporphyrine:
– Blei 36, 44
– Thallium 56
– s. Porphyrinurie 504
Korallenschlange, nordamerikanische 479
Korneaschädigung (s. Hornhaut-) 488
Kornrade (Agrostemma githago) 423
Koronarsklerose u. Nikotin 398
Koronarthrombose und Herzinfarkt 498
Korsakow 493
Kortikosteroide 378
– Cave b/Barbituratverg. 337

Krampfgifte 492
Krebs s. karzinogene Stoffe 510
Kreiselgift (IDPN) 373
Kresol s. Karbolsäure 274
Kreuzotter (Vipera Berus) 478
Kriegsgifte s. Kampfstoffe 366
Kriminelle Vergiftungen:
– Alkylphosphate (Parathion) 354
– Arsen 123
– CO 176
– Dicumarol 442
– Metaldehyd (Meta ®) 226
– Strophanthin 411
– Strychnin 406
– Sublimat 72
– Thallium 56
Krokus 415
Krotonöl 419
Kryolithstaub s. Fluor 159
Kugelfisch 477
Kühlanlagen:
– SO$_2$ 151
– Halogenkohlenwasserstoffe 233, 234, 236
Kühlerantifrostmittel (Glykole) 222
Kumarin-Pp. s. Dicumarol 442
Kunstdünger (Kalziumzyanamid) 203
Kunstharze s. Plastik 323
Kupfer 95
Kupferfieber 96
– splitter 95
– staub 96
– sulfat 96
– Fungizide 365
Kurare 408
Kußmaulsche Atmung 495

L

Laburnum alpinum (Goldregen) 399
– anagyroides 399
Lachgas 143
Lackbaum (Rhus vernicera) 417
Laevosan ® 13
Laevulinsäure 41, 42
Laevulose 13
Lähmungen, motorische s. Polyneuritis 494
Lakritzen 423
– Süßholz 423
Laktariusarten 450
Laktation, abnorme 510
Lanthanum 116
Lanzenschlangengift 478
Largactil ® (Chlorpromazin) 11, 434
Laroxyl ® (Amitriptylin) 429, 432
Lateralsklerose, amyotrophische 494
Lathyrismus 465
Lathyrus cicer, epheca, hisentus, odoratus, palustris, satirus, tuberosus 465
Latrodectus Hasseltii, mactans (Schwarze Spinne) 476
Laugenvergiftungen 171,
  141 (Salmiak),

167 (Hypochlorite)
Läuseessig 406
LE-Phänomen 487
Lebensbaum (Thuja occidentalis orientalis) 417
Leberdystrophie, akute, gelbe 502
Lebergifte 502
Leberschutztherapie 460
Lebertran (Vitamin D) 375
Leberzellmikrosomen, Aktivierung (PCB, DDT) 329, 348
Leberzirrhose 502
Lederkyn ® (Sulfamethoxypyridazin) 292
Ledol 413
Ledum palustre (Sumpfporst) 413
Leichtbenzin 230
Leichtmetalle 114
Leinloch (Lolium linicolum) 466
Leinölvergiftung 466
Leiurus (Buthus) quinquestriatus 476
Lepramittel (Sulfone) 296
Lethane (Insektizid) 201, 348
Lethidrone ® 6, 10, 12, 381
Leuchtgas (CO) 176
Leukämien 507
Leukeran ® (Chlorambucil) 369
Leukopenien und Agranulozytosen 507
Levallorphan (Lorfan ®) 6, 10, 12, 381
Levarterenol 425
Levorphanol (Dranoran ®) 322
Lewinstein-Lost 367
Librium ® (Chlordiazepoxydum) 440
Lichtnußbaum (Aleurites fordii) 419
Liguster 421
Ligustrum vulgare 421
Liliaceae 423
Lindane ® (Insektizid) 351
Linuron (Herbizid) 363
Lipiodol ® (Jodkontrastmittel) 170
Liquiritia 423
Liquor aluminii acetici 114
Liquorveränderungen 494
Lithium 118
– carbonat 119
– chlorid 118
Lobelia inflata 424
Lobelin ® 424
Lobelinum hydrochloricum 424
Lolcharten 466
Lolium:
– linicolum 465
– temulentum 392, 465
Lonicera xylosteum (gem. Heckenkirsche) 422
Lonchocarpusharten (s. Rotenon) 363
Lorchel 448, 461
Lorfan ® (Mo-Antagonist) 381
Lost (Kampfstoff) 367
– Brom-, Fluor-, Jod-Lost 367
– Polysulfid-Lost 367
– S-Lost (Senfgas) 367
– Selen- und Tellur-Lost 367
– Stickstoff-Lost u. Derivate 369

Lösungsmittel, häufigste:
– Azeton 228
– Äthanol 208
– Äthylazetat 221
– Benzin 230
– Benzol 255
– Butanol 215
– Kohlenwasserstoffe, chlorierte 326
– Glykole u. Derivate 222
– Laugen 171
– Methanol 205
– Petrol 230
– Phenole 274
– Propanol 215
– Terpentin 413
– Toluol 269
– Tetrachloräthylen 249
– Trichloräthylen = „Tri" 247
Löten (Arsenwasserstoff) 130
LSD 385
– Psychokampfstoffe 373
– Secale 464
Lucex ® (DDD) 350
Luftverunreinigung 272
Lumbalpunktat s. Liquorveränderungen 494
Luminal ® (Phenobarbital) 331, 332
Lunasan ® (org. Hg-Pp.) 81
Lungenblutungen 495
Lungenembolie 498
Lungenemphysem 495
Lungenentzündung s. **Lungen-Reizgifte 495**
Lungenfibrosen 496
Lungenkarzinome 496
Lungenödem 18, 19, 495
Lungensiderose: Eisen 101
Lunsilikat 81
Lunalastreifen (Tl 59, 60) (As 123)
Lupinen, Lupinidin 399
Lupus-erythematodes-ähnliches Syndrom 487
Lutrol ® (Anilinverg., Behandlung) 289
Lymphatische Reaktion 507
Lymphopenie 507
Lysergsäure-diäthylamid (LSD) 385
– Psychokampfstoffe 373
– Secale 464
Lysol (Kresolseifenlösung) 274
Lysoform 120, 274
Lytta vesicatoria (spanische Fliege) 473

M

MAK-WERTE 26
Mackothion (Insektizid) 356
Macrodex ® 13
Madribon ® (Sulfadimethoxin) 292
Magenblutungen 500
Magenentleerung (Methoden) 5
Magengeschwüre 500
Magenperforation 500
Magenspülung 6
Magenta (Farbstoff) 289

Magnesia usta 10
Magnesium 114
Magnesium-Kalzium-Silikat (Asbest) 156
Magnesiumsilikat (Talk) 156
Magnesium sulfuricum 114
Maiglöckchen (Convallaria) 411, 412
Mairitterling (Tricholoma Georgii) 450
Malabsorptions-Syndrom 501
Malariamittel 402
Malathion (Alkylphosphat) 354, 355, 357
Maleinsäureanhydrid 276
Maleinsäuredimethylester 354
Malex ® 305
Malix ® (Insektizid) 353
Mandelkerne 199
Mandragora officinarum (Alraune) 391
Mangan 104
– pneumonie 105
– Salze 105
– Stottern 105
– Sulfat 105
Mannitol 8, 242 (prophyl. /bCCl$_4$)
MAO-Blocker 429
Marcoumar ® (Dicumarol) 442
Margarine-Vergiftung 447
Marihuana (Haschisch) 384
Markscheidenzerfall siehe **Polyneuritis 494**
Marplan ® 429
Marshsche Probe 128
Marsilid 298
Martiusgelb (Dinitronaphthol) 287
Maskengesicht s. **Parkinsonismus 493**
Maurer-Ekzem (Chrom) 110
Mäusegifte und Rattengifte:
– Äthylenoxyd 224
– Bariumkarbonat 117
– Chlormethyldimethylaminopyrimidin (Castrix ®) 297
– Cumarinderivate 411, 442
– Fluor 159
– Naphthylthioharnstoff (ANT, ANTU) 346
– Natriumfluorid 159
– Natriummonofluorazetat 159
– Natriumsilicofluorid 159
– Phosphor 137
– Raxon ® 411
– Scillapräparate 411
– Thalliumsulfat 66
– Zinkphosphid 95
Maximum Allowable Concentration (MAC) 26
MCPA 364
Mecamylamin (Antihypertensivum) 434
Medialgyl ® 305
Medomin ® (Heptabarbitalum) 332
Meerschlangen 479
Meerzwiebel (Scilla) 411
Meessches Nagelband 123, 487
Megaloblasten s. **Perniciosa 506**
Megaphen ® 11, 435
Melabon ® 305

Melipramin ® 429
Melittin (Bienengift) 474
Melleril ® (Thioridazinum) 440
Membrangifte (Phallotoxine) 453
Mennige 36
Menocil ® 426
Mentha Pulegium
 (Poleiminze) 425
Menthol 413
Mepacrinum s. Atebrin ® 403
Meperidine ® (Pethidin) 320
Mephenesinum (Myanesin ®) 441
Meprobamatum 440
Mercaptamin (Becapton ®) 70
Merkaptan (Äthylmerkaptan) 215,
 (Fungizide) 365
Mercuri-Verbindungen 73
Mercuro-Verbindungen 73
Merkuronitrat 73
Mesantoin ® (Primidonum) 395
Mescal buttons (Mescalin) 385
Mescalin (Halluzinogen) 385
Mesitylen 269
Messenger-RNA-Blockierung
 (Chloromycetin) 444
Mestinon ® (Pyridostigmini
 bromidum) 12, 13
Mesulfan ® (Fungizid) 292, 365
Meta ® (Metaldehyd) 226
Metacide (Insektizid) 356
Metacrylnitril 252
Metaldehyd 226
– ähnliche Verg.: Astérol® 296
Metallfieber 94, 95
Metallisieren (Versilbern usw.) 90
Metalloide 123
Metallpneumonien (Vanadium)
 113
Metallsaum s. **Zahnsaum** 499
Metaraminol 11
Metcaraphen 393
Methadonsucht 322
Methadonum 321
Methämoglobin 279, 506
Methamphaetaminum 426
Methanderivate 234
Methandiisozyanat 203
Methanol 205
– Akut. Vergiftung 205
– Chron. Vergiftung 207
– Differentialdiagnose (Bella-
 donnagruppe, Botulismus) 206
– Therapie 206
– Dimethylsulfat 153
– Industriesprit 214
– Methylbromid/Chlorid 236
Methaqualon 332, 344
Methasedil 344
Methimazol s. Tapazol ® 346
Methionin 464
Methoxyäthyl-Hg-Silikat 81
Methoxychlor 349, 351
Methylalkohol s. **Methanol** 205
Methyläthylketon (Brennspiritus)
 214, 228
Methylazetylen 233
Methylbenzol (Toluol) 269
Methylbromid 234
Methyl Cellosolve 222
Methylchlorid 236

Methylchloroform = Trichloräthan
 244
Methylcholantren 271
*Methyldimenthoxymethylphene-
 thylamin* (STP) 387
Methyldopa 434
Methylenblau 291
Methylenchlorid 237
Methylfluorphosphorsäureisopro-
 pylester (Sarin) 370
Methylformylhydrazin 461
Methylhydrazin 143
Methylheptanthiol 215
Methylierungsmittel:
– Dimethylsulfat 153
– Methylbromid 234
– Diazomethan 252
Methylisobutylalkohol
 (Brennspiritus) 214
Methylisopropylbenzol (Cymol)
 269
Methylisopropylphenol 270
Methyljodid 237
Methyl-Lysergsäure-Butanol-
 Amid 464
Methylmerkapto-imidazol 346
Methylnikotinsäureimid 297
Methylphenetidat (Ritalin ®) 426
Methylphenol 274
Methylpolysiloxane 18
Methylpropylketon 228
Methylsalizylat 300
Methylsystox 354
Methyltestosteron 378
Methylthiouracil 346
Methylüberempfindlichkeit
 s. Dimethylsulfat 154
Methylviolett 291
Methylzyanid 202
Methyprylonum 331, 332, 345
Methysergid (Deseril ®) 464
Meticortelon solub. ® 12
Metoxychlor 349, 351
Metronidazole (Flagyl ®),
 Alkoholentwöhnung 213
Mévasine ® (Mecamylamin) 434
Mevinphos (Alkylphosphat) 357
Mezereinsäureanhydrid 422
Micoren ® (Prethcamid) 11
Micrurus 479
Migränin (Antipyrin u. Koffein)
 306
Migränemittel (Deseril ®) 464
Mikrosomen (Leberzell-Aktivie-
 rung d. DDT, PCB) 348, 329
Milchlinge, scharfe (Laktarinus-
 arten) 450
Milchsäure 221
Milchvergiftung (Tremeton) 465
Milkmansches Syndrom 510
Miltown ® (Meprobamatum) 440
Minamatakrankheit 81
Mintacol (Insektizid) 355, 356
Miosis 488
Mipafox (Alkylphosphat) 356
Mirbanöl 200, 280
Mitochondrien-Hemmung
 (Chloromycetin) 444
Möbelpolituren s. Petrol 230 und
 Laugen 171

Mohn (Papaver somniferum) 380
Moltopren (Isozyanat) 202
Molybdän 109
Mondbohne (indische) (Phaseolus
 lunatus) 419
Monoazetin 13
Monobrommethan 234
Monochlorbenzol 326
Monochlormonobromäthan 235
Monojodmethan 237
Monolinuron (Herbizid) 363
Monomere (Plastik) 323
Mononukleose durch Sensibilisie-
 rung **507**
Monuron (Herbizid) 363
Moorbeere (Vaccinium
 uliginosum) 395
Mord (Giftmorde s. kriminelle
 Vergiftungen)
Morning glory seeds
 (Halluzinogen) 386
Morphinum, Opium, Heroin 380:
– akute Vergiftung 380
– chron. Morphinismus u.
 Heroinsucht 382
– Kombinationsverg. mit Schlaf-
 mitteln 336, 380
– Kombinationsverg. mit
 Skopolamin 380, 394
– Abstinenzerscheinungen
 (Säugling) 382
– Lungenödem (Überdosierung)
 383
– Mo-Antagonisten (Lorfan ®,
 Naloxon ®) 381
Mortalität 4
Mörtel, künstl. (Asplit) 327
Mortopal (Eisenpentakarbonyl)
 101
Motalin (Antiklopfmittel) 101
Mottenmittel:
– Naphthalin 269
– Paradichlorbenzol 269, 326
Movellan ® (Strychnin) 407
Muki-Muki 477
Multacid ® (DDT) 350
Muscheln 477
Muskarinsyndrom:
– Cholinesterase-Blocker
 (Alkylphosphate) 358
– Pilocarpin, Physostigmin usw.
 400
Pilze 450
– Therapie 400, 451
Muskatnuß 415
Muskelatonie 494
Muskelnekrosen 494
Muskelrelaxantien 408, 440, 441
 (Librium, Valium)
Mustardgas (S-Lost) 367
Mutterkorn 462
Myanesine (Mephenesinum) 409,
 441
Mydriasis 488
Myelom u. Jodkontrastmittel 170
Myoglobinurie 504
Myokardschädigungen u. evtl.
 Extrasystolie 497
Myotonolytika:
– Coniin 408

Myotonolytika, Kurare 408
- Kuraroderivate 409
- synthetische 409
- s. auch Muskelrelaxantien 441
Myristizin 415
Mysoline® (Primidonum) 395
Myxödem s. **Hypothyreoidismus** 509

N

Na₂-enta-H₂ (Antidot) 117, 412
N-acetyl-p-aminophenol (Paracetamol) 303, 309
Nachtschatten (Solanum nigrum) 395
Nadisan® (Carbutamid) 295
Nagellack (Ursole) 291
Nagelwachstumsstörungen 487
Nahrungsmittelvergiftungen: 446
- „verdorbene Nahrungsmittel" 446
- Nahrungsmittelzusätze 447
- Pilze 448
- Mutterkorn (Secale cornutum) 462
- Lathyrismus, Favismus 465
- Botulismus
Nalline® 12
N-Allylhydroxy-Morphinan (Lorfan®) 6, 10, 12, 381
N-Allylnoroxymorphon (Naloxon®) 381
N-Allylnormorphin (Nalorphine®) 6, 10, 12, 381
Nalorphine® 6, 10, 12, 381
Napalm-Bomben (Kresol) 274
Naphazolin® 425
Naphazolinum nitricum s. Privin® 425
Naphtha-Farblösung 262
Naphthalin 269
Naphthaline, polychlorierte 324, 327
Naphthol 270
β-Naphthol (Urinmetabolit b/Naphthalinverg.) 270
Naphthol-hydrochlorid 289
Naphthylamin, Alpha und Beta 289
Naphthylen-1-5-diisozyanat 202
Naphthylmethyl-imidazolin-hydrochlorid 425
Naphthylthioharnstoff 346
Narcipoetin 421
Narcissin 421
Narcissus:
- pseudonarcissus (Osterglocke) 421
- poeticus (weiße Narzisse) 421
Nardil® 429
Narkosemittel:
- Dichlormethan 237
- Chloräthyl, Bromäthyl (Kälteanästhesie) 243
- Chloroform 237
- Halothan (Fluothan) 245
- Trichloräthylen (Geburtshilfe) 247

Narkotisierende Gifte 490

Nasengeschwüre 490
Nasentrockenheit 490
Natriumazid 143
Natriumbikarbonat 13
Natriumchlorat (Herbizid) 167, 364
Natriumcyclamat 316
Natriumfluorazetat 372
Natriumfluorid 159
Natriumglutamat 447
Natriumhexametaphosphat 140
Natriumhydrosulfit 153
Natriumhypochlorit 167
Natriumjodat 169
Natriumjodid 70, 72
Natriumkakodyl 129
Natrium-Kalium-Legierung 120
Natriummetabisulfit 153
Natriummonofluorazetat 159
Natriumnitrit 13, 147
- Nahrungsmittelzusatz 447
Natrium nitrosum 13
Natrium novaminsulfonicum 319
Natriumperborat 156
Natriumsilicofluorid 159
Natriumsilikat 156
Natriumsulfat (Glaubersalz) 10
Natriumsulfit 153
Natriumthiosulfat 11
Natriumzitrat 51, 52
Natronkleesalz 220
Natronlauge 121, 171
Navidrex® (Cyclopenthiazid) 294
N-Azetylaminophenol (Paracetamol) 303, 309
Néalgyl® (Phenacetin-Pp.) 305
Nebel, künstlicher (Schwefeltrioxyd) 153
Nebelgifte s. Smog 271
Nebelpatronen (Fluor) 164
Nebennierenschädigungen 509
Neck-face-Syndrom 436
Nekrose s. Gangrän 498 und Hautgeschwüre 486
Neocid® (DDT) 350
Neodymium (Nd) 116
Neomycin 13
Neoplasien s. **karzinogene Stoffe** 510
Neopol 118
Neostigminum bromatum (Prostigmin®) 10, 400
Neostilbosan (org. Antimonverbindung) 133
Neoteben® (INH) 298
Nephritis s. Nierengifte 503
Nephrolithiasis 504
Nephrose s. Nierengifte 503
Nephrosklerose 504
Nepresol® (Dihydralazin) 434
Nerium oleander (Oleander) 411
Nesselquallen 477
Netrin® (Metcaraphen) 393
Neuramin-Säure 97
Neurasthenie 79
Neuroleptika 435
- Psychokampfstoffe 373
Neuropathie, toxische 494
Nialamidum (Niamid®) 429
Nicaethamidum (Coramin®) 425

Nickel 98
Nickeltetrakarbonyl 98
Nickelzyanid 98
Nicotiana tabacum 397
Nieren-Calcinosis 504
Nierengifte, hauptsächlichste 503
Nierensteine 504
Nieswurz, grüner 411, 412
Nieswurz, weißer 406
Nifos (Insektizid) 356
Nikotin 397:
- akute Vergiftung 397
- Koronarsklerose 398
- Lungenkarzinom 398
- Amblyopie (Nikotin u. Alkohol) 211, 398
- Alkylphosphatverg. (nikotinartig) 358
- Vagusreizstoffe (nikotinartig) 400
Nikotinsäure 297
Niran (Insektizid) 356
Nirexon® (Chlorothiazidderivat) 294
Nitrate 147
Nitrite 147
Nitroanilin 290
Nitrobenzol 200, 280
Nitrochloroform (Kampfstoff) 367
Nitrochlorbenzol 283
Nitrodimethylamin 254
Nitrogen mustard (N-Lost) 369
Nitroglykol 254
Nitroglyzerin 147
Nitro-Kohlenwasserstoffe, aromatische 279
Nitro-Kohlenwasserstoffe, nichtzyklische 252
Nitronaphthalin 288
Nitroparaffin (Nitropropan) 253
Nitrophenol 285
- Urinmetabolit des Parathion 355
Nitropropan 253
Nitroprussidnatrium 199
Nitrosalpeter 148
Nitrose Gase 143:
- Smog 272
- Plastikverbrennung 324
Nitrosobenzol 280
Nitroxylol 285
Nitrozellulose:
- Butyl/Amylazetat = Lösungsmittel d. NZ 221
- Diäthyläther = Lösungsmittel d. NZ 229
- TOP = Lösungsmittel d. NZ 276
- Verbrennung von NZ 144
N-Lost 369
Noludar 331, 332, 338, 345
Noradrenalin 11, 15, 425
Norisodrine® (Isoprenalin) 425
Nortestosteron 379
Nortriptylin (Notrilen®) 429
Novadral® (Noradrenalin) 11
Novalgin® 319
Novaminsulfonum (Novalgin) 319
Novocain s. Procain 390
Noveril® (Dibenzepin) 429
Novesin® „Wander" (Augentropfen) 9

Sachregister 527

Nullapon ® 12
Nupercain (Procainderivat) 391
Nydrazid ® (INH) 298
Nylon 323
Nystagmus 489

O

Obidoxin-chlorid 12
Obstipation, schwere 501
Octalene ® (Insektizid) 352
Octamethyltetraamidopyrophosphat 356
Oculogramm 402
Oedeme 487
Oele, hydraulische (PCB) 327, 328
Oel-Vergiftung 447
Oenanthe crocata 409
Oenanthotoxin 409
Oertosan ® (org. Hg. Pp.) 81
Oestrogen, Oestradiol, Oestron 379
Oktan (Benzin) 230
Oktochlornaphthalin 327
Oleander 411
Oleofosfinon 355
Oleum camphoratum 413
Oleum chenopodii 410
– Crotonis 419
– infernale s. Höllenöl 420
– ricini 10
Oligurie 22
OMPA (Alkylphosphat) 355, 356
OMU (Herbizid) 363
Ophiotoxin (Kobragift) 479
Opipramol 401
Opium s. Morphinum 380
Optalidon ® 344
Optikusschädigungen, s. Sehstörungen 489
Optochin 401
Organische Säuren 216
Orellanin 462
Orisul ® (Sulfaphenazol) 292
Orlon (Acrylnitril) 252, 324
Orphenadrinum 429
Ortedrine ® (Antiparkinsonmittel) 393
Orthoaminoazotoluen 289, 292
Orthodichlorbenzol 326
Orwin (Natriumsilicofluorid) 159
Osmium 112
Osmiumsäure 112
Osmiumtetroxyd 112
Osteomalazie 510
Osteoporose 510
Osteosklerose 510
Osterglocken s. Narcissus 421
Ovarien 509
Ovulationshemmer 379
Oxalchlorid 220
Oxalsäure 218, 222
Oxazepam (Seresta ®) 441
Oxin ® 401
Oxybenzol (Phenol) 274
Oxybenzoesäure 300
Oxychinolin (Desinfektionsmittel) 401
Oxycumarine 422

Oxydationsfarben 291
Oxime 354, 361
Ozon (Smog) 155, 272

P

Palatinol (Weichmacher) 276
Palfium ® (Dextromoramid) 322
PAM 354, 361
Pamaquinum s. Plasmochin ® 402
Panaleus campanulatus 448
Pankreatitis 503
Panmyelophthise s. Anämie, aplastische 506
Panogen ® (org. Hg.-Pp.) 81
Pansinystalia Yohimba (s. Yohimbin) 428
Pantherina-Syndrom 451
Pantherpilz (Amanita pantherina) 451
Panthesin ® (Procainderivat) 391
Pantocain ® (Procainderivat) 391
Pantopon ® (Morphium–Pp.) 380
Papaver somniferum 380
Paraaminobenzoesäure 390
Paraaminophenol 280, 288, 306
Paraaminosalizylsäure (PAS) 302
Paracetamol (Analgetikum) 303, 309
– Hauptmetabolit d. Phenacetins 309
Paracodin ® (Dihydrocodeinum) 383
Paradichlorbenzol 326, 269
Paradentose (Blei) 46
Paradust (Insektizid) 356
Paraffine (Petroleumdestillate) 230
Paraffinöl 10
Paraflex ® 441
Paraldehyd 226
Paranitroanilin 290
Paranitrochlorbenzol 283
Paraxon (Alkylphosphat) 356
Paraphos (Insektizid) 356
Paraquat (Herbizid) 364
Parathion (Alkylphosphat) 355, 356
Parathormon 378
Paratoluolsulfochlorid 325, 327
Paridin 423
Paridol (Insektizid) 356
Paris quadrifolia (Einbeere) 423
Paristyphnin 423
Pargylin ® 429
Parkinsonismus 493
Parkinsonmittel 393
Parnatsulfat 429
Parpanit ® (Therapie) 393
Parsidol ® (Antiparkinsonmittel) 393
PAS (Paraaminosalizylsäure) 302
– Cave Komb. mit Vitamin D 376
Pastinaca sativa 422
Pastinak 422
PCB 327
Pecusanol ® (Insektizid) 351
Pelletierin 410
Pellote 385
Penicillin 443
Penicillamin (Bleiverg.) 51
Penphos (Insektizid) 356

Pentaboran 157
Pentachlornaphthalin 327
Pentachlorphenol 286, 327, 364
Pentamethoniumjodid 409
Penta- u. Hexamethyl-p-rosanilin 291
Pentanon 228
Pentothal-Sodium ® 11
Perandren ® 378
Perawin 249
Percain ® (Procain-Derivat) 387, 391
Perchlorameisensäuremethylester (Kampfstoff) 367
Perchloräthylen 249
Periarteriitis nodosa 498
Peritonealdialyse 8, 23
Perlpilz (Amanita rubescens) 451
Permitril ® (Fluphenazinum) 436
Permonid ® (Morphium-Derivat) 380
Perna ® (PCB) 324, 327
Perniziosa 506
Perphenazinum (Trilafon ®) 435, 436, 438
Persedon ® 332, 345
– Komb. mit Phenacetin 303
Persil 121, 156
Perstoff (Kampfstoff) 367
Perthane ® (Insektizid) 349, 351
Pertranquil ® (Meprobamat) 440
Pervitin 426
Pestbeere (Liliaceae) 423
Pestox 356
Petermännchen (Trachinus Draco) 477
Petersilienkampfer 416
Petersilienöl 415, 416
Pethidinum 16, 320
Petrol 230
Petroläther 230
Petroleum-Destillate 230, karzinogene 232
Peyote-Kaktus 385
Pfaffenhütchen (Spindelbaum) 420
Pfefferminzöl 413
Pfirsichkerne 199
Pflanzengifte und *Derivate* 2, 380 (Kleinkinder)
Phalloides-Syndrom (Amanita phalloides) 453
Phalloidin 453
Phalloin 453
Phallotoxine 453
Phanodorm ® (Cyclobarbital) 332
Phaseolus coccineus (grüne Bohne) 419
– lunatus (indische Mondbohne) 419
– vulgaris (grüne Bohne) 419
Phasin 419
Phenacetin 302
– Blut 306
– interstitielle Nephritis 308
– Nervensystem 308
– Präparate 305
– Sucht 303
– Therapie 308, 315
– Ersatzpräparate (phenacetinfreie) 306

Phenalgin® 305
Phenelzinsulfat (Nardil®) 429
Phenergan® (Promethazin) 440
Phenetidin (Metabolit d. Phenacetins) 309
Phenetolkarbamid (Dulcin®) 316
Phenicarbazid 290
Phenidione® (Dicumarol) 442
Phenkapton (Alkylphosphat) 357
Phenobarbitalum 11, 331, 332
Phenoclor® (PCB) 328
Phenol (= Oxybenzol) 274
Phenole 274
- Monophenole 274
- höhere Phenole 276
- Fungizide 365
- Urushiol (Giftefeu) 417
Phenolformaldehydharz (Asplitbestandteil) 327
Phenolphthalein 270
Phenolrot 292
Phenolsulfonphthalein (= Phenolrot) 292
Phenothiazin 435
- Antihistaminika 433
- Neuroleptika 435
Phenoxypropazin (Hepatitis-Syndrom) 503
Phenylamin (Anilin) 288
Phenylaminopyrazol 291
Phenyläthylamin 449
Phenylazo-diamin-pyridin 297
Phenylbutazon s. *Butazolidin*® 319
Phenylchinolinkarbonsäure 322
Phenyldimethylpyrazolon (Antipyrin) 319
Phenylendiamin 291
Phenylephedrin 429
Phenyl-Hg-Verbindungen 81
Phenylhydrazin 290
Phenylhydroxylamin 280
Phenylsemikarbazid 290
Phosdrin (Insektizid) 355, 357
Phosgen: 366
- Dichloräthylen 247
- Keten (Diff.Dg.) 228
- Freon 237
- Chloroform 237
- Tetrachlorkohlenstoff 238
- Trichloräthylen 247
Phosphamidon (Alkylphosphat) 355, 358
Phosphane 139
Phosphine 139
Phosphor 137
Phosphor, gelber 137
Phosphor, roter 137
Phosphorbomben 137
Phosphorkalzium 139
Phosphorstaub, roter 137
Phosphoroxychlorid 140
Phosphorpentachlorid 139
Phosphorpentasulfid 139
Phosphorsäureester = Alkylphosphate = Cholinesteraseblocker:
- Insektizide 354
- Kampfstoffe 369
Phosphorsesquisulfid 140
Phosphortrichlorid 139

Phosphorwasserstoff 139
Phosphorylierung, oxydative (Entkoppelung d. Dinitrokörper) 327
Phosphorzündhölzer 137
Photoindustrie:
- Hydrochinon 275
- Phenylendiamin 291
- Zyanide 199
Photosensibilisierung 486
Phthalate (= Phthalsäureester) 276
Phthalazinpräparate (Antihypertensiva) 434
Phthalsäureanhydrid 276
Phthalsäureester 276
Phthalyl-Glutarsäure-imid (Thalidomid) 343
Physeptrone® (Methadon) 321
Physostigmin 400
Pikrinsäure 288
Pikrotoxin 409
Pilocarpin 400
Pilze 448:
- kurze Inkubation 449
- lange Inkubation 452
- sekundäre Gifte in eßbaren P. 448
- nur lokale Giftwirkung 449
- Muskarinsyndrom 450
- Pantherinasyndrom 451
- Phalloidessyndrom 453
- Lorchelvergiftung 461
Pinen 413
Piperazin 299, 433
Piperidinderivat 320, 433
Piperidylglykolate 373
Piperonylbutoxyd 349
Plankton (Gonyaula catenella) 477
Plantthion (Insektizid) 356
Plasma 13
Plasmochin 402
Plasticizers 270, 324
Plastik (Kunstharze) 323:
- Formaldehyd 225
- Asplit 323, 325, 327
- Acrylamid 253
- Chlornaphthaline u. Diphenyle (PCB) 324, 327, 328
- Isozyanate (Polyurethane) 202
- Perna® 327
- Phenol u. Derivate 274
- Phthalsäureanhydrid 276
- Polytetrafluoräthylen 324
- Polyvinylpyrrolidon (PVP) 325
- Styrol 269
- Tetramethylendisulfotetramin 227, 325
Plastikhärtemittel 325
Plastiksäcke 323
Plastiksprengstoff 287
Platin 88
Platinsalmiak 88
Platinschwamm 88
Pleuritis, s. pulm. Reizgifte 495
Plicaria coronaria (grüner Becherling) 450
Pneumokoniosen 496
Pneumonie, s. pulm. Reizgifte 495

Podophyllin 420
Podophyllin-Derivat (Proresid®) 420
Podophyllum peltatum 420
Poison Ivy s. Giftefeu 417
Polamidon® (Methadon) 321
Poleiminze 415
Polyacrylonitrilfaser 324
„Polyäthylenglykol 400" 275
Polyepsiloncaprolactam 323
Polyglobulie 507
Polymerisation 323
Polyneuritis 494
Polyradiculitis Guillain-Barré 494
Polysulfide (Fungizide) 365
Polysulfid-Lost 367
Polytetrafluoräthylen 324
Polyurethane (Isozyanate) 202
Polyurie 504
Polyvinylpyrrolidon (PVP) 325
Polyzythämie s. **Polyglobulie 507**
Porphyrinurie 504
Porstöl 413
Potasan (Alkylphosphat) 356
Potenzstörung s. **Impotenz 509**
Poudre Omega® 305
P-O-X 356
Prazine® (s. Chlorpromazin) 435
Prednisolon 378, 12
Prednisolon-Succinat 12
Prednisolonphthalat 12
Pregnanderivate 379
Prethcamid (Micoren®) 11
Preußisch Blau 72
Priapismus 505
Pril 121
Primaquinum 402
Primidonum (Hydantoin) u. Derivate 395
Priscophen® 344
Privin® 425
Procain u. Derivate 387, 390
- Gruppensensibilisierung 390
- therapeut. bei CO 193
Procainamid 391
Prochlorperazinum 436
Progesteron 379
Prolixin® (Fluphenazin) 436
Promazin s. Chlorpromazin und Prazin® 435
Promethazin 440
Prometryn (Herbizid) 363
Promin® 296
Promonta 394
Pronestyl® (Procainamid) 391
Propanol 215
Propazin (Herbizid) 363
Proprionitril 465
Propylalkohol 215
Propylamine (Antihistaminika) 433
Propylenoxyd 224
Propylthiouracil 346
Proresid® 420
Prosat-Z® (Saatbeizmittel) 327
Prostigmin 10, 400
Proteus vulgaris (Nahrungsmittelverg.) 471
Protoanemonin 421
Protoplasmagifte (Phenole) 274
Protoveratrin 406

Prunasin 199
Prunus-Arten s. Blausäure 199
Psalliota xanthoderma (gelbgefleckter Champignon) 450
Pseudoazidose (Salizylsäure) 300
Pseudocholinesterase 409
Pseudo-Croup 495
Pseudodiabetes 441
Pseudoikterus 503
Pseudotabes:
- Emetin 403
- Pyridin 297
- Schwefelkohlenstoff 196
Psilocin 385
Psilocybe mexicana 385
Psilocybin (Halluzinogen) 385
Psoriasis borica 157
Psychokampfstoffe 373
Psychosedativa 440
Psychosen und organ. Psychosyndrom 493
Pterosis 477
Ptose der Augenlider 489
Ptyalismus s. Salivation 499
Puffer (Tetraodontiae) 477
Pulegon 415
Pulmonale Reizgifte 495
Pultox® (Insektizid) 351
Punica granatum (Granatbaum) 410
Puran-Fleckenwasser 326
Purpura hypoprothrombinämica s. Hypoprothrombinämie 508
- **vaskuläre 508**
- **thrombopenica s. Thrombozytopenien 507**
PVP 325
Pylorusstenose 500
Pyramidon = Dipyrin = Dimethylaminoantipyrin = Amidopyrin = Aminophenazon 316
 Kombinations-Pp.:
- Cibalgin®, Allonal® 317
- Saridon® 303, 307
- Migränin®, Solco 7® 306
- Irgapyrin® 319
Pyren 272
Pyrethrin (Insektizid) 363
Pyrethrum (pflanzl. Insektizid) 363
Pyridin 297
Pyridin-aldoxim-2-methojodid (PAM) 354
Pyridin-Alkali-Reaktion (Forssman) 247
Pyridinkarbonsäure (Nikotinsäure) 297
Pyridostigmini bromidum 12
Pyridoxin (B_6) 299
Pyriferbelastung (KM's-Prüfung) 263
Pyrogallol 276
Pyrolan® (Insektizid) 353
Pyrrolamidol® (Dextromoramid) 322

Q

Quadronal® 305
Quallen 477
Quanam® (Meprobamat) 440

Quaternäre Ammonium-Verbindungen 121, 143
Quaternäre Stickstoffderivate (PAM, Toxogonin) 354
Quarz 156
Quarzmehl (Asplitbestandteil) 327
Quecksilber 72:
- Akute Vergiftung 75
- Alkylverbindungen 81, 365 (Fungizide)
- Aufnahme 74
- Ausscheidung 74
- Blut 80
- Chron. Vergiftung 79
- Dampf 72
- Diagnose 80
- Diuretika 81
- Nachweis 74
- Neurosen 79
- oxyzyanid 73
- Pathol. Anatomie 77
- -saum 79
- Therapie, akute Vergiftung 77
- Therapie, chron. Vergiftung 83
- Tödliche Dosis 75
- Toxizität 74
- Vorkommen 73
- Zyanid 74, 75
Quecksilberersatz (Tetrabromäthan) 245
Quincke-Ödem 487

R

R-6199 (Alkylphosphat) 357
Radialislähmung:
- Blei 42
Radioaktive Substanzen 108
Radix Ipekakuana 403
Radix liquiritia (Liguiritia) 423
Rainfarn 418
Rainweide 421
Raketentreibstoff 143 (UDMH), 157 (Borane)
Ramor® (Mäusegift) 57, 442
Ranunculaceae 421
Ranunculus acer 421
- ficaria 421
- parnassifolius 421
- sceleratus 421
- thora 421
Rastinon® (Tolbutamid) 295
Rattengifte s. **Mäusegifte** (Zstllg.)
Rauchen 177 (CO), 397 (Nikotin)
Rauchnebel (tox.) 271
Rauchvergiftung 176
Raupina® (Rauwolfia-Pp.) 434
Rauschbeere (Vaccinium Uliginosum) 395
Rauwolfia 434, 435
Raxon® (Scilla-Pp.) 411
RDX (Trimethyltrinitroamin) 253
Redoxon® (Ascorbinsäure) 13
Regitin® 15
Reizgifte, pulmonale 495
Reserpin® (Rauwolfia-Pp.) 434
Resina Bryoniae (Harzglukosid) 415
Resina Lacca (Schellack) 214
Resine, Plastik 323

Resitox® (Insektizid) 354
Resochin® (Chloroquin) 402
Resonium A® 23
Resorzin 276
Retikulozyten s. **Blut 505**
Retinitis pigmentosa 440
Retinogramm 402
Retroperitonealfibrose 501
Revonal® (s. Methaqualon) 332, 344
Rhabarber:
- Oxalsäure 218, 219
Rhinitis 489
Rhodandinitrobenzol (Fungizid) 283, 365
Rhododendrum ponticum (Azalee) 392
Rhus radicans 417
- *toxicodendron* (Giftefeu) 417
- vernicifera 417
- vernix 417
- versibba 417
Ribosomen (mRNA-Blockierung d. Chloromycetin) 444
Ricinus communis (Rizin) 418
Riechmittel (Essigester) 221
Riesenpilze (Inocybearten) 450
Riesenrötling (Entoloma lividum) 449
Rimifon® (INH) 298
Rißpilz, kegelig geschweifter, rübenstichiger, ziegelroter (Inocybe-Arten) 450
Ritalin® (Methylphenetidat) 11, 16, 426
Ritterling, getigerter (Tricholoma pardinum) 449
Rivea corymbosa (Halluzinogen) 386
Rizin (Ricinus communis) 418
Rizinusöl 418
Robin 419
Robinia pseudo-Acacia 419
Rogen 477
Roggenmehl 462
Roggenpilz 462
Rohöl 230
Rohpetrol 230
Röntgenräume (Ozon) 155
Rosanilin 291
Roßkastanie 420
Rostentferner:
- Flußsäure 2%ig 161
- Kleesalz 218
- Mineralsäuren 173
- Natriumfluorid 159
Rotbuche 416
Rotenon 363
Rotfeuerfisch 477
Rotskotom:
- Nikotin 398
Rumex acetosa (Sauerampfer) 218
Russulaarten 450
Ruta graveolens (s. Pastinak) 422

S

Saatbeizmittel 81 (Hg-Pp.) 327 (Hexachlorbenzol)
Sabadill 406

Sabadillessig (Läuse-Essig) 406
Sabinol 414
Saccharin 316
Sadebaum 414
Safran 415
Safranrebendolde 409
Sagrotan® (Dichloroxylenolum) 275
Salazopyrin® 296
Salbei 418
Salidiuretika 294
Salivation 499
Salizylsäure 300
– Komb. mit Phenazetin 309
– Salbe 300
Salizylsulfapyridin (Salazopyrin®) 296
Salmiakgeist 141, 171
Salmonella typhimurium 446
Salmonellen (Nahrungsmittelverg.) 446
Salomonsiegel (Convallaria polygonatum) 412
Salpetersäure 149, 173
Saluretika 294
Salvarsan 129
Salvarsanagranulozytose 129
Salvarsanpräparate 129
Salvia officinalis 418
Sanalepsi® 344
Salzsäure 173
– u. Javellwasser 165
– Trichloräthylen u. Al 247
Sanalgin® 305
Sandoptal (Optalidon®) 344
Sandosten® (Antihistaminikum) 433
Sandviper 478
Sanocrysin® (Gold-Pp.) 84
Santonin 410
Sapogenin 423
Sapo kalinus 120
Saponine 423
– Roßkastanie 420
– Schlangengifte 478
Saridon® (Phenacetin – Pp.) 303, 305
Sarin (Kampfstoff) 270
Sarkom s. karzinogene Substanzen **510**
Sarothamnus scoparius 399
Satan® (Schneckengift) 226
Satans-Röhrling (Boletus satanas) 450
Saubohne (Vicia fava) 419
Sauerampfer (Rumex acetosa) 218
Sauerstoff 13, 155
Säurevergiftungen, mineralische 173
– Fluoride 159
– Chlorgas 165
Säurevergiftungen, organische 216
Sauteralgyl (Pethidin) 320
Sauterammon® (Ammoniumchlorid) 142
Scabicombin® (Insektizid) 351
Schädlingsbekämpfungsmittel s. **Insektenmittel** (Zstllg.)
Scharlachrot 292
Schellack 214

Schellfisch 477
Schiefer-Mineralöle 233
Schierling, gefleckter (Conium maculatum) 408
Schlaflosigkeit 493
Schlafmittel 331:
– Akute Vergiftung 331
– (Therapie 338–341)
– Chron. Vergiftung 342
– (Therapie 344)
– Diff.Dg. 337
– Kombinationsmittel 305, 317, 344
– Letaldosen 332
– Nachweis 338
– Potenzierung d. Mo, Alkohol, CO, etc. 336
– Prognose 338
– Prophylaxe 344
– Schweregrad 333
– Sensibilisierung 344
– Sucht 342
– Thalidomidembryopathien 343
„Schlangebeeri" (Liliaceae) 423
Schlangen 478
Schlangenkraut 421
Schleierlingspilz 462
Schmelzmißbildungen: Fluor 164
Schmiermittel:
– Glykole 222
– PCB 327, 328
– Trikresylphosphat (Maschinengewehre) 276
Schmierseife 120
Schneckenmittel (Metaldehyd) 226
Schneeball (Viburnum opulus) 422
Schneideöl (PCB) 233, 329
Schnupftabak (w. Nieswurz) 406
Schock und Kollaps 499
– *kardiogener* 17
– *vasodilatatorischer* 15
– *hypovolämischer* 15, 333, 455
Schöllkraut (Chelidonium majus) 418
Schoenocanlonpflanze 406
Schradan 356
Schuhfärbemittel (Anilin) 288
Schwangerschaftsstörungen s. **Keimschädigungen** und **Uterus** 505, 510
Schwarzwasserfieber 401
Schwarze Witwe (Latrodectus mactans) 476
Schwefel 150
Schwefelchlorür 153
Schwefeldioxyd (Smog) 151, 272
Schwefel-Fungizide 365
Schwefelhexafluorid 159
Schwefelkohlenstoff 196
– Antabusabbau 213
– Beimengung zum Benzin 232
Schwefel-Lost 367
Schwefelsäure (Dimethylsulfat) 153, 173
Schwefeltrioxyd 153
Schwefelverbindungen, anorganische 150
Schwefelwasserstoff 150
Schwefelzündhölzer 140
Schweflige Säure 152

Schweinfurtergrün 123
Schweißen 144, 155, 226
Schweiße 485
Schweißdrüsen, Zerstörung der 487
Schwerbenzin 230
Schwertlilie, gelbe 421
Scilla maritima 411
Scillaren® 411
Scillirosid® 411
Scleroderma vulgare (Kartoffelbovist) 450
Sclerotinia megalospora (schmarotzender Pilz) 395
Scopermid® 380
Scopolia carniolica (Glockenbilsenkraut) 391
Secale cornutum (Mutterkorn) 462
Secobarbitalum natricum 332
Seconal® 332
Sedativa:
– Atropingruppe 392
– Bromsalze 168
– Kombinationsmittel 305, 317, 344
– Schlafmittel 331
– Tranquillizer 440
Sedormid® (Apronalid) 332, 344
Sedormid-Purpura 344
Sedulon® 320
Seeschlangen 779
Sehstörungen 489
Seidelbast (Daphne Mezereum) 422
Seifen 120
Selendioxyd 135
Selenium 134
Selen-Lost 367
Selenschnupfen 134
Selenwasserstoff 135
Seltene Erden 116
Semen Sabadillae (Veratrin) 406
Semen Strychni (Strychnin) 406
Senfgas 367
Septazil® (Sulfamerazin) 293
Sequestrene® 12
Serepax® (Oxazepam) 441
Seresta® (Oxazepam) 441
Sernyl 373
Serotoninantagonist (Deseril®) 464
Serpasil® (Rauwolfia) 434
Sestron® (Diphenylpropyläthylamin) 394
Sevibaum 414
Sexualhormone 378, 379
Sigaprin 305
Sikkativ-Zusätze (s. Bleistearate) 56
Silber 89
Silbergewinnung (Zyanide) 199
Silbernitrat 89
Silica-Gel-Maske 158
Silikose 156
Silizium 156
Siliziumfluorid 159
Silo:
– Nitrose Gase 144
– CO_2 196
Simazin (Herbizid) 364

Singultus (Methylchlorid) 236
Sintrom® (Dicumarol-Pp.) 442
Sinusitis (Hg) 79
Sistrurus (Giftschlangen) 478
Skopolamin 391, 394
- Komb. mit Morphin 380, 394
Skopolie (Tollrübe) 391
Skorpione 476
- europaeus (schwarze) 476
- tropische 476
S-Lost 367
Smog 271:
- Benzpyrene 271, 272
- Blei 36
- CO 176
- Nitrose Gase 144
- Ozon 155
- Schwefeldioxyd 151, 272
- Zykl. Kohlenwasserstoffe 255 ff.
SNP (Insektizid) 356
Sodbrunnen-Wasser-Verg. 148
Softenon® (Thalidomid) 343
Solaesthin (Methylenchlorid) 237
Solanazeen (Atropin) 391
Solanin 391, 394
Solanum 394
- dulcamara (Bittersüß) 395
- nigrum (Nachtschatten) 395
- tuberosum (Kartoffeln) 394
Solapsone® 296
Solco 7® (phenacetinfreies Analgetikum) 306
Solganal® (Gold-Pp.) 84
Soludacortin® (Hydrocortison) 12
Solventnaphtha 255
Soman (Kampfstoff) 371
Somnifen® s. Barbitalum 331
Sophora 399
Spalttabletten 305
Spartein 399
SPC (Insektizid) 352
SPG 827® (Proresid®) 420
Speichelfluß s. Salivation 499
Speiseöl (Verwechslung, Verunreinigung)
- Trikresylphosphat 276
Spinatwasser s. Nitrate (Spinatvergiftung) 148, 219
Spindelbaum (Evonymus europaeus) 420
Spinnengift 476
Spitzkopfnatter (Vipera Ursini) 478
Spiritus s. Brennspiritus 214
Sprengstoffe:
- aromat. Kohlenwasserstoffe (Nitro- u. Aminoderivate) 279
- Kresol (Napalmbomben) 274
- Nitroglykol 254
- Plastiksprengstoff 287
- Schwefelkohlenstoff 196
- Tetranitromethan 252
Sprue-Syndrom 501
Staphylokokken-Enterotoxin (Nahrungsmittel) 446
Statistik der Vergiftungen 1, 2, 3
Staubkurven, pathologische:
- Kohlenoxyd 179
Staublungenerkrankungen s. **Pneumokoniosen 496**
Stechapfel 391

Stechpalme (Datura stramonium) 415
Steinfrüchte (Prunusarten) 199
Steinpilze 448, 449
Steinwachs (Trichloraethylen) 247
Stelazin® (Trifluoperazin) 436, 438
Stellacyl® 305
Stevens-Johnson-Syndrom 487
Stickoxydul 143
Stickstoff-Lost 369
Stickstoffoxyde 143
Stickstofftrichlorid 149
Stickstoffverbindungen, anorganische 141
Stickstoffwasserstoffsäure 142
Stimulantia 11, 424
Stirpan® 286
Stomatitis 499
STP (Halluzinogen) 369
Strahlen (Alpha-, Beta- und Gamma-) 109
Stratilon (Insektizid) 357
Streptokokken (Nahrungsmittelverg.) 446
Streptomyces Venezuelae (Chloromycetin) 443
Strobane (Insektizid) 353
Strontium 117
- oxyd 117
- hydroxyd 117
- sulfid 150
Strophantin 411 (therapeut. 11)
Stropharia (Pilz) 448
Strychnin 406
- ähnl. Verg. (= DDT-Verg.) 351
Strychninnitrat 406
Strychnos Ignatii 406
Stummes Rohr (Araceae) 421
Styrol 269
Styroloxyd 224
Sublimat 72
Substantia nigra (SO$_2$) 152
Succus Liquiritiae (Liquiritia) 423
Suchtmittel 490
- basische (Dolantin, Mo, etc.), Nachweis 321
Suchtinduktion (Haschisch) 384
Sudanfarbstoffe 292
Suizide: Verteilung und Häufigkeit 1
Sulfactin® (BAL) 11
Sulfadiazin 292
Sulfadimethoxin 292
Sulfadimethylisoxazol 292
Sulfadimethylpyrimidin 292
Sulfaguanidin 292
Sulfamerazin 292
Sulfamethoxypyridazin 292
Sulfanilamid-Puder 293
Sulfaphenazol 292
Sulfapyridine 292
Sulfapyrimidine 292
Sulfathiazol 292
Sulfetron® 296
Sulfide 150
Sulfonamide 292
- Derivate 294
- Fungizide 365
- cave Komb. mit Tetramethylentetramin (Urotropin) 225

Sulfone 292, 296
Sulfotepp (Insektizid) 356
Sulfurylchlorid 153
Sulphos (Insektizid) 356
SUM (Insektizid) 357
Sumpfdotterblume (Caltha palustris) 422
Sumpfporst (Ledum palustre) 413
Surux® 57
Süßstoffe:
- Dulcin 316
- Na-Cyclamat 316
- Saccharin 316
Suxamethonium 409
Sympathikusblocker (Antihypertensiva) 434
Synkavit® 377
Synopen® (Antihistaminikum) 433
Systeminsektizide (OMPA, Demeton, etc.) 354
Systox (Insektizid) 355, 357

T

„T 4" (Trimethyltrinitroamin) 253
„T 46" (Sarin) 370
„T 47" (Insektizid) 356
Tabak s. *Nikotin* 397
Tabun (Kampfstoff) 370
Tachykardie 497
Talk 156
Talusin® 411
Tanacetum vulgare (Rainfarn) 418
Tanatol 159
Tanderil® 320
Tanninprobe:
- Kohlenoxyd-Nachweis 192
Tapazole® (Thyreostatikum) 346
Taractan® (Chlorprothixen) 440
Tartarsäure 221
Tartarus stibiatus 133
Täublinge, scharfe (Russulaarten) 450
Taumellolch (Lolium temulentum) 465
Tausendfüßlergift 476
Taxin 409
Taxus baccata 409
TB$_1$ 293
TDE (Insektizid) 349, 351
Tein 424
Teerstoffe (Anthracenabkömmlinge) 271, 272, 398
Teflon 324
Teflonfieber 324
Teflon-Fluorcarbon-Resine 324
Tellurhexafluorid 159
Telluride und Tellurate 135
Tellurium 135
Telluriumdioxyd 135
Tellur-Lost 367
Tellursäure 135
Tellurwasserstoff 135
TEM® (N-Lost) 369
Temposil® (Kalziumkarbimidzitrat) 214
Temulin 392, 466

Tenside 121
Teonactal 385
Teonanacatyl 484
TEPP (Alkylphosphat) 356
Teratogene Schädigungen 510
Terpenderivat (Chlordan, Insektizid) 352
Terpenperoxyd 410
Terpentinersatz (hochsiedende Benzinsorten oder kondensierte aromat. Kohlenwasserstoffe = Tetralin, Dekalin = Dekahydronaphthalin) 271
Terpentinöl 413
Testesschädigungen 509
Testosteron s. Methyltestosteron 378
Tetaniesymptome s. Krampfgifte 492
„Tetra" (Tetrachlorkohlenstoff) 238
Tetraäthyldithiopyrophosphat (Alkylphosphat) 356
Tetraäthylpyrophosphat (Alkylphosphat) 356
Tetrabromäthan 245
Tetracainum hydrochloricum s. Pantocain® 391
Tetrachloräthan 244
Tetrachloräthylen 249
Tetrachlordiphenyläthan (TDE) 349, 351
Tetrachlorkohlenstoff 238
- Therapie 242
Tetrachlormethan 238
Tetracycline (Nahrungsmittelzusätze) 447
Tetrafluoräthylen 324
Tetrahydroaminacrin (Antidot v. Ditran) 373
Tetrahydrofuran 223
Tetrahydronaphthalin (Tetralin®) 271
Tetralex® 249
Tetralin 271
Tetramethylendisulfotetramin 227, 325
Tetramethylthioninchlorid 291
Tetramethylthiuramdisulfid (Thiuram) 214
Tetranitromethan 252
Tetranitromethylanilin 290
Tetranitronaphthalin 288
Tetraodontiae („blowfish", „puffer") 477
Tetraton (Insektizid) 356
Tetrodotoxin (Fischgift) 477
Tetrilene® 240
Tetryl (Explosiv) 290
T-Gas 224
Thalidomidum (Contergan®, Softenon®) 343
Thallium: 56
- Akute Vergiftung 57
- Ausscheidung 57
- Azetat 56
- Chron. Vergiftung 68
- Diagnose und Differentialdiagnose 66
- Haare 59, 60

Thallium, Integumente 60
- Kriminelle Vergiftung 56, 57
- Magenspülung 70
- Nachweis 57
- Nägel 59, 60
- Neuritis 62
- Pathol. Anatomie 65
- Plazenta 69
- Prognose 69
- Resorptionszeit 67
- Sulfat 66
- Therapie 69
- Tödliche Dosis 2, 57
- Toxizität 57
- Vergiftungsquellen 56
- Zähne 60
- Zentralnervensystem 62
Thanite (Insektizid) 201
Thebaconum 383
Thenalidintartrat (Sandosten®) 433
Theobromin 424
Theophyllinum 424
Thephorin® (Antihistaminikum) 433
Therapie, der Vergiftungen
- allgemeine Grundsätze 4
- der Komplikationen 15
Thermo-Plastik (Teflon) 324
Thiaminhydrochlorid s. Vitamin B_1 375
Thimet (Alkylphosphat) 355, 358
Thimol® (Insektizid) 353
Thioacetamid 70
Thioalkohole 215
Thiobarbitursäure 346
Thiocarbamate (Fungizide) 365
Thiodan (Insektizid) 353
Thiodemeton (Alkylphosphat) 357
Thiofar® (Insektizid) 353
Thionex® (Insektizid) 353
Thionin (Helthion®, Katalysin®) 11
Thionylchlorid 153
Thiopentalum solubile (Dosg.) 11
Thiophos (Insektizid) 356
Thiopropazatum 436
Thioridazinum 440
Thiosemicarbazone 296
Thiouracil 346
Thiourame (Fungizide) 365
Thioxanthene 435
Thiozyanat 201
Thiozyanate, aliphatische 201
Thiozyanat-Psychose 201
Thiuram (Antabusabkömmling) 214, 365
Thomasschlacke 104, 113
Thorazine® (Chlorpromazin) 435
Thoriumdioxyd (Thorotrast) 108
Thorotrast 108
Thrombosen 498
Thrombozytopenie 507
Thuja orientalis occidentalis 417
Thujon 417, 418
Thymeretika 429
Thymol 270
Thymoleptika 429
Thyramin 478

Thyreoidea 509
Thyreostatika 346
Thyroxin u. Analoge 378
Ticarda® 321
Tiergifte 473
Tintenstift 291
Todesfälle, plötzliche 511
Tödlichkeitsprodukt (Haber) 366
Tofranil® (Imipramin) 429
Tolbutamid 295
Tollkirsche (Atropa belladonna) 391
Tollkorn (Lolium temulentum) 392
Tollrübe (Skopolie) 391
Toluensulfonchloramid (Chloramin) 296
Toluidin 290
Toluidinblau 12
Toluol 269
- Beimengung zum Benzin 232
- Sucht 269
Toluol-diisozyanat 325
Toluylendiamin 290
Toluylendiisozyanat (s. Isozyanate) 202
Tomorin® (Mäusegift) 442
Tonerde, essigsaure 114
Tonolytika s. Myotonolytika 408, 409, 441
TOP (Triorthokresylphosphat) 276
Toquilone® 332
- comp.® (Methaqualon + Diphenhydramin) 344
Tourniquet 475, 479
Toxalbumine:
- Phasin 419
- Rizin 418
- Robin 419
- Schlangengifte 478
- Toxaphen 349, 352, 353
Toxicodendron radicans (Giftefeu) 417
Toxogonin® (BH_6) 12, 354, 361
Tracheitis s. pulm. Reizgifte 495
Trachinus Draco (Petermännchen) 477
Tränengase 369
Tranquilizer 440
- Komb. mit Barbituraten 331
Tranquillantia 440
Tranylcyprominsulfat 429
Trapanal® (Dosg.) 11
Treibstoffe:
- Benzin 230
- Benzol 255
- Borane 157
- Methanol (Ersatz, Beimischung) 205
- UDMH 143
Tremeton 465
Tremor 491
Tremorin 373
Treton (Insektizid) 356
Treupel® (Phenacetin-Pp.) 305
Tri (Trichloräthylen) 247
Triamcinolon 378
Triäthylbleisalze 55
Triäthylenmelamin (TEM®) 369

Triazetat des Glycerins (Triazetin) 224
Triazetin 224
Triazine (Herbizide) 363
Tribromäthanol 501
Trichloräthan 244
Trichloräthylen 247
Trichlorazetat (Herbizid) 364
Trichlorazetonitril 252
Trichloren 247
Trichloressigsäure 221, 249
Trichlormethan (Chloroform) 237
Trichlornaphthalin 327
Trichlorphon 355, 357, 358
Trichlormethiazid 294
Trichlornitromethan (Kampfstoff) 367
Tricholoma Georgii (Mairitterling) 450
Tricholoma pardinum (tigrinum) 449
Tridione® 395, 396
Trifluoperazinum 436, 438
Trigeminuslähmung 494
Trihexyphenidyl (Artane®) 393
Trikarbonsäurezyklus-Blockierung 372
Trikresylphosphat 276, 416 (Apiol)
Trilafon® (Perphenazin) 435, 436, 438
Trilene 247
Trilone (Alkylphosphate, Kampfstoffe) 369
- Sarin 370
- Soman 371
- Tabun 370
- V-Stoffe 371
Trimethadionum (Tridione®) 396
Trimethylbenzol = Mesitylen 269
Trimethyldioxypurin 424
Trimethyltrinitroamin 253
Trinitramin s. Trimethyltrinitroamin 253
Trinitroanisol 288
Trinitronaphthalin 288
Trinitrophenol 288
Trinitrotoluol 284
Trinitroxylol 285
Trinkwasserfluorierung 159
Triorthokresylphosphat 276 (Apiol 416)
Trisucht 247
Triterpen 415
Trithion (Alkylphosphat) 357
Tritol (Dinitrobenzol) 283
Tritox® 252
Trix® (DDT) 350
Trockenheit des Mundes 490
Trockenheit der Nase 500
Trockenspiritus s. Metaldehyd 226
Troll® (Fleckenmittel) 240
Tromexan® (Dicumarol) 442
Trotyl (explosiv) 290
Trunkelbeere (Vaccinium Uliginosum) 395
Trypanblau 292
Tryptamin 429
Tuberkulin 472
Tuberkulostatika:
- INH 298

Tuberkulostatika, PAS 302
- Sulfone 296
Tubocurarinum chloratum 409
Tubulus-Schädigung s. **Nierengifte 503**
Tufan® 286
Tung nut 418
Tus® 226

U

UDMH (Dimethylhydrazin) 143
Uhrenindustrie (Phenacetin) 303
Ulcus ventriculi et duodeni, s. **Magengeschwür 500**
Ulex® (Zytisin) 399
Uliron® (Disulfon) 293
Ultracorten-H® 12
Ultramarin 150
Ultraviolettlampen (Ozon) 155
Umbelliferae 422
Umbrodil® (Jodkontrastmittel) 170
Umweltverseuchung:
- DDT 347
- PCB 328
Universalantidot 11
Unkrautvertilger 363
Ungeziefermittel s. *Insektenmittel (Zstllg.)*
Upsulun® (Hg. Pp.) 81
Urämie s. Nierengifte 503
Uranium 107
- hexafluorid 107
- Oxyde 107
Ureterenstenose 504
Urethan 221, 323
Urethanester, nicht chlor. (Isolan) 353
Uroporphyrin 44
Urotropin® (Hexamethylentetramin) 225, 292
Uro-Zero® s. Atophan 322
Ursole (Phenylendiamin) 291
Urushiol 417
Uterus (Abortiva) 505

V

Vaccinium Uliginosum (Trunkelbeere) 395
Vagusreizstoffe 400, 450 (Pilze)
Valamin® (Ethinamat) 343
Valium (Diazepam) 11, 440
Vanadin 113
Vanadinpentoxyd 113
Vapophos (Insektizid) 356
Vaporin® 270
Vapotone (Insektizid) 356
Vasodilatantien (Nikotinsäure) 297
Vasodilatation, periphere 498
Vasokonstriktion 498
Velsicol® (Insektizid) 352
Vel® 171
Ventox® (Insektizid) 252
Veralin (Insektizid + Herbizid) 286, 356

Veratrin 406
Veratrum album et nigrum 406
Verdochromogen:
- Schwefelwasserstoff 150
Verdoglobin:
- Nitrite 147
Verdünner: meist Gemische von Estern, Alkoholen od. aromat. Kohlenwasserstoffen
Vergiftungen, allgemeines 1-4
Vermexan® (Insektizid) 351
Veronal® (Barbitalum) 331, 332, 335
Verschlußikterus, zellulärer 503
Versenatbehandlung (b. Digitalis) 412
Versene® 12
Versiegeln (Böden) 325
Vespa (Wespe), *Vespa crabro* (Hornisse) 474
Vestibularisschädigung 489
Viburnum opulus (Schneeball) 422
Vicia fava (Saubohne) 419, 465
Vigantol D$_3$ forte® 375
Vinylzyanid 203
Vioform 401
Vipera Ammolytes, aspis, Berus, latastei, libetina, Ursini 478
Viperngift 478
Vit C (Antidot) 13
Vitaminvergiftungen 374
- Vit A 374
- Vit B$_1$ (Aneurin) 375
- Vit D 375 (cave Komb. mit PAS 376)
- Vit-K-Ersatzpp. (Synkavit®) 377
Vitriolöl 173
Volon® (Behandlung der Berylliumverg.) 116
Volvulus 501
Vomiting Gas (Kampfstoff) 367
V-Stoffe (Kampfstoffe) 371
Vulkanisieren 151, 153

W

Wachholder (Juniperus) 415
Wallenbergsches Syndrom 494
Warfarin® (Mäusegift) 442
Warzenentfernung (Podophyllin) 420
Waschblau 150
Waschmittel, flüssige; Gemische von: Aceton 228, Benzin 230, Tetrachlorkohlenstoff 238, Trichloraethylen 217
Wasserenthärter 121
Wasserintoxikation 20
Wassermann, positiver 509
Wasserschierling (Cicuta Virosa) 409
Wasserschwertlilie (Iris lutea) 421
Wasserstoffperoxyd (H$_2$O$_2$) 156
Weckamine 426
Weichmacher:
- Borax 156
- Natriumhexametaphosphat 140
- Benzoldicarbonsäure 276
- PCB 327, 328

Weichmacher, Phthalsäureester 276
- Plasticizers 324
- Triacetin 224

Weißbuche (Fagus silvatica) 416
Weißwurz, gemeine 412
Wermut 417
Wespengift 474
Wiesenpflanzendermatitis 422
Wintergrünöl 300
Wismut 84
Wismutsaum 84
Wismutsubnitrat 84
Witwe, schwarze (Spinne) 476
Wolfram 113
Wolfsmilch 415
Wulstling, gedrungener (Amanita spissa) 451
Wunderbaum (Ricinus communis) 418
Wurmfarn 410
Wurmmittel: 410
- Chenopodium 410
- Wurmfarn 410
- Phenothiazin 435
- Piperazin 299
- Tetrachloräthylen 249
- Tetrachlorkohlenstoff 238

X

Xaril® (Phenacetin-Pp.) 305
Xylenol = Kresol 274
Xylidin 290
Xylocain® 15
Xylol 269
Xylylbromid (Tränengas) 369

Y

Yatren® (Chiniofon) 401
Yohimbin 428
Yomesan® 410
Yperit (S-Lost) 367
Yttrium (Y) 116

Z

Zahnsaum 499
Zahnschmelz-Veränderungen (Fluor) 164, (Säurenekrosen) 173
Zaunrübe, rotbeerige 415
Zaunrübe, schwarzbeerige 415
Zedernöl 414
Zeliokörner (Tl-Sulfat) 57
Zement-Ekzem 110
Zephirol® 143
Ziegenbart, schöner 450
Ziegenmilch (Cytisin) 399
Zieve-Syndrom 212
Zigarettenrauch 177 (CO), 397 (Nikotin)
Zikutoxin 409
Zink 94
- chlorid 94
- chromat 95
- fieber 94
- phosphid 95, 139
- puder 95
- stearat 95
- sulfat 94
- weiß 94
Zinn 89
- Alkylverb. 89

Zinn, Fungizide 365
- Diaethyl-Zinn-Dijodid 89
- hydrid 89
Ziram®, Zireb® (Fungizide) 365
Zirat® (Mäusemittel) 442
Zitronensäure 221
Zofarol-N (Insektizid) 356
Zonit® (Zinkphosphid) 95
Zoxazolaminum (Flexin®) 441
Zündhölzer:
- Phosphor 137
- Schwefel 140
- Schwefelkohlenstoff 196
Zwangslachen 105
Zwetschgenkerne 199
Zyan 199
Zyanacrylnitril 255
Zyanamid 203
Zyanate 202, 323, 325, 364
Zyanchlorid 203
Zyanide 199, 419
Zyankalium 199
Zyankohlensäuremethylester (Zyklon) 203
Zyanose: (s. auch Hämiglobin und Methämoglobin) 485
Zyanphosphorsäure-Alkylester (Kampfstoffe) 370
Zyanwasserstoff 199, 324, 419
Zyklamenknollen 423
Zyklohexyldinitrophenol 286
Zyklon 203
Zyklotropin® (Hexamethylentetramin) 225
Zytisin 399
Zytochrom (Blockierung d. Zyan) 199
Zytostatika 367, 369, 420

BUROW/LÜLLMANN

Vorschläge zur gesetzlichen Regelung der Prüfung und Einführung von Arzneimitteln

auf Grund eines Vergleichs
von Arzneimittelgesetzen anderer Staaten
Von Dr. W. BUROW, Malente/Holst.
und Prof. Dr. H. LÜLLMANN, Kiel
1971. VIII, 64 Seiten, Format 15,5 × 23 cm
kartoniert DM 9,—
ISBN 3 13 **143101** 6
Schriftenreihe aus dem Gebiete des
öffentlichen Gesundheitswesens, Heft 31

WIRTH/HECHT/GLOXHUBER

Toxikologie-Fibel

für Ärzte, Apotheker, Naturwissenschaftler
Juristen und Studierende

Herausgegeben von
Prof. Dr. Dr. W. WIRTH, Wuppertal
Prof. Dr. G. HECHT, Lübeck-Brodten
Dipl.-Chem. Dr. C. GLOXHUBER, Haan/Rhld.

2., überarbeitete und erweiterte Auflage

1971. XVI, 469 Seiten, 22 Abbildungen
16 Tabellen, Format 15,5 × 23 cm
PVC-kartoniert DM 46,—

ISBN 3 13 **421102** 5

HELWIG

Antibiotika-Chemotherapeutika

Grundlagen — Anwendung — Gefahren
Ein Leitfaden für die Praxis

Von Priv.-Doz. Dr. H. HELWIG, Freiburg/Br.

1970. VIII, 219 Seiten, 5 Tabellen
flexibles Taschenbuch DM 9,—

ISBN 3 13 **462701** 9

KUSCHINSKY/LÜLLMANN

Kurzes Lehrbuch der Pharmakologie

Von Prof. Dr. G. KUSCHINSKY
und Prof. Dr. H. LÜLLMANN, Mainz

5., überarbeitete und erweiterte Auflage

1971. VIII, 367 Seiten, 68 Abbildungen
12 Tabellen, Format 17,5 × 26 cm
PVC-kartoniert DM 29,80

ISBN 3 13 **368505** 8

Georg Thieme Verlag
Stuttgart

JAENECKE

Antikoagulantien- und Fibrinolyse- therapie

Von Dr. J. JAENECKE, Grenzach/Baden

1971. VIII, 158 Seiten, 35 zum Teil zweifarbige Abbildungen, 15 Tabellen
flexibles Taschenbuch DM 8,—

ISBN 3 13 **471**301 2

GERSMEYER/YASARGIL

Schock- und Kollaps-Fibel

Von Prof. Dr. E. F. GERSMEYER, Herford und Priv.-Doz. Dr. E. C. YASARGIL, Basel
Unter Mitarbeit von
W. W. Huep und W. F. Horstmann, Herford
Geleitwort von Prof. Dr. R. Nissen, Basel

1970. XII, 364 Seiten, 116 zum Teil zweifarbige Abbildungen in 145 Einzeldarstellungen
47 Tabellen, Format 15,5 × 23 cm
PVC-kartoniert DM 39,80

ISBN 3 13 **455**201 9

BRAUN/DÖNHARDT

Vergiftungsregister

Haushalts- und Laborchemikalien
Arzneimittel
Symptomatologie und Therapie

Von Prof. Dr. W. BRAUN
und Prof. Dr. A. DÖNHARDT, Hamburg

1970. IV, 544 Seiten
flexibles Taschenbuch DM 14,80

ISBN 3 13 **4614**01 4

HEGGLIN

Differentialdiagnose innerer Krankheiten

Für Ärzte und Studierende
Von Prof. Dr. R. HEGGLIN
12., überarbeitete Auflage
Abgeschlossen von
Prof. Dr. W. SIEGENTHALER, Zürich
Unter Mitwirkung von
Dr. M. HEGGLIN, Zürich

1972. XXIV, 982 Seiten, 786 teils farbige Abbildungen, 68 Tabellen und 30 Skizzen
Format 17,5 × 26 cm, Leinen DM 110,—

ISBN 3 13 **3448**12 9

Georg Thieme Verlag
Stuttgart